LINCHUANG GUKE ZHENLIAO JINGYAO

临床骨科诊疗精要

主编 段 伟 翟树玉 李师江 穆胜凯
于长生 牟明辉 许崇波

黑龙江科学技术出版社

图书在版编目(CIP)数据

临床骨科诊疗精要 / 段伟等主编. -- 哈尔滨：黑龙江科学技术出版社，2022.8

ISBN 978-7-5719-1603-9

Ⅰ. ①临… Ⅱ. ①段… Ⅲ. ①骨疾病－中西医结合－诊疗 Ⅳ. ①R68

中国版本图书馆CIP数据核字（2022）第158629号

临床骨科诊疗精要
LINCHUANG GUKE ZHENLIAO JINGYAO

主　　编　段　伟　翟树玉　李师江　穆胜凯　于长生　牟明辉　许崇波
责任编辑　陈兆红
封面设计　宗　宁
出　　版　黑龙江科学技术出版社
地址：哈尔滨市南岗区公安街70-2号　邮编：150007
电话：（0451）53642106　传真：（0451）53642143
网址：www.lkcbs.cn
发　　行　全国新华书店
印　　刷　山东麦德森文化传媒有限公司
开　　本　787 mm×1092 mm　1/16
印　　张　31
字　　数　784千字
版　　次　2022年8月第1版
印　　次　2023年1月第1次印刷
书　　号　ISBN 978-7-5719-1603-9
定　　价　208.00元

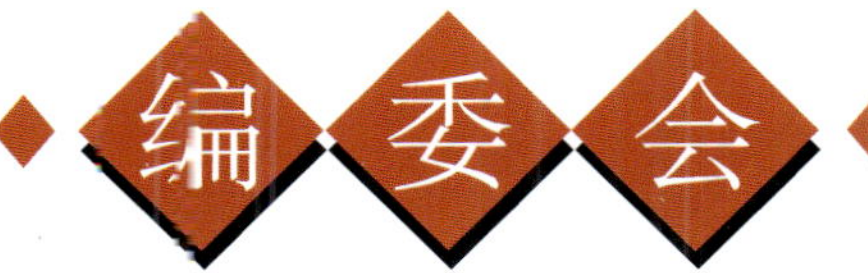

编委会

◎主　编

段　伟　翟树玉　李师江　穆胜凯

于长生　牟明辉　许崇波

◎副主编

杨小平　张　峰　郭学军　张　军

黄智勇　杨法报

◎编　委（按姓氏笔画排序）

于长生（日照颈腰椎病医院）

史本海（中国人民解放军联勤保障部队第九七〇医院）

许崇波（山东省诸城市妇幼保健院）

牟明辉（寿光市侯镇中心卫生院）

李师江（昌乐县人民医院）

杨小平（贵州省六枝特区人民医院）

杨法报（聊城市中医医院）

张　军（湖北省荆门市康复医院）

张　峰（济宁市兖州区人民医院）

段　伟（北大医疗淄博医院）

郭学军（甘肃省甘南州卓尼县人民医院）

黄智勇（宁波市镇海区龙赛医院）

翟树玉（山东省邹平市人民医院）

穆胜凯（聊城市中医医院）

Foreword
前言

随着社会的发展，骨科疾病谱发生了巨大变化，创伤及脊柱、手足部位等疾病多发。这也导致骨科分支越来越细，各分支逐渐形成了自己的理论体系、治疗宗旨，其内涵深刻、要求更高。另外，现代科学的发展强调多学科的合作，骨科同样如此。未来的骨科，不仅要求更加重视同基础医学的结合，而且应该充分利用先进的科学技术成果，发挥专科优势。所以，我们邀请了在现代骨科领域及在康复医学、中医学等领域具有很高造诣的专家、学者，融会贯通，集百家之长，编写了《临床骨科诊疗精要》一书。他们的加入不仅保证了本书具有很高的学术性、严谨性、实用性，同时也使得相关章节的内容更具特色。

本书内容大体包括骨科学基础知识、脊柱微创手术、创伤、手足外科疾病、中医骨伤、骨科康复，反映了近年来骨科的最新进展与发展动向。可以说，本书涵盖面广，且编者在编撰内容时，考虑到患者采用临床治疗结合康复治疗、中西医互补的方式，以技术为基础、康复为必要、功能为目标，更能使患者获得最大限度的功能恢复，达到减少并防治并发症的目的。这样也恰恰适应了医疗改革，体现了“以患者为中心”的服务理念。

本书适合各级医疗单位从事骨科或相关领域的中青年医师阅读、参考，相信本书的出版对他们能有所帮助。

由于本书的编者众多，编写风格各有不同，虽然在编撰时尽量综合个人的优点，但仍然有所参差，疏漏、谬误之处在所难免，敬请读者批评指正。

《临床骨科诊疗精要》编委会

2022年4月

Contents 目录

第一章

骨科学理论基础

第一节　骨的发生与发育

一、骨的胚胎发育

(一)骨的发生和细胞来源

在胚胎发育的最初几周，胚胎经过囊胚期和原肠胚期，逐渐形成雏形，发生头、躯干和肢芽的外隆凸。内、外胚层间的间充质逐渐分化为可以进一步形成骨与软骨的结缔组织结构，其细胞密集部位可直接或间接转化为骨组织。不同部位的骨组织来源于不同的胚原细胞，如颅面骨骼源于外胚层的神经嵴细胞、中轴骨源于中胚层的生骨节细胞、骨的附件源于中胚层细胞。骨组织中的成骨性谱系细胞来源于间充质干细胞，间充质干细胞经过非对称性分裂、增殖，分化为各种类型的间充质前身细胞，最后形成成骨细胞、成脂肪细胞、成软骨细胞、成肌细胞和成纤维细胞。而破骨性谱系细胞来源于生血性干细胞。

(二)骨生成的分期及类型

骨的发生和生长是同时进行的，骨的生成常通过以下过程完成：①由间充质分化而来的结缔组织细胞进一步分化形成骨骼雏形；②已分化的软骨母细胞和骨母细胞进一步有丝分裂；③增加骨样和软骨样组织细胞外结构蛋白的合成；④增加细胞内水的摄取；⑤在软骨膜和骨样期，增加细胞外基质形成量；⑥细胞的凋亡与替代。

(1)骨生成的分期：①胚胎细胞向骨骼生成部位移行期；②上皮细胞-间充质细胞相互作用期；③致密体形成期；④成软骨细胞和成骨细胞分化与增殖期。

(2)骨生成的类型：①软骨内成骨；②膜内成骨。由软骨雏形发育成骨骼的过程称为软骨内成骨，它不但生成骨骼，而且还是出生后个体骨构塑和骨折修复的重要方式之一。膜内成骨过程无软骨胚基的参与，直接由骨化中心的间充质细胞致密化转型为成骨细胞而形成骨组织。

二、软骨与骨的形成

(一)软骨组织的发生及生长

在胚胎第 5 周，间充质细胞在将要形成软骨的部位密度增大，细胞突起消失分化为一种大而圆的成软骨细胞，形成软骨形成中心。随着成软骨细胞的生长，其产生的基质和纤维增加并包绕细胞，细胞被分隔在各自的陷窝内，分化为成熟的软骨细胞。软骨形成中心周围的间充质组织则进一步分化为软骨膜。

软骨的生长可有两种方式并存。

1.软骨膜下生长

又称为附加性生长。软骨膜内由间充质细胞分化而来的骨原细胞（也称骨母细胞）不断地分裂、增殖，进一步分化为成熟的软骨细胞。软骨膜下生长方式使软骨逐层增厚。

2.软骨内生长

又称为间质性生长。表层新生的软骨细胞逐渐由周边迁移到深层，细胞体积逐渐增大，彼此距离渐远，同时软骨细胞在软骨深层进一步分裂，新生的细胞聚集成群，形成同源细胞群，细胞基质和纤维也不断增加，从而使软骨不断地在内部长大、增长。

（二）骨组织的发生及生长

胚胎第 7 周，骨组织开始出现。骨的发生和生长有膜内成骨和软骨内成骨两种方式，软骨内成骨含有与骨膜平行生长的膜内成骨，同样，膜内成骨也可能经历其后软骨内成骨的演变过程进行生长。

1.膜内成骨

额骨、顶骨、面骨及锁骨等一些扁骨是以膜内成骨的方式发生。膜内成骨由含骨原细胞的结缔组织膜直接骨化而成，具体是在将要形成骨的部位血管增生，继而间充质细胞在此聚集、分裂、增生成膜状骨化中心，这些间充质细胞不断分化为骨原细胞，再由骨原细胞分化为成骨细胞。成骨细胞不断产生、分泌纤维和基质，也称类骨质，随后成骨细胞逐渐被类骨质包埋而成为骨细胞。类骨质内大量骨盐沉着而转变为骨质，骨质的表面始终保留有少量的骨原细胞，可不断分化为成骨细胞。成骨细胞在内、外骨膜之间，松质骨表面不断成骨形成密质骨，并不断地使骨组织增厚，而破骨细胞在骨的内面溶解吸收已形成的骨组织，以适应骨的发育和重塑。

2.软骨内成骨

软骨内成骨由间充质先形成软骨雏形，然后软骨不断生长并逐渐被骨所替换，在软骨内成骨过程中多数同时伴有膜内成骨现象。颅底、躯干、四肢骨等主要是以此方式发生。现以长骨的发生为例说明软骨内成骨的过程。

（1）软骨雏形的形成。胚胎时期，间充质细胞在将要形成长骨的部位分化为骨原细胞，骨原细胞进一步分化为软骨细胞，并逐渐形成与长骨形状大致相似的透明软骨，形成软骨雏形，其外被覆软骨膜。

（2）骨领形成。在软骨雏形的中段软骨膜下，深层的骨原细胞分化成为成骨细胞，并在一定的条件下以膜内成骨的方式形成薄层原始骨组织。这层骨组织在软骨膜深层包绕软骨雏形，犹如领圈状，故称为骨领。骨领形成后，其表面的软骨膜即改名为骨外膜。

（3）初级骨化中心形成。在骨领形成的同时，骨外膜血管和间充质细胞侵入，其中的间充质细胞分化为骨原细胞和破骨细胞，形成初级骨化中心，开始造骨。软骨雏形中央的软骨细胞停止分裂，并逐渐成熟、肥大、退化，细胞间质也逐渐钙化，骨原细胞不断地分化为成骨细胞，这些成骨细胞在钙化的软骨基质表面成骨，使软骨雏形不断加长。

（4）骨髓腔的形成。初级骨化中心所形成的骨组织均是原始骨组织，为针状或薄片状骨小梁互相连接形成的原始松质骨。骨干内的成骨细胞在不断成骨的同时，骨小梁也逐渐被破骨细胞所破坏、重吸收，使骨干中央形成仅有血管和骨髓样组织的大腔，即骨髓腔。与此同时，骨干的外表面也不断地以膜内成骨的方式成骨，使骨干不断增粗，而骨干的内表面则不断地被破骨细胞破坏、吸收，使骨髓腔进一步增宽、加大。

(5)次级骨化中心出现与骺板的形成。

在骨发生和生长的过程中，长骨两端骨骺部的软骨内又先后出现新的骨化中心，称为次级骨化中心。次级骨化中心大多在出生后出现，但是不同部位骨的次级骨化中心出现的时间不同，即使同一长骨两端的次级骨化中心出现的时间也不尽相同。次级骨化中心出现之后，软骨雏形中骨骺和干骺端之间保留的软骨层称为骺板，它是长骨增长的基础。

骺板内的软骨细胞不断地增殖、生长，又不断地分泌软骨基质，细胞间质钙化；同时，初级骨化中心也不断向两端扩展，破骨细胞不断破坏、吸收钙化的软骨，而成骨细胞也不断产生类骨质并钙化为骨质，共同使骨干不断加长。因此，在骺板和骨干之间存在有软骨静止状态、软骨增殖状态、软骨基质钙化及形成类骨质并被钙化为骨质这样一个软骨被骨质替换的连续现象。

正常情况下，骨的长度增长主要是通过骺板软骨向两端生长来实现，软骨增长的速度与软骨破坏、成骨的速度保持相对平衡，骺板的厚度相对恒定。

三、影响骨生长发育的原因

骨组织是一个新陈代谢很活跃的组织，它贯穿了人的整个生命过程。从儿童到发育成熟，骨的生长速度是不同的，身体各部分的骨骼生长发育的速度也不尽相同。骨的生长发育速度取决于骨骺板软骨细胞增殖的速度，它又受原始软骨细胞的素质、遗传基因、营养状态、维生素、内分泌、矿物质代谢、肾功能状态、应力及血液循环等多方面因素的影响。

(一)原始软骨细胞因素

随着现代科学的发展，超微结构生物化学研究发现，在发育不良软骨的软骨细胞中存在软骨基质蛋白聚糖和胶原成分的改变。原始软骨细胞的结构缺陷导致了各种类型的侏儒发生，而一些所谓的生长发育畸形，也是存在原始结构缺陷基础的。

(二)维生素因素

1.维生素 A

维生素 A 与软骨细胞的生长、成熟、退变、软骨细胞基质蛋白聚糖的合成和分解有关。维生素 A 缺乏，会影响软骨细胞的发育，影响骨的塑造。维生素 A 过多会影响软骨基质的形成，而在维生素 A 中毒后，软骨细胞则会产生一种可溶性硫酸黏多糖，它取代正常的硫酸软骨素，引起软骨基质溶解，从而使生长区丧失抗矿化能力而过早矿化，结果导致骨骺在发育未成熟前就提早闭合，终止了骨骺的纵向生长能力，造成短肢与畸形。

2.维生素 D

维生素 D 是体内维持正常钙、磷代谢必不可少的一种物质。在生长发育阶段，骨的矿化作用很活跃，身体对维生素 D 的缺乏反应也最为敏感。若维生素 D 缺乏，就会使软骨变形区退变的软骨细胞不能矿化、骺板异常增宽、骨的纵向生长明显减慢，严重影响骨的生长发育，甚至导致佝偻病发生。

3.维生素 C

维生素 C 与骨胶原组织、骨样组织的形成有密切的关系，当维生素 C 缺乏时，不仅新骨的形成受到影响，而且还容易引起骨骺早闭现象。

(三)内分泌因素

1.垂体生长素

垂体生长素直接影响软骨细胞的活力、影响软骨内成骨。在骨骺闭合前,如果垂体功能亢进,就会生长过度,出现巨人畸形。相反,如果垂体功能低下,则会出现垂体性侏儒。

2.甲状腺激素

甲状腺素不仅能够促进骺板软骨细胞成熟、肥大和退化凋亡,还能促进骨骼中钙的代谢。当甲状腺功能低下时,则会出现明显的软骨化骨障碍、骨骺的次级骨化中心延缓出现和骨龄明显落后于实际年龄等现象。

3.甲状旁腺激素

甲状旁腺激素通过反馈机制调节体内钙的含量,血钙水平的高低受甲状旁腺激素的直接影响。甲状旁腺激素增多可引起骨溶解,释放骨钙入血,若血钙仍不能上升到正常水平,则会进一步激发破骨细胞的溶骨作用,使血钙恢复到正常水平。

4.降钙素

降钙素的主要生理作用是抑制破骨细胞对骨的吸收、减少骨盐溶解,同时促进骨骼对钙的吸收,使血钙含量减少。在生理情况下,骨不断摄取血钙以供类骨质矿化过程所需,降钙素刺激成骨细胞分泌类骨质,并促使钙沉积于类骨质。

5.性激素

性腺和肾上腺皮质分泌的性激素都有促进成骨细胞合成代谢的作用,故与骨的生长和成熟有关。当雌激素不足时,成骨细胞处于不活跃状态,而破骨细胞的活动性则相对增强,往往会出现骨组织重吸收过多的失骨现象。雄激素则有促进骨样组织形成的作用,若骨样组织的形成速度超过了软骨细胞的增殖速度,则会引起骨骺过早闭合,使纵向生长停止。

6.糖皮质激素

肾上腺皮质分泌的糖皮质激素,既会抑制小肠对钙的吸收,又会抑制肾小管对钙的再吸收,从而对骨的形成产生影响。

(四)细胞因子因素

1.表皮生长因子

骺板的内皮细胞中存在表皮生长因子,它能够刺激细胞复制,抑制胶原合成。在骨折损伤期间,表皮生长因子的激活可促进骨形成和骨折愈合。

2.成纤维细胞生长因子

成纤维细胞生长因子可以促进软骨细胞的再生和新血管的形成。

3.转化生长因子-β

转化生长因子-β家族由各种各样的生长因子组成,由成骨细胞产生。新产生的转化生长因子-β是一种无生物活性的复合物,主要储存于骨基质中,在破骨细胞作用下激活成为有效的转化生长因子-β,同时具有抑制破骨细胞的形成、激活成骨细胞骨形成的作用。因此,转化生长因子-β被认为是生理性骨重塑过程中的骨吸收与骨形成的偶联因子。

(五)肾血管因素及应力负荷因素

肾血管、肾小管功能不良所引起的肾衰竭,必将影响体内钙、磷的代谢平衡,进而影响到骨的矿化过程。应力及负荷因素也会影响骨的正常生长和发育,骨在生理负荷刺激下会有利于骨的生长发育。然而,若骨的负荷超载、应力异常、软组织张力异常均会影响骨的正常生长和发育,甚至会引起骨骼发育畸形。

(六)其他因素

血液循环障碍,骨的主要滋养血管循环障碍,特别是骨骺与干骺端的血液循环障碍均会影响骨的正常生长发育。感染、外伤及某些骨骺疾病是造成局限性骨生长发育障碍的主要原因,感染可直接造成感染局部骨组织或骨骺的破坏。小儿骨骺损伤若处理或治疗不当,往往会直接导致骨骺过早闭合,影响骨骺的生长发育。

(牟明辉)

第二节　骨的组织结构与血液供应

一、骨的细胞

骨组织结构中存在 4 种细胞成分:骨原细胞、成骨细胞、骨细胞和破骨细胞。其中骨细胞最为多见,位于骨质内,其他细胞均位于骨质的边缘。

(一)骨原细胞

骨原细胞又名骨祖细胞、前成骨细胞或前生骨细胞,是一种幼稚的干细胞,来源于间充质,是具有细小突起的扁平细胞,有圆形或椭圆形的核,其染色质颗粒匀细,胞质含量较少,仅含少量核蛋白体及线粒体。骨原细胞具有再增殖和分化的能力,分布于骨小梁游离面、骨膜最内层、哈弗管内衬、骺板处软骨基质小梁及毛细血管外周等处,当骨组织生长或重建时,它能增殖、分化为成骨细胞。当然,骨原细胞具有多向分化潜能,分化取向取决于所处部位和所受刺激性质。

(二)成骨细胞

成骨细胞常见于生长期的骨组织中,大都聚集在新形成的骨质表面,是由骨内膜和骨外膜深层的骨原细胞分化而成。成骨细胞较大,呈柱状或椭圆形,细胞核呈圆形,核仁明显。电镜下,可见细胞质内含大量的粗面内质网和发达的高尔基复合体。成骨细胞以突起互相连接,并与骨细胞突起相接。

成骨细胞的主要功能是合成和分泌骨基质的有机成分,促使骨质矿质化和调节细胞外液与骨液间电解质的流动作用。主要功能表现在:①产生胶原纤维和无定形基质形成类骨质;②分泌骨钙蛋白、骨粘连蛋白和骨唾液酸蛋白等非胶原蛋白,促使骨组织的矿化;③分泌一些细胞因子,调节骨组织的形成和吸收。

成骨细胞经历增殖、分化、成熟、矿化等各个阶段后,被矿化骨基质包围或附着于骨基质表面,逐步趋向凋亡或变为骨细胞。细胞因子、细胞外基质和各种激素都能诱导成骨细胞的凋亡,另外,骨形态生成蛋白、甲状旁腺激素、糖皮质激素、性激素等也参与成骨细胞凋亡过程的调节。成骨细胞通过这个凋亡过程来维持骨的生理平衡,它是参与骨生成、生长、吸收及代谢的关键细胞之一。

(三)骨细胞

1.骨细胞的形态

呈多突形,胞体扁平椭圆,突起多而细长,相邻细胞突起借缝隙连接相连。胞体居于细胞间质中，胞体所占空间称为骨陷窝，而其细胞突起所占空间称为骨小管，各骨陷窝借骨小管彼此互相沟通。电镜下，细胞质内含少量的线粒体、高尔基复合体和散在的粗面内质网。骨陷窝及骨小管内含有组织液，具有营养骨细胞和排出代谢产物功能。

2.骨细胞的功能

骨细胞是骨组织中的主要细胞，它是成骨细胞谱系中最为成熟和终极分化的细胞。骨细胞不但参与骨的形成与吸收，而且在传导信号及在骨更新修复过程中也起重要作用。

(1)骨细胞性溶骨和骨细胞性成骨：骨细胞可主动参与溶骨过程，并受甲状旁腺激素、降钙素和维生素 D_3 的调节及机械性应力的影响。骨细胞在枸橼酸、乳酸、胶原酶和溶解酶的作用下引起骨细胞周围的骨质吸收，使骨陷窝扩大，骨陷窝壁粗糙不平，即骨细胞性溶骨。骨细胞性溶骨也可发生类似破骨细胞性骨吸收，使骨溶解持续地发生在骨陷窝的某一端，从而使多个骨陷窝融合。当骨细胞性溶骨结束，成熟骨细胞又可在降钙素的作用下进行继发性骨形成，使骨陷窝壁增添新的骨基质。生理情况下，骨细胞性溶骨和骨细胞性成骨是反复交替的，即平时维持骨基质的成骨作用，而在机体需提高血钙时，又可通过骨细胞性溶骨活动从骨基质中释放钙离子入血。

(2)参与调节钙、磷平衡：骨细胞除了通过溶骨作用参与维持血钙、血磷的平衡外，骨细胞还具有转运矿物质的能力。骨细胞可能通过摄入和释放 Ca^{2+} 和 P^{3+}，及骨细胞间的连接结构进行离子交换，参与身体调节 Ca^{2+} 和 P^{3+} 的平衡。

(3)感受力学信号：骨细胞遍布骨基质，并构成庞大的网样结构，成为感受和传递应力信号的结构基础。

(4)合成细胞外基质：成骨细胞被基质包围后，逐渐转变为骨细胞。骨细胞合成细胞外基质的细胞器逐渐减少，合成能力也逐渐减弱；但是，骨细胞还能合成骨桥蛋白、骨连蛋白及Ⅰ型胶原等少部分行使功能和生存所必需的基质。

(四)破骨细胞

1.破骨细胞的形态

破骨细胞数量较少，分布在骨质表面，它是一种多核大细胞，一般可含有6～50个细胞核，细胞质呈泡沫状。电镜下，破骨细胞是由皱褶缘、清亮区、小泡和空泡区、细胞的基底部等4个胞质区域构成的具有极性的细胞，细胞质内含大量的粗面内质网、发达的高尔基复合体、丰富的线粒体和溶酶体。

2.破骨细胞的功能

破骨细胞的主要功能为骨吸收，在形态学上其骨吸收结构由两部分组成。一是皱褶缘，是在破骨细胞表面与骨基质相连处的结构，呈刷状或横纹状，由凹进和突出的胞质形成。骨吸收装置的另一部分为清亮区，该清亮区也位于与骨基质相连的细胞膜上，表面光滑，外形与其附着的骨基质边缘轮廓一致。骨吸收的最初阶段，破骨细胞移动活跃，细胞分泌的有机酸使骨矿物质溶解和羟基磷灰石分解，接下来就是骨的有机物质的吸收和降解。在整个有机物和无机矿物质的降解过程中，破骨细胞与骨的表面是始终紧密结合，持续将基质中的钙离子转移至细胞外液。但是，破骨细胞产生的一氧化氮对骨吸收过程具有抑制作用，同时也有减少破骨细胞的数量的作用。

二、骨的基质

骨组织的细胞间质又称为骨基质，它由有机成分及无机成分组成。有机成分是由成骨细胞

分泌的大量胶原纤维和少量基质所构成，约占密质骨重量的24%。无机成分主要为钙盐，其化学结构为羟基磷灰石结晶，约占密质骨重的75%。骨盐含量随年龄的增长而增加。有机成分主要使骨质具有韧性，而无机成分使骨质坚硬。

（一）有机质

骨中的有机质90%～95%为骨胶原，其他10%为无定形基质，主要为蛋白多糖及脂类。

1.胶原纤维

人体的胶原纤维大约50%存在于骨组织中，它是包埋在含有钙盐基质中的一种结晶纤维蛋白原，是骨与软骨中主要的蛋白成分，它对骨与软骨的体积、形状和强度有着重要的作用。胶原分子合成是在成纤维细胞、成骨细胞和成软骨细胞内完成的，其中的骨胶原主要为Ⅰ型胶原，而软骨胶原主要为Ⅱ型胶原。

2.无定形基质

无定形基质是一种没有固定形态的胶状复合质，仅占有机质的10%左右，其主要成分是蛋白多糖和蛋白多糖复合物。蛋白多糖是一类由氨基酸聚糖和核心蛋白所组成的化合物，主要存在于软骨，而骨组织中主要为糖蛋白。蛋白多糖和糖蛋白对钙有较高的亲和力，骨形态生成蛋白具有诱导成骨的作用，能使间质细胞转化为软骨细胞或成骨细胞，从而促进骨的愈合。无定形基质中的脂质约占骨组织有机物的0.1%，主要为游离脂肪酸、磷脂类和胆固醇等，在骨的生长代谢过程中也起一定的作用。

（二）无机质

无机质即骨矿物质，又称骨盐，占干骨重量的65%～70%。骨盐中95%是钙、磷固体，一种结晶度很差的羟基磷灰石。磷酸钙是最初沉积的无机盐，以非晶体形式存在，占成人骨无机质总量的20%～30%。

骨骼中的矿物质晶体与骨基质的胶原纤维之间存在十分密切的物理-化学和生物化学-高分子化学结构功能关系。正常的羟基磷灰石形如长针状，大小较一致，有严格的空间定向，倘若羟基磷灰石在骨矿化前出现空间定向与排列紊乱，骨的矿化过程即可发生异常，同时也会使骨基质的代谢出现异常。

三、骨的组织结构

骨的组织结构是由不同排列方式的骨板所构成，其表现形式为松质骨、密质骨及骨膜。

（一）松质骨

松质骨多分布在长骨的骨骺部，由片状和/或针状的骨小梁连接而成，骨小梁之间的间隙相互连通，并与骨干的骨髓腔直接相通，腔隙内可见红骨髓及血管。松质骨的骨小梁由成层排列的骨板和骨细胞所组成，骨小梁的排列方向与其承受的压力和张力曲线大体一致，将所承受的压力均等传递，变成分力，从而减轻骨的负荷。

（二）密质骨

密质骨多分布在长骨骨干，由不同排列方式的骨板组成。骨板排列方式有以下4种。

1.外环骨板

外环骨板环绕于骨干表面并与表面平行排列，有数层或十数层，排列较为整齐。外环骨板的外面与骨膜紧密相接，其中可见横向穿行的管道，称为穿通管，又称为福克曼管，骨外膜的小血管借此管道进入骨内。

2.内环骨板

内环骨板环绕于骨干的骨髓腔表面，仅由少数几层骨板组成，排列不如外环骨板平整。内环骨板表面衬以骨内膜，后者与被覆于松质骨表面的骨内膜相连续。内环骨板中也有穿通管穿行，管中的小血管与骨髓血管相通连。从内、外环骨板最表层的骨陷窝发出的骨小管，一部分伸向骨质深层，与深层骨陷窝的骨小管通连；另一部分伸向骨质表层，终止于骨和骨膜交界处。

3.哈弗骨板

哈弗骨板介于内、外环骨板之间，是骨干密质骨的主要部分。10～20 层的哈弗骨板以哈弗管为中心，呈同心圆排列，每层骨板的平均厚度为 3 μm，并与哈弗管共同组成哈弗系统，又称为骨单位。哈弗管也称为中央管，内有血管、神经及少量的结缔组织。

哈弗系统并不总是呈单纯的圆柱形，它可有许多分支互相吻合，具有复杂的立体构型，因此，可以见到由同心圆排列的骨板围绕着斜行的中央管。中央管之间还有斜行或横行的穿通管互相连接，但穿通管周围没有同心圆排列的骨板环绕，据此特征可区别穿通管与中央管。

哈弗管长度为 3～5 mm，直径因各骨单位而异，内壁衬附一层结缔组织，其中的细胞成分随着每一骨单位的活动状态而各有不同。在新生的骨单位内多为骨原细胞，而被破坏的骨单位内则有破骨细胞。最新在骨外膜或骨内膜表面形成的骨单位，或在松质骨内形成的骨单位，称为初级骨单位。初级骨单位常见于未成熟骨，随着年龄增长，初级骨单位相应减少。次级骨单位，或称继发性哈弗系统，与初级骨单位相似，是初级骨单位经过改建后形成的骨结构。

4.间骨板

间骨板为填充在骨单位之间的一些不规则的平行骨板，它是骨生长和改建过程中哈弗骨板被溶解吸收后的残留部分，由一些旧的未被吸收的骨单位或外环骨板的残留部分组成。间骨板大小不等，呈三角形或不规则形，虽然也由平行排列骨板构成，但大都缺乏中央管结构。间骨板与骨单位之间有明显的黏合线分界，黏合线是由骨盐和少量胶原纤维形成的一种折光较强的轮廓线。伸向骨单位表面的骨小管，都在黏合线处折返，不与相邻骨单位的骨小管通连，使得同一骨单位内的骨细胞只能接受来自其中央管的营养供应。

（三）骨膜

骨膜是由致密结缔组织所组成的纤维膜，除关节面以外，骨的内、外表面均被覆有骨膜，分别称为骨外膜和骨内膜。

1.骨外膜

一般分为浅、深两层：①浅层是一层薄的、致密的、排列不规则的结缔组织，含有成纤维细胞、粗大的胶质纤维束，尚有血管和神经在纤维束中穿行。部分粗大的胶质纤维束向内穿入环骨板，亦称穿通纤维，这些纤维将骨膜牢牢地固定在骨面上，特别是肌与肌腱附着处。②深层为骨外膜的内层，也称新生层或成骨层，主要由多功能的扁平梭形细胞组成，有丰富的弹力纤维，而粗大的胶质纤维较少。骨外膜深层与骨质相连紧密，随着年龄和功能活动不同在结构上不断变化。胚胎时期或幼年时期，由于骨骼生成迅速，内层的细胞数较多，且功能甚为活跃，它直接参与骨的生长，很像成骨细胞。成年期骨外膜深层细胞呈稳定状态，变为梭形，与结缔组织中的成纤维细胞很难区别。而当骨质受损后，这些细胞又可恢复造骨能力，变为典型的成骨细胞，参与新骨的形成。在骨的生长期，骨外膜很容易剥离，但在成年后，骨外膜与骨附着牢固、不易剥离。

2.骨内膜

骨内膜是一薄层含细胞的结缔组织，除衬附在骨髓腔面以外，也衬附在中央管内及骨松质的

骨小梁表面。骨内膜中的细胞也具有成骨和造血功能，还有形成破骨细胞的可能。成年后的骨内膜细胞呈不活跃状态，若遇有骨损伤时，可恢复造骨功能。

骨膜的主要功能是营养骨组织，为骨的修复或生长不断提供新的成骨细胞。骨膜具有成骨和成软骨的双重潜能，临床上利用骨膜移植，已成功地治疗骨折延迟愈合或不愈合、骨和软骨缺损、先天性腭裂和股骨头缺血性坏死等疾病。骨膜内有丰富的游离神经末梢，能够感受痛觉。

四、骨的血液供应及回流

骨的血供对于维持骨的生长、重建及生理功能十分重要，在骨受到损伤后，骨损伤局部的血供状况将影响骨的修复过程及骨损伤的预后。

(一)血液供应

长骨的血供来自三个方面：①骨端、骨骺和干骺端的血管；②进入骨干的营养动脉(常有1～2条)；③骨膜的血管。进入骨干的营养动脉分为两个大的分支，即升支和降支，每支又分为许多细小的分支，其中70%进入骨皮质，30%进入髓内血窦。升支和降支的终末血管为长骨的两端供血，并与骨骺和干骺端的血管形成吻合。起源于髓内营养动脉的皮质小动脉，放射状直接进入骨皮质，或以2～6支小动脉为一束的形式进入骨皮质。这些小动脉进一步分支，部分顺着骨的长轴纵向延伸，另一部分放射状走行，最终在骨单位形成毛细血管。另外，也有一些小动脉在进入骨皮质后又穿出骨皮质与骨膜的小动脉相吻合，在局部形成动脉网。髓腔内的一些小动脉形成髓内毛细血管，负责骨髓的血供。中央管内常常存在两条管壁很薄的血管，一条较细的动脉和一条稍粗的静脉，两者形成两个方向的血流，但也有中央管内只存在一条毛细血管的现象。

(二)骨血流量及其调节

1.骨循环的生物力学

骨髓内存在的固有压力[6.0～8.0 kPa(45～60 mmHg)]高于骨外毛细血管压力，通过这个驱动压压力差可驱使血流朝向骨皮质；骨髓腔在心脏搏动时会产生1.1～1.3 kPa(8～10 mmHg)的搏动压，每一次心脏搏动将会增进骨的离心血流；肌肉间隔内的静脉存在丰富的静脉瓣，肌肉收缩可以使静脉排空，同时静脉瓣可阻止血液倒流，随着肌肉收缩活动可通过“肌肉泵”将血液从骨泵回心脏。

2.骨的血流量

成人在休息状态时骨内的血流量约占心排血量的20%。

3.骨内血管的神经体液调节

骨和骨膜由交感神经和感觉神经支配。骨内血管存在肾上腺素能收缩反应受体。缩血管神经活性物质包括酪氨酸羟化酶和神经肽Y等，扩血管神经活性物质包括降钙素基因相关肽、血管活性内源肽及P物质。值得注意的是骨内血管对缩血管活性物质比较敏感，而对扩血管神经活性物质相对不敏感。另外，骨内一氧化氮也可引起的血管扩张反应，但长时间缺血再灌注可明显减少一氧化氮的释放。

(三)静脉回流

骨的静脉系统比动脉系统体积大6～8倍，骨的静脉血最终通过骨膜静脉、骨干营养静脉和干骺端静脉回流。长骨的静脉血大部分汇入骨膜静脉丛，少部分静脉血汇入骨的干骺端静脉，另有5%～10%的静脉血汇入骨干营养静脉。长骨髓腔内具有一个较大的中央静脉窦，接受横向分布的静脉血液，这些血液来自骨髓的毛细血管床（即血窦），中央静脉窦的静脉血经骨干营养静脉回流。

（牟明辉）

第三节　骨的生物力学研究

一、生物力学的基本概念

生物力学是生命科学和力学的交叉学科，是采用力学的基本原理研究生命现象及其规律的一门科学。在骨科领域中，应用生物力学的概念和原理解释人体力学现象，将有助于骨科医师更好地理解和治疗肌肉骨骼系统的疾病，是现代骨科医师必备的科学基础。

（一）骨生物力学的基本元素

1.应力和应变的概念

应力和应变是生物力学中两个最基本的元素，这两个元素体现的是骨骼受力后骨的内部效应。当外力作用于骨时，骨以形变来产生内部的阻抗力抗衡外力，这种阻抗力叫作骨的应力；骨的形变会一直持续到骨内部分子作用力可以抵抗外力，即变形停止为止。骨的这种在结构上的改变称之为应变，它可以用骨缩短或延伸的长度与其初始长度的比值来表示。

2.应力-应变曲线

应力-应变曲线可以反映应力与应变之间的关系，该曲线分为弹性变形区和塑性变形区两部分。弹性变形区和塑性变形区之间的临界点称为屈服点，屈服点以后的塑性区提示骨的结构已经出现损坏或永久性变形，即变形时外力撤销不能恢复原来形状，也意味着当外作用力超过一定数值时，骨则会发生断裂，即骨折。

（二）骨生物力学的基本特性

1.骨的材料特性

皮质骨是一种黏弹性材料，其形变不仅依赖于力的加载速率，而且与力加载持续的时间有关。另外，皮质骨还是一种各向异性材料，其力学特性完全依赖于其显微结构的定向排列。松质骨与皮质骨不同，它与工程上的多孔材料类似。对于骨组织来说，其强度还取决于骨的有机成分骨胶原纤维的数量及骨的无机成分骨矿化的程度，其有机成分主要使骨质具有韧性，而无机成分使骨质坚硬。骨的强度与骨的胶原结构数量及骨的矿化程度成正比。

2.骨的结构特性

当材料的质和量相同，而几何分布不同时，则材料的强度彼此也会有明显的差别。正常骨组织中，胶原纤维的定向排列可影响皮质骨的强度，如胶原纤维平行排列板层骨强度高于胶原纤维随机排列的编织骨。另外，胶原纤维的优势排列方向也可影响骨组织抵御特定载荷的能力。松质骨骨小梁的各向异性的力学特性主要由其排列方向决定，而皮质骨的各向异性特性主要由骨单位的方向决定，骨单位的方向通常与骨纵轴平行。

(三)骨生物力学的基本试验

1.拉伸试验

一般要求测试的骨样本具有较大的体积。测试时要将骨的两头固定牢固,以保证可靠的测试结果。

2.弯曲试验

在对骨干骨密质的力学性能测定中被大量采用。

3.压力试验

常用于骨松质的力学特性测试。

4.剪切试验

一般用于骨皮质样本(厚度为5～10 mm的骨密质)测试。

5.扭转试验

主要用于测试管状长骨的抗扭转力。

6.超声波试验

测量松质骨的弹性模量比密质骨更有效。而且能对骨样本进行多次重复测试。

7.声导显微镜

测量骨组织对声的传导反射率,反映骨的材料力学特性。

8.疲劳试验

抗疲劳能力是骨的力学质量的一个重要标志,压力、拉伸、弯曲和扭转试验都可用来对骨材料进行疲劳测试。

9.拔出试验和转力距试验

拔出试验是测量骨质疏松等生物材料之间结构的稳固程度,转力距试验是用来测试固定或松起螺钉时的转力距大小。

二、骨和关节软骨生物力学的特性

(一)骨组织的力学特性

1.各向异性

由于骨的结构是中间多孔介质的夹层材料,因此,这种材料是各向异性体,即不同方向的力学性质不同。

2.弹性和坚固性

骨胶原是骨的主要有机成分,骨胶原在骨内以网状结构排列,使骨具有良好的弹性。而骨的无机成分散布于有机物的网状结构中,使骨具有一定的坚固性。骨的弹性和坚固性使其能承受各种形式的应力。

3.耐冲击力和持续力差

骨在载荷时,在骨中所引起的张力分布虽然一样,但效果不一样。当作用力和张力两者相等时,冲击力在骨中所引起的变化较大。

4.骨对应力的适应性

在骨能承受负荷的限度内,应力值决定成人骨对生理应力的反应。一般情况下处于平衡状态,当应力越大,骨的增生和密度增厚越强,这一特征也解释了骨质增生、畸形矫正的发生原理。

5.应力对密质骨的影响

骨孔的多少决定了骨的密度，密质骨具有很高的刚性，这是因为密质骨的多孔性程度占5%～30%，而松质骨却占30%～90%。骨在不同类型负荷的作用下会产生拉伸、压缩、弯曲、旋转和压力联合弯曲5种基本类型的骨折。在高能量负荷的作用下，由于应变率很快，会引起严重粉碎性骨折。

6.应力对松质骨的影响

松质骨有很多小孔，因此它的应力-应变特征与多孔状工程材料相似。拉力试验表明，松质骨的拉力强度和压力强度大约相等，松质骨在屈服点之后，骨小梁进行性断裂，使拉力负荷很快减低。尽管松质骨的拉力强度和模量与压力强度和模量是相似的，但松质骨在拉力负荷下的能量吸收能力明显降低。

(二)关节软骨的生物力学

1.软骨的负荷变形

关节软骨的特殊结构使其具有独特的力学特征。主要表现为各向异性、非均匀、黏弹性和渗透性等。当关节软骨受到载荷时，会瞬间适应性变形，当载荷去除即恢复其原有的厚度。但如果载荷是被缓慢地施加于软骨，当载荷消除后，则需要有充分的时间才能使组织恢复原来状态。关节软骨内液体渗透存在两种力学形式：一种是顺压力梯度，即让软骨浅层的压力大于深层，从而使液体通过多孔的固体基质；另一种是通过挤压多孔基质使软骨基质变形实现软骨内液体流动。另外，关节软骨还具有机械反馈调节功能，这个调节系统与正常组织的营养需要、关节的润滑、承载能力和软组织的磨损程度等有着密切关系。

2.软骨的张力特性

软骨的胶原纤维及其排列是软骨具有张力性的主要因素。当张力载荷与关节软骨面相平行时，软骨的硬度和强度与顺张力方向排列的胶原纤维范围密切相关。

3.关节内应力分布

传递载荷是软骨组织的主要功能，软骨还具有扩大关节受力面，从而降低骨与骨之间的接触压力，发挥缓冲减震的作用。

4.关节软骨的黏弹性

蛋白多糖能够调节软骨基质中水的流动，胶原是基质内张力的根源，这两者在软骨承受载荷过程中起着重要的作用。关节软骨变形与承受外力的速度相关，即挤压越快，水分越难流出，这是因为在快速增加载荷与去除载荷的情况下，水分来不及被挤出，使软骨组织体现一定的弹性。当缓慢施压时，软骨组织变形将随时间持续而加重，水分容易完全流出。软骨这种有赖于应变率的形变叫作黏弹性。

5.关节软骨的磨损力学

当两个承担载荷的面之间相互作用引起的界面磨损和接触体变形引起的疲劳性磨损。

虽然关节软骨有一定的对抗断裂力，但是，长期的反复的正常负荷也能造成损伤。持续负荷下软骨面的超微结构易受到损害，致使软骨表面层变软，渗透压增加，液膜中的液体通过软骨而漏泄。从而增加了不光滑的软骨面紧密接触的机会，进一步加剧了研磨过程和程度。受挤压的同时，组织中的水分大量外流，发生压力性变形，长期反复的负重，会使软骨发生退变和软骨细胞的坏死。承受周期性张力和压力时，胶原网状结构就有可能断裂。

疲劳磨损是由软骨组织的反复变形、显微损伤的积累所致。应力虽不大，但反复对胶原蛋白

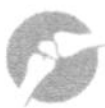

与蛋白多糖基质施加应力可引起以下成分的破坏：①胶原纤维；②蛋白多糖大分子；③纤维和原纤维基质之间的界面。胶原纤维支架受拉断裂被认为是软骨疲劳的最普遍的原因。

6.关节软骨的润滑作用

在两个承担载荷的面之间做相对运动时，承担载荷的面受到相互滑动的润滑剂分子的保护，防止因表面不光滑而发生粘连和研磨，称之为界面润滑。它是通过糖蛋白化学作用吸附在关节面上，适宜地与另一对应面相互滑动，从而降低了软骨间的摩擦。

如果承担载荷面之间作相互垂直运动，液体就会从两个承担载荷面之间的间隙中被挤出来，这种润滑机制是自身压迫的流体静力现象，又叫作压渗润滑。当关节旋转而承担载荷区越过关节面，可使液体从承担载荷区前下方的关节软骨中渗出。一旦峰应力过去后，液体即开始回吸收，为下一次活动周期做好准备。这种通过软骨基质的液体加压循环也有助于软骨细胞营养，可以将营养物质从关节腔的润滑液中带入软骨细胞。在载荷量较低，且接触面的相对运动速度较高时，关节可能采用液膜润滑。在液膜润滑时，一层较厚的润滑剂膜使两个承担载荷面之间产生间隙，避免了直接接触，这层液膜的压力可支持承载面上的负荷。另外，尚存在流体静力润滑、流体动力润滑。不过在软骨的润滑作用中还是以界面润滑为主。

（牟明辉）

第二章 骨科体格检查

第一节 肩关节检查

一、一般检查

(一)望诊

肩关节周围的望诊应该包括外观、肌肉特征(特别是两侧肩部)、畸形(肿块、结节或瘢痕)、肿胀、皮肤及颜色。

肱骨近端骨折肢体通常有不同程度的肿胀,伤后 24～48 小时开始出现明显的淤血,范围可达胸壁、上肢、肘和前臂。肿胀可能使一些体征比较模糊,但若有畸形就要考虑可能存在骨折移位或关节脱位。

肩锁关节脱位的患者锁骨远端明显抬高。急性肩关节前脱位患者疼痛剧烈,患肢处于轻度外展、内旋位,患者常用对侧手把持患肢,并且上身向患侧倾斜。患者呈"方肩"畸形,有不同程度的肿胀及瘀伤。肩关节后脱位临床检查可见肩关节前方平坦,而在后方可触及甚至观察到肱骨头的圆形凸起。由前方观察,常可发现患侧喙突较明显。肩关节外旋明显受限,通常不能达到中立位。

急性肩袖损伤的患者,外观并不会有明显异常,但是慢性病程较长的患者可以看到冈上肌或冈下肌萎缩。

钙化性肌腱炎在急性期,由于疼痛剧烈,患者难以配合体格检查,常用健侧手扶住患肢,使其固定于内旋位。

观察有无三角肌、斜方肌、肩袖肌肉及上肢肌肉的萎缩,三角肌与肩袖肌肉的萎缩可能由腋神经和肩胛上神经的损伤引起。后方观察肩关节活动时肩胛骨的节律,注意有无翼状肩胛。

(二)触诊

外伤后肿胀导致通过触诊摸到明确的骨性标志困难增加,肱骨近端骨折的触诊会引起疼痛,任何活动也会引起疼痛,有可能引出骨擦音和骨擦感。

触诊时将手放在肩关节上方,被动活动肩关节,在一些肩袖损伤的患者中能触摸到捻发感。触诊需检查肩锁关节和大结节及结节间沟压痛,对应是否存在肩锁关节病变、撞击或肩袖损伤及

肱二头肌长头肌腱病变。钙化性肌腱炎在亚急性期和慢性期，患侧肩关节常有明显的压痛点。

(三)关节活动度

肩关节活动度检查包括前屈上举、外展上举、体侧外旋、体侧内旋、外展90°外旋、外展90°内旋和体前内收等。临床上一般主要进行前屈上举、体侧外旋和体侧内旋检查。这3个方向的活动度能基本代表肩关节各向的活动度。

活动度检查应该包括主动活动度和被动活动度检查，并将患侧和健侧进行对比。主动活动度明显小于被动活动度常提示存在肩袖损伤，如果主动和被动活动度减少一致，要注意与冻结肩相鉴别。肩袖损伤患者的活动度受限，最常表现为上举受限和内旋受限，而出现外旋异常增大往往提示存在肩胛下肌的全层撕裂。而冻结肩患者由于盂肱关节的粘连往往在前屈上举、内外旋各个方向上活动度明显下降，且主动与被动活动受限的范围基本一致。对于投掷运动员来讲，肩关节外展位的内旋、外旋活动度尤为重要。同时应进行跨中线内收活动以检查后方肩关节囊的松紧度。

二、特殊检查

(一)肩峰撞击综合征

肩峰撞击综合征的临床检查主要包括Neer试验和Hawkins试验。Neer试验包括两个部分，一为患者在肩胛骨平面保持手臂内旋，在做肩关节被动上举动作的过程中诱发疼痛；二为将手臂外旋，然后做被动上举动作，不能诱发疼痛或者疼痛减轻。同时符合上述两部分表现即为Neer试验阳性。

Hawkins试验，患者肩关节前屈90°，强制向内侧旋转肩关节诱发疼痛，即为阳性。当然，上述检查法在肩关节僵硬、肩袖钙化性肌腱炎和关节炎的患者中，也可以诱发疼痛，应注意鉴别。

(二)肩袖损伤

冈上肌肌力可以通过Jobe试验来检查，在肩胛骨平面保持手臂内旋，抗阻力上举，力弱或者疼痛均为Jobe试验阳性，提示冈上肌腱损伤。

外旋肌力的检查是Lag试验，是指将患者肩关节被动体侧外旋至最大角度，如果撤去外力，无法维持此位置而迅速内旋，则为阳性。另外一个检查主动外旋肌力的试验是“吹号征”试验，正常做吹号姿势时需要一定程度的肩关节外旋，如果主动外旋肌力丧失，则需要外展肩关节以代偿，即为阳性。外旋试验和“吹号征”阳性，均提示外旋肌(冈下肌-小圆肌)巨大损伤。

肩胛下肌肌力可以用抬离试验来检查。将患者的手放在背后，并往后离开身体，如果撤去外力无法维持此位置而贴住躯干，即为抬离试验阳性。有的学者评估了证明肩胛下肌撕裂体检技术的敏感性和特异性，发现只有肩胛下肌撕裂达到3/4时抬离试验才阳性，因此对于肩胛下肌上部撕裂的患者来说，这不是一个非常恰当的检查试验。Napoleon试验有助于术前评估肩胛下肌的撕裂程度。肩胛下肌上部50%～60%撕裂时，Napoleon试验中度阳性，肩胛下肌肌腱完全撕裂时，患者手压在腹部时靠三角肌后部的力量，此时腕关节屈曲90°，称之为Napoleon试验阳性。需要注意的是，在一些继发肩关节粘连、肩关节被动内旋无法达到检查要求的患者中，进行抬离试验或Napoleon试验结果不可靠。

熊抱试验是检查肩胛下肌撕裂(尤其是只涉及上部部分损伤)最敏感的试验。检查时，患者手搭在对侧肩部，手指张开，肘关节向前抬起，在患者予以对抗的情况下，检查者垂直向上将患手拉离肩部，则试验阳性。

三、稳定性检查

(一)搭肩试验

本试验用于怀疑存在肩关节前方脱位的患者,患者被要求将患侧手置于对侧肩部,肘部下垂贴紧胸壁。若存在肩关节脱位,则患者不能完成该动作,同时伴有肩部的疼痛。若疼痛仅限于肩锁关节,则需怀疑是否存在肩锁关节的损伤。

(二)恐惧试验

本试验是检查肩关节前方稳定性最常用的方法,可在坐位和仰卧位进行检查。于坐位进行的恐惧试验称 Crank 试验。将患肢外展 90°,一只手握住患者的肘部以下使肩关节外旋,另一只手的拇指顶住肱骨头向前,其余 4 个手指在前方保护肱骨头防止出现意外的脱位。此试验的阳性表现为当患肢达到一定的外旋角度后,患者感觉到即将脱位的危险而出现反射性的保护性肌肉收缩来抵抗肩关节进一步外旋,同时出现惧怕脱位的忧虑表情。

仰卧位进行的恐惧试验称 Fulcrum 试验,检查时患者处于仰卧位,方法与坐位的恐惧试验相似。由于患者处于仰卧位时肌肉更为放松,因此较坐位恐惧试验更容易引起恐惧感。应注意区分是因为惧怕脱位发生还是因为疼痛而出现反射性的肌肉收缩,因为存在肩关节内在撞击的患者也可在这种姿势出现疼痛,但这些患者并无肩关节不稳定。

(三)复位试验

通常在仰卧位恐惧试验之后进行复位试验,当患者出现恐惧现象后,检查者用手压住肱骨近端施以向后的外力,若患者感觉恐惧减轻,并且可以进一步外旋上肢,则认为复位试验阳性。与恐惧试验一样,一些存在肩袖钙化或部分性肩袖损伤的患者及存在内在撞击的患者的复位试验亦可呈阳性表现。

(四)负荷-轴移试验

此试验可用于了解肱骨头相对于肩盂的活动度。检查时患者处于坐位,患臂垂于身体一侧,检查者的一只手固定患侧的肩胛骨,用另一只手的拇指和示指把持住肱骨头,首先将肱骨头稳定至肩盂中央,然后对其施以前后向的应力,体会肱骨头相对于肩盂的活动度。应当强调,肱骨头相对于肩盂的活动度的大小与肩关节的稳定性并无直接的因果关系,一个活动度很大的、较为松弛的肩关节可能十分稳定而无任何症状。因此,进行试验时应双侧对比,并应结合其他检查进行综合分析和判断。正常肩关节肱骨头的平移半脱位不应>50%。分级标准如下:0 级,仅轻度移位;1 级,肱骨头移位至肩胛骨盂缘;2 级,肱骨头平移超过肩胛盂缘,但可自行复位;3 级,肱骨头平移超过肩胛盂缘,不能自行复位。

(五)凹陷征

是肩关节不稳定患者的常规检查,可反应下方关节囊的松弛程度。检查时患者处于坐位,牵引患肢向下,观察并触摸肩缝下方是否出现凹陷。检查时亦应双侧对比。

(六)Jerk 试验

本试验是检查肩关节后方不稳定的特异性试验。检查时患者处于坐位,患肩前屈、内旋,屈肘 90°,检查者沿上臂轴线施加向后的外力,之后伸展肩关节超过肩胛骨平面,若存在后方不稳定,则在肩关节外展的过程中可触及或听到肱骨头复位时跨越肩盂后缘回到肩盂内的弹响,通常伴有疼痛。其他试验包括后方抽屉试验,检查时可诱发弹响及疼痛。

临床检查中应特别注意是否合并存在全身关节松弛的情况。诊断全身关节松弛的标准:

①肘关节过伸＞15°；②屈腕，拇外展可贴到前臂；③指间关节过伸与前臂平行；④膝关节过伸＞15°；⑤踝关节过伸＞50°。上述5个体征中3个以上阳性并且Sulcus征阳性即可诊断为全身关节松弛。

四、肩胛部上盂唇前后位损伤

肩胛部上盂唇前后位损伤是上盂唇自前至后的损伤，常累及二头肌长头腱附丽区。常用的临床检查如下。

(一)二头肌张力试验

患者掌面向上，肘关节伸直，前臂旋后，肩关节前屈60°，抗阻前屈上肢。如引出二头肌腱沟或盂唇上方区疼痛为阳性。

(二)挤压旋转试验

患者仰卧位，全身放松，检查者抓住患者手臂，肩外展约20°，肘部屈曲，然后通过推动肘部，推动或者压缩关节盂中的肱骨头，同时检查者另一只手向内侧和外侧旋转肱骨。此时若能感觉到撕裂的上方盂唇被挤压出现弹响或引出肩关节疼痛为阳性。

(三)动态挤压试验或O'Brien试验

患者处于坐位或站立位，肩关节前屈90°，内收10°～15°，肘部伸直。第一阶段使患者前臂旋前，从而使其拇指向下，这时要患者对抗阻力尽力上举患肢；第二阶段保持肩关节前屈内收位置不变使患者前臂旋后，掌心向上，再次抗阻力尽力上举患肢。如果试验第一阶段引发患者肩关节疼痛(不是肩锁关节)症状，而在第二阶段时这种疼痛症状可明显减轻，则结果为阳性。需要注意的是，如果患者存在肩锁关节的病变，那么该试验亦可呈阳性，因此检查者必须仔细鉴别疼痛是来自肩关节内部还是肩锁关节。

(四)复位试验

在存在肩胛部上盂唇前后位损伤的患者中，有相当一部分患者在进行体格检查时会出现复位试验阳性。与诊断复发性脱位不同，此时复位试验的阳性表现为肩关节疼痛，而非恐惧感。通常使患者上肢从处于外展90°，然后逐渐外旋上肢至极限位置。在这种情况下如果出现疼痛，则检查者用手压住肱骨近端施以向后的外力，此时若患者感觉的疼痛缓解，则复位试验阳性。提示有可能存在包括肩胛部上盂唇前后位损伤在内的盂唇损伤。

(五)Clunk试验

患者仰卧位，检查者一只手抓住肘部上方的肱骨，将手臂充分外展至患者头部上方外旋，另一只手置于患者肩关节后方施以向前推力。若此过程中出现肩关节疼痛或者交锁，或者出现弹响，则为阳性。

(六)仰卧位抗阻屈曲试验

患者仰卧位，双上肢前屈上举置于检查床上。检查者站在患侧，用手压住患侧肘关节远端的前臂部位，使患者下压患肢而检查者给予对抗阻力。如果可以引出位于肩关节深方或后方的疼痛且同样动作健侧无痛，则结果为阳性。

五、神经检查

通常认为急性肩关节前脱位时神经损伤较少，然而，有32%～65%的脱位患者存在神经损伤。神经损伤多发生于老年患者和伴有骨折的患者。伴有大结节骨折的患者最常伴有腋神经损伤。应检查肩关节外侧皮肤的感觉情况以判断是否存在腋神经损伤。另外，容易损伤的是肩胛上神经，最严重的损伤是臂丛神经损伤，可伴有颈交感神经损伤，Honer 综合征阳性，引起瞳孔缩小、眼球内陷、上睑下垂及患侧面部无汗的综合征。但急性损伤时皮肤感觉的检查可能不准确，必要时可进行肌电图检查。

六、血管检查

肩关节脱位或肱骨近端骨折亦有腋动脉损伤的可能，但比神经损伤少见。肩部有丰富的侧支循环，可能掩盖血栓形成和血管断裂。要仔细检查外周动脉的搏动及患肢的皮肤温度、外周循环。如果骨折同时有臂丛神经损伤，就更应警惕存在血管损伤。当严重创伤导致肩关节胸腔内脱位或锁骨下脱位时，神经血管损伤的危险性进一步增加。也应检查和触诊胸锁关节的情况，胸锁关节后脱位可导致严重的血管损伤，甚至危及生命。

（于长生）

第二节　肘关节检查

肘关节是上肢重要的关节，与肩关节共同实现上肢的广泛活动，并在上臂与前臂之间传递负荷。肘关节解剖结构复杂，肘部创伤及病患临床上多见，其功能的优劣直接影响上肢功能。全面正确的体格检查是诊断的重要基础。

本部分将介绍肘关节局部体格检查，但应予以说明的是，在急性创伤和某些疾病中，前臂和手部的神经血管体征也应全面地检查。

一、视诊

正常肘关节在完全伸直位时，前臂相对于上臂有轻度的外翻，形成的角称之为提携角，女性大约为 15°，男性略小约为 10°。肘内翻和肘外翻常常是由儿童肱骨髁上骨折所引起的，肘外翻常常引起尺神经病变（迟发型尺神经炎）。

注意受累肘关节的姿势。急性创伤中，肘关节处于强直体位，患者会用对侧肢体保护。皮肤上出现的瘀斑可以提示损伤发生的部位，并注意肘关节及周围组织肿胀情况，有无瘢痕、肌萎缩等。

二、触诊

肘关节触诊应系统、按序进行，顺序由外侧、前侧、内侧到后侧。

（一）外侧

外侧触诊由肱骨外侧髁上方的骨嵴开始，逐渐向下。找到桡侧腕长、短伸肌，检查有无压痛。肱骨外上髁炎典型压痛点在外上髁前下方，桡侧腕短伸肌止点处。如有压痛，进一步行激发试验明确诊断。

继续往下触诊肱骨小头和桡骨头。注意两者的相对位置和方向，有无压痛和弹响。无论上臂位置如何，桡骨头的轴线都应通过肱骨小头。各种原因引起的桡骨头半脱位或者脱位，都可以通过触诊发现。旋转活动前臂，可以检查有无弹响，如有弹响，表明桡骨头或者肱骨小头有损伤，可能为创伤、关节退变或炎症性关节炎引起。

(二)前侧

由外而内，依次触诊肱桡肌、肱二头肌及其腱膜、肱动脉和正中神经。如果肱二头肌止点撕脱，局部会有压痛，肘关节前方和肱二头肌隆起处可见肿胀、瘀斑，屈肘、旋后肌力减弱。骨化性肌炎患者局部有时可触及骨性包块。

(三)内侧

触诊肱骨内上髁和尺神经。屈肌总腱起于肱骨内上髁，如果有压痛，可以进一步行激发试验来诊断肱骨内上髁炎。

尺神经位于内上髁后方，引起尺神经炎常见的原因是尺神经卡压，常见于尺侧腕屈肌两个头之间，另外部分患者在屈肘时尺神经可向前滑移，以及肘外翻都可以造成尺神经炎，局部 Tinel 征阳性。

(四)后侧

肘关节后侧骨性结构表浅，容易触诊。正常的肘关节在屈曲 90°时，肱骨内上髁、股骨外上髁和尺骨鹰嘴尖三点成为等腰三角形，而在伸直位时，三点成一直线。当骨折时，这种关系被破坏。

三、动诊

正常的肘关节活动度：伸屈范围在 0～145°，旋前 75°，旋后 80°。有些人有 5°～10°的过伸，检查时应与健侧作对照。为消除肩关节的代偿，检查前臂旋前、旋后时，应屈肘 90°，并将肘关节紧贴身体。

对于肘关节脱位的患者，在复位后须进行完整的肘关节活动度的检查，以确定没有摩擦、机械性交锁或弹性固定。同时应检查内外侧的稳定性，以决定进一步治疗的选择和康复治疗的时间，医师应结合实际情况，针对性进行检查。

(一)对于内侧不稳的检查

1.外翻试验

外翻试验用于检查急性或者慢性损伤导致的内侧副韧带损伤。方法：固定肩关节，上臂外旋，屈肘 30°，施加外翻应力，诱发内侧疼痛，同时触摸内侧间隙，损伤明显时内侧间隙可以感到增宽。也可同时在 X 线检查或者超声检查下动态观察，并应与健侧作对照。文献认为对于内侧副韧带损伤，外翻试验敏感度为 66%，特异度为 60%。

2.挤奶试验

方法：患者病肘屈曲超过 90°，另一侧手自患肘下方抓住患侧手的拇指，产生外翻应力。医师对内侧进行触诊，以了解内侧间隙分离的程度及移位情况，结果应与健侧对照。

有人建议在屈肘 70°时将肱骨极度外旋，由医师一手牵拉患肘拇指，一手在肘内侧触诊，评估内侧间隙分离的程度及移位情况。

3.活动性外翻试验

患侧肩部外展外旋，肘关节在外翻应力下进行屈伸。内侧副韧带损伤的患者，往往会在屈肘 80°～120°的某个特定位置诱发疼痛。有人报道该试验与手术探查或关节镜结果比较，敏感度为 100%，特异度为 75%。

(二)对于外侧不稳的检查

1.内翻试验

内翻试验用于检查急性或者慢性损伤导致的外侧副韧带损伤。肘关节屈曲30°,施加内翻应力,诱发外侧疼痛,同时触摸外侧间隙,损伤明显时肱桡间隙可以感到增宽。也可同时在X线检查或者超声检查下动态观察,并应与健侧作对照。

2.外侧轴移试验

外侧轴移试验主要用于诊断后外侧旋转不稳定损伤。这种损伤是一种因外侧尺副韧带损伤导致的旋转不稳定。损伤机制主要是在轴向挤压、外翻应力、旋后应力的综合作用下,引起相关软组织损伤。方法:患者仰卧,医师位于患者头侧。患肢前屈抬高过顶,肩充分外旋以固定肱骨。医师一只手抓住患肢手腕远端,使患肢前臂极度旋后,医师另一只手于患肢肘部施加外翻应力,同时缓慢地将肘关节由伸直位逐渐屈曲,旋后、外翻并同时进行轴向挤压,可产生桡尺骨近端相对于肱骨的后外侧旋转脱位。在未麻醉的患者可引起患者的恐惧,从而拒绝进一步运动。通常,屈曲超过40°时常突然出现关节复位,伴随可见和可触及的弹响跳动。在透视下进行轴移试验,可发现桡骨头后外侧脱位伴肱尺关节间隙增大。有文献发现在麻醉情况下该试验敏感度可达100%,而在清醒状态下只有38%,可能是因为肌肉的保护作用,因此建议此检查在患者麻醉情况下进行。

3.推举试验

为方便在清醒患者中进行检查,有人推荐推举试验和站起试验。方法:患者俯卧,并尝试在前臂极度旋前和极度旋后位,使肘关节伸直,并将身体抬起。在旋后位伸直过程中产生恐惧或者桡骨头脱位提示后外侧旋转不稳定。

4.站起试验

方法:患者坐位,并试图用上肢撑住椅子的扶手进而站起,此时患侧上臂外展,肘关节屈曲90°,前臂旋后。在此过程中产生恐惧或者桡骨头脱位提示后外侧旋转不稳定。

这两个试验单独使用时敏感度为87.5%,联合使用时敏感度可达100%。

(三)对于肱二头肌肌腱损伤的检查

通常肱二头肌肌腱断裂的患者具有典型的体征,例如肌腱局部缺如、肌腹部异常隆起、局部瘀斑、疼痛及屈肘旋后无力等,诊断较为明确。但在某些肌肉强壮的患者,发达的肱肌可能会模糊肱二头肌肌腱断裂的体征,从而发生误诊。以下介绍的试验可以有助于对此损伤的发现。

1.钩子试验

方法:患肢肩关节外展,肘关节屈曲90°,检查者屈起示指,形似钩子,并触诊肱二头肌肌腱外侧缘,患者主动将前臂旋后,此时可触及紧张的肱二头肌肌腱。在主动旋后而没有屈肘的情况下,肱肌得以放松而不会与肱二头肌相混淆。如果试验时,可触及肱二头肌肌腱,但在抗阻力旋后时局部诱发疼痛,需要考虑肱二头肌肌腱部分撕裂、腱病或者滑囊炎。有经验的检查者对于肱二头肌肌腱完全断裂敏感度和特异度都能达到100%。

2.二头肌挤压试验

二头肌挤压试验类似于跟腱断裂的Thompson试验。通过体外挤压二头肌,如果二头肌腱完整,前臂会旋后。方法:前臂轻度旋前,肘关节屈曲于60°~80°,检查者用两手挤压二头肌(一手位于腱腹结合处,一手位于肌腹处),不能旋后是为阳性,意味着二头肌腱可能断裂。对于完全性断裂,此检查敏感度为96%。

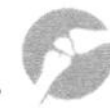

(四)激发试验

1.外上髁炎

诊断肱骨外上髁炎可进行以下激发试验。

(1)腕关节中立位,抗阻力伸腕,可引起外上髁伸肌止点处疼痛。

(2)腕关节背伸、桡偏位,抗阻力伸中指,引起桡侧腕短伸肌止点处疼痛。

(3)前臂旋前,肘关节伸直位,腕关节被动屈曲,可引起外上髁疼痛。

激发试验阳性,进一步可在压痛处进行局封注射,进行诊断性治疗。

2.内上髁炎

诊断肱骨内上髁炎可进行以下激发试验。

(1)抗阻力屈腕引起内上髁处疼痛。

(2)被动伸腕、伸肘引起内上髁处疼痛。

激发试验阳性,进一步可在压痛处进行局封注射,进行诊断性治疗。内上髁处注射应注意避免影响尺神经。

3.撞击试验

鹰嘴尖的骨赘与鹰嘴窝撞击,冠状突的骨赘与冠状突窝撞击可引起肘关节疼痛,通常由肘关节的反复过伸或者过屈引起,常见于运动员及上肢负重工作者。对肘关节施加过伸或者过屈应力,正常情况下不会引起疼痛,但存在撞击时,可在肘关节后方或前方引发疼痛。

(翟树玉)

第三节　腕关节检查

一、腕关节体表标志

作为体格检查的准备和基础,骨科医师应熟悉腕部重要解剖标志的体表定位和标记,从而可以准确地定位腕骨、韧带、三角纤维软骨复合体(TFCC)和小关节,从而对临床判断和进一步检查提供参考。

腕关节体表标志可以分为骨性体表标志和腱性体表标志两大部分。

(一)骨性体表标志

腕关节由近端的尺桡骨和中部腕骨和远端掌骨构成,由于腕部掌侧软组织较为丰富,因此大部分骨性标志均位于背侧。

1.舟状骨结节

被检查者腕关节充分背伸,可以清楚地在腕关节掌面桡侧触及骨性突起,此突起即为舟状骨结节。当存在舟状骨骨折或舟月韧带损伤时,按压会诱发疼痛。

2.豌豆骨

在舟状骨结节同一水平的尺侧可以触及另一个骨性突起,为豌豆骨的体表投影。

3.尺骨茎突

在被检查者腕关节中立位时,尺背侧最明显的骨性突起就是尺骨茎突,位于尺侧,并在前臂旋前时明显突起。

4.下尺桡关节

沿被检查者尺骨茎突向桡侧滑移，触及一个骨性凹陷，即为下尺桡关节。当下尺桡关节损伤时，此处为压痛点及前臂旋转的疼痛部位。

5.Lister 结节

Lister 结节是桡骨远端背侧的骨性突起。

6.桡骨茎突

在被检查者的腕部桡侧可触及明显的骨性突起，是肱桡肌腱止点，压痛可以提示桡骨茎突狭窄性腱鞘炎。

7.掌骨

在被检查者手背部可以清晰地触及 1～5 掌骨。

(二)腱性体表标志

腕关节屈肌腱位于掌侧，伸肌腱位于背侧，部分肌腱可以清晰地触及。

1.掌侧肌腱体表标志

被检查者主动用力握拳、屈腕时，一般可以看到腕掌侧的 3 根肌腱，桡侧的为桡侧腕屈肌腱，中央为掌长肌腱，部分人群中可能缺如。掌长肌腱由于腱性部分较长而且表浅，而且其生理功能可被其他肌腱替代，所以常成为肌腱或韧带重建手术中最常用的供体。偏尺侧则为尺侧腕屈肌腱，尺动脉与尺神经均位于此肌腱后方。

2.背侧肌腱体表标志

(1)拇长展肌腱和拇短伸肌腱：被检查者腕关节中立位，拇指主动外展，在腕关节桡背侧，第一腕掌关节的基底部可触及一股肌腱，其中偏桡侧的是拇长展肌腱，偏尺侧的拇短伸肌腱。

(2)拇长伸肌腱：被检查者拇指主动背伸，可看到桡背侧一根斜行的肌腱，是拇长伸肌腱。

(3)鼻烟窝：在拇长伸肌腱和拇长展、拇短伸肌腱之间的三角形凹陷区就是鼻烟窝。这一部分是舟状骨骨折时的压痛点。

(4)桡侧腕长、短伸肌腱：被检查者握拳、伸腕时，可以在 Lister 结节的远端触及这两根肌腱，其中桡侧腕长伸肌腱位于桡侧，两者分别止于第 2、3 掌骨基底。

(5)指伸肌腱：当被检查者主动伸腕、伸指时，可以在手背看到或触及 2～5 指的指伸肌腱。

(6)尺侧腕伸肌腱：被检查者握拳并主动向尺侧伸腕，在尺骨茎突尺侧可以触及。尺侧腕伸肌腱的腱鞘是 TFCC 的重要组成部分。

(7)尺侧鼻烟窝：为尺侧腕伸肌腱和尺侧腕屈肌腱之间的软组织凹陷，也是 TFCC 的压痛点。

3.腕骨的体表定位

腕关节共有 8 块腕骨，但掌背侧均有肌腱和坚韧的支持带结构保护，临床不易精确定位。

二、腕关节的体格检查

在全面的关节体格检查进行前，详细的病史采集是对患者病情初步评估的重要步骤，应详细询问患者一般情况、主诉、腕关节受伤机制或疼痛情况、位置、既往诊治经过、效果、症状诱发动作、疼痛发作频率及程度，以及对生活和工作的影响。

腕关节的体格检查应该按照望、触、动、量的基本原则，先查健侧，再查患侧。由于腕关节解

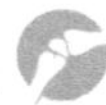

剖复杂，存在许多小关节，因此，在腕关节的体格检查中，应注意进行双侧对比检查，以健侧为对照，并将检查结果与临床症状相结合。

最常用的检查体位有两种，第一种是检查者与被检查者间隔桌子相对而坐，被检查者屈肘，前臂垂直于桌面，肘关节平放于桌面，检查者用双手对被检查者腕关节进行检查，可分别在旋前和旋后位进行。第二种是检查者与被检查者促膝而坐，被检查者上臂自然下垂，屈肘 90°，前臂平伸，检查者双手对被检查者腕关节进行检查，同样可在旋前和旋后位进行。

只有检查者对腕关节解剖关系深入、全面地理解，有丰富的临床经验及熟练的体格检查技术，才有利于得到正确的临床体检结果和判断。

(一)望诊

望诊主要是通过观察腕关节情况来获得一个初步印象。通过双侧对比，观察患侧是否存在肿胀及肿胀的部位和范围，是否存在皮肤颜色变化，明显的骨性和腱性标志是否清晰，有无异常的畸形或凸起，是否存在创面、擦伤或肿块及手指姿态。

由于腕关节掌侧软组织间隙松弛，因此腕关节的肿胀多表现为背侧皮肤张力升高，局部单纯的软组织肿块，需考虑囊肿的可能性。

(二)触诊

触诊可以使检查者第一时间定位疼痛的部位，结合病史一般可初步判断其性质。

局部压痛是最常见的体征，通常情况下，压痛点提示病变部位，但也有继发病变的可能。腕关节是一个复杂精细的结构，腕骨间韧带系统维持其中的动态稳定，当腕关节外伤后稳定状态失衡，施加外力可再次诱发不稳定。

腕部存在丰富的肌腱，腕部肿块中最常见的是腱鞘囊肿，但也有其他来源的可能，触诊肿块时应该注意大小、边界、是否光滑、硬度、活动度、深度、局部皮温与颜色、有无血管扩张、Tinel 征是否阳性等情况。当腕关节外伤时，对手指血运、感觉、运动功能的检查也十分重要，因为腕部损伤可能会累及腕部血管和神经，详细全面的触诊可以利于检查者全面评估。

(三)动诊

传统的动诊应包括主动和被动活动检查。

关节活动是腕关节检查中极为重要的部分，正常情况下，腕关节的主动和被动活动范围应该是一致的，当主动和被动活动都不能时，要怀疑关节脱位或骨折存在。主动和被动活动范围相差较大，通常是被动活动范围大于主动活动范围，需要考虑软组织如肌腱损伤。

腕关节的活动是多角度的，但通常检查注意包括 6 个方向：掌屈、背伸、尺偏、桡偏及旋前和旋后。

(四)量诊

量诊指进行肢体数据测量和活动范围的量化。

(1)肢体测量：主要包括肢体长度和周径的测量。要注意前面提到的可以用作测量的骨性标志，如桡骨茎突、尺骨茎突、肱骨内外侧髁、各掌骨头等。测量肢体长度和周径时，应注意双侧肢体的对照比较。

(2)腕关节活动范围测量：主要包括关节主动和被动活动范围，是以腕关节的中立位为 0，从而测量 6 个方向(掌屈、背伸、尺偏、桡偏及旋前和旋后)的活动角度。检查时将被检查者双侧上肢屈肘，前臂平放于检查桌面进行测量。在测量腕关节掌屈和背伸活动范围时，选择前臂背侧中线与第三掌骨长轴背侧缘所成夹角。而测量腕关节桡偏与尺偏角度时，选择前臂中轴线与第三掌骨长轴所成夹角。测量腕关节旋前、旋后时，将双侧上肢紧贴于胸壁两侧，屈肘90°，双手拇指外展或掌中各握一筷，检查者在被检查者对面观察测量前臂的旋转角度，向外旋转为旋后，向内旋转为旋前。

(3)腕关节握力测量：在腕关节检查中，临床医师关注其总体功能情况，握力测量是腕关节检查中必不可少的项目，握力是指2～5指与拇指大鱼际之间的握持力量，可以采用特殊的握力计进行测量。还可以利用捏力计对拇指指腹与其余各指之间的捏力进行测量。在进行握力和捏力等测量时，应注意双侧对比，并进行多次测量，取其平均值作为最终测量结果。

(4)腕关节感觉测量：对手腕部的感觉功能检查主要是躯体感觉的检查，可分为浅感觉、深感觉和复合觉。

三、手部检查

手部检查和其他部位一样，是疾病诊断的重要手段。一般按照由近及远、由健康区到损伤区的检查顺序进行，同时要做双侧对比。

(一)手部外观检查

手部掌侧和背侧皮肤完全不同，掌侧皮肤角化层较厚，无毛发，富含汗腺和感觉神经，皮肤移动性小。背侧皮肤薄而松弛，移动性大，有利于手的屈伸活动。

(二)手的姿势

1.休息位

这是手部休息时自然静止的位置，此时腕关节背伸15°～25°，轻度尺偏，手部掌指关节及指间关节为半屈位。当外伤时造成张力失衡，如手指屈指肌腱断裂可引起手指伸直位，伸肌腱断裂可引起手指屈曲增大。因此，休息位手部改变对肌腱新鲜损伤有诊断意义。

2.功能位

这是手部做各种动作前的准备姿势，表现为腕关节背伸25°、尺偏10°，拇指充分外展、对掌，掌指关节及近端指间关节半屈曲，远端指间关节微屈，相当于握茶杯位置。

(三)手部畸形

1.先天性畸形

可根据病因和体征，分为7类(Swanson分类法)：肢体部分形成障碍、肢体分化障碍、重复畸形、过度生长、发育不全、先天性束带综合征、骨骼畸形。

2.后天性畸形

后天性畸形可由骨折后成角或旋转畸形、神经肌腱损伤、皮肤瘢痕挛缩等引起，特殊的畸形往往能反映损伤的原因。如爪形手为前臂尺神经损伤所致，拇指内收旋后畸形往往是正中神经损伤所致，铲形手由正中神经、尺神经同时损伤所致。纽孔样指畸形是类风湿性滑膜炎致伸肌腱中央束断裂，侧腱束向下滑脱造成近段指间关节屈曲、远端指间关节过伸畸形。槌状指畸形是伸肌腱在远端指间关节断裂产生的远端指间关节屈曲畸形，主动背伸不能。鹅颈指畸形是手指屈肌浅肌腱及伸肌腱侧腱束的断裂导致手指伸屈肌力失衡，产生近端指间关节过伸，远端指间关节屈曲畸形。

(四)手部神经检查

手部神经检查包括感觉功能和运动功能检查两部分。

四、手腕部特殊检查

(一)Finkelstein 征

其又称握拳试验,用于诊断桡骨茎突狭窄性腱鞘炎。检查时让被检查者拇指握于拳心,向尺侧倾斜,引起桡骨茎突疼痛即为阳性。

(二)Phalen 征

其又称屈腕试验,用于诊断腕管综合征,检查时双侧手背相对,腕关节屈曲 70°～90°,持续 1 分钟后出现拇指、示指及中指麻木和疼痛,即为阳性。

(三)Tinel 征

其又称神经干叩击试验,当神经损伤后新生的神经纤维是未形成髓鞘的神经纤维,当叩击时会产生该损伤感觉神经分布区的放射痛,即为阳性。

(四)舟骨移动试验

其是诊断舟骨骨折和舟月分离的检查方法,检查者一手握住患侧前臂,拇指压迫舟骨结节,另一只手握住患侧手掌,使腕关节由尺偏移向桡偏,异常时可出现强烈的疼痛,表示舟月间韧带损伤或舟骨骨折。

(五)挤压试验

其用于诊断腕掌关节不稳定或骨关节炎,检查者握住第一掌骨向腕掌方向持续压迫旋转,出现疼痛或弹响即为阳性。

(六)钢琴键征

其用于诊断下尺桡关节不稳定 当前臂旋前时给予掌侧压力,尺骨头向背侧浮动即为阳性。

(七)研磨试验

其用于诊断 TFCC 损伤,患侧腕关节尺偏,检查者一手固定尺骨头,一手固定腕掌关节,使尺骨头向掌背侧移动,出现疼痛、弹响或旋转障碍即为阳性。

(八)Finsterer 征

用于诊断月骨无菌性坏死,当月骨无菌性坏死发生塌陷时,紧握拳第 3 掌骨头突出不明显,正常应明显突出。

(郭学军)

第四节 髋关节检查

髋关节与大腿的体格检查遵循望、触、动、神经检查和特殊检查五个部分。

一、望诊

髋关节与大腿的体格检查从关注患者进入诊室的状态开始,患者的体位、步态等简单的观察可为我们提供患者的一些重要信息。

通过观察,医师能够发现患者肌肉萎缩或者肌力不足、骨盆倾斜、异常侧弯或后突导致的姿势异常。检查者需要甄别正常的外观、异常的体位或者代偿性的改变。譬如一个 Trendelenburg 征阳性的患者最有可能是髋关节外展肌的功能障碍，但也有可能是髂胫束过度紧张或者弹响髋引起；又如过度的腰椎前凸可能是由于单侧或者双侧髋关节屈曲挛缩后的代偿性改变；髋关节脱位者有其独特站立的姿势；跛行常见于下肢骨关节疼痛或缩短；发育性髋关节脱位严重者臀部后凸，行走时呈鸭步；剪刀步态常见于脑瘫患者。

检查者需要进一步检查髋关节和大腿局部有无畸形、肿胀、窦道和瘢痕等。股骨颈骨折患者呈下肢外旋畸形。股三角区应注意有无包块，性质如何，应注意疝和冷脓肿的区别。臀部骨隆起可能为髋关节后脱位，耻骨或闭孔部异常骨隆起可能是髋关节前脱位，大转子部异常弹响声音可能是弹响髋。

二、触诊

触诊的范围：肌肉、肌腱起止点，骨性凸起（大转子等），骨性关节（骶髂关节和耻骨联合），滑囊等。髋关节触诊需要关注局部皮肤温度、包块、压痛和弹响等方面。髋关节感染常常伴有皮温升高，腹股沟包块需要鉴别腹股沟疝或者肿瘤性占位，需要注意肿块和血管神经的关系。

髋关节的压痛部位具有重要的意义。腹股沟中点或者臀部压痛提示髋关节可能有病变，外侧大转子的浅压痛往往是大转子滑囊炎的表现。髋关节的活动痛也应该是一边检查，一边分析判断病变部位，一般的轻度旋转痛多因关节面的不平滑引起，严重旋转痛多为软组织受牵拉所致，可据此结合压痛部位和旋转方向推测病变软组织。检查者必须仔细感觉任何关节活动范围内的弹响，通常情况下弹响源自腱性止点和骨突的摩擦，有时也可由关节内病变或者游离体引起。检查者通过手部的感觉获取弹响来源的相关信息。

三、活动

关节活动度的检查能够为医师提供非常重要的信息。正常髋关节的活动度已经明确，检查者可以将检查得到的活动度与正常值作对照。关节活动范围中的外展和内旋两个动作最容易在髋关节疾病中受到影响。

髋关节活动度的检查大部分能够在患者仰卧位完成。首先可以进行髋关节旋转试验：检查者可以让患者双侧下肢呈轻度外展状态并伸直膝关节做下肢轴向滚动试验行初步评估，也可以屈曲膝关节，以股骨为轴内外旋转股骨初步评估，后者检查较为方便，当然也可以在俯卧位进行，膝关节屈曲 90°进行髋关节旋转活动度的测量。然后进行髋关节的内、外展角度测量，测量时需要注意骨盆的代偿性活动，当骨盆发生代偿活动的时候，检查者可以用一只手辅助固定骨盆消除代偿。最后是髋关节屈伸活动度的测量，髋关节屈曲检查时为消除腘绳肌紧张的影响，因此是在膝关节屈曲的状态下进行，髋关节背伸检查需要患者在俯卧位进行。

为了消除髋关节活动度检查时骨盆和脊柱的代偿性运动，检查时一般遵循以下原则：一下肢屈曲，另一下肢伸直；一下肢外展，另一下肢也外展。这样两下肢互为反向运动，可防止骨盆和脊柱的代偿动作。检查中一边记录，一边推测活动受限的原因。一般明显旋转受限代表关节软骨面的破坏，外展受限可能为软组织病变（压痛点在内侧）或骨组织的病变（障碍在外侧），伸直受限可为关节内病变，也可为腰大肌短缩、痉挛所致。

四、神经系统检查

骨盆和髋关节区域走行着很多重要的血管神经束，所以即使患者没有神经功能损伤的表现，

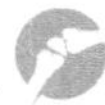

神经系统的检查也是必需的。对于髋关节和膝关节肌力的检查非常重要，髋关节的肌群可分为屈曲（髂腰肌和股直肌等）、后伸（臀大肌和腘绳肌等）、内收（长收肌、短收肌、大收肌、耻骨肌和缝匠肌等）和外展（臀中肌和臀小肌等）四大类，肌力的记录采用标准5级法。

测定屈曲髋关节的肌力可让患者坐位，然后患者屈髋抗阻测定；测定伸髋肌力可让患者俯卧，然后膝部抗阻后伸测定；外展和内收肌力检查可让患者仰卧，膝关节伸直位置，检查者分别在内踝或者外踝进行阻挡测定肌力。外展肌力也可在侧卧位进行测定，一般侧卧位测定髋关节外展肌力对于亚临床肌力缺陷具有较高敏感度。

五、特殊检查

（一）Trendelenburg 试验

主要用于检查髋关节外展肌力尤其是臀中肌的完整性。检查方法如下：患者首先双足站立，然后一侧髋关节抬起，将足部抬离地面。如果患者有足够的髋关节外展肌力，下肢抬高侧的髂翼应该和对侧平行或者略高于对侧，而且患者应该维持这种一侧下肢抬高的姿势，没有躯干的代偿性倾斜。如果躯干发生倾斜意味着患者需要代偿性躯干倾斜达到平衡。阳性的 Trendelenburg 征是躯干发生代偿性倾斜或者下肢抬高侧髂翼下垂，低于对侧髂翼。除髋关节外展肌力下降外，Trendelenburg 试验阳性也可由髋骨性结构张力过高引起，如 Legg-Calve-Perthes 病、骨盆骨折后畸形改变等。

（二）FABER 试验

FABER 试验也称 Jansen 试验或 Patrick 试验，用于鉴别髋关节、骶髂关节和髂腰肌的疾病。患者仰卧位，将髋关节屈曲、外展和外旋，下肢类似一个4字，踝关节置于对侧膝关节上。在该位置上，检查者轻轻将膝关节下压，髋关节出现疼痛或者活动度较对侧下降均为阳性表现。FABER 试验也可用于骶髂关节疾病的诊断，其表现为上述操作时出现骶髂关节区域的疼痛，该试验敏感度为77%，特异度为100%。由于 FABER 试验涉及髋关节多个平面的复杂活动，所以任何导致髋关节活动度下降的因素均可导致该试验准确性的下降，出现假阳性。

（三）Ober 试验

Ober 试验用来检查髂胫束、阔筋膜和大转子滑囊。患者侧卧位，双侧髋关节、膝关节均屈曲90°，检查者一手托住小腿和膝盖，另外一手放在髋关节外侧。先将髋关节外展后伸直到和躯干平行，然后让髋关节内收、屈曲到起始位置，腿部不能在内收位屈曲恢复到起始位置，仍然保持在相对外展的位置为阳性。正常者下肢应该屈曲放回到床面并且无疼痛等不适表现。Ober 试验中如果腿部出现不适提示髂胫束过紧，而大转子区域的局部疼痛提示大转子滑囊炎的可能。

（四）Thomas 试验

Thomas 试验用来检查屈髋肌肉尤其是髂腰肌的柔韧性。患者仰卧位，单腿屈曲抱胸，如果对侧髋关节抬离检查床面则为阳性。后来有人改良 Thomas 试验，其方法为：让患者坐在检查床一端，一侧下肢紧贴胸部，然后让患者保持抱住下肢在位置不变的条件下躺下，检查者观察患者躺下的过程，对侧大腿抬离床面则为阳性。除此之外，在改良 Thomas 试验中，如果对侧膝关节被动伸直，可提示股直肌的挛缩。

（五）梨状肌试验或 FAIR 试验

患者侧卧位，床侧下肢保持伸直位，上方下肢屈曲60°，检查者一手握住患者肩部，另外一手轻度按压屈曲下肢的膝关节部位。如果出现典型的放射痛提示紧张的梨状肌压迫坐骨神经，其敏感度和特异度分别可达到88%和83%。当然,其他疾病也可因为体位改变导致髋关节压力增高出现疼痛症状。

(六)滚动实验

滚动试验是一种简单但有用的方法,可发现髋臼或股骨颈的病变。患者取仰卧位,伸直下肢。检查者滚动下肢产生股骨内外旋转,如果出现髋关节前方或者臀部的疼痛为阳性。如果患者怀疑髋部骨折,该试验可以作为初筛试验,作为是否进行进一步髋关节检查手法操作的依据,以避免加重损伤。

(七)Stinchfield 试验

患者仰卧位,症状侧下肢膝关节完全伸直,髋关节屈曲20°,检查者在下肢远端轻轻下压,髋关节前方或者臀部疼痛为阳性,提示股骨骨折、髋臼损伤或者髋关节骨关节炎(OA)。

(八)股神经牵拉实验

此试验用来检查股直肌的柔韧性。患者俯卧位,下肢完全伸直,检查者过度屈曲膝关节到极限,但是避免旋转或者过伸髋关节。同侧髋关节抬离床面为阳性,提示股直肌挛缩。但是髋关节的旋转或者过伸可能导致结果的误判。

(九)直腿抬高试验

直腿抬高试验通常用来检查腰椎间盘突出症,但是它也可以用来鉴别髋关节或者臀部疾病。如果抬高过程中因为疼痛受限,可以将膝关节轻度屈曲再抬高下肢,即使轻度屈曲膝关节仍然不能抬高下肢,可能提示臀部疾病,譬如坐骨滑囊炎、脓肿等。下肢放射性疼痛提示坐骨神经激惹,可能是梨状肌或者腰椎间盘突出症等引起。

(十)Gaenslen 试验

患者仰卧于检查床远端,双侧下肢均屈曲抱胸,让患者一侧下肢伸展到床外下垂,检查者辅助保持躯干位置。骶髂关节区域疼痛提示相应病变。

(十一)Craig 试验

患者俯卧位,双下肢膝关节屈曲90°,检查者一手内外旋患者一侧下肢,另一手扪大转子,至大转子最突出的位置时,记录小腿和床面垂线的角度,该角度反映股骨颈的前倾角。

(十二)骨盆侧方挤压试验

患者侧卧,屈髋屈膝各90°,检查者侧方挤压骨盆,出现耻骨联合区域疼痛提示相应病变。

(十三)Scour 试验

患者仰卧,检查者将患髋和同侧膝关节屈曲内收并轴向挤压(膝关节指向对侧肩关节),然后做弧形运动将髋关节外展,期间出现疼痛、恐惧或者交锁均提示髋关节盂唇病变或者游离体。该试验的机制类似于膝关节的回旋挤压试验。

(十四)足跟叩击试验

直腿抬高,用拳叩击足跟,髋部疼痛为阳性,提示髋关节负重部位关节面破坏,且为晚期。足跟叩击痛不如从外向内叩击大转子的疼痛出现早。

(十五)Allis 征

患者仰卧,屈髋屈膝,两足平行置于床面,比较两膝高度。不等高为阳性,提示较低一侧股骨或胫骨短缩,或髋关节后脱位。

(十六)Dupuytren(望远镜)征

患者仰卧,检查者一手握膝,一手固定骨盆,上下推动股骨干,若觉察有抽动和音响即为阳性，提示小儿发育性髋关节脱位。

(十七)Ortolani 征

见于小儿发育性髋关节脱位。小儿仰卧，双髋外展，两腿分开，患侧膝关节不能触及床面；如能触及床面，则先有一滑动声响，此为暂时复位标志。

(十八)髂坐线(Nelaton 线)

患者侧卧，髂前上棘到坐骨结节的连线正好通过大转子的最高点，否则为阳性，提示髋关节脱位或股骨颈骨折。

(十九)大转子髂前上棘连线(Shoemaker 线)

左右侧大转子的顶点与同侧的髂前上棘做连线，其延长线相交于腹正中线上。若患侧大转子上移，则两线交于中线旁的健侧。

(二十)髂股三角(Bryant 三角)

患者仰卧位，自髂前上棘向床面作垂线，测大转子与此垂线的最短距离。比较两侧的这一距离，正常时应相等，连接大转子与髂前上棘，构成直角三角形。

(于长生)

第五节 膝关节检查

一、解剖特点

膝关节是人体最大且结构最复杂的关节，包括 3 个部分：内侧胫股关节、外侧胫股关节和髌股关节，以及髌上囊、半月板和增加关节稳定性的韧带。

(1)髌上囊：位于股四头肌腱和骨面之间，可减少肌腱与骨面的摩擦。

(2)半月板：胫股关节之间有半月板，可缓冲向下的冲击负荷。

(3)前交叉韧带：起于胫骨髁间隆突前方，止于股骨外侧髁后部，可防止胫骨过度前移。

(4)后交叉韧带：起于胫骨髁间隆突后方，止于股骨内侧髁前部，可防止胫骨过度后移。

(5)外侧副韧带：起于股骨外侧髁，止于腓骨小头，从外侧加固膝关节，可防止膝关节过伸。

(6)内侧副韧带：起于股骨内侧髁，止于胫骨内侧髁，分为前纵束和斜束，从外侧加固膝关节，可防止膝关节过伸。

(7)髌韧带：起于髌骨，止于胫骨隆突，从前方加固膝关节，可防止膝关节过屈。

二、体格检查

对关节的检查一般按照望、触、动、量、特殊检查的步骤，先健侧再患侧，遇有病痒处，先远后近。

(一)望诊

观察双侧膝关节及小腿的皮肤色泽，有无瘢痕、肌肉萎缩、肿胀、肿块、畸形，还要注意患者行走步态等。

1.有无皮肤颜色的改变或损伤

可提示外伤造成或是局部感染造成。

2.有无肌肉萎缩

股四头肌萎缩是下肢失用时最早见的体征。常见的引起肌肉萎缩的原因有失用性萎缩和失神经支配。

3.有无畸形或肢体长度改变

先天异常、外伤、关节疾病等都可以造成这些改变。

4.有无关节肿胀

膝关节处于伸直位时,髌骨两侧可有轻度凹陷,若有积液或增厚,则凹陷消失。要注意观察肿胀是局限的还是弥散的。膝关节积液、积血、脓液都可引起局限于关节的肿胀,若是弥漫性肿胀,则要考虑是否有肢体感染、肿瘤、静脉回流异常等。

5.有无膝内、外翻

脱鞋平地站立,尽可能使踝关节和膝关节并拢。正常情况下膝关节能够并拢,双踝之间有4～6 cm间距。若双侧股骨内髁分开,则为膝内翻,若双侧踝间距过大,则为膝外翻。内翻膝伴有膝关节内侧疼痛,外翻膝伴有膝关节外侧疼痛,常提示内侧或外侧胫股关节骨关节炎。内翻膝出现膝关节外侧疼痛常提示外侧半月板损伤,反之,外翻膝出现内侧疼痛常提示内侧半月板损伤。

(二)触诊

触诊时要使检查部位处于松弛状态,以减少痉挛状态对检查的妨碍。触诊顺序为先仰卧位检查膝前方(如股四头肌、髌骨、髌韧带和胫骨结节的关系),然后俯卧位检查膝后方。屈膝位检查外侧的股二头肌腱,内侧的半腱肌腱、半膜肌腱是否有压痛或挛缩。

1.有无皮温改变

皮温升高常见于炎症反应(化脓性或非化脓性关节炎),或是肿瘤。但要注意患者是否在体检前使用过膏药、护膝等物品,这会造成局部皮温升高的假象。皮温降低常见于肢体血液循环障碍。

2.有无触痛

触诊患者,询问有无疼痛。如有触痛,需注意是局限性的还是弥散性的。局限性触痛需寻找最明显的触痛点,可帮助诊断(如血管瘤等)。弥散性触痛则可能是炎症反应引起。

3.有无肿块

如有肿块,要注意肿块的部位、范围、深度和性质。

(三)动诊

动诊是骨科特有的检查,在双侧对比下,检查关节的活动。先让患者主动活动,观察其膝关节活动范围、疼痛部位等,再行被动检查。注意不能只将双侧关节活动进行对照(如双侧均病变),还要与膝关节正常活动范围比较。膝关节中立位为0°,屈曲120°～150°,过伸5°～10°。

(1)主动活动受限,被动活动正常:可能是神经性因素或者肌腱断裂等造成。

(2)主动、被动活动均受限:除手术因素(关节融合术)外,可能是纤维性或骨性强直造成。

(四)量诊

包括肢体长度、大腿和小腿周径、关节活动度、肌力、肌张力等的测量。可用皮尺测量长度和周径,用角尺测量关节活动度。

1.下肢长度测量

患者仰卧位，暴露双下肢，将双侧肢体摆放于对称的位置，固定骨盆，以骨性标志为定位点，作两点间直线距离的测量。

(1)下肢全长测量：自髂前上棘经髌骨前方至胫骨内髁的距离。

(2)大腿长度测量：股骨大转子至股骨外上髁的距离或股骨大转子至髌骨上缘的距离。

(3)小腿长度测量：腓骨小头至外踝尖的距离。

2.下肢周径的测量

充分暴露测量部位，双侧应在同一水平部位测量，皮尺拉力适中，过重或过轻都会出现很大差距。测量要客观，不要有主观因素。

(1)大腿周径测量：先确定髌骨位置，在髌骨上缘 10 cm 或 15 cm 处确定测量起点，用皮尺测量周径。要进行双侧对比。

(2)小腿周径测量：通常测量双侧小腿肌腹最粗的地方，确定测量起点，用皮尺进行测量，并双侧对比。

(3)膝关节周径测量：于髌骨中部或髌骨下极缘进行测量，双侧对比。

(五)特殊检查

1.浮髌试验

患者取仰卧位，膝关节伸直，使股四头肌松弛。检查者一手手掌在髌骨上方挤压髌上囊，并且手指挤压髌骨两侧，使液体流入关节腔，另一手的示指以垂直方向轻轻按压髌骨。若感觉髌骨撞击股骨前面，即为阴性，说明积液量较少。若髌骨随着手指的按动而出现浮沉的现象，即为阳性，表示积液量较多。需要注意的是，膝关节积液太多会阻止髌骨下沉，而积液太少时髌骨又不能漂浮，所以只有中量积液，浮髌试验才呈阳性。如果髌骨不稳定，产生倾斜，则可能表现为假阴性。

膝关节积液分为 3 度。三度(＋＋＋)：浮髌试验阳性，此时关节腔内有 60～80 mL 积液。二度(＋＋)：浮髌试验阴性，一手拇指和示指分别按压髌韧带两侧关节间隙处，另一手挤压髌上囊，如果拇指和示指因关节内压力作用而张开，则为阳性。此时关节腔内有 30～40 mL 积液，尚不足以浮起髌骨。一度(＋)：上述检查阴性时，一手示指挤压髌骨外侧支持带处，另一手示指于髌骨内侧支持带处检查，如果有液体传递感或波动感则为阳性。

2.恐惧试验

膝关节伸直，检查者向外侧推移髌骨，然后逐渐屈曲膝关节。屈膝接近 45°时，若患者产生髌骨脱位的恐惧感而拒绝继续进行该检查，则为阳性，提示习惯性髌骨脱位可能。

3.挺髌试验

患者取仰卧位，膝关节伸直，用拇、示指将髌骨向远端推压，嘱患者用力收缩股四头肌，出现髌骨疼痛为阳性，常见于髌骨软骨软化症。

4.外翻应力试验

患者取仰卧位，膝关节伸直。检查者一手握住患肢小腿端，将小腿外展；另一手按住膝关节外侧，将膝向内侧推压，使内侧副韧带仅承受外展张力。若出现疼痛或异常的外展摆动即为阳性，表示内侧副韧带前纵束松弛或断裂。屈膝 30°，用同样方法检查，若结果呈阳性，说明内侧副韧带斜束受损。

5.内翻应力试验

患者取仰卧位,膝关节伸直。检查者一手握住患肢小腿端,将小腿内收;另一手按住膝关节内侧,将膝向外侧推压,使外侧副韧带仅承受外展张力。若出现疼痛或异常的外展摆动即为阳性,表示外侧副韧带松弛或断裂。

6.轴移试验

患者取仰卧位,完全伸直膝关节,检查者一手握住患肢小腿端,将小腿外展;另一手按住膝关节外侧,将膝向内侧推压,此时逐渐屈曲膝关节。若在屈膝接近20°时感觉到外侧胫骨平台有向前移位的弹响,则继续屈曲膝关节;在接近40°时可以感觉到外侧胫骨平台复位的弹响,此为轴移试验阳性,提示前交叉韧带受伤或松弛。

7.反向轴移试验

患者取仰卧位,检查者一手握患者足部,另一手握患者小腿,屈曲膝关节至最大限度,同时外旋小腿。若有外侧胫骨平台向后外侧脱位的弹响,则施以外翻应力,并逐渐伸直膝关节,在接近屈膝40°时,可以感到外侧胫骨平台复位的弹响,此为阳性。阳性结果提示后外侧角(外侧副韧带、股二头肌腱和腘肌腱)受损。

8.抽屉试验

患者取仰卧位,屈膝90°,屈髋45°,检查者坐于检查床上,轻压患肢足作为固定,双手握住小腿,做向前或向后的推拉动作,观察胫骨向前移位程度。当向前拉时,称为前抽屉试验,若出现超过健侧的异常活动,则为阳性,提示前交叉韧带损伤。当向后推时,称后抽屉试验,若较健侧活动度增大,则为阳性,提示后交叉韧带损伤。

9.拉赫曼试验

拉赫曼试验是屈膝30°的前抽屉试验,对于不同体型的患者可以采用不同的检查方法。

(1)对于瘦小的患者,检查者一手握持大腿远端,一手握持小腿近端,在患者仰卧位即可进行检查。

(2)对于大腿较粗的患者,不能够用一只手握持时,让患者仰卧,检查者可屈曲自己的膝关节垫于患者大腿远端之下,再用一手自上固定大腿进行检查。

(3)如果患者非常肥胖,检查者一只手不能握持小腿,可使患者坐于检查台边,屈膝约30°,检查者用双膝部固定患侧足,双手抱小腿近端进行检查。

在检查时不但要检查胫骨的前移程度,更重要的是检查韧带的终止点。相比前抽屉试验,拉赫曼试验在急性或陈旧性损伤时均可使用。拉赫曼试验阳性并伴有软性终止点,说明前交叉韧带完全断裂;拉赫曼试验阳性并伴有硬性终止点,说明前交叉韧带部分损伤,或者关节囊松弛。

10.回旋挤压试验

患者取仰卧位,使膝关节最大屈曲,检查者一手握住患侧足,一手置于关节间隙。

(1)检查内侧半月板:外旋患侧足并同时施以膝关节内翻应力,若此时出现内侧关节间隙的疼痛或弹响,则提示内侧半月板后1/3损伤可能。逐渐伸直膝关节,在屈膝90°时若出现膝关节内侧的疼痛或弹响,则提示内侧半月板中1/3损伤可能。

(2)检查外侧半月板:内旋患侧足并同时施以膝关节外翻应力,若此时出现外侧关节间隙的疼痛或弹响,则提示外侧半月板后1/3损伤可能。逐渐伸直膝关节,在屈膝90°时若出现膝关节外侧的疼痛或弹响,则提示外侧半月板中1/3损伤可能。

需要注意的是,该试验对急性半月板损伤敏感性高,但是特异性低;对于陈旧性损伤,往往难

以诱发出典型体征。该试验对内侧半月板的敏感性要高于外侧半月板，但是该试验不能检查半月板前角损伤。

11.研磨试验

患者取俯卧位，膝关节屈曲90°，检查者用小腿压住患侧大腿下端，双手握住足跟沿小腿纵轴方向施加压力的同时做小腿外展外旋或内后内旋活动。若有疼痛或弹响，即为阳性，提示外侧或内侧半月板损伤。提起患侧小腿做外展外旋或内收内旋活动，若出现疼痛，则提示外侧副韧带或内侧副韧带损伤。

（杨小平）

第六节 踝关节检查

一、病史采集

足踝部位最常见的主诉即疼痛、畸形、肿胀、麻木及感觉异常。医师应了解患者的年龄、性别、职业，以及疾病发生发展的过程，从而进行有的放矢的检查。如马蹄足是先天因素造成，即宫内缺氧造成先天性马蹄足，还是手术或者创伤造成腓总神经引起的马蹄足畸形。对于疾病成因的理解和掌握有助于医师采取最适合患者的治疗方案。对于足部而言，由于承担全身的负重，运动量与足踝部的损伤的情况及职业对于足踝有着不可忽视的作用，并且会进一步影响到患者术后功能的恢复。

位于骨性隆起或者关节周围的疼痛往往是局部异常造成的，而整个前足的跖骨痛多是不平衡的负重与肌肉劳损造成。对于患者足部疼痛的主诉，还应确定疼痛部位及症状程度是否能与影像学的表现一致，即影像学成像能否解释患者的疼痛部位和疼痛程度也应是医师着重考量的问题。正确理解主诉，必须询问患者发病时的情况、经过及与全身状况的关系。外伤时特别询问分析受力的方向程度，从而明确诊断。

对于畸形的患者，如拇外翻等，我们进行矫形手术时应和患者作好沟通，明确患者的诉求是改变外形还是功能恢复，医师要仔细考量能够做到的效果和手术是否能够解决患者的诉求。肿胀可以分为单侧和双侧、局部和整体等，第一跖骨头的内部凸起（拇囊炎）常见于老年女性。麻木与感觉异常可以出现在全部足趾间或者某单根神经控制区域。腰椎间盘突出症神经根性症状的患者，L_5神经根受压常出现足背与外侧腓肠肌感觉减退，S_1神经根受压出现足外侧缘感觉减退。

二、物理检查

（一）视诊

1.站立视诊

要求患者充分暴露足部，直至膝部，必须让患者在站立时进行观察，因为某些严重的畸形只有在负重位的情况下才能提供给医师必需的信息，例如拇外翻、前足的内收或者外展畸形、足弓高度等。先让患者面朝医师进行观察，再让患者背对医师，观察后足力线、跟腱情况、是否有多趾征等，即扁平足前足外展表现。通过足印法观察负重点，正常足部在站立或运动时，体重经踝关节至距骨，以后经足弓分布于3个负重点，即跟骨、第一和第五跖骨头。通过足印法确诊平足。

2.步态观察

要求患者来回步行，明显的拇指僵直、跖筋膜炎、足跟痛或者应力性骨折、踝关节病等如有症状，均能从步态上看到端倪。足部以上的骨科疾病，如膝关节炎、外翻膝盖等改变足的负重，出现背部疼痛均能影响到步态。常见异常步态包括：马蹄足时造成的“跨阈步态”，即跨步时需要将小腿提高一些才能使足离地面，足跟不能着地；足跟或者前足疼痛造成的疼痛性跛行；两下肢长度不一造成的短肢性跛行；肌肉瘫痪或肌力不足时，需要上肢协助造成的特征性步态；下肢痉挛性步态，俗称“剪刀步态”。

3.静坐检查

患者静坐时，医师应仔细检查患者足背部皮肤皮温，观察足底部的胼胝，提示足底部负重过重或者可能与足底疣相关。足底部的溃疡也应该仔细检查，尤其在伴有周围神经疾病的糖尿病患者。应该衡量溃疡位置、尺寸、溃疡周围的组织和浸润关系、是否存在骨髓炎等。

(1)瘀斑：踝关节骨折与扭伤时，常见踝外前方跗骨窦处有皮下瘀斑。

(2)鸡眼和胼胝：两者多发生在足底负重部位，系摩擦所致。

(3)肿胀：内、外踝下方，足背、跟腱两侧有肿胀，显示踝关节、距下关节有病变。正常踝关节两侧可见内、外踝轮廓，跟腱两侧各有一凹陷区，踝关节背伸时，可见伸肌腱在皮下走行，踝关节肿胀时以上结构消失，见于踝关节扭伤、结核、化脓性关节炎及类风湿关节炎；足背或内、外踝下方的局限肿胀见于腱鞘炎或腱鞘囊肿；跟骨结节处肿胀见于跟腱周围炎；第二、三跖趾关节背侧或跖骨干局限性肿胀，可能为跖骨头无菌性坏死或骨折引起；足趾皮肤温度变冷、肿胀、呈乌黑色则常见于缺血性坏死。

(4)骨质隆起：足背部骨性隆起可见于外伤、骨质增生或先天性异常，内、外踝明显突出，见于胫腓关节分离，内、外踝骨折；踝关节前方隆起，见于距骨头骨质增生。

(5)足部常见畸形有如下几种：①扁平足，内侧纵弓塌陷，负重下足正面观示足外侧缘凹陷，距骨头突出，具有多趾征，跟骨外翻足底前部形成胼胝。②高弓足：足纵弓高起，横弓下陷，足背隆起，足趾分开。③马蹄足：踝关节跖屈，前半足着地，常因跟腱挛缩或腓总神经麻痹引起。④跟足畸形：小腿三头肌麻痹，足不能跖屈，伸肌牵拉使踝关节背伸，形成跟足畸形，行走和站立时足跟着地。⑤足内翻：跟骨内旋，前足内收，足纵弓高度增加，站立时足不能踏平，外侧着地，常见于小儿麻痹症后遗症。⑥足外翻：跟骨外旋，前足外展，足纵弓塌陷，跟腱延长线落在跟骨内侧，见于胫前、胫后肌麻痹。⑦趾间关节畸形，如爪形趾：远侧指间关节(DIP)和近侧指间关节(PIP)均屈曲；锤状趾：PIP屈曲，DIP伸直；槌状趾：DIP屈曲，PIP伸直或稍屈曲。

(二)触诊

首先，医师应当检查足背动脉，了解足和下肢的血液循环状态。医师将示、中和无名指末节指腹并拢，放置于足背1～2趾长伸肌腱间触及有无搏动感。其次，评估患者足部感觉是否存在异常，可令患者主动活动或医师检查时做被动活动，主要检查部位包括踝关节、距下关节、跖趾关节等，可以通过比较患者双足之间的活动度差异来确定。大多数情况下，疼痛是足部主要的症状，必须要精确找到压痛点的位置，可以让患者用一根手指指出足部最痛的地方。内外踝骨折、跟骨骨折、韧带损伤在其解剖位置局部均可出现压痛；第2、3跖骨头处压痛，见于跖骨头无菌性坏死；第2、3跖骨干压痛，见于疲劳性骨折；跟腱压痛，见于跟腱腱鞘炎；足跟内侧压痛，见于跟骨骨棘或跖筋膜炎。其他触诊诊断出的疾病主要包括足部隆起、关节周围的骨赘、软组织钙化造成

的外生骨疣、跟腱或筋膜相关疾病、软组织肿块等，触诊时应注意跟腱张力、足底内侧跖筋膜有无挛缩等。

精确叩击出疼痛部位及掌握其含义，熟悉解剖层次是正确诊断重要的环节。

1.前足

籽骨：压痛提示籽骨炎、应力骨折或缺血坏死，跖骨头无菌性坏死或跖间神经瘤均可伴有前足压痛。挤压前足，趾蹼间出现疼痛、麻木、咔哒声，提示跖间神经瘤可能；第1、2跖骨间压痛提示Lisfranc损伤；第5跖骨基底部压痛提示Jones骨折等。

2.中足

舟骨结节压痛：提示胫后肌腱止点病变，或舟骨应力骨折或缺血坏死。足底纤维瘤病：可在足底触及无痛小结节。

3.后足

包括肌腱的触诊。①腓骨肌腱：外踝后方稍下方可触及腓骨长短肌肌腱，抗阻力外翻、跖屈时更加明显。②胫后肌腱：位于内踝与跟骨之间，抗阻力内翻、跖屈时更加明显，胫后肌腱功能不全(PTTD)往往指胫后肌腱腱病患者伴发进展性平足畸形。③胫前肌腱：抗阻力背伸时更加明显，胫骨前肌是最强的足背伸肌，位于内踝前方背伸内翻时最显著部位，肌力减弱时会造成足下垂。④拇长伸肌腱，趾长伸肌腱分别位于胫骨前肌腱的内外侧，抗阻力伸拇、伸趾时更加明显。

跟腱长约15 cm，是人体最粗大的肌腱，由小腿三头肌(比目鱼肌、腓肠肌内、外头)肌腱在足跟上方约15 cm处融合形成，位于小腿下1/3至小腿后方足跟处。跟腱挛缩亦可造成马蹄足及特征性跨阈步态，跟腱止点炎症或者跟腱断裂时，局部有压痛，腓肠肌挤压试验阳性可用于鉴别跟腱是否断裂。

韧带检查主要包括：①三角韧带：起自内踝，分别止于舟状骨结节、跟骨载距突和距骨后缘，检查时将手指置于内踝下方，使足外翻时可以体会到三角韧带的紧张感。②距腓前韧带：起自外踝止于距骨颈，可令患者极度跖屈内翻时牵张该韧带协助触诊，该韧带是踝关节损伤中较为常见的韧带，损伤后表现为跗骨窦处出现瘀斑、压痛。③跟腓韧带：患者足内翻时明显，发生断裂可造成踝关节外侧不稳定。

跟骨内侧结节压痛提示跖筋膜炎或跟骨骨刺，跟骨后方压痛提示跟腱止点炎或骨突炎(儿童)，小腿挤压试验可诱发下胫腓联合处疼痛。

(三)动诊

人体运动的方向有3个平面，即冠状面、矢状面和横断面，而足部的运动可视为围绕三条轴，即冠状轴、矢状轴、垂直轴做旋转运动。其中绕冠状轴：跖屈、背伸；绕矢状轴：旋前、旋后；绕垂直轴：内旋、外旋。内翻：合并旋后、内旋、趾屈；外翻：合并旋前、外旋、背伸。

如出现以下关节异常，则可以影响到正常踝关节的运动，大致包括：①关节挛缩，即关节周围组织挛缩引起的关节活动度异常，如腓肠肌或者跟腱挛缩造成的马蹄足畸形；②关节强直，如风湿性关节炎后期症状，或者创伤后关节内瘢痕粘连致病等；③关节囊破坏或者支持韧带撕裂造成关节活动范围超常等；④由于肢体骨折不愈合形成假关节或骨缺损所造成的假关节运动等。

在下肢的活动度中，最重要的是以下3个关节。

1.第一跖趾关节

评估第一跖趾关节时踝关节应放松处于跖屈状态，因为医师更关心的是关节内部病变造成的活动度限制。

2.踝关节

正常踝关节的活动度：平均为跖屈48°，背屈18°。当膝关节伸直时，踝关节的背屈≤10°，称为马蹄足畸形。马蹄足的原因主要包括：①软组织挛缩，如腓肠肌和/或跟腱、关节囊挛缩等；②骨性阻挡，如踝关节前方撞击，当踝后方结构限制了踝关节背伸活动时，踝关节前方压力会增大，继而引起踝关节前方炎症或软骨损伤，踝关节前方骨赘形成，以减小单位面积的压力；③神经肌肉功能紊乱，如创伤后腓总神经损伤等。许多情况下，具有慢性平足畸形的患者也会发生腓肠肌挛缩从而造成踝关节活动度受限。在伸膝关节和屈膝关节状态下，分别被动背伸踝关节。如果屈膝时，踝关节可背伸超过10°，而伸直膝关节不能超过10°，表明腓肠肌有挛缩。如果伸屈膝关节，踝关节背伸均不能超过10°表明有跟腱挛缩。

3.距下关节

正常后足在冠状平面的活动完全依赖于距下关节与距舟关节。针对青少年平足，可以采用距下关节制动术进行治疗。

（四）量诊

包括长度测量、周径测量和角度测量等。比较双侧之间的差异及病史采集必不可少。负荷力线包括下肢负重力线、小腿轴线、胫骨轴线、外踝轴线等。

其中外踝轴线为经外踝尖向下的垂直轴线，正对足外侧长度后、中1/3交界处，其临床意义：踝关节脱位时此轴线发生改变。内外踝之间的距离为踝宽度。足弓高度：正常足弓指数＝足弓高度/足长度×100，正常指数为29～31，轻度平足时，其指数为29～25，＜25时诊断为严重平足。足弓角测量：在负重位侧位片上进行测量。足弓正常角度：内弓、外弓、前弓、后弓都在130°以下。足顶角测量，该角由第1跖骨头、跟骨结节和内踝3点所形成，正常为95°，平足为105°～120°，高弓可达60°。针对拇外翻的患者，在正位片上测量其拇外翻角度。

（五）特殊物理检查

1.提踵试验

受检者正常站立，健侧先做提踵60°及30°动作，患侧再做同样动作。若跟腱断裂，则患侧只能做60°提踵而不能完成30°提踵。

2.斯特兰斯基征

患者仰卧，检查者握住患肢足趾迅速使之跖屈，若前足弓有炎症可发生疼痛，为阳性。

3.Mulder征

检查者一手张开，拇指和其他4指分别从患足第1与第5跖骨头处向中间挤压，同时用另一手的拇、示指分别置于相邻跖骨间隙中自足背、跖两侧对向挤压，若引发局部疼痛，并向两指远侧放射为阳性，提示可能有趾间神经瘤。

4.跗管综合征

在跗管内，胫神经可被屈肌支持带卡压而产生跗管综合征，此时，叩击内踝下方可引出Tinel征。

5.踝关节前抽屉试验

患者取坐位，双小腿悬于床边。检查者一手固定小腿，另一手握住跟骨，踝关节跖屈20°。

检查者用握跟骨的手用力向前拉跟骨，试图将跟骨与距骨向前脱离踝穴。若足能过分前移（常伴随一声闷响）即为阳性，提示距腓前韧带、踝关节前关节囊与跟腓韧带断裂。

6.Keen 征

踝关节 Pott 骨折脱位时，内外两踝横径增大，即为阳性体征。

7.Helbing 征

两足正常站立时，跟腱长轴与下肢长轴平行，足外翻时跟腱长轴向外偏斜，偏斜程度与外翻程度成正比。

（杨小平）

第三章 关节置换术

第一节　肩关节置换术

肩关节置换术最早由法国外科医师 Juls Pean 于 1892 年用铂和橡胶假体植入替代因感染而损坏的肱盂关节，改善了患者肩关节疼痛和功能，但因结核感染复发而不得不将假体取出。近代人工肩关节发展始于 20 世纪 50 年代。1951 年，Neer 首先采用钴铬钼合金成功研制出 Neer Ⅰ型肩关节假体，为第 1 代假体，由于单一固定的假体柄，肱骨头不能调整，现很少应用。70 年代初期，Neer 在其人工肱骨头原有的基础上，用高分子聚乙烯制成肩盂假体，设计了 Neer 型全肩关节假体（Neer Ⅱ型），此后以 Neer Ⅱ型假体为代表的一些非限制性和半限制性全肩关节假体问世并应用于临床，属于第 2 代假体，其假体柄和肱骨头是组配式，满足不同的需要。90 年代初，在 Neer Ⅰ、Ⅱ型的基础上，综合考虑了肱骨颈干角、肱骨头的偏心距等因素，设计了解剖型的第 3 代肩关节假体，如 Aequalis 假体。近年来，文献报道了“三维型”肩关节假体，能更好地满足不同的解剖需求。因此，随着假体的设计和制造工艺不断提高，使用最为普遍的非制约型全肩关节假体已由早期的肱骨头假体和肩盂假体。发展成肱骨柄、肱骨头、肩盂假体多元组合的可调节式系统，可通过分别调节不同部件的尺寸，保证肱骨头中心位于肩袖和肩关节囊组成的软组织窝的中央，有利于术后肩关节周围软组织张力的平衡而减少肩关节的不稳定，使肩盂假体的偏心性负荷可降至最低以延长假体使用寿命。固定方式也由单一的骨水泥固定发展成骨水泥紧密压配、骨组织长入等多种方式。

假体的类型：分为非制约型、半制约型和制约型，非制约型包括人工肱骨头和人工全肩关节 2 种置换技术。制约型人工全肩关节假体头位于肱骨为顺置式，位于肩盂侧称为逆置式，制约型假体只有在肩袖失去功能无法重建时才应用，如破坏范围广的肱骨肿瘤。

肩关节是全身活动范围最大的一个关节，因为肱骨头并不包容于关节盂内，它不是一个真正的球窝关节，肩关节的稳定性主要取决于其周围的肌肉，其中肩袖是最重要的结构，由三角肌内层的冈上肌、冈下肌、肩胛下肌和小圆肌 4 个短肌的肌腱组成联合肌腱。联合肌腱与关节囊紧密相连，附着于肱骨上端如袖套状，故称为肩袖。肩袖不仅能稳定盂肱关节和允许关节有极大的活动范围，还能固定上肢的活动支点。当假体不能依靠肩袖的作用而获得稳定，即使三角肌功能正常，患侧上肢仍不能完成肩外展和上举动作。因此，设计了制约型或半制约型假体，以提供机械方式来弥补肩袖功能丧失，防止半脱位或脱位，使患肢获得稳定的外旋、外展、前屈等功能。但存在假体与骨界面应力过高，易导致松动、脱落或断裂。

一、人工肱骨头置换术

（一）适应证

（1）老年人新鲜的肱骨近端3部分以上骨折。

（2）肱骨头坏死，包括特发性缺血性坏死、镰状细胞梗死、放射性坏死等。

（3）肱骨近端骨不连，伴有严重的骨关节疼痛的功能障碍。

（4）肱骨近端肿瘤。

（二）禁忌证

（1）感染。

（2）肩袖和三角肌功能缺失或严重障碍。

（3）肩盂存在严重病变。

（4）神经性关节病。

（三）手术操作

国内进行人工肱骨头置换手术的大多数原因是肱骨近端粉碎骨折和肱骨近端肿瘤，下面以骨折为例介绍手术方法。

1.体位

平卧或30°～40°半卧位。为保证良好地暴露肩关节上方区域，可在肩下垫一小枕。

2.麻醉

全身麻醉。

3.手术入路

采用肩关节前入路，切口起自肩锁关节上方，越过喙突，向下沿着三角肌胸大肌间沟的方向，延伸到三角肌的止点，长约14 cm，注意保护胸大肌和二头肌之间的头静脉。必要时可部分游离二头肌在肱骨干的止点或分离三角肌在锁骨的起点。外展外旋上肢，将二头肌拉向外侧，联合肌腱拉向内侧。肱骨头脱向联合肌腱的前方或后方时，可以作联合肌腱松解。

4.肩关节前方的显露

在肩胛下肌的下后方可以找到旋肱前动脉，予切断结扎。在联合肌腱内侧可找到肌皮神经，于喙突下4～5 cm进入肌肉，该神经有时会穿入联合肌-肌腱复合体，注意不要损伤。然后沿肩胛下肌找到并保护腋神经。在松解和切除关节囊前下部时同样也要注意神经的保护。在肩胛下肌背面分离关节囊，前方关节囊从肩盂处切开。处理病变肱骨头将肱骨头脱出肩盂，充分暴露肱骨头。如果脱位困难，说明下方的关节囊松解不够。截骨平面最好位于股骨解剖颈。应根据所用假体的头部基底进行相应角度的截骨。打开肱骨髓腔，逐步扩髓，最后的尺寸即为假体的大小。肱骨假体植入必须注意以下3个方面：①恢复肱骨的长度，对解剖标志缺失的骨折患者更要注意，以二头肌腱为解剖标志，识别、分离大小结节骨折块，大小结节必须修复，可以采用可吸收缝线缝合，如果假体放置太低，可能导致永久性的半脱位；位置太高可能导致修补的大结节和肩袖因张力过高而失败。②确保肱骨头正确的后倾角度，如果大小结节骨折，可参照前臂，后倾25°～30°。③合适的肱骨头大小和偏距。

5.骨水泥固定

安装假体时注意将患肩外展外旋后伸在手术床一侧。彻底清理髓腔,然后用骨水泥枪将骨水泥缓缓注入髓腔,将选择好的假体插入髓腔,注意按标记调整假体的旋转位置及假体露出肱骨近端的距离。

6.复位并固定大小结节

骨水泥固化后,将关节复位,将先前取出的松质骨填入到骨干和假体的颈领之间,以促进大小结节之间和结节与肱骨干之间的愈合。将原已穿过大小结节和肱骨近端钻孔的缝线打结,将大小结节骨折块牢固地连接到肱骨干近端。打结前将部分缝线穿过假体上的小孔,使骨折块可更好地包绕在假体上。然后用不可吸收缝线修补撕裂的肩袖,固定肱二头肌长头腱。

7.关闭伤口

冲洗伤口,逐层缝合,留置负压引流。

(四)术后处理

(1)术后第 2 天,无异常可拔除引流。在医师指导下用健肢帮助患肩进行康复锻炼,也可以采用床架上的滑轮吊绳装置进行训练。患者能够站立后即应弯腰进行术肢钟摆式锻炼,进行关节屈曲、外展、后伸、旋转,每个动作持续 5 秒,每天锻炼 4～6 次,锻炼间隙应用肩关节吊带保护。手术 4 天后开始主动活动锻炼,鼓励患者在术后尽早恢复生活自理,如自己进食、刷牙、喝水等。

(2)术后 3 周渐进性加强三角肌和肩袖力量的训练。同时加强稳定关节肌群的训练。如耸肩运动锻炼斜方肌,推墙运动锻炼前锯肌和菱形肌等。

(3)在术后的初始 6 周内,患者应注意避免主动屈曲和外展肩关节。

二、人工全肩关节置换术

全肩关节置换术可以分为非制约型、半制约型和制约型。能够精确地维持软组织张力并易于翻修的组合式假体一度被认为很有希望,但较快的磨损限制了它的应用。最近出现的关节面非一致性假体能产生平移运动同时减少关节盂边缘的载荷和聚乙烯的磨损,可能是未来发展的方向。

(一)非制约型全肩人工关节置换术

目前来讲,在临床上已经取得成功的是非制约型假体。下面以 Neer 非制约型假体为例,介绍非制约型全肩人工关节置换术。

1.适应证

病变同时累及肱骨头和肩胛盂,手术以解除肩胛盂和肱骨头不匹配引起的疼痛为主要目的。疼痛消除后,肩部功能有望部分恢复。

2.禁忌证

同肱骨头置换术。

3.体位和手术操作

与人工肱骨头置换基本一致,全肩关节置换增加肩盂部分的操作。

(1)关节盂准备:手臂外展位以充分暴露关节盂,将肱骨牵向后方,保护腋神经,切除盂唇和前下方增厚的关节囊,于关节盂中心钻孔,插入骨锉,磨去关节盂软骨,选择合适的假体试模,插入导钻模块,中央孔用长钻头,边缘孔用短钻头钻孔。插入合适的假体试件。选择与盂窝匹配的假体,假体应与盂窝大小相同或略小,假体过大会影响肩袖功能。正常肩关节的肱骨头可有前、

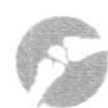

后方向各 6 mm 的移动度，盂假体比相应肱骨头的曲率直径大 6 mm，从而允许肱骨头在盂假体上移动。

(2)假体安装：肱骨头假体应该可以向后移位达到盂窝的 50%。肩胛下肌肌腱应该在保持足够的张力下进行修复，并保证使肩关节至少有 30°外旋。如果肱骨头太紧，内外旋不满意，那么必须松解后方关节囊或使用短头。如果有明显的前、后方不稳定，可以使用长颈的肱骨头。合适长度的肱骨侧假体有利于保持肩关节周围软组织的张力；合适大小的肱骨头可以避免关节前方或后方不稳定。

取出假体试件，将肱骨向后牵，暴露盂窝，先安装盂假体。大多数盂假体均需使用骨水泥加固，骨水泥不要太多，夹在假体和肩盂之间，假体用手指加压并保持位置直到骨水泥硬化。如果此时发现肩胛盂假体有松动，应重新用骨水泥固定。

在安装肱骨假体前，必须先将肩胛下肌肌腱缝回肱骨近端。肌腱的松解部位位于小结节止点处，将其上点内移可以获得更多的外旋。用一个小钻在肱骨颈前方钻 3～4 个小孔，使用穿孔器将缝线穿过这些小孔，这些带襻缝线可以将手术开始时缝入肩胛下肌肌腱的编织线引过小孔，并将肌腱固定在肱骨近端。将肱骨假体插入骨髓腔，注意假体的位置要和试件的位置一致。肱骨头内取下的松质骨可以用来填塞肱骨近端的骨缺损区。骨水泥固定或压配固定均可，对于老年患者，常规应用骨水泥。如果患者年轻，骨质状况较好时，可采用压配型肱骨假体。

(3)关闭切口：再次检查腋神经，确保其未受损伤。冲洗伤口，安放负压引流后缝合伤口。术后上肢以绷带悬吊贴胸固定。如果肩袖修复较紧张时，可使用上肢外展架固定。

4.术后处理

同人工肱骨头置换。

5.手术并发症

常见并发症有血管神经损伤、假体安放位置不当、肩关节不稳定伴发半脱位或脱位、肩关节功能不佳等，手术中三角肌、旋转袖、肩胛下肌进行认真修复或重建。其中肩关节功能不佳是最常见的并发症，除了没有掌握合适的手术适应证外，术后锻炼不当是主要原因。常由于锻炼不足导致肌肉萎缩和关节粘连。如果锻炼过早与过于激烈，可导致软组织修复部位的撕裂。因此，术后最初 3 周避免过分的被动锻炼。3 周后逐渐增加主、被动活动范围，6 周后可允许和鼓励患者做较用力的主动活动，但 3 个月内禁止做投掷运动。

(二)半制约型全肩关节置换术

半制约型全肩关节置换术是由 Gristina 和 Webb 提出的，基本设计思想是无关节、半制约型和单球面全肩关节置换术。这种假体的肱骨头较小，呈球面，头颈角为 60°，以获得较大的活动度。肩胛盂假体与肱骨头假体相匹配，两部分假体的关节面可以持续接触。肩胛盂假体有一个金属衬垫用于减少关节面在载荷下的变形。有一个特点是不用塑料而是将一个金属的突起插入肩胛盂穹隆来固定肩胛盂假体。聚乙烯肩胛盂假体关节面呈梨形，在其上方有一唇样突起，当三角肌收缩、外展肩关节时可用以防止肱骨头向上方半脱位。此类关节的临床应用尚不多。

(三)制约型全肩关节置换术

制约型假体又称球-窝假体，最早在 1980 年由 Post 等报道。但是此类假体目前仍处于实验阶段。目前的制约型全肩关节假体是由半球面金属肱骨头和聚乙烯材料的肩胛盂窝相组成。此类假体的设计存在严重不足，只要扭矩超过耐受或患者试图过度活动肩关节时，假体即可发生脱位。

(翟树玉)

第二节 肘关节置换术

肘关节置换术开始于19世纪初。现代人工肘关节发展始于20世纪70年代，经历了从简单的单轴铰链发展到复杂的无限制型或半限制型关节，术后功能得到明显改善。根据肱骨假体对尺骨假体固定程度的不同，可将假体植入关节成形术分为完全限制型、半限制型与非限制型3类。

Verneuil和Olier等于19世纪初首先开展了肘关节置换术，目的是将僵硬、强直或畸形的肘关节重建成无痛的、功能正常的关节。Dee于1970年左右报道骨水泥固定型金属铰链式肘关节假体在临床的使用，这种假体短期效果令人满意，但松动率高。目前已很少使用。

一、解剖及生物力学

肘关节由肱骨下端、桡骨小头和尺骨近端所组成，即包括肱尺关节、肱桡关节和近端尺桡关节。3个关节共在一个关节囊内。肘关节关节囊附着于前方的冠状突窝上缘和后部鹰嘴窝的上缘，关节囊两侧肱骨内、外上髁的下方及半月切迹两侧、外侧部分与环状韧带相连。关节囊内的滑膜层紧贴关节囊的纤维层。肘关节旋转主要通过肱桡关节完成。肱桡关节有两个运动轴，伸屈运动的横轴与肱尺关节运动轴一致，另一个为前臂旋转运动轴，上下方分别通过桡骨小头和尺骨小头。

肘关节的伸屈运动与前臂的旋转往往是联合运动，运动过程是一种复杂的生物力学作用。正常的肘关节依靠关节几何形状和关节匹配的结合、关节囊和韧带的完整性及肌肉系统的平衡完整来保持其稳定性。其中肱二头肌、肱肌、肘肌和肱三头肌尤为重要。肘关节的外侧副韧带复合体是由桡侧副韧带、外侧尺骨副韧带、辅助性外侧副韧带和环状韧带组成。外侧尺骨副韧带由桡侧副韧带的后部纤维组成，当肘关节受到内翻应力时，呈紧张状态。环状韧带起止于尺骨的小乙状切迹的前后缘，起到将桡骨头稳定地紧贴于尺骨的作用。内侧副韧带复合体包括前、后和横向三部分韧带纤维，前部纤维沿着冠状突内侧缘附着，在肘关节屈、伸时维持紧张。后部纤维只在肘关节屈曲时维持紧张。实验研究表明，内侧副韧带的前斜纤维断裂可导致肘关节的后外侧不稳和脱位。肘关节的运动大部分产生外翻应力，因此，内侧副韧带和桡骨小头的完整对防止肘关节的后外侧脱位至关重要。

肘关节置换术成功与否，取决于能否将肘关节恢复成无痛、活动、稳定、耐用且能承受巨大的压力和扭转力的关节。另外有学者提出肘关节假体必须尽可能地小，并且获得尽可能多的骨组织覆盖，手术中必须保留肱骨的内外上髁和鹰嘴，假体应有携物角。大多数学者认为设计假体的携物角和内在松弛度是十分重要的。手术中切除的骨组织越少，将来补救或重建手术将越容易进行。

二、关节置换术的分类

肘关节置换术可以分为以下几种：关节切除置换术、生物材料间置关节置换术、桡骨头切除关节置换术和假体植入关节置换术。根据肱骨假体对尺骨假体固定程度的不同，可将假体植入关节置换术分为限制型、半限制型与非限制型3类：①完全限制型全肘关节假体。完全限制型肘关节假体于20世纪70年代初期起源于欧洲，为骨水泥固定型铰链式假体，仅能完成关节的屈伸活动，无侧向松弛度。代表性的假体有Dee假体、GSB(Gschwend-Scheier-Bahler)假体和Swanson假体。这类肘关节假体的应力直接传递到骨-骨水泥界面，因此，松动率高达8%，目前已经很少使用，仅在肘关节骨性或软组织广泛损伤造成关节严重不稳时使用。②半限制型全肘关节假体。半限制型肘关节假体为金属和高分子聚乙烯材料组配而成。代表性假体有Mayo假体、Pritchard-Walker假体、Tri-Axial假体、GSBⅢ假体和Coonrad-Morrey假体。这些假体有一定的松弛度，有利于外力的消散，能完成内外侧方和旋转活动。③非限制型全肘关节假体。其特点是肱骨和尺骨两部分假体间有咬合匹配关系，为解剖型假体。它要求肘关节具有完整的韧带和前部关节囊结构。代表性假体有Kudo假体、Suoter假体和Ewald肱骨小头-肱骨髁假体。骨与软组织严重缺损和关节严重畸形时，效果不佳，肿瘤患者不宜使用。

(一)适应证

各种疾病引起肘关节疼痛、关节不稳和双侧肘关节的僵硬。

(1)严重创伤引起肘关节疼痛、畸形及强直者。

(2)类风湿关节炎致肘关节畸形和强直者。

(3)肘关节创伤或置换术后形成的连枷关节。

(4)肱骨下端良性或低度恶性肿瘤。

(二)禁忌证

既往有肘关节的脓毒感染病史是绝对禁忌证。

(1)肘关节屈伸肌肉瘫痪无动力。

(2)肘部没有健康皮肤覆盖。

(3)感染。

(4)肘部有大量骨化性肌炎。

(5)神经性关节病变。

(6)不伴疼痛的关节畸形。非制约型表面关节置换术的相对禁忌证还包括骨质缺损过多、创伤性和退行性关节炎。

(三)麻醉

采用臂丛神经阻滞麻醉或全麻。

(四)手术操作

1.麻醉及体位

(1)全身麻醉或锁骨上阻滞麻醉。

(2)依术者习惯，摆好患者体位。推荐采用仰卧位，用一个沙袋垫在肩胛骨下，并且将手臂放置胸前。患肢上臂绑扎空气止血带，前臂用消毒手术巾包裹，便于自由屈伸和旋前、旋后。

(3)常规消毒铺巾后将空气止血带充气至33.3～39.9 kPa(250～300 mmHg)。

2.手术方法

(1)切口与显露：如果肱骨远端骨质条件良好，采用Bryan-Morrey内侧入路。在鹰嘴尖内侧与肱骨内上髁之间做直切口。切口从鹰嘴尖向远侧延5 cm，近侧7 cm(图3-1)。当松解肱三头肌内侧皮下组织，显露其内侧缘和尺神经时，要找出并转移以前未转移的尺神经。近端在肱三头肌内侧缘游离尺神经，向远端解剖到达肘管筋膜，切开此筋膜，进一步向远端分离，到尺神经尺侧腕屈肌的第一个运动支。如果尺神经与关节囊粘连,分离后应注意止血。游离尺神经,并用橡皮引流管牵开保护后,远侧在屈肌、旋前肌筋膜表面,近侧在肱三头肌前方形成一皮下组织袋。准备接纳前置的尺神经(图 3-2)。继续解剖肱三头肌的内侧,将其自内侧肌间隔和肱骨远端的后面掀起。在远端则向尺骨方向切开尺侧腕屈肌筋膜(图 3-3)。然后即可将肱三头肌止点从尺骨上直接锐性剥离并翻开。反之,如果肱骨远端严重骨缺损,则可采用 Bryan-Morrey“保留肱三头肌”入路。同上法解剖并前置尺神经。继续进行从内侧向外侧的解剖分离,直至肘肌和肱三头肌都可以从肱骨外髁上拉开为止。由于附于尺骨近端的筋膜菲薄,容易在剥离的过程中被穿破。因此,可用比较窄小的骨刀在掀开筋膜的同时带一小块骨质,有助于手术结束时肱三头肌止点的重建(恢复其正常长度)及伸肘装置与尺骨近端的愈合。肱三头肌的止点通过骨孔用不吸收缝线与尺骨近端缝合修复。将肱三头肌自肱骨后方分离,向内或外牵开,暴露关节囊。为扩大手术野,可自肱骨附着处,松解并保护内外侧侧副韧带,注意勿将其切断。切除肱桡关节的关节囊及增生滑膜,显露桡骨头。在环状韧带近端切除桡骨头。注意不要残留骨赘,以免前臂旋转时影响尺骨活动。在肱骨滑车和尺骨之间切开内侧关节囊。游离部分尺侧腕屈肌止点,显露指浅屈肌止点及内侧侧副韧带并松解(图 3-4)。此时,可将尺骨自肱骨滑车上抬起,显露出滑车切迹和尺骨冠状突。如术前有屈肌畸形,可在尺骨近端松解一部分肱肌。为了显露肱骨,可切除鹰嘴和冠状突尖端,以防阻挡术后关节活动。外旋肱骨,完全屈曲前臂。

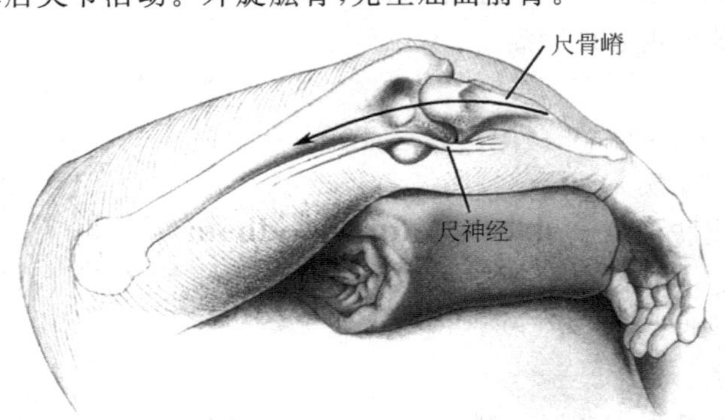

图 3-1　肱骨内上髁和尺骨鹰嘴尖之间做直切口

患者仰卧于手术床上,上肢用消毒巾包裹,以利自由移动,放置胸前。在肱骨内上髁和尺骨鹰嘴尖之间做直切口

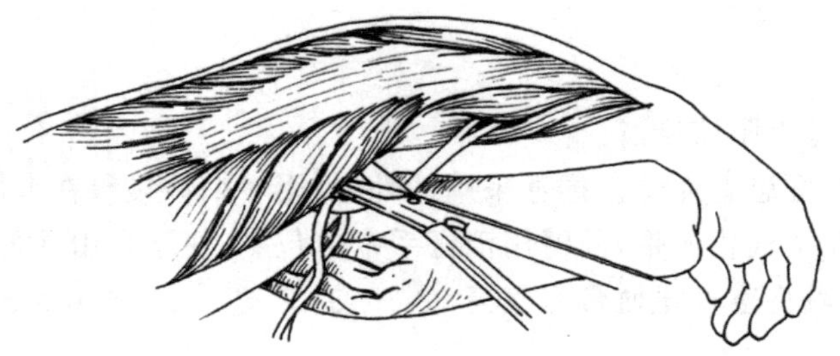

图 3-2　前置的尺神经

在肱三头肌内侧缘找出尺神经,并将其分离到其第 1 运动支为止。小心将分离出来的尺神经向前移至皮下组织内

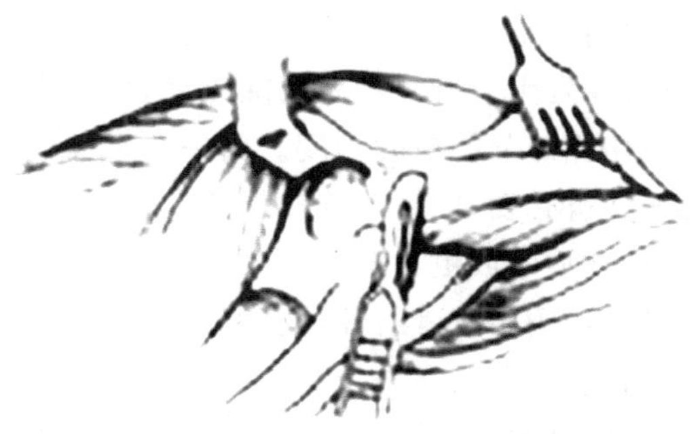

图 3-3　切开尺侧腕屈肌筋膜

在整个手术过程中必须对尺神经加以保护。在尺骨内侧面做一切口将尺骨骨膜连同前臂筋膜一起掀起

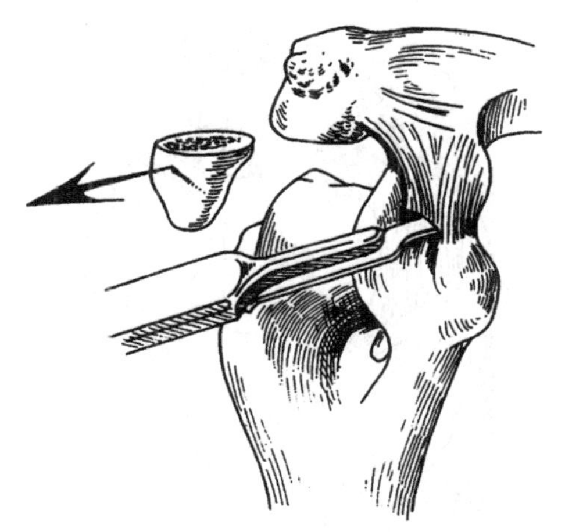

图 3-4　截除尺骨鹰嘴尖端

将整个伸肌装置向外侧半脱位。截除尺骨鹰嘴尖端，并将肘关节内外侧侧副韧带从肱骨附着部松开

（2）植入假体：Coonrad-Morrey 人工肘关节假体有全套用于置换的器械，可按切模进行大部分操作。

1）准备肱骨端：显露肱骨远端的内外侧柱，脱出肱尺关节，用微型电锯或咬骨钳切除肱骨滑车中部骨质，进入尺骨鹰嘴窝（图 3-5）。从尺骨鹰嘴窝顶部用圆头磨钻或咬骨钳去除一小部分骨皮质，显现骨髓腔。然后用尖钻头钻入髓腔，肱骨髓腔宽大，容易进入。确定肱骨髁上的内外侧柱，显露备用的整个肱骨远端，確定排列和方向合适。将导向柄插入整个肱骨髓腔中可准确定出远端切割的中心。去掉手柄，安装切割模具，准确切出肱骨远侧关节面。支撑在肱骨小头上的侧臂是可以相互交换的，同一器械可用于左肘或右肘。切模的水平部要与肱骨内外侧柱后皮质保持于同一平面，确保准确地旋转定位。用摆锯按切模引导切除肱骨滑车及部分远端骨质。肱骨截骨模具的宽度与选择要截除肱骨的那部分尺寸相一致，这样可以精确地移除肱骨的远端关节面。用摆锯首先沿着模具的内、外侧平面，然后沿近端平面切除剩余的滑车。不要紧靠切割模具切割，以免切出的空间太窄，插入假体时，会对肱骨内外侧柱产生过大的应力。要小心避免破坏髁上任何一侧的骨柱，否则可能会使局部应力增加，从而导致骨折。近端切割通常要离开导向器两侧完好的骨皮质。移除截骨模具和导向杆以完成尺骨鹰嘴窝顶部的切割。当横向切割时，摆动锯刀不要前后成角，而要斜向切割，这样可以减少在鹰嘴窝柱结合部形成缺口的可能性，这个缺口可产生应力增加，导致骨柱发生骨折。然后去除碎片，如果需要，可将合适尺寸的远端肱骨试模插入两侧柱之间以检查切除部分的精确程度。用一个小的薄锉再插入髓腔，要保证骨锉位于已完成切割的肱骨中心。如有必要，轻轻地旋转骨锉以进一步拓宽髓腔。然后，要根据髓腔的大小选择合适型号的骨锉(标准型号或更小型号的髓腔锉)，采用由大到小尺寸的骨锉，逐级扩大肱骨远端髓腔呈三角形。最后选用与肱骨组件尺寸相一致的髓腔锉，在尺骨鹰嘴窝顶部形成一个小于髓腔直径的开口。肱骨假体柄长通常为 10 cm，如果患者存在严重骨缺损或骨质疏松，可采用 15 cm 柄，翻修或肱骨远端骨缺损要用 20 cm 的长柄。为了安置假体翼，准备肱骨前缘和移植骨的位置、从肱骨远端前方松解前关节囊并用 12～20 mm 带有弧度的骨剥器将肱肌掀开。如果已切除了足量的骨质，在切除的滑车间隙试行安放假体。

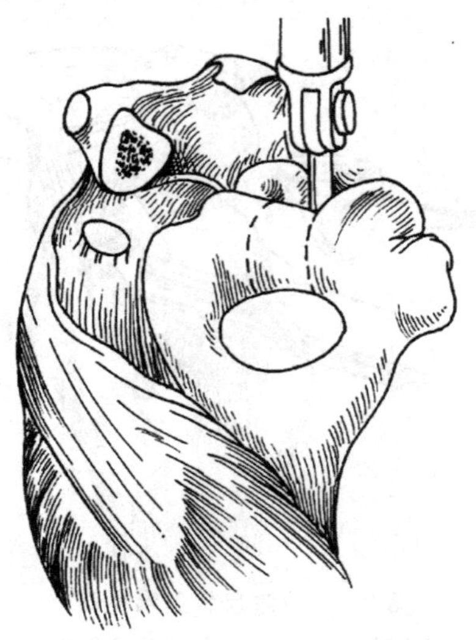

图 3-5　切除肱骨滑车中部骨质

用咬骨钳或摆锯将滑车中部去除，以利于进入肱骨髓腔。能容下假体的宽度，则将假体插入髓腔

2)准备尺骨端：根据假体旋转轴的特点，将尺骨鹰嘴依尺骨冠状突平面截除，以单纯截除关节面。在尺骨冠状突的基底部，用高速小圆钻或咬骨钳，在与尺骨纵轴 45°的方向，钻孔打开髓腔。再用小探针探明髓腔方向，为了保证纵行进入尺骨髓腔，必要时可沿探针方向在尺骨鹰嘴尖端去除更多的骨质，或做成“凹槽”状，即可将逐渐增粗的髓腔钻轴向插入尺骨髓腔。用一导向锉以旋转方式进一步探明和扩大髓腔，然后插入尺骨锉进一步扩髓，完全插入通常需要锤击。接着使用右侧或左侧的启动锉。如果要置入最小的尺骨假体，可最后使用启动锉，使其完全到位，让最小假体插到合适的深度。如果置入小号或标准型号尺骨假体，可在合适的右侧或左侧构件中轻轻地旋转，插入小号或标准型号骨锉(图 3-6)。如果置入一个小号假体而髓腔宽大，可随着标准小号骨锉方向在假体柄周围注入更多骨水泥。用锤子去除冠状突基部软骨下骨和髓腔周围骨质，以准备好尺骨髓腔的最后几个毫米。若需要，而且髓腔又小，可选用合适的绞刀准备髓腔。将髓腔锉旋转手柄垂直于尺骨鹰嘴的平面放入髓腔，在尺骨细小时，先用试验骨锉，如果髓腔允许，可插入更大的骨锉。确定置入假体最终的方向。

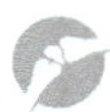

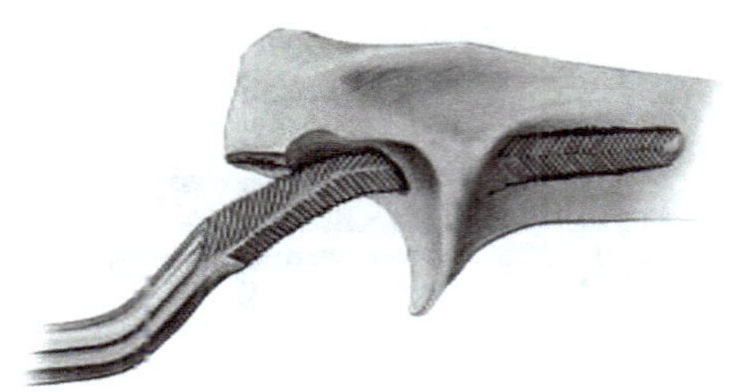

图 3-6　将骨锉插入髓腔

将合适大小的骨锉插入髓腔，有时需要圆头锉开孔，
在这一步骤中，为了让骨锉插入，需用锤敲击

3)假体试模插入：切骨和扩髓完成后，分别将合适大小的肱、尺骨假体试模插入，以略有 2～3 mm间隙为度。置入螺栓拧紧，将两个部件连接起来。检查假体位置、大小适当与否，并进行调整；屈伸肘关节，检查关节活动度和稳定性，注意活动范围和活动过程中是否存在鹰嘴、冠状突、桡骨头与假体之间的撞击现象。如桡骨头有病变或与假体撞击，顶压过紧，应将其切除。然后去除试模。

4)假体置入：使用脉冲冲洗系统，彻底清洁和擦干尺骨和肱骨髓腔。使用即使最小尺骨髓腔也可以插入的骨水泥注入系统，将骨水泥注入尺骨髓腔，或同时注入尺骨与肱骨髓腔。不过对于那些经验少的医师，最安全的方法是分别注入骨水泥和置入假体。注入软管要修剪到适合肱骨或者尺骨假体的长度。由于阻力高，骨水泥要在聚合过程的早期注入(图 3-7)。注入骨水泥前向尺骨髓腔内塞入骨栓一枚，推至比扩大的髓腔还深 2 cm 处，注入骨水泥至溢出。尽量远离冠状突插入尺骨假体。尺骨假体的中心应与尺骨鹰嘴半月切迹中心一致，尺骨假体的平面应平行于尺骨鹰嘴平面。固定尺骨假体柄，骨水泥硬化后，将尺骨假体周围过量的骨水泥清除(图 3-8)。同法将骨水泥注入肱骨髓腔。切记，肱骨开口比髓腔小。需要时，可用一个特殊设计的塞子或几块移植骨塞住髓腔底部，防止骨水泥注入髓腔深部。将注射管修剪到合适长度，按常规方式把水泥注入髓腔(图 3-9)。插入肱骨假体前，在肱骨残端前方与假体翼之间植骨。从切除的滑车上获取移植骨块，也可由供修补手术用的髂嵴或骨库获取移植骨块。移植骨厚 2～3 mm，长约 1.5 cm，宽约 1 cm。将约 1/2 移植骨放在肱骨远端皮质前，而将另一半穿过切除的滑车露在外面。将肱骨假体插到髓腔内一个可以使它能与尺骨假体相关节的点上。在此位置植骨块可被肱骨假体翼压住。将尺骨和肱骨假体进行连接，并置入内销中空螺栓将假体连接在一起，再用外销螺钉越过假体旋紧，确保能与内销钉牢固结合。两枚螺栓结合时可以听到咔哒声，如果没有，可能有软组织夹在两个螺栓之间，从而导致螺栓难以正常结合。假体连接完成后，将尺骨屈曲 90°，使用肱骨打击器敲击肱骨假体进入髓腔，假体远端位于肱骨小头水平或稍低于肱骨小头水平(1～2 mm)，实际插入深度由假体翼与尺骨鹰嘴窝顶相关节的深度所决定，植骨块位于肱骨骨皮质前方，假体翼后方(图 3-10)。通常假体组件应该能插入，其旋转轴应位于正常解剖旋转轴平面上。这样可使肱骨假体前方假体翼底部与尺骨冠状突窝的前方相平齐。屈伸肘关节，检查撞击存在部位，用咬骨钳去除任何产生撞击的骨质。假体安装完成后，伸肘位固定，直至骨水泥凝固。再检查关节活动度和稳定性。要保证肘关节能完全屈伸。术中通常可获 0°～140°的活动范围。为了发挥假体的最佳功能，不必将桡骨头切除，但如有病变，应予切除。仔细清理肱骨和肱骨假体前方多余的骨水泥，冲洗伤口。用不可吸收缝线将三头肌断端缝回到鹰嘴。前置尺神经，清理创面，松止血带，止血。安置负压引流管，仔细缝合切口。

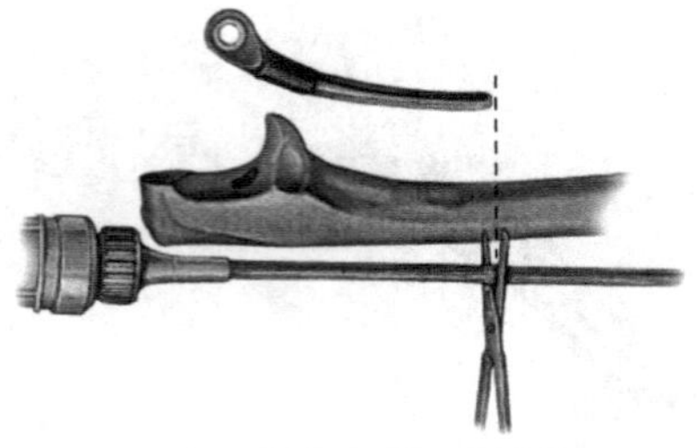

图 3-7　修剪注入软管长度

使用脉冲冲洗系统，彻底清洁并干燥尺骨和肱骨髓腔。使用最小尺骨髓腔也能用的注入系统将水泥注入尺骨髓腔，或同时注入尺骨与肱骨髓腔。将注入软管修剪到适合肱骨或者尺骨假体的长度

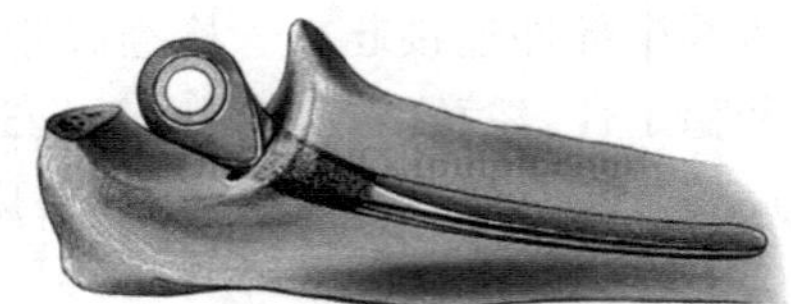

图 3-8　插入尺骨假体

尽量远离冠状突插入尺骨假体。尺骨假体的中心应与尺骨鹰嘴大半月切迹中心一致。尺骨假体的平面应平行于尺骨鹰嘴平面

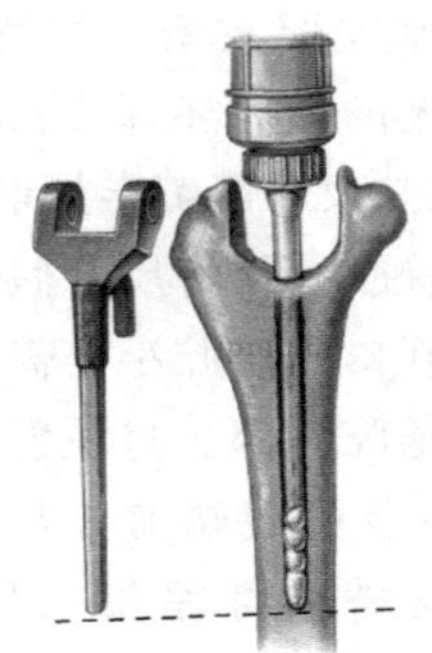

图 3-9　水泥注入肱骨髓腔

按常规方式把水泥注入到肱骨髓腔

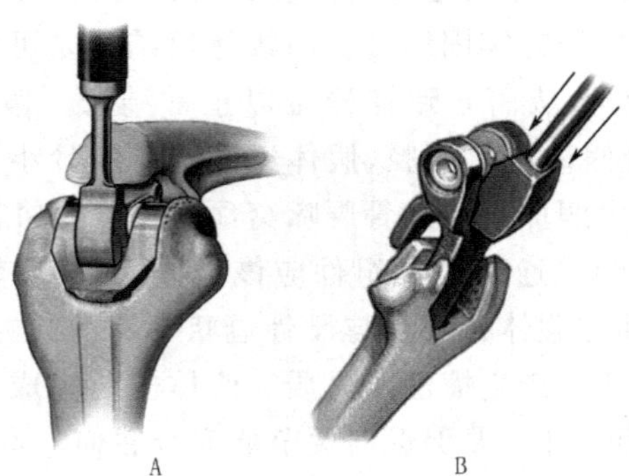

图 3-10　骨锉把柄与尺骨近端平面垂直

A.确保两个螺栓完全咬合，假体连接完成后，使用肱骨打击器敲击肱骨假体进入髓腔；B.使肱骨假体前方假体翼的底部与尺骨冠状突窝的前方相平齐，完成假体安装

(五)术后处理

石膏托将肘关节固定于45°屈肘位，术后患肢抬高4～5天，保持肘关节高于肩关节，24～36小时拔出引流条。颈腕带悬吊4周，每天定时进行肘关节非负重锻炼，术后3个月内避免用患肢提携重物。

(六)疗效评价

目前还没有统一的肘关节假体植入置换术疗效评价标准，常采用Momy等的评价标准，采用了3项指标，即X线影像表现、疼痛的程度和关节活动度。利用这一标准将手术疗效分为好、中、差3个等级。①好：X线片上，骨-骨水泥-假体交界面间无异常改变，无疼痛，肘关节屈曲>90°，旋前、旋后活动度达60°。②中：X线片上，骨-骨水泥-假体交界面间出现超过1 mm的透亮区，中等程度的疼痛，肘关节屈伸活动度在50°～90°，旋前和旋后活动度<60°。③差：X线片上，骨-骨水泥-假体交界面间出现超过2 mm的透亮区，因疼痛而显著影响肘关节的活动，屈伸活动度小于50°，旋前和旋后活动度<40°，肘关节置换术失败，需要进行翻修术。

三、并发症及处理

(一)感染

人工肘关节术后感染确诊后，应尽早清除所有异物。包括假体、骨水泥和磨损碎屑，彻底切除假体周围的界膜和肉芽组织，充分引流。混合性感染较单一感染预后差，如经过6周抗生素治疗，细菌培养为阴性，骨与软组织无明显缺损，可考虑再次手术植入假体。如感染未能完全控制，或局部条件不允许，可行关节切除置换术。一般不考虑肘关节融合术。

(二)脱位和不稳

表面置换型假体如发生脱位，通常与软组织结构丧失局部张力或术后未能充分恢复软组织平衡有关。因此，术中保持软组织合适的张力和假体的正确安放对防止脱位至关重要。如软组织失代偿可改用铰链式肘关节假体进行翻修，或重建侧副韧带。软组织重建的效果很难预测，术后肘关节的活动虽有改善，但常造成肘关节不同程度的强直。对于固定牢固的表面肘关节假体实施翻修术十分困难。因此，最为谨慎的方法是修复侧副韧带，并用石膏固定，术后肘关节可获得一定程度的稳定。

半制约型假体的脱位主要因关节对线不良及假体设计不合理等因素所致。判断脱位的原因非常重要，由于聚乙烯等假体部件損坏而导致的肘关节不稳或脱位，可更换假体的部件。如因假体位置不佳、旋转中心偏移、关节线对位不好而造成聚乙烯部件破坏或脱位，应行翻修术重新安放假体，恢复旋转中心的位置。

(三)松动

主要由于假体位置不佳或骨水泥使用不当造成。患者感觉肘部疼痛，运动范围减少，运动轨迹异常。一经确诊，应行翻修术，防止松动的假体进一步破坏周围的骨质。如肱骨的内髁或外髁与骨干分离，手术时应重建肱骨髁以恢复韧带的附着点。改善内外翻负荷的动力性限制。如尺侧副韧带遭到破坏，必须选用内在限制的假体以防止脱位。

(翟树玉)

第三节 髋关节置换术

一、术前准备

(一)患者的选择

英国 Charnley 最早指出,全髋关节置换术仅适合于那些 65 岁以上、伴有不可忍受疼痛、髋关节功能严重丧失、又不能用非手术方法来缓解的类风湿性关节炎患者。随着假体设计不断更新、手术经验不断积累,特别是生物学固定假体的应用,避免了骨水泥固定的缺点,使该手术病种得到扩大,手术患者的年龄也逐步下降,使关节置换手术成为髋关节重建的标准化手术。但是,要保证手术获得预期目的,患者的选择仍是手术成功的关键。但凡全身性病变、多关节病变,手术患者的年龄可适当放宽。例如,类风湿性关节炎、强直性脊柱炎,这类患者患病年龄一般较轻,但是多关节受累,因此只要全身情况允许、病情稳定,即使年龄较轻,也可考虑手术。另外,要重视患者条件,指患者的全身条件与局部条件。尽管全髋关节置换术是一个十分成熟的标准化手术,但毕竟是一个手术创伤较大的选择性手术。因此,应正确评估患者术前状况。对于患者全身条件是否能承受手术创伤和麻醉打击应有一个明确结论。除了心、肺、肝、肾、神经等系统功能处于一个健全状态外,还必须了解手术患者是否已存在或潜在某些棘手的问题,如糖尿病、甾体类或非甾体类药物的应用、骨质疏松、慢性感染病灶或酒精中毒等。局部条件主要指髋关节本身畸形与活动功能,此外,对侧髋关节或两侧膝关节及脊柱功能如何也应了解。除了上述条件外,还有一些因素需考虑,如体重、患者生理活动量、患者职业等。这些因素与全髋关节置换术长期疗效有着密切的相关性。

(二)假体选择

目前在市场上可购得国内外不同厂家、采用不同材料设计的髋关节假体,这些产品各有其优势,但也有不足之处。正确地选择质量优良的合格假体是手术成功的关键。因此,对骨科医师来说应该了解假体设计的一般知识,并根据患者一般状况、年龄大小、骨骼形态与质量、本单位所具有的器械,正确地选用假体。

(三)手术准备和要求

术前应对患者进行严格全面检查,除完成全身检查、相应的生化检查,以排除糖尿病、全身重要脏器疾病外,还应检查患者有无身体其他部位感染灶,如呼吸系统感染、泌尿系统感染、尿潴留、胃肠炎、前列腺炎等,这些感染灶在患者经受大手术后抵抗力降低的情况下,往往成为术后发生感染的主要因素,所以术前应根治。对患有糖尿病,近期服用激素者不宜勉强手术。术中应严格无菌操作,熟练的手术技巧是缩短手术时间的关键。还要求彻底止血并严密缝合各层组织。人工关节置换后在假体周围易形成无效腔,为减少无效腔应将关节囊、外旋肌群、臀大肌逐层严密缝合。对深筋膜也应严密缝合,以防止浅层发生感染时向深部扩散,伤口内应放置负压吸引器。

(四)术前锻炼

行关节置换术前最好的准备工作就是锻炼。虽然有的患者不需要减少体重,但在术前需开始锻炼。为了准备手术，按照医师的指示锻炼肌肉、关节，学会使用步行器、拐杖。鉴于疾病到了需要做手术的患者，可能锻炼更困难。有 3 种训练方式。①耗氧训练：用以加强患者的心血管功能，例如骑自行车和游泳。②受累关节附近肌肉的力量性训练。③活动范围的训练：应尽可能活动关节至最大范围。简单训练增加伸展性，加强膝关节周围的肌肉，能够有效减少各种问题。在很多病例中，功能训练可以促进膝关节手术后恢复。提到的锻炼可从理疗师那里获得，有助于加强腿部和肌肉的力量，可以在晚上或早晨进行，也可以在白天任何时间进行。第一步是让踝关节做上下和旋转运动；第二步是躺平，将膝部用力往下压同时收紧大腿；第三步是抬起一条腿约 15 cm，保持伸直并数到 5，再换一条腿，重复 10 次；第四步是侧身躺在健侧，让有病的腿伸直，尽量抬高，数到 5，再放下，做 5 次。

二、术后并发症防治

人工髋关节置换术是人体矫形外科中较大的重建手术。术后容易发生多种全身和局部并发症，其中部分并发症是施行大手术后常见的，如伤口感染、神经和血管损伤等。但也有些并发症是置换术本身所特有的，如假体断裂、松动等。某些并发症，如血栓形成和栓塞、心肌梗死常可带来致命的后果；另有一些并发症，如假体松动、感染、关节不稳定，则可造成严重、持久的关节病变，最终不得不再次手术治疗。全髋关节置换术的并发症按发生部位，可分为局部性和全身性两种；按发生时间先后，又可分为早期和晚期两类。前者如神经、血管损伤、血肿、血栓形成等，晚期并发症为术后数月至数年发生，如假体松动、骨溶解等。也有一些并发症可出现在术后任何时间，如骨折、脱位和感染等。

(一)神经、血管的损伤

1.神经损伤

由全髋关节置换术引起的神经损伤较为少见，坐骨神经、股神经、闭孔神经和腓神经均可受损，其中以坐骨神经受损最为常见。神经损伤的处理较为棘手，神经的恢复过程和预后缺乏可预测性。损伤机制包括如下。①直接损伤：如电凝造成的神经灼伤、骨水泥固化过程中的热烧伤。②压迫损伤：多见于术中拉钩使用不当或局部血肿等对神经的挤压，损伤程度取决于挤压力大小、持续时间、神经周围软组织厚度及弹性。③牵拉性损伤：常发生在术后有患肢延长时，或股骨向外侧过度牵拉所致，一般来说如果过牵距离达神经长度的 6%时即可造成神经损伤。坐骨神经损伤多发生在显露髋臼，后板立钩拉髋臼后方软组织，以髋关节后侧或后外侧切口入路更易损伤，但术中没有必要常规显露坐骨神经。在髋臼内凸畸形、股骨极度外旋、股骨头颈部严重骨缺失和翻修术等髋关节解剖结构破坏严重的病例，坐骨神经可能从正常位置偏移，并与髋臼后方的瘢痕组织粘连，神经损伤的机会大大增加，因此切除髋臼后关节囊时，需要十分小心。必要时，术中显露，保护坐骨神经。松解股骨近端后方软组织时，应尽量贴近股骨操作。如果髋臼壁上的骨水泥固定孔钻得过深，穿透内、后侧皮质时，应部分植骨以阻挡骨水泥由此进入坐骨切迹，烧伤或挤压神经。臀下血肿压迫也是引起坐骨神经损伤的原因之一。脱出的股骨头可直接挫伤坐骨神经。迅速复位可防止和减少神经的损伤程度。孤立的腓神经损伤多因术后下肢安放不当，造成腓骨小头处受压所致，例如肢体在牵引支架、CPM 机上外旋致腓骨小头处的腓总神经直接受压。腓总神经损伤主要是引起运动障碍，而坐骨神经干和胫神经的损伤除运动障碍外，其主要症状在于皮肤感觉营养性变化。下肢石膏托固定，防止足下垂或马蹄畸形，大部分患者神经功能会有部分恢复。如果伤后 6 周没有神经恢复迹象或有充分的证据说明骨水泥、螺钉等压迫神经，可行手术探查。

2.血管损伤

在人工髋关节置换术中大的血管如髂外动静脉、股动静脉、股深动静脉、闭孔动静脉及臀上、臀下动静脉的损伤不是很常见,报道的发生率在0.2%～0.3%,且大多发生在翻修术中。与神经系统一样,血管损伤的机制主要表现如下。①直接损伤:如骨水泥侵蚀、热损伤等。②压迫损伤:如拉钩压迫、肢体延长或反复脱位等。动脉粥样硬化症患者更易出现术后血管并发症。通常情况下,凡是能够避免神经损伤的措施都可同样保护伴行的血管束。对血管栓塞,造成下肢严重缺血症状者,可行血栓摘除术。术中损伤血管导致大出血时,如常见的髂外血管损伤,应在后腹膜处显露髂总血管,并暂时阻断以减少致命性的大出血,然后修复血管损伤。

(二)血肿

血肿可造成骨质愈合障碍和增加感染的机会。预防的重要方法是术中仔细止血,其次是伤口内常规放置引流管。术前应停用非甾体抗炎药、激素等药物,减少术中、术后出血,术中尽量不做大粗隆截骨。伤口血肿形成者容易继发感染,因此有必要常规予以预防性的抗生素治疗。血肿多出现在老年患者和术后48～72小时内,髋关节活动较多的患者,也有少数病例血肿出现在术后7天左右,其表现类似于皮下囊肿形成,需与炎症鉴别。较小的血肿可保守治疗。如果血肿持续性增大、表面皮肤张力高、局部剧痛,甚至出现坐骨神经麻痹的患者,应行急诊血肿切开引流和血管结扎。对血肿自发引流者,可经过常规的无菌换药的方法,等待伤口愈合。如果血肿表面皮肤坏死,强调及时清除,闭合伤口,必要时采用植皮术。否则一旦出现窦道,则假体与外界相通,反复换药必然引起感染,这时假体就无法保留了。

(三)出血

人工全髋关节置换术中最容易损伤的大血管:①在切断圆韧带、横韧带或髋臼下方骨赘时,伤及闭孔血管分支;②臀大肌股骨附着部附近的血管损伤;③髂腰肌小转子止点部远侧的旋股内侧血管损伤;④髋关节前方股动静脉分支;⑤臀上、臀下血管分支。除大血管损伤外,术中出血主要来源于肌肉断面、股骨颈和髋臼的截骨面等处。由于THR术中损伤大血管的机会较少,术中出血量在400～800 mL。大部分患者依靠术前预存的自体血和自血回输技术能安全渡过围术期,无需输入异体血。个别患者如Paget病、代谢病患者,术中出血量大。为减少术中出血,术前应仔细询问有无家族出血倾向、既往出血病史、肝病史及最近水杨酸类药物、激素、抗凝药物的应用情况等。一般情况下,术前应停用非甾体抗炎药至少2周。对甲型或乙型血友病患者,还需与内科医师合作,术前积极调整凝血酶原活性,术后2周内每天补充凝血因子。

(四)疼痛

疼痛是术后最常见的症状。除造成患者痛苦不安外,重者还可以影响各器官的生理功能及术后髋关节功能的正常恢复,必须予以有效解决。早期疼痛多因手术创伤引起,可用常规剂量麻醉止痛剂。注意除外局部压迫、感染、下肢深静脉血栓等病因,部分患者与术后关节康复强度过大、康复计划操之过急有关。大多数患者随着手术区域瘢痕的成熟及关节功能的逐渐恢复,疼痛都能缓解。

对少部分患者出院后,在无明显原因情况下重新出现的下肢疼痛症状,需要引起重视并注意临床鉴别。这种疼痛的原因主要有两类:一类是由假关节本身引起,包括松动、感染、微动、异位骨化、假体断裂和骨折等;另一类为关节外病变引起的髋关节、腹股沟和臀区疼痛,这类疾病有脊柱疾病、滑囊炎、粗隆不连接和神经性病变等。采集病史时,一定要详细询问疼痛出现的时间、诱

因、部位、疼痛性质、加重或减轻的因素、有无放射性疼痛等。不同原因髋部疼痛具体表现形式上会有所区别，如疼痛在活动、负重时加重，休息时缓解，提示无菌性松动；活动性疼痛也可出现在肌腱炎、异位骨化患者。休息和夜间痛，负重时加重提示有感染的可能。急性疼痛多出现在假体断裂、骨折等。实验室检查也有助于区分疼痛的原因，常规检查项目包括白细胞计数与分类、尿常规、生化、红细胞沉降率和C反应蛋白等。对怀疑感染的患者，可穿刺关节液作细菌培养。观察普通X线片上是否有假体移位、骨溶解、骨水泥透亮线等情况，并与以前X线片相比较。核素扫描对区分感染性、非感染性假体松动十分有价值。

对因治疗多能取得较好的效果，治疗时应注意：①不要轻易施行关节翻修术，除非假体松动、感染或位置不当诊断明确，并且能肯定髋关节疼痛症状与这些因素明确相关；②对术后1～2天内疼痛严重者可适当加大止痛药物剂量或使用强效止痛剂；③寻求心理医师的合作。极少数病例术后疼痛由反应性交感神经营养不良所致，可行腰交感神经阻滞术。

(五)双下肢不等长

人工髋关节置换术后能保持双下肢等长当然是最理想的，但临床上这一要求往往很难达到，术后双下肢不等长现象十分常见。综合文献，术后双下肢不等长的发生率一般在60%～8%，术后患肢平均增长1 cm。出现这个问题的主要原因是由于术中手术医师缺乏准确性高、可重复性好的测定方法，来确保双下肢术后等长。术后更多见的表现是术侧肢体延长，而不是缩短。下肢长度差异在1.5～2 cm以上时，可引起许多临床症状(如跛行、继发性腰骶部疼痛等)，也可改变人工关节的受力特征，影响假体使用寿命。下肢过度延长还可引起坐骨神经麻痹，尤其当延长超过2 cm时，发生率明显增加。相反，如术后肢体短缩则造成关节周围软组织松弛、外展肌乏力、关节容易脱位等。

为克服这一现象，尽可能地恢复双下肢长度，要求术者重视下列几点。①术前仔细评估患者双下肢长度差异，认真分析病因、术中纠正方法及可能纠正的程度等。②术中测量：手术成功取决于医师在术中对下肢延长或短缩程度的准确判断。③术后处理：如果肢体短缩是由于股骨头颈部骨质缺失造成，可以通过尽量保留残余股骨颈，选用长颈假体解决。如果股骨近端骨质严重缺失，可同时采用大块异体植骨术。恢复肢体长度并不是绝对的，如在关节切除成形术或关节融合术患者改行人工髋关节置换术时，由于这些患者肢体多明显短缩，关节周围形成大量瘢痕组织，如要增加肢体长度，势必会扩大软组织的剥离范围，造成术中较多的失血，并且临床上一定程度的肢体短缩是完全能够接受的。

绝大多数双下肢不等长的患者，不需要特殊治疗。随着时间的延长，许多患者感觉上会逐渐适应，必要时可调节鞋跟高度。少数症状明显者，如反复脱位，可行翻修术。

(六)脱位和半脱位

术后髋关节脱位是全髋置换术常见的并发症之一，可随手术技术的改进而明显减少。若无过度的人工关节位置失当，一般不造成长期的影响。此术后并发症发生率为0.5%～3%。原因包括同一髋关节既往有手术史，特别是人工髋关节置换术，既往手术引起的髋关节广泛软组织松解和术侧肢体长度恢复不当可能是造成这一现象的主要原因。常用手术入路有3种，即后侧、外侧和前方切口，三者各有利弊。前入路易引起前脱位，后入路易引起后脱位，外侧入路脱位率较低。手术技术错误是导致术后关节不稳的重要环节，主要为假体位置不当。髋关节周围肌肉萎缩，关节囊松弛，以往多次髋关节手术造成周围大量瘢痕组织，这些都会增加髋关节的不稳定性，容易引起术后脱位。外伤或术后下肢放置在两个不稳定位(过度的屈曲、内收和内旋可引起关节后脱位，通常见于患者坐在低凳，试图站立时；伸直位过度内收和外旋引起前脱位，多见于前方入路，或假体位置过于前倾者）也可引起关节脱位。

对髋关节活动性疼痛，关节主被动运动受限，下肢异常内旋、外旋或缩短，即应怀疑髋关节半脱位或脱位的可能。X线检查可以得到确诊。术后4～5周内发生的脱位称为早期脱位。早期脱位多因髋关节周围肌肉、关节囊的力量还没有恢复到正常，而患者又将下肢放置在容易发生关节脱位的危险体位所致，晚期脱位较少，也有少数患者可在术后2～3年发生，常因剧烈暴力（如摔倒或车撞伤）引起。个别病例可伴有股骨骨折。预防术后髋关节脱位的关键是准确的手术操作和稳定的假体位置。术后髋关节不稳者，适当延长外制动。

对术中髋关节稳定性欠佳的患者，术后立即予以外展支架固定，防止患者在随后的搬动或麻醉苏醒过程中躁动引起髋关节脱位。术后一经发现髋关节脱位，即应立刻整复。脱位超过数小时后，由于组织肿胀、肌肉紧张等原因复位变得较为困难。多数早期脱位病例，可在麻醉、使用肌松剂下手法复位。有时甚至不需麻醉，只将下肢牵引外展内旋后即可复位。复位前后均应摄X线片，以帮助了解脱位原因。复位后将髋关节人字石膏固定在屈曲20°，外展10°～20°，4～6周。如果整复失败，或虽能整复但反复脱位，或假体位置明显错误，可考虑手术治疗。

（七）下肢静脉血栓形成

深静脉血栓（DVT）是THR术后最常见的并发症，发生率40%～70%，DVT继发的肺栓塞发生率在4.6%～19.7%，如不采取积极的防治措施，0.5%～2%的肺栓塞患者有致死的危险。虽然DVT的各种监测手段和防治方法都有了很大进展，但DVT并发的静脉功能不全及可能并发肺栓塞，仍然严重地影响着患者的术后疗效及其生命安全，因而人工关节置换术后的DVT防治一直受到重视。静脉血栓形成的三大因素是血流滞缓、静脉壁损伤和高凝状态。大部分DVT发生在小腿腓肠肌静脉丛，部分通过繁衍扩展而向上侵犯股静脉。但也有直接发生在盆腔静脉、股静脉血栓的报道。一般认为，THR术后深静脉血栓发生的高峰在术后1～4天内，术后17～24天后DVT很少发生。

大部分患者症状轻微，少数患者可有疼痛、腓肠肌或大腿肌肉的压痛、患侧小腿水肿、低热、脉搏加快等，但这些轻微的症状，容易被手术创伤性反应或伤口疼痛所掩盖，所以常常漏诊。有的经过吸收消散或者机化，始终未被发现；有的一直到血栓侵犯主干静脉，产生血流回流障碍的典型症状，或者并发肺栓塞，才被发现。Homans征阳性有助于DVT诊断。将踝关节急剧背屈，使腓肠肌及比目鱼肌迅速伸长，可以激发血栓所引起的炎症性疼痛，主要用于检查深静脉。静脉造影是确诊DVT最有效、最可靠的方法。其他方法还有核素静脉造影、多普勒超声和放射性核素检查等。

在预防性治疗的问题上，目前有两种处理意见。一种认为，由于THR术后深静脉血栓发生率较高，而一旦血栓形成，再行处理多较为困难，效果也不确定，故所有THR术后患者均应做预防性的抗血栓治疗。另一种认为，因为抗血栓治疗本身有引起多种并发症如出血、血肿等的可能，预防性抗血栓治疗只限于有DVT高危因素的患者。但随着药物性能的改善和临床经验的不断积累，目前逐渐倾向于将预防性抗血栓治疗视作常规方法。预防性药物主要是干扰血小板活性和凝血因子的产生，对抗血液的高凝状态。如低分子右旋糖酐、华法林、普通肝素、低相对分子质量肝素、阿司匹林。

治疗第一步首先抬高患肢，卧床休息10天。对下肢静脉血栓形成的急性期，往往还需应用镇静止痛药，以缓解疼痛。有血管痉挛者，可应用交感神经阻滞药物，来改善肢体的血液循环。

其次进行抗凝治疗，抗凝治疗是治疗 DVT 的关键所在，虽不能溶解已经形成的血栓，但可通过延长凝血时间，来预防血栓的滋长、繁衍和再发，有利于促进早期血栓的自体消融。常用的抗凝药物为肝素和华法林。再次可考虑应用溶栓治疗、辅助祛聚疗法（辅助祛聚疗法有阿司匹林、丹参等，常作为辅助治疗而不单独应用）。手术治疗主要是静脉血栓取出术，但其适应范围局限，只适用在病期不超过 48 小时的原发性髂股静脉血栓，必要时需行下腔静脉滤网成形术，以预防致命的肺栓塞发生。

（八）骨折

骨折作为人工髋关节置换术后的一个并发症，不是十分常见，由于其延长术后康复过程、影响假体固定效果，因此应尽量予以避免。骨折部位以股骨最为好发，其次为髋臼。骨折可发生在术中，也可见于术后；前者与手术操作有关，后者多因外伤、假体松动引起。术中最容易造成骨折的环节是在手法将髋关节脱位时、股骨髓腔准备和股骨柄假体的插入时、髋关节复位时这三个过程。术中彻底的软组织松解十分重要。另外，扩大股骨髓腔不当，也可引起股骨骨折。在击入髓腔锉、试模或假体遇到阻力时，必须仔细检查，切忌强行锤入。对近端假体周围骨折患者，股骨柄在远、近两个骨折块的髓腔内，起着良好的内固定作用，这类骨折一般无错位，稳定性良好，因此不用下肢牵引，可卧床休息，早期下地，但免负重，一般8～12 周后骨折自行愈合。对不稳定型的远、近端假体周围骨折，用钛合金捆绑带将骨折端束紧后，用长柄假体固定。术后骨折多在术后数月至数年内发生。原因大致为：术后肢体活动量增加引起的应力性骨折；皮质骨缺陷如术中皮质穿透、螺钉孔道等，或骨水泥填塞不匀，导致股骨干某些部位应力集中；足以导致正常肢体骨折的外力；广泛的异位骨化；假体松动和假体周围骨溶解；感染因素；病理性因素，如代谢性骨病、肿瘤、放疗术后等。术后骨折大多发生在股骨柄远端附近，处理有些困难，术后效果欠理想。治疗方法包括牵引、切开复位、保留假体的内固定、假体翻修术等。

（九）假体松动

假体松动是人工髋关节置换术后最常见的并发症，直接影响假体的使用寿命，并成为术后翻修术的主要原因。当假体固定界面承受的载荷超过其界面结合强度时，即可引起松动。研究表明，周围骨组织完整性受到破坏是造成假体松动最重要的原因。金属、聚乙烯和骨水泥磨损碎屑在假体远期松动的发生中起着十分关键的作用。应力遮挡也是引起假体松动的可能原因之一。如果出现假体移位或下沉、固定螺钉断裂、股骨柄变形断裂、多孔层脱落等情况，诊断假体松动并不困难。毫无疑问，只要能够获得假体-骨水泥-骨组织或假体-骨组织界面间的最大结合力，同时减少作用在界面上的应力强度，有些假体松动是可以避免的。非骨水泥假体要求安置时与骨髓腔紧密配合，达到最大的初始界面固定强度。通过选择合适的假体和假体的正确植入，可以减少假体撞击现象的发生。控制体重、减少大运动量活动也有利于延长假体的使用寿命。

三、术后康复

随着人工全髋关节置换术（THR）的广泛应用，术后康复日益受到重视，精湛的手术技术只有结合完美的术后康复治疗，才能获得最理想的效果。THR 术后康复是很复杂的问题，它不但与疾病本身有关，也与手术操作技术、患者的信心、精神状态及对康复治疗配合程度密切相关。THR 术后康复治疗的目的在于促进患者恢复体力，增强肌力，增大关节活动度，恢复日常生活动作的协调性。康复计划的制订必须遵循个体化、渐进性、全面性三大原则。

(一)康复前的评价

由于手术本身直接影响术后康复计划,康复人员必须了解手术的详细情况。假体应按正常解剖位置放入,只有了解假体位置的优劣,才能很好地指导患者活动,因而能避免训练时发生脱位等并发症。手术入路对关节稳定性影响:后入路很少出现髋关节伸展内收外旋位的不稳。前入路较少引起髋关节屈曲时不稳。正侧方入路特别是关节囊完整者,在髋关节屈伸活动时最为稳定。

(二)康复过程

1.术后当天晚上

在术侧肢体外下方垫入适当厚度的软垫,使髋、膝关节稍屈曲,穿防旋鞋避免下肢外旋,并减轻疼痛。

2.术后第 1 天

撤除软垫,尽量伸直术侧下肢,以防屈髋畸形。

3.术后第 2 天

术后第 2 天即可开始功能锻炼。早期锻炼的主要目的是保持关节稳定性和肌肉的张力,防止出现关节僵硬和肌肉萎缩。具体方法如下。①踝关节主动屈伸练习,促进下肢血液回流,减少深部静脉血栓发生机会;②股四头肌、腘绳肌和臀大肌、臀中肌的等长收缩练习,保持肌肉张力;③深呼吸练习。

4.术后第 3 天

拔除引流管,行 X 线检查,判断假体的位置。如无特殊问题,开始下列练习。①髋、膝关节屈伸练习,并逐渐由起初的被动,向主动加辅助、到完全主动练习过渡。②髋关节旋转练习,包括伸直位和屈髋位两种练习。屈髋位练习时双手拉住床上支架,作上身左右摇摆,注意臀部不能离床。③髋关节伸直练习,屈曲对侧髋、膝关节,做术侧髋关节主动伸直动作,充分伸展屈髋肌及关节囊前部。④股四头肌的等张练习,上肢肌力练习,目的是恢复上肢力量,使患者术后能较好地使用拐杖。

在术后早期康复过程中,应注意下列几点:避免术侧髋关节置于外旋伸直位,为防止患者向对侧翻身,床头柜应放在手术侧;抬高对侧床脚,或保持术侧肢体的外展,或在双腿间置入三角垫,但须防止下肢外旋;术后早期进行关节的活动度锻炼,否则 6～8 周后关节囊血肿机化后就非常困难;如有术侧髋关节中度屈曲位不稳定,在坐位行髋关节旋转练习时,应避免上身向术侧倾斜。

5.术后 1 周

患者体力有所恢复,使用骨水泥型假体的患者已可以下地进行功能康复练习。因此,该阶段的主要目的是恢复关节的活动度,同时进一步提高肌力。康复锻炼必须在医师的直接指导下进行,结合术前髋关节病变程度、假体类型、手术过程和患者全身情况,有选择性地制订各自的康复计划。锻炼方法如下。

(1)床上练习:锻炼屈髋肌力量的最好办法是作髋关节半屈位的主动或主动抗阻力屈髋练习。术后早期进行主动直腿抬高练习,不仅对屈髋肌锻炼的意义不大;相反,却经常引起髋臼承受过高压力,不利于非骨水泥固定的髓臼假体的骨组织长入,同时术侧腹股沟区疼痛,影响患者的康复。术后 7 天,如无特殊情况,可允许患者翻身。正确的翻身姿势应是:伸直术侧髋关节,保持旋转中立位,伸直同侧上肢,手掌垫在大粗隆后面,向术侧翻身,防止患肢外旋。俯卧位,有利

于被动伸展髋关节。具体练习方法包括如下。①吊带辅助练习：通过床架上的滑轮装置，依靠绳索和大腿吊带的向上牵引力量，同时作主动辅助屈髋练习、抗阻力伸髋练习、主动伸膝练习和髋关节外展、内收练习。②仰卧、俯卧位髋关节内外旋练习：锻炼时，需保持双下肢外展。如术中有髋关节伸直外旋位不稳定，则避免外旋髋关节练习。

(2)坐位练习：除非特殊需要，术后一般不宜久坐，否则容易使髋关节疲劳，髋关节屈曲畸形也不能得到很好的矫正。术后6～8周内，患者以躺、站或行走为主，坐的时间尽量缩短。值得强调的是与站立、平卧位相比，坐位是髋关节最容易出现脱位、半脱位的体位，如果患者术中关节稳定性欠佳，应放弃坐位功能练习。有下列几项练习内容。①伸髋练习：坐于床边，双手后撑，主动伸直髋、膝关节。②屈髋练习：注意髋关节适当外展，并置于旋转中立位。③屈髋位旋转练习：双足分开，双膝合拢，用于练习髋关节内旋；反之，则为髋关节外旋练习。

(3)立位练习适用于开始下地活动的患者。①髋关节伸展练习：后伸术侧下肢，对侧髋、膝关节半屈，抬头挺胸，做骨盆前移动作，拉伸髋关节前关节囊和挛缩的屈髋肌群。②骨盆左右摇摆练习：可用来练习髋关节的内收、外展，伸直下肢，左右摇摆骨盆，使双侧髋关节交替外展、内收，如患者靠墙固定双肩、双足，那么练习的效果会更佳。常见的畸形为髋关节的内收位挛缩，因此，应针对性地多练习髋关节的外展动作。③髋内外翻畸形矫正练习：伸直健侧下肢，适当垫高，而患肢直接踩在地上。这样可以保持患肢处于外展位。多用于术前有髋关节内收畸形的患者。④屈髋练习：抬高患肢，搁在一定高度的凳子上，上身用力前倾，加大髋关节屈曲。通过调节凳子高度来控制患侧髋关节的屈曲程度。⑤旋转练习：固定术侧下肢，通过对侧下肢前后移动，练习术侧髋关节的内、外旋。

(4)步行练习：术后何时开始下地行走受手术假体类型、手术操作和患者体力恢复情况等影响。如使用的是骨水泥型假体，又是初次髋关节置换术，术中也没有植骨、骨折等情况，患者在术后第3天即可步行练习。如果属生物型假体，则至少术后6周才能开始步行练习。有大粗隆截骨、术中股骨骨折的患者，行走练习更应根据X线片情况，推迟到术后至少2个月。先用步行器辅助行走，待重心稳定、信心充足后，改用双侧腋杖。步行练习时，术侧下肢至少负重20～30 kg。

(5)踏车练习：踏车练习开始时间多在患者步行练习之后，一般术后2～3周开始。也可根据患者的具体情况进行适当调整。开始时，稍用力，保持车速20公里/小时，术后6～8周，逐渐加快，以骑车10～15分钟后出现疲劳感为宜。上车有两种方法：第一种是一手握车把中央，一手支撑座垫，术侧下肢部分负重，健腿跨横档踩住车踏板。上车坐稳后，将另一侧车踏板放置在最低点，方便患肢踩踏。第二种是先坐于床边，健侧下肢跨车横档，以后步骤同上。后种方法适用于双髋置换术者或对侧髋、膝关节同时活动受限者。双足踩住车踏板后，尽可能升高车座垫，能骑满圈后，逐渐调低座垫以增加髋关节屈曲度。先练后蹬，熟练后改练前蹬。身体前倾，可增加髋关节屈曲，双膝并拢或分开可使髋关节内、外旋。

住院期间患者一般能在医师的指导下，按针对不同患者制定的康复程序，得到有步骤的康复治疗。然而多数患者住院时间是十分有限的，人工髋膝关节置换术病例术后住院时间一般在2～3周。对初次人工髋关节置换术患者，要求出院时达到：①扶双拐能自己行走，能独立坐起，这两个动作能否完成直接影响患者出院后的生活自理能力；②没有任何术后早期并发症迹象；③患者、家属已经掌握或了解出院后的康复计划，并能较好地实行。

6.术后 6～8 周

第一次随访，根据复查的髋关节正侧位片结果及体检情况，提出下一步的康复计划。此阶段功能锻炼重点是在提高肌肉的整体力量，指导患者恢复日常活动能力。对髋关节某些活动仍受限者，应加强针对性的功能练习。除翻修术或个别有特殊问题患者外，一般患者可进入下列康复内容。

(1)髋关节伸展练习：俯卧位，后伸髋关节。如膝关节保持伸直，则可同时训练臀大肌与腘绳肌肌力。

(2)髋关节外展练习：侧俯卧，身体向腹侧倾斜，与床面成 60°，以充分锻炼臀中、小肌外展髋关节。侧俯卧时如身体朝背侧偏斜，外展下肢时更多锻炼的是阔筋膜张肌。

(3)直腿抬高：锻炼屈髋肌群的力量。

(4)残余屈髋挛缩拉伸练习：对侧髋、膝关节尽量屈曲贴向胸部，主动伸直术侧髋关节，牵拉屈髋肌和关节囊。

(5)单腿平衡练习：术侧单腿站立，对侧上肢支撑桌面，保持平衡。逐渐减少手指用力，最终完全离开桌面。每天 10～15 次，每次练习 1～2 分钟，直至术侧下肢能单腿站立。

对是否继续使用支具，视假体的固定形式、大粗隆截骨和手术复杂性而定。一般来说，使用骨水泥型假体者，恢复最快，特别是术中没有施行大粗隆截骨术者，术后持续使用双拐 6 周，然后改用单拐或单手杖 4 周。如有粗隆截骨，可适当延长双拐使用时间，一般为 8 周，具体延长时间要根据 X 线片复查的粗隆愈合情况来决定。使用非骨水泥型假体者，假体依靠生物固定，假体更是需要骨组织的长入才能获得最终固定。如果早期活动，会影响假体的固定效果。因此，对表面多孔型假体术后不易早期负重。双拐使用时间一般为 12 周，再改用单拐或单手杖 4 周。对使用紧压配合型假体的患者，处理方法上可类同骨水泥固定者。使用羟基磷灰石喷涂型假体一般术后扶双拐 6 周，再改为单拐或单手杖 4 周即可。翻修术患者，骨质、软组织条件差，大部分患者存在不同程度的骨缺损，需要自体或异体骨移植，手术难度较大。同时许多医师在翻修术中，喜欢使用非骨水泥固定型假体。为保证骨组织的良好愈合，要求患者术后更长时间内使用双拐，多为6 个月。如果翻修术时，仅置换了髋臼的聚乙烯内衬，或者只是对失败的髋关节表面置换术进行翻修，改为常规带髓内柄髋关节假体置换术，对这些翻修患者的康复进程可按常规处理。

除特殊功能锻炼外，患者可以参加一些户外活动，如游泳、打球等。但须注意：控制活动量，不易过大；保持术侧髋关节外展位，特别是髋臼假体过于垂直，股骨柄假体外翻位安置者；屈髋不应超过 90°。功能锻炼时应注意运动量的控制，一般认为功能锻炼后如局部出现疼痛、肌肉僵硬，经休息 30 分钟或服用消炎镇痛药仍不能缓解，应考虑活动过量。

7.术后 4 个月

复查，需髋关节 X 线片，检查患者关节活动度、肌力及 Trendelenburg 征。评定的内容：肌力是否恢复正常；患者能否独立行走而无需支具辅助，且无跛行，能行走较长距离；关节活动范围是否能够满足日常的生活需要，如无疼痛、跛行，可弃拐。这一阶段功能锻炼重点在于提高肌肉的耐力。方法包括抗阻力的直腿抬高练习、侧卧髋关节外展和俯卧伸髋练习等。在逐渐提高患者抗阻力强度同时，延长锻炼时间，提高肌肉耐力。

(三)康复治疗中的注意事项

(1)必须使用拐杖至无疼痛及跛行时，方可弃拐。外出旅行或长距离行走时建议使用单手杖，减少术侧关节的磨损。

(2)注意预防并及时控制感染。对拔牙、扁桃体摘除、插尿管等有可能造成感染的任何手术或治疗措施,都应及时预防,防止细菌血运传播造成关节感染。

(3)术后6～8周内避免性生活。性生活时要防止术侧下肢极度外展,并避免受压。

(4)避免重体力活动及参加诸如奔跑、跳远等需要髋关节大范围剧烈活动的运动项目,以减少发生术后关节脱位、半脱位、骨折、假体松动等问题。

(5)避免将髋关节放置在易脱位的体位。这些体位包括:①髋关节内收、内旋、半屈位,此时最易出现假体撞击脱位,日常生活中应避免在髋关节内收内旋位时自坐位站起的动作,避免在双膝并拢双足分开情况下,身体向术侧倾斜去取东西、接电话等。②髋关节过度屈曲、内收、内旋位也是假体易于撞击脱位的姿势,这种体位多出现在翘"二郎腿"或女性的穿鞋动作。因此,要培养患者术后正确的穿鞋姿势。另外,厕所坐桶不宜过低,防止出现身体前倾、双足分开、双膝并拢的不良姿势。③容易出现假体撞击脱位的第三种姿势,是术侧髋关节处于伸直、内收外旋位。因此患者向健侧翻身时务必小心。

(6)避免在不平整、光滑路面行走。

(7)保持下肢经常处于外展位或中立位,6～8周内屈髋不要超过90°。

(8)出现术侧髋关节任何异常情况,均应及时与手术医师联系。

(9)第三次复查在术后一年时,以后可每年复查一次,复查内容包括髋关节正侧位、人工髋关节功能评分等。

(翟树玉)

第四节 膝关节置换术

膝关节置换术 即用人工膝关节假体取代已严重损坏而不能行使正常功能的膝关节表面,从而达到消除疼痛、矫正畸形、恢复其稳定性和活动度、提高生活质量的目的。

一、手术目的

通过全膝关节置换,不仅可以解除关节疼痛、矫正关节畸形,同时还能改善膝关节的活动范围,恢复膝关节的运动功能和稳定性,保持关节活动的稳定,提高患者的生活质量。

二、适应证

由于假体的长期耐用问题尚未完全解决,因此人工膝关节置换术主要用于年龄较大、活动较少的患者。年轻患者应慎用,限于多关节病变,或因某种原因日常活动量小的患者。

(一)绝对手术指征

膝关节骨关节炎、类风湿关节炎、创伤性关节炎、骨缺血坏死或肿瘤等病变所致的严重疼痛和/或功能障碍。

(二)相对指征

膝关节不稳、僵硬或畸形及日常生活严重障碍,经保守治疗无效或效果不显著的病例。

三、禁忌证

(一)绝对禁忌证

(1)活动性感染。

(2)屈肌功能障碍,不能主动屈膝。

(3)无症状的膝关节强直。

(4)多数医师认为神经性关节炎亦属禁忌证。

(二)相对禁忌证

(1)既往股骨、胫骨有骨髓炎病史。

(2)膝关节明显血供不足。

(3)患者有过高的生理或职业要求。

(4)一般情况差,严重骨质疏松,过度肥胖。

四、固定方法

假体的固定方法有骨水泥、多孔表面和压配合三种。临床资料显示,至少在短时间内,三种固定方法在老年人和活动少的年轻人中均能获得满意效果。许多医师选用多孔表面假体时,胫骨假体仍用骨水泥固定,而股骨和髌骨假体不用骨水泥。这是因为胫骨多孔表面假体常发生松动。一般认为,用骨水泥固定的假体适用于老年患者,而不用骨水泥固定的假体主要适用于相对年轻的患者。

五、手术原则和基本步骤

膝关节假体品种繁多,目前在临床上应用者即有数十种,每种均有其独特的设计和专用安装器械,因此只能介绍膝关节置换术中的一些原则和共有的问题等。以下以全膝关节置换术为例,介绍基本操作程序。

(一)麻醉

手术采用硬脊膜外阻滞麻醉,也可根据需要作全身麻醉。

(二)显露

(1)膝前正中纵向切口,起于髌骨近侧 7.5 cm,向下经髌骨前方,止于胫骨结节内侧缘。

(2)依次切开皮肤、皮下组织和筋膜,沿股四头肌肌腱中线,切开肌腱至髌骨上极,然后转沿髌骨内侧缘切开,继续向下沿髌韧带内侧缘止于胫骨结节内侧。

(3)将髌骨向外翻开,从关节内侧面切除脂肪垫,完全显露膝关节前部。屈膝 90°,沿附着部锐性剥离关节囊,从而广泛显露膝关节内部(图 3-11)。

(4)清理关节腔,切除半月板、增生的骨赘及可能影响人工膝关节活动的过度增生的滑膜。

(三)股骨截骨

(1)屈膝 90°,于股骨髁间窝处钻一通向股骨髓腔的骨洞(图 3-12)。

(2)将股骨切割导引杆通过该骨洞插入股骨髓腔,并将其适当外旋,使其后缘恰好与上胫骨关节面平行。然后将股骨切割导引杆固定于股骨远端。将股骨前面切割导引器装在股骨切割导引杆上,以股骨前面切割导引器为依托,用摆动锯截除股骨前面骨质(图 3-13、图 3-14)。

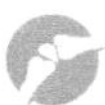

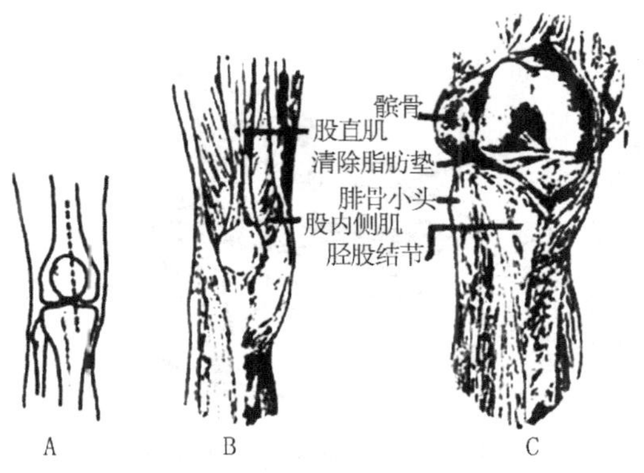

图 3-11　膝前入路

A.皮肤切口：股前正中，经髌骨前方中内 1/3，达胫骨粗隆内侧；B.股直肌、髌骨内缘和髌韧带内缘切口；C.屈膝 90°，外翻髌骨

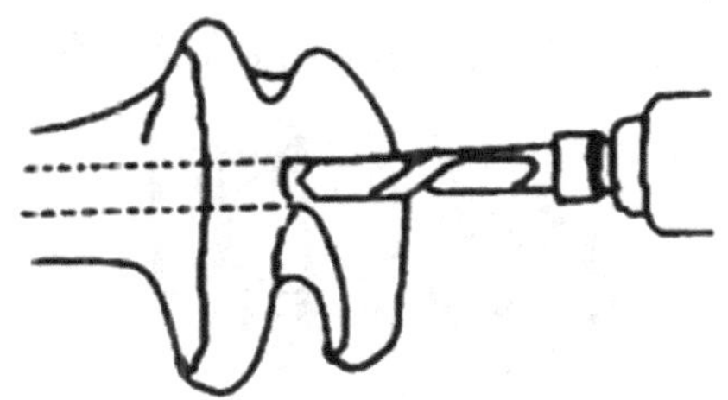

图 3-12　股骨开髓的位置

（3）将股骨远端切割导引器（注意有左、右之分）装在股骨切割导引杆上后，用钉固定于股骨上，移去股骨切割导引杆，以股骨远端切割导引器为依托，截除股骨髁远端骨质（图 3-15）。

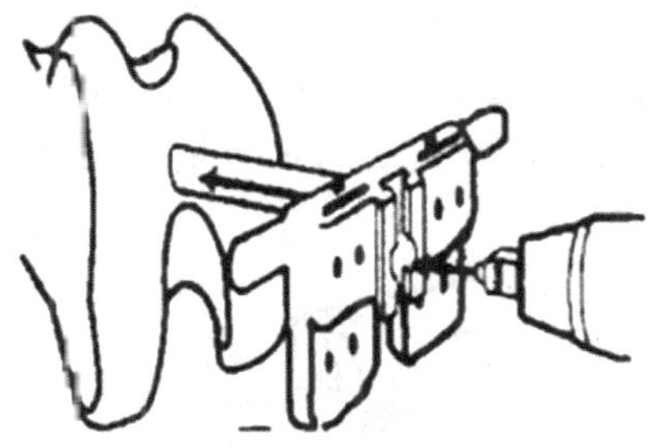

图 3-13　安装股骨切割导引器

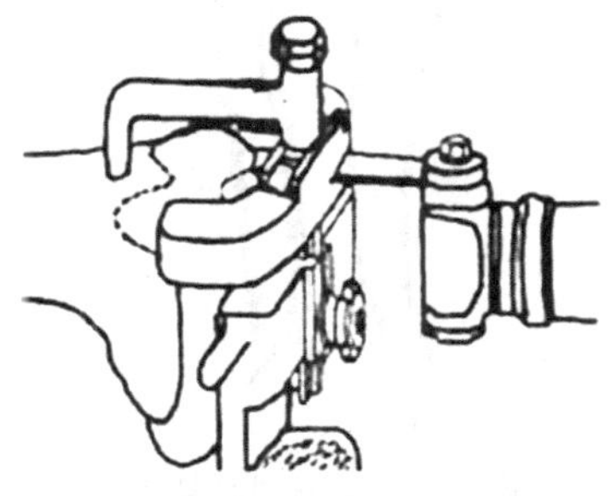

图 3-14　截除股骨前面骨质

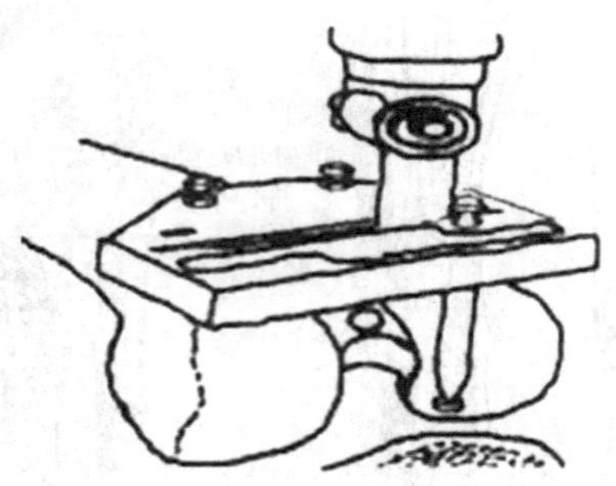

图 3-15　截除股骨远端骨质

(4)将 A/P 测量器紧贴于股骨髁远端截骨面上,使其后足突紧贴于股骨后髁关节观察标尺的刻度即可确定股骨假体大小(如标尺位于两刻度之间,应选较小规格的股骨假体)。用钉将股骨 A/P 切割导引器固定于股骨髁远端截骨面上,用摆动锯截除股骨髁前、后骨质。将股骨髁楔形切割导引器放在股骨远端截骨面上,以其为引导,截除股骨髁前、后两个楔形骨块(图 3-16)。

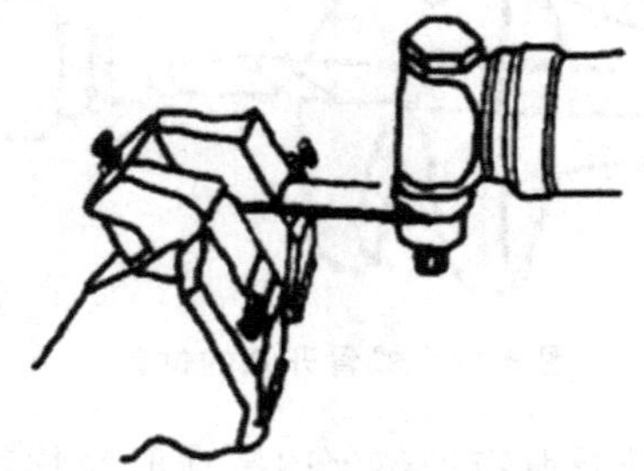

图 3-16　截除股骨髁前后的骨质

(5)屈膝 90°,先将最薄的间隙填充器插入膝关节间隙,将对线杆插入间隙填充器柄上的小孔内,以观察胫骨近端截骨面与胫骨干是否在一直角平面上,然后将最厚的间隙填充器插入膝关节间隙,伸直膝关节,以检查膝关节周围软组织的张力是否合适。如果需要,可再次修整股骨远端截骨面(图 3-17、图 3-18)。

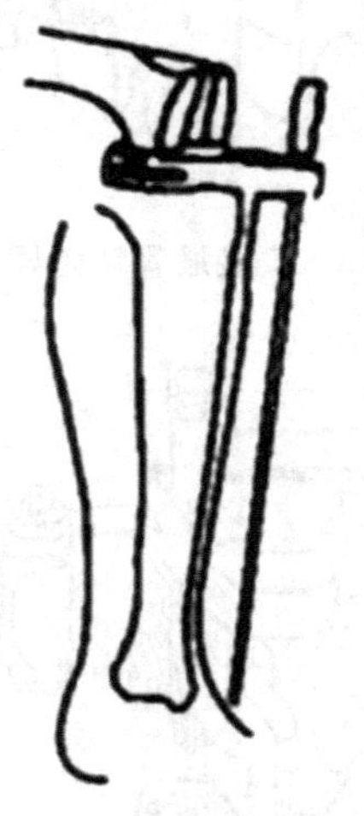

图 3-17　安装间隙填充器

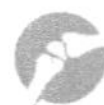

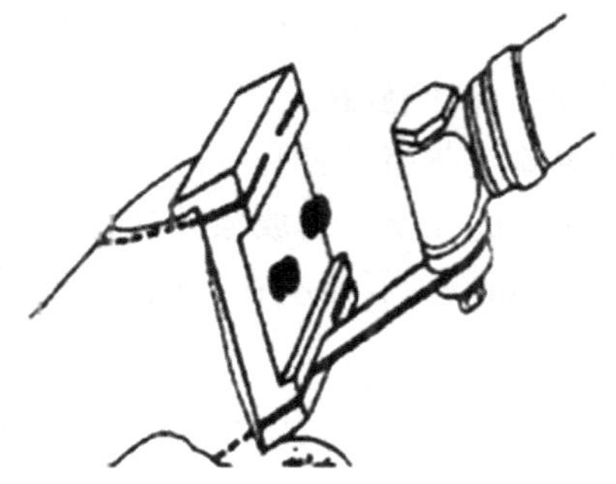

图 3-18　再次修整股骨远端

(四)胫骨截骨

屈膝 90°或以上,将胫骨切割导引器(注意有左、右之分)连接到股骨对线杆上,保持对线杆的外缘恰好在胫骨结节中心的外侧,使对线杆与胫骨纵轴成直线。调整胫骨切割导引器,使其位于胫骨近端关节面下方 5 mm 处,然后用钉将其固定于胫骨上。以胫骨切割导引器为依托,用摆动锯截除胫骨近端关节面(图 3-19)。

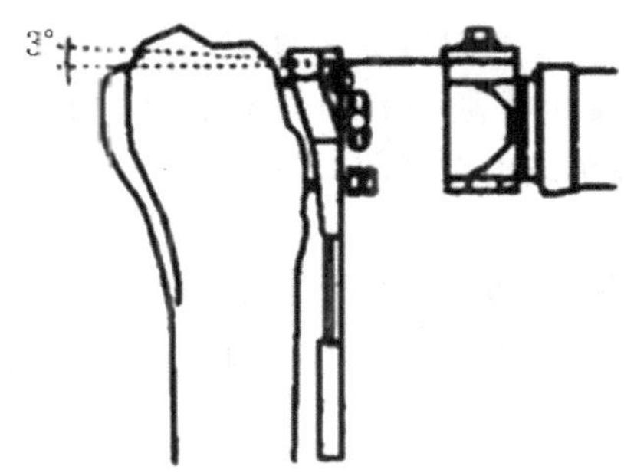

图 3-19　胫骨截骨

(五)股骨、胫骨假体的安装

将已备好的骨水泥揉搓至团粒状,拧捏成长团状,塞入股骨及胫骨的骨髓腔内,将膝关节尽量屈曲,再插入股骨部件长柄及胫骨部件长柄于骨髓腔内,然后将膝关节伸直,将多余的骨水泥刮掉,5～10 分钟后骨水泥干固,人工关节与骨之间牢固黏合(图 3-20)。

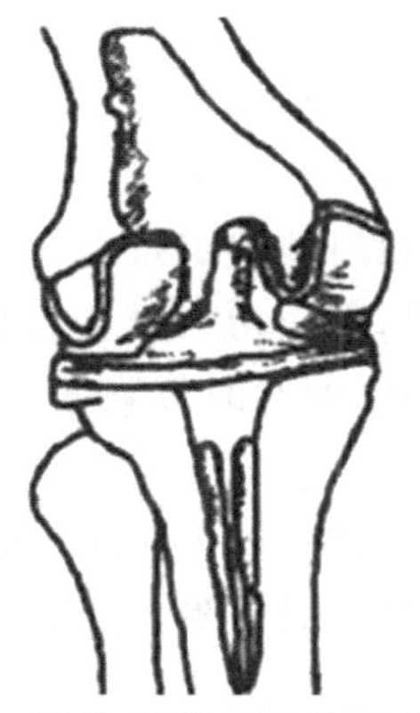

图 3-20　股骨、胫骨假体安装完毕

(六)髌股关节重建

(1)软组织松解,髌骨假体在膝关节屈伸运动时,应始终位于股、胫骨假体中线上。如患者术前膝关节有外翻或外旋畸形，常导致髌骨向外半脱位，此时可采取以下措施纠正：①松解髌骨外侧支持带；②分离胫骨近端的软组织以消除旋转畸形。

(2)准备髌骨关节面，用骨锯去除关节面，切割面应平坦，留下的髌骨厚度不能太薄。在髌骨切割面中央依假体的锚固脚开出相应的孔槽。安放假体试样，观察屈伸运动时各假体的配合情况、肢体的轴心线和膝关节稳定性。如髌骨假体不在正确的轨迹上，应施行外侧支持带松解，获得满意的对线后，去除假体试样。

(3)髌骨假体植入，冲洗髌骨切骨面，用少量骨水泥固定髌骨假体，稍加压迫，使假体与髌骨紧密对合。

(七)关闭切口

去除多余骨水泥，并将膝关节伸直，维持股骨和胫骨假体上压力。彻底冲洗伤口，移除所有碎骨片和游离骨水泥碎片，安放负压吸引管，逐层关闭伤口。

六、手术注意事项

(一)切口选择与显露

应首先考虑选择经过髌骨内1/3的前方纵行直切口，切口应直达髌上囊，避免过多的皮下分离。做前内侧关节囊切开术，屈膝90°，翻开髌骨。术中应仔细辨认后交叉韧带在股骨的止点，股骨对线导引器插入髓腔处应恰在该止点之前。

(二)下肢对线

要求下肢的对线情况通常用胫股角来描述。关节成形术后的正确胫股对线应为5°～10°外翻。下肢的力学轴为股骨头中心到距小腿关节中心的连线，全膝关节置换术后下肢的力学轴线应通过膝关节中心。

(三)假体组件的方向

术中应注意观察假体各组件在三维空间的方向，假体植入方向不正确将导致严重后果。

(四)软组织平衡

在人工膝关节运动的过程中，软组织应始终保持平衡。软组织不平衡可造成假体的过度磨损、松动及不稳。

1.基本原则

(1)股骨远端切骨范围决定伸膝时软组织张力。

(2)股骨后侧切骨范围决定屈膝时软组织张力。

(3)胫骨切骨范围决定屈膝和伸膝时软组织张力。

如胫骨假体在屈伸运动时均较紧，则应切除更多的胫骨。如屈伸运动时膝关节均较松，则应选择较厚的胫骨侧假体，如屈膝时正常，伸膝时较紧张，则应再行股骨远端切骨。

2.内翻畸形

长期的内翻畸形造成内侧软组织挛缩，松解时应从胫骨近端开始，顺序如下。

(1)切除胫骨平台内侧和内侧副韧带股骨附着处下方的骨赘。

(2)内侧副韧带深层(关节囊韧带)。

(3)内侧副韧带表层。

(4)Pesanserine 腱(鹅足)。

(5)半膜肌在胫骨平台后侧的附着部。术中应随时判断软组织的松解情况，以防软组织的过

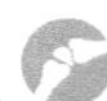

度松解。

3.外翻畸形

外侧挛缩组织的松解从股骨开始，步骤如下。

(1)关节线近侧 10 cm 处的髂胫束。

(2)腘肌腱。

(3)腓侧副韧带。

(4)腓肠肌外侧头。

(5)股二头肌：股二头肌松解后应仔细修复，否则将导致晚期膝关节不稳。长期的膝关节屈曲畸形通常需切除短缩的后交叉韧带，20°以内的屈曲畸形可依次通过切除股骨后方骨赘、后关节囊横断和切除2 mm以上股骨远端来解决。

4.前移术

有时需行软组织前移术，通常与对侧软组织松解术同时施行。软组织前移术在理论上具有防止广泛软组织松解引起的关节不稳的作用，但实际操作时有许多困难，如软组织的愈合和韧带的固定，特别是伴有骨质疏松时更显困难。

(五)骨储备的利用

最大限度地利用骨储备有利于载荷从假体向骨的传导，保留骨储备为再手术提供条件。利用骨储备时应注意使植入物最大限度覆盖骨端，并尽量减少骨的切除。股骨的力学强度高于胫骨，胫骨的力学强度随骨切除的增加而减小，因此，胫骨切骨时应十分谨慎。

七、术后处理

(一)抗生素

术日早晨使用广谱抗生素，术后应持续应用 24～48 小时。如有明显应用指征，如留置导尿管，可继续使用。

(二)引流管

引流管于术后 48 小时拔除。

(三)持续被动活动(CPM)

持续被动活动一般于术后即刻开始，但推迟至术后 1～2 天使用并不影响效果。患者卧床时应持续被动活动，除非患者处于俯卧位。最初活动幅度从完全伸直到屈曲 30°，屈曲活动幅度逐日增加到 90°。

(四)主动活动及下床时间

术后第 1 天即可开始股四头肌锻炼和距小腿关节纵向叩击，术后第 2～3 天即可离床坐轮椅。如患者能自如地进行直腿高举活动，即可扶腋杖行走。用骨水泥固定的患者可早期部分负重，多数患者术后 6 周可弃杖行走。不用骨水泥的患者，术后 6 周扶拐下地活动。

(五)预防性抗凝药物

术后可以常规使用抗凝药物，并且鼓励患者早期活动。

八、并发症及其防治

(一)感染

全膝关节成形术最严重的局部并发症为感染，可分急性手术后伤口感染和细菌血行播散性晚期感染。

(二)关节不稳

关节不稳发生率为1%～6%，多数因假体选择不当所致，如不纠正，最后将致假体松动或过度磨损。处理应根据不稳程度，选用行走辅助支架、膝-踝-足支架直至再手术更换假体。

(三)骨折

骨折可发生于骨干，也可发生于髁部，前者多为使用有髓腔柄的假体置换病例。骨折常发生在髓腔柄尖端周围，多发生在非制约性或半制约性表面置换假体病例，骨折线常穿越骨结构薄弱部位。假体植入手术中纠正一些技术上的错误可防止某些骨折发生，多数病例可通过保守治疗获得骨折愈合，切开复位内固定仅对保守治疗失败的患者方作考虑。

(四)血栓形成和栓塞

敏感的诊断技术显示，全膝关节成形术后深静脉栓塞和肺栓塞的发生率较高，虽然多数患者并不表现有临床症状。对高危患者应行术前预防性抗凝治疗，如采用低于治疗剂量的肝素或水杨酸类药物。预防用药应在手术前1天晚上开始，直至患者可下床活动为止。

(五)髌韧带断裂

髌韧带断裂的发生率不到1%，断裂部位通常在胫骨结节止点附近。断裂原因不清，但几乎都发生在使用制约性假体和翻修术的病例。典型病例于术后数天发生自发性断裂，患者自述疼痛，局部压痛，偶可扪及断裂的凹陷部位，伸膝功能丧失。中度或轻度伸膝功能障碍可行保守治疗，严重伸膝困难，影响患者行走时，应行手术修补。

(六)腓总神经损伤

腓总神经损伤发生率为1%～5%，多为畸形矫正过程中过度牵拉所致。术后一旦出现症状，应立刻完全解除所有敷料，屈膝20°，以减少对神经的牵拉和压迫。多数患者为暂时性，经上述处理后可逐渐恢复。

(七)髌骨并发症

髌骨并发症发生率为8%～35%，包括髌骨半脱位、脱位、关节面侵蚀骨折、假体松动或无明显原因的疼痛。改进假体设计、提高手术技术是防止髌骨并发症的关键，应特别注意髌骨轴线是否恢复及股四头肌对防止髌骨脱位的重要作用。

(八)假体松动

假体松动目前的发生率为3%～5%。非制约性和半制约性假体出现胫骨聚乙烯假体松动是手术失败的最常见原因之一，而金属股骨假体很少发生松动。在制约性假体，胫骨和股骨假体松动发生率大致相等。假体松动时，明显的临床表现是负重时出现疼痛，X线平片表现为假体周围出现宽度超过2 mm的透亮区，在追踪回顾分析X线平片时，可见X线平片透亮区进行性增宽。放射性核素^{99m}Tc扫描可见松动假体周围放射性核素密集区。

(九)其他

假体断裂的报道仍时有出现，断裂可发生在假体任何部位，发生后应行翻修术。假体的磨损与变形也是膝关节翻修术的原因之一，目前日益受到重视。

(翟树玉)

第四章 脊柱微创手术

第一节 髓核溶解术

髓核溶解术是将蛋白溶解酶注入椎间盘内，溶解病变髓核组织的方法。在临床上已应用多年，目前穿刺方法有椎间盘内和椎间盘外（经椎间孔穿刺）2 种。Smith 于 1963 年首次采用蛋白酶治疗腰椎间盘突出症患者，后由于应用木瓜凝乳蛋白酶而有较高的并发症发生率；1981 年美国医师 Sussman 应用胶原酶，在腰椎间盘突出症患者应用获得成功。1983 年，在原联邦德国召开的有关胶原酶溶核术国际会议上，美国学者报告疗效高达 80%。

一、治疗作用机制

（一）胶原酶

胶原酶由溶组织梭状芽孢杆菌合成，包含亚种酶，可在不同部位裂解胶原纤维。纯化胶原酶对髓核主要成分的Ⅱ型胶原有相对特异性，在椎间盘内、硬膜外腔、脊柱旁或腹腔内注射，有相当大的安全范围，而鞘内注射安全范围较小，故临床应用时必须将药物注射于椎间盘内或硬膜外腔，以避免出现严重并发症。

（二）软骨素 ABC 酶

软骨素 ABC 酶可以使髓核基质内水含量明显减少，从而降低髓核膨胀压，而且可以减少胶原酶注射后的疼痛反应。软骨素 ABC 酶还能诱导炎性细胞浸润，加强溶解硬膜外腔中的髓核组织。软骨素 ABC 酶具有选择性溶解效应，注射该酶可使化学髓核溶解术后，椎间盘力学性能的损害得到部分修复。

二、溶盘术的分类

（1）盘内髓核溶解术：溶核酶注入椎间盘内。

（2）盘外髓核溶解术：溶核酶注射于椎管内、硬膜外腔，此法对溶核药物质量要求高，对周围组织，尤其是神经组织无毒副作用。

三、适应证

（1）临床诊断明确，保守治疗无效的慢性颈、胸、腰椎间盘突出症。

(2)急性和亚急性颈、胸、腰椎间盘突出,巨大型和游离型腰椎间盘突出症。

(3)外侧型和极外侧型腰椎间盘突出症。

(4)合并轻度股性椎管狭窄未出现神经卡压和马尾神经综合征。

四、禁忌证

(1)脱出的髓核或纤维环破裂处周围被纤维组织或瘢痕包裹使胶原酶无法达到者。

(2)突出椎间盘钙化,中央型或侧隐窝型椎管狭窄者。

(3)已出现运动障碍或马尾神经综合征者,突出物游离于椎管内者。

(4)对溶核酶过敏,或有严重过敏史者。

(5)妊娠妇女、精神疾病者及16岁以下青少年。

(6)手术导致椎管内广泛纤维化者。

(7)严重脊柱滑脱症等。

(8)蛛网膜炎、神经疾病、重症糖尿病并发的多发性神经炎及肿瘤者。

五、手术方法

(一)操作前准备

完善术前常规检查;术前2天训练床上排便;术前1天口服氯雷他定,以预防过敏;术前禁食4~6小时,以免术后腹胀。在注射木瓜凝乳蛋白酶或胶原酶之前,可用地塞米松5 mg溶于50%葡萄糖溶液20 mL内静脉注射,以预防变态反应的发生。注射木瓜凝乳蛋白酶前1天或术前做药物的皮肤过敏试验,皮试阴性者方可手术。皮试液配制及皮肤试敏方法如下:木瓜凝乳蛋白酶1 000单位加溶核酶2 mL,取0.2 mL加生理盐水0.8 mL,再取0.2 mL加生理盐水0.8 mL。用1 mL注射针抽取0.1 mL试敏液于前臂上1/3处做皮内注射,观察5分钟,如皮丘无红肿,全身无异常反应视为皮试阴性。必要时可用生理盐水0.1 mL于对侧皮内注射作为对照。

(二)麻醉方式

可以局麻或全麻。据统计大部分操作者倾向选择局麻方式,原因为局麻患者针刺到神经根即有反应,可避免损伤神经根,安全性高。

(三)手术操作

1.腰椎髓核溶解术

椎间盘内注射治疗:采用后外侧入路穿刺,该入路经操作安全三角(由脊神经、下一椎体上缘、上关节突和横突构成)(图4-1)。患者取侧卧或俯卧位,弯腰屈膝或腹垫软枕,以使患者生理前突和腰骶角变平,利于穿刺。此点L_5~S_1间隙穿刺尤为重要(图4-2)。

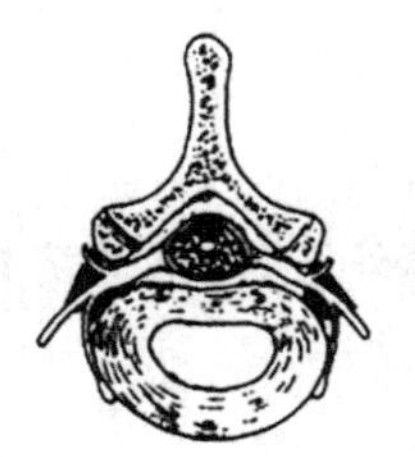
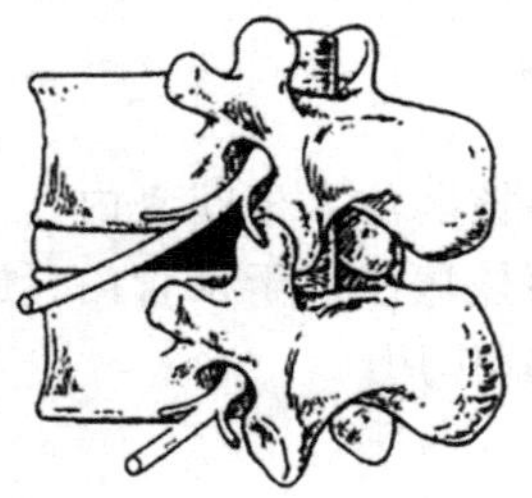

图4-1 安全三角区

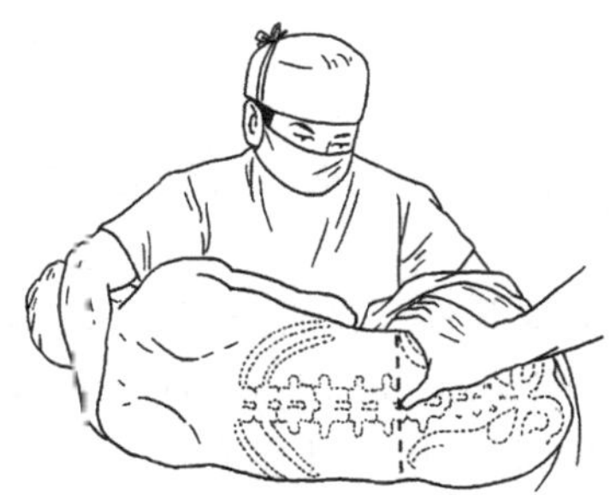

图 4-2 腰椎穿刺示意图

透视下准确定位责任椎间盘并标记。理想的穿刺入路是从小关节外侧中点进入椎间盘中心。皮肤进针点为后正中线向患侧旁开 8.0～14.0 cm，穿刺针与椎间盘矢状中线的夹角为 45°～60°（图 4-3）。逐一经皮下、深筋膜、竖脊肌、上下横突间、腰方肌、腰大肌，在神经根的后方到纤维环的后外侧。L_5～S_1 椎间隙穿刺时，仅旁开 6～8 cm，针尖向头侧倾斜 30°，以避开髂骨翼的遮挡。针尖触到纤维环时，有沙砾样感觉；针尖穿过纤维环内层时，可有落空感。此时应注意针尖是否刺破硬脊膜，如有脑脊液流出，应放弃本次注射。透视确定穿刺成功后，方可在病变椎间隙注射溶解酶。

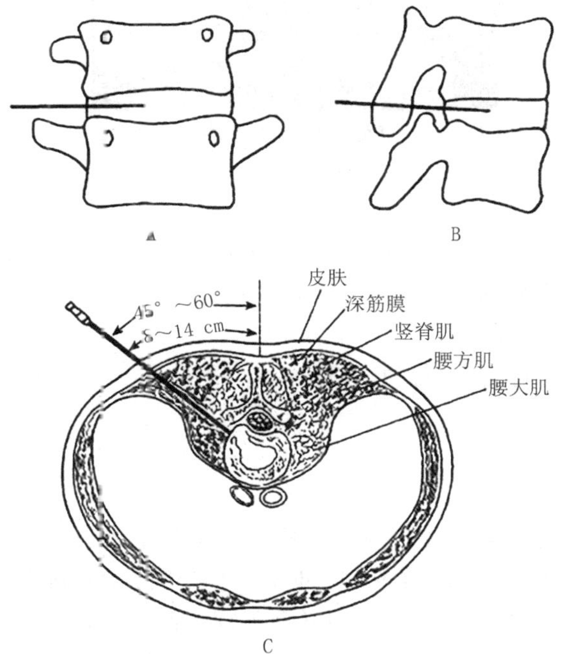

图 4-3 腰椎后外侧入路穿刺点示意图

A.正位；B.侧位；C.轴位

（1）直入法：患者取屈膝侧卧位，确定病变椎间隙后，逐层浸润麻醉。用硬膜外穿刺针穿过皮丘后，进针方向与患者背部垂直，仔细体会进针时的阻力变化，当针穿过黄韧带时，有明显的落空感。硬膜外穿刺成功后，可用阻力消失法证实没有刺破的硬脊膜。

（2）侧入法：在棘突中线旁开 1.0～1.5 cm 处进针，针向中线倾斜，与背部皮肤约成 75°，避开棘上韧带，进入硬膜外腔，此方法适用于老年患者、棘上韧带钙化或肥胖患者、穿刺有困难者。

(3)盘外注入胶原酶：将胶原酶 1 200 U 溶于注射用生理盐水 5 mL，缓慢注入硬膜外腔，切记要注射于突出髓核内及其周围，否则影响疗效。注入胶原酶后留针 5～10 分钟再拔针，以防酶液顺针道逆流。注射结束后，取俯卧位 4～6 小时，卧床休息 2～4 天。

2.颈椎间盘内注射髓核溶解术

采用颈侧前外侧入路，于气管旁推开颈部血管、神经。准确确定责任椎间盘的节段，常规消毒、铺巾，无菌操作下，用0.5%利多卡因 5.0 mL 于穿刺点分层麻醉。更换 22 号、长 6 cm 带标志的阻滞针，从穿刺点由外下向内上穿刺，抵达纤维环前外侧表面时，有触及沙砾样感觉，穿入纤维环时有涩韧感，穿过纤维环内层进入髓核时有落空感(图 4-4)。拔出针芯，接注射器，回吸无任何液体抽出时，行 X 线透视并摄片，证实正位片示针尖位于病变椎间盘(责任椎间盘)的椎体中央、侧位片示针尖在椎间盘后 1/3 处，方可注射胶原酶。方法：胶原酶 600 U 溶于等渗盐水 1.0 mL，连接针尾，再次回吸无任何液体抽出时，即可缓慢、分 2 次注入，留针 10 分钟后拔针，针眼无菌包扎。

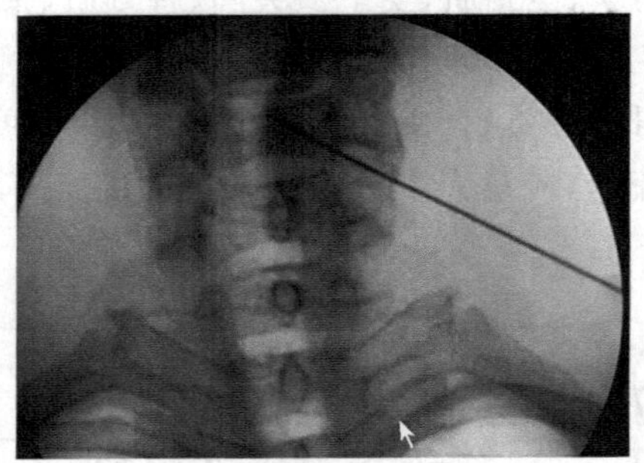

图 4-4　颈椎间盘侧前方穿刺 X 线片

六、术后处理

(1)术后平卧 4～6 小时，96%的变态反应发生于术后 20 分钟，有条件者可在监护室内观察，注意有无疼痛加重，肌力、感觉、运动、排便异常等现象。

(2)应用抗生素 3 天。

(3)术后 4～6 天可下床行走，进行功能锻炼。

七、并发症

(一)医源性神经损害

发生原因为操作不当或溶酶药物自身不良反应。操作不当引起的神经损害发生于注药后 4～6 小时。药物引起的神经根损害，则多在注射后 1～2 个月出现症状，损害不可逆，表现为灼性神经痛、肌萎缩，甚至足下垂，发病早期应用肾上腺皮质激素、脱水剂、抗生素、营养神经药物，以及电刺激等，可阻止损害进一步发展。晚期主要是康复矫形治疗。

(二)变态反应

木瓜凝乳蛋白酶是异种蛋白，可产生迟发性皮肤反应或过敏性休克，发生率为 0.5%。皮肤反应常在注射后数天出现，有皮肤瘙痒、荨麻疹，少数产生紫癜，多能自行消退。严重者可出现血压降低、支气管痉挛致呼吸困难，立刻予以肾上腺素和肾上腺皮质激素静脉注射，维持呼吸、循环。胶原酶注射后变态反应多为皮肤反应，症状轻微。

(三)椎间隙感染

椎间隙感染可分化脓性与化学性，前者为医源性感染，可应用抗生素治疗，而化学性椎间隙

感染为无菌性炎症，原因不明。主要表现为持久性腰痛，卧床后不能减轻或缓解，红细胞沉降率和C反应蛋白水平升高。治疗应给予镇痛抗炎药，如双氯芬酸钠及少量激素等。

（四）椎间隙狭窄或腰椎管狭窄

髓核溶解术后半数病例椎间隙明显变窄，继而引起椎间孔变窄，神经根受压，加之硬膜外结缔组织增生，导致局部椎管狭窄。主要表现是术后早期症状明显减轻或缓解，后期再次出现腰痛或腰腿痛，甚至有下肢麻木症状等。

（五）其他

偶见硬膜外脓肿、麻痹性肠梗阻、肺栓塞等。

（于长生）

第二节 等离子射频消融髓核成形术

等离子射频消融髓核成形术在20世纪90年代被国外一些学者引入脊柱疾病治疗领域。1999年获美国食品药品监督管理局（FDA）许可应用于脊柱外科。至今，超过20万例手术将该技术用于治疗腰椎间盘突出症。国内北京大学第三医院骨科在2000年开始引进这项技术，是国内最早开始这方面工作尝试的。

一、治疗作用机制

运用40 ℃低温射频能量在椎间盘髓核内部切开多个槽道，移除部分髓核组织，完成椎间盘内髓核组织重塑。配合70 ℃热凝封闭，使髓核内的胶原纤维汽化、收缩和固化，缩小椎间盘总体积，从而降低椎间盘内的压力，减轻椎间盘组织对神经根的刺激，以缓解症状，达到治疗目的。该术对邻近组织的损伤极小，无热损伤顾虑。

二、适应证

（1）临床表现与腰椎间盘突出症的症状和体征相符。

（2）MRI提示纤维环和后纵韧带无破裂，即包容型“椎间盘突出”。

（3）MRI及X线片提示椎间盘变性、突出，但椎间盘高度存在或仅少量丢失。

（4）非手术治疗3个月及半年无效者。

三、禁忌证

（1）突出椎间盘明显钙化，椎间盘高度丢失，椎间隙狭窄病变节段趋于稳定者。

（2）椎间盘脱出、多节段突出，病情较重者。

（3）椎体病变，如肿瘤、结核等。

四、手术方法

患者俯卧位，局部浸润麻醉。透视确定责任间隙，取后正中线旁开约8 cm为进针点。透视下，用带针芯的17G穿刺针与皮肤成45°角刺入椎间盘内，确定位置合适后，拔除针芯，然后将与低温等离子治疗仪相连接的特制工作棒(直径 0.8 mm)插入导针内。工作棒上带有的参考标记,为工作棒有效工作的最浅深度,即在此深度下,工作棒尖端的工作头正好置于导针之外。透视下工作棒到达工作目标组织后,将工作棒上的翼状标记置于导针末端,此深度为工作棒有效工作的最深深度。两标记间的范围即为工作棒的有效工作深度。启动消融模式,前进工作棒至最深的深度,工作棒置于最深的深度后,停止消融模式,启动凝固模式,以约 0.5 cm/s 的速度回抽工作棒,工作棒的参考标记接近导针尾部时停止回抽,终止凝固模式。首先,旋转工作棒置于 2 点位置,重复上述操作;然后,将工作棒分别置于 4 点、6 点、8 点、10 点位置,重复上述操作。刺入时使用消融模式,退出时使用凝固模式,能量设为 2、速度为 5 mm/s(图 4-5)。

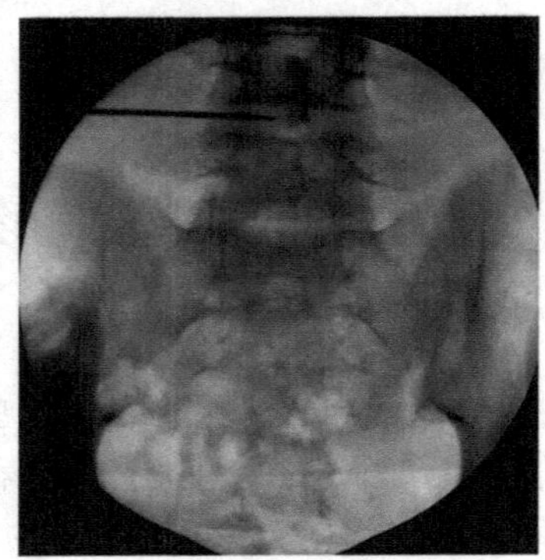

图 4-5 $L_{4\sim5}$椎间盘突出症透视下消融

五、术后处理

术后即可行弯腰及直腿抬高,以增加后纵韧带、纤维环的紧张性。术后可观察 3～5 天,不需要住院。3 天后行腰背肌功能锻炼(如三点式或五点式)及弯腰、压腿锻炼;1 周后可恢复日常工作;3 个月内应避免承重和进行剧烈运动。

六、疗效

等离子射频消融髓核成形术治疗腰椎间盘突出症的短期疗效较理想,统计显示射频消融术组和保守治疗组总体治疗成功率分别为 82.1%和 85.4%,两组平均住院时间分别为 7.6 天和 16.9 天,复发率分别为 10.8%和 22%。

七、并发症

椎间盘炎(包括细菌性和化学性)、电热神经根损伤、工作棒折断、椎体骨坏死甚至马尾综合征发生为等离子射频消融椎间盘髓核成形术的并发症,但临床较少见。Bhagia 等对 53 例射频消融髓核成形术的患者进行随访,76%的患者术后穿刺部位出现疼痛,26%出现麻木或麻痛感,15%出现疼痛症状加重,15%出现新的疼痛区,但 2 周后均自行缓解。

(于长生)

第三节 射频热凝靶点治疗术

射频热凝靶点治疗术是通过穿刺针精确输出的超高频(460 kHz)无线电波使局部细胞组织被加热、凝固、毁损或被切割而治疗相关疾病的技术,也称“射频热凝”或“射频消融”。射频热凝靶点治疗术被广泛应用于神经、肿瘤疾病等多方面的治疗,是近年来新兴、发展迅速、先进的微创治疗腰椎间盘突出症的方法之一。

一、治疗作用机制

调节射频输出功率的大小使针形电极处的组织局部达到所需要的温度和形成一定范围的组织凝固灶,从而影响痛觉信号的传导和阻止疼痛发作,其本质是阻断不良刺激的传导和灭活与产生疼痛相关的物质活性。射频热凝治疗腰椎间盘突出症主要是利用射频电极在椎间盘内形成射频电场,在工作端周围一定范围内发挥作用,一方面使维持胶原蛋白三维结构的共价键断裂,从而使胶原蛋白固缩,体积缩小,盘内压力减小;另一方面可使伸入纤维环内层的伤害感受器消融,并阻止神经长入,减少椎间盘退变组织对神经的刺激。同时,还能毁损电极周围的窦椎神经末梢,直接缓解椎间盘源性疼痛。另外,射频电场刺激及热效应还能改善椎管内血液循环,改善神经代谢,调节局部免疫反应,减少局部炎症介质,从而间接缓解椎间盘源性腰腿痛。

二、适应证

(1)临床诊断明确,保守治疗无效的腰椎间盘突出症,包括突出型和脱出型;未出现神经危象者。

(2)椎间盘源性腰痛患者。

三、禁忌证

(1)合并骨性椎管狭窄或出现马尾神经综合征(椎间盘危象)者。

(2)突出物严重钙化者,突出物游离于腰椎椎管内者。

(3)有严重的代谢性疾病、肝硬化、活动性结核、重症糖尿病患者。

四、手术方法

(一)术前准备

(1)术前常规采集患者腰椎正侧位片、CT 和/或 MRI 资料。

(2)术区按照外科手术规定备皮。

(3)准备 C 形臂机及射频热凝器、射频专用穿刺针、射频电极。

(二)手术操作

患者俯卧位,腹下垫一薄枕。根据患者症状、体征及影像学检查确定责任节段,选择最佳的射频热凝靶点位置,腰椎间盘射频热凝靶点治疗术穿刺入路有4 种,根据不同突出类型而决定选择个性化的穿刺入路。

1.小关节内侧缘入路(侧隐窝入路)

此法适用于 $L_{3\sim4}$、$L_{4\sim5}$、$L_5\sim S_1$ 椎间盘突出的穿刺治疗,从类型上包括中央型、中央旁型、侧隐窝型,从突出的程度上包括椎间盘膨出、突出、轻度脱出及后缘纤维环破裂引起的椎间盘源性腰痛等。不宜用此法的有:①$L_{1\sim2}$、$L_{2\sim3}$ 椎间盘突出,因为在此位置椎体间隙与椎板间隙相对应距离太远,且部分患者脊髓可延伸至 $L_{2\sim3}$ 间隙,从此位置行小关节内侧缘穿刺有损伤脊髓的风险;②腰椎小关节增生内椎间隙、板间隙严重狭窄者。

2.侧方入路

侧方入路适用于 $L_1\sim S_1$ 的各节段椎间盘突出,包括侧隐窝型、极外侧型等。具体应根据患者的体格、突出的位置等情况而定,主要受靶点位置和进针角度的影响,大部分患者应在棘间旁开 8～16 cm,穿刺方向应与躯体冠状面成 35°～50°角度进针。一般侧隐窝型突出时水平角较小,极外侧突出时水平角应适当加大。

3.椎板外切迹入路

椎板外切迹入路适用于 $L_5\sim S_1$、极外侧型椎间盘突出患者,此种入路只能用射频穿刺针才可以完成,因其具有一定的韧度,穿刺时定点于 $L_5\sim S_1$ 棘间外侧,髂后上棘内侧,穿刺针方向与髂嵴内侧缘平行,角度为 60°～70°。

4.联合入路

部分突出物面积较大的患者,可根据突出物的大小及位置采用小关节内侧缘联合侧方入路进行穿刺,采用多靶点穿刺,分别针对突出物不同的位置进行射频热凝靶点治疗,以最大限度地萎缩突出的椎间盘。

该方法经电阻抗及电刺激检测安全后,先分别逐步加热至 60 ℃、70 ℃、80 ℃各 30 秒进行试验性治疗,观察患者对温度的耐受性,在此治疗温度时患者一般无特殊不适;然后加热至 90 ℃或 95 ℃进行治疗,在此温度时需复制出患者原疼痛部位的热胀痛感,但可耐受,采用 VAS 评分,分值 5～7 分即可,给予治疗 4 分钟。

五、并发症

(1)穿刺过程中如角度过大,有穿刺至腹腔及腹主动脉及腹主静脉的风险,也有可能穿刺至腹腔内脏器。

(2)脑脊液外漏:小关节内侧缘入路有可能穿破硬膜囊,造成脑脊外漏,一般继续卧床 1～2 天后症状即可消失。

(3)椎间隙感染:患者在术后 3 天至 3 周内出现剧烈腰痛,夜间重,同时可伴有发热等症状。实验室检查红细胞沉降率增快、C 反应蛋白水平增高,白细胞水平可升高或没变化,腰椎 MRI 检查可见炎性反应。

(4)神经损伤:多为射频热凝过程中穿刺针尖离神经太近所致。术后出现肌力下降及神经支配区皮肤感觉障碍。

(5)热损伤:穿刺针尖穿刺的位置太靠近软骨终板,造成终板的热损伤。术后出现剧烈腰部疼痛,给予脱水药物后症状可缓解。

(于长生)

第四节　选择性神经根阻滞和神经根脉冲射频治疗术

腰椎间盘突出症后机械压迫可造成神经传导的变化并降低对脊神经根的营养支持，导致神经损伤和功能改变，但其并非是引起根性疼痛的唯一因素。除了由机械压迫引起疼痛外，神经根化学性炎症也起重要的作用。许多急性期腰椎间盘突出症患者腰椎 MRI 显示责任神经根往往明显水肿增粗，造成神经根周围空间相对不足，考虑这一时期患者根性腰腿痛症状主要是神经根化学性炎症加之继发水肿增粗的神经根周围空间相对不足所致。选择性神经根阻滞(selective nerve root block，SNRB)由 Macnab 于 1971 年首次报道，目前主要应用于腰椎间盘突出症等原因引起的根性疼痛的治疗。选择性神经根阻滞和神经根射频应用于疼痛治疗已有多年历史，两者作用机制不同。选择性神经根阻滞是将局麻药和类固醇药物注射到神经根周围，通过减少炎症组织的痛觉传入而暂时缓解疼痛，或可通过阻断产生疼痛的持续性神经活动而达到长期镇痛效果，同时糖皮质激素通过抑制前列腺素合成而具有抗炎和免疫抑制作用。SNRB 是治疗神经根痛的一种经典的保守治疗方法，短期疗效确切，但中长期疗效存有争议，可能与药物代谢后神经根周围作用时间有限有关。脉冲射频是通过射频仪发出的高频脉冲电流，使靶点组织内离子运动摩擦生热，选择性损毁痛觉神经纤维传导支，阻断疼痛信号向上位神经传导，阻断疼痛传导通路，从而达到减缓疼痛的目的。但临床工作中疗效不佳的病例并不少见，分析原因主要是适应证的选择不当。椎间盘源性腰腿痛临床发病率高，对于轻度突出、椎管和椎间孔狭窄不明显的病例可采用 SNRB 联合射频脉冲进行治疗。

一、适应证

(1)CT 或 MRI 显示椎间盘突出，但突出的髓核组织仍被纤维环或后纵韧带包绕，未形成游离碎块脱落于椎管内，椎管及侧隐窝未见明显狭窄。

(2)合并根性下肢放射痛伴或不伴有下腰痛。

(3)经过＞4 周非甾体抗炎药及理疗、制动等保守治疗症状缓解不明显。

(4)患者要求继续保守治疗。

二、禁忌证

(1)妊娠妇女。

(2)椎管及椎间孔严重狭窄、Ⅱ度以上椎体滑脱、腰椎炎症、结核及肿瘤等椎管内病变。

(3)严重凝血功能异常及穿刺部位皮肤破溃感染者。

三、手术方法

患者俯卧于 CT 检查床上，根据症状、体征及影像学资料预判可能的责任神经根节段层面，选择到达目标神经根进针路线，决定穿刺层面、穿刺点及进针方向、角度，并体表定位标记。消毒，铺孔巾，1%利多卡因局部浸润麻醉。CT 引导下调整穿刺角度和方向，将射频穿刺针刺向目标神经根，直到针尖到达相应椎间孔外侧神经干背侧，将射频电极与射频发生器连接，进行感觉和运动刺激定位。感觉刺激频率为 50 Hz,逐渐升高电压,当患者于相应神经根对应于下肢的特定支配范围出现放射性疼痛或麻木时,其阈值越低,说明电极离神经组织越近(电压一般在 0.4～0.7 V);找到感觉刺激后变换成 2 Hz 的运动刺激,当其阈值达到感觉刺激的 1.5～2 倍时,说明电极尖端更靠近神经干中的背根神经。然后在回抽无血情况下注入用生理盐水稀释一倍的造影剂 1 mL 并行 CT 扫描,确定造影剂包裹病变神经根并部分进入椎管内硬膜外腔,随后进行脉冲射频治疗,频率为 2 Hz,针尖电极加温至 42 ℃,每一节段持续治疗 4 分钟。射频治疗结束后经鞘管注入复方倍他米松 1 mL、2%盐酸利多卡因 2 mL 和 0.9%生理盐水 3 mL(按1∶2∶3比例配制)混合液,每一节段注入 2 mL。观察 10 分钟后如果患者无不适主诉,拔除穿刺针。清洁穿刺点后无菌敷料遮盖,手术结束。

所有病例均在术后进行跟踪随访,记录疼痛缓解情况。部分病例治疗后疼痛可获得长期缓解。国内外学者的研究也证实 SNRB 是一种微创、安全、效果明确的介入治疗方式。虽然各家文献可以发现 SNRB 几乎可应用于任何类型的腰椎间盘突出症病例,但疗效并不都很乐观,目前临床上需要解决的问题是 SNRB 适应证的严格掌握。

(于长生)

第五节　经皮激光椎间盘汽化减压术

Choy 于 1986 年首先应用经皮激光椎间盘汽化减压术(percutaneous laser disc decompression,PLDD)治疗腰椎椎间盘突出症并取得成功,随后广泛应用于治疗腰椎椎间盘突出症;Hellinger 于 1990 年首次将 PLDD 技术用于颈椎病的治疗。之后十余年,经大量的基础研究和临床实践,穿刺技术和激光设备不断完善,疗效不断提高。PLDD 是在局部麻醉下,经皮肤通过光纤将激光的能量,作用于病变的椎间盘髓核,使髓核的内容物汽化蒸发,从而减少椎间盘的体积和压力,降低椎间盘对神经根的压力,缓解神经根受压程度,从而缓解临床症状。

一、治疗作用机制

椎间盘容积的微小变化,可引起椎间盘内压显著地改变。激光照射后髓核汽化可使椎间盘内压大幅度下降,突出的髓核组织会发生回缩和纤维环再塑(图 4-6)。另外,还可通过激光对交感神经丛和椎动脉的直接近距离的高热理疗作用使水肿的软组织立即消水肿,以治疗交感型颈椎病。

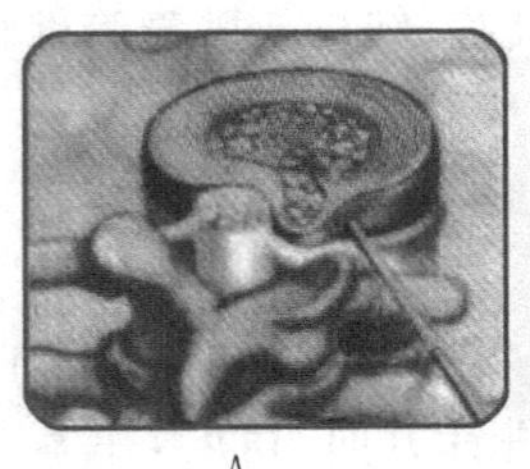

A

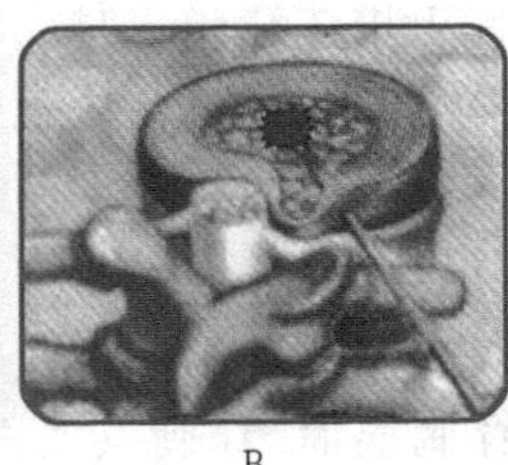

B

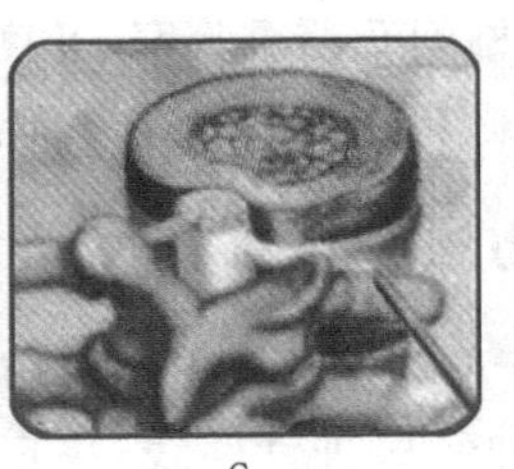

C

图 4-6　经皮椎间盘激光减压作用机制示意

A.术前;B.术中;C.术后

(一)治疗目的

(1)不出血性组织切除(汽化)。

(2)组织间激光疗法(光凝固)。

(3)组织焊接(融合)和光动力学疗法。

(二)主要依据

(1)纤维光学释放能力,即激光通过光纤释放能量。

(2)组织对激光的吸收和消融(切除)能力。

(3)激光对组织升温(热量产生)和传播的作用。

目前,应用激光的种类主要有:①铒(Er:YAG)激光,波长 2 940 nm;② CO_2 激光,波长 10 600 nm;③钕(Nd:YAG)激光,波长 1 064 nm 或 1 318 nm;④钬(HO:YAG)激光,波长 2 180 nm;⑤氩(AR:YAG)激光,波长 488 nm 或514 nm;⑥钾钛磷(KTP)激光,波长 532 nm;⑦半导体(lasal diode,LD)(二极管激光),波长 810 nm;⑧准分子激光,波长 195 nm。其中推荐使用 YAG 激光(额定输出功率 20 W、单次能量<1 000 J)治疗腰椎间盘突出症及颈椎病,治疗中可使突出的髓核汽化,又在局部形成 40~60 ℃的高热,因此可以认为 PLDD 术使椎间盘内压大幅度下降,椎间盘一定程度地回缩,消除了对神经的机械性压迫,从而改善神经系统症状。

二、适应证

(1)有持续的腰腿痛症状,尤其是腿痛重于腰痛,有运动、感觉和反射异常者;CT 或 MRI 等影像学检查为椎间盘突出,突出的髓核仍被纤维环或后纵韧带包绕者。

(2)神经根型、交感型、椎动脉型颈椎病结合症状、体征及影像学检查诊断明确者,系统保守治疗无效者;患者不愿或不能接受开放手术治疗,积极要求 PLDD 治疗。

三、禁忌证

(1)游离型腰椎间盘突出症。

(2)腰椎管狭窄症、发育性颈椎管狭窄者。

(3)颈椎相邻椎体间水平位移>3.5 mm 或成角增大(>11°),形成显著颈椎失稳者。

(4)椎间盘手术瘢痕组织形成引发症状者。

(5)出血体质。

(6)严重心理障碍者。

四、手术方法

(一)腰椎间盘突出症

患者取侧卧位,屈膝屈髋,胁部垫枕,将 1 枚克氏针横置于胁部体表,透视确定责任间隙并标记,沿此标记向患侧旁开后中线 8~14 cm 处为皮肤穿刺入点。局部浸润麻醉后,穿刺针(20 号)按照确定的穿刺点刺入皮下,再沿标志线平面与躯干正中矢状面成 45°~60°角以旋转方式刺入深层,直达纤维环后外侧缘。当穿刺针进至纤维环时有明显的涩韧感,进入髓核时则有明显的减压感。透视确定无误后,沿穿刺针置入导丝,拔出穿刺针,以进针点为中心做长约 0.5 cm 的皮肤横切口,达深筋膜。沿导丝旋入套管,建立工作通道,拔出导丝及其余套管。经工作通道置入内径为 2 mm 的环锯,稍施压力可见环锯在管内有弹性活动,且无神经根刺激症状出现,此时可行局部纤维环开窗。使用直径为 600 μm 的石英光导纤维，以裸露光纤形式进行靶目标触式辐射。激光辐射前，尚需修整光纤头端的输出功率至合适范围。将修整、测试好的无菌光纤插入上述环锯中，以光纤头端与环锯口相平齐为宜。再将其一同置入套管，进行激光辐射汽化椎间盘。每次辐射时间为 2 秒，间断式辐射，辐射间隔时间为 3～5 秒，累计辐射时间每达 10 秒时，将环锯及光纤一同抽出，以利汽化过程产生的蒸汽和烟雾排出，并视情况决定是否擦拭光纤给予修整。间隔辐射时，可适当将光纤向前推进，但移动范围不宜超过 0.5 cm。

(二)颈椎病

患者取仰卧位，颈肩部垫高，颈部呈过伸位，术者左手将气管、食管拉向右侧，局麻下用特制带针芯的颈椎间盘穿刺针，自颈动脉鞘和气管食管之间的间隙穿入预定的椎间隙。透视下，正位像针尖应位于棘突连线上，侧位像应位于椎间隙正中，针尖深度应达椎间盘后 1/3 处。判定位置无误后，拔出针芯，建立工作通道，激光机输出功率为 10～20 W，照射时间为 0.3 秒，间隔时间为 1 秒，工作总量以 400～800 J 为宜。

五、并发症

PLDD 的并发症报道较少，随着该技术的临床应用日益增加，并发症发生率会有所增加，一切经皮穿刺技术具有的并发症，如操作不慎，可致神经、血管损伤、交感神经反射消失等。

（于长生）

第六节　经皮穿刺腰椎间盘臭氧注射术

经皮穿刺腰椎间盘臭氧注射术治疗腰椎间盘突出症是新兴的一种微创治疗技术。臭氧(O_3)是氧的同素异形体，是已知可利用的最强的氧化剂之一，医学上不仅用臭氧消毒病房、手术室及医用器械，还用其来治疗某些疾病，如急性创口清创、促进烧伤创面愈合、溃疡性结肠炎、克罗恩病、帕金森病等。20 世纪 90 年代中期，意大利医师 Muto 首先采用经皮腰椎间盘臭氧注射术治疗腰椎间盘突出症并取得良好疗效，随后这种方法在欧洲逐渐兴起，并于 2000 年开始在国内应用。该技术将臭氧注射入椎间盘内，破坏髓核中的蛋白多糖，使髓核变性、坏死、萎缩，从而缓解对神经根的压迫，能快捷而有效地达到为腰椎间盘减压的目的，手术操作具有高度的精确性、可控性与有效性。

一、治疗作用机制

目前，对臭氧治疗腰椎间盘突出症的机制尚不十分明确，推测主要有对髓核的氧化和破坏作用、抗炎和镇痛等方面。

(一)对髓核的氧化和破坏作用

正常髓核水分高达 85%，臭氧注入髓核后，可直接氧化蛋白多糖复合体，使髓核基质渗透压下降最终导致水分丢失。

(二)抗炎作用

臭氧通过以下机制达到促进炎症吸收的作用：①刺激抗氧化酶的过度表达以中和炎症反应

中过量的活性氧(ROS);②刺激拮抗炎症反应的细胞因子和/或免疫抑制细胞因子(如 TGF-B)释放;③刺激血管内皮细胞释放一氧化氮(NO)及血小板源性生长因子(PDGF)等引起血管扩张。

(三)镇痛作用

神经受体被局部感受到的压力和牵拉等机械刺激激活,或者被炎性因子和突出髓核所释放的化学物质(如 P 物质或磷酸酶 AZ 等)激活后,敏感性提高,引起反射性肌肉痉挛而导致下腰痛和/或坐骨神经痛。臭氧可以直接作用于上述神经末梢并抑制炎性因子和化学物质的释放而直接起到镇痛的作用。

二、适应证

(1)椎间盘膨出及轻、中度突出症,有神经根压迫症状者;临床病史、症状、体征、CT 和/或 MRI 诊断明确者。病程 2 个月以上,经其他保守治疗未愈者,效果良好;对于突出程度较重及合并脱出者疗效欠佳。

(2)典型的根性坐骨神经痛,腿痛大于腰痛者;直腿抬高试验、加强试验阳性者。

(3)下肢感觉异常者,神经学检查显示肌萎缩、肌无力、感觉异常、反射改变者。

三、禁忌证

(1)腰椎间盘严重退行性变,突出物钙化者。

(2)骨性椎管狭窄者。

(3)突出髓核粘连,或马尾神经综合征者。

(4)椎体Ⅱ度以上滑脱者等。

四、手术方法

(一)术前准备

术前除需详细地询问病史,进行体格检查及 X 线、CT 或 MRI 检查以明确诊断外,还需做好正确的定位,包括病变部位左右侧的定位、单间隙或多间隙定位,还应了解椎管内病理改变情况。

(二)操作过程

患者取俯卧位,腹下垫软枕,透视确定责任间隙并标记,取患侧脊柱旁开8~12 cm 为穿刺点(图 4-7)。局部常规消毒,铺巾,麻醉后用 21G 穿刺针与皮肤成 30°~45°角进针,经安全三角穿刺,避免出现触电感、窜麻感,刺透纤维环后出现落空感,再进针 1~2 cm。透视确定准确性后,注入过滤后的空气 3~5 mL。将臭氧发生器与医用器连接,注射前调整医用纯氧输出量为 4 L/min,调整 O_3输出浓度为 40~70 μg/mL,用注射器收集。抽取 O_3气体 5 mL,脉冲式缓慢推注。注毕,针回退 1~2 cm,使针尖达髓核突出部分,再注入 5 mL。推注过程中可来回或呈扇形移动针尖位置,使 O_3气体弥散分布。扫描观察气体弥散情况。对纤维环破裂者,调整针尖位置达破裂口处再注入 5~10 mL。盘外注射浓度降至30 μg/mL,再扫描观察气体弥散情况。气体消融髓核满意时,将穿刺针尖退到椎间孔,确保未在蛛网膜下腔的情况下,缓慢注入浓度为 40 μg/mL 的 O_3气体10 mL,多间隙病变患者需穿刺另一间隙时,重复以上过程。

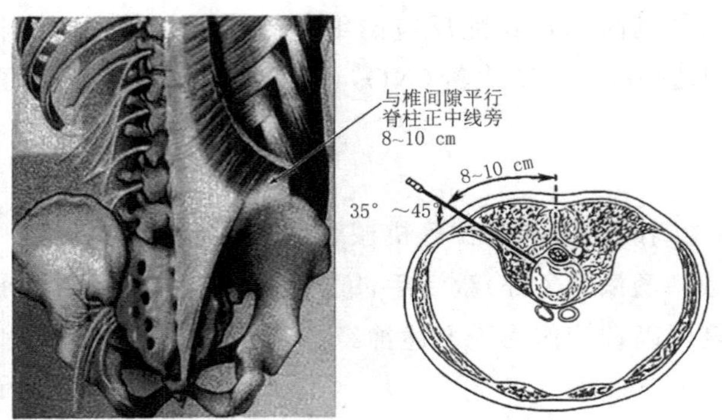

图 4-7　椎间盘后外侧入路穿刺点示意

五、术后处理

患者应卧床休息 1 天。一般主张术后患者应住院观察和治疗。临床症状较轻者以卧床休息和口服维生素 B_1、B_6等为主。症状较重者须用 20%甘露醇250 mL、地塞米松 5 mg 及营养神经药物静脉滴注 3 天。有感染迹象者可经静脉注射抗生素。

必要时 1 周后重复注射 O_2-O_3混合气体一次。出院后全休 2～4 周，按康复计划(可根据患者的具体情况制订)进行腰背肌锻炼，6 个月内禁止负重及做剧烈的体育活动。

六、疗效

医用臭氧治疗腰椎间盘突出症的有效率在 66%～86%，和酶化学髓核溶解术有效率相似。Scarchilli 随访发现约有 30%的患者在术后 1～2 周内，再次出现术前症状及体征，有的甚至重于术前，在 1～3 个月后才能逐渐缓解。影像学检查原突出椎间盘消融的情况报道不一，多数认为获得最理想效果的时间是臭氧注入后 3 个月及其以上(图 4-8)。

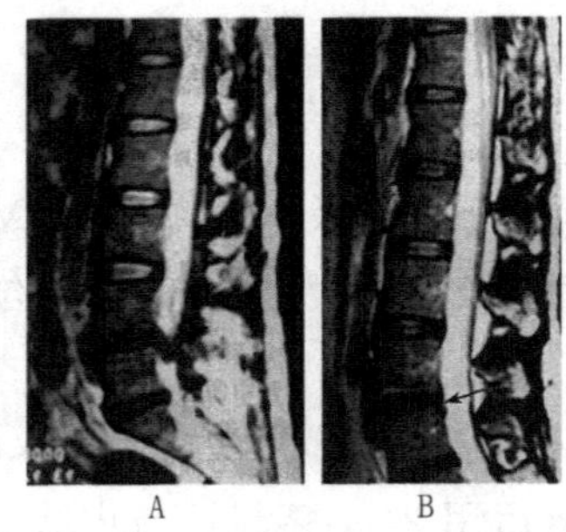

图 4-8　$L_{4\sim5}$椎间盘突出症 MRI(臭氧注射治疗)

A.术前硬膜囊受压；B.术后 1 年椎管通畅

七、并发症

经臭氧注射治疗腰椎间盘突出症的并发症报道较少。可能出现的并发症包括术后感染、神经血管损伤、臭氧过敏、臭氧误注等情况。由于臭氧消毒灭菌的特点，理论上可大大减低椎间盘感染的机会；治疗时所用无损伤穿刺针一般不会造成神经、血管的损伤，穿刺本身并发症，可以通过严格掌握穿刺技术规程，严密影像监测及熟练掌握穿刺技巧，避免粗暴操作进而减少发生率。若采用侧后方的穿刺入路，不经过硬脊膜和椎管，在操作正确的情况下，一般不会出现臭氧误入

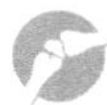

硬脊膜囊的情况。即使臭氧误入血管内，由于臭氧量小，血液内又存在较强的缓冲系统，通常不会造成明显不良后果。如有胸闷、呼吸困难、角膜刺激等类似典型的臭氧致使呼吸道变态反应的症状，通过脱离臭氧环境、吸氧、镇静处理可使该症状消失。

（于长生）

第七节 椎间孔镜BEIS技术

一、椎间孔镜原理及构成

椎间孔镜与脊柱内窥镜类似，是一个配备有灯光的管子，它从患者身体侧方或者侧后方（可以平可以斜的方式）进入椎间孔，在安全工作三角区实施手术。在椎间盘纤维环之外做手术，在内窥镜直视下可以清楚地看到突出的髓核、神经根、硬膜囊和增生的骨组织。然后使用各类抓钳摘除突出组织、镜下去除骨质、射频电极修复破损纤维环。手术创伤小：皮肤切口仅7 mm，如同一个黄豆粒大小，出血不到20 mL，术后仅缝1针，是同类手术中对患者创伤最小、效果最好的椎间盘突出微创疗法。

椎间孔镜系统的构成简单归纳为：①麻醉穿刺系统；②定位系统；③骨性扩孔系统；④内镜和工作套筒系统；⑤镜下工具系统等5大部分，最新的品牌尚配有改进的专用工具。

二、椎间孔局部解剖

脊柱由椎体作为主要的支撑物存在，对椎体的解剖理解将是椎间孔镜专业术者必须了解的内容。例如BEIS技术头倾角明显加大，穿刺中必然要涉及横突的阻挡问题，实际操作中我们经常会穿过副突而不是穿过横突。

腰椎具有支持、活动和保护三大功能，支持功能由椎体承担，邻近韧带辅助完成，由此形成腰椎乃至整个脊柱良好的支撑框架。活动功能主要由上下椎体之间的椎间盘、小关节等完成，椎间盘和左右两个小关节共同称三关节复合体。保护功能主要是指椎管、椎间孔等对邻近神经、血管等所起的保护作用。

（一）椎管

脊柱的全部椎孔借助韧带等组织相连，组成椎管。脊髓和马尾神经、脊神经等神经传导系统从腰椎椎管内通过。椎管病变会导致腰与脊神经支配区痛，如果是软组织则多指髓核、纤维环等，坚硬的组织多指骨赘、后纵韧带钙化等。

L_1椎体下缘以下脊髓为马尾神经，对于术者来说就是L_1椎体以下节段相对安全，但是，如果操作不当，如后路就较容易损伤马尾神经引起阳痿等并发症。

（二）腰椎管内容物的解剖

椎管除容纳脊髓、马尾神经和神经根外，还容纳动脉、静脉丛、脊髓膜及其内的脑脊液。硬脊膜与椎管壁之间、血管丛的周围，填充有丰富的脂肪组织。

腰段的神经通道分为盘-黄间隙、侧隐窝、椎间管和脊神经后支通道等。腰神经出椎间管后即分为前支和后支，后支及其分支在行程中有数处穿过骨性纤维管，在其内可受到卡压。腰神经

($L_{1\sim4}$)后支骨性纤维管,位于椎间孔后外方,横突根部上缘处。L_5神经后支的骨性纤维管分前后两段,这些部位往往与局麻是否成功有关。

(三)侧隐窝

椎管向侧方延伸的狭窄间隙称为侧隐窝,主要存在于三叶形椎管,存在于下位两个腰椎,$L_{4\sim5}$和$L_5\sim S_1$明显,偶尔可在$L_{3\sim4}$见到。

侧隐窝分为上下两部分,上部为骨关节部,下部为骨性部。侧隐窝上部(盘-黄间隙):前为纤维环、椎体上后缘,后为上关节突、关节囊、黄韧带及下关节突前缘,外为椎间孔,内向硬脊膜囊开放。侧隐窝下部:前为椎体后面,后为椎板峡部,内为硬膜囊,外为椎弓根。

外下椎间孔内口,呈一扁三角间隙。侧隐窝内含有离开硬膜囊后穿出椎间孔前的一段神经。

侧隐窝下部因椎弓根很少变异增生,椎体后面不像椎体缘那样容易增生,因此,很少有狭窄或凸起形成,也就不需要术者过多重视,术中不需要显露。上部的构成中多为容易退变的结构,是术中需要处理的部分,恰因其以椎间孔为外壁,则 BEIS 技术中的显露就变得容易得多。

(四)腰盘-黄间隙

腰椎管的两侧部分平对椎间盘者称盘-黄间隙,平对椎体者称侧隐窝,其中央部分称中央管。盘-黄间隙的前壁为椎间盘侧部,后壁为上关节突及其前的黄韧带,向外通连椎间管,向下续侧隐窝。有人称之为椎间盘后间隙,有人称之为侧隐窝上份。盘-黄间隙内主要是硬膜囊侧部及其包容的马尾神经。盘-黄间隙可因椎间盘后突、黄韧带增厚或上关节突骨赘内聚而缩窄,这时受压迫的是下 1 位甚至是下 2 位的马尾神经,即神经根硬膜囊内段。

这就可以解释为什么临床患者症状多变,也可以解释为什么 BEIS 技术要求主要处理责任椎间盘,如果单一节段无法缓解所有症状则说明术中处理的 7 个步骤没有完成或不到位。

(五)椎间孔

椎间孔上下界为椎弓根,前界为椎体和椎间盘后外侧面,后界为椎间关节囊,黄韧带外侧缘构成部分椎间孔后界。椎间孔呈上宽下窄的耳状形,自上而下逐渐变小。

中立位到屈曲,椎间孔面积增大,而从中立位到背伸,椎间孔面积减少。本孔为腰神经根和供应椎管内软组织和骨结构血运的血管、神经出椎管处。

因此,BEIS 技术推荐使用侧卧位,脊柱呈屈曲位,就是屈髋屈膝位,腰部尽量垫高,这样一来椎间孔扩大,上关节突明显下移,使得通过椎间孔手术入路变得更加容易。

各部椎间孔的大小、深浅各异,每一椎间孔均有一定的深距呈短管状。椎间孔一词并不确切,称椎间管合适。椎间管分四壁二口,上壁为上位椎弓根的下缘,下壁为下位椎弓根的上缘,前壁或内侧壁在各部不完全相同。腰椎间管前壁:上部为上位椎体后缘,中部为椎间盘后缘,下部为下位椎体后缘。三者高度比例,上位椎体占比最多,下位椎体占比最少,椎间盘占比介于上述两者之间。后壁:为椎间关节和关节囊前黄韧带。腰黄韧带最厚面达椎间关节囊前壁。二口:内口朝向椎管,外口朝向脊柱外侧面。

侧隐窝、椎间孔正好在相邻两个椎体间盘同一水平。腰神经根起始于侧隐窝。其横切面正常构成一个近等边三角形。侧隐窝及神经根通道有足够空间,神经根不会受挤压或刺激。脊柱椎管由椎孔连接而成,分为中央区、侧区、后区和椎间孔四部分,是硬膜囊、神经根、硬膜外脂肪和血管等组织所占据的骨纤维性管道。

BEIS 技术要求定位针头倾角度达到 60°甚至 70°,目的就是要避开神经组织,椎间孔上部分背侧为软性结构,不需要扩大,而下部多为骨性结构,需要扩大,如果下部分的椎体后缘有增生则

可以顺便清除，当然进入椎管如此之深，为保障安全非骨钻不可。

(六)腰神经根管

上腰部($L_{1\sim3}$)神经根管分两段。

1.椎管内段

$L_{1\sim3}$神经根在相应椎体的下中 1/3 水平从硬膜囊发出，在椭圆形椎管的侧部，以大于 45°的倾斜角行向外下，至相应椎弓根下缘入椎间孔，其整个椎管内行程长 4～6 mm，直径细，前后间隙大。

2.椎间孔段

神经根绕相应椎弓根的下缘，从椎间孔宽大的上份走出，尽管较粗大的脊神经节位于神经根将要出椎间孔的部位，但在椎间孔内，神经根周围间隙仍较大。

下位腰神经根管：下位腰神经根行程长，毗邻结构复杂，穿经的孔道为“骨纤维性管”，包括内侧份的侧隐窝和外侧份的椎间孔。有人将神经根管分为三部分：椎间盘后间隙、侧隐窝和椎间孔。

神经根管位于椎间侧方的椎间孔，为神经根穿出的骨纤维性管道，腰段前壁为上一椎体和其下方椎间盘，上壁为上位椎骨的椎弓根下切迹，下壁为下位椎骨的椎弓根上切迹。腰神经根管前为椎体后面和椎间盘，后为黄韧带和关节突关节，上下分别为椎弓根下切迹和椎弓根上切迹。

神经根自硬膜囊到出椎间孔的孔道称神经根管。神经根管可分椎管内及椎间管内两部分，近部即临床上的侧隐窝部，是自硬膜囊到椎弓峡部段，其后壁是上关节突、椎板、黄韧带，外侧为椎弓根，前壁则是椎体的后外侧部及间盘组织。远部为椎间管部，上下界为椎弓根，底为上位椎体后下缘/椎间盘和下位椎体的后上缘，顶部为黄韧带组织。腰神经管是由不动的骨结构(椎体/椎弓根/椎板)及可动的非骨性结构(椎间盘/黄韧带/关节囊等)共同构成。

(七)椎间孔内韧带

椎间孔内韧带是骨膜或椎管内和椎弓根膜性结构的延续。直到 2000 年才确认了它们在组织学上属于韧带组织。椎间孔中央区内附着于神经根周围的韧带结构统称为椎间孔内韧带。

椎间孔中央区韧带和出口区横韧带主要成分为致密的结缔组织，以胶原纤维为主，呈波浪形、排列紧密，胶原纤维中含有大量的弹性纤维。手术中应该首先清除这部分韧带，否则极容易导致镜下迷失方向，术前造影用亚甲蓝染色可以帮助术者辨别方向。

(八)椎间孔韧带

椎间孔韧带是指位于椎间孔内外的韧带结构。1969 年 Golub 与 Silverman 首先较为详细地研究了椎间孔韧带。

1.椎间孔韧带分类

包括横孔韧带及体横韧带。前者是指椎间孔内的韧带，根据其在椎间孔内部位不同可分横孔上韧带、横孔下韧带，以横孔下韧带多见。横孔上韧带起自椎弓根与横突的夹角处，止于同位椎体的外下缘或椎间盘的侧壁，有交静脉分支和交感神经从内上方的孔隙中通过；横孔下韧带横跨于椎上切迹，起自上关节突前面的骨缘，水平向前走行，横孔上下韧带中有脊神经通过。

体横韧带位于椎间孔的外面，从横突连于椎体或椎间盘，分为体横上韧带和体横下韧带。前者指从横突的下面斜向前下至椎体、椎间盘或下位椎体的外上缘，后者指从横突的上面斜向前至椎体或椎间盘。

2.分布

体横韧带与横孔韧带出现不恒定，椎间孔内韧带分布广泛，上位椎间孔内韧带分布较多，但无对称性；横孔韧带、体横韧带的分布有各自特点，横孔韧带多位于上位腰椎，体横韧带多分布于下位腰椎。

幼儿时腰椎间孔也存在大量韧带结构，故椎间孔韧带是一种先天性结构，属正常生理组织。

体横韧带是指位于椎间孔外面，覆盖在神经根上的韧带样结构。正常情况下，覆盖在椎间孔和神经根外，神经根从体横韧带的下方穿出椎间孔。

椎间孔韧带存在变异与分叉，如变异为多个细小的纤维索，这些发育不全的纤维索将椎间孔分为多个细小的间隙，势必增加对椎间孔内组织结构的固定与限制作用。

腰椎间孔韧带是由腰方肌筋膜延续凝聚而成，也可能来自后纵韧带，即为后纵韧带在椎间管处的延续。体横下韧带 L_1 无，而 L_5 最多。

横孔韧带与体横韧带是最常见的两种椎间孔韧带。这些韧带将椎间孔分为上下两部分，腰神经根常在其上部分穿出。通常认为椎间孔韧带是人体正常的组织结构。

神经根斜行穿过椎间孔时，在椎间孔中央区的矢状面上有膜性结构将神经根外膜鞘与椎间孔的内缘相连，呈环行，此膜性结构局部增厚形成韧带，共 4 条，4 条韧带围绕着神经根，以神经根为中心在椎间孔中央区呈放射状分布，韧带具有一定的张力，将神经根从不同方向拴系在椎间孔的内缘，4 条韧带各自独立，彼此通过间膜连成环形，在椎间孔中央区形成一个完整椎管内外的分隔但成一体。

因此，在准备扩孔前先进入椎间孔内对孔内的韧带进行清理分离，可以使得扩孔时减少对神经的牵拉，减少痛感。

(九)$L_5 \sim S_1$ 椎间孔区的韧带

腰骶韧带和腰骶弓状筋膜恒定，椎体横突韧带少见，坚韧，形似索状。L_5 神经前支在后者深面的下方穿出椎间孔，腰骶韧带是一片连接在 L_5 横突前下缘与髂翼上后间的致密结缔组织带，相当于横突间韧带，近似冠状位。其内侧缘游离，与 S_1 上关节突围成一个向后开放的骨纤维孔，孔内有 L_5 神经后支穿行。腰骶韧带前面与 L_5 神经前支及伴行血管毗邻，腰骶弓状筋膜是一片覆盖在 $L_5 \sim S_1$ 椎间孔外侧的扁阔筋膜。向上以两束纤维分别附着于 L_5 横突前下缘和椎体后外侧面；向前以一片宽阔的纤维附着在 L_5 椎体、$L_5 \sim S_1$ 椎间盘和 S_1 外侧面；向后下方，筋膜固定在腰骶韧带前。腰骶弓状筋膜下缘弓形向上游离，$L_5 \sim S_1$ 椎间孔被筋膜分割成 3 个大小不同的小孔。

(十)腰椎间孔处动脉

腰部为腰动脉及髂腰动脉，在盆部为骶正中动脉和骶外侧动脉。这些节段动脉发出的分支经椎间孔进入椎管，一般在椎间孔处分为 3 支：一支向前到椎体，一支向后到椎弓，中间的一支沿脊神经根走行称根动脉，根动脉又分为前根动脉和后根动脉，供应脊神经前、后根和脊神经节的营养。

脊支和背侧支在椎间孔区先后发出，横跨椎间孔。脊支发出细小分支进入神经根及椎间孔内，靠近椎间孔时，发出背侧支，背侧支继续后行在横突下，供给后部骨骼和脊旁肌。在 $L_{4\sim5}$ 椎间孔上 1/3 处，应注意 L_4 动脉分支，避免损伤。椎间孔下 1/3 区，动脉分支相对少而细，故在该区操作出血较少。

腰动脉从椎间孔前缘向外后内发出分支，在椎间孔外区，后支主干及其分支与出口腰神经前支的关系密切，血管呈“树叉”状从外侧将神经包绕，紧贴腰椎峡部外缘，将后支血管及其分支推向外侧，是安全方法。

术中操作时不要远离上关节突直接进入椎间孔内，可以避免出血过多的问题，椎间孔内下部血管少，这也是 BEIS 技术要求头倾角加大的解剖依据。

三、BEIS 技术概述及优势

（一）BEIS 技术概述

该技术中工作套筒置入更趋向于在椎管内，显露椎管内结构更容易，镜下操作更加规范，采用标准化操作。该技术名称缩写 BEIS 来源于“broad easy i mmediate surgery”，也就是“椎间孔镜 BEIS 技术”。中文的解释是镜下视野宽，手术适应证更宽，发展空间更宽；更容易学习，容易为患者和医师接受，立即见效，更直接最近距离操作的手术。

白一冰将 Hooglan 的技术继承并发展形成 BEIS 技术。特点是改变了 TESSYS 技术的水平或略带头倾角度的入路，头倾角度由 20°～25°加大到 60°甚至 70°，同时强调扩孔必须到达椎管中央，也就是在透视中的正位像上要到达棘突的连线。此外镜下更讲究解剖层次感，将手术步骤分为 7 部，分别为：①椎间孔扩大；②侧隐窝减压；③椎体后缘骨赘切除；④黄韧带成形；⑤纤维环成形；⑥后纵韧带成形；⑦髓核摘除。

BEIS 技术比 TESSYS 技术适应证更广，操作更容易，学习曲线下降，疗效更直接，更符合外科医师的手术概念。由于 BEIS 技术可以使得椎管内减压充分，神经根松解彻底，有可能替代传统的开放手术减压模式，术者再也不用为术后椎板和棘突的缺如以及因缺如而引起的硬膜囊背侧瘢痕粘连而苦恼，也不用为术后脊柱中柱和后柱的破坏而担忧，在保留中后柱的前提下实现减压，然后根据需要在后路进行融合固定手术，这将有可能替代现有的传统手术。

BEIS 技术更强调神经根与硬膜囊的腹侧减压，认为各种症状皆来自于硬膜囊前间隙，并提出了手术结束的 5 个标准，①神经根复位；②神经根充血、胀大；③神经根腹侧有空间；④神经根自主搏动；⑤术中直腿抬高试验时可见神经根滑动。

（二）技术优势

（1）通过侧后方入路到达目标区域，避免传统后路手术对椎管和神经的干扰，不需要咬除椎板，不剥离椎旁肌肉和韧带，对脊柱稳定性几乎无影响。

（2）以神经根为直接目标，而不是对某一点为靶点，对所有干扰神经根和硬膜囊的组织结构进行摘除和处理，沿神经根走行扩大其活动空间。

（3）适应证广：能处理几乎所有类型的椎间盘突出症、腰椎管狭窄症，可以治疗以往较难处理的椎间孔狭窄、椎间盘和后纵韧带钙化等骨性病变。内镜下使用特殊的射频电极，可行纤维环成形和环状神经分支阻断，治疗椎间盘源性疼痛。

（4）并发症低：避免了后路手术损伤马尾神经的可能性，由于入路的独特设计避免了扩孔时的神经损伤。尤其是，由于镜下减压松解彻底，术后疼痛发生率明显降低。

（5）局部麻醉安全性高，术中能与患者互动，不伤及神经和血管。基本不出血，手术视野清晰，明显降低误操作的风险。对于因基础疾病无法接受大手术的老年患者尤其适用。

（6）康复快：术后 2 小时即可下地活动，平均 1～2 周恢复正常工作，6 周后可恢复一般体育运动。

（7）患者满意度高：术后立即缓解不适症状，个人生活可自理，护理简单；工作管道直径仅 7.5 mm，皮肤切口仅 6～8 mm，符合美学观点。

(8)腹侧减压理论的提出彻底颠覆了以往注重背侧减压的手术概念,可以解决以往开放手术无法解决的麻木等症状

四、适应证与禁忌证

(一)手术适应证

BEIS 技术适用于大多数椎间盘疾病,包括腰椎间盘突出症、腰椎管狭窄症、脊柱滑脱、脊柱感染性疾病和部分椎管内硬膜囊外良性肿瘤。

1.椎间盘突出症

年轻的患者椎间盘突出明显,症状体征明显,术前诊断明确,定位明确,手术难度小。中年或老年患者,症状复杂,定位较困难,常常需要术中辅助定位,或行多节段减压。伴有终板炎的患者最好采用组合微创技术,行椎间融合或非融合技术,否则易复发,术后反应时间长。

2.腰椎管狭窄症

腰椎管狭窄症多发生在中老年患者,导致狭窄的原因常常非单一因素,甚至非单一节段,手术要求高,适合熟练度较高的医师采用。

3.脊柱滑脱

脊柱滑脱在过去是手术的禁忌证,但随着技术的进步,已经可以作为适应证,但要配合使用融合技术。

4.脊柱感染性疾病

脊柱感染性疾病多指特异性感染和非特异性感染,前者包括结核、布氏病等,后者多指普通细菌感染性疾病。椎间孔镜技术可以很好地实现病灶清除,尤其是使用 BEIS 技术后减压和清除更彻底,同时结合固定融合技术可达到与开放手术同样的效果。

5.部分椎管内硬膜囊外良性肿瘤

位于硬膜囊外的肿瘤,只要不是跨越多个节段的椎体,实现镜下切除并非不可能。例如位于较高位置且引起症状的骶管囊肿等。

6.其他

少数本来应该接受开放手术,但因各种原因无法耐受的患者。部分应进行融合手术的患者可接受椎间孔镜与融合技术结合的“组合微创技术”进行“保留脊柱中后柱的手术”。

(二)适应证拓展

对于 $L_5 \sim S_1$ 的病例,高髂嵴、L5 横突宽大者在其他脊柱内镜技术中是相对禁忌证或禁忌证,而在椎间孔镜 BEIS 技术中不再是禁忌,只要避开髂嵴一定高度(约 2 cm),使用特有的骨钻系统打开阻挡穿刺针到达上关节突尖部的所有骨性结构,便可轻松建立理想的手术通道。

(三)禁忌证

禁忌证包括大部分脊柱肿瘤、$T_{5\sim6}$ 以上的胸椎间盘疾病、胸椎黄韧带钙化。

五、术前评估

椎间孔镜技术的开展,安全是第一位的。当然,首先考虑的是患者一般情况,在术中或术后,俯卧位或侧卧位的条件下内科疾病或其他风险。单纯就椎间孔镜技术本身而言,安全性的评估主要是尽量避免与椎间孔镜相关的并发症的发生。

(一)评估责任椎间盘

对于多节段的腰椎间盘突出或腰椎间盘退变，需要结合患者临床的病史查体，进行详细的影像学检查，评估患者的责任椎间盘，必要时可以行神经根阻滞和椎间盘造影检查。

(二)评估椎间孔大小，决定椎间孔成形

通过标准的正侧位 X 线片或 CT，尤其是 3D-CT 重建，评估椎间孔的大小，尤其是椎间盘平面下缘椎间孔的矢状径。如果需要完全椎管内技术下置管，椎间孔的大小决定是否需要椎间孔成形及上关节突腹侧磨除大小。如果行靶向或完全椎管内技术，则需要通过椎间孔的大小预估能够进入椎管视野，预估能否显露硬膜或神经根，以避免髓核的残留。

(三)评估矢状面安全三角的大小

安全三角定义为椎间孔内的直角三角，下界是下位椎体的上缘，内界为硬膜外缘，斜边为出行神经根内缘。在既往的解剖研究中发现安全三角实际上是立体的结构，可以在冠状面和矢状面上分别投影成直角三角形，其中矢状面的直角三角对于经椎间孔后外侧入路非常重要。其下界为下位椎体上缘，斜边为出行神经根，后界为下位椎体上关节突。直角三角的大小中最重要的是下界，临床上可以在 MRI 通过椎间盘下缘的切面上测量神经根与关节突之间的距离。

椎间孔镜重要的术后并发症是一过性的下肢神经根支配区域感觉麻木或痛觉过敏。文献报道术后发生率为 2%～5%，最高可达 17%，是由于损伤或刺激了椎间孔的出口神经根及背根节所导致的。评估矢状面安全三角的大小，就是预估在穿刺、椎间孔成形、工作通道放置过程对神经根损伤的风险，以判断椎间孔成形的必要性。

在临床病例中，患者还存在生理曲度变直、侧弯、椎间隙塌陷、小关节明显增生的情况，在不同情况下矢状面的安全三角均会有进一步变化，都需要在术前进行详细评估和准备，预防出口神经根的损伤。

(四)评估穿刺路径的安全性

拟进行椎间孔镜技术的患者，最好都需要进行包含腹部或胸部脏器的 MRI 或 CT 扫描，尤其 $L_{3\sim4}$ 以上节段。在横断位上详细评估预设的穿刺路径是否会对腹部器官(主要是肾)、膈肌、肺产生损伤。在采用远外侧入路技术时，腹膜及腹腔器官的位置是决定远外侧入针点的主要因素。

椎体前方的大血管位置，钙化与否也是必须评估的内容。右侧椎间孔入路对下腔静脉有损伤风险，需要特别注意。

(五)评估椎间孔内神经根及伴行血管解剖位置

腰低部神经根部分存在变异，文献报道 4%～14%存在解剖变异。主要分为：①共根型，相邻神经根由同一位置分出硬膜囊，通常上位神经根位置偏下；②近根型，相邻神经根由相近位置分出硬膜囊，上位神经根位置偏下；③同孔型，相邻神经根由同一椎间孔出腰椎，椎间孔内存在双根；④交通型，相邻神经根在椎间孔内或椎间孔外存在交通支相联通；双根型，神经根由两股纤维分出硬膜囊，在椎间孔内或椎间孔外合为一股；⑤混合型，具有以上两种以上的变异者。

术前必须通过 MRI，有条件可以通过 MRN(磁共振神经成像)判断是否存在神经根变异，评估椎间孔内神经根位置。若存在变异，椎间孔内神经根位置异常或增多，常规孔镜技术操作有神经损伤风险。

胸腰部神经根动脉由腰动脉或肋间动脉发出，沿椎体外缘经椎弓根下缘进入椎间孔，并与神经根伴行，进入硬膜后分为前后根动脉。仅有少数前后根动脉达到脊髓后与脊髓前后动脉相吻合。在神经根动脉中存在大根动脉，其进入胸腰段脊髓后成为脊髓前动脉的主要供血者。大根

动脉可以随机分布于 $T_5 \sim L_5$。各个节段，其中 69%～85%可能位于左侧，15%～31%可能位于右侧。损伤大根动脉可能产生脊髓血运障碍导致截瘫，文献报道有椎间孔穿刺行硬膜外激素注射时导致截瘫的数例病例。虽然椎间孔镜技术导致大根动脉损伤引起截瘫未见报道，但仍需引起重视。

术前可以通过 MRI 矢状面评估该节段椎间孔内根动脉及腰动脉位置，术中防止穿刺磨锉损伤椎间孔前上方椎体部位，以避免血管损伤产生后腹膜血肿等并发症。

(六)评估患者颈椎管狭窄情况，预防术中颈痛发生

有研究发现，手术中颈椎管内水压升高者会与颈痛发生密切相关，并报道了 4 例椎间孔镜术中出现严重颈痛后患者惊厥发作，出现短暂意识丧失、黑朦、眩晕、头痛、全身虚脱等情况。手术由于需要持续盐水冲洗，持续水压下可以对硬膜持续加压，当压力升高并传导至颈部，可能会产生明显的颈痛，而颅内压一旦升高就会出现惊厥发生。虽然文献尚未报道，但临床经验术前颈椎若存在明显椎管狭窄，术中颈痛发生可能性大增。术前需要详细评估患者颈椎病史，判断术中颈痛发生的可能，有效控制手术时间和术中盐水冲洗压力。

(七)评估患者精神状态，判断患者痛阈

手术最佳麻醉为局部麻醉，通过术中患者即时反馈可以避免神经损伤，同时患者术后即刻就可获得良好疗效。但局麻手术，患者的精神紧张程度也考验手术者的心理。少数患者由于长期疼痛而产生痛阈下降，痛觉敏感，术中穿刺置管和镜下操作均可能导致明显的不适。因此术前评估患者精神焦虑状态，患者痛阈程度，对术中顺利操作非常重要。与患者良好的沟通，建立良好的患者信任感，将是孔镜手术顺利完成的保障。

六、手术准备

(一)患者准备

手术采用局部浸润麻醉，不需要术前限制饮食、水的摄入。患者在手术过程中需配合侧卧位，髂腰部需垫起一圆柱状体位垫，高约 20 cm，使髂嵴向下移位、增大椎间孔，利于穿刺定位，可在术前对患者行体位训练。

(二)手术所需人员配备

手术医师、器械护士、巡回护士、监察患者术中情况的医师、C 形臂机技师等。

(三)手术器械与设备准备

手术专用 18G 长 150 mm 穿刺针、软组织扩张工具、椎间孔扩大工具、工作套筒、内镜、镜下各类髓核钳、镜下磨钻、镜下骨刀骨凿等，还需配合使用冷光光源机、视频信号采集及播放系统、双极射频系统、X 线透视系统，镜下无菌液态环境冲洗、吸引系统等。

术中器械、设备的摆放：配合手术的 X 线、镜下显像系统、光源系统、射频系统均摆放于术者对侧，增大手术操作空间；术者和器械护士位于患者后侧，器械台置于器械护士右侧，便于及时配合术者进行手术操作；镜下无菌液态环境冲洗、吸引系统位于术者左侧，以便配合术者镜下操作需要随时调整(图 4-9)。

七、手术步骤

(一)体位

患者采侧卧位，患侧在上，髂腰部圆柱形体位垫垫高，垫高的程度应该为臀部略抬离床面，棘

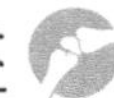

突连线略成弧形，但过度垫高容易使得患者体位改变，对透视造成影响，因此如无非常必要适当垫高即可。屈髋屈膝，有利于扩大椎间孔。两大腿间分开充分外展患肢髋关节，骶尾部以固定架支撑，目的是使得躯干维持在标准侧卧位，避免术中患者前倾(图 4-9)。

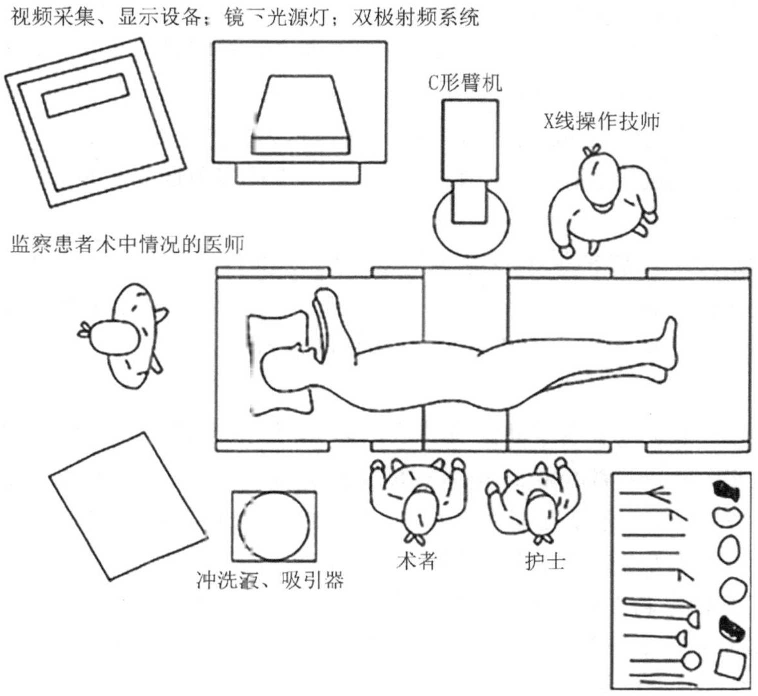

视频采集、显示设备；镜下光源灯；双极射频系统
C形臂机
X线操作技师
监察患者术中情况的医师
冲洗液、吸引器
术者
护士

图 4-9　手术室人员和器械放置示意图

如果对于这种方法不适应，可采用骨盆架，在腹背侧固定患者的骶髂关节和骶尾部，维持标准侧卧位，但应注意不要影响术中透视。患者不可过度后倾，以免冲洗液无法收集到漏斗中。

常规消毒、铺巾，注意消毒范围尽量大，腹侧要达到腋前线。皮肤尽可能多暴露，并用贴膜覆盖。因为直视下观察患者身体有利于立体定位和穿刺。

贴膜最好选用带漏斗的，以利于冲洗液收集，避免打湿无菌辅料造成感染隐患。

(二)麻醉

局麻，采用 0.5%～1.0%的利多卡因溶液，也可以加用其他长效麻醉药共同使用，穿刺部位逐层浸润麻醉，分三层完成，分别为皮肤皮下、深筋膜和上关节突及周围，患者无异常感觉后开始手术，必要时增加椎间孔硬膜外麻醉。

麻醉时经常会遇到麻醉效果差的情况，应仔细阅读椎间孔附近神经分布的解剖资料，按照神经分布确定麻醉范围，绝不可以只在一点麻醉，应该围绕上关节突周围充分阻滞。另外，如果条件许可，请麻醉师辅助，术前给予基础麻醉，但要保持患者清醒并对手术刺激有反应。

注意患者的反应，有时穿刺时患者无不适感并不代表进入椎管后患者也能适应，如椎管内神经组织非常敏感，可以要求麻醉师辅助。

局麻不适用于精神紧张的患者，例如幽闭恐惧综合征的患者，局麻根本无法进行操作，可采用全麻，但是术中要特别小心勿损伤神经。

(三)诱发试验与椎间孔阻滞试验

对于多节段退变的患者，术前依靠影像学与体征无法准确定位责任椎间盘节段，术前以腰痛症状为主的患者可行椎间盘诱发试验还原或增加其不适和腰痛。对于下肢放射性症状较重的患者，于椎间孔内注射1%利多卡因约3 mL，行神经根阻滞，明确病变责任节段。

诱发试验有时会发现两个节段都有病变，应该选择责任椎间盘为本次手术节段，次要责任椎间盘作为下次手术目标，避免过长手术时间增加手术的不适。

有学者提出“全神经根通道减压”的概念供参考。认为每一个神经根不一定只在一个点被压迫，可以有多点压迫，压迫点也不一定只在一个节段内，因此多节段手术是必然的。

(四)穿刺定位

由于解剖特征不同，下腰椎手术的难点主要在$L_{4\sim5}$和$L_5\sim S_1$两个节段上，而大多数疾病主要也集中在这两个部位，因此，我们就这两个节段进行描述。此方法也适用于部分上腰椎，只是操作更加容易，越是向上的节段头倾角越小，具体角度根据上关节突尖部与下位椎体后上缘的连线来定。

在C形臂机透视下确定病变椎间隙的体表投影，并做标记，$L_{4\sim5}$椎间盘取脊柱后正中线旁开10 cm左右连线并向上距离髂嵴6 cm垂线的交点为进针点，而$L_5\sim S_1$椎间盘增加2 cm，取脊柱后正中线旁开12 cm左右连线与髂嵴上2 cm垂线交点为进针点，但实际操作中根据患者胖瘦做适度调整。上位腰椎间盘旁开距离依次减少2 cm。

在侧位上，穿刺针穿刺方向为上关节突尖部与下位椎体后上缘的连线范围，此线并非绝对的穿刺线，可以根据需要上下调整，但绝不能过多向上调整，易损伤出口根，向下调整不受限制，甚至可切割一部分椎弓根上切迹。

当穿刺针到达上关节突尖部时，正位像显示针尖在上关节突外缘，穿刺定位针大致头倾60°。

这一步骤保障穿刺安全，决不可省略该透视，尤其是对初学者，因为，在侧位像正确时正位像未必正确，此时可以注意体外遗留的针尾长度，过多或过少均为不正常。

初学者如果无法掌控穿刺的技巧，可以选用较硬的穿刺针，因为，细针在体内很难更改方向。特别提醒的是不能因为穿刺不容易就减少上关节突周围麻醉的范围。

(五)软组织扩张、椎间孔扩大

根据需要调整，置换导丝后，用尖刀切开皮肤皮下组织约8 mm，在这里需注意有时会有明显出血，多为皮下深筋膜出血，不需要多虑，通道置入后自然止血。首先进行软组织扩张，注意深筋膜的扩张，如不顺畅将影响置管，甚至是通道在术中的摆动范围。建立软组织通路后，再置入定位器，沿着上关节突尖部与下位椎体后上缘连线作为扩大椎间孔的基本方向，根据需要显示的范围适当调整，首先使用带有菱形尖锐定位器tomy 1穿过上关节突的尖部骨质，当穿透第二层骨皮质后，更换钝头的tomy 3锤击经过椎间孔进入椎管内，术中注意患者的反应，患者略感不适但不引起过重的麻痛感为好。如果反应强烈则不需要过深扩孔以免损伤神经，这种情况多是因为突出物偏硬引起。

正位示针尖达到后正中线，侧位示针尖到达椎体后缘连线，置换导丝，依次用4 mm、6 mm、7 mm、8 mm、9 mm骨钻扩大椎间孔，其中9 mm骨钻专用于椎管狭窄症患者，为减轻患者不适感也可采用减少7 mm骨钻直接由6 mm到8 mm的扩孔方式。

(六)建立工作通道

以导丝置换出骨钻,沿导丝置入扩张导杆,沿导杆置入工作通道。注意置入时旋转置入,以不引起患者不适为准,初次置入不宜过深,在处理好椎间孔后,镜下逐渐深入。工作通道置入后应可以适当移动,如呈固定状,则会影响手术。

值得注意的是当建立手术工作通道的过程中,患者如若出现异常激烈的疼痛反应或下肢的放射性疼痛,应及时暂停手术,仔细阅片,若判定为对神经根或硬膜囊的间接推挤,可结合实际情况向腹侧、尾端进行微调,尽可能地降低神经根或硬膜囊损伤的风险,而不能贸然继续穿刺或扩孔。

(七)脊柱内镜置入

经工作通道置入 6.3 mm 内镜,连接 3 000 mL 生理盐水袋出水管接入椎间孔镜入水口,盐水悬吊高度高于椎间孔镜入水口 1 m,过高易引起"类脊髓高压症",吸引器与椎间孔镜出水口相连,打开入水口和出水口经椎间孔镜内通道连续冲洗手术野。注意置入内镜过程中勿损伤镜头,应顺着通道置入,脊柱内镜的前端物镜较易擦伤,使得视物不清。

(八)椎间孔成形

根据术前影像学判断上关节突需要切除的范围,如果切除范围不够,可以使用动力磨钻沿黄韧带表面磨除上关节突的腹侧增生部分,向尾端打磨到椎弓根上缘。但动力磨钻操作导致时间延长,最好在扩孔时一步到位,成功的标志是工作套筒置入椎管内,黄韧带显露清楚。手术操作中髓核钳容易到位,不需要使用带角度的髓核钳。另外术中还可以使用专利器械"套筒锯"辅助进行上关节突的修整,进一步扩大椎间孔。

BEIS 技术的扩孔特点是强调由上关节突的尖部作为扩孔的突破点,可以利用该部位的解剖薄弱区降低手术扩孔难度,又由于其扩孔方向指向下位椎体,则扩大范围恰好涉及上关节突的腹侧能够去除上关节突的内聚部分,如使用 9 mm 骨钻对侧隐窝减压易如反掌。尤其适用于腰椎管狭窄症患者。扩孔后工作套筒应该可以自如摆动,镜下可见镜头移动范围宽广。

(九)黄韧带成形

经过镜下冲洗可见到上关节突的被磨削部分,清理骨碎片。随后可见黄韧带组织,黄韧带显露的多少取决于扩孔的大小。镜下见黄韧带与椎间盘纤维环间无紧密连接,可切除该部分黄韧带,在神经根背侧的黄韧带使得神经根不可见,修整残余部分以方便显露行走神经根,术中不可过多切除黄韧带,以免失去其对神经根的保护作用,尤其是其对神经根的防粘连作用,因此对黄韧带重在成形修整。椎间孔头端即所谓的盘-黄间隙部分,其可向外侧延伸覆盖在出口根背侧,该部分黄韧带可保留,如增厚明显可以适当切除,暴露部分出口根即可,如需对出口根减压则可切除,直接显露出口根。

首先找到已打磨过的上关节突腹侧面。发现黄韧带并清理黄韧带周围的扩孔过程中产生的骨碎片及软组织碎片。

(十)纤维环成形

镜下显露神经根必然要先清理神经根周围阻碍视线的组织,包括突出的髓核组织纤维环等。年轻的或病程短的患者椎间盘的纤维环增生不明显,只要摘除椎间盘突出物即可,但更多的患者由于病程长,纤维环已经明显增生凸起,对行走神经根造成了影响,因此对纤维环的处理势在必行,以椎体后缘为标准切除增生的纤维环显露神经根,使得纤维环与椎体缘平齐,但注意只能切除外层纤维环,向中线清理直到显露后纵韧带,向头尾端显露椎间盘上下缘,至此方可能显露部分行走神经根。如果纤维环增生过度，在成形过程中为避免过度切除纤维环使其变薄，可先行髓核摘除，在纤维环下方形成空腔，再用射频刀头皱缩纤维环，达到减压目的。

（十一）椎间盘摘除

对纤维环清理后可见突出或脱出的髓核组织，用髓核钳摘除。在这里要分别对待不同的病例，有的患者可以有明确的突出物摘除即可，而有的患者突出物包裹在纤维环内，更有的患者突出物已经引起了明显的硬化或钙化，因此往往处理纤维环时需要同时与椎间盘髓核摘除同步进行。两者互相粘连需要仔细辨别以免遗漏。在手术即将结束时还需对椎间孔内的纤维环进行成形，并在该区域再次对椎间盘行盘内减压髓核摘除。

如果是椎管狭窄的患者，则要严格按照 7 个步骤进行，因为镜下术者的视力有异于常态视觉，我们称为视距变化，也就是说镜下巨大的空间实际上只有几个毫米大小直径，所以对于狭窄患者可以较多切除硬膜囊腹侧结构，以增加中央椎管矢状径，以保障疗效和减少术后反应。

（十二）后纵韧带成形

后纵韧带在下腰椎较窄，其外侧还有伴生的细小韧带与之平行，术中应仔细辨别。自 $L_{3\sim4}$ 向上则明显增宽。显露后纵韧带后可见后纵韧带位于硬膜囊下，与凸起的椎间盘粘连并向两侧增生，部分硬化甚至钙化。所谓后纵韧带成形是指将后纵韧带从包裹物中剥离乃至部分切除。因硬膜囊与神经根基本不与后纵韧带粘连，突出物可以包裹在后纵韧带的附带组织中与其粘连，容易遗漏，突出物可以位于后纵韧带的腹侧或背侧。后纵韧带一般在年轻患者或需体力劳动的患者不予切除，但在老年患者因其与突出物粘连不易分离则应尽量切除，甚至将其止点磨除。

（十三）骨赘切除

首先向尾端显露下位椎体约 10 mm，对于增生的骨赘先使用射频清理，露出骨赘后以镜下环踞、骨凿或动力磨钻切除。摆动工作套筒显露头端，以此方法再处理头端，但要注意勿损伤出口神经根，同时探查出口根旁有否骨赘一并切除。切除骨赘范围可以视骨赘大小来定，如果视野允许可以越过中线清理。术中使用磨钻对终板进行减压。对于后纵韧带止点的骨赘酌情处理，如对神经根有接触或解压一并切除。

（十四）侧隐窝扩大

侧隐窝在椎弓根部分，也就是局部解剖中说的骨性部分一般没有增生，退变多在骨关节部分，因此上关节突的处理尤为重要。在手术扩孔时侧隐窝其实已经被打开，但有时减压不够，这时候就要用动力磨钻进行扩大，主要是沿黄韧带背侧进行磨除。侧隐窝处在背侧有上关节突的增生影响外，在腹侧也会造成狭窄，因此有侧隐窝狭窄的患者对侧隐窝扩大不能只处理背侧，腹侧结构一样重要。

（十五）神经根松解

完成上述 7 个步骤或称为 7 个小手术后探查行走神经根与硬膜囊，对其周围的包裹物进一步松解，如遇翻修手术尚需处理神经根粘连物，直到行走神经根可以自主搏动为止，并在术中进行直腿抬高试验判断神经根滑动是否良好，以确定神经根松解术是否已经完成。

（十六）结束

取出脊柱内镜，如果发生硬脊膜破裂则应慢慢取出，避免造成压力变化，引起神经纤维突出硬膜囊。工作套筒随后取出也可与内镜一同取出，伤口缝合一针或用可吸收线做美容缝合。

显露行走根：显露黄韧带后，于其下方探查神经根，术中可见神经根位于黄韧带下，椎间孔韧

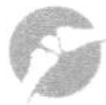

带内，被脂肪组织与纤维结缔组织包裹，搏动不明显。

术中采用亚甲蓝着色髓核组织，沿神经根腹侧走行寻找并摘除压迫结构，随后使用等离子双极射频将纤维环做破口修补，纤维环质地较硬时，将其结构下压、皱缩进行纤维环成形是必要的。

修整增生的后纵韧带，寻找并探查部分对侧神经根。观察松解、减压后的神经结构。

八、手术结束标准

(1)神经根周围充分的空间减压，可见神经根腹侧有明显的空间存在。

(2)充分减压后神经根复位，向腹侧回落。

(3)神经根表面血管充盈，或周围组织出血明显。

(4)硬膜囊、行走根、出口根均搏动明显。

(5)直腿抬高试验时可见镜下神经根滑动大于 1 mm。

九、患者体位的摆放及优势

就手术而言，手术过程中采用局部麻醉，患者始终保持意识清醒，一般常规采用的患者摆放体位包括俯卧位、侧卧位两种，常采取侧卧位行手术操作，原因如下。

(1)更加便于呼吸道及心肺等的相关监测、护理，在紧急情况发生时，需要改变为仰卧位时，相较于俯卧位更加便捷。

(2)患者舒适度较高，尤其是老年患者，使其更容易耐受。

(3)可在患者髂腰部垫高，使手术一侧的椎间孔充分展开，在行 L_5～S_1 节段操作时，也可使髂嵴轻度下移，便于手术操作。

(4)该技术需要配合镜下水环境进行手术操作，这样一来冲洗液的引流便是值得注意的细节，当俯卧位时，尤其是较胖的患者，后腰部自然形成一弧形凹陷，这样引流液外渗便会蓄积于此，造成术区的污染，而侧卧位时，患者引流液自患者背侧顺流而下，不造成上述风险。

(5)在手术定位、扩大椎间孔时，C 形臂机下的透视操作是必不可少的，而手术定位多观察患者透视下的侧位位置，这样在患者侧卧位时，C 臂的摆放与患者体位一致，给术者留下了较大的操作空间。

(6)在手术穿刺定位的过程中，就初学者而论，处于人类的自然本能，对于未知的风险，往往会采取一个自我保护的体位，当术者进行穿刺操作时，往往会采取内收的角度，这样当患者为俯卧位时，这样的角度，往往偏向于腹侧，更易损伤腹腔内动静脉结构，而患者侧卧时，这样内收的角度，更容易与椎体的骨性结构相接触，更为安全。

(7)该技术的镜下操作时间很长，约占手术全过程的 2/3，俯卧位时术者要长时间握抬镜头，易造成术者疲劳，而侧卧位时，术者仅需要托举镜头，这样更为舒适、省力。

(8)在侧卧位时，患者为清醒状态，便于与术者及时交流，对于镜下的手术操作，可为患者同步转播，这样较大程度上减轻了患者手术过程中的紧张心情。

(9)腹部压力与椎管内的压力成正比，患者在俯卧位时，腹压较高，在手术操作过程中，易对硬膜囊邻近的静脉丛进行干扰、损伤，加之椎管内压力较大，极易造成镜下出血，影响镜下手术操作的顺利进行，侧卧位时腹部松弛，腹压、椎管内压力相较均低。

这种手术体位要求一次手术只能选择一侧入路，原则上绝大部分选择从症状侧进入，不论突出物主要突向哪侧，原因是患者来就诊是来解决症状而不是解决片子的问题。

十、并发症

（一）椎间隙感染

传统开放手术后椎间隙感染的发生率在0.1%～4%。手术后椎间隙感染率在0.7%～2.2%。虽然发生率不高，但处理困难，给患者带来的痛苦大，是一种严重的并发症。其原因可能与C臂X线机的反复运用以及深部器械的反复出入有关；还可能与椎间盘结构特点有关，因纤维环内层和髓核缺乏血运，以及手术本身的创伤和有髓核碎片残留，伤口引流不畅，故应特别注意预防。

（二）切口感染

切口感染的临床表现为切口边缘皮肤坏死、感染和皮下血肿，往往由于过分追求小切口，致使工作通道放入过紧，对皮肤造成压迫、坏死而继发感染。预防对策：适当扩大皮肤切口，使切口稍大于手术通道直径，工作通道放入时不应有张力。在结束手术时，应注意处理伤口内和皮内的活动性出血，有必要时留置引流24～48小时。

（三）硬膜外血肿

如果术中止血不彻底，可能造成术后血肿压迫马尾神经出现急性马尾神经损伤综合征。预防方法是在关闭切口前仔细止血，特别是对硬膜外静脉丛要彻底止血。术后当天根据情况使用止血药也能预防血肿形成。

（四）术后下肢放射痛加重

少数患者术后可出现下肢放射性疼痛加重。其原因可能与术中分离和牵拉神经根，过度刺激神经根，使神经根水肿加重有关。预防方法是术中操作尽可能轻柔，尽量减少牵拉神经根时间。术中见明显炎性水肿和炎性粘连的神经根，在椎管内无渗血时，可在创面置留地塞米松注射剂20 mg。术后常规静脉滴注甘露醇250 mL，每天2次，连续3天，同时每天分别给予地塞米松注射剂40 mg、20 mg、10 mg静脉滴注。少数患者术后后会出现反跳性水肿，有神经根放射痛，其中90%可以自行缓解，极少数患者需继续静脉滴注甘露醇250 mL，脱水3～5天。

十一、出院指导

(1)告知患者和家属1个月内尽可能以卧床休息为主，睡硬板床，在腰背肌锻炼的基础上，术后4周可逐渐负重。

(2)纠正术前不良坐姿、睡姿。

(3)活动时戴腰围，腰围需佩戴2～3周。

(4)避免长久站立、坐立的姿势，6个月内应避免需长时间弯腰及重体力的劳动。

(5)继续加强腰背肌锻炼，运动量以腰腿部无不适为宜，循序渐进，持之以恒。

(6)观察下肢活动情况，如有不适随时复诊，定期复查。

（于长生）

第五章 肩部及上臂创伤

第一节 锁骨骨折

锁骨骨折是临床常见的骨折之一，占全身骨折的 6%左右，各种年龄均可发生，但青壮年及儿童多见。发病部位以中 1/3 处最多见。

一、病因、病机

(一)间接暴力

间接暴力是引起锁骨骨折最常见的暴力，如跌倒时，手掌、肘部或肩部触地，传导暴力冲击锁骨发生骨折，多为横断形或斜形骨折。骨折内侧因胸锁乳突肌的牵拉作用向后上移位，外侧因上肢的重力作用和胸大肌的牵拉作用向前下方移位图(图 5-1)。

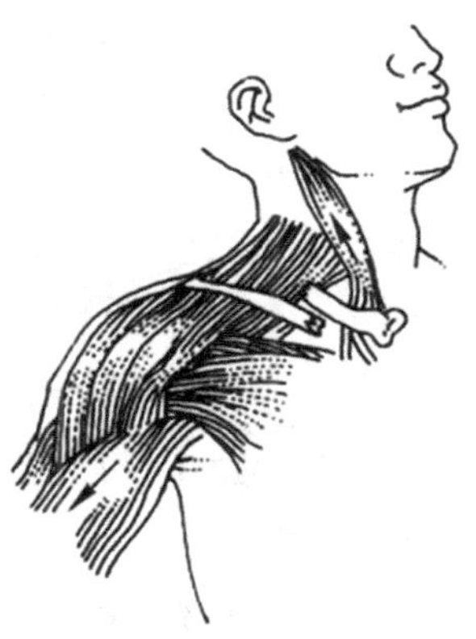

图 5-1　锁骨骨折移位图

(二)直接暴力

暴力从前方或上方作用于锁骨，可发生锁骨的横断或粉碎骨折，幼儿多为横断或青枝骨折。骨折移位严重时可伤及锁骨下方的臂丛神经，锁骨下动、静脉。

二、临床表现

锁骨全长均位于皮下，骨折后局部有肿胀和压痛，触诊可摸到移位的骨折端，可闻及骨擦音和触到异常活动，患肩下沉，并向前、内倾斜。患者常用健侧手掌托起患肢肘部，以减轻因上肢的重量牵引所引起的疼痛；同时头部向患侧偏斜，使胸锁乳突肌松弛而减轻疼痛。患肢活动功能障碍。幼儿因不能自述疼痛部位，且锁骨处皮下脂肪丰满，畸形不甚明显。但若不愿活动上肢，且于穿衣伸手入袖或上提患肢有啼哭等症状时，应仔细检查是否有锁骨骨折。锁骨骨折刺破皮肤或损伤臂丛神经及锁骨下血管者较少见。

三、诊断与鉴别诊断

锁骨骨折的患者通过外伤史，临床的症状、体征及 X 线检查诊断并不困难。锁骨外侧 1/3 骨折需与肩锁关节脱位相鉴别。骨折患者一般疼痛、肿胀更加明显，有骨折的特有症状、骨擦音和异常活动等。X 线片可以明确诊断。

四、治疗

(一)儿童青枝骨折及成人无明显移位的骨折

可用三角巾或颈腕吊带悬吊 2～3 周即可痊愈。

(二)锁骨有移位骨折复位法

骨折端局部血肿内麻醉。患者坐在櫈子上，两手叉腰挺胸。首先进行牵引。

(1)一助手立于患者背后，用两手反握两肩前下腋侧，两侧向外后上扳提，同时用一个膝部顶住患者背部胸椎棘突，使骨折远侧端在挺胸的作用及助手两手向后上扳提的作用下，使两骨折端被牵引拉开，两骨折端的轴线在一个直线上，多数可自行复位(图 5-2)。

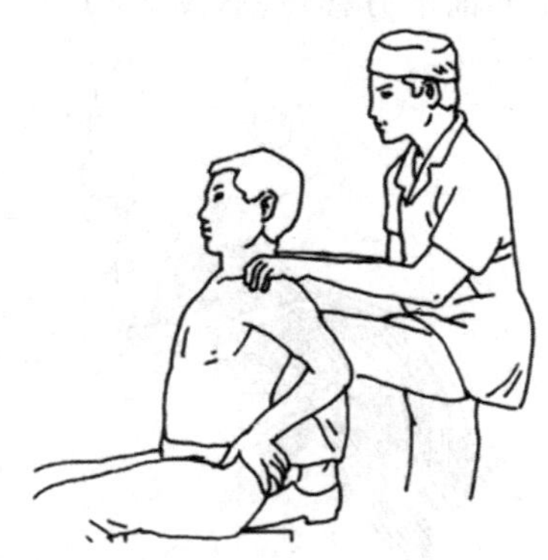

图 5-2　锁骨骨折手法复位(一)

(2)上述的牵引方法，向后上扳提的作用力较大，而向外的牵引力则较弱，常因远侧骨折端向外的牵引力不够，影响手法复位。因此，另一助手一手推顶伤侧胸壁，另一手向外牵拉伤肢上臂，协助第一助手缓缓将远侧骨折牵开，再行手法复位。

(3)手法复位，在助手牵引的情况下，术者立于患者面前，用两拇指及示指摸清并捏住两骨折端向前牵拉，即可使骨折复位。或用两拇指摸清两骨折端，并以一拇指及示指捏住近侧骨折端向前下侧牵拉，同时另一手拇指及示指捏住远侧骨折端向后上方推顶，也可使骨折端复位(图 5-3)。

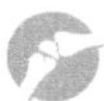

手法复位后，将向外的牵引力稍放松一些，使对位的两骨折端互相嵌紧，然后进行外固定。

（三）外固定方法

1."8"字形绷带固定

将棉垫或纸压垫放置于两骨折端的两侧，并用胶布固定；两侧腋窝放置棉垫，用绷带行"8"字形缠绕固定，绷带经患侧肩部腋下，绕过肩前上方，横过背部至对侧腋下，再绕过对侧肩前上方，经背部至患侧腋下，包绕8～12层，缠绕绷带时应使绷带的两侧腋部松紧合适，以免引起血管或神经受压（图5-4）。

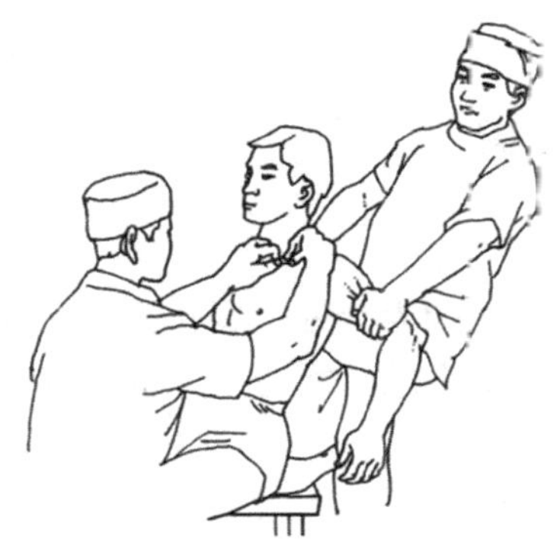

图5-3 锁骨骨折手法复位（二）

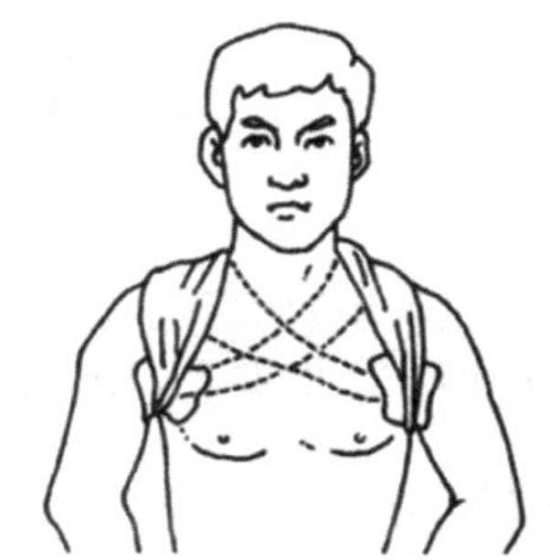

图5-4 锁骨骨折"8"字绷带固定法

2.双圈固定

用绷带缠绕棉花制作好大小合适的绷带圈两只，于手法复位前套于两侧腋部，待骨折复位后，用棉垫或纸垫将两骨折端上下方垫压合适，并用胶布固定。从患者背侧拉紧此两布圈，在其上下各用一布带扎牢，维持两肩向外、向上后伸；另用一布带将两绷带圈于胸前侧扎牢，以免双圈滑脱（图5-5）。

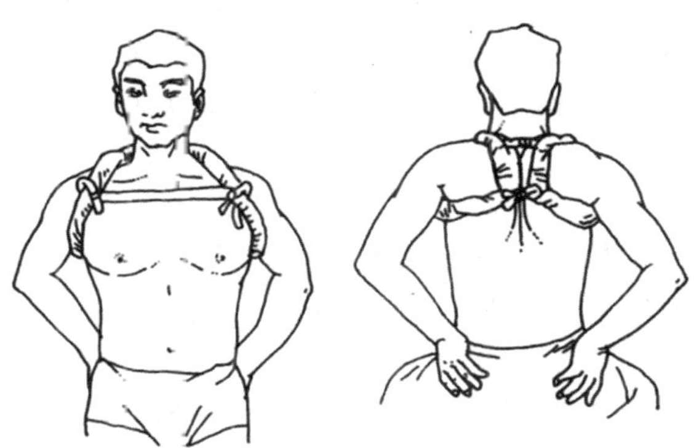

图5-5 锁骨骨折双圈固定法

用以上两种固定方法固定后，如出现手及前臂麻木感或桡动脉搏动摸不清，表示固定过紧，有压迫血管或神经的情况，应立即给予固定适当放松，直至症状完全解除为止。

（四）手术治疗

手法治疗难获满意疗效者、或多发性骨折等情况，可行手术治疗。

五、预防与调护

骨折整复固定后，平时应挺胸抬头，睡觉时应平卧位，肩胛骨间稍垫高，保持双肩后仰，有利于骨折复位。固定初期可做腕、肘关节的屈伸活动。中、后期逐渐做肩关节功能练习，尤其是肩关节的外展和内，外旋运动。肩部长时间固定，易出现肩关节功能受限，所以早期功能锻炼十分必要。

（郭学军）

第二节　肩胛骨骨折

肩胛骨位于两侧胸廓后上方，周围有丰厚的肌肉覆盖，骨折较为少见。肩胛骨对上肢的稳定和功能起着重要的作用，骨折后如不能得到正确治疗，可能会对上肢功能造成严重影响。

一、骨折分类

（一）按部位分类

肩胛骨骨折按解剖部位可分为肩胛体骨折、肩胛冈骨折、肩胛颈骨折、肩胛盂骨折、喙突骨折和肩峰骨折等。肩胛体和肩胛冈骨折最为常见，其次为肩胛颈骨折，然后是肩胛盂骨折、肩峰骨折、喙突骨折，不少骨折属于上述各类的联合骨折。另外，还有肌肉和韧带附着点的撕脱骨折、疲劳或应力骨折。

1.肩胛盂关节内骨折

此类骨折可进一步分为6型。①Ⅰ型盂缘骨折：通常合并肩关节脱位。②Ⅱ型骨折：是经肩胛盂窝的横形或斜形骨折，可有肩胛盂下方的三角形游离骨块。③Ⅲ型骨折：累及肩胛盂的上1/3，骨折线延伸至肩胛骨的中上部并累及喙突，经常合并肩锁关节脱位或骨折。④Ⅳ型骨折：骨折线延伸至肩胛骨内侧。⑤Ⅴ型骨折：是Ⅱ型和Ⅳ型的联合类型。⑥Ⅵ型骨折：是肩胛盂的严重粉碎性骨折。

2.喙突骨折

根据骨折线与喙锁韧带的位置关系，可进一步分成两型。①Ⅰ型骨折：位于韧带附着点后方，有不稳定倾向。②Ⅱ型骨折：位于韧带前方，稳定。

（二）按关节内外分类

根据骨折是否累及肩盂关节面，肩胛骨骨折可分为关节内骨折和关节外骨折。关节外骨折根据稳定性，又可进一步分为稳定的关节外骨折和不稳定的关节外骨折两种。

1.关节内骨折

此类骨折为涉及肩胛盂关节面的骨折，常合并肱骨头脱位或半脱位。肩胛盂骨折中只有10％有明显的骨折移位。

2.稳定的关节外骨折

此类骨折包括肩胛体骨折、肩胛冈骨折和一些肩胛骨骨突部位的骨折。单独的肩胛颈骨折，一般较稳定，也属稳定的关节外骨折。

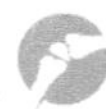

3.不稳定的关节外骨折

此类骨折主要指合并锁骨中段移位骨折的肩胛颈骨折，即“漂浮肩”(图 5-6)损伤，该损伤常由严重暴力引起，此种骨折造成整个肩胛带不稳定。由于上臂的重力作用，它有向尾侧旋转的趋势。常合并同侧肋骨骨折，也可损伤神经血管束，包括臂丛神经。

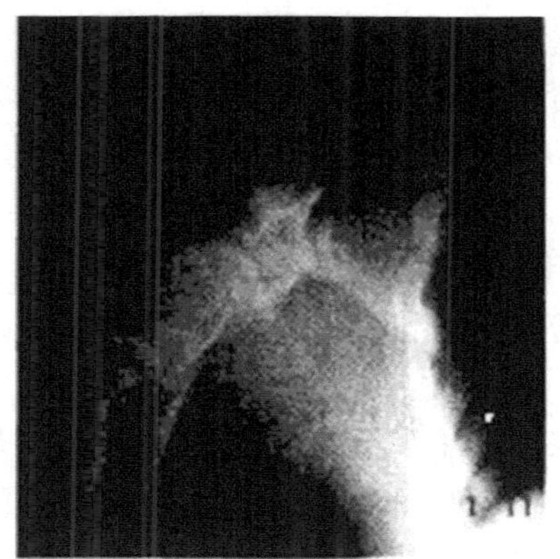

图 5-6 “漂浮肩”损伤

二、临床表现及诊断

肩胛骨骨折根据外伤史、症状、体征及 X 线检查，可明确诊断。

(一)病史

1.体部骨折

体部骨折常为直接暴力引起，受伤局部常有明显肿胀，皮肤常有擦伤或挫伤，压痛也很明显，由于血肿的刺激可引起肩袖肌肉的痉挛，使肩部运动障碍，表现为假性肩袖损伤的体征。但当血肿吸收后，肌肉痉挛消除，肩部主动外展功能即恢复。喙突骨折或肩胛体骨折时，当深吸气时，由于胸小肌和前锯肌带动骨折部位活动可使疼痛加剧。

2.肩胛盂和肩胛颈骨折

肩胛盂和肩胛颈骨折多由间接暴力引起，即跌倒时肩部外侧着地，或手掌撑地，暴力经肱骨传导冲击肩胛盂或颈造成骨折。多无明显畸形，易于漏诊。但肩部及腋窝部肿胀、压痛，活动肩关节时疼痛加重，骨折严重移位者可有肩部塌陷，肩峰相对隆起呈方肩畸形，犹如肩关节脱位的外形，但伤肢无外展、内收、弹性固定情况。

3. 肩峰骨折

肩峰突出于肩部，多为自上而下的直接暴力打击，或由肱骨突然强烈的杠杆作用引起，多为横断面或短斜面骨折。肩峰远端骨折，骨折块较小，移位不大；肩峰基底部骨折，远侧骨折块受上肢重量的作用及三角肌的牵拉，向前下方移位，影响肩关节的外展活动。

(二)X 线检查

多发损伤患者或怀疑有肩胛骨骨折时，应常规拍摄肩胛骨 X 线平片，常用的有肩胛骨正位、侧位、腋窝位和穿胸位 X 线平片。注意肩胛骨在普通胸部正位片上显示不清，因为肩胛骨与胸廓冠状面相互重叠。此外，还可根据需要加拍一些特殊体位平片，如向头侧倾斜 45°的前后位平片可显示喙突骨折。CT 检查能帮助辨认和确定关节内骨折的程度和移位，以及肱骨头的移位程度。因为胸部合并损伤的发生率高，胸片应作为基本检查方法的一部分。

(三)合并损伤

诊断骨折的同时,应注意检查肋骨、脊柱及胸部脏器的损伤。肩胛骨周围有肌肉和胸壁保护,所以只有高能量创伤才会引起骨折。由于肩胛骨骨折多由高能量直接外力引起,因此合并损伤发生率高达35%～98%。合并损伤常很严重,甚至危及生命。然而,在初诊时却常常漏诊。最常见的合并损伤是同侧肋骨骨折并发血气胸,其次是锁骨骨折、颅脑闭合性损伤、头面部损伤、臂丛损伤。肩胛骨合并第1肋骨骨折时,因可伤及肺和神经血管,故特别严重。

三、治疗

绝大多数肩胛骨骨折可采用非手术方法治疗,只有少数患者需行手术治疗。由于肩胛骨周围肌肉覆盖多,血液循环丰富,骨折愈合快,骨折不愈合很少见。

(一)肩胛体和肩胛冈骨折

肩胛体和肩胛冈骨折一般采用非手术治疗,可用三角巾或吊带悬吊制动患肢,早期局部辅以冷敷,以减轻出血及肿胀。伤后1周内,争取早日开始肩关节钟摆样功能锻炼,以防止关节粘连。随着骨折愈合,疼痛减轻,应逐步锻炼关节的活动范围和肌肉力量。

(二)肩峰骨折

如肩峰骨折移位不大,或位于肩锁关节以外,用三角巾或吊带悬吊患肢,避免做三角肌的抗阻力功能训练。如骨折块移位明显,或移位到肩峰下间隙,影响肩关节运动功能,则应早期手术切开复位内固定。手术取常规肩部切口,内固定可采用克氏针张力带钢丝,骨块较大时也可选用拉力螺钉内固定。如合并深层肩袖损伤,应同时行相应治疗。

(三)喙突骨折

对不稳定的Ⅰ型骨折应行手术治疗。对单纯喙突骨折可以保守治疗,因为喙突是否解剖复位对骨折愈合及局部功能没有影响。但如合并有肩锁分离、严重的骨折移位、臂丛受压、肩胛上神经麻痹等情况,则需考虑手术复位,松质骨螺钉固定治疗。

(四)肩胛颈骨折

对无移位或轻度移位的肩胛颈骨折,可采用非手术方法治疗。用三角巾制动患肢2～3周,4周后开始肩关节功能锻炼。

肩胛颈骨折在冠状面和横截面成角超过40°或移位超过1 cm时,需要手术治疗。根据骨折片的大小和骨折的类型,内固定物是在单纯的拉力螺钉和支撑接骨板之间选择。使用后入路,单个螺钉可从后方拧入盂下结节。骨折片很大时,应在后方使用1/3管状接骨板支撑固定,使带有关节面的骨片紧贴于肩胛骨近端的外缘。接骨板与直径为3.5 mm的皮质骨拉力螺钉的结合使用,增加了固定的稳定程度。合并同侧锁骨骨折的肩胛颈骨折,即"漂浮肩"损伤,由于肩胛骨很不稳定,移位明显,应采用手术治疗。通常先复位固定锁骨,锁骨骨折复位固定后,肩胛颈骨折常常也可得到大致的复位,如肩胛骨稳定就不需切开内固定肩胛颈骨折;如锁骨复位固定后肩胛颈骨折仍不能有效复位,或仍不稳定,就需进一步手术治疗肩胛颈骨折。

(五)肩胛盂骨折

肩胛盂骨折只占肩胛骨骨折的10%,而其中有明显骨折移位者占肩盂骨折的10%。对大多数轻度移位的骨折可用三角巾或吊带保护,早期开始肩关节活动范围的练习。一般制动6周,去除吊带后,继续进行关节活动范围及逐步开始肌肉力量的锻炼。

1.Ⅰ型盂缘骨折

如骨折块面积占肩盂面积的25%(前方)或33%(后方),或移位>10 mm将会影响肱骨头的稳定并引起半脱位现象,应考虑手术切开解剖复位和内固定。目的在于重建骨性稳定,以防止慢性肩关节不稳。以松质骨螺钉或以皮质骨螺钉采用骨块间加压固定(图5-7)。如肩盂骨块粉碎,则应切除骨碎片,取髂骨植骨固定于缺损处。小片的撕脱骨折,一般是肱骨头脱位时由关节囊、唇撕脱所致。前脱位时发生在盂前缘,后脱位时见于盂后缘。肱骨头复位后,采用三角巾或吊带保护3~4周。

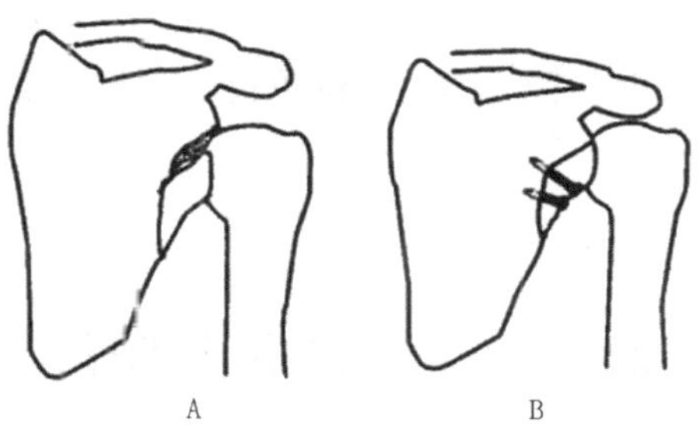

图5-7 盂缘骨折松质骨螺钉内固定

A.盂缘骨折;B.松质骨螺钉内固定

2.Ⅱ型骨折

如果出现台阶移位5 mm时,或骨块向下移位伴有肱骨头向下半脱位,应行手术复位固定。可采用后方入路,复位盂下缘骨折块,以拉力螺钉向肩胛颈上方固定。也可采用易调整外形的重建钢板,置于颈的后方或肩胛体的外缘固定。

3.Ⅲ~Ⅴ型骨折的手术指征

骨折块较大合并肱骨头半脱位,采用肩后方入路,复位盂下缘骨折块,以拉力螺钉向肩胛颈上方固定。也可采用易调整外形的重建钢板,置于肩胛颈的后方或肩胛体的外缘固定(图5-8);关节面台阶≥5 mm,上方骨块向侧方移位或合并喙突、喙锁韧带、锁骨、肩锁关节、肩峰等所谓肩上部悬吊复合体(SSSC)损伤时,可采用后上方入路复位骨折块,采用拉力螺钉,将上方骨折块固定于肩胛颈下方主骨上。手术目的是防止肩关节的创伤性骨关节炎、慢性肩关节不稳定和骨不愈合。

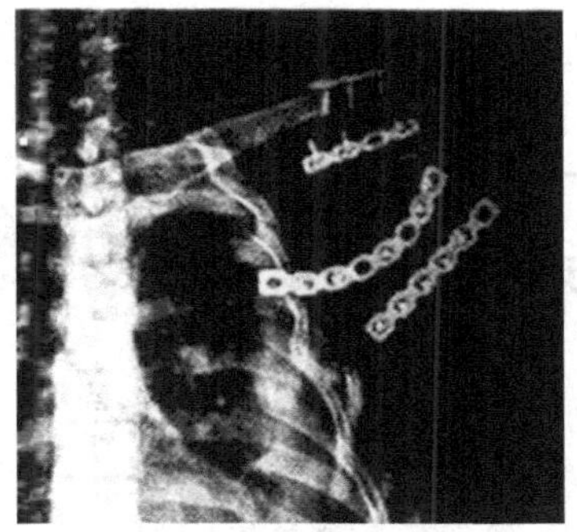

图5-8 肩胛骨骨折合并肩锁关节脱位,切开部位重建钢板、锁骨钩钢板内固定术后

4.Ⅵ型骨折

较少见,也缺乏大宗病例或对照研究结果指导治疗。由于盂窝严重粉碎,不论骨块移位与否

或有无肱骨头半脱位的表现，一般都不行切开复位。可采用三角巾悬吊制动，或用外展支架制动，也可采用尺骨鹰嘴牵引，早期活动锻炼肩关节。如果肩上方悬吊复合体有严重损伤，可行手术复位、固定，如此可间接改善盂窝关节面的解剖关系。

(六)上肩部悬吊复合体损伤

上肩部悬吊复合体(SSSC)是在锁骨中段和肩胛体的外侧缘间组成的一个骨和软组织环，由肩盂、喙突、喙锁韧带、锁骨远端、肩锁关节和肩峰组成。SSSC 的单处损伤，不会影响其完整性，骨折移位较小，只需保守治疗；两处损伤则会影响其完整性，可能会引起一处或两处明显移位，对骨折愈合不利，影响其功能。对这种骨折，只要有一处或两处存在不能接受的移位，就应行切开复位内固定。即使只固定一处，也有利于其他部位骨折的间接复位和稳定。

(牟明辉)

第三节　肩锁关节脱位

一、病因

肩锁关节脱位通常由暴力自上而下作用于肩峰所致。坠落物直接砸在肩顶部后，锁骨下移，由于第 1 肋骨阻止了锁骨的进一步下移，如果锁骨未骨折，则肩锁、喙锁韧带断裂，同时可伴有三角肌和斜方肌锁骨附着点的撕裂，肩峰、锁骨和喙突的骨折，肩锁纤维软骨盘的断裂和肩锁关节的关节软骨骨折。锁骨的移位程度取决于肩锁和喙锁韧带、肩锁关节囊及斜方肌和三角肌的损伤程度。

二、分型

Urist 根据关节面解剖形态和排列方向，把肩锁关节分为 3 种形态(图 5-9)。Ⅰ型：冠状面关节间隙的排列方向自外上向内下，即锁骨端关节面斜形覆盖肩峰端关节面；Ⅱ型：关节间隙呈垂直型排列，两个关节面相互平行；Ⅲ型：关节间隙由内上向外下，即肩峰端关节面斜形覆盖锁骨端关节面。Ⅲ型的结构居于稳定型，Ⅰ型属于不稳定型。在水平面上，肩锁关节的轴线方向由前外指向后内。

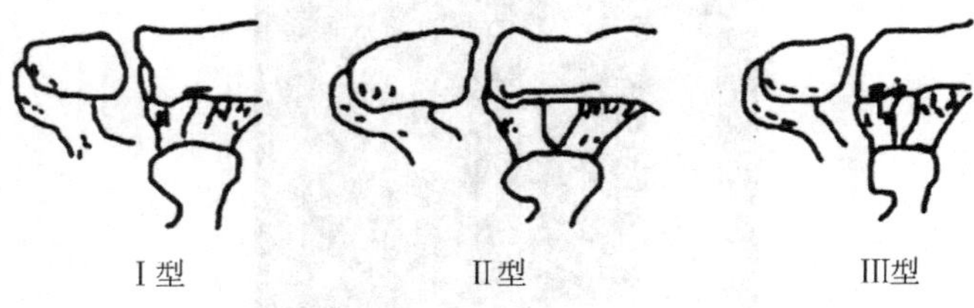

图 5-9　肩锁关节 3 种形态

三、分类

Rockwood 等将肩锁关节脱位分为Ⅰ～Ⅵ型(图 5-10)。

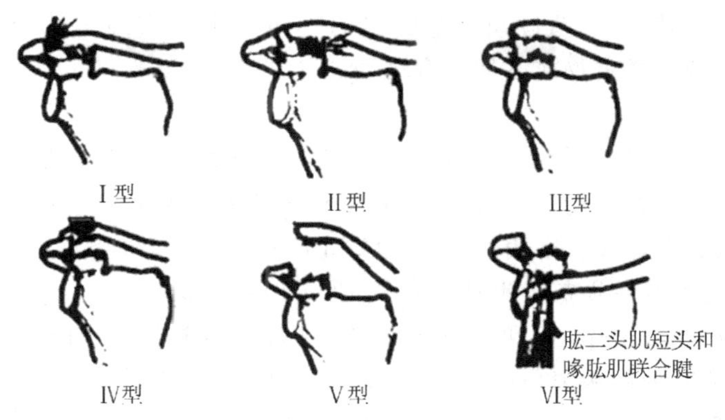

图 5-10 肩锁关节损伤分 6 型

(一)Ⅰ型

Ⅰ型指肩锁关节的挫伤，并无韧带断裂和关节脱位，肩锁关节稳定，疼痛轻微，早期 X 线平片阴性，后期可见锁骨远端骨膜的钙化。

(二)Ⅱ型

由更大的外力引起，肩锁韧带和关节囊破裂，但喙锁韧带完好，肩锁关节不稳定，尤其是在前后平面上不稳定。X 线平片上可看到锁骨外侧端高于肩峰，但高出的程度小于锁骨的厚度，肩锁关节出现明显的疼痛和触痛，但必须拍摄应力下的 X 线平片来确定关节不稳定的程度。

(三)Ⅲ型

损伤肩锁韧带和喙锁韧带及锁骨远端三角肌附着点的撕裂。锁骨远端高于肩峰至少一个锁骨厚度的高度。

(四)Ⅳ型

损伤的结构与Ⅲ型损伤相同，但锁骨远端向后移位进入或穿过斜方肌。

(五)Ⅴ型

损伤三角肌与斜方肌在锁骨远端上的附着部均从锁骨上分离，肩锁关节的移位程度为 100%～300%，同时在锁骨和肩峰之间出现明显的分离。

(六)Ⅵ型

损伤较少见，由过度外展使肩锁韧带和喙锁韧带撕裂所致，锁骨远端移位至喙突下、肱二头肌和喙肱肌联合腱后。

四、临床表现及诊断

查体有局部疼痛、肿胀及肩锁关节不稳定伴锁骨远端移位，X 线平片可以帮助评价损伤的程度。患者直立，摄双侧肩锁关节的前后位平片，然后进行两侧比较。必要时可在患者腕部悬挂 4.5～6.8 kg 的重物，可以观察到肩锁关节的不稳定，重物最好系在患者腕部，避免让患者用手握，以使上肢肌肉能够完全放松。

五、治疗

(一)非手术治疗

Ⅰ型损伤通常采用吊带制动，配合局部冰敷、止痛药物治疗。Ⅱ型损伤的治疗方法与Ⅰ型相似，如果锁骨远端移位的距离不超过锁骨厚度的1/2，可应用绑扎、夹板或吊带制动2～3周，但必须在6周以后才能恢复举重物或参加体育运动。

（二）手术治疗

对于Ⅲ、Ⅳ、Ⅴ、Ⅵ型损伤应行手术治疗，手术方法有许多种，可以分为5个主要类型：①肩锁关节复位和固定。②肩锁关节复位、喙锁韧带修复和喙锁关节固定。③前两种类型的联合应用。④锁骨远端切除。⑤肌肉转移。常用的手术方法如下所述。

1.喙锁韧带缝合、肩锁关节克氏针内固定术（改良 Phemister 法）

通过肩部前内侧的 Thompson 和 Henry 入路，显露肩锁关节、锁骨外侧端及喙突。探查肩锁关节，去除关节盘或其他妨碍复位的结构，然后褥式缝合肩锁韧带，暂不要打结，接着逆行穿出克氏针，整复脱位的肩锁关节后顺行穿入，使其进入锁骨2.5～4 cm。通过前后位和侧位（腋部）X线平片检查克氏针的位置和复位的情况。如二者均满意，于肩峰外侧边缘将克氏针折弯90°并剪断，保留0.6 cm的钩状末端以防止其向内侧移位，旋转克氏针，将末端埋于肩峰下软组织内，修复肩锁关节囊和韧带，并将预先缝合喙锁韧带的线收紧打结，修复斜方肌和三角肌止点的损伤。术后处理用肩胸悬吊绷带保护，术后2周去除绷带并拆线，开始主动活动，8周在局麻下拔除克氏针。克氏针的折断和移位是常见的并发症。

2.喙锁关节的缝线固定术

做一个弧形切口显露肩锁关节、锁骨的远端和喙突，显露肩锁关节，彻底清除关节盘或其他碎屑，褥式缝合断裂的喙锁韧带，暂不打结。用直径约为0.7 cm的钻头在喙突上方的锁骨上前后位钻两个孔，在喙突基底的下方穿过1根不吸收缝线，并向上穿过锁骨的两个孔，复位肩锁关节，打紧缝线，这样缝线就可不绕住整个锁骨，以避免缝线割断锁骨。如果仍有前后向不稳定，可按 Phemister 法用1枚克氏针固定肩锁关节，最后收紧打结喙锁韧带的缝线，修复肩锁关节囊，缝合撕裂的三角肌和斜方肌。术后处理同改良 Phemister 法。

3.喙锁关节螺钉内固定及喙锁韧带缝合术（改良 Bosworth 法）

通过前内侧弧形切口显露肩锁关节和锁骨末端，向远外侧牵开三角肌以暴露喙突尖和喙锁韧带（图5-11）。同 Phemister 法一样，检查肩锁关节，去除关节盘或其他妨碍复位的结构，缝合喙锁韧带，暂不要打结，用直径为4.8 mm的钻头在锁骨上垂直钻一个孔，此孔在锁骨复位后应同喙突基底在同一直线上。复位锁骨，用另外一个直径为3.6 mm的钻头通过先前在锁骨上钻好的孔在喙突上再钻一个孔，选择一个合适长度的 Bosworth 螺钉穿过两孔，拧紧螺钉使锁骨上表面与肩峰上表面平齐，收紧打结喙锁韧带缝线，修复撕裂的斜方肌和三角肌止点。术后用悬吊带制动，1周后去除悬吊，开始轻微的主动功能锻炼，2周拆线，术后6～8周取出螺钉，10周内避免超过90°的外展运动和举重物。

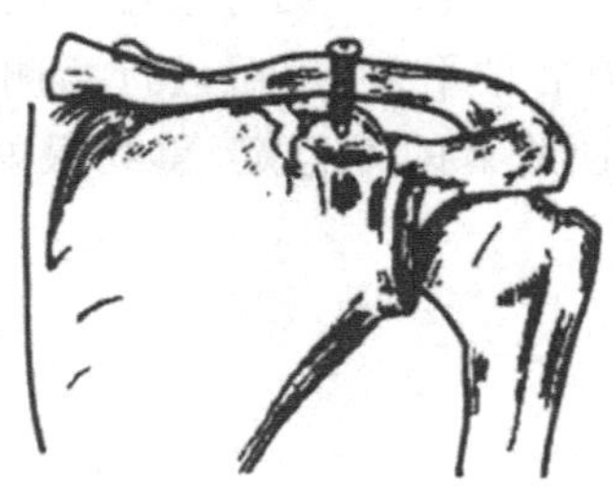

图5-11　改良 Bosworth 法

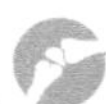

4.锁骨远端切除术(Stewart 法)

通过前方弧形切口显露肩锁关节、锁骨外侧端及喙突,沿锁骨长轴切开关节囊和肩锁上韧带,骨膜下剥离显露锁骨,然后修复关节囊和韧带,用咬骨剪或摆动锯在骨膜下自下外方斜向内上方截除 1 cm 长的锁骨外侧端,挫平上缘残端。褥式缝合损伤的喙锁韧带,暂不打结,交叉穿入 2 枚克氏针,将锁骨外侧端维持在正常位置。术后悬吊制动 1 周,进行轻微的主动环绕运动,2 周拆线,增加活动量,4 周内避免抬举重物,8 周内避免体育活动。

5.喙肩韧带移位加强肩锁关节术(Neviaser 法)

通过前内侧弧形切口显露肩锁关节、锁骨外侧端及喙突,切断喙肩韧带在喙突前外侧缘的起点,向下推压锁骨外侧段,复位肩锁关节,用克氏针 1～2 枚,贯穿固定肩锁关节,将喙肩韧带向前上翻转,固定缝合于锁骨外侧端前方,修复肩锁韧带和喙锁韧带。术后处理同 Stewart 法。

6.喙肩韧带移位重建喙锁韧带术(Weaver 法)

同 Neviaser 法显露肩锁关节、锁骨外侧端及喙突,切断喙肩韧带在肩峰前内侧缘的起点(图 5-12)。在锁骨外侧端相当于喙突尖的上方行锁骨切骨术,切骨线由内下向外上倾斜,切除锁骨外侧端约 2 cm。在切骨端近侧 1 cm 处,于锁骨前壁钻两个骨孔,以细钢丝或粗丝线在喙肩韧带的肩峰端作褥式缝合,两线端分别经髓腔,从锁骨的骨孔引出。下压锁骨,恢复正常喙锁间距,抽紧缝线,结扎固定,使喙肩韧带移入锁骨断端的髓腔内。

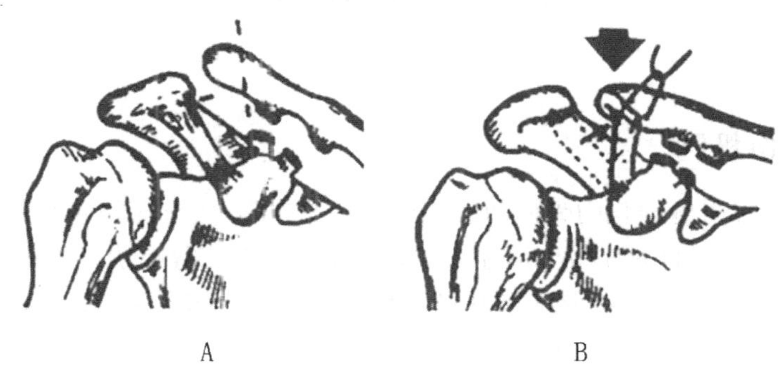

图 5-12 Weaver 法喙肩韧带移位重建喙锁韧带术

A.切除锁骨外侧端,切断喙肩韧带;B.喙肩韧带移入锁骨断端的髓腔内

术后用 Velpeau 绷带固定患肩 4 周,之后改用三角巾悬吊 4 周,术后 8 周去除悬吊,进行康复训练。

7.Dewar 手术

显露肩峰、肩锁关节及锁骨外侧端,自肩峰和锁骨外侧端前方切断三角肌附着点,行骨膜下剥离,显露肩锁关节。切除破碎的肩锁关节囊,软骨盘,显露锁骨外侧端并切除 1.0 cm。切开喙突上方的锁骨前方骨膜,将锁骨前面 1.5～2.0 cm 的皮质骨制成粗糙面,于骨粗糙面中央由前向后钻孔备用。切开胸肌筋膜,显露喙突及其下方的肱二头肌短头、喙肱肌和胸小肌。在肱二头肌短头、喙肱肌和胸小肌之间做由下而上的逆行分离,至喙突前、中 1/3 交界处,环形切开骨膜,在喙突角部由前向后钻备用。以骨刀在喙突前、中 1/3 处截骨,使喙突骨块连同肱二头肌短头腱和喙肱肌一起向下翻转,以 1 枚适当长度的加压螺钉贯穿固定喙突骨块于锁骨前方原钻孔部位。将三角肌前部重新缝合。

术后三角巾悬吊患臂 3 周,3 周后练习上举及外展活动,6～8 周后即可负重功能训练。

8.锁骨钩钢板内固定、喙锁韧带缝合术

近年我们采用锁骨钩钢板内固定,喙锁、肩锁韧带缝合治疗肩锁关节脱位(图 5-13)取得满意疗效。该方法固定牢靠,并可早期行肩关节功能锻炼,又无克氏针内固定断裂后游走的危险。

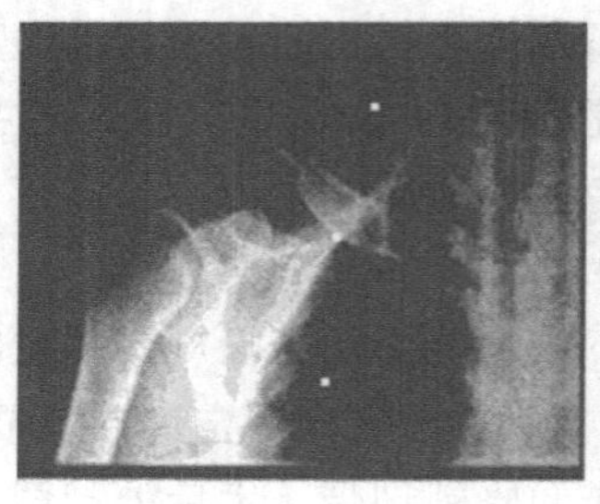

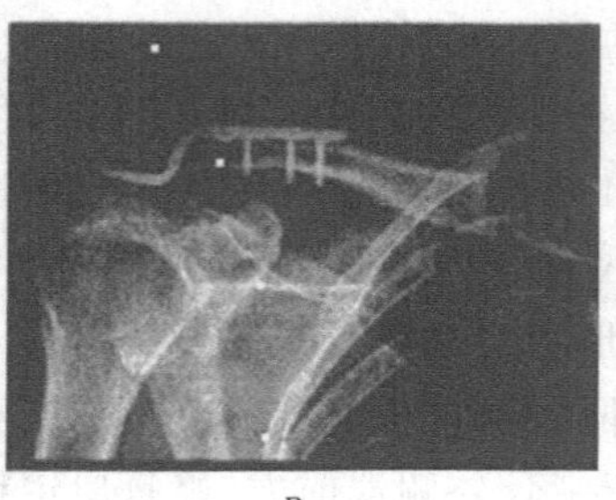

A　　B

图 5-13　肩锁关节脱位锁骨钩钢板内固定、喙锁韧带缝合术

A.术前 X 线平片;B.术后 X 线平片

(牟明辉)

第四节　胸锁关节脱位

一、解剖与损伤机制

胸锁关节是由锁骨内侧端与胸骨柄切迹构成的关节,锁骨关节面较胸骨关节面大,锁骨内侧关节面仅有 50%与向外倾的胸骨关节面相对,其间借一个软骨盘补偿。胸锁关节由关节囊、前后胸锁韧带、锁骨间韧带和肋锁韧带维持其稳定性(图 5-14)。正常状态下胸锁关节约有 40°的活动范围。上肢外展时肩前方受到暴力可导致锁骨内端向前移位,胸锁关节发生前脱位。暴力作用于肩部后外侧,可导致锁骨移位到胸骨后方,发生胸锁关节后脱位。胸锁关节脱位也可以是先天性的,还可在发育、退变及炎症过程中发生。

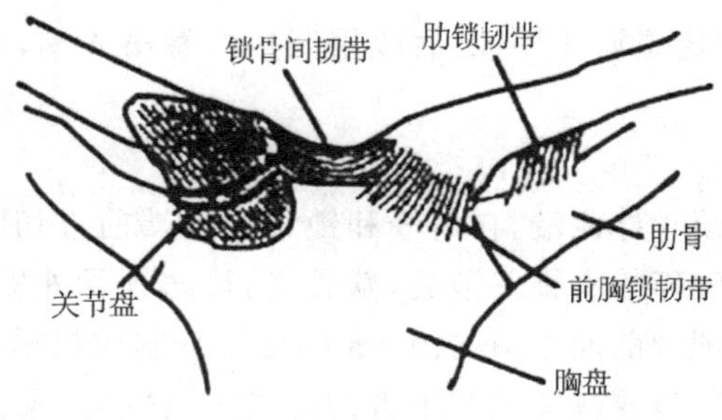

图 5-14　胸锁关节解剖图

二、临床表现

当创伤导致前脱位时,会产生剧烈疼痛,脱位关节处有明显的肿胀和前突畸形,锁骨内端相对于胸骨向前隆起,而在靠近第 1 肋骨处出现凹陷,程度取决于韧带损伤的程度。胸锁关节后脱位很少见，但锁骨内端向后移位，可导致气管、食管、胸导管或纵隔内大血管的损伤，故可能会出现严重的损伤。

三、诊断及鉴别诊断

（一）诊断

对症状和体征可疑有胸锁关节脱位者，可进一步行前后位X线平片检查和CT扫描。以胸骨为中心的胸腔上部的顶前凸位X线平片具有诊断意义，阳性表现是锁骨内端位于对侧正常锁骨内端前方或后方。CT扫描可显示胸锁关节的结构变化，明确诊断胸锁关节脱位。

（二）鉴别诊断

胸锁关节是半脱位还是脱位，取决于关节囊韧带、关节软骨盘及锁骨间韧带和肋锁韧带的损伤程度。20岁以下患者的锁骨内端骨骺损伤与胸锁关节脱位表现相似，应加以鉴别。

四、治疗

（一）手法复位外固定

胸锁关节后脱位的闭合复位方法有两种：一种为患者取仰卧位，在肩胛骨间垫大沙袋，肩内收位牵引患侧上肢，由前向后用力下压肩和锁骨远端；另一种为外展位牵引伤肢，用手指夹住锁骨，用力向前牵引以帮助复位，如仍不能复位，消毒皮肤，用无菌巾钳夹住锁骨，向前牵引复位，大多数后脱位复位后是稳定的，复位后以“8”字绷带、商品化的锁骨固定带或“8”字石膏固定4周，限制活动6周。如果在全麻状态下仍无法使后脱位闭合复位，应行手术复位，因为使其处于脱位状态是危险的。手术复位时应找有胸外科经验的医师会诊。

（二）切开复位内固定

1.前脱位者

如不易复位或有小片骨折，整复不易维持关节的对合关系，且有疼痛者，可考虑行开放复位，用2枚克氏钢针经过关节固定，合并有骨折者也可用2枚空心拉力螺钉内固定（图5-15），用克氏针时需将克氏针尾端弯成钩状，以防克氏针移位；缝合修复撕破或断裂的胸锁前韧带，术后用前“8”字石膏绷带固定4周，6周左右拔除克氏针，活动关节。

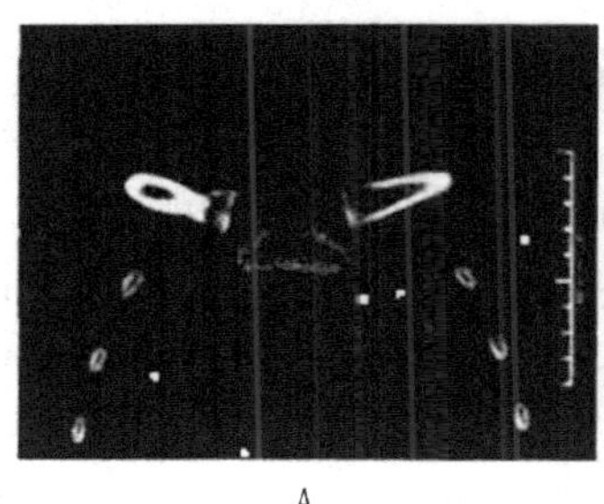

A

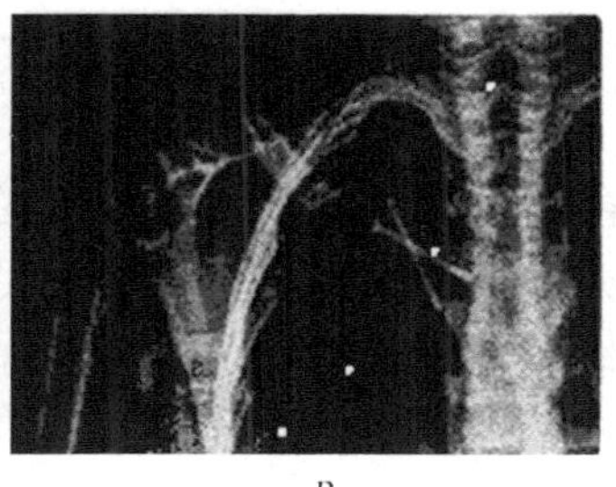

B

图5-15 锁骨近端骨折并胸锁关节脱位切开复位空心钉内固定

A.术前CT表现；B.术后X线表现

2.后脱位者

不能用手法复位，或有气管或纵隔血管压迫症状者，沿锁骨内侧段切口，暴露胸锁关节及锁骨内侧段，在直视下向外牵引上臂，并用巾钳夹住锁骨内端向外前方牵拉，使脱位整复，并用2枚克氏针经过关节固定，尾端弯成钩状，术后用后“8”字石膏固定5周，6周左右拔除克氏针。

3.陈旧性未复位的胸锁关节前脱位

一般认为造成的功能丧失即使有，也是程度较轻的。这种疾病手术治疗的指征是患者主诉在用力或者在体育运动时上臂乏力和疲劳。常用的手术方法有在锁骨和第 1 肋骨周围使用阔筋膜稳定，在锁骨和胸骨之间行阔筋膜稳定术，锁骨下肌腱移植重建术，锁骨内侧端切除术。

（牟明辉）

第五节 肩袖损伤

一、功能解剖

肩关节外侧有两层肌肉，外侧层为三角肌，内侧层为冈上肌、冈下肌、肩胛下肌及小圆肌。其肌肉和腱性部分在肱骨头的前、上、后方形成袖套样组织，附着于肱骨大结节和解剖颈的边缘，称为肩袖。

肩袖可使肱骨头与肩胛盂紧密接触，使肩关节在运动或静息状态下均能对抗三角肌的收缩，防止肱骨头被拉向肩峰，以三角肌的拮抗作用保持肩关节的稳定。不仅如此，肩袖还以杠杆的轴心作用协助肩关节进行外展和旋转。其中冈上肌能使上臂外展及轻度外旋，冈下肌和小圆肌在肩下垂时能使上臂外旋，肩胛下肌在肩下垂时能使上臂内旋，所以有人将肩袖又称为“旋转袖”。

冈上肌、肩胛下肌的肌腱伸出在喙肩弓的下方，当肩关节在内收、外展、上举、前屈及后伸等大范围运动时（如吊环、蛙泳、体操等），冈上肌与肩胛下肌在喙肩弓下被反复夹挤、频繁碰撞而造成损伤。在解剖上，冈上肌、冈下肌腱止点末端 1.5 cm 长度内是无血管的“危险区”，有人认为这是肌腱近侧滋养血管与来自骨膜的微细血管的吻合交接处，此处血供应减弱，是肌腱退行变性和撕裂的好发部位。

二、发病原因

肩袖损伤的发病原因学说较多，主要有以下各点。

（一）撞击学说

肩撞击综合征首先由 Neer（1972）提出，他在解剖 100 例肩关节中发现 11 例的肩盂边缘有骨刺出现和肩峰前突下骨赘增生，这是肩袖与肱骨头多次反复撞击的结果。冈上肌腱从喙肩弓下方穿出向外下方附着于肱骨大结节，肩关节前屈时很容易被肩峰前突所撞击（图 5-16）。

（二）退变学说

肩袖疾病的病因是多方面的，肩袖肌腱维持肱骨头的稳定，其力臂较短，又在肱骨的顶端即突出部分，容易发生肌腱退行变。其病理表现往往是细胞变性坏死，钙盐沉积，纤维蛋白玻璃样变性，肌纤维部分断裂，肩袖止点出现潮线复制及不规则。退变后的肌腱在运动中稍加用力即行断裂，一般在 40 岁以上者易发生。

（三）创伤学说

由于创伤导致肌腱损伤已不容置疑。例如肩关节脱位无其他合并伤，复位后肩关节仍不能外展，其根源很可能就是肩袖损伤。肱骨头大结节撕脱骨折大多伴有不同程度的肩袖损伤。运

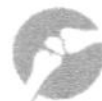

动损伤在肩袖损伤中占有一定的比例。暴力作用于肩袖造成急性损伤的方式较多，主要有以下几种。

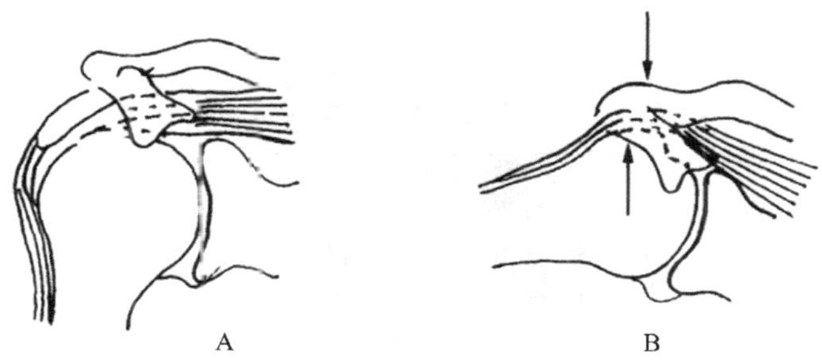

图 5-16 肩袖撞击损伤示意

A.肩自然下垂；B.肩外展撞击

(1)肩部被直接撞伤，造成冈上肌腱损伤。

(2)上臂突然过度内收，冈上肌被极度牵拉而撕裂。

(3)上臂接受纵轴牵拉暴力而使肩袖损伤。

(4)暴力从腋下向上冲击，冈上肌受到顶撞对冲而损伤。

三、损伤机制

体操运动员在单杠、吊环、高低杠上运动时进行“转肩”“压十字”动作，标枪投掷运动员上臂上举做反弓爆发力时，因反复外展、急剧转肩，肩袖受到摩擦、劳损、牵拉，造成肌腱纤维反复磨损变性，呈慢性炎症样改变，同时可发生肩峰下滑囊炎症改变和退行性改变。这种情况也可见于游泳时的肩部旋转、举重时的抓举、篮球的转手及排球的扣球动作等。追问病史大多有一次损伤史可以追溯，但也有部分运动员何时损伤难以清晰回忆。

肩袖损伤的病理牵涉到肌腱、关节软骨、滑囊及肩峰。在正常情况下，冈上肌、冈下肌对抗三角肌的收缩力，拉紧肱骨头使其在一定的范围内活动。一旦冈上肌、冈下肌损伤(急性或慢性)，三角肌丧失拮抗力量，收缩时肩峰下组织与肩峰撞击，关节盂和肱骨头因机械力量受到破坏，出现关节退行变。肩袖肌腱损伤后发生玻璃样变性或断裂，断端之间充斥瘢痕并发生挛缩。肩袖损伤时因局部渗血、出血及积液，加上机械性压迫和劳损，终于产生肩峰下滑囊炎。滑囊壁玻璃样变性，滑膜浅层出现纤维素，导致组织增生和粘连。由于反复劳损和机械力的重复叩击，肩峰骨膜增厚，刺激成骨细胞产生骨唇，造成肩关节活动受限或疼痛(图 5-17)。

四、症状及诊断

(一)慢性损伤

此型较为多见。肩痛不明显，当上臂外展至某一特定部位时突然疼痛而停止活动。平时能全程参加训练，但成绩进步不快，有肩部不舒适的感觉。

(二)亚急性损伤

此型最多见，为反复慢性挫伤积累而形成。检查肩外展试验：伤者伸肘旋后位，做肩部外展运动至 80°～110°时出现肩部疼痛，外展动作突然中止或卡住，这可能是肩袖与喙肩韧带或肩峰摩擦挤压造成。一些病例训练前做好准备活动后外展时无疼痛。多数病例按压肩外侧肱骨大结节部位有压痛，肩关节外展和上臂抗阻内外旋有疼痛。如已迁延时日，未经正规治疗可出现三角肌萎缩现象。

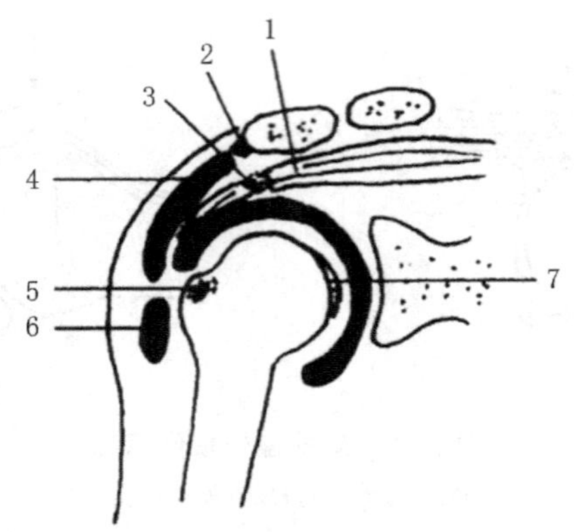

1.肩袖钙化；2.肩峰骨赘；3.肩袖断裂(冈上肌)；4.肩峰下滑囊炎；
5.肱骨大结节骨质硬化；6.三角肌下滑囊炎；7.肱骨头软骨退变

图 5-17 肩袖损伤病理变化

(三)急性损伤

此型少见。大多为一次急性损伤所致。肩部疼痛、活动受限均较显著。检查臂下落试验：将患肩被动外展 90°位去除扶持，患肢不能维持外展，伤臂迅速下落，说明肩袖明显损伤。

五、治疗

(一)非手术治疗

(1)由急性炎症或急性损伤所形成的肩部剧烈疼痛，应暂停训练。可将上臂外展 30°位支架外固定，卧床休息 3 天后可适当活动。

(2)慢性或亚急性损伤，可用 1%普鲁卡因溶液 10～20 mL 加入泼尼松龙 1 mL 局部封闭，疗效非常理想。

(3)物理治疗：人工太阳灯，紫外线(4～5 生物剂量)及直流电碘离子透入对肩袖损伤的康复有明显的辅助作用。

(4)运动训练适当改变，慢性挫伤可继续一般训练，对于引起疼痛的外展动作可适当减少或避免，要加强三角肌力量训练。

(二)手术治疗

肩袖肌腱断裂如面积较大，断端分离较多，残端缺血或经非手术治疗 4～6 周后症状未见改善，可选择手术治疗。术中可将断端褥式缝合，如不能对合，取阔筋膜修补缝合。也可在肱骨大结节上钻孔缝合肩袖，术后以外展支架将患肢固定于外展、前屈及外旋位，6 周后拆除外固定积极进行功能锻炼活动。

六、预防

(1)在进行大范围转肩运动训练前应循序渐进并加强肩关节各组肌肉力量训练，如三角肌肌力加强训练等。

(2)每次训练前应严格认真做好准备活动，以适应运动，减少损伤。 **(翟树玉)**

第六节 肱骨近端骨折

一、解剖特点

肱骨近端包括肱骨头、小结节、大结节及外科颈。肱骨头关节面呈半圆形，朝向上、内、后方。在肱骨头关节面边缘与大小结节上方连线之间为解剖颈，骨折少见，但骨折后对肱骨头血运破坏明显，极易发生坏死；大、小结节下方的外科颈，相当于圆形的骨干与两结节交接处，此处骨皮质突然变薄，骨折好发于此处。大结节位于肱骨近端外上后方，为冈上肌、冈下肌和小圆肌提供止点，向下移行为大结节嵴，有胸大肌附着。小结节居前，相当于肱骨头的中心，有肩胛下肌附着，向下移行为小结节嵴，有背阔肌及大圆肌附着。结节间沟内有肱二头肌长头腱经过（图 5-18，图 5-19）。

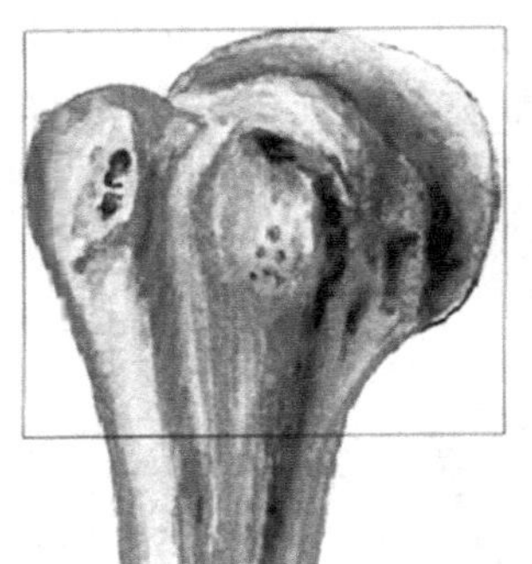

图 5-18 肱骨近端

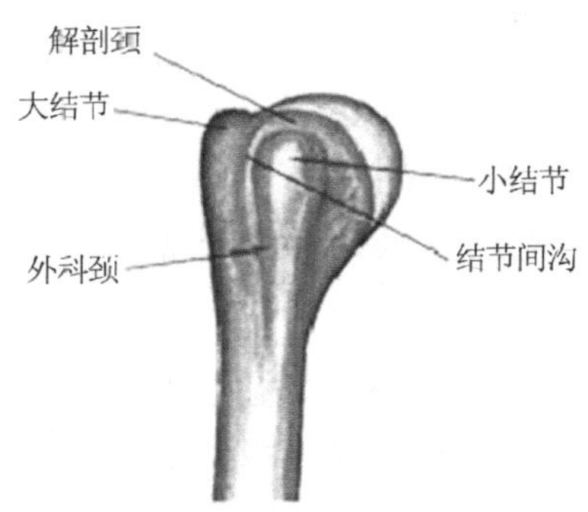

图 5-19 肱骨近端解剖特点

二、损伤机制

肱骨近端骨折多为间接暴力所致。对于老年患者，与骨质疏松有一定关系，轻或中度暴力即可造成骨折。常见于在站立位摔伤，即患肢外展时身体向患侧摔倒，患肢远端着地，暴力向上传导,导致肱骨近端骨折。对于年轻患者,其受伤暴力较大,多为直接暴力。

大结节骨折时,在冈上肌、冈下肌和小圆肌的牵拉下向后上方移位;小结节骨折时,在肩胛下肌的牵拉下向内侧移位。外科颈骨折时三角肌牵拉使骨折端短缩移位,胸大肌使远折端向内侧移位。

三、骨折分类

(一)骨折分类法的发展

肱骨近端骨折的分类不但能充分区别和体现肱骨近端骨折的特点,并能对临床治疗有指导意义。1986 年,Koher 根据骨折线的位置进行了骨折的解剖分类,分为解剖颈、结节部和外科颈,但没有考虑骨折的移位,对临床治疗的意义不大。Watson-Jones 根据受伤机制将肱骨近端骨折分为内收型和外展型,有向前成角的肱骨近端骨折,肩内旋时表现为外展型,而肩外旋时表现为内收型损伤。所以临床诊断有时会引起混乱。1934 年,Codman 描述了肱骨近端的 4 个解剖部分,即以骺线为基础,将肱骨近端分为肱骨头、大结节、小结节和干骺端四个部分。1970 年 Neer 发展 Codman 理念,基于肱骨近端的四个解剖部分,将骨折分为一、二、三、四部分骨折。4 个解剖部分之间,如骨折块分离超过 1 cm 或两骨折块成角>45°,均称为移位骨折。如果两部分之间发生移位,即称为两部分骨折;三个部分之间或四个部分之间发生骨折移位,分别称为三部分或四部分骨折(图 5-20)。任何达不到此标准的骨折,即使粉碎骨折也被称为一部分骨折。Neer 分类法对临床骨折有指导意义,所以至今广为使用。肱骨近端骨折除 Neer 分类法外,AO 分类法在临床应用也较多。

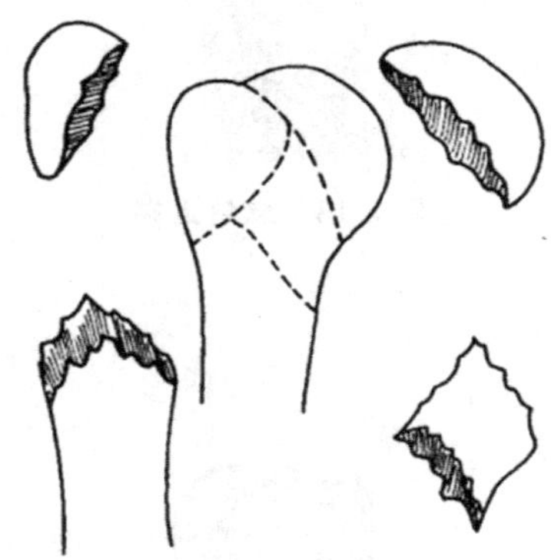

图 5-20　肱骨近端四个解剖结构

(二)Neer 分类

Neer(1970)在 Codman 的四部分骨块分类基础上提出的 Neer 分类(图 5-21)包括因不同创伤机制引起的骨折的解剖位置、移位程度、不同骨折类型的肱骨血运的影响及因为不同肌肉的牵拉而造成的骨折的移位方向,对临床治疗方法的选择提供可靠的参考。

Neer 分类法骨折移位的标准:相邻骨折块彼此移位>1 cm 或成角>45°。

1.一部分骨折(包括无移位和轻度移位骨折)

轻度移位骨折是指未达到骨折分类标准的骨折,无移位和轻度移位骨折占肱骨近端骨折的 85%左右,又常见于 60 岁以上老年人。骨折块因有软组织相连,骨折稳定,常采用非手术治疗,前臂三角巾悬吊或石膏托悬吊治疗即可。

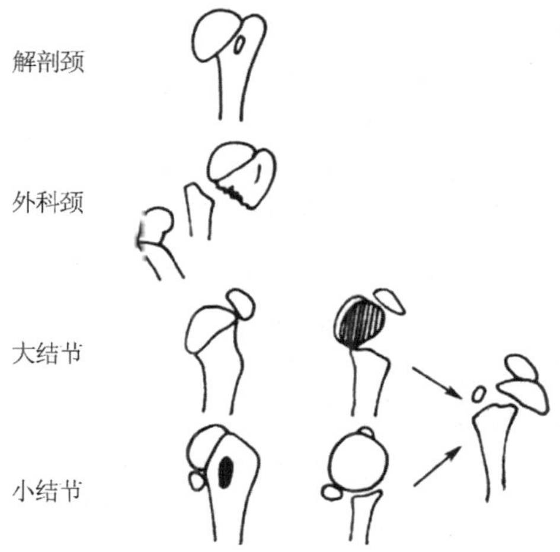

图 5-21 肱骨近端骨折 Neer 分型

2.二部分骨折

二部分骨折指肱骨近端四部分中，某一部分移位，临床常见外科颈骨折和大结节撕脱骨折，为二部分骨折。小结节撕脱或单纯解剖颈骨折少见。

(1)大结节骨折：多种暴力可引起大结节骨折，如肩猛烈外展、直接暴力和肩关节脱位等。骨折后，主要由于冈上肌的牵拉可出现大结节向上、向后移位，骨折后往往合并肩袖肌腱或肩袖间隙的纵向撕裂。大结节撕脱骨折可以被认为是特殊类型的肩袖撕裂。

(2)外科颈骨折：发生于肱骨干骺端、大结节与小结节基底部。多见，占肩部骨折的 11%，外科颈骨折由于远端胸大肌和近端肩袖牵拉而向前成角。临床根据移位情况而分为内收型和外展型骨折。

(3)解剖颈骨折：单纯解剖颈骨折临床少见，此种骨折由于肱骨头血运破坏，造成骨折愈合困难、肱骨头坏死率高的特点。

(4)小结节骨折：单纯小结节骨折少见，多数与外科颈骨折同时发生。

3.三部分骨折

三个主要结构骨折和移位，常见为外科颈骨折合并大结节骨折并移位，肱骨头可因肩胛下肌的牵引而有内旋移位。CT 扫描及三维成像时可清楚显示。三部分骨折时，肱骨头仍保留较好的血运供给，故主张切开复位内固定。

4.四部分骨折

四个解剖部位均有骨折和移位，是肱骨近端骨折中最严重的一种，约占肱骨近端骨折的 3%，软组织损伤严重，肱骨头的解剖颈骨折使肱骨头血供系统破坏，肱骨头坏死率高。若行内固定手术，应尽可能保留附着的软组织结构。四部分骨折因内固定手术后并发症多，功能恢复缓慢，对 60 岁以上老年人，人工肱骨头置换是手术适应证。

5.骨折脱位

在严重暴力时，肱骨近端骨折可合并肱骨头的脱位，脱位方向依暴力性质和方向而定，可出现前后上下甚至胸腔内的脱位，临床二部分骨折合并脱位常见，如大结节骨折并脱位。

6.肱骨头劈裂骨折

严重暴力时，除引起肱骨近端骨折、移位和肱骨头脱位外，还可造成肱骨头骨折或肩盂关节面的塌陷。肱骨头关节面塌陷骨折如达到或超过关节面的40%，应考虑人工肱骨头置换；肱骨头劈裂伴肩盂关节面塌陷时，应考虑盂肱关节置换术。

(三)AO 分类法

A型骨折是关节外的一处骨折。肱骨头血循环正常，因此不会发生头缺血坏死。B型骨折是更为严重的关节外骨折。骨折发生在两处，波及肱骨上端的三个部分。一部分骨折线可延及到关节内。肱骨头血循环部分受到影响，有一定的肱骨头缺血坏死发生率。B_2型骨折是干骺端骨折无嵌插，骨折不稳定，难以复位，常需手术复位内固定。C型骨折是关节内骨折，波及肱骨解剖颈，肱骨头血液供应常受损伤，易造成肱骨头缺血坏死。

AO分类较复杂，临床使用显得烦琐，但分类法包括了骨折的位置和移位的方向，还注重了骨折块的形态结构，同时各亚型间有相互比较和参照，对临床治疗更有指导意义。而Neer分类法容易操作，但同一类型骨折中缺少进一步的分类。对同一骨折不同的影像照片，不同医师的诊断会有不同的结果。

四、临床表现及诊断

肩部的直接暴力和肱骨的传导暴力均可造成肱骨近端骨折，骨折患者肩部疼痛明显，主、被动活动均受限，肩部肿胀、压痛、活动上肢时有骨擦感。患肢紧贴胸壁，需用健手托住肘部，且怕别人接触伤部。诊断时还需注意有无病理性骨折的存在。肱骨近端骨折可能合并肩关节脱位，此时局部症状很明显，肩部损伤后，由于关节内积血和积液，压力增高，可能会造成盂肱关节半脱位，待消肿后半脱位能自行恢复。单纯肱骨近端骨折合并神经、血管损伤的机会较少，如合并肩关节脱位，在检查时应注意有无合并神经血管损伤。

骨折的确诊和准确分型依赖于影像学检查，而影像学检查的质量直接影响对骨折的判断。虽然投照中骨折患者伤肢摆放位置上不方便，会增加痛苦，但应尽可能帮助患者将伤肢摆放在标准体位上。肱骨近端骨折检查通常采用创伤系列投照方法。包括肩胛骨标准前后位，肩胛骨标准侧位及腋位等体位。通过三种体位投照，可以从不同角度显示骨折移位情况。

肩胛骨平面与胸廓的冠状面之间有一夹角，通常肩胛骨向前倾斜35°～40°，因此盂肱关节面既不在冠状面，也不在矢状面上。通常的肩关节正位片实际是盂肱关节的轻度斜位片，肱骨头与肩盂有一定的重叠，不利于对骨折线的观察，拍摄肩胛骨标准正位片，需把患侧肩胛骨平面贴向胶片盒，对侧肩向前旋转40°，X线球管垂直于胶片(图5-22)。正位片上颈干角平均为143°，是垂直于解剖颈的轴线与平行肱骨干纵轴轴线的交角，此角随肱骨外旋而减少，随内旋而增大，可有30°的变化范围。肩胛骨侧位片也称肩胛骨切线位或Y形位片。所拍得的照片影像类似英文大写字母Y(图5-23)。其垂直一竖是肩胛体的切线位投影，上方两个分叉分别为喙突和肩峰的投影，三者相交处为肩盂所在，影像片上如果肱骨头没有与肩盂重叠，需考虑肩关节脱位的可能性。腋位X线片上能确定盂肱关节的前后脱位，为确定肱骨近端骨折的前后移位及成角畸形，提供诊断依据(图5-24，图5-25)。

对新鲜创伤患者，由于疼痛往往难于获得满意的各种照像，此时CT扫描及三维重建具有很大的帮助，通过CT扫描可以了解肱骨近端各骨性结构的形态，骨块移位及旋转的大小及游离移位骨块的直径。CT扫描三维重建更能提供肱骨近端骨折的立体形态，为诊断提供可靠的依据(图5-26)。MRI对急性损伤后骨折及软组织损伤程度的判断帮助不大。

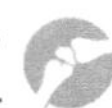

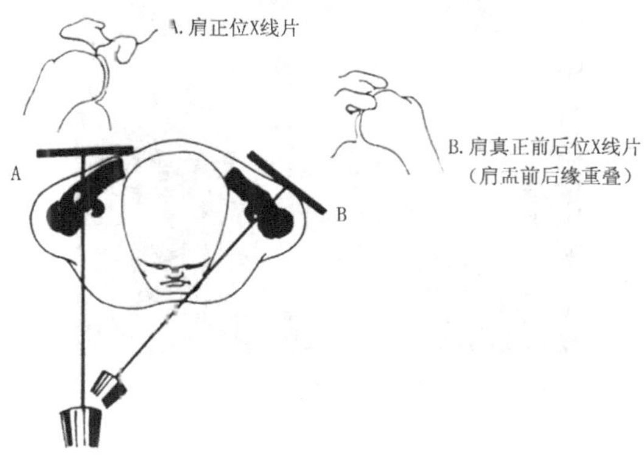

图 5-22 肩真正前后位 X 线片拍摄法及其投影

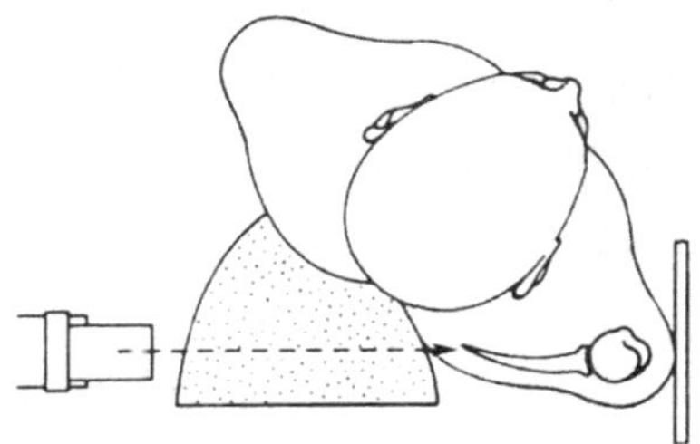

图 5-23 肩真正侧位 X 线片拍摄法

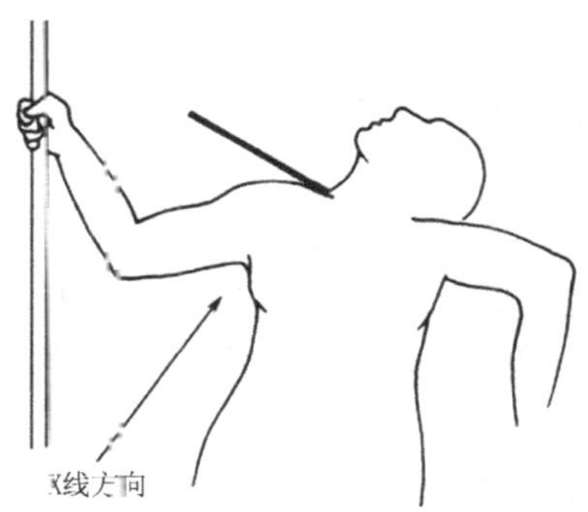

图 5-24 标准腋位投照

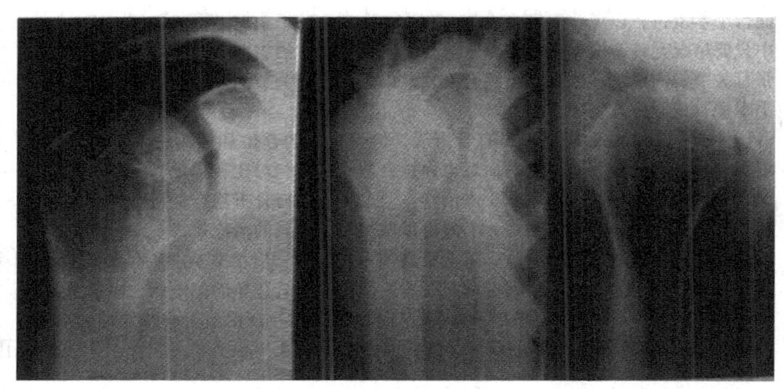

A. 正位　　B. 侧位　　C. 腋位

图 5-25 肩关节 X 线投照

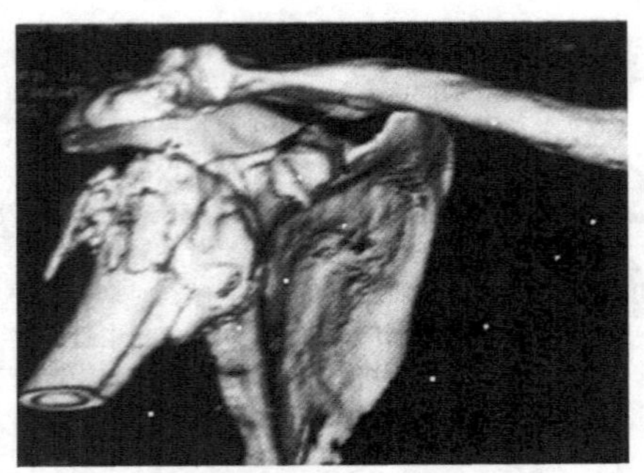

图 5-26　肱骨近端骨折三维重建图

五、治疗

肱骨近端骨折的治疗效果直接影响肩关节的功能，治疗原则是争取骨折早期解剖复位，保留肱骨头血运，合理可靠的骨折固定，早期功能锻炼，减少关节僵硬和肱骨头坏死的发生。肩关节是全身活动最大的关节，关节一定程度的僵硬或畸形愈合，由于代偿的功能，一般不会造成明显的关节功能障碍。治疗骨折方法的选择需综合考虑骨折类型、骨质量条件、患者的年龄、功能要求和自身的医疗条件。

肱骨近端骨折中有 80％～85％为轻度移位骨折，Neer 分型中为一部分骨折，常采取保守治疗；二部分骨折中，部分外科颈骨折可以保守治疗，大结节骨折明显移位者尽可能行手术复位，以免骨折愈合后，引起肩峰下撞击和影响肩袖功能。而三、四部分骨折中只要情况允许，应尽可能行手术治疗。肩关节脱位的患者，无论有无骨折，有学者主张行关节镜内清理，撕脱盂唇缝合修复，以免引起肩关节的再脱位；肱骨头劈裂多需要手术探查或固定或切除。

（一）一部分骨折

肱骨近端虽有骨折线，但骨折块的移位和成角均不明显。骨折的软组织合页均有保留，肱骨头的血运也保持良好。骨折相对比较稳定，一般不需再闭合复位或切开复位，尽可能采取非手术治疗。通过制动维持骨折稳定，减少局部疼痛和骨折再移位的可能，早期功能锻炼，一般可以取得较为满意的治疗效果。

常用颈腕吊带或三角巾悬吊，可把患肢固定于胸前，肘关节 90°屈曲位，腋窝垫一棉垫，保护皮肤，如上肢未与胸壁固定，患者仰卧休息时避免肘部支撑。固定 3 周左右即可开始做上臂摆动和小角度的上举锻炼，定期照 X 线片观察是否有继发性的移位，4 周后可以练习爬墙，3 个月后可以部分持重。

（二）二部分骨折

1.外科颈骨折

原则上首选闭合复位，克氏针固定或用外固定治疗。闭合复位需在麻醉下进行。全麻效果好，肌间沟麻醉不完全。肌肉松弛有利于操作，复位操作手法应轻柔，复位前认真阅片和分析暴力机制，根据受伤机制及骨折移位方向，按一定的手法程度复位，切忌粗暴盲目地反复复位。这样不但难以成功，反而增加损伤，复位时尽可能以 X 线透视辅助。骨折断端间成角＞45°时，不论有无嵌插均应矫正，外科颈骨折侧位片上多有向前成角畸形，正位有内收畸形。整复时，先行牵引以松开断端间的嵌插，然后前屈和轻度外展骨干，以矫正成角畸形，整复时牵引力不要过大，避免骨折端间的嵌插完全解脱，以免影响骨折间的稳定。复位后三角巾悬吊固定或石膏托固定。

骨折端间完全移位的骨折，近骨折块因大、小结节完整，旋转肌力平衡，因此肱骨头没有旋转移位。远骨折端因胸大肌的牵拉向前，故有内侧移位，整复时上臂向远侧牵引，当骨折近端达到同一水平时，轻度内收上臂以中和胸大肌牵拉的力量，同时逐渐屈曲上臂，以使骨折复位，正位片呈轻度外展关系。整复时助手需在腋部行反牵引，并以手指固定近骨折块，同时帮助推挤骨折远端配合术者进行复位，复位后适当活动肩关节，可以感觉到骨折的稳定性，如果稳定，可用三角巾悬吊或石膏固定。如果骨折复位后不稳定，可行经皮克氏针固定。克氏针固定一般需 3 根克氏针。自三角肌点处向肱骨头打入两枚克氏针，再从大结节向内下干骺端打入第 3 枚克氏针。克氏针需在透视下打入，注意不要损伤内侧的旋肱血管。旋转上臂观察克氏针位置满意、固定牢固，再处理克氏针尾端，可以埋于皮下，也可留在皮外，三角巾悬吊，早期锻炼，6 周左右拔除克氏针。

如骨折端有软组织嵌入，影响骨折的复位，二头肌长头腱卡于骨折块之间是常见的原因。此时需采取切开复位内固定治疗。手术操作应减少软组织的剥离，可以依据具体情况选择松质骨螺钉、克氏针、细线缝合固定或以钢板螺钉固定。

总之，外科颈骨折时，不管移位及粉碎程度如何，断端间血运比较丰富，只要复位比较满意，内、外固定适当，骨折基本能按时愈合。

2.大结节骨折

移位>1 cm 的结节骨折，由于肩袖的牵拉，骨块常向上方移位，此时会产生肩峰下撞击和卡压，影响肩关节上举活动，且肩袖肌肉松弛、肌力减弱，往往需切开复位内固定。

肩关节前脱位合并大结节撕脱骨折。一般先行复位肱骨头，然后观察大结节的复位情况，如无明显移位可用三角巾悬吊，如有移位>1 cm，则手术切开内固定为宜。现有学者主张肱骨头脱位时，应当修复损伤的盂唇和关节囊，以免关节脱位复发。

3.解剖颈骨折

单纯解剖颈骨折少见。由于骨折时肱骨头血运遭到破坏，因此肱骨头易发生缺血性坏死，对于年轻患者，如有肱骨头移位建议早期行切开复位内固定。术中操作应力求减少软组织的剥离，减少进一步损伤肱骨头的血运。尤其是头的边缘如有干骺端骨质相连或软组织连接时，肱骨头有可能由后内侧动脉得到部分供血而免于坏死，内固定方式可用简单的克氏针张力带固定，也可用螺钉或可吸收钉固定。

4.小结节骨折

单独小结节骨折极少见，常合并肩关节后脱位。骨块较小不影响肩关节内旋时，可行悬吊保守治疗。如骨块较大，且有明显移位时，会影响肩关节的内旋，则应切开复位螺丝钉内固定术。

(三)三部分骨折

三部分骨折中常见类型是外科颈骨折合并大结节骨折，由于损伤严重，骨折块数量较多，手法复位常难以成功，原则上需手术切开复位；三部分同时骨折时由于肱骨头血运常受到破坏，肱骨头坏死有一定的发生率，有报道为 3%～25%。手术治疗的目的是将移位骨折复位，重新建立血供系统，尽量减少软组织剥离，可用钢丝克氏针张力带固定，临床也常用解剖型钢板螺钉内固定，这样可以早期功能锻炼。对有骨质疏松的老年患者，临床使用 AO 的 LCP 系统锁定型钢板取得了较好的效果，对骨缺损患者可以同时植骨，但对骨质疏松非常严重，估计内固定可能失败的患者，可一期行人工肱骨头置换术。

(四)四部分骨折

四部分骨折常发生于老年人，骨质疏松患者。比三部分骨折有更高的肱骨头坏死发生率，有的报道高达13%～34%，目前一般均行人工肱骨头置换术(图5-27)。对有些患者，由于各种原因，不能行人工肱骨头置换术，也可切开复位，克氏针张力带内固定术，基本能保证骨折愈合，但关节功能较差，肩关节评分不高。但这些患者，对无痛的肩关节也很满足。但年轻患者，四部分骨折，一般主张切开复位内固定术。

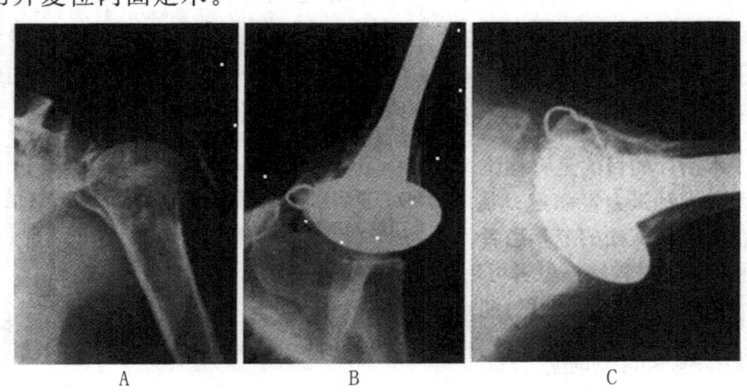

图5-27　肱骨上端粉碎骨折，人工关节置换

人工肱骨头置换术首先由Neer在1953年报道，在此之前，肱骨近端的严重粉碎骨折只能采用肱骨头切除术或肩关节融合术治疗。人工关节的应用为肱骨近端骨折的治疗提供了更多的选择，对某些特殊骨折患者有着内固定无法达到的效果。1973年Neer重新设计出新型人工肱骨头(NeetⅡ)型，经过几十年的应用和改进，目前人工肱骨头置换术治疗肱骨近端骨折已达到83%以上的优良效果。

(五)骨折合并脱位

1.二部分骨折合并脱位

此类以大结节骨折最常见，此时应先急诊复位，复位后大结节骨折往往达到同时复位，如大结节仍有明显移位，则应切开复位内固定。

肱骨头脱位合并解剖颈骨折时，此时肱骨头血管破坏严重，宜考虑行人工肱骨头置换术。肱骨头脱位合并外科颈骨折时，可先试行闭合复位脱位的肱骨头，然后再行外科颈骨折复位。如闭合复位不能成功，则需手术切开复位，同时复位和固定骨折的外科颈。

2.三部分骨折脱位

一般均需切开复位肱骨头及移位的骨折，选择克氏针、钢板螺钉均可，尽可能减少软组织的剥离。

3.四部分骨折脱位

由于肱骨头解剖颈骨折失去血循环，应首先考虑人工肱骨置换术。手术复位肱骨头时，应常规探查关节囊及盂唇，应缝合修补因脱位引起的盂唇撕裂，可用锚钉或直接用丝线缝合，防止肱骨头再次脱位。

(1)肱骨头压缩骨折：肱骨头压缩骨折一般是关节脱位的合并损伤，肱骨头压缩面积＜20%的新鲜损伤，可进行保守治疗；后脱位常发生较大面积的骨折，如肱骨头压缩面积达20%～45%时，可造成肩关节不稳定，引起复发性肩关节脱位，需将肩胛下肌及小结节移位于骨缺损处，以螺

钉固定；压缩面积＞40％时，需行人工肱骨头置换术。

（2）肱骨头劈裂骨折或粉碎骨折：临床不多见，此种骨折因肱骨头关节面破坏，血运破坏严重，加之关节面内固定困难，所以一般需行人工肱骨头置换术。年轻患者尽可能行切开复位内固定，尽可能保留肱骨头。

（牟明辉）

第七节　肱骨干骨折

一、解剖特点

自胸大肌附着处上缘至肱骨髁上为肱骨骨干。近端肱骨干横断面呈圆周形，远端在前后径上呈狭窄状。内、外侧肌间隔将上臂分成前间隔和后间隔。前间隔包括肱二头肌、喙肱肌和肱肌。肱动、静脉及正中神经、肌皮神经及尺神经沿肱二头肌内侧走行。后间隔包含肱三头肌和桡神经。桡神经穿过肱三头肌在后方骨干中段走行于桡神经沟内，在臂中下1/3处穿过外侧肌间隔至臂前侧，骨折移位时易受到损伤。

二、损伤机制

（一）直接暴力

直接暴力是造成肱骨干骨折的常见原因，如打击伤、机械挤压伤、火器伤等，可呈横断骨折、粉碎性骨折或开放骨折。

（二）间接暴力

如摔倒时手或肘部着地，由于身体多伴有旋转或因附着肌肉的不对称收缩，发生斜形或螺旋形骨折。

（三）旋转暴力

以军事或体育训练的投掷骨折以及掰手腕所引起的骨折最为典型，多发生于肱骨干的中下1/3处，主要由于肌肉突然收缩，引起肱骨轴向受力，导致螺旋形骨折。

由于肱骨干上的肌肉作用，骨折后常呈典型的畸形。当骨折线在胸大肌止点近端时，由于肩袖的作用，骨折近端呈外展和内旋畸形，远端由于胸大肌的作用向内侧移位；当骨折线位于胸大肌以远、三角肌止点以近时，骨折远端由于三角肌的牵拉向外侧移位，近端则由于胸大肌、背阔肌及大圆肌的牵拉作用向内侧移位；当骨折线位于三角肌止点以远时，骨折近端外展、屈曲，远端则向近端移位。

三、骨折的分类

同其他骨折的分类一样，肱骨干骨折可依据不同的分类因素构成多种分类方式。根据骨折是否与外环境相通，可分为开放和闭合骨折；因骨折部位不同，可分为三角肌止点以上及三角肌止点以下骨折；由于骨折程度不同，可分为完全骨折和不完全骨折；根据骨折线的方向和特性又可分为纵、横、斜、螺旋、多段和粉碎性骨折；根据骨的内在因素是否存在异常而分为正常和病理骨折等。

四、肱骨干骨折的临床症状和体征

同其他骨折一样，肱骨干骨折后可出现疼痛、肿胀、局部压疼、畸形、反常活动及骨擦音等，骨科医师不应为证实骨折的存在而刻意检查骨擦音，以免增加伤者的痛苦和桡神经损伤。对于不完全或无移位的骨折，单凭临床体检很难判断，所以对可疑骨折的患者必须拍 X 线片。拍片范围包括肱骨的两端、肩关节和肘关节。对于高度怀疑有骨折的患者，即使在急诊拍片时未能发现骨折也不要轻易下无骨折的结论，可用石膏托暂时固定两周后再拍片复查，若有不全的裂纹骨折此时因骨折线的吸收而显现出来。若骨折合并桡神经损伤，可出现垂腕、手部掌指关节不能伸直、拇指不能伸展和手背虎口区感觉减退或消失。肱骨干骨折的患者应当常规检查患肢远端血运的情况，包括对比两侧桡动脉搏动、甲床充盈、皮肤温度等，必要时可行血管造影，以确定有无肱动脉损伤。

五、治疗方法

近几十年来，骨折固定技术有了极大的提高，治疗手段远比过去丰富，在具体实施何种治疗方案时必须考虑如下因素：骨折的类型和水平、骨折的移位程度，患者的年龄、全身健康情况、与医师的配合能力、合并伤的情况，患者的职业及对治疗的要求等，此外经治医师还应考虑本身所具备的客观设备条件，掌握各种操作技术的水平、经验等。经过全面分析比较后再确定一最佳治疗方案。根本原则是有利于骨折尽早愈合，有利于患肢的功能恢复，尽可能减少并发症。

（一）闭合治疗

近几十年来的骨科著作中，均强调绝大多数的肱骨干骨折可经非手术治疗而痊愈，国外的文献报道中其成功的比例甚至可高达 94%以上。但在临床实际工作中能否达到如此高的比例仍值得商榷。此外，现代的就医人群已对骨科医师提出了更高的要求，即不仅要获得良好的最终治疗结果，而且希望治疗过程中尽量减少痛苦，在骨折愈合期间有相对高的生活质量，甚至仍能够从事一些工作。那种令患者在石膏加外展架上苦撑苦熬数个月，夜间无法平卧的传统治疗方式很难为多数患者所接受。依现代的治疗观点，闭合治疗的适应证应结合患者的具体情况认真审视后而定。

1.适应证

可供参考的适应证如下。

(1)移位不明显的简单骨折(AO 分类：A_1、A_2、A_3)。

(2)有移位的中、下 1/3 骨折(AO 分类：A_1、A_2、A_3 或 B_1、B_2)经手法整复可以达到功能复位标准的。

2.闭合治疗的复位标准

肱骨属非负重骨，轻度的畸形愈合可由肩胛骨代偿，其复位标准在四肢长骨中最低，其功能复位的标准为：2 cm 以内的短缩、1/3 以内的侧方移位、20°以内的向前、30°以内的外翻成角及 15°以内的旋转畸形。

3.常用的闭合治疗方法

(1)悬垂石膏：应用悬垂石膏法治疗肱骨干骨折已有半个多世纪的历史，目前在国内外仍有相当多的骨科医师在继续沿用。此法比较适合于有移位并伴有短缩的骨折或者斜形、螺旋形的

骨折。悬垂石膏应具有适当的重量，避免过重或过轻，其上缘至少应超过骨折断端 2.5 cm 以上，下缘可达腕部，屈肘 90°，前臂中立位，在腕部有三个固定调整环。在石膏固定期间，前臂需始终维持下垂，以便提供一向下的牵引力。患者夜间不宜平卧，而采取坐睡或半卧位（这是使用悬垂石膏的不便之处）。吊带需可靠地固定在腕部石膏固定环上，向内成角畸形可通过将吊带移至掌侧调整，反之向外成角则通过背侧的固定环调整。后成角和前成角，可利用吊带的长短来调整，后成角时加长吊带，而前成角则缩短吊带。使用悬垂石膏治疗应经常复查拍 X 线片，开始时为 1～2周，以后可改为 2～3 周或更长的间隔时间。石膏固定期间应注意功能锻炼，如握拳、肩关节活动等，减少石膏固定引起的不良反应。对某些患者，如肥胖或女性，可在内侧加一衬垫，以免由于过多的皮下组织或乳房造成的成角畸形。当骨折的短缩已经克服、骨折已达到纤维性连接时，可更换为 U 形石膏。

悬垂石膏曾成功地治愈过许多患者，但也不乏骨折不愈合或延迟愈合的例子。故治疗期间应注意密切观察，若固定超过 3 个月仍无骨折愈合迹象，已出现失用性骨质疏松时，应考虑改用其他方法，如切开复位内固定加自体植骨，不要一味地坚持下去，以避免最后因严重的失用性骨质疏松导致连内固定的条件都不具备，丧失有利的治疗时机，对中老年患者更应注意这点。

（2）U 形或 O 形石膏：多用于稳定的中下 1/3 骨折复位后，或应用其他方法治疗肱骨干骨折后的继续固定手段。所谓 U 形即石膏绷带由腋窝处开始，向下绕过肘部，再向上至三头肌以上。若石膏绷带再延长一些，使两端在肩部重叠则成为 O 形石膏。U 形石膏有利于肩、腕和手部的关节功能锻炼（图 5-28），而 O 形石膏的固定稳定性更好一些。

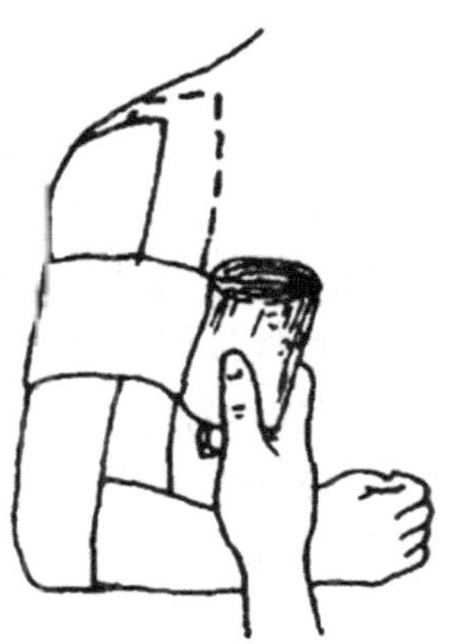

图 5-28　U 形石膏

（3）小夹板固定：对内外成角不大者，可采用二点直接加压方法（利用纸垫）；对侧方移位较多，成角显著者，常可用三点纸垫挤压原理，以使骨折达到复位。不同水平的骨折需用不同类型的小夹板，如上1/3 骨折用超肩关节小夹板，中 1/3 骨折用单纯上臂小夹板，而下 1/3 骨折需用超肘关节小夹板固定。其中尤以中 1/3 骨折的固定效果最为理想（图 5-29）。

利用小夹板治疗肱骨干骨折时，经治医师需密切随诊，观察病情的变化，根据肢体肿胀的程度随时调整夹板的松紧度，避免因固定不当而引起并发症，同时鼓励患者在固定期间积极锻炼患肢功能。

（4）其他治疗方法：采用肩人字石膏、外展架加牵引或鹰嘴骨牵引等治疗肱骨干骨，但多数情况下已经较少使用。

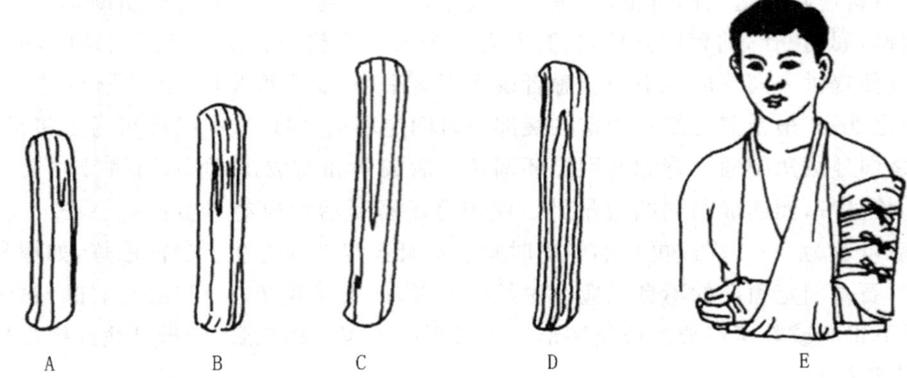

图 5-29　小夹板固定治疗肱骨干骨折

A.内侧小夹板；B.前侧小夹板；C.后侧小夹板；
D.外侧小夹板；E.小夹板固定后的外形

(二)手术治疗

如果能够正确掌握手术指征并配合以高质量手术操作，绝大多数的肱骨干骨折可以正常愈合。同时可以减少因长期石膏或小夹板等外固定带来的邻近关节僵硬、肌肉萎缩和失用性骨质疏松等不利影响，甚至可在在固定期间从事某些非负重性工作，治疗期的生活质量相对较高。不利的方面是：所花费用较多，需二次手术取出内固定物，手术本身具有一定的风险等。

1.手术治疗的适应证

(1)绝对适应证：①保守治疗无法达到或维持功能复位的。②合并其他部位损伤，如同侧前臂骨折、肘关节骨折、肩关节骨折，伤肢需早期活动的。③多段骨折或粉碎性骨折(AO 分型：B_3、C_1、C_2、C_3)。④骨折不愈合。⑤合并有肱动脉、桡神经损伤需行探查手术的。⑥合并有其他系统特殊疾病而无法坚持保守治疗的，如严重的帕金森病。⑦经过 2～3 个月保守治疗已出现骨折延迟愈合现象，开始有失用性骨质疏松的(如继续坚持保守治疗，严重的失用性骨质疏松可导致失去切开复位内固定治疗的机会)。⑧病理性骨折。

(2)相对适应证：①从事某些职业对肢体外形有特殊要求，不接受功能复位而需要解剖复位的。②因工作或学习需要，不能坚持较长时间的石膏、夹板或支具牵引固定的。

2.手术治疗的方法

(1)拉力螺丝钉固定：单纯的拉力螺钉固定只能够用于长螺旋形骨折，而且术后常需要外固定保护一段时间，优点是骨折段软组织剥离较少，骨折断端的血运影响小，正确使用可缩短骨折愈合时间。

(2)接骨钢板固定：尽管带锁髓内钉的使用趋于增多，但现阶段接骨钢板仍在较广的范围内继续应用，缘于其操作简单，易于掌握，无须 C 形臂 X 线透视机等较高档辅助设备。钢板应有足够长度，螺钉孔数目不得少于 6 孔，最好选用较宽的 4.5 mm 动力加压钢板(DCP 或 LC-DCP)，远近骨折段至少各由 3 枚螺钉固定，以获得足够的固定强度。对于短斜形骨折尽量使用 1 枚跨越骨折线的拉力螺钉，而粉碎性骨折最好同时植入自体松质骨(图 5-30)。AO 推荐的手术入路是后侧切口(Henry，1966)，将钢板置于肱骨干的后侧，而且在骨折愈合后不再取出。但国内多数骨科医师愿意采用上臂前外侧入路，将钢板放置在骨干的前外侧，在骨折愈合后取出内固定物也相对比较容易。

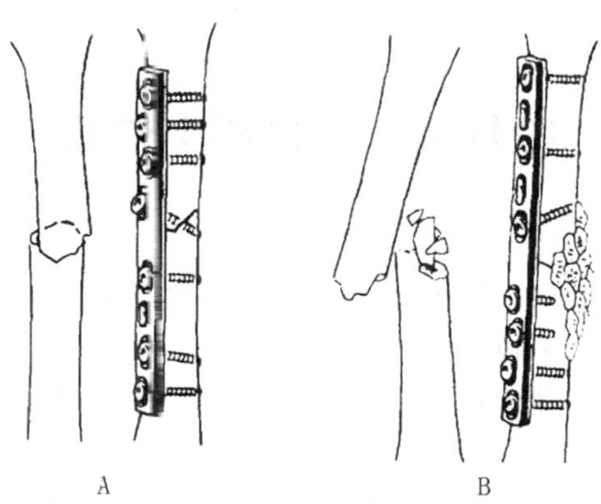

图 5-30　肱骨干骨折钢板螺钉内固定

A.横形骨折的匠定方法；B.如为粉碎性骨折应Ⅰ期自体松质骨植骨

(3)带锁髓内针固定：随着带锁髓内针的普及应用，以往的 Rush 针或 V 形针、矩形针已较少使用。使用带锁髓内针的优点是软组织剥离少，术后可以适当负重，用于粉碎性骨折时其优点更为突出。由于是带锁髓内针，其尾端部分基本与肱骨大结节在同一平面，对肩关节功能影响不大(近期可能有一定影响)。使用时刻采用顺行或逆行穿针方法，与股骨或胫骨不同的是，其近端锁钉一般不穿过对侧皮质(避免损伤腋神经)，而远端锁钉最好采用前后方向(避免损伤桡神经)(图 5-31)。

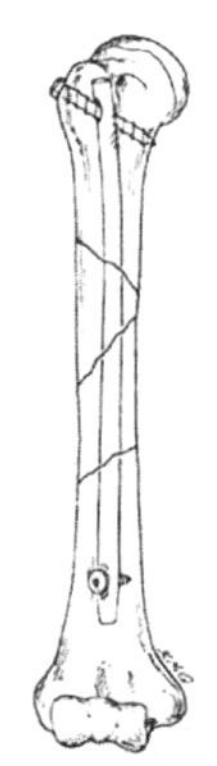

图 5-31　髓内针治疗肱骨干骨折(顺行穿针)

(4)外固定架固定：从严格意义上讲，外固定架固定是一种介于内固定和传统外固定之间的一种固定方式，其有创、有固定针进入组织内穿过两侧皮质，必要时可切开直视下复位。优点是创伤小，固定相对可靠，愈合周期比较短，不需二次手术取出内固定物，对邻近关节干扰小。缺点是针道可能发生感染，尽管其固定物已经比其他外固定方式轻便了许多，但仍有不便，用于中上 1/3 骨折时可能影响肩关节活动。肱骨干骨折多用单边固定方式，有多种比较成熟的外固定架可供选择，治疗成功的关键在于熟悉和正确使用，而不在于外固定架本身。

(5)Ender 针固定：采用多根可屈件的髓内针——Ender 针固定，现国内少数医院的医师仍在应用。利用不同方向插针和三点固定原理，可较好地控制骨折端的旋转，成角。操作比较简单，既可顺行也可逆行打入。术前需要准备比较齐全的规格、型号，包括不同长度和直径的 Ender针。切忌强行打入，否则可造成骨质劈裂和髓内针穿出髓腔。　**(史本海)**

第八节　肱骨髁上骨折

肱骨髁上骨折又名臑骨下端骨折，系指肱骨远端内外髁上方的骨折，以儿童（5～8 岁）最常见。据统计约占儿童全身骨折的 26.7％，肘部损伤的 72％。

与肱骨干相比较，髁上部处于骨疏松与骨致密交界处，后有鹰嘴窝，前有冠状窝，两窝间仅有一层极薄的骨片，承受载荷的能力较差，因此，不如肱骨干坚固，是易于发生骨折的解剖学基础。肱骨内、外两髁稍前屈，并与肱骨干纵轴形成向前 30°～50°的前倾角，骨折移位可使此角发生改变（图 5-32）。肱骨滑车关节面略低于肱骨小头关节面，前臂伸直、完全旋后时，上臂与前臂纵轴呈 10°～15°外翻的携带角，骨折移位可使携带角改变而成肘内翻或肘外翻畸形（图 5-33）。

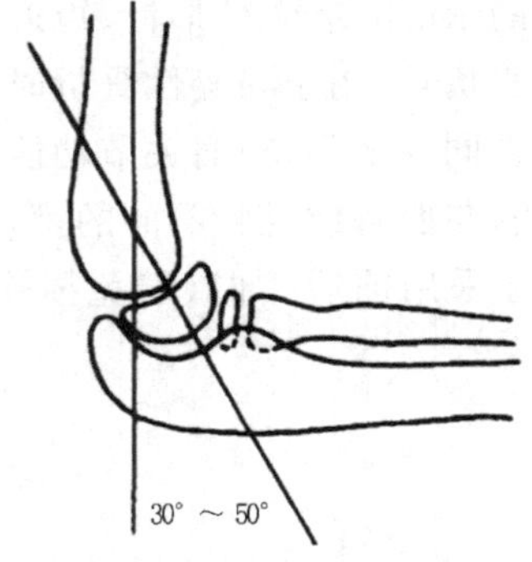

图 5-32　肱骨下端的前倾角

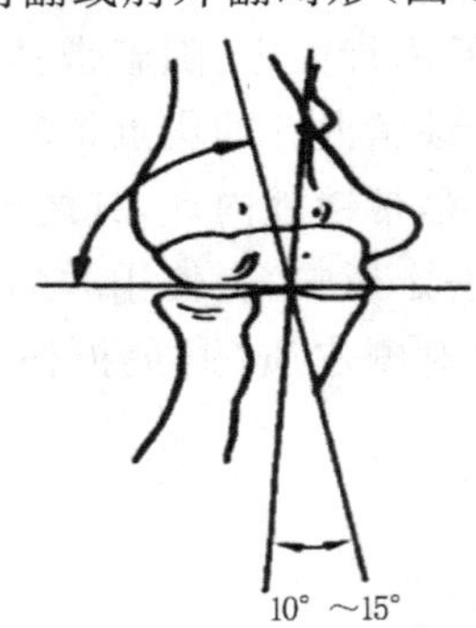

图 5-33　肱骨下端的携带角

肱动、静脉和正中神经从上臂的下段内侧逐渐转向肘窝部前侧，由肱二头肌腱膜下通过而进入前臂。桡神经通过肘窝前外方并分成深、浅两支进入前臂，深支与肱骨外髁部较接近。尺神经紧贴肱骨内上髁后方的尺神经沟进入前臂。肱骨髁上部为接近骨松质的部位，血液供应较丰富，骨折多能按期愈合（图 5-34）。

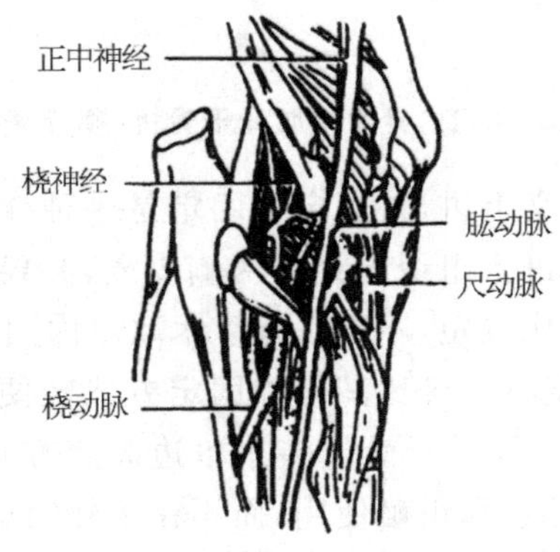

图 5-34　肘窝部的神经和血管

一、分型

肱骨髁上骨折多由于间接暴力所致。根据受伤机制不同，肱骨髁上骨折可分为伸直型和屈

曲型两种。

(一)伸直型

此型约占95%，受伤机制为跌倒时手部着地，同时肘关节过伸及前臂旋前，地面的反作用力经前臂传导至肱骨下端，致肱骨髁上部骨折。骨折线方向由后上方至前下方斜行经过。骨折的近侧端向前移位，远侧端向后移位(图5-35)，并可表现为尺偏移位，或桡偏移位，或旋转移位。尺偏移位为骨折远段向后、内方向移位。暴力作用除造成伸直型骨折外，还同时使两骨折端的内侧产生一定的压缩，或形成碎骨片，骨折近段的内侧有骨膜剥离。此类骨折内移和内翻的倾斜性大，易发生肘内翻畸形(图5-36)。桡偏移位为骨折远端向后、外侧方移位，患肢除受上述暴力作用而致伸直型骨折外，还造成两骨折断端的外侧部分产生一定程度的压缩，骨折近段端的外侧骨膜剥离(图5-37)。伸直型肱骨髁上骨折移位严重者，骨折近侧端常损伤肱前肌并对正中神经和肱动脉造成压迫和损伤。

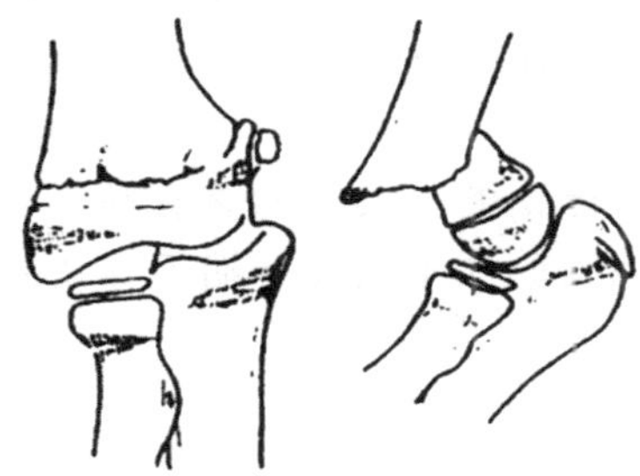

图5-35　肱骨髁上骨折伸直型

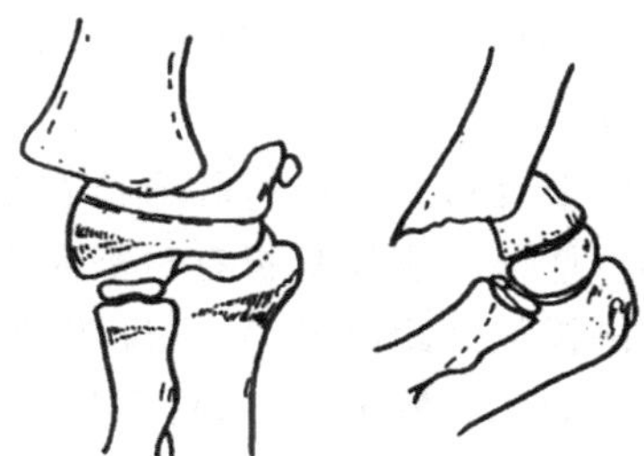

图5-36　肱骨髁上伸直尺偏型骨折

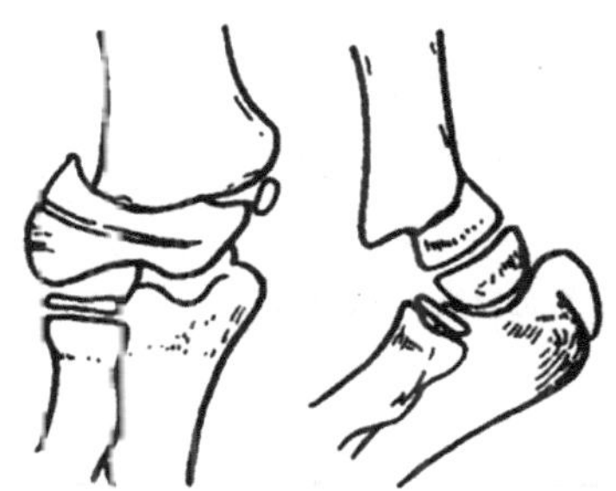

图5-37　肱骨髁上伸直桡偏型骨折

(二)屈曲型

此型约占5%，受伤机制为跌倒时肘关节处于屈曲位，肘后着地，外力自下向上，尺骨鹰嘴由后向前撞击肱骨髁部，使之髁上部骨折。骨折线自前上方斜向后下方，骨折远侧段向前移位，近侧段向后移位(图5-38)。骨折远端还同时向内侧或外侧移位而形成尺偏型骨折或桡偏型骨折。

若上述暴力较小，可发生青枝骨折或移位不大的裂纹骨折，或呈轻度伸直型、屈曲型骨折。

二、诊断

伤后肘部弥漫性肿胀，肱骨干骺端明显压痛，或有异常活动，患肢抬举与肘关节活动因痛受限。偶见肘前皮肤有局限性紫斑。尺偏型骨折或桡偏型骨折可造成肘内翻或肘外翻畸形。骨折移位大时可使神经血管挫伤或受压，伸直型骨折容易挫伤桡神经与正中神经，屈曲型骨折易损伤尺神经。

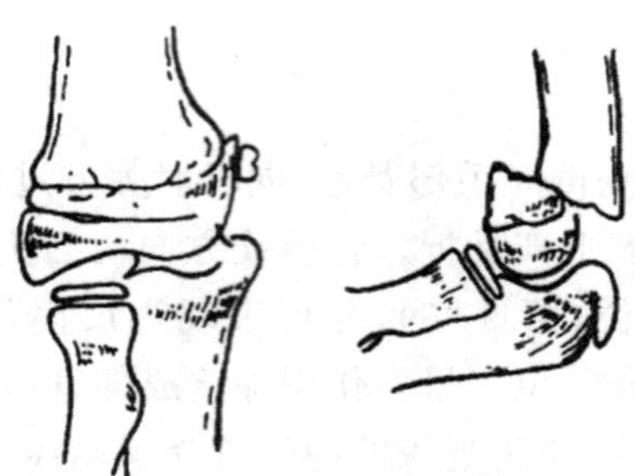

图 5-38 肱骨髁上屈曲型骨折

损伤严重患者延误治疗或处理不当可出现前臂缺血症状，表现为肢痛难忍、桡动脉搏动消失、皮肤苍白、感觉异常和肌肉无力或瘫痪，即所谓“5P”征。手指伸直引起剧烈疼痛为前臂屈肌缺血早期症状，很有参考价值，但若神经缺血同时存在则此征可为阴性。急性前臂屈肌缺血常因患肢严重创伤出血，或外固定包扎过紧使筋膜间室压力升高而致组织微循环障碍所致，又称筋膜间室综合征。

肱骨髁上骨折一般通过临床检查多能作出初步诊断，肘部正侧位 X 线检查有利于了解骨折类型和移位情况。裂纹骨折有时需照斜位片才能看清楚骨折线，如果两骨折端不等宽或有侧方移位而两侧错位的距离不等，则说明骨折远端有旋转移位。

有移位的肱骨髁上骨折，特别是低位伸直型肱骨髁上骨折，骨折远端向后上方移位，肘后突起，前臂相对变短，畸形类似肘关节后脱位，二者需鉴别(表 5-1)。

表 5-1 伸直型肱骨髁上骨折与肘关节后脱位的鉴别

鉴别要点	伸直型肱骨髁上骨折	肘关节后脱位
肿胀	严重	较轻
肘后三角	关系正常	关系紊乱
弹性固定	无	有
触诊	肘窝可触及不平的近折端	可触及光滑的肱骨下端
瘀斑及水疱	有	无
疼痛	严重	轻

三、治疗

肱骨髁上骨折的复位要求较高，必须获得正确的复位。儿童的塑形能力虽然较强，但肱骨髁上骨折的侧方移位和旋转移位不能完全依靠塑形来纠正，故侧方移位和旋转移位必须矫正。若骨折远端旋前或旋后，应首先矫正旋转移位。尺偏型骨折容易后遗肘内翻畸形，多由尺偏移位或尺侧骨皮质遭受挤压而产生塌陷嵌插，或内旋移位未获矫正所致。因此，复位时应特别注意矫正尺偏移位，尺侧倾斜嵌插，以及内旋移位，矫正尺偏移位时甚至宁可有轻度桡偏，不可有尺偏，同时使远折端呈外旋位，以防止发生肘内翻。不同类型的骨折可按下列方法进行治疗。

(一)整复固定方法

1.手法整复夹板固定

无移位的青枝骨折、裂纹骨折或有轻度前后成角移位而无侧方移位的骨折，不必整复，可选用超肘关节夹板固定 2～3 周即可；对新鲜有移位骨折，应力争在肿胀发生之前，一般伤后 4～

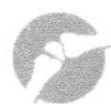

6小时进行早期的手法整复和小夹板外固定；对严重肿胀，皮肤出现张力性水疱或溃烂者，一般不主张手法整复，宜给予临时固定，卧床休息，抬高患肢，待肿胀消退后，争取在1周内进行手法整复；对有血管、神经损伤或有缺血性肌挛缩早期症状者，在严密观察下，可行手法整复，整复后用一块后托板作临时固定，待血运好转后，再改用小夹板固定或采用牵引治疗。

(1)整复方法：患者仰卧，前臂置于中立位。采用局部麻醉或臂丛神经阻滞麻醉。两助手分别握住上臂和前臂在肘关节伸直位(伸直型)或屈曲位(屈曲型)沿着上肢的纵轴方向进行拔伸，即可矫正重叠短缩移位及成角移位。

若骨折远端旋前(或旋后)，应首先矫正旋转移位，助手在拔伸下使前臂旋后(或旋前)。然后术者一手握骨折近段，另一手握骨折远段，相对横向挤压，矫正侧方移位。

最后再矫正骨折远端前、后移位。如为伸直型骨折，术者以两拇指在患肢肘后顶住骨折远端的后方，用力向前推按。其余两手第2～5指放于骨折近端的前方，并向后方按压，与此同时，助手将患肢肘关节屈曲至90°即可复位；如为屈曲型骨折，术者以两拇指在肘前方顶住骨折远段前方向后按压，两手第2～5指置于骨折近端的后方，并向前方端提，同时助手将患肢肘关节伸展到60°左右即可复位。

尺偏型骨折复位后，术者一手固定骨折部，另一手握住前臂，略伸直肘关节，并将前臂向桡侧伸展，使骨折端桡侧骨皮质嵌插并稍有桡倾，以防肘内翻发生。桡偏型骨折轻度桡偏可不予整复，以免发生肘内翻。两型骨折复位后，均应用合骨法，即在患肢远端纵轴叩击、加压，使两骨折断端嵌插，以稳定骨折端。髁上骨折有重叠、短缩移位时，复位手法以拔伸法和两点按正法为主，不宜用折顶法，以防尖锐的骨折端刺伤血管神经。

(2)固定方法：肱骨髁上骨折采用超肘夹板固定。夹板长度应上达三角肌水平，内、外侧夹板下超肘关节，前侧夹板下至肘横纹，后侧夹板至鹰嘴下。夹板固定前应根据骨折类型放置固定垫。伸直型骨折，在骨折近端前侧放一平垫，骨折远端后侧放一梯形垫。兼有尺偏型的把一塔形垫放在外髁上方，另一梯形垫放在内髁部(图5-39)。兼有桡偏型的把一塔形垫放在内髁上方，另一梯形垫放在外髁部。屈曲型骨折，在骨折近端的后方放一个梯形垫，因骨折远端的前方有肱动、静脉和正中神经经过，故只能在小夹板的末端加厚一层棉花以代替前方的平垫(图5-40)，内外侧固定垫的放置方法与伸直型骨折相同。

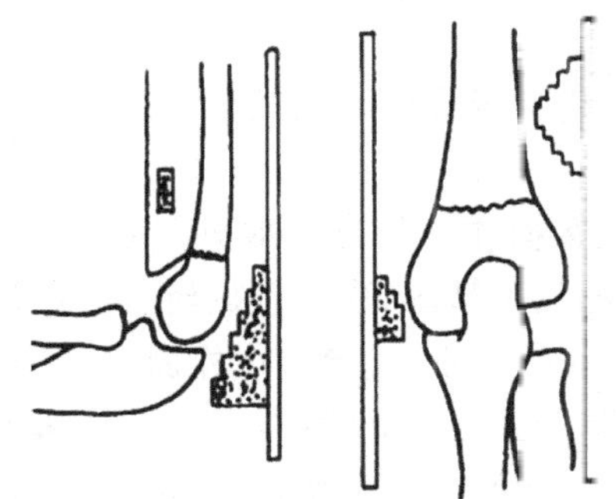

图5-39　肱骨髁上伸直型骨折固定垫安放示意

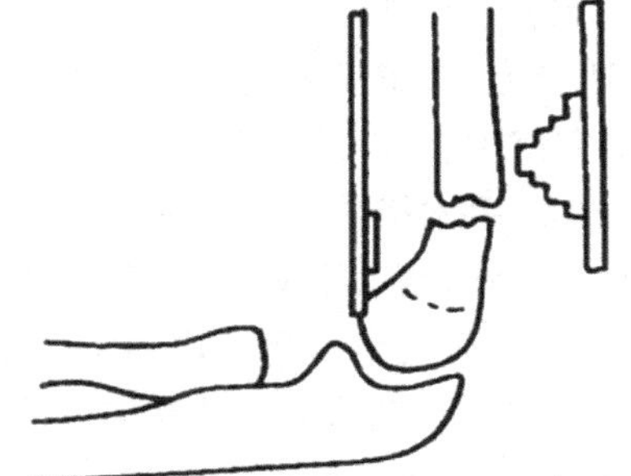

图5-40　肱骨髁上屈曲型骨折前后加垫法

放置固定垫后，依次放好四块夹板，由助手扶持，术者扎缚固定。伸直型骨折应固定肘关节于屈曲90°～110°位3～4周。屈由型骨折应固定肘关节于屈曲40°～60°位2周，而后再换夹板将肘关节改屈肘90°位固定1～2周。

2.骨牵引复位固定

(1)适应证:对新鲜的有严重移位的骨折,因肿胀严重、疼痛剧烈或合并有血管、神经损伤,不宜立即进行手法整复者;或经临时固定,抬高患肢等治疗后,局部情况仍不宜施行手法复位者;或低位不稳定的肱骨髁上骨折,经手法复位失败者。

(2)方法:行患肢尺骨鹰嘴持续牵引(图 5-41)。2～3 天时肿胀可大部分消退,做 X 线检查,若骨折复位即可行小夹板外固定或上肢石膏外展架固定(图 5-42)。

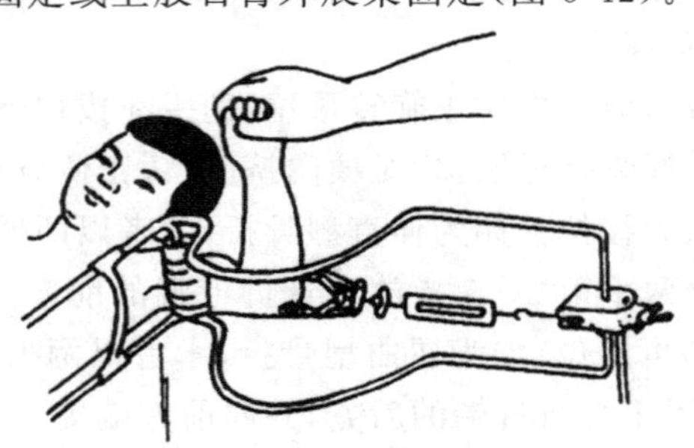

图 5-41 上肢尺骨鹰嘴牵引固定

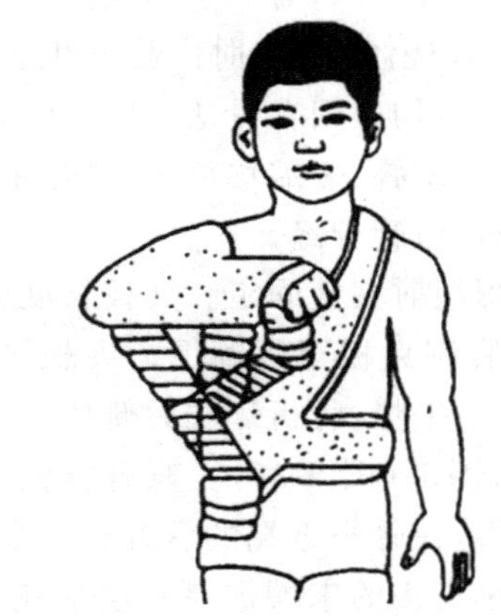

图 5-42 髁上骨折复位后外展架固定

3.闭合穿针内固定

(1)适应证:尺偏型或桡偏型不稳定性骨折。若合并血管神经损伤,或肿胀严重、有前臂高压症者则不宜使用。

(2)方法:手术操作在带影像 X 线监视下进行,常规无菌操作。仰卧患肢外展位,臂丛神经阻滞麻醉或全麻,两助手对抗牵引、纠正重叠畸形,术者根据错位情况,先纠正旋转、侧方移位,再纠正前后移位,而后给予穿针内固定。常用的穿针固定方法有 4 种。①经内、外髁交叉固定:用直径 2 mm 左右的克氏针于外髁的外后下经皮刺入抵住骨皮质,取 1 枚同样的克氏针从内髁的最高点(不可后滑伤及尺神经)向外上呈 45°左右进针,与第 1 枚针交叉固定(图 5-43)。②经外髁交叉固定:第 1 枚针进针及固定方法同上,第 2 枚针进针点选在距第 1 枚针周围 0.5～1 cm处,进针后与第 1 枚针交叉穿出近折端内侧骨皮质(图 5-44)。③经髁间、外髁交叉固定:第 1 枚针从鹰嘴外缘或正对鹰嘴由下向上经髁间及远、近折端而进入近折端髓腔,维持大体对位;第 2 枚针从肱骨外髁向内上,经折端与第 1 枚针交叉固定(图 5-45)。④经髁间、内髁交叉固定:髁间之针同上,另取 1 枚针从内髁的最高点向外上呈 45°左右进针,交叉固定(图 5-46)。

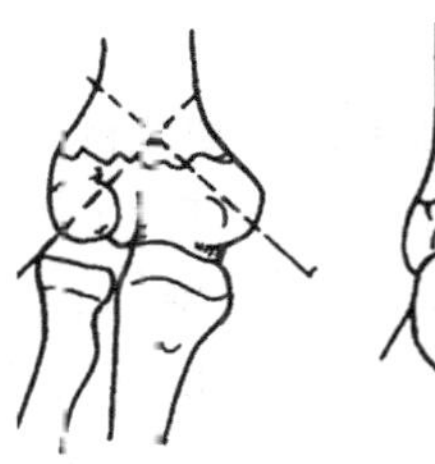
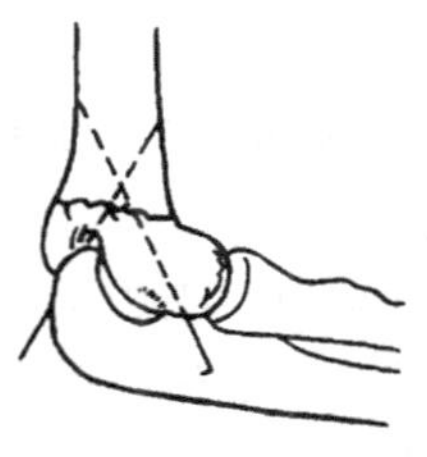

图 5-43 经内、外髁交叉固定

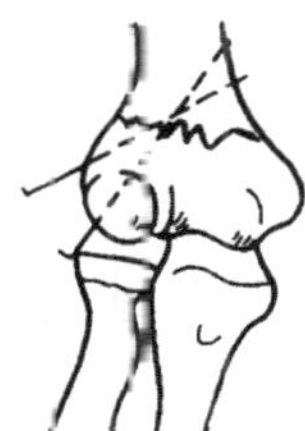
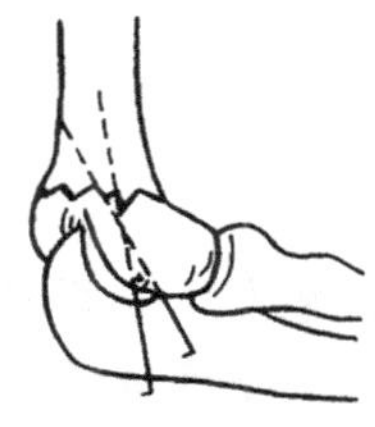

图 5-44 经外髁交叉固定

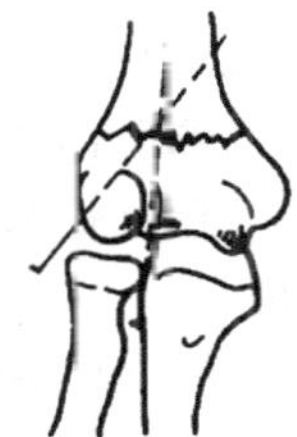
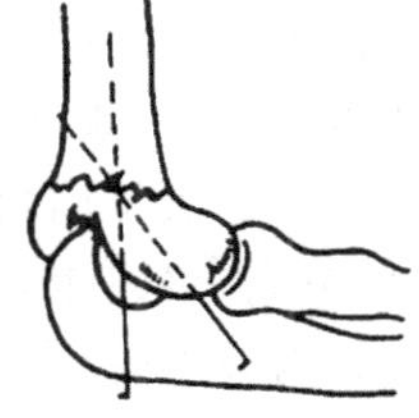

图 5-45 经髁间、外髁交叉固定

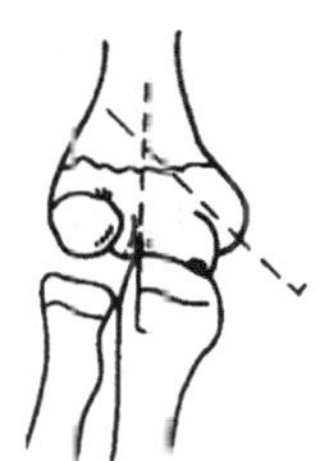
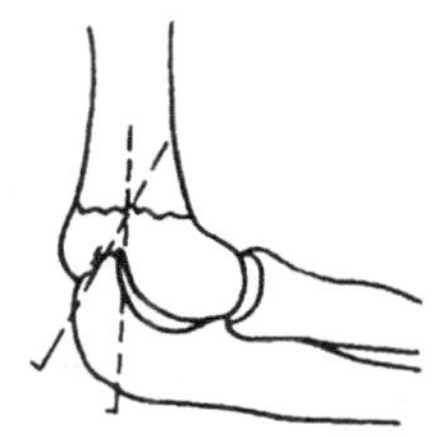

图 5-46 经髁间、内髁交叉固定

固定满意后，将针尾弯曲埋于皮下，针孔用无菌敷料包扎。外用小夹板辅助固定，屈肘悬吊前臂。术后注意观察患肢血液循环情况，3 周后拔钢针。对复位后较稳定者，可选择经内、外髁交叉固定。对严重桡偏型骨折，可选用经外髁交叉固定，或经髁间、外髁交叉固定。对严重尺偏移位者，可选用经髁间、内髁交叉固定。

4.切开复位内固定

(1)适应证：经手法复位失败者，可施行切开复位内固定。

(2)手术方法：臂丛神经阻滞麻醉，手术取外侧切口，暴露骨折端，将其复位，应用克氏针从内外侧髁进针贯穿骨折远端和近端，交叉固定，针尾埋于皮下，上肢石膏功能位固定，3～4 周拆除石膏，拔钢针后进行功能锻炼。

(二)药物治疗

骨折初期肿胀、疼痛较甚，用活血祛瘀、消肿止痛的药物。

(三)功能康复

肱骨髁上骨折一经整复与小夹板固定后,即可进行功能锻炼。早期多做握拳、腕关节屈伸活动,在7～10天内不做肘关节的屈伸活动。中期(2周后)除做早期锻炼外,可加做肘关节的屈伸活动和前臂的旋转活动;如为上臂超肘小夹板固定,可截除前、后侧夹板的肘关节以下部分,便于练功。但须注意,屈曲型骨折肘关节不能做过度屈曲活动,伸直型骨折不能做肘关节过度伸展活动,以防止骨折端承受不利的剪力,影响骨折愈合。后期骨折临床愈合后,解除外固定,并积极主动锻炼肘关节屈伸活动,严禁暴力被动活动,以免发生损伤性骨化,影响肘关节活动功能。

四、并发症的处理

(一)肘内翻

肘内翻是常见的并发症,肘内翻发生的原因有如下几种:①骨折时损伤了肘部骨骺,生长不平衡,认为是外上髁和肱骨小头骨骺受到刺激所致,外髁生长速度增加而产生畸形;在生长发育过程中,无移位的骨折亦会导致携带角改变;②尺偏移位致两骨折端的内侧被挤压塌陷或形成碎骨片而缺损,虽经整复固定,而尺偏移位倾向存在,从而导致迟发性尺偏移位;③骨折远端沿上臂纵轴内旋,导致骨折远端骑跨于骨折近端,再加骨折远端的肢体重力,肌肉牵拉和患肢悬吊于胸前时的内旋影响,使骨折的远端产生内倾、内旋运动而导致肘内翻的发生;④正位X线片示骨折线由内上斜向外下,复位时常易将骨折远段推向尺侧,导致尺偏移位。

肘内翻畸形以尺偏移位者发生率高,多发生在骨折后3个月内,可采取下列预防措施:①力争一次复位成功,注意保持两骨折端内外侧骨皮质的完整;②闭合复位后肢体应固定于有利骨折稳定位置,伸直尺偏型骨折应固定在前臂充分旋后和锐角屈肘位;③通过手法过度复位使内侧骨膜断裂,消除不利复位因素;④不稳定骨折或肢肿严重不容许锐角屈肘固定者,骨折复位后应经皮穿针固定,否则牵引治疗;⑤切开复位务必恢复骨折正常对线,携带角宁可过大,莫取不足,内固定要稳固可靠。

轻度肘内翻无须处理,肘内翻＞15°畸形明显者可行髁上截骨矫正。通常用闭合式楔形截骨方法,从外侧切除一楔形骨块。

手术取外侧入路,在肱三头肌外缘切开骨膜,向前后适当剥离显露干骺端,按设计截骨。保留内侧楔尖皮质及皮质下薄层骨松质并修理使具有适度可塑性,缓缓闭合截骨间隙使远近截骨面对合,检查携带角是否符合要求,肘有无过伸或屈曲畸形,然后用两枚克氏针固定,闭合切口前拍正侧位片观察。术后长臂前后石膏托固定,卧床休息1～2周,然后下地活动,以免石膏下滑使携带角减小。

(二)Volkmanns缺血挛缩

该病为髁上骨折最严重的并发症,可原发于骨折或并发血管损伤病例,发病常与处理不当有关。出血和组织肿胀可使筋膜间室压力升高,外固定包扎过紧和屈肘角度太大使间室容积减小或无法扩张是诱发本病至关因素,由于间室内压过高直接阻断组织微循环,或刺激压力感受器引起反射性血管痉挛而出现肌肉神经缺血症状,故又称间室综合征。

前臂屈肌缺血症状多在伤后或骨折复位固定后24～48小时内出现,此期间宜住院密切观察,尤其骨折严重移位病例。门诊患者应常规交代注意事项,预6～12小时内返诊复查血运。

间室综合征出现是肌肉缺血挛缩的先兆,主要表现肢痛难忍,皮温低,前臂掌侧间室严重压痛和高张力感,继而手指感觉减退,屈肌力量减弱,脉搏可存在。一旦出现以上症状应紧急处理:

去除所有外固定，伸直肘关节，观察30～60分钟无好转。使用带灯芯导管测量间室压力，临界压力为4.0 kPa(30 mmHg)，压力高于此值或高于健侧应考虑手术减压。无条件测压者亦可根据临床症状作出减压决定，同时探查血管，为争取时间术前不必常规造影，有必要时可在术中进行。

单纯脉搏消失而肢体无缺血症状者，可能已有充足的侧支循环代偿，无须手术处理，只需密切观察。大多数患者脉搏可逐渐恢复。

(三)神经损伤

肱骨髁上骨折并发神经损伤比较常见，发生率5%～19%。大多数损伤为神经传导功能障碍或轴索中断，数天或数月内可自然恢复，神经断裂很少见。移位严重的骨折闭合复位有误伤神经血管危险，或使原有神经损伤加重，恢复时间延长和因瘢痕增生而致失去自然恢复机会。因此，许多学者对合并神经损伤的肱骨髁上骨折主张切开复位治疗。

神经损伤的早期处理主要为支持疗法，被动活动关节并保持功能位置。伤后2～3个月后临床与肌电图检查皆无恢复迹象应考虑手术探查松解。

(张　峰)

第九节　肱骨髁间骨折

肱骨髁间骨折为关节内骨折，又称肱骨髁上"T"形或"Y"形骨折，临床较少见，多发生于青壮年，仅占全身骨折的0.48%。

肱骨髁间部位前有冠状窝，后有鹰嘴窝，下端的肱骨滑车内外两端较粗，中段较细，呈横置的线轴形。肱骨小头与肱骨滑车之间亦有一纵沟，该处是肱骨下端的薄弱环节，遭受暴力，可产生纵形劈裂。与肱骨滑车相对的尺骨半月切迹关节面呈角尖向上的"△"形，中间有一纵形嵴，内外侧缘亦较锐利，形似刃口朝上的石斧。跌倒时肘部着地，暴力作用于肘部使尺骨半月切迹对肱骨下端有楔入的作用力，再加上与肱骨小头相接对的桡骨小头向上的冲击分力等，都是造成肱骨髁间骨折的因素。

一、分型

肱骨髁间骨折的病因与肱骨髁上骨折病因基本相同，也为间接暴力所致。

(一)伸直型

由高处掉下或跌倒时，肘关节伸直位或半屈曲位，以手按地，外力沿前臂向上传导，至肱骨下端，先致肱骨髁上骨折。外力继续作用，使尺骨的半月切迹和桡骨头向上冲击。同时由上向下的身体重力，使骨折的近折端向下冲击，上下的挤切力致肱骨的内外髁间纵形劈裂，形成肱骨髁间骨折。由于挤切力较重，故劈裂的内外髁常呈分离旋转移位，且向后移位。此型骨折较多见(图5-47)。

(二)屈曲型

跌倒时，肘关节屈曲，肘后着地，或打击碰撞肘部，暴力作用于尺骨鹰嘴，力量经尺骨半月切迹和桡骨头向上向前撞击，形成肱骨髁上骨折。同时将肱骨两髁纵形劈开，致远折端向前移位(图5-48)。

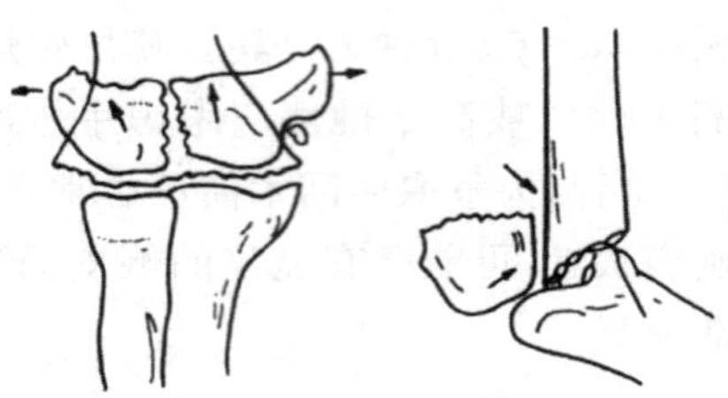

图 5-47 伸直型肱骨髁间骨折

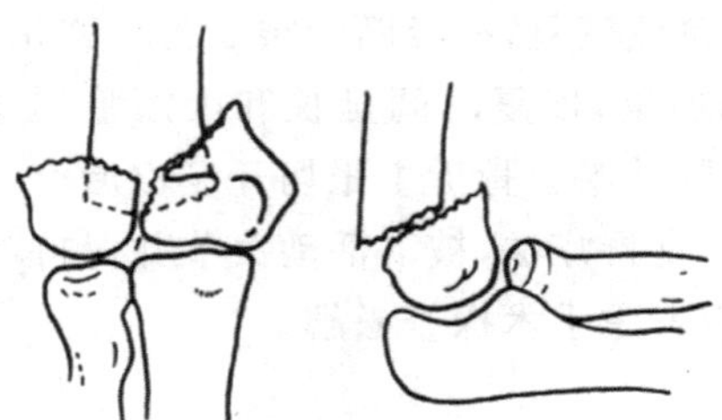

图 5-48 屈曲型肱骨髁间骨折

肱骨髁间骨折除了按受伤机制和骨折移位而分为伸直型与屈曲型外，也可按骨折线形态分为"T"形、"Y"形、"V"形。或按骨折移位程度分为：①Ⅰ型，骨折无移位或轻微移位，关节面平整；②Ⅱ型，骨折有移位，但无两髁旋转及分离，关节面基本平整；③Ⅲ型，骨折内外髁均有旋转移位，关节面不平；④Ⅳ型，肱骨髁部碎成 3 块以上，关节面严重破坏（图 5-49、图 5-50）。

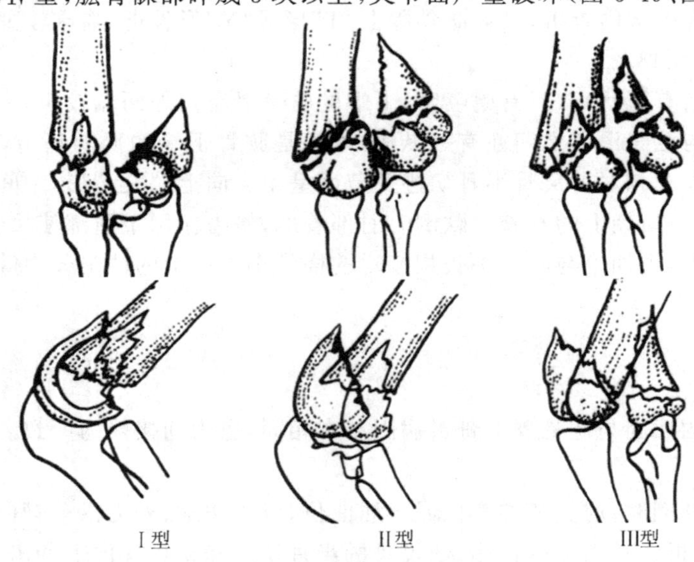

图 5-49 伸直内翻型骨折的分类

肱骨髁间骨折属严重的关节内骨折，骨折移位严重时，骨折端可穿破皮肤而形成开放性骨折。如同肱骨髁上骨折一样，骨折端亦可损伤肱动、静脉及正中神经和尺、桡神经。骨折后期则易发生创伤性关节炎。

二、诊断

伤后肘部剧烈疼痛并迅速肿胀，常出现肘部畸形。皮肤有青紫瘀斑，压痛明显。因疼痛不能

主、被动活动肘关节。触诊可扪及明显骨擦音及异常活动，并可摸到突起的骨折端。有倒"八"字旋转分离移位者，触诊内外髁间距离较健侧宽，肘后三角关系紊乱（图 5-51）。合并有血管、神经损伤者，有桡动脉搏动减弱或丧失，手部温度降低，皮肤颜色苍白，感觉和运动功能丧失。

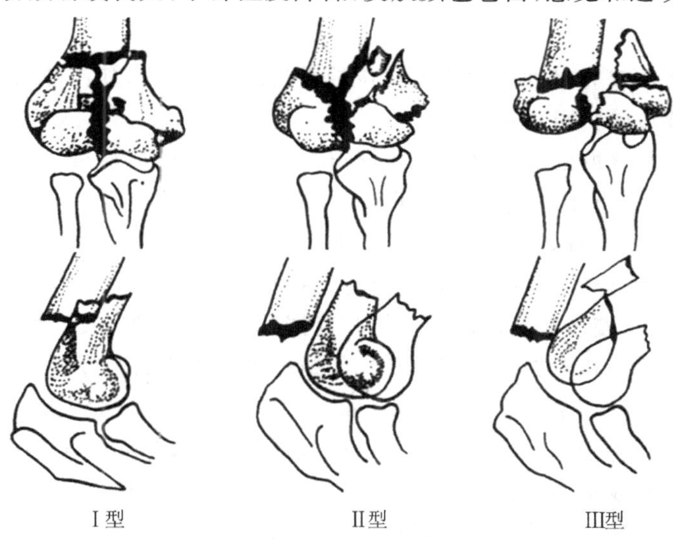

图 5-50 屈曲内翻型骨折的分类

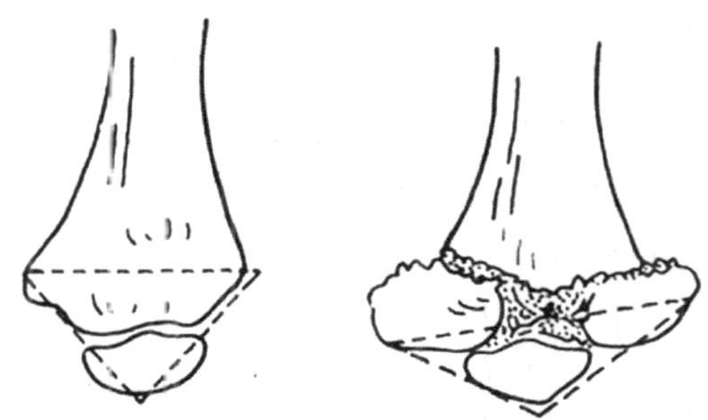

图 5-51 肱骨髁间骨折倒"八"字形移位肘后三角有改变

肱骨髁上骨折与肱骨髁间骨折均为肱骨髁部骨折，都可分为伸直型和屈曲型，都有关节肿胀、疼痛、畸形、功能障碍，其鉴别要点见表 5-2。

表 5-2 肱骨髁上骨折与肱骨髁间骨折的鉴别

鉴别要点	肱骨髁上骨折	肱骨髁间骨折
发病年龄	多发于儿童	好发于成人
发病率	多见，占全身骨折的 7.48%	少见，占全身骨折的 0.48%
骨折类型	大部分属关节外骨折，少数为关节内骨折	属关节内骨折
肘后三角	关系正常	关系改变
合并症	易合并血管神经损伤	血管神经损伤少见
后遗症	肘内翻高达 60%	肘关节功能障碍多

三、治疗

(一)整复固定方法

1.手法整复夹板固定

无移位裂纹骨折或仅有轻度前后成角移位的骨折,可不复位,如同肱骨髁上骨折一样,行超肘夹板外固定。有移位骨折可行手法复位。

(1)整复方法:①局部麻醉或臂丛神经阻滞麻醉后,患者仰卧,肩外展 70°～80°,屈肘 50°(屈曲型)或 90°(伸直型),前臂中立位。一助手双手握患肢上臂做固定,另一助手两手握住患肢前臂,保持上述肘关节屈曲位置,再沿上臂纵轴方向进行拔伸。②先整复两髁的倒“八”字形旋转分离移位。术者面对患者,以两手的拇、示、中指分别捏住内、外髁部,向中心挤按。在挤按的同时,还须做轻微的摇晃手法,使齿状突起的骨折端相互嵌合,直至两髁宽度和髁部外形与健侧相同为止。术者亦可采用两手掌相对挤按内、外髁部,使纵行骨折线嵌合。③整复尺偏或桡偏移位。术者一手握住内、外髁部,另一手握住骨折近端,如为尺偏移位,术者将骨折远端髁部向外推转,将骨折近端向内推按。如为桡偏移位,轻者可不整复,较重者,术者可将骨折远段向内推转,近段向外推按。若骨折无尺偏或桡偏移位,此步可以省去。④整复前后移位。如为伸直型骨折,助手加大牵引力,使缩短、重叠移位改善后,术者将髁部向前方端提,将骨折近段向后推按。如为屈曲型者,术者将骨折远端的髁部向后方推按,骨折近段向前端提。复位成功后,术者双手握住骨折端做固定,由助手进行夹板固定。

(2)固定方法:肱骨髁间骨折也采用超肘夹板固定,固定垫的安放及固定包扎方法,均参照肱骨髁上骨折。但肱骨髁间骨折有较重的倒“八”字旋转分离移位者,在内、外髁部各加一空心垫。内、外侧夹板下端应延长到内、外髁下 3～5 cm,缚扎完毕后在超出肘的夹板延长部位再用胶布条横形粘贴一圈,以加强两夹板的远端固定力(图 5-52)。

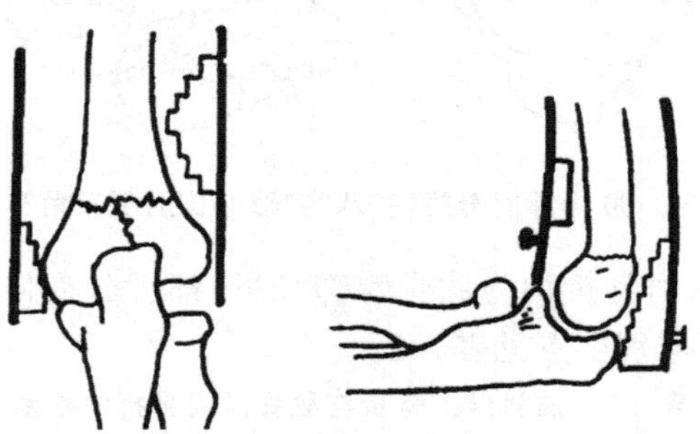

图 5-52　肱骨髁间骨折夹板固定加垫法

伸直型骨折应固定肘关节于屈曲 90°位 4～6 周。屈曲型骨折应固定肘关节于半伸直位 3 周,而后改为屈肘 90°位继续固定 2～3 周。

2.骨牵引复位固定

对骨折端有明显重叠、分离和旋转移位,或粉碎性骨折、关节面不整齐,经手法整复而不成功者,均可采取尺骨鹰嘴牵引治疗。

患者取仰卧位,上臂外展与躯干成 70°～80°,前臂中立位,肘关节屈曲 90°。尺骨鹰嘴部的牵引负重2～3 kg。牵引 2～3 天后,骨折端的重叠移位一般都能得到纠正,应拍 X 线片检查,对未能自行复位者,应及时行手法整复,术后用小夹板超肘固定。骨牵引治疗肱骨髁间骨折,要求在

1周内达到满意的对位，即骨折端的重叠移位消失，两髁间无分离及前后方移位，关节面平整。

3.闭合穿针内固定

在X线透视和无菌操作下进行。麻醉后在保持患肢牵引下从肘内外侧各穿入一钢针，经皮进入内上髁和外上髁，撬拨整复旋转移位，再用手法整复髁间部分离和髁上部移位。最后将两钢针分别穿入对侧骨片行内固定，完成操作后，常用小夹板固定5～6周。

亦有学者在上述穿针的基础上，由内、外髁分别向近端穿针固定(图5-53)，或采用经皮闭式穿针的方法使其成为“串珠”状，从外髁向内髁穿针，针的远端回缩皮下抵住内髁皮质，在内外加压的情况下形成沿轴线的合力，有稳定骨折的作用，且因克氏针是在关节以上贯穿于两髁之间，可在不去钢针的情况下练习患肘的屈伸活动，符合动静结合的原则。穿针时应注意克氏针必须在两侧骨片的中点，与肱骨干保持垂直，由滑车的上缘通过，不可进入关节间隙，以免造成关节面损伤及妨碍术后的功能练习，同时要防止神经和血管的损伤。

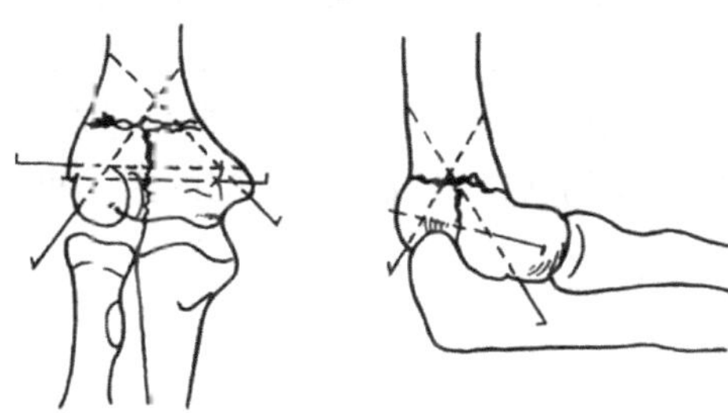

图5-53 肱骨髁间骨折闭合穿针内固定

4.切开复位内固定

臂丛神经阻滞麻醉下，患者仰卧位，常规消毒铺巾。取肘后侧正中切口。首先找到内髁处的尺神经，并用橡皮条牵开加以保护。为清楚显露，可采用将肱三头肌肌腱舌形切开或截断鹰嘴的暴露法。骨折暴露后清除血肿，辨认肱骨下端骨折块移位方向及骨折线、关节面，然后将其复位。

Ⅰ度骨折时，将内髁和外髁分别用钢板螺丝钉与骨折近端固定(图5-54)。在两髁之间可不用固定而仍能得到很稳定的效果。术后不用外固定，1周后开始肘关节的屈伸活动。

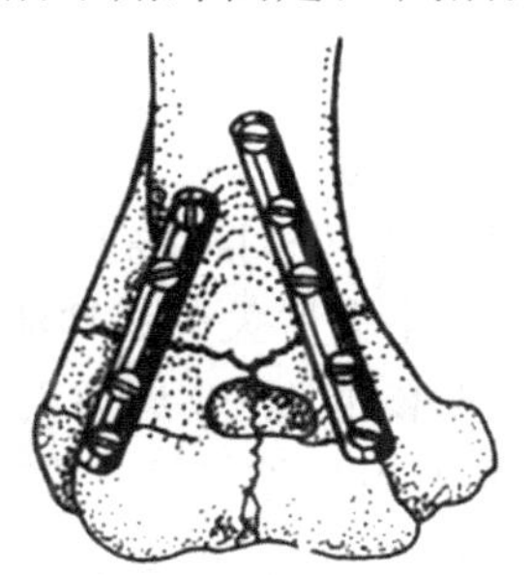

图5-54 Ⅰ度骨折的固定方式

Ⅱ度骨折时，因内侧三角形骨折片复位后有完整的骨膜维持其稳定，故先将内外髁用一枚骨松质螺丝钉做横穿固定，再将外髁与骨折近端与钢板固定(图5-55)，术后无须外固定。

Ⅲ度骨折时，可在Ⅱ度骨折固定的基础上，将内侧三角形骨块复位后，再用一枚螺丝钉将其固定(图5-56)。若碎块较多，大的折块复位固定后，小的折块尽量用克氏针固定。术后的处理原则是早期活动关节，如在术中发现内固定不甚牢固，可适当推迟关节活动时间。

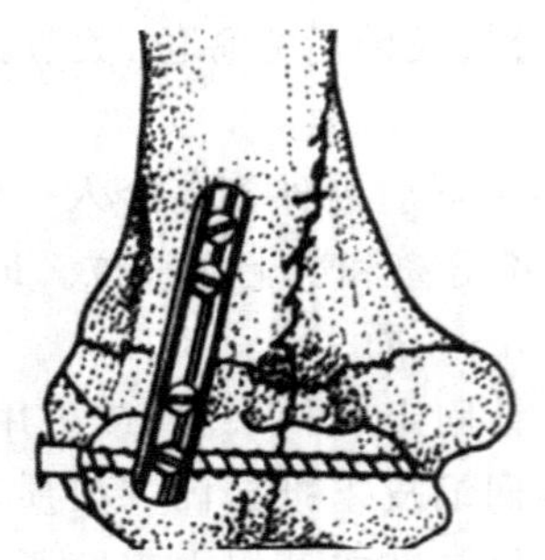

图 5-55　Ⅱ度骨折的固定方式

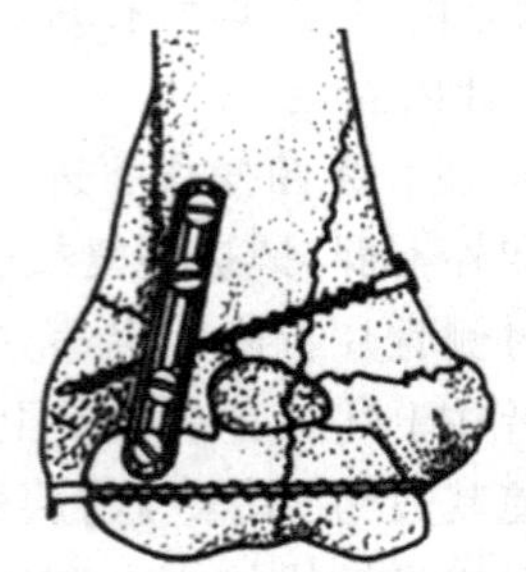

图 5-56　Ⅲ度骨折的固定方式

近年来，在内固定方法上，"Y"形钢板固定(图 5-57)和克氏针加钢丝张力带固定(图 5-58)均有较好的疗效。为使患者能在术后尽早地开始功能锻炼，最好采用肘内、外侧方切口，而不取后入路。Ⅳ度骨折关节面粉碎严重者，内固定难以牢固，术后应使用短期外固定。对高龄患者，可不做手术，三角巾悬吊，早期活动关节也可获得不错的结果。患肢悬吊在胸前和及早进行肘关节的屈伸活动，利用尺骨鹰嘴的模造作用而能形成一定范围的活动度，最终能满足一般的日常生活需要。

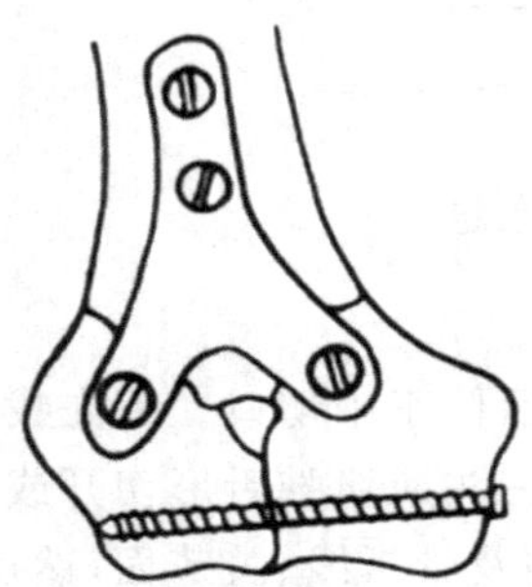

图 5-57　Y 形钢板加拉力螺钉固定

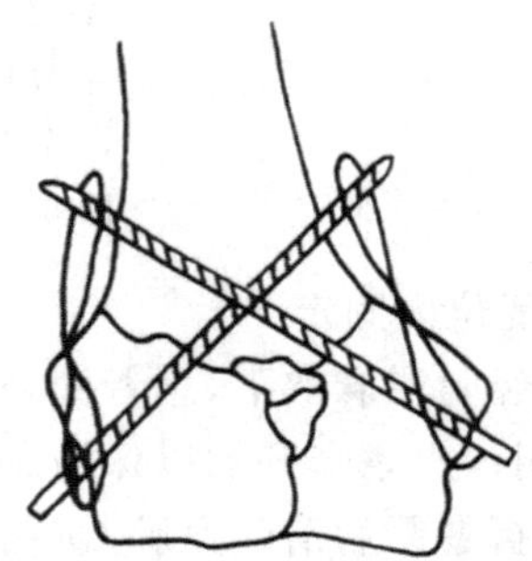

图 5-58　克氏针加钢丝张力带固定

(二)药物治疗

同肱骨髁上骨折。

(三)功能康复

本骨折无论采取什么方法治疗，都应强调早期进行合理的功能锻炼。一般要求复位后即开始做伸腕握拳活动，1 周后在无痛的情况下做肘关节屈伸活动。最初活动的幅度不宜过大，但要持之以恒。以后活动的次数和时间逐渐增加，2～3 周后肘关节一般应有 40°～50°的活动范围。如患者的自主活动能力较差，医护人员可用揉按理顺等轻柔的手法按摩肘关节，帮助肘关节屈伸。但要强调在无痛情况下进行，不能操之过急，以免造成骨化性肌炎或影响骨折的愈合。

(穆胜凯)

第十节　肱骨小头骨折

Hahn 在 1853 年第一次提出，Kocher 自 1896 年起对此骨折倾注了许多精力进行研究，又称之为 Kocher 骨折。肱骨小头骨折是一种不太常见的肘部损伤,各种年龄组均可发生。单纯肱骨小头骨折以成年人多见,合并部分外髁的肱骨小头骨折多发生在儿童。本骨折是关节内骨折,常因有些骨折较轻,骨折片较小且隐蔽而容易漏诊或误诊,从而导致延误治疗。

一、骨折分类

Kocher 和 Lorenz 将肱骨小头骨折分为两类。

(一)Ⅰ型

完全骨折又称 Hahn-Steinthal 型,骨折发生在肱骨小头基底部,骨折线位于冠状面,包含一个较大块骨质的小头,亦可累及相邻的滑车桡侧部。

(二)Ⅱ型

部分骨折又称 Kocher-Lorenz 型,主要累及关节软骨,几乎不包含骨组织。

Wilson(1933)又提出了第Ⅲ型,即关节面向近侧移位,且嵌入骨组织,也有人将其称为肱骨小头关节软骨挫伤,是致伤外力不足以导致发生完全或部分骨折,早期行普通 X 线检查多不能明确诊断。

二、临床表现与诊断

常由桡骨头传导的应力所致,故有时可合并桡骨头骨折。最为常见的致伤方式是跌倒后手掌撑地,外力沿桡骨传导至肘部;或跌倒时处于完全屈肘位,外力经鹰嘴冠状突传导撞击肱骨小头所致。急诊患者除了肘关节积血肿胀、活动受限以外,局部症状不突出,多于拍照 X 线片时发现,前臂旋转不受限制是其特点。临床上应注意将肱骨小头骨折与外髁骨折进行鉴别。外髁的一部分即关节内部分是肱骨小头骨折,不包括外上髁和干骺端;而外髁骨折除包括肱骨小头外,还包括非关节面部分,常累及外上髁。

其典型 X 线表现如下:侧位片常常可以看到肱骨下端前面,相当于滑车平面有一薄片骨块影,因骨折块包含有较大的关节软骨,故实际的骨折片要比 X 线片所显示的影像大得多。值得注意的是侧位片上一般很难发现骨折块的来源,需要观察其正位 X 线片究其来源。正位片由于肱骨小头骨折块大都移位于肱骨下端前方,与肱骨远端重叠,故在肘关节正位片上一般都看不到骨折块影而易致漏诊。但如仔细观察其正位 X 线片,可以发现其肱桡关节间隙增宽,肱骨侧关节面毛糙,失去正常关节面的光滑结构。如出现此典型改变,再加上侧位片肱骨前下端有骨折块影出现,一般不难做出肱骨小头骨折的诊断。

三、治疗

争议颇多,包括非手术方法(进行或不进行闭合复位)、骨块切除及假体置换。不论是采取闭合或切开复位,都应争取获得解剖复位,因为即使轻度移位亦可影响关节活动。若不考虑骨折类型,要想获得良好疗效,术后康复至关重要。

(一)非手术治疗

对无移位骨折可行石膏后托固定 3 周。对成人移位骨折,并不建议闭合复位;儿童和青少年移位骨折,可首选闭合复位,可望获得快速而完全的骨愈合。

如有可能,可对Ⅰ型骨折试行闭合复位,伸肘位对前臂进行牵引,直接对骨折处进行施压以获得复位。对肘部施加内翻应力,可使外侧开口加大,有利于骨折复位。一旦复位满意,应保持屈肘,由桡骨头的挤压作用来维持骨折块的复位。尽管有人强调应在最大屈肘位固定以维持复位,但应注意对严重肿胀者应减少屈肘,以防出现缺血性挛缩。前臂旋前有助于桡骨头对骨折块的稳定作用。完全复位后,应将肘部制动3~4周。

(二)手术治疗

手术难度较大,因为即使获得了解剖复位,也做到了术后早期活动,仍可能发生部分或完全性的肘关节僵硬。

因骨折块位于关节囊内,并且常旋转90°,充分的手术显露很有必要。可采取后外侧入路,在肘肌前方进入关节,注意保护桡神经深支。此切口稍偏前方,优点是术中可以避开后方的肱尺韧带,减少发生后外侧旋转不稳定的危险,且不易损伤桡神经深支。若术中或原始损伤累及了后外侧韧带复合体,应在术中行一期修补,并可将其与骨骼进行锚式固定,术后将前臂置于旋后位短期制动,以维护这种修补术的效果。

术中固定可采用松质骨螺钉、克氏针及可吸收螺丝钉固定骨折块,其中以松质骨螺钉的固定效果最好,螺丝钉可自后方向前旋入固定。手术目的是恢复关节面解剖,并给予稳定固定,以允许术后早期活动。若骨折块不甚粉碎,复位满意后用松质骨螺钉固定稳定可靠,术后则不必进行制动,可立即进行屈伸功能锻炼,临床疗效较为满意。对粉碎严重的骨折,普通螺钉或克氏针固定常很难达到理想效果,则可采用外固定架固定。若骨折块太小或严重粉碎,则可考虑行碎骨块切除。对移位骨折,Smith认为骨折块切除的疗效优于进行闭合或切开复位,并建议早期行切除术,而不是伤后4~5天血肿和渗出开始机化时手术。术后只用夹板或石膏制动2~3天即可开始进行关节活动。骨折块切除术后发生桡骨向近端移位和下尺桡关节的异常并不多见。如果确实因骨折块太小,无法进行复位及固定,遗留在关节内又将成为游离体,进行早期切除有助于功能恢复;但对完全骨折,尤其是骨折累及滑车桡侧时,早期进行骨折块的切除显然不合适,将造成关节活动受限和外翻不稳定。

Jakobsson建议用金属假肢来重建肱骨远端关节面,以避免发生肱骨小头骨折块的无菌性坏死和维持肘关节稳定性,但此种治疗没有得到普遍开展。

对陈旧性骨折伴明显移位而影响肘关节功能时,无论受伤时间长短,都应将骨折块切除。通过手术包括软组织松解、理疗和功能锻炼,肘关节功能将得到明显改善。反之,如行切开复位内固定,即使达到解剖复位,效果也不理想。

(穆胜凯)

第六章

肘部及前臂创伤

第一节　肘关节脱位

肘关节脱位是肘部最常见的损伤，在全身各大关节脱位中占 1/2 左右，居第 1 位，多发生于青少年，儿童和老年人少见，多为间接暴力所致。按脱位的方向，可分为前脱位、后脱位两种，后脱位最为常见，前脱位甚少见。

一、创伤机制

肘关节由肱桡关节、肱尺关节和上尺桡关节所组成。这 3 个关节共包在一个关节囊内，有一个共同的关节腔。肘关节从整体上来说，以肱尺部为主，与肱桡部、上尺桡部协调运动，使肘关节做屈伸动作。构成肘关节的肱骨下端呈内外宽厚，前后扁薄状，其两侧的纤维层则增厚而形成桡侧副韧带和尺侧副韧带，关节囊的前后壁薄弱而松弛。由于尺骨冠状突较鹰嘴突低，所以对抗尺骨向后移位的能力较对抗前移位的能力差，常易导致肘关节向后脱位。

肘关节脱位主要由间接暴力所造成，由于暴力的传导和杠杆的作用而产生不同的脱位形式。患者跌倒时，肘关节伸直前臂旋后位手掌触地，外力沿尺骨纵轴上传，使肘关节过度后伸，以致鹰嘴尖端急骤撞击肱骨下端的鹰嘴窝，在肱尺关节处形成杠杆作用，使止于喙突上的肱前肌及肘关节囊的前壁被撕裂，肱骨下端前移位，尺骨喙突和桡骨头同时滑向肘后方形成肘关节后脱位。由于环状韧带和骨间膜将尺桡骨比较牢靠地夹缚在一起，所以脱位时尺桡骨多同时向背侧移位。由于暴力作用不同，尺骨鹰嘴和桡骨头除向后移位外，有时还可以向桡侧或尺侧移位，形成肘关节侧方移位。向桡侧移位又可称为肘外侧脱位，向尺侧移位称为肘关节内侧脱位。

若屈肘位跌倒，肘尖触地，暴力由后向前，可将尺骨鹰嘴推移至肱骨的前方，成为肘关节前脱位，多并发鹰嘴骨折，偶尔可出现肘关节分离脱位，因肱骨下端脱位后插入尺桡骨中间，使尺桡骨分离。脱位时肘窝部和肱三头肌腱被剥离，骨膜、韧带、关节囊被撕裂，以致在肘窝形成血肿，该血肿容易发生骨化，成为整复的最大障碍，或影响复位后肘关节的活动功能。另外，肘关节脱位可合并肱骨内上髁骨折，有的还夹入关节内而影响复位，若忽视将会造成不良的后果。移位严重的肘关节脱位，可能损伤血管与神经，应予以注意。

二、诊断

(一)肘关节后脱位

肘关节肿胀、疼痛、压痛。肘关节呈靴样畸形，尺骨鹰嘴向后突出，肘后关系失常，鹰嘴上方凹陷或有空虚感。肘窝可能触及扁圆形光滑的肱骨下端，肘关节后外侧可触及脱出的桡骨小头。肘关节呈屈曲位弹性固定，肘关节功能障碍。

X线正位见尺桡骨近端与肱骨远端相重叠，侧位见尺桡骨近端脱出于肱骨远端后侧，有时可见喙突骨折。

(二)肘关节前脱位

肘关节肿胀，疼痛，肘后部空虚，肘后三点关系失常，前臂较健侧变长，肘前可触及尺骨鹰嘴，前臂有不同程度的旋前或旋后。

X线侧位可见尺骨鹰嘴突出于肘前方，或合并尺骨鹰嘴骨折，尺桡骨上段向肘前方移位。

(三)肘关节侧方脱位

肘关节内侧或外侧副韧带、关节囊和软组织损伤严重，肘部内外径增宽。内侧脱位时肱骨外髁明显突出，尺骨鹰嘴和桡骨小头向内侧移位；外侧脱位时，前臂呈旋前位，肱骨内髁明显突出，尺骨鹰嘴位于外髁外方，桡骨头突出。肘部呈严重的内翻或外翻畸形。X线可见外侧脱位尺骨半月切迹与外髁相接触，桡骨头移向肱骨头外侧，桡骨纵轴移向前方，前臂处于旋前位。内侧脱位时，尺骨鹰嘴、桡骨小头位于肱骨内髁内侧。

三、治疗

新鲜肘关节脱位一般采用手法复位，固定3周后去除外固定做功能锻炼。合并血管神经损伤者早期应密切观察，必要时行手术探查。对于陈旧性肘关节脱位，经手法整复失败者，可采用切开复位术。

(一)手法复位外固定

1.新鲜肘关节脱位

(1)肘关节后脱位：助手用双手握患肢上臂，术者用一手握住患肢腕部，另一手握持肘关节，在对抗牵引的同时，握持肘关节前方的拇指，扣住肱骨下端，向后上方用力推按，置于肘后鹰嘴部位的其余手指，向前下方用力端托，在持续加大牵引力量后，当听到或触诊到关节复位弹响感觉时，使肘关节逐渐屈曲90°～135°，复位即告成功。肘关节恢复无阻力的被动屈伸活动，其后用三角巾悬吊前臂或长臂石膏托在功能位制动2～3周。

(2)肘关节前脱位：应遵循从哪个方向脱出，还从哪个方向复回的原则。如鹰嘴是从内向前脱位，复位时由前向内复位。术者一手握住肘部，另一手握住腕部，稍加牵引，保持患肢前臂旋内同时在前臂上段向后加压，听到复位的响声，即为复位。再将肘关节被动活动2～3次，无障碍时，将肘关节屈曲135°用小夹板或石膏固定3周。合并有鹰嘴骨折的肘关节脱位，复位时前臂不需牵引，只需将尺桡骨上段向后加压，即可复位。复位后不做肘关节屈伸活动试验，以免导致骨折再移位，将肘关节保持伸直位或过伸位，此时尺骨鹰嘴近端向远端挤压，放上加压垫，用小夹板或石膏托固定4周。

(3)肘关节侧方脱位：术者双手握住肘关节，以双手拇指和其他手指使肱骨下端和尺桡骨近端向对方向移动即可使其复位。伸肘位固定3周后进行功能锻炼。

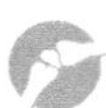

2.陈旧性肘关节脱位

复位前，应先拍X线片排除骨折、骨化性肌炎，明确脱位类型、程度、方向及骨质疏松等情况。行尺骨鹰嘴骨牵引，重量6～8 kg，时间约1周。肘部、上臂行推拿按摩，并中药熏洗，使粘连、挛缩得到松解。在臂丛神经阻滞麻醉下，解除骨牵引，进行上臂、肘部按摩活动，慢慢行肘关节屈伸摇摆、内外旋转活动，范围由小到大，力量由轻到重，然后在助手上下分别牵引下，重复以上按摩舒筋手法，这样互相交替，直到肘关节周围的纤维粘连和瘢痕组织及肱二、三头肌得到充分松解，伸展延长，方可进行整复。患者取坐位或卧位，上臂和腕部分别由两名助手握持，作缓慢强力对抗牵引，术者两手拇指顶压尺骨鹰嘴突，余手指环握肱骨下端，肘关节稍过伸，当尺骨鹰嘴和桡骨头牵引至肱骨滑车和外髁下时，缓缓屈曲肘关节，若能屈肘90°以上，即为复位成功。此时鹰嘴后突畸形消失，肘后三角关系正常，肘关节外形恢复。复位成功后，将肘关节在90°～135°范围内反复屈伸3～5次，以便解除软组织卡压于关节间隙中，再按摩上臂、前臂肌肉，旋转前臂及屈伸腕、掌、指关节。然后将肘关节屈曲90°位以上，用石膏托或绷带固定2周，去除固定后，改用三角巾悬吊1周。

(二)切开复位外固定

对于陈旧性肘关节脱位手法复位不成功者及骨化性肌炎明显者，可采用切开复位及关节切除术，术后肘关节功能改善比较满意。手术一般取肘正中切口，分离出尺神经加以保护，将肱三头肌肌腱做舌状切开并翻向远端，行骨膜下剥离松解肱骨下端，清除关节内瘢痕组织，进行复位。如不稳定可用克氏针将鹰嘴与肱骨髁固定，放置引流条，固定3周后进行肘关节功能锻炼。若脱位时间较长，关节软骨已变性剥脱，已不能行切开复位术。取肘后方切口，将肱骨远端由内外上髁水平切除或保留两上髁而将其间的滑车和外髁的内侧部切除，呈鱼尾状，适当修正尺骨鹰嘴使其形状与肱骨下端相对应并切除桡骨头。彻底止血，将肘关节屈曲90°～100°位，于内外髁上缘打入2枚克氏针，术后石膏托固定，2周后拔除克氏针，4周后进行功能锻炼。

(郭学军)

第二节 桡骨头颈部骨折

桡骨头颈部骨折是临床常见的骨折类型之一，约占全身骨折的0.8%，属于关节内骨折。由于其解剖结构复杂，比一般骨折难以处理，治疗结果关系到肘关节的稳定性和前臂的功能，因此正确的临床治疗尤显重要。

一、病因

桡骨头颈部骨折多见于青壮年。多由间接暴力所致，如跌倒时手掌着地，暴力沿桡骨向上传达，引起肘过度外翻，使桡骨头撞击肱骨小头，反作用力使桡骨头受到挤压而发生骨折。儿童由于桡骨近端薄弱，暴力作用可造成头骺分离或干骺端骨折，即桡骨颈骨折。如暴力继续作用，肘关节进一步外翻，则造成肘关节内侧副韧带支持结构的损伤——内侧副韧带损伤或肱骨内上髁撕脱骨折；而伸肘位时尺骨鹰嘴紧嵌于鹰嘴窝内可造成尺骨鹰嘴骨折；桡骨结节对尺骨的顶压可导致尺骨上段骨折；由于外翻暴力的影响，桡神经与桡骨头关系又极为密切，故容易受到挤压或牵拉而致伤；本病伤后还常合并肱骨内上髁、尺骨鹰嘴骨折及桡神经正中神经、尺神经损伤。

二、临床表现

桡骨头处有明显疼痛感、压痛及前臂旋转痛。桡骨头处局限性肿胀，并可伴有皮下瘀血。肘关节屈伸、前臂旋转活动明显障碍。还可伴有桡神经损伤。

依据影像学所见，一般分为以下四型。

（一）无移位型

无移位型指桡骨颈部的裂缝及青枝骨折，此型稳定，一般无须复位。多见于儿童。

（二）嵌顿型

嵌顿型指骨颈骨折时远侧断端嵌入其中，此型亦较稳定。

（三）歪戴帽型

歪戴帽型即桡骨颈骨折后，桡骨头部骨折块偏斜向一侧，犹如头戴法兰西帽姿势。

（四）粉碎型

粉碎型指桡骨、颈及（或）头部骨折呈三块以上碎裂者。

三、诊断与鉴别诊断

患者有明显的外伤史，局部疼痛、肿胀，前臂屈伸功能障碍，前臂旋转功能受限，以旋后运动受限明显。如合并伴有肘关节脱位，肘部明显畸形，肘窝部饱满，前臂外观变短，尺骨鹰嘴后突，肘后部空虚和凹陷，出现肘后三角关系破坏的表现。一般 X 线检查，可以确诊。

四、治疗

对于无移位或轻度移位骨折采用非手术保守治疗为主，移位明显者用切开复位内固定术。

（一）无移位及嵌入型

仅在肘关节用上肢石膏托或石膏功能位固定 3～4 周。

（二）轻度移位者

施以手法复位，在局麻下，在助手的持续的牵引条件下，由术者一手拇指置于桡骨头处，另一手持住患者腕部在略施牵引情况下快速向内、外两个方向旋转运动数次，一般多可复位。

（三）移位明显者

先复位不佳者，可行桡骨头切开复位，必要时同时行内固定术。在桡骨头严重粉碎性骨折，无法重建修复桡骨头时，可行桡骨头切除术，也可在切除后内置人工桡骨头。14 岁以下儿童不宜做桡骨头切除术。

五、预防与调护

复位成功后即可进行简单的手指及腕关节的屈伸活动，2～3 周后，可以开始肘关节屈伸功能训练。合理的功能锻炼有助于功能最大限度恢复，采取循序渐进的原则，早期以被动活动为主，晚期则改为主动活动为主，并根据骨痂生长情况，给予适当的负荷锻炼，促进功能康复。

（郭学军）

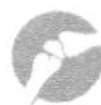

第三节 桡骨干骨折

桡骨干单骨折比较少见，患者多为青、少年。桡骨的主要功能是参与前臂的旋转活动和支持前臂。桡骨干上1/3骨质较坚固，具有丰厚的肌肉包裹，不易发生骨折，中、下1/3段肌肉逐渐变为肌腱，容易受直接暴力打击而骨折。在桡骨中、下1/3交界处，为桡骨生理弯曲最大之处，是应力上的弱点，故骨折多发生于此处。

一、病因、病理

直接暴力和间接暴力均可造成桡骨干骨折，但多由间接暴力所致。直接暴力多为重物打击于前臂桡侧所造成，以横断或粉碎骨折较常见。间接暴力多为跌倒时手掌撑地，因暴力向上冲击，作用于桡骨干所致，以横断或短斜形骨折较常见。桡骨干骨折，因有尺骨支持，骨折端重叠移位不多，而主要是肌肉造成的旋转移位。在幼儿多为不全或青枝骨折。成人桡骨干上1/3骨折时，附着于桡骨结节的肱二头肌及附着于桡骨上1/3的旋后肌，拉骨折近段向后旋移位；而附着于桡骨中部及下部的旋前圆肌和旋前方肌，拉骨折远段向前旋转移位。桡骨干中1/3或中下1/3骨折时，骨折位于旋前圆肌终止点以下，因肱二头肌与旋后肌的旋后倾向，被旋前圆肌的旋前力量相抵消，骨折近段就处于中立位，而骨折远段被附着于桡骨下端的旋前方肌的影响而向前旋转移位。

二、临床表现与诊断

骨折后局部疼痛、肿胀、压痛和纵向叩击痛。完全性骨折时，可有骨擦音，较表浅的骨段骨折，可触及骨折端。不完全性骨折症状较轻，尚有部分旋转功能。前臂X线正侧位片可明确骨折部位和移位情况，拍摄X线片时，应包括上、下尺桡关节，注意检查是否有尺桡关节脱位。

三、治疗

无移位的骨折，先将肘关节屈曲至90°，矫正成角畸形，再将前臂置于中立位，用前臂夹板或长臂管型石膏固定4～6周。对有移位的骨折应以手法整复夹板固定为主。

(一)手法复位夹板固定法

1.手法复位

患者平卧，麻醉下，患肩外展，屈肘90°。一助手握住肘上部，另一助手握住腕部。两助手作对抗牵引，骨折在中或下1/3时，前臂置中立位，在上1/3置稍旋后位，牵引3～5分钟，待骨折重叠移位矫正后，进行夹挤分骨。在牵引分骨下，术者一手固定近侧断端，另一手的拇指及示、中、环三指，捏住向尺侧倾斜移位远侧断端，并向桡侧提拉，矫正向尺侧移位。若有掌背侧移位可用折顶提按法，加大骨折断端的成角。术者一手将向掌侧移位的骨折端向背侧提拉，另一手拇指将向背侧移位的骨折端向掌侧按捺，一般都可复位成功。

手法整复要领：桡骨骨折后可出现重叠、成角、旋转、侧方移位等4种畸形，其中断端的短缩、成角和侧方移位是在暴力作用时发生，而旋转移位则是在骨折以后发生的。由于前臂的主要功能是旋转活动,故如何纠正旋转移位就成为整个治疗的关键。由于有尺骨的支撑,桡骨骨折的短缩重叠移位甚少,但常有桡骨骨折端之间的旋转畸形存在。因此,在整复时,只有恰当地处理好这个主要移位,才能为纠正其他移位创造条件。如上 1/3 骨折,为旋前圆肌止点以上的骨折,则骨折端是介于两旋转肌群之间,近侧断端只有旋后肌附着,则近折端处于旋后位,远折端只有旋前肌附着,则远折端相对旋前,按照骨折远端对近端的原则,首先应将前臂牵引纠正至稍旋后位,以纠正远折端的旋前移位。如桡骨中、下 1/3 骨折,近折端有旋后肌与旋前肌附着,其拮抗作用的结果使近折段仍处于中立位,远折端则受旋前方肌的作用而相对旋前,故应首先纠正远折端的旋前移位至中立位。对于桡骨中、下 1/3 骨折整复侧方移位较容易,而桡骨上 1/3 骨折因局部肌肉丰满则较难整复,但如果能以前臂创伤解剖为基础,使用推挤旋转复位亦较易成功。即整复时将肘关节屈曲纵行牵引,前臂由中立位渐至旋后位,术者两手分别握远近骨折端,将旋后而向桡背侧移位的骨折近端向尺掌侧推挤,同时将旋前而向尺掌侧移位的骨折远端向桡背侧推,使骨折断端相互接触,握远端的助手在牵引下小幅度向后旋转并轻微地摇晃,使骨折完全对位。

2.固定方法

骨折复位后,用前臂夹板固定,尺侧夹板和桡侧夹板等长,不超过腕关节。在维持牵引下,先放置掌、背侧分骨垫各一个,再放置其他压垫。桡骨上 1/3 骨折须在骨折近端的桡侧再放一个小压垫,以防向桡侧移位。然后放置掌、背侧夹板,用手捏住,再放桡、尺侧夹板。桡骨中 1/3 骨折及下 1/3 骨折,桡侧夹板下端超腕关节,将腕部固定于尺偏位,借紧张的腕桡侧副韧带限制骨折远端向尺侧偏移。两骨折端如有向掌、背侧移位,可用两点加压法放置压垫。夹板用 4 条布带缚扎固定,患肢屈肘 90°。桡骨上 1/3 骨折者,前臂固定于稍旋后位;中、下 1/3 骨折者,应将前臂固定于中立位。用三角带悬吊前臂于胸前,一般固定4～6 周。

固定要领:无论是手法复位或夹板固定,均应注意恢复和保持桡骨旋转弓的形态,复和保持骨间隙的正常宽度。桡骨旋前弓、旋后弓的减少或消失,骨间隙的变窄,不仅影响前臂旋转力量,也将影响前臂的旋转范围。为了保持桡骨旋转弓的形态和骨间隙的正常宽度,在选择前臂夹板固定时,掌背侧夹板应有足够的宽度,使扎带的约束力主要作用于掌背侧夹板上,尺桡侧夹板宜窄,尺侧夹板下端不宜超过腕关节,强调腕关节应固定于尺偏位以抵消拇长肌及伸拇短肌对骨折端的挤压。

(二)切开复位内固定

不稳定骨折和骨折断端间嵌有软组织手法整复困难者,应行切开复位,以钢板螺丝钉固定,必要时同时植以松质骨干于骨折周围。手术途径在桡骨中下段以采用前臂前外侧切口为宜,经桡侧腕伸肌、肱桡肌与指浅屈肌之间进入,此部位桡骨掌面较平坦,宜将钢板置入掌面。桡骨上 1/3 则宜选用背侧切口,经伸指总肌与桡侧腕短伸肌之间进入,钢板置于背侧。术后仍以长臂石膏固定较稳妥。

(郭学军)

第四节　桡骨远端骨折

桡骨远端骨折是指桡骨远端 3 cm 范围内的骨折,又称桡骨下端骨折。

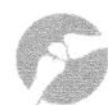

一、分型

桡骨下端骨折临床较为常见，多见于老年人及青壮年人。直接暴力和间接暴力均可造成骨折。但多为间接暴力引起。根据受伤的机制不同，可发生伸直型骨折、屈曲型骨折两种类型（图 6-1）。

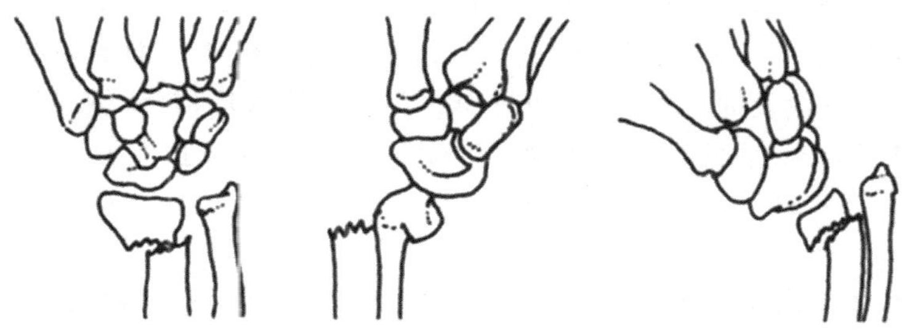

图 6-1 桡骨远端骨折类型

（一）伸直型骨折

伸直型桡骨远端骨折又称科雷（Colles）骨折，临床多见。跌倒时，患肢腕关节呈背伸位，手掌部着地，躯干向下的重力与地面向上的反作用力交集于桡骨下端而发生骨折。骨折的远端向背侧和桡侧移位，腕及手部形成“餐叉样”畸形。桡骨远端关节面改向背侧倾斜，向尺侧倾斜减少或完全消失，甚至形成相反的倾斜。常合并有下尺桡关节脱位及尺骨茎端彬突骨折。老年人骨质疏松骨折常呈粉碎并可波及关节面，此类骨折若畸形愈合可对腕关节的功能产生严重障碍。

（二）屈曲型骨折

屈曲型桡骨远端骨折又称史密斯（Smith）骨折，临床少见。跌倒时，腕关节呈掌屈位，手背先着地，传达暴力作用于桡骨远端而造成屈曲型骨折，骨折的远端向掌侧和桡侧移位，手腕部形成“锅铲样”畸形。桡骨远端的背侧被外力直接打击、骑摩托车跌倒时亦可造成此型骨折。

二、临床表现

患者多为跌倒受伤，少数病例由外力直接打击腕部所致。临床以伸直型常见，约占桡骨远端骨折的 90%。多发生于中老年，女性多于男性。伤后腕关节局部疼痛肿胀，腕关节活动障碍，手指作握拳动作时疼痛加重，桡骨下端压痛明显，有纵向叩击痛，部分病例可触及骨擦感；有移位骨折常有典型畸形，伸直型骨折远端向背侧移位时，从侧面可见典型“餐叉样”畸形，向桡侧明显移位时，呈“枪上刺刀状”畸形，缩短移位时，可扪及桡骨茎突上移。屈曲型骨折远端向掌侧移位并有重叠时，可见“锅铲状”畸形。巴尔通、反巴尔通骨折基本上与伸直型和屈曲型骨折相似。腕关节正位与侧位照片可明确骨折类型和移位情况。但无移位骨折畸形不明显，应注意不可漏诊。

三、诊断与鉴别诊断

根据受伤史，临床症状、体征及 X 线检查可作出诊断。

无移位骨折或不完全骨折时，肿胀多不明显，患者仅感局部轻微疼痛，也可有环形压痛和纵向叩击痛，腕和指运动不便，须注意与腕部软组织扭伤相鉴别，腕部软组织扭伤多无环形压痛。伸直型桡骨远端骨折与巴通骨折、屈曲型桡骨远端骨折与反巴通骨折的临床表现相似，主要依靠

X 线进行鉴别诊断。

X 线片要注意观察：骨折线位置、走向、骨折移位的方向和程度、骨折线是否涉及关节面、是否合并尺骨茎突骨折等。典型的伸直型骨折可见骨折远端向背、桡侧移位；骨折处向掌侧成角，骨折端重叠，骨折处背侧骨质嵌入或粉碎骨折。远端骨折块有时呈现旋后移位，掌倾角及尺偏角减小或呈负角。X 线片上常见合并有尺骨茎突骨折及不同程度的分离，严重者向桡侧移位。如无尺骨茎突骨折，而桡骨远折端向桡侧移位明显时，说明有三角纤维软骨盘的撕裂。

屈曲型骨折在 X 线片上的典型征象是骨折线斜行，自背侧关节面的边缘斜向近侧和掌侧，骨折远端连同腕骨向掌侧及向近侧移位；亦有少数骨折线呈横形，自背侧通达掌侧，未波及关节面。掌侧骨皮质常见碎裂，屈曲型骨折较少发生嵌插，尺骨茎突骨折亦少见。

四、治疗

伤后紧急处理用夹板初步固定并用三角巾悬于胸前，再进一步检查治疗。无移位骨折或不全骨折，仅用夹板固定即可。移位骨折须根据骨折类型采用相应的方法整复固定。陈旧性骨折畸形愈合者，可切开复位内固定。

(一)手法复位

1.伸直型骨折

(1)三人复位法：复位时患者取坐位或卧位，肩外展 90°，肘屈 90°，前臂中立位。①第 1 步：采用拔伸牵引手法纠正重叠移位。令近端助手握住患肢前臂上端，远端助手双手握住患肢手掌部，先沿畸形方向然后沿前臂纵轴方向进行拔伸牵引。②第 2 步：横挤、尺偏腕关节，纠正侧方移位。术者一手置于骨折远端的桡侧，另一手置于骨折近端的尺侧相对横挤，同时令远端助手将患肢腕关节极度尺偏，以纠正桡侧移位，恢复尺偏角。③第 3 步：端提、屈曲(或伸直)腕关节，纠正骨折的掌背侧移位，恢复掌倾角。术者双手拇指置于骨折远端的背侧，余指置于骨折近端的掌侧，相对用力挤压端提，同时令远端助手将腕关节极度屈曲，以纠正骨折的背侧移位和恢复掌倾角。注意保持腕部在旋前及轻度掌屈尺偏位，直至应用外固定。

(2)二人复位法：患者坐位，老年人则平卧，屈肘 90°，前臂中立位，一助手双手握住前臂对抗拔伸，术者双手握远端，扣紧大小鱼际，先顺势拔伸牵引 3～4 分钟，待重叠移位完全矫正后，将前臂旋前位，两手拇指并列置背侧压在骨折远端，余指置腕部掌侧，示指顶在骨折近端，并利用牵引力骤然猛抖，拇指将向背侧移位的远端推向掌侧，示指将向掌侧移位的骨折近端远端推向背侧，同时迅速尺偏掌屈，以恢复掌倾角和尺偏角，骨折即可复位。

2.屈曲型骨折

坐位或卧位，屈肘 90°，前臂旋后位，助手握前臂，术者握手腕，两手拇指置于骨折远端的掌侧，余指置于骨折近端背侧，拔伸牵引后，相对用力挤压端提，将腕关节迅速背伸，即将远端向背侧推挤，将近端向掌侧按压，再尺偏，骨折即可复位。

(二)手术治疗

闭合整复失败者、陈旧性骨折畸形愈合且影响功能者可切开复位内固定，骨缺损及粉碎区域应以自身松质骨植骨填充。

(三)固定方法

维持牵引下局部外敷药物后，用夹板超腕关节固定。伸直型骨折在骨折远端背侧和近端掌侧各放一平垫，其桡侧及背侧夹板应超腕关节，限制手腕背伸桡偏活动，关节置于轻度屈曲位固

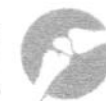

定；屈曲型骨折压垫置于远端的鳖俩和近端的驾够桡侧夹板和掌侧夹板腕关节，限制桡偏和掌屈活动，关节置于轻度背伸位固定。压垫夹板置妥后用 3～4 条布带扎固定，松紧度可上下活动 1 cm，用三角巾将前臂悬吊于胸前，保持固定 4～6 周(图 6-2，图 6-3)。

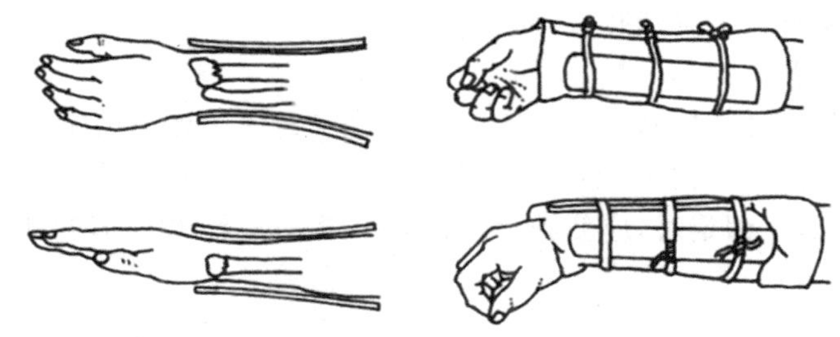

图 6-2　伸直型桡骨远端骨折夹板固定方法

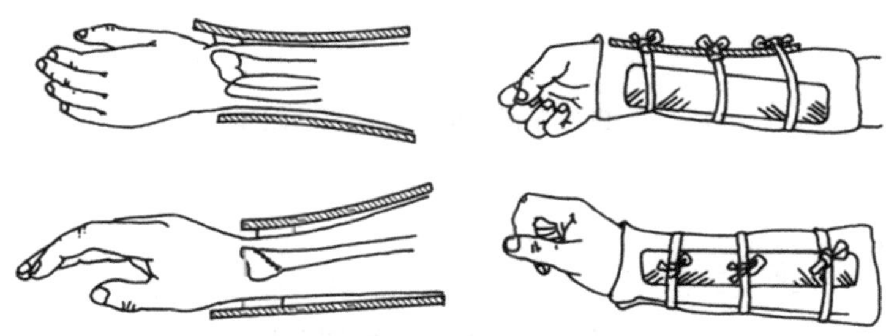

图 6-3　屈曲型桡骨远端骨折夹板固定方法

(四)功能锻炼

固定期间积极做握拳、指间关节、掌指关节屈伸锻炼及肩关节活动，伸直型骨折多做掌屈、尺偏活动，屈曲型骨折多做背伸、尺偏活动，粉碎型骨折由于关节面遭破坏，应早期进行腕关节功能锻炼，使关节面得到模造，改善关节功能，预防后遗创伤性关节炎。解除固定后，配合外洗药做腕关节屈伸旋转等活动。

五、预防与调护

桡骨远端骨折是老年人骨质疏松症常见的并发症，中老年人应注意合理膳食，多在户外锻炼预防骨质疏松；青年人运动、工作时注意防护，避免跌伤。

早期应进行积极的掌指关节及指间关节屈伸活动，如握拳肌肉静力收缩等。同时必须十分重视肩、肘关节的活动，尤其是老年患者更应积极地进行肩关节的功能活动，以防止并发肩周炎及其他并发症。解除外固定后，在外用熏洗药物的配合下做腕关节屈伸和前臂旋转功能活动。桡骨远端骨折只要早期及时、准确进行手法整复，绝大多数患者均可获得满意的功能，对于老年人的陈旧性骨折，即使稍有畸形，但不影响功能者，亦不必去强求解剖对位。

六、巴通(Barton)骨折

巴通骨折很少见，分为前缘(掌侧缘)、后缘(背侧缘)两种类型。

(一)巴通背侧缘骨折

巴通背侧缘骨折多为间接暴力引起，常见于跌倒时腕背伸而前臂旋前，腕骨冲击桡骨远端关节面之背侧缘，造成骨折。侧位X线片上骨折更易见到。骨折位于桡骨远端背侧缘，骨折块呈楔形，包括了关节面的1/3，多向背侧及近侧移位，呈腕关节半脱位状。复位方法为牵引下将移位的骨折块向掌侧及远侧推挤，即可复位。通常以短臂石膏托将腕关节固定于中立位（图6-4A）。为防止再移位，应使腕掌韧带处于紧张状态（图6-4B）。

（二）巴通掌侧缘骨折

巴通掌侧缘骨折多为摔倒时手背着地，应力沿腕骨冲击桡骨远端的掌侧缘造成骨折。其骨折块较巴通背侧缘骨折者为小，向近侧及掌侧移位，腕骨随之半脱位（图6-4C）。其治疗方法与屈曲型桡骨远端骨折类似。固定时，应使腕背韧带处于紧张状态，以免骨折再移位（图6-4D）。

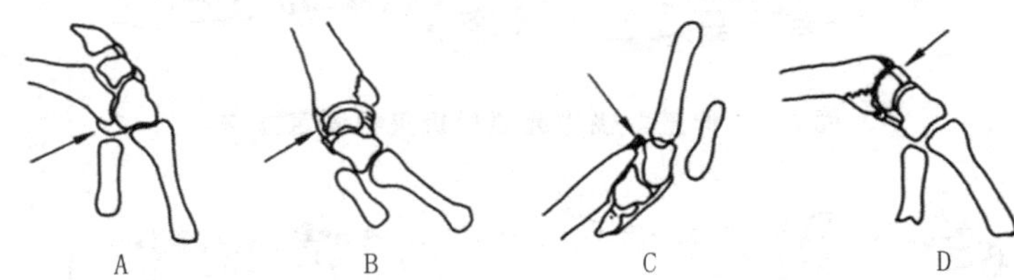

图6-4　巴通骨折的移位特点及固定体位

（郭学军）

第五节　尺骨鹰嘴骨折

尺骨鹰嘴骨折多发生于成年人，是肘部常见损伤之一，占全身骨折的1.17%。尺骨近端后方位于皮下的突起为鹰嘴。尺骨鹰嘴是肱三头肌的附着点，尺骨半月切迹关节面与肱骨滑车关节面共同构成肱尺关节。尺骨鹰嘴骨折是波及半月切迹的关节内骨折。

一、病因、病机

尺骨鹰嘴骨折是肘关节常见损伤之一，多发生于成年人，少年儿童亦可发生，除少数鹰嘴尖端撕脱骨折外，大多数病例是骨折线涉及半月状关节面的关节内骨折。尺骨鹰嘴骨折多由直接暴力引起，低能量的直接暴力可致简单骨折。当高能量损伤的直接暴力作用于肘关节后侧，可造成尺骨鹰嘴粉碎性骨折。同时，强大的外力使尺桡骨同时向前移位，常发生“鹰嘴骨折合并肘关节前脱位”现象。间接暴力使肘关节突然地强力屈曲，鹰嘴被猛烈收缩的肱三头肌撕裂。

二、临床表现

尺骨鹰嘴部有局限性肿胀和疼痛，明显压痛，肘关节屈曲活动疼痛加重，主动伸直活动障碍。骨折有分离移位时，可触及骨折裂隙或骨擦音。临床上将骨折分为3种。

（一）无移位骨折

多由直接暴力造成，骨折块无移位。

（二）移位骨折

多由间接暴力造成，骨折块有明显移位，骨折线为横断或斜行。

（三）粉碎性骨折

严重的直接暴力造成，骨折碎片多无明显移位。

三、诊断与鉴别诊断

受伤后尺骨鹰嘴部疼痛、压痛明显，局限性肿胀，活动肘痛加剧。分离移位时，主动伸肘功能丧失，可在局部扪及鹰嘴骨折片上移和明显的骨折间隙或骨擦感。肘关节正侧位X线片可明确骨折类型和移位程度。一般根据受伤史、临床表现和X线片结果可以确诊。

四、治疗

无移位的尺骨鹰嘴骨折一般不需手法整复，有分离移位者需要手法整复；手法整复效果不佳，可行切开复位。

（一）非手术治疗

1.整复方法

无移位的尺骨鹰嘴骨折一般不需手法整复，有分离移位者需要手法整复。患者取坐位或仰卧位。若局部肿胀明显，则先在伤肢肘后局部皮肤消毒用注射器做关节穿刺，抽出关节内血肿块。伸直肘关节，令助手维持此位置不变。术者站立于患者伤肢外侧，一手固定骨折远端，如果是粉碎性骨折，则可用固定于远端的手的示、中指指腹放于碎骨块后方按压碎骨块，另一手的拇、示指将尺骨鹰嘴近折端骨折块向远折端推挤，使其复位。同时助手将其伤肢肘关节做轻度反复伸屈活动，以矫正骨折端残余错位，促进关节面平整光滑。

2.固定方法

无移位的尺骨鹰嘴骨折，因伸肘装置多未损伤，屈肘至功能位不会导致骨折端分离，一般采取功能位固定3周，亦可固定肘关节于屈曲20°～60°位3周。有移位骨折手法整复后，在尺骨鹰嘴上端置一块有半圆形缺口朝下的抱骨垫，用以顶住尺骨鹰嘴的上端，不使骨折块再向上移位，并用前、后侧超肘夹板固定肘关节0°～20°位3周，以后再逐渐改为固定在屈肘90°位1至2周。亦有人用石膏托、树脂绷带外固定。

3.药物治疗

内服药按骨折分期给药。去掉夹板后肘关节局部配合药物熏洗或外敷。

（二）手术治疗

手法整复效果不佳，可行切开复位。骨折移位明显或属粉碎性骨折，应切开做碎骨片清除，内固定治疗。尺骨鹰嘴骨折合并血管神经损伤者，应考虑手术探查并进行复位内固定。

五、预防与调护

自复位固定3～5天后即指导患者进行握拳、腕关节活动功能锻炼，并禁止肘关节屈伸活动。第4周后，逐渐开始肘关节的自主屈伸运动，严禁暴力被动功能锻炼。

保持肘关节处于伸直位固定，逐渐屈曲肘关节，正确合理的功能锻炼。绑缚应适宜，过松则达不到稳定固定的目的，过紧则易影响血液在肢体远端的供应，应注意观察肢体远端皮肤颜色、温度。

尺骨鹰嘴骨折并发症包括运动丧失、不愈合、尺神经麻痹、畸形愈合、创伤后关节炎等。尽量做好初次固定，稳定固定，治疗后积极功能锻炼，必要时的尺神经前置术可以减少后遗症的发生。

（郭学军）

第六节　尺骨冠突骨折

尺骨冠突是尺骨半月关节面的一部分，它可阻止尺骨向后脱位，阻止肱骨向前移位，防止肘关节过度屈曲对维持肘关节的稳定性起重要作用。冠突边缘有肘关节囊附着，前面为肱肌附丽部，尺骨冠突骨折常合并肘关节脱位及肘部骨折，临床上并不少见，常见报道15%肘关节后脱位患者可合并尺骨冠突骨折。而单纯的尺骨冠突骨折较少，多为肱肌猛烈收缩牵拉造成的撕脱性骨折。冠突骨折常并发肘关节的后脱位，如处理不当，可产生创伤性关节炎、疼痛和功能障碍。

一、应用解剖和损伤机制

尺骨冠突在尺骨鹰嘴切迹前方，与鹰嘴共同构成切迹，冠突在切迹之前方与肱骨滑车形成关节，并与外侧桡骨头一起构成肘关节(尺肱桡关节)，借助环状韧带，尺桡骨紧密相合，并互成尺桡上关节。尺骨冠突不仅是肱尺关节的主要组成部分，而且也是肘关节内侧副韧带前束，前关节束和肱肌的附着点，起阻止肱二头肌、肱肌和肱三头肌牵拉尺骨向肘后移位的作用，是维持肘关节稳定的主要结构。

冠突有3个关节面，与滑车关节面相合，关节面互相移行。冠状高度是指尺骨冠突尖到滑车切迹的最低点的垂直距离，高的为1.5 cm，低的0.9 cm，儿童的发育4岁时最快，至14～16岁大致长成。

当暴力撞击手掌，冠突受到传导应力，与肱骨滑车相撞。若暴力足以大到引起冠突骨折时，会造成冠突不同程度的骨折，进而发生肘关节后脱位。研究表明，冠突的损伤会对肘关节的稳定性产生影响；与此同时，附丽于冠突前下的肱肌强力收缩还引起间接暴力的冠突撕脱骨折。

二、临床分类

Regan和Marry在1984年将冠突骨折分3种类型(图6-5)。

Ⅰ型骨折：冠突尖小骨片骨折(又称撕脱骨折)，骨块常游离关节腔内或附着于关节囊壁上。

Ⅱ型骨折：50%的冠突骨折，伴肘关节不稳定，临床上往往行手法石膏外固定，必要时行切开复位内固定。

Ⅲ型骨折：冠突基底部骨折，如有移位常伴肘关节后脱位。如冠突骨折无移位者，可单纯石膏固定。临床上偶见冠突纵形骨折合并尺骨鹰嘴骨折，治疗方法同尺骨鹰嘴。

根据解剖及临床文献报道，尺骨冠突内侧缘高度1/2处为尺侧副韧带前束的附着部，冠突骨折常合并该韧带的损伤，而尺侧副韧带前束是肘关节内侧副韧带的主要结构，对肘关节内侧稳定具有重要作用。因此，尺骨冠突骨折的分型应考虑尺侧副韧带前束损伤情况。

此外，还按骨折形态分类，斜形抑或横形骨折，通过冠突骨折与否各有异同，其预后亦有不同。O'Driscoll从冠突关节面作了骨折分类。

三、诊断

临床上出现的关节肿胀、出血和肘关节的功能障碍情况，仅能提示可疑骨折，而借以确诊的

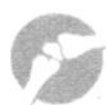

唯一依据是做X线检查，可见冠突残缺和骨折线，骨片上移，偶可进入肱尺关节囊内，影响功能。从X线片上观察半月切迹是否圆滑，若不圆滑而出现阶梯样，则提示发生骨折，可作为诊断的一个重要指标。骨片进入关节内，以CT扫描最形象地描记出部位、骨片大小，必要时亦可行CT三维重建检查。

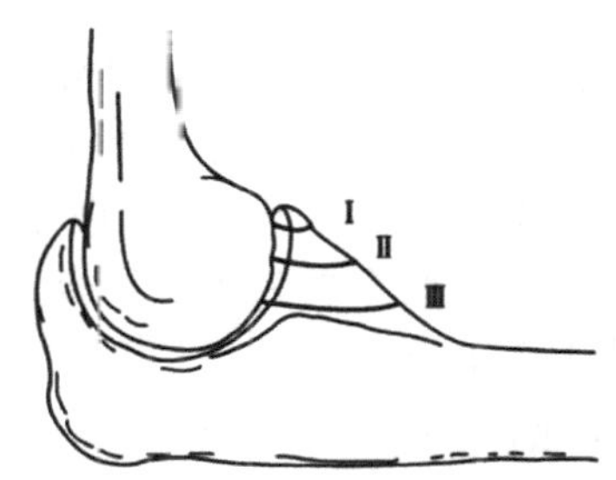

A.尺骨冠突骨折的Regan-Morrey分类

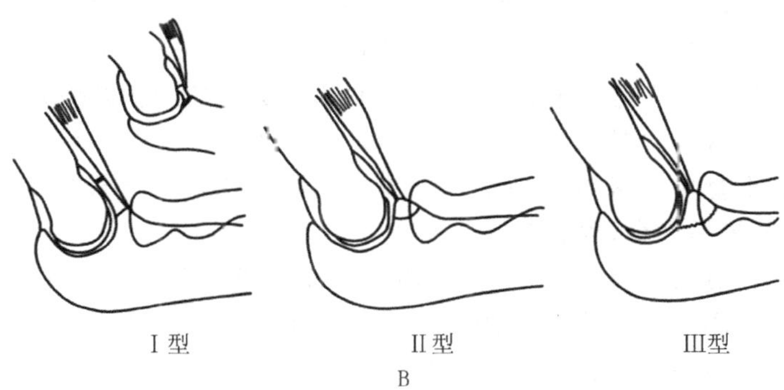

Ⅰ型　　Ⅱ型　　Ⅲ型

B

图6-5　尺骨冠突骨折的分类分型

四、治疗

（一）非手术治疗

非手术治疗适用于冠突骨折骨块小或没有移位的患者。仅用石膏托固定，肘关节于屈曲80°～90°位。2周解除石膏托，开始活动肘关节，并继续做颈腕带悬吊，间歇行主动肘关节功能锻炼。对骨折块较大，可行手法复位，石膏外固定方法。

（二）手术治疗

O'Driscoll认为维持尺关节的稳定须具备3个条件：完整的关节面、完整的内侧副韧带前束和桡侧副韧带复合体。所以对尺骨冠突骨折的手术治疗，首先恢复骨性解剖结构，其次应重视内侧副韧带的修复和重建，以期获得一个稳定的关节。对关节腔内游离骨块或骨块较大，手法复位失败的患者，均可考虑手术治疗。避免因非手术治疗因神经或肌肉损伤的忽视而造成后期预后不良、活动度降低等现象。

（1）关节腔内的游离骨切摘除术（Ⅰ型）。对较小的冠突骨折，游离于关节腔内，影响肘关节的活动，应行骨块摘除。有条件者，可行肘关节镜下骨块摘除术。

（2）大块冠突骨折，影响尺骨半月关节面。为恢复滑车的屈成关节的稳定性，应进行切开复位与内固定。AO提出开放整复，螺钉内固定方法，从尺侧入路，辨认并保护尺神经，用一薄凿将肱骨内上髁截骨，将内上髁连同附着肌肉和尺神经一起牵向前方，切开关节囊，即可充分显露骨折部，此时可在直视下将冠突复位，并从尺骨背侧穿入螺钉固定，然后再复位内上髁，用预先准备好的螺钉固定，同时检查前关节囊、肱肌和内侧副韧带前束止点，如有损伤一并缝合。最后将尺神经放回原位或行前置术。冠突骨折超过1/2高度必须良好复位，近特制螺钉固定尤为推崇。

(3)冠突切除术：对于冠突骨折愈合和骨质增生，或畸形愈合，影响肘关节正常屈曲时，应手术切除冠突。一般以不超 1/2 冠突高度为限；如切除超过 1/2，可致肘前方不稳定。

对于尺骨冠突粉碎性骨折，由于碎片多少和大小不等，有的与关节囊相连，有的游离于关节腔内影响关节屈曲功能，所以应手术摘除。Ⅲ型骨折患者往往合并尺侧副韧带前束断裂。在冠突骨折的切开内固定时，一定要修复或重建前束。

目前根据骨折类型及肘部合并伤等情况，多数学者采用肘前入路，肘前入路可避开尺神经，直接行冠突骨折的复位内固定术。但采用肘前入路时，注意适当向远侧游离穿过旋前圆肌深浅头的正中神经，防止术中过度牵拉，产生神经症状或损伤正中神经支配前臂屈肌及旋前圆肌的分支。内固定物可选用螺钉包括小的可吸收螺钉或克氏针加张力带及钢丝固定为主，不主张克氏针、钢丝或缝线单一固定。要求尽量牢固固定，争取早期肘关节的功能锻炼。

儿童冠突骨折少见，常合并肘关节后脱位。儿童尺骨冠突骨折在 X 线上显示骨块虽小，但周围有软骨，因此实际上骨块比 X 线片所显示的要大。对于儿童冠突骨折的治疗同成人相同。由于儿童冠突骨折大都较易愈合，预后良好。

手术时应注意以下几点：①因尺神经穿过内侧副韧带前束于尺骨的止点外，先游离尺神经并牵开加以保护，避免损伤之。术终根据手中情况，可将尺神经放置原位或行尺神经前置术。②内固定尽量留于背侧，以利肘关节功能练习。③注意尺侧副韧带及关节囊等软组织的修复，尤其是尺侧副韧带前束的修复，以防产生肘外翻不稳定。④术中注意微创操作，不要剥离附着于骨块的关节囊等软组织，以防发生骨化性肌炎。⑤冠突骨折多为复杂骨折的一部分，应重视合并症，尤其是肘部合并伤，也是影响预后的重要因素。⑥内固定要加强，争取早期行肘关节的主、被动功能练习，提高治疗效果。

当冠突骨折合并桡骨小头骨折和肘关节脱位为肘部“恐怖三联征”时，应引起重视，诊断时有时须借助X线和 CT 三维重建，采用特别螺钉，后期采用人工桡骨小头替代切除桡骨小头，有些则不得不采取人工肘关节置换。

五、并发症

(一)早期并发症

可因肘关节屈曲固定时间过长，影响肘关节的活动功能或在锻炼中引起疼痛。

(二)后期并发症

在冠突骨折合并肘关节脱位和臂部软组织有广泛撕裂时，偶可发生肘关节的纤维性僵直。当冠突骨折块落入关节腔内，较难退出，而形成关节内的游离体，游离骨块对关节面造成损伤或发生交锁。因此，关节内骨块一经确认，就需尽早切除。当晚期骨折处骨质增生，形成骨化性肌炎骨突，严重妨碍肘关节活动。

部分冠突骨折术后关节活动范围稍差，但肘关节稳定性良好。关节活动范围减少的常见的原因为关节粘连，另外可能与重建骨无软骨而致术后发生创伤性关节炎有关。因此，在今后的临

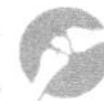

床中可考虑采用带软骨面且有血供的骨块或人工冠突假体重建，以期术后肘关节功能良好恢复，减少肘关节退变和发生骨性关节炎的可能，提高冠突骨折治疗的效果。

（郭学军）

第七节 尺桡骨茎突骨折

一、桡骨茎突骨折

单纯桡骨茎突骨折临床上较为少见，在 20 世纪初，也被称为 Hutchinson 骨折。

（一）损伤机制

直接暴力或间接暴力均可引起此类骨折，但以间接暴力引起为多见。直接暴力常由汽车摇柄直接打击而骨折。间接暴力常为跌倒时手掌着地，暴力沿腕舟骨冲击桡骨下端而致骨折。

（二）分类

按桡骨茎突骨折的受伤机制分为：①横形骨折，常为间接暴力手掌着地所致，骨折线为横形，从外侧斜向关节面（图 6-6）。②桡骨茎突撕脱性骨折，此类骨折块甚小，并向远侧移位，损伤机制为受伤时腕关节强力尺偏，桡侧副韧带牵拉桡骨茎突而造成。

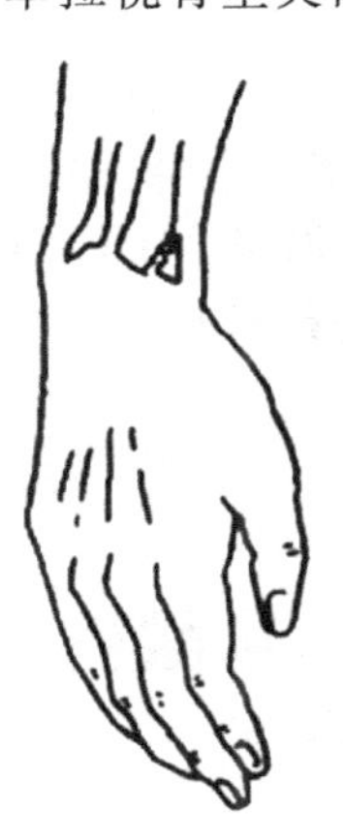

图 6-6 桡骨茎突骨折

（三）临床表现

伤后桡骨茎突处出现肿胀，疼痛。桡骨茎突处压痛明显，并有较明显的骨擦音。

（四）影像学检查

侧位 X 线片不易见到骨折。正位 X 线片，可见一横形骨折线，骨折线从外侧斜向关节面，骨折块常为三角形。很少有移位，如有移位，常向背侧桡侧移位。

（五）治疗

大部分桡骨茎突骨折均可通过手法复位石膏外固定而治愈。手法复位的方法为术者一手握着患者之手略尺偏，纵向牵引，另一手持腕部，其拇指于骨折片近侧向下并向尺侧推压即可得到满意的复位。复位后采用短臂石膏固定于腕中立位，轻度尺偏位 5～6 周（图 6-7）。

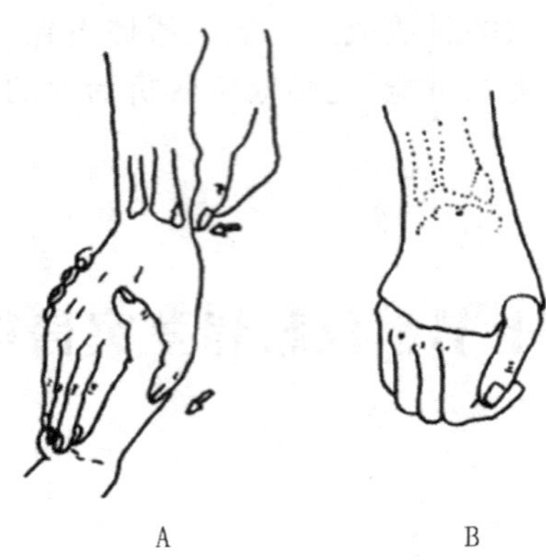

图 6-7　手法治疗
A.手法复位;B.石膏外固定

通过手法复位如骨折块不稳定或再移位,可行经皮克氏针内固定或行切开复位克氏针或加压松质骨螺钉内固定。

二、尺骨茎突骨折

单纯尺骨茎突骨折极为少见,临床上常与 Colles 骨折并发损伤。单纯尺骨茎突骨折常为跌倒时手旋前尺偏着地而造成。尺骨茎突骨折处局部轻度肿胀、疼痛,常与扭伤不易区别,但通过腕部 X 线拍片即可得到准确的诊断。

治疗:单纯尺骨茎突骨折可行牵引下手法复位,短臂石膏托固定前臂于中立位,腕关节尺偏位 4 周即可。但大部分尺骨茎突骨折很难达到骨性愈合。近几年,有许多学者主张对不稳定性的尺骨茎突骨折应早期行切开复位,螺钉加张力带内固定。如尺骨茎突骨折发生骨不愈合,局部疼痛较重,压痛明显时可考虑行手术切除骨不愈合的尺骨茎突。

(郭学军)

第八节　尺桡骨干双骨折

一、受伤机制

(一)直接暴力

直接致伤因素,作用于前臂,骨折通常基本在同一水平。

(二)间接暴力

多为跌倒致伤,由于暴力传导,骨折水平多为桡高尺低,常为短斜形。

(三)其他致伤因素

如暴力碾压、扭曲等,多为多段骨折,不规则,且伴不同程度软组织损伤。

二、分型

常用的 AO 分型如图 6-8 所示。

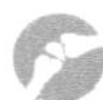

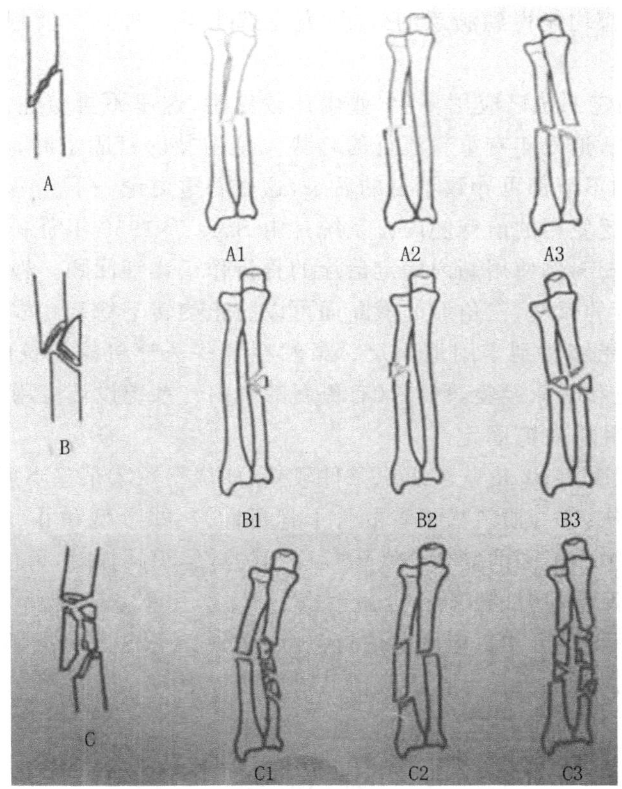

图 6-8 骨折的 AO 分型

A 型:简单骨折;B 型:楔形骨折;C 型:粉碎骨折

三、治疗原则

闭合复位外固定:用于移位不明显的稳定性前臂双骨折。传统的复位标准,桡骨近端旋后畸形小于 30°,尺骨远端的旋转畸形小于 10°,尺、桡骨成角畸形小于 10°。桡骨的旋转弓应恢复。不稳定的前臂双骨折或稳定性的骨折,闭合复位失败,骨折再移位及伴有其他血管神经并发症的,应行切开复位内固定。

(一)钢板螺钉内固定

主要是根据 AO 内固定原则发展的内固定系统,用于前臂双骨折的治疗,明确提高了骨折的治疗水平,提高了愈合率,达到早期功能锻炼及恢复的目的。

(二)髓内固定系统

用于前臂双骨折的治疗,最初应用是 20 世纪 30 年代的克氏针内固定,20 世纪 40 年代以后,较广泛流行的有 Sage 设计的髓内系统,至目前发展到较成熟的带锁髓内钉固定系统。虽然目前带锁髓内钉固定系统用于前臂骨折,意见仍不统一,特别是对于桡骨的髓内固定,但对于尺骨的髓内固定效果目前是比较肯定的。

满意有效的内固定必须能牢固地固定骨折,尽可能地完全消除成角和旋转活动。有学者认为用牢固的带锁髓内钉或 AO 加压钢板均可达到此目的。而较薄的钢板,如 1/3 环钢板及单纯圆形可预弯的髓内钉效果欠佳。手术时选用髓内钉或钢板,主要根据各种具体情况来确定。每种器械均有其优点和缺点,在某些骨折中使用其中一种可能比另一种更易成功。在许多尺、桡骨骨折中，用钢板或髓内钉均能得到满意的效果，究竟选用哪一种则主要根据外科医师的训练和经验。

AO 加压钢板内固定系统已应用多年，业内比较熟悉，这里不再赘述。而髓内钉固定，特别是前臂髓内钉固定系统，近几年有重新流行的趋势。使用髓内钉固定时，其长度或直径的选择、手术方法和术后处理的不慎都可导致不良的后果，这里着重讨论一下。

根据文献，最早广泛使用的前臂髓内钉系统是由 Sage 于 1959 年研制成功的，他曾对 120 具尸体桡骨做解剖，并对 555 例使用髓内固定治疗的骨折作了详细回顾。根据他的设计，预弯的桡骨髓内钉可以保持桡骨的弧度，三角形的横断面可以防止旋转不稳定。桡骨和尺骨 Sage 髓内钉的直径足以充满髓腔，能够做到牢固地固定。虽然在某些医疗机构传统的 Sage 髓内钉仍在应用，但根据 Sage 的研究和临床经验，目前又有更新的髓内钉系统设计应用于临床。

（三）前臂骨折应用髓内钉固定

（1）适应证：①多段骨折；②皮肤软组织条件较差（如烧伤）；③某些不愈合或加压钢板固定失败的病例；④多发性损伤；⑤骨质疏松患者的骨干骨折；⑥某些Ⅰ型和Ⅱ型开放性骨干骨折病例（使用不扩髓髓内钉）；⑦大范围的复合伤在治疗广泛的软组织缺损时，可使用不扩髓的尺骨髓内钉作为内部支架，用以保持前臂的长度。

几乎所有前臂的骨干骨折均可应用髓内钉治疗（图 6-9）。这些骨折都可使用闭合髓内穿钉技术，同样的方法目前在其他长骨干骨折应用已很成熟。

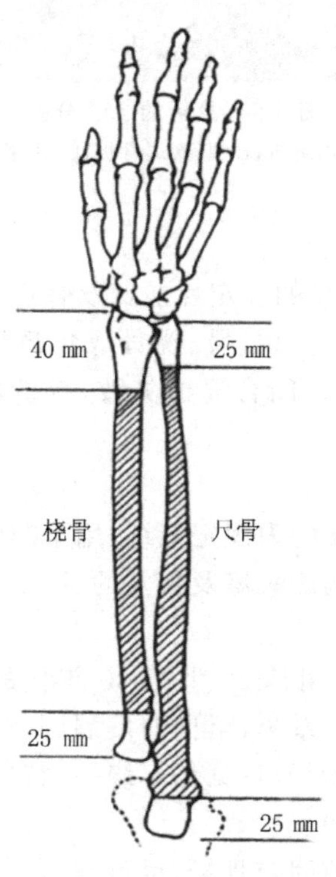

图 6-9　尺、桡骨骨折适用髓内钉的骨折部位

（2）禁忌证：①活动性感染；②髓腔小于 3 mm；③骨骺未闭者。

包括 Sage 髓内钉在内，有多种不同的前臂髓内钉固定系统，这些器械均可用于闭合性骨折

的内固定。髓内钉优于加压钢板之处：①根据使用的开放或闭合穿钉技术，只需要少量剥离或不剥离骨膜。②即使采用开放穿钉技术，也只需要一个较小的手术创口。③使用闭合穿钉技术，一般不需要进行骨移植。④如果需要去除髓内钉，不会出现骨干应力集中所造成的再骨折。同加压钢板和螺丝钉固定不一样，髓内钉固定的可屈曲性足以形成骨旁骨痂。正如 Sage 所推荐的那样，所有需要切开复位的骨干骨折都应做骨移植，通常使用钻和扩髓器时即能获得足够的用于移植的骨材料，因此不需另外采取移植骨。无论使用哪一种髓内钉系统，尺骨钉的入口都是在尺骨近端鹰嘴处。桡骨的钉入口根据钉的不同设计有所不同，其原则是根据钉设计的弧度、预弯等情况加以调整。如 Sage(C)桡骨内钉在桡侧腕长伸肌腰和拇短伸肌腰之间的桡骨茎突插入。Fore Sight(B)桡骨髓内钉则在 Lister 结节的桡侧腕伸肌腰下插入。Ture-Flex 和 SST(A)桡骨髓内钉的插入口是在 Lister 结节的尺侧拇长伸肌腱下(图 6-10)。所有桡骨髓内钉均应正确插入，并将钉尾埋于骨内，防止发生肌腱磨损和可能的断裂。

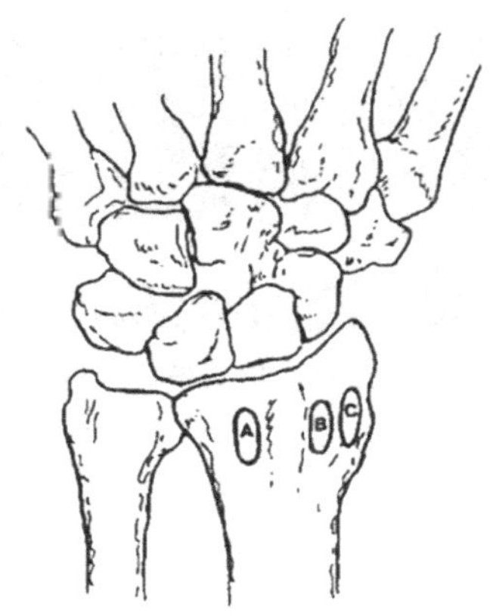

图 6-10 桡骨骨折采用髓内钉固定时，根据不同钉设计的进针点(A、B、C)调整

四、前臂开放骨折

对前臂开放性骨折的治疗原则是不首先做内固定，有学者认为以创口冲洗和清创为最初治疗时，并发症较少。这样做能使创口的感染显著降低，或者愈合。如果创口在 10～14 天愈合，即可做适当的内固定。

Anderson 曾报道过采用这种延迟切开复位和加压钢板做内固定的方法治疗开放性骨折的经验。在采用这个方法治疗的 33 例开放性骨折中，没有发生感染。在许多 GustiloⅠ型、Ⅱ型创口中，能够在早期做内固定，而无创口愈合问题。但延迟固定会更安全。对于单骨骨折，由于延迟内固定骨折重叠所造成的挛缩畸形一般切开后即可复位(图 6-11)。对有广泛软组织损伤的前臂双骨折，为了避免短缩畸形，并方便软组织处理，需要进行植皮等治疗时，可采用外固定支架、牵引石膏，进行整复和骨折的固定，如果软组织损伤范围较大，必须进行皮肤移植和后续的重建治疗，而这些治疗措施又不能通过外固定支架、牵引石膏的窗口完成时，可采用髓内钉来固定前臂。只有通过外固定或内固定方法，使前臂稳定后，才能进行皮肤移植和其他软组织手术。

目前，对开放性前臂骨折的治疗趋势为立即清创、切开复位和内固定。有人曾报道，对 103 例 GustiloⅠ型、Ⅱ或ⅢA 型前臂开放性骨干骨折，采用立即清创和加压钢板及螺丝钉固定治疗，其中 90%效果满意。但ⅢB 型和ⅢC 型损伤采用此法治疗，疗效不佳，一般用外固定治疗。

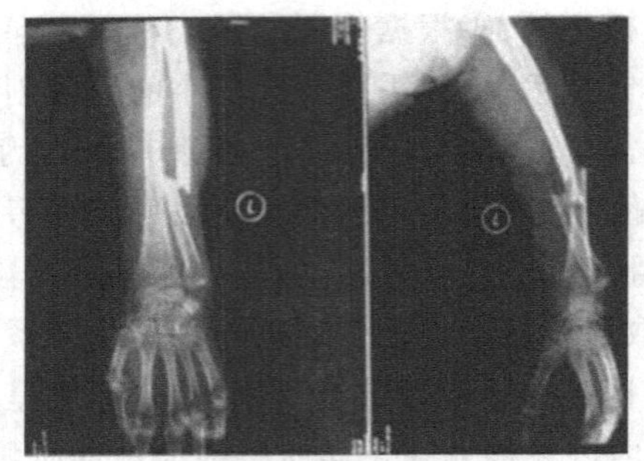

图 6-11(A)　外伤致尺、桡骨中远端双骨折

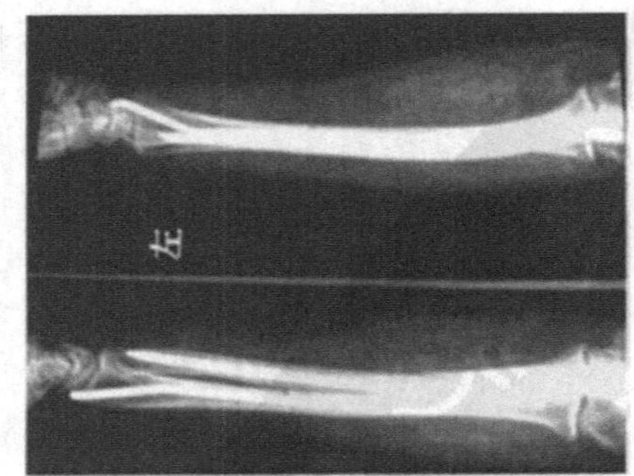

图 6-11(B)　尺、桡骨骨折髓内钉复位及固定情况

(郭学军)

第七章 手部创伤

第一节 掌骨骨折

一、损伤机制

掌骨骨折多为直接暴力造成，暴力多种多样，如重物压砸伤、机器绞伤、压面机挤伤、车辆撞击伤和压轧伤等。这种力量往往比较大，常造成皮肤、神经、肌腱等组织的复合性损伤。骨折也比较严重，多是粉碎性骨折，有明显的移位、成角、旋转畸形。此类骨折不但骨折难处理，同时还会有皮肤、神经、肌腱等组织缺损，有的还会有血液供应障碍，可能造成手指或整个肢体坏死。

也有的损伤相对简单，如第5掌骨颈骨折，又称拳击者骨折，是发生在第五掌骨颈的骨折。当握拳作拳击动作时，暴力纵向施加掌指关节上，传达到掌骨颈部造成骨折。其次，掌骨颈骨折也可发生在第2掌骨(图7-1)。其他掌骨颈骨折较少见。

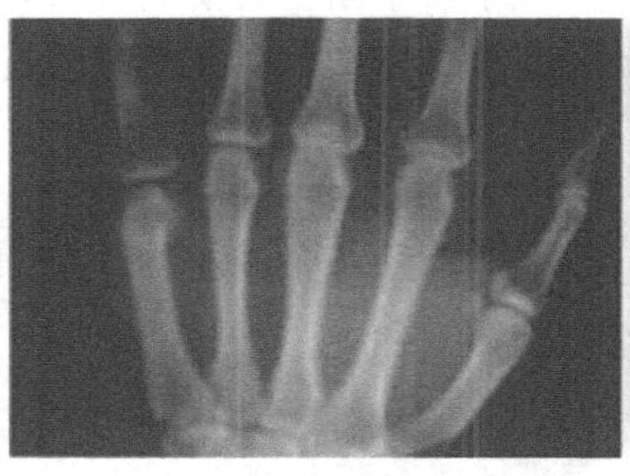
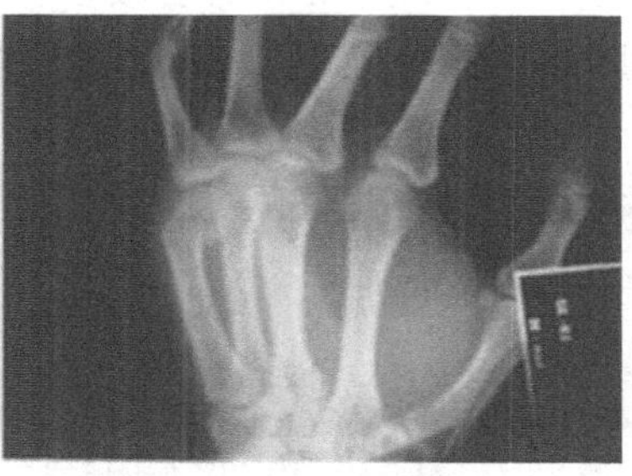

图7-1　第5掌骨颈骨折

在掌骨头骨折则是由于手在握拳位，掌骨头受直接打击所致。也可发生于机器的压轧伤。掌骨头的骨折是在关节内，故骨折常影响到关节面的平整及晚期关节的活动。

发生在掌骨基底的骨折是为腕掌关节内的骨折，多由于纵向撞击力量作用在掌骨，传达至腕掌关节处，造成腕掌关节骨折脱位。虽然骨折移位不多，但如治疗不当，常会遗留局部隆起、疼痛及因屈、伸肌腱张力失衡使手指活动受限。

二、损伤分类

(一)掌骨头骨折

(1)单纯掌骨头骨折,发生在掌骨头的骨折可有斜形、横形、纵形,损伤多为闭合性。骨折愈合后,如关节面不平,可影响关节活动。晚期,由于关节面反复磨损,还会造成创伤性关节炎。

(2)关节软骨骨折,此种损伤多由于紧握拳时拳击锐利性的物体,如牙齿、玻璃等,致使关节内软骨破碎。损伤多为开放性,可从伤口看到破碎的软骨面。

(3)掌骨头粉碎性骨折,多发生于较大暴力的损伤,常合并有相邻的掌、指骨骨折及严重的软组织损伤(图 7-2)。

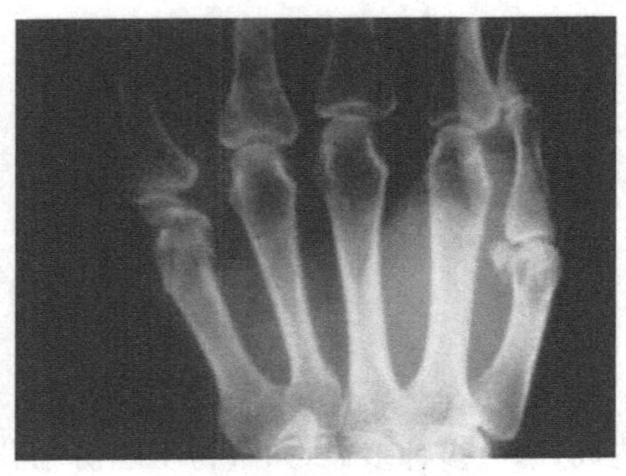

图 7-2　第 5 掌骨头骨折

(二)掌骨颈骨折

正常掌骨颈向背侧轻度成角,称颈干角,在斜位 X 线片上,第 5 掌骨的颈干角约为 25°。有人认为,此角超过 30°,即为手术或整复的适应证。在 30°以内者,对手的外观及功能都没有明显影响。

(三)掌骨干骨折

掌骨干骨折发生在第 3、第 4 掌骨者较多。作用在手或手指上的旋转暴力,常致成斜形或螺旋形骨折;由纵轴方向的暴力传达致掌骨上时,多造成横形骨折。一般横形骨折是稳定性骨折,而斜形或螺旋形骨折为不稳定性骨折(图 7-3)。

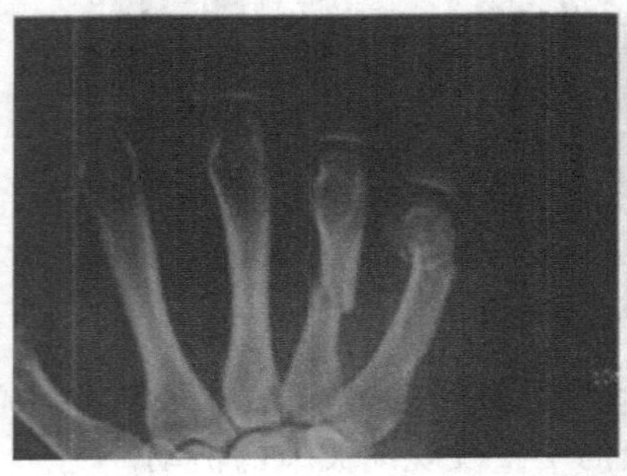

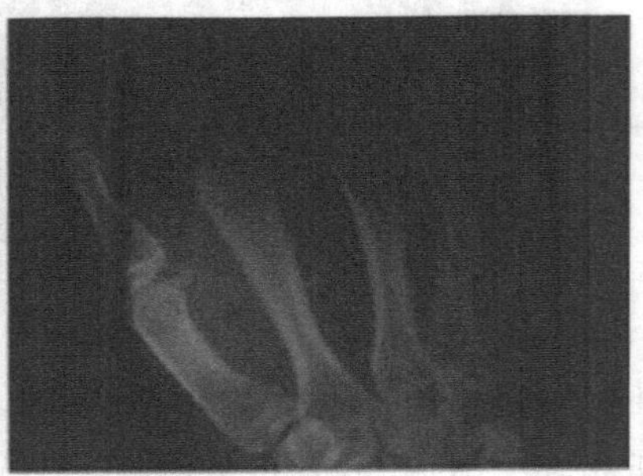

图 7-3　第 4 掌骨干及第 5 掌骨颈骨折

(四)掌骨基底骨折

多为腕掌关节的骨折脱位,常发生在第 1、第 4、第 5 腕掌关节。第一腕掌关节已单有论述,第 4、第5 腕掌关节也有较大的活动,它们分别可屈、伸 15°和 20°,位于尺侧边缘,故易受伤(图 7-4)。

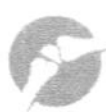

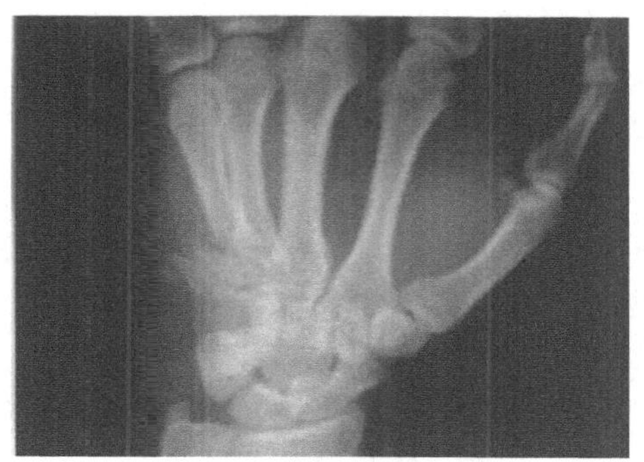

图 7-4 第 4、5 掌骨基底骨折

三、治疗

(一)掌骨头骨折

要根据骨折移位的情况,如骨折稳定,横形或斜形骨折,但无明显移位,而且关节面平整的,可用石膏托固定掌指关节于屈曲位。3 周后解除制动做主动功能锻炼。

有移位的骨折,因骨折块在关节内,又无韧带或肌腱的牵拉,复位比较容易。要使关节在屈曲位,轻轻牵拉该指,使手指侧偏,并轻轻挤压掌骨头,可使向两侧移位的骨块复位。屈曲掌指关节,向背侧推顶掌骨头,可使向掌侧移位的骨折块复位。

如手法复位失败,可行切开复位及克氏针内固定手术。但应注意,掌骨头为松质骨,骨折复位后,钢针应准确打入,争取一次成功。否则,钢针反复穿入,会使钢针松动,固定不牢或失败。钢针可保留 4 周左右,然后去除固定,开始活动。

对关节软骨骨折,应彻底清创,脱入关节内的小骨折片应摘除,较大的骨折可复位后以石膏托做短时间固定,然后开始活动。

掌骨头粉碎性骨折对骨折移位不明显,关节面尚平整者,可做石膏托固定 3～4 周后开始功能练习。有移位的骨折治疗比较困难,可行切开复位,以多根细钢针分别将骨折块固定。若骨折块小,钢针粗,贯穿骨折块时容易碎裂。固定后,一旦骨折初步愈合,即可开始活动以防关节僵直。如掌骨头严重粉碎、短缩、已无法使用内固定时,可用骨牵引 3～4 周,然后开始主动功能练习。

(二)掌骨颈骨折

对稳定性骨折,且成角在 30°以内者,对手的外观及功能都没有明显的影响。可做整复或不做整复直接用石膏托固定腕关节于轻度背伸,掌指关节屈曲 50°～60°,指间关节在休息位,6～8 周,拆除石膏鼓励患者活动患手。有的患者可能有 15°～20°的掌指关节伸展受限,一般锻炼 2～3 个月后即可恢复正常。

掌骨颈不稳定性骨折,常有较大的成角畸形及移位,可行手法整复。因为掌指关节侧副韧带附着于掌骨头两侧偏背部,掌骨颈骨折后,若将掌指关节伸直位牵引,则可使侧副韧带以掌骨头的止点处为轴,使掌骨头向掌侧旋转,反而加重掌屈畸形。整复时,必须将掌指关节屈曲 90°,使掌指关节侧副韧带处于紧张状态,使近节指骨基底托住掌骨头,再沿近节指骨纵轴向背侧推顶。同时再在骨折背部向掌侧加压,畸形即可矫正(图 7-5)。

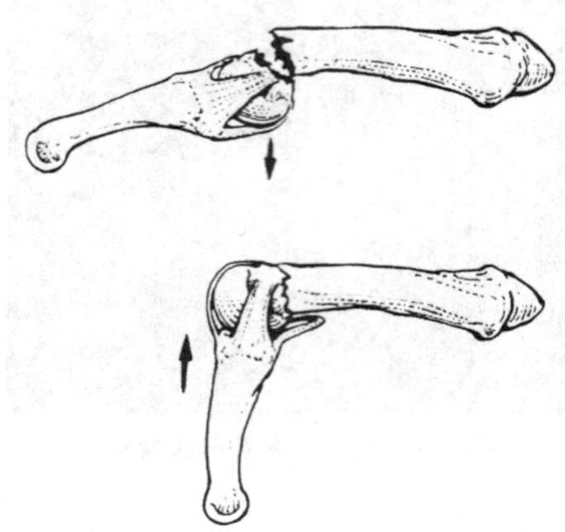

图 7-5　掌指关节屈曲 90°，以近节指骨推顶掌骨头，使骨折复位

整复后，用背侧石膏托将掌指关节制动于屈曲 90°及握拳位。4 周后，拆除石膏，开始活动。

还可用经皮克氏针固定。先将骨折复位，然后经皮在远骨折段横形穿入不锈钢针。用相邻的正常掌骨头固定。如第 5 掌骨颈骨折，可固定在第 4 掌骨上；第 2 掌骨颈骨折，可固定在第 3 掌骨颈上。钢针应从掌骨头侧副韧带止点处穿出，若穿过韧带中部时，则限制掌指关节屈伸活动。

如掌骨颈有较多的骨质，还可使用微型钢板固定。使用 T 或 Y 形钢板固定骨折，可达到坚强的固定。术后可使用短时间制动或在固定非常牢固情况下不使用制动，早期开始功能锻炼。但应注意，活动时要空手，不能负重或用力。

（三）掌骨干骨折

由于相邻骨间肌及掌骨间韧带的作用，一般骨折比较稳定。

对稳定性骨折，可使用石膏托将患手固定在腕轻度背伸，掌指关节屈曲，指间关节休息位，6～8周后去除石膏，练习手部活动。

骨折端有短缩或旋转时为不稳定性骨折，可行手法复位后用石膏托或石膏管型固定。但很多斜形或螺旋形骨折复位后，用石膏固定很难防止畸形重新出现，应行切开复位内固定。

斜形或螺旋形骨折可用不锈钢针垂直骨折线固定。为控制骨折块旋转，常需用 2～3 根钢针作内固定。

不稳定性骨折，也可经皮用钢针横形穿过远、近骨折块固定在相邻完整的掌骨上。为使术后早期开始活动，目前应用较多的是微型钢板。由于掌骨较长，可以使用 5 孔或 6 孔钢板。固定后骨折稳定，可以早期开始活动。但应注意，开始时一定要空手活动，不能负重及用力（图 7-6）。

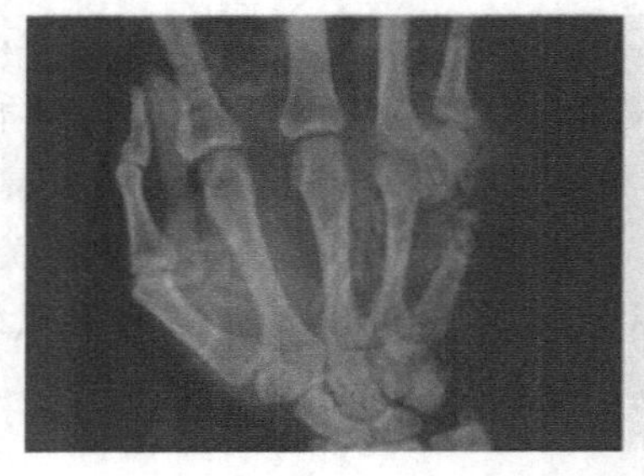
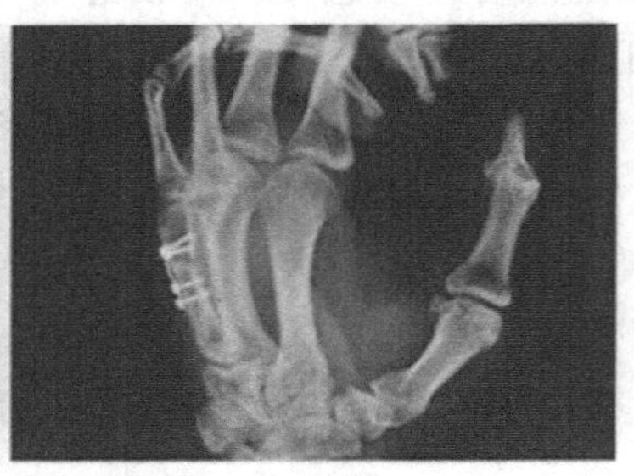

图 7-6　第 5 掌骨干骨折，使用微型钢板固定

（四）掌骨基底骨折

常合并有腕掌关节脱位，但在早期，复位容易。手法整复后，以短臂石膏托固定。第 2、第 3 腕掌关节因活动度小，骨折后移位少，复位后比较稳定，容易固定。而第 4、第 5 腕掌关节活动度大，复位容易，固定困难，因而可行经皮或切开复位。

经手术复位固定后预后大多较好，由于掌骨基底为松质骨，因而愈合快，很少有不愈合者。骨折愈合后对手的功能影响不大（图 7-7，图 7-8）。

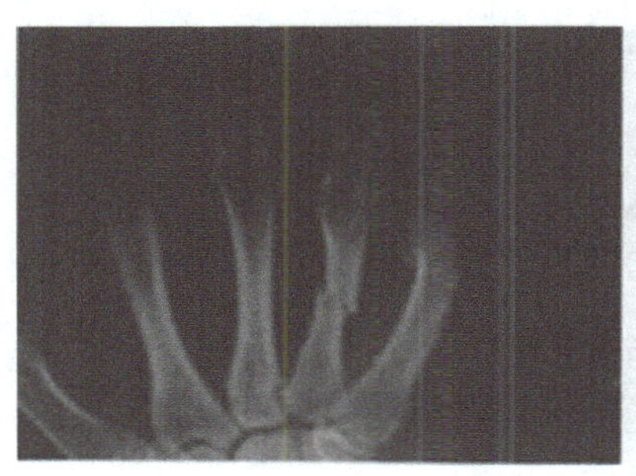
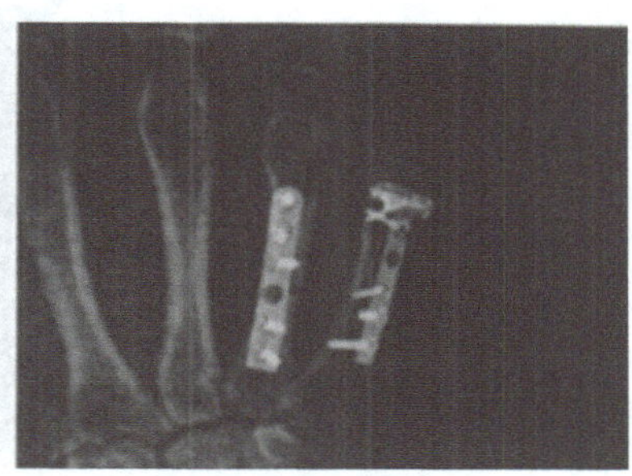

图 7-7　掌骨干及掌骨颈骨折，使用钢板内固定

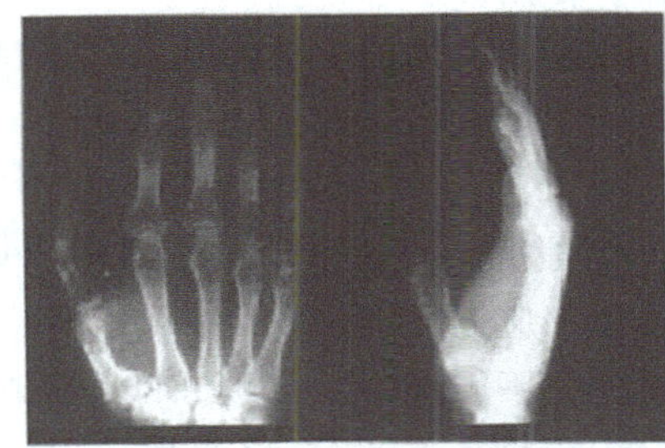
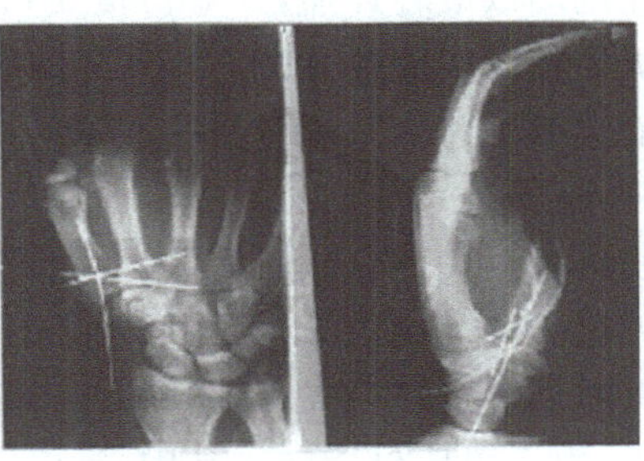

图 7-8　拇指掌骨基底骨折，切开复位以克氏针内固定

（张　峰）

第二节　指骨骨折

一、远节指骨骨折

远节指骨骨折分为 3 种类型：爪粗隆骨折、指骨干骨折、指骨基底骨折（图 7-9）。

（一）爪粗隆骨折

骨折分为简单及复杂型。简单骨折移位较少，常伴有软组织损伤，对这种损伤的处理，软组织的修复及术后预防伤口感染应放在比治疗骨折更重要的位置。原因是骨折块由于连接于皮肤、骨膜间的纵形韧带及指甲的支持而移位较少且比较稳定。相反，由于暴力直接压砸造成的损伤，常使之碎裂，软组织损伤严重，伤口不整齐，有时手指末节血液循环破坏比较厉害，还会造成部分指腹或指端的坏死。

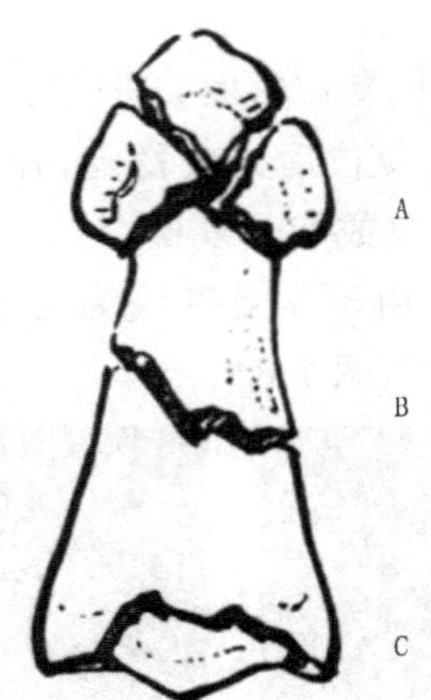

图 7-9 远节指骨骨折

A.爪粗隆骨折;B.指骨干骨折;C.指骨基底骨折

爪粗隆骨折因为有指甲作为支托,骨折一般不需要制动。但有时手指肿胀、疼痛剧烈时,可用一单指石膏托制动以减轻疼痛,并对伤指起到保护作用。

复杂型骨折为粉碎开放性骨折。清创时应将小块的、分离的骨块切除,但应避免去掉过多的骨质。否则可能造成不愈合及甲床基底的缺失,而间接影响指甲的生长及功能。

(二)指骨干骨折

多由压砸伤造成,可有横形、斜形、纵形及粉碎性骨折。此处由于没有肌肉或韧带的牵拉而移位较少。但无论哪种类型的骨折,任何意义的移位都应进行复位。

手法整复时需用骨折远端去对接近端,一般复位并不困难。复位后可将手指固定在屈曲位,有些开放性骨折,由于甲床可能嵌入其中,难以整复,应做切开复位,修复甲床,并用克氏针纵形穿入固定。但不要穿过远侧指间关节,以免损伤关节面,也不要损伤指甲根,以免生长畸形指甲(图 7-10)。

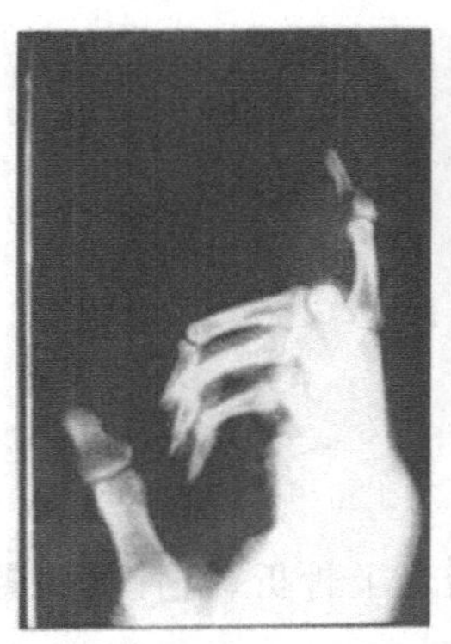
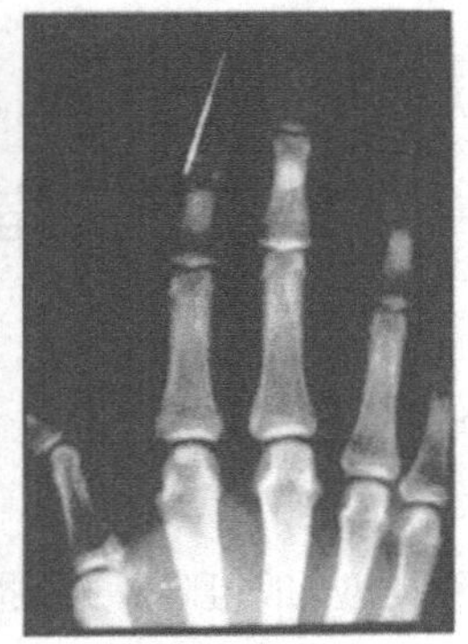

图 7-10 指骨干骨折切开复位克氏针内固定

(三)指骨基底骨折

指骨基底骨折均为关节内骨折,骨折可发生在指骨基底的掌侧、背侧或侧方,大多数为撕脱伤造成的(图 7-11)。伸指肌腱撕脱骨折最常见。伸指肌腱两侧束汇合后,止于末节指骨基底背侧。在暴力强烈屈曲远节手指时,可发生撕脱骨折。骨折片大小不一,可以从针尖大小到包括大部分关节面。新鲜损伤(1 周以内)可用石膏或支具将近侧指间关节屈曲,远侧指间关节过伸位

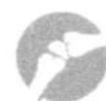

固定6周。屈曲近侧指间关节，可以使近侧指间关节至远侧指间关节的一段伸指肌腱侧束松弛，远侧指间关节过伸，则可使骨折对合，以利愈合。撕脱的骨折块如不超过关节面的1/3，可用上述外固定方法治疗。如骨折片超过关节面的1/3，且伴有远侧指间关节脱位者，可行切开复位，用钢丝或不锈钢针内固定（图7-12）。也可行闭合复位后，用不锈钢针固定。

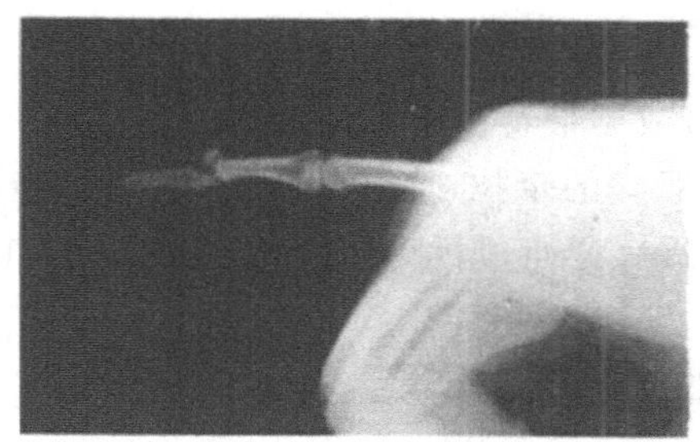

图7-11 指骨基底骨折

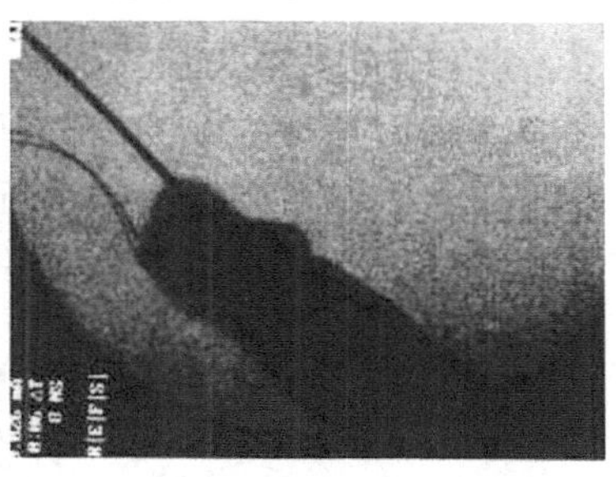

图7-12 克氏针固定关节在伸展位并用钢丝固定骨折

如骨折片很小，可将其切除，然后将肌腱缝合固定在原止点处。

掌侧的撕脱骨折，为指深屈肌腱附着在远节指骨基底处受暴力造成，常合并有远侧指间关节掌板的破裂。在X线片上，可见到手指掌侧的骨折片。骨折片的部位，视撕脱肌腱回缩多少而不同。如骨折块小于关节面的1/3，可将其切除，并使用钢丝将撕脱的肌腱重新固定在其止点部；骨折块超过关节面1/3者，可做切开复位及骨折内固定。

侧方撕脱骨折，多由指间关节侧方受直接外力或旋转暴力致成，常伴随关节囊或韧带撕裂。骨折片比较小，移位不多。可在关节伸直位固定患指，3周后进行主动功能练习。如骨折块较大、移位较多、关节有侧方不稳，可进行切开复位，用克氏针或螺丝钉作内固定（图7-13）。

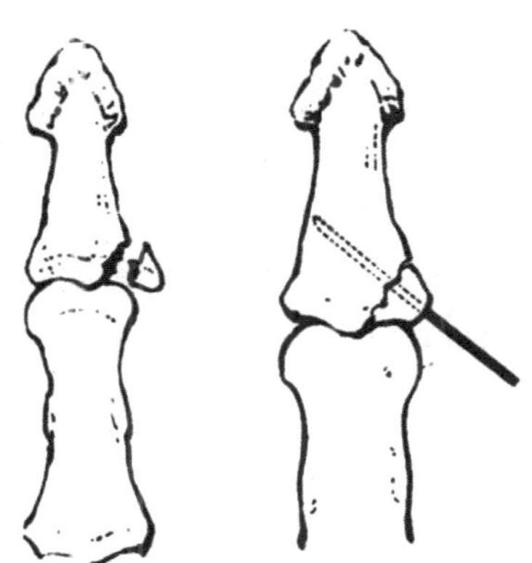

图7-13 远节指骨基底骨折侧方骨折，用不锈钢针内固定

二、中节指骨骨折

中节指骨骨折多发生于直接暴力，如机器伤、压砸伤等。骨折的移位是受两种力量的影响，即损伤的外力和手指肌腱牵拉作用。如骨折线位于指浅屈肌腱止点远端，由于指浅屈肌腱的牵拉，使近端骨折块屈曲，同时由于指伸肌腱在远节止点的牵拉，使远端骨折块背伸，则骨折向掌侧成角（图7-14）。

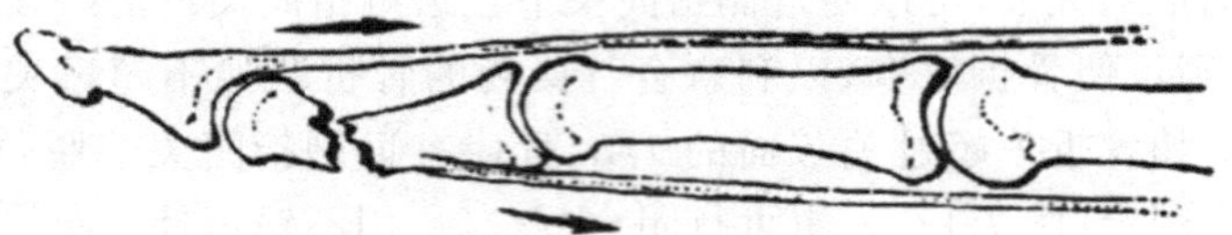

图 7-14 骨折线位于浅屈肌止点远端，骨折向掌侧成角

治疗可采用手法整复，将骨折远端屈曲复位，用石膏或绷带卷在屈曲位制动。

若骨折线位于指浅屈肌腱止点的近端，由于指浅屈肌腱的牵拉，使远端骨折块屈曲；指伸肌腱中央腱束在中节指骨基底背侧止点的牵拉，使近端骨折块背伸，则骨折向背侧成角(图 7-15)。

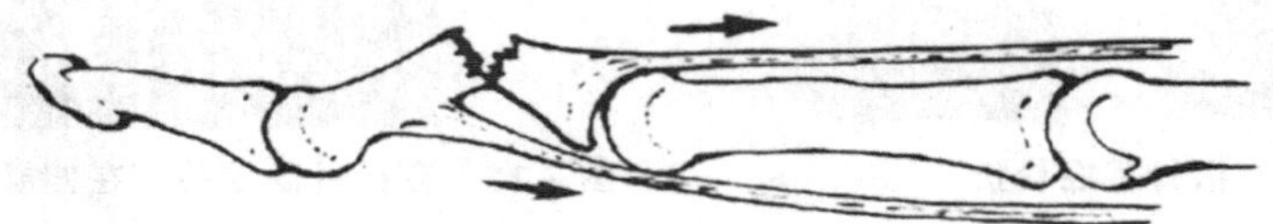

图 7-15 骨折线位于指浅屈肌腱止点近侧，骨折向背侧成角

整复时需将骨折远段伸直复位，用石膏托将伤指制动在伸直位。

上述两种骨折在整复时牵拉手指力量不要太大，要与骨折成角的相反方向屈或伸展手指，同时按压移位的骨折块使之复位。因为在骨折成角的凹面一般有骨膜相连，相连的骨膜可起到张力带作用，有利于骨折复位及愈合，不应在骨折复位过程中将其破坏。

为了避免手指在伸直位外固定过久而影响关节功能，或开放性骨折需做清创术时，均可采用不锈钢针作内固定，再用石膏托进行功能位制动。中节指骨骨折，还可使用微型钢板固定。目前，由于在材料及设计上的改进，钢板比以前更薄、更小，但坚固性仍然很好。因此，在中节指骨的背面及侧面放置钢板都对肌腱的活动影响不大，术后可以早期活动，对手部功能的恢复有利。当然，使用微型钢板要有适应证，如靠近关节的骨折就无法使用。

对靠近关节处的骨折及粉碎性骨折，无法使用指骨侧方钢板及指骨背侧钢板(图 7-16，图 7-17)，使用克氏针也会损伤关节，另外也无法用钢针固定那些小的骨折块。此时，可用外固定架，先用手法复位骨折，再将骨折线远、近端正常骨质横向穿针，上外固定架、旋转螺丝拉长支架，同时还可用手法复位。外固定架可以保持粉碎的骨折块大致复位，还可保持关节间隙，便于将来功能恢复(图 7-18)。

三、近节指骨骨折

在指骨骨折中最常见，常为直接暴力所造成，如压砸、挤压、打击等。

骨折线可有横形、斜形、螺旋行、纵形。近端骨折块由于骨间肌的牵拉而呈屈曲位，远端骨折块由于伸肌腱中央腱束在中节指骨止点的牵拉作用呈背伸位，使骨折向掌侧成角(图 7-19)。

治疗可用手法整复外固定。对某些闭合性、稳定性骨折，可闭合复位。将伤指轻轻牵拉，使骨折断端分开，术者用另一手指从掌侧向背侧按压，矫正成角。然后在牵引的情况下逐渐屈曲，掌指关节屈曲 45°，近侧指间关节屈曲 90°，指尖对着舟骨结节，由前臂至患指末节，用石膏托制动。还可用绷带卷制动，卷的粗细，可因手的大小而定，以握住后掌指关节及指间关节符合上述角度为合适。对有些粉碎性骨折也可用此法固定。

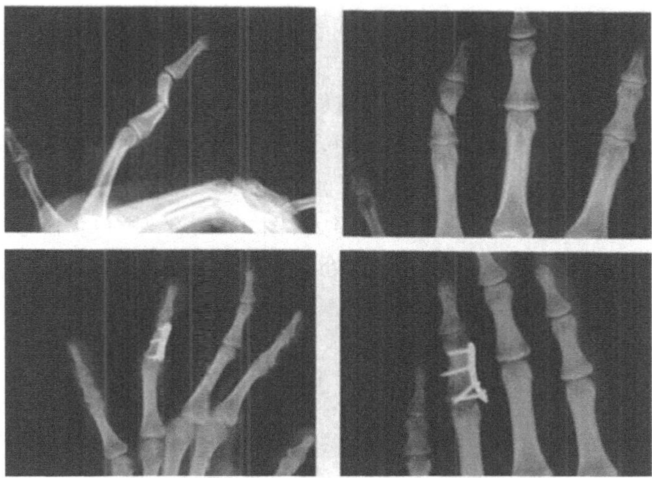
图 7-16 指骨侧方钢板

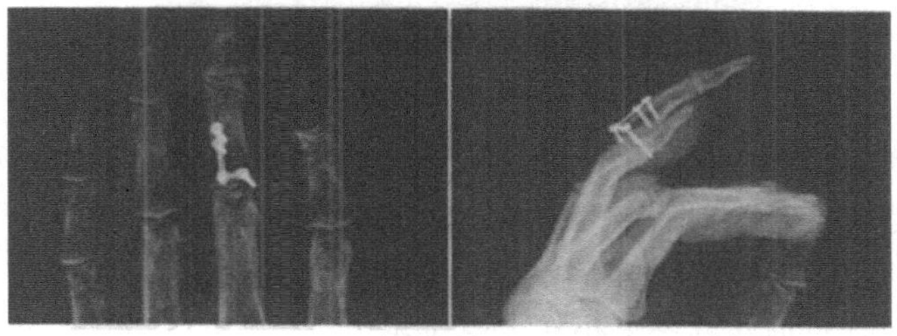
图 7-17 指骨背侧钢板

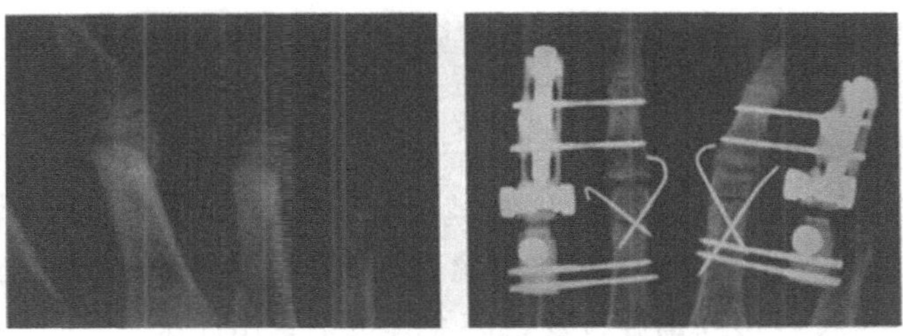
图 7-18 使用外固定架固定骨折

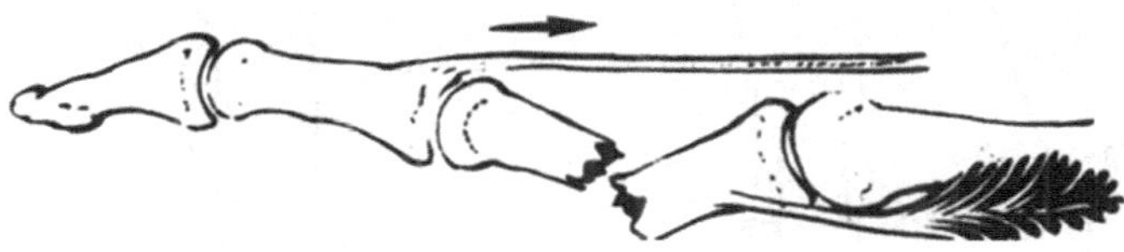
图 7-19 近节指骨骨折

由于肌腱的牵拉作用，骨折向掌侧成角

手法整复外固定失败者，斜形骨折不稳定者或开放性骨折需作清创者，可考虑做切开复位内固定。

(一)不锈钢针内固定

用钢针作内固定时，逆行穿针比顺行穿针更容易。即先将钢针从骨折远端穿入远端骨折段，从皮肤穿出，复位骨折，再将针打入近骨折段，针尾留在远端骨折块皮肤外。一般要用两根针固定以防止骨折旋转。

根据不同类型骨折采用不同方式穿针。如横形骨折，用交叉钢针固定，要尽量避免钢针穿过关节面，以使关节活动不受影响。有的学者认为，交叉钢针通过手指中心轴的背侧，其固定强度要大于从中心轴掌侧穿过者。另外，钢针的交叉点在近段骨折块时，其抵抗应力的作用更大。斜形骨折，复位后可使钢针与骨折线呈垂直方向穿入（图 7-20）。对一些小的骨折块，如撕脱骨折，可在复位后用克氏针直接将骨块穿钉在原骨折处。

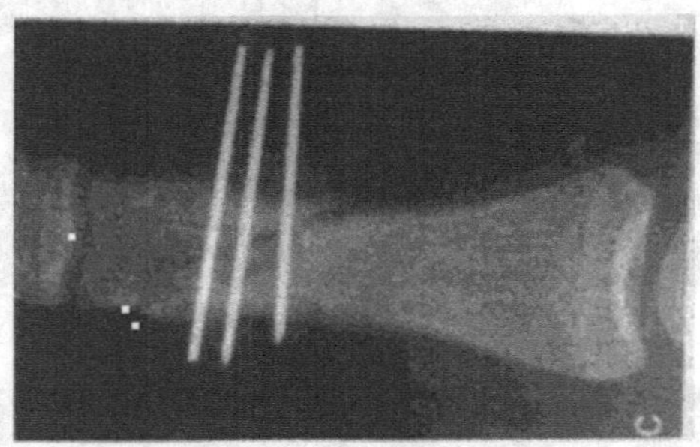

图 7-20　斜形骨折用克氏针固定

克氏针作为异物，在内固定器材中是比较小的。另外，手术中不需要广泛剥离软组织，不妨碍关节活动，又不需要再次手术取出内固定物。但不锈钢针没有加压作用，骨折间有间隙等使其固定作用不够理想。虽然不锈钢针有诸多缺点，但由于其操作简单、费用低，有些特殊情况还需要它来固定，因此克氏针目前在临床上仍在广泛应用。

对于不锈钢针固定法，如应用不当，不容易维持精确的解剖复位，也不能产生骨折块间的加压作用，而且，可能使两骨折块间出现缝隙，不利愈合。针尾留在皮肤外，虽然便于取出，但也可能成为感染源。

（二）切开复位钢丝内固定

为了克服克氏针的缺点，以求更稳定的制动。Robertson 于 1964 年提出用钢丝作内固定的方法。即利用两根平行或互相交叉成 90°的钢丝，垂直于骨折线环绕固定骨折（图 7-21）。此法对横形骨折较为适用，而长斜形或螺旋行及粉碎性骨折不宜用此法。

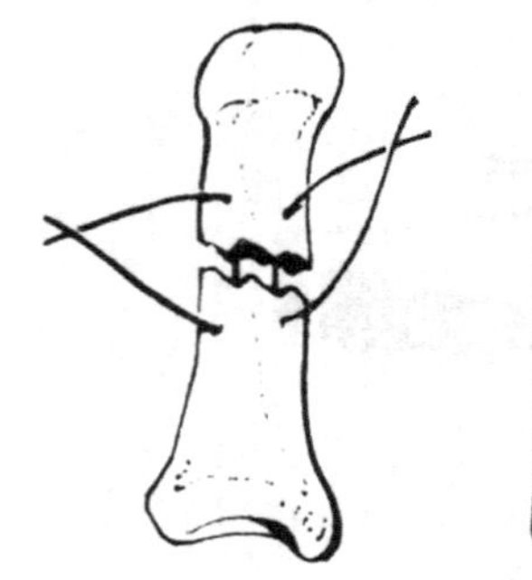
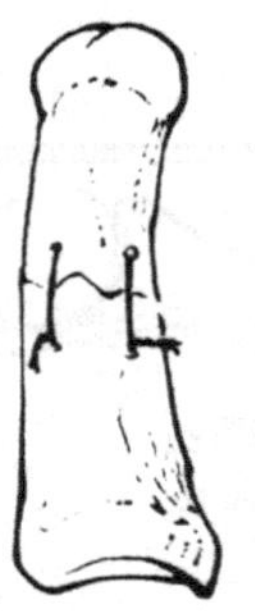

A. 平行固定

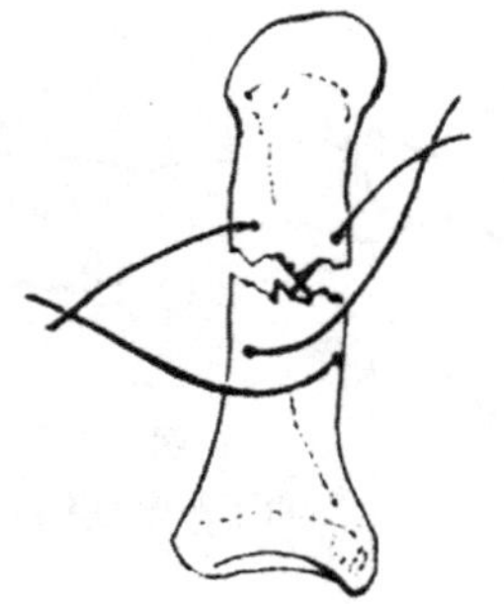
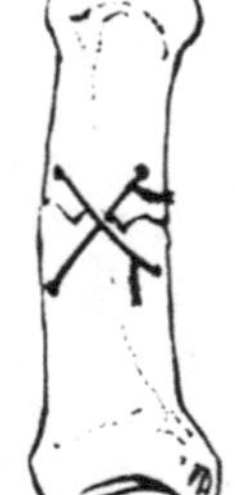

B. 交叉90° 固定

图 7-21　应用钢丝固定骨折

对横形骨折可用钢丝固定，在早期由于钢丝拧紧时，可有一定的加压作用，对骨折有一稳定的固定。但晚期，由于钻孔拧钢丝处骨质的吸收，会出现钢丝的松动，造成骨折固定不牢，甚至有

移位、成角畸形出现。因此，目前基本不再使用钢丝来作骨折的固定。一般钢丝常用在撕脱骨折时，用钢丝贯穿肌腱与骨折块间兜住骨折块，拉向骨折处，从骨折相对面穿出拧紧，使撕脱骨折复位、固定。

再有，在纵形、粉碎性骨折时，钢丝可横形捆绑骨折条，使骨折稳定。

(三)切开复位

以螺丝钉或微型钢板内固定，对斜形或螺旋行骨折，用螺丝钉作垂直于骨折线固定，固定效果较好(图 7-22)。术后可用石膏托短时间固定，或不做外固定而使手指做有限制的早期活动。其缺点是螺丝钉可能干扰肌腱的滑动，或皮下有异物突起，横形或粉碎性骨折不宜使用。螺丝钉大多需要二次手术取出。

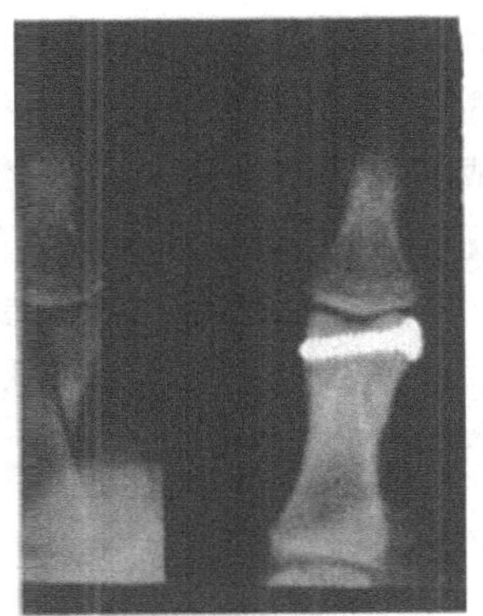

图 7-22 用螺丝钉固定斜形骨折

微型钢板固定牢固，可控制骨折块间的旋转，可以术后早期活动患手。对横形、短斜形的骨干骨折可选用(图 7-23)。但接近关节的骨折，由于在关节侧无法容纳钢板而不宜使用。

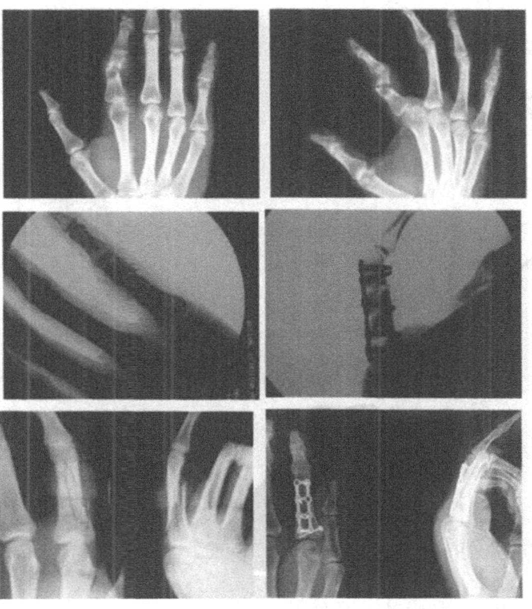

图 7-23 手指中、近节骨折，使用微型钢板固定

(张　峰)

第三节　掌指关节脱位

掌指关节脱位是第 1 节指骨基底部与掌骨头发生移位。以拇指、掌指关节脱位常见，示指、掌指关节脱位次之，第 3～5 掌指关节脱位少见。

一、病因、病机

掌指关节脱位可分为背侧脱位和掌侧脱位，以背侧脱位多见。拇指掌指关节脱位发生率较高，且多为背侧脱位（图 7-24），常由杠杆作用及关节过伸位受伤所致。如跌倒时拇掌关节在伸直位触地，外力使拇指过度背伸，造成掌指关节掌侧关节囊紧张继而破裂，掌骨头由破裂处脱向掌侧，移位于皮下，近节拇指移向背侧。2～5 掌指关节脱位较拇指、掌指关节脱位少见，亦以背侧脱位多见，侧方和前方脱位较少见。常由过伸暴力引起，指节被过度背伸扭曲而发生。掌骨头向掌侧移位，指骨基底部向背侧移位，屈指肌腱被推向掌骨头尺侧，蚓状肌脱向桡侧，掌侧关节囊纤维板移至掌骨头背面，掌骨头掌侧被掌浅横韧带卡住。

二、临床表现

患者多为在进行球类运动接、抢球时，或斗殴、劳动时受伤。掌指关节被外力作用而过度背伸。伤后患处疼痛、肿胀、功能丧失。拇指（或其他手指）外形短缩、背伸，指间关节屈曲，拇指（或其他手指）掌侧面隆起（图 7-25），可触及皮下之掌骨头，掌指关节呈过度背伸而弹性固定，掌指关节功能丧失。

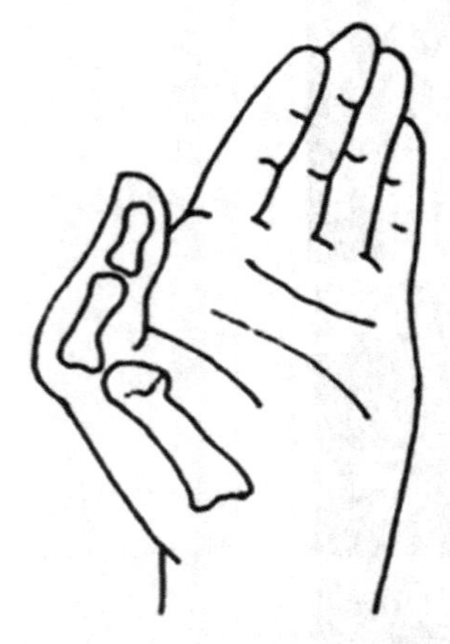

图 7-24　拇指、掌指关节背侧脱住

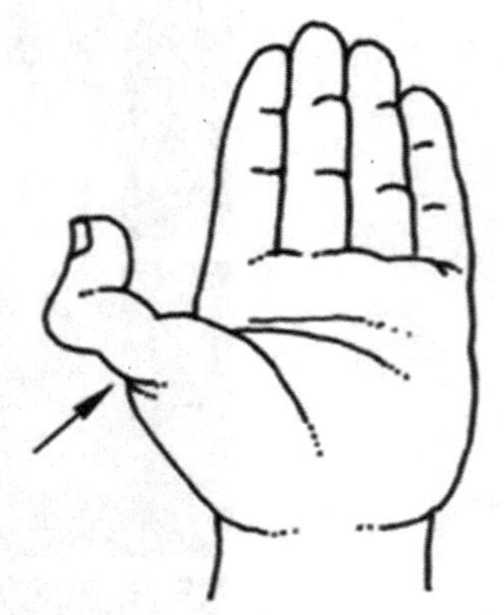

图 7-25　拇指掌指关节脱位外观畸形

三、诊断与鉴别诊断

根据外伤史，临床表现和 X 线检查，可作出诊断。

X 线正位片显示关节间隙消失（图 7-26）；侧位或斜位片可见指骨呈过伸位向上、向背侧移位，指骨基底部位于掌骨头的后上方。

四、治疗

掌指关节脱位一般采用手法复位，多能成功。如反复多次复位未能成功者，说明掌骨头被卡住，应果断放弃手法复位的尝试，采用手术治疗，否则将贻误病情。

（一）手法复位

将患肢腕关节及近节指间关节屈曲，以放松屈指肌腱。术者用拇、示指握住脱位指骨（或用一绷带绕结于患指上），顺畸形方向持续牵引，同时另一手握住腕关节相对牵引，再用拇指抵住患指近节指骨基底部，并向掌骨头远侧及掌侧推压，使脱位的指骨基底部与掌骨头相对，然后向掌侧屈曲患指即可复位（图 7-27）。

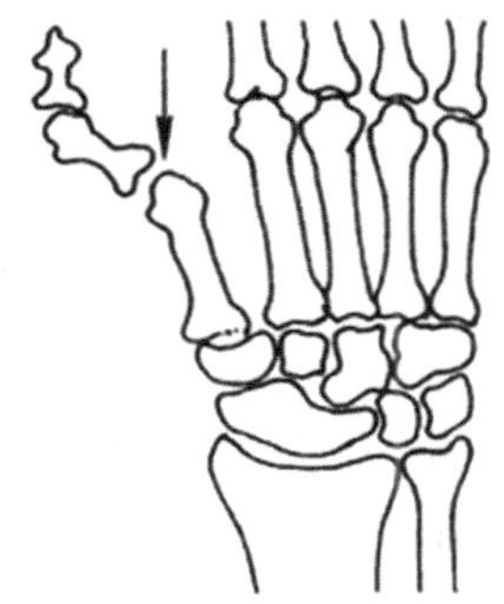

图 7-26　拇指掌指关节脱位 X 线表现

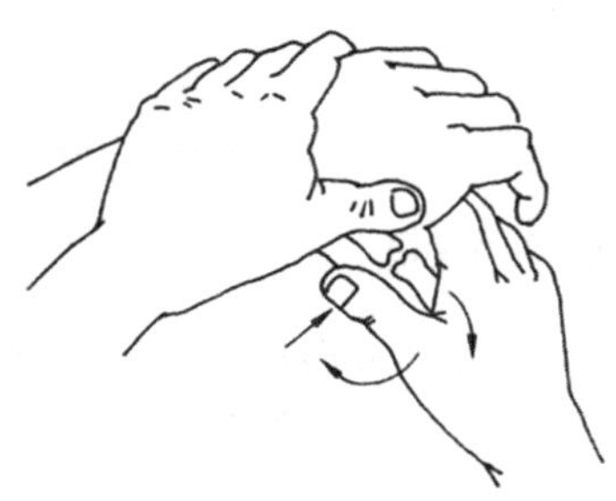

图 7-27　拇指掌指关节脱位手法复位方法

（二）手术治疗

若多次未能复位时，说明掌骨头前方关节囊或拇指屈肌腱卡住掌骨头，阻碍复位（图 7-28），应手术切开复位。掌指关节脱位，如出现关节交锁征，采用暴力牵拉，可造成组织损伤甚至掌骨头骨折。

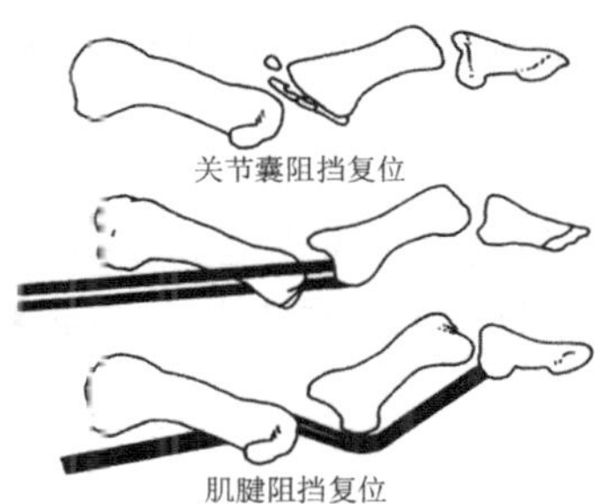

图 7-28　掌指关节脱位关节交锁

（三）固定

将患指置于轻度屈曲，对掌功能位，用铝板或竹板压弯塑形，固定 1～2 周。然后进行主动屈伸关节的功能锻炼。注意关节应固定在屈曲位，在此位置侧副韧带紧张关节稳定，可避免侧方移位。如采用掌指关节伸直位固定，因侧副韧带松弛，如关节于伸直位固定过久，侧副韧带会短缩，关节僵直，导致功能障碍。

（四）功能锻炼

损伤早期，除患指外，可做其余关节的练功活动，去除外固定后，即可开始患指掌指关节及指间关节的主动屈伸练功活动，范围从小到大，力量由轻到重。

(五)药物治疗

参照月骨脱位。

五、预防与调护

应重视早期功能锻炼，否则后期极易引起关节僵硬。

(张　峰)

第四节　指间关节脱位

指间关节脱位临床颇为多见，各手指的近侧和远侧指间关节均可发生。

一、病因、病机

过伸、扭转或侧方挤压等形式的暴力，均可造成指间关节囊撕裂或破裂、侧副韧带断裂，进而产生指间关节脱位。有时伴有指骨基底撕脱性骨折(图 7-29)。临床以背侧或内侧脱位多见，前侧脱位极少见。

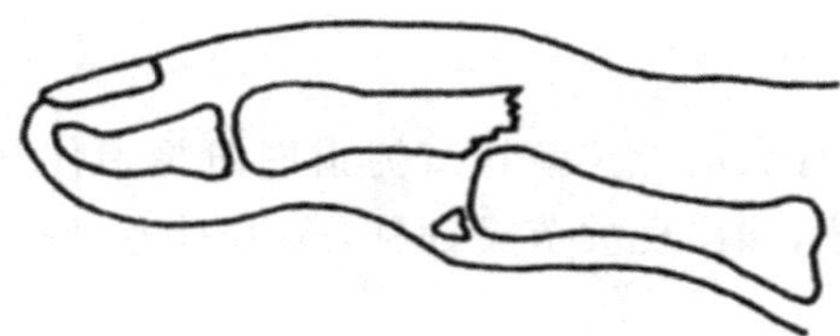

图 7-29　指间关节脱位伴指骨基底撕脱性骨折

二、临床表现

伤后关节局部疼痛、活动障碍。检查时可见伤处肿胀畸形、压痛明显，被动活动时疼痛加剧，且可有明显的弹性固定感。伴有侧副韧带断裂或有指骨基底撕脱性骨折者，则可出现明显侧方异常活动。

三、诊断与鉴别诊断

根据外伤史、临床表现和 X 线检查，可作出诊断。X 线片可明确诊断，并确定有无并发骨折。必须注意的是，部分患者常自行扳正而复位，就诊时常无明显的脱位体征，X 线片亦可无脱位征象。若被动过伸或侧方活动时，患指关节出现脱位畸形者，应注意与单纯指间关节侧副韧带断裂鉴别，单纯韧带断裂者关节肿胀和压痛局限于一侧，存在异常的侧方活动，侧向分离试验阳性。

四、治疗

(一)手法复位

术者一手固定患肢掌部，另一手握住伤指顺势牵引，同时用拇指将脱位的指骨基底部推向前

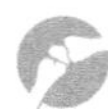

方，同时示指托顶指骨头向背侧，逐渐屈曲指间关节，即可复位（图 7-30）。

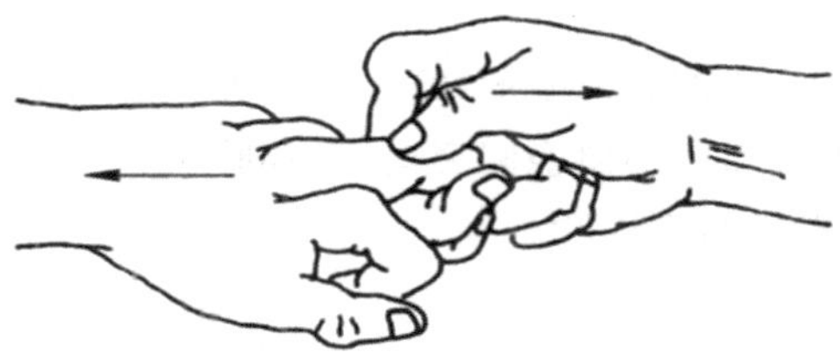

图 7-30　指间关节脱位手法复位

（二）手术治疗

若合并骨折，骨折片有明显分离移位，骨折片旋转或嵌入关节间隙，导致手法复位失败者，或复位后不能维持对位者，应切开复位组钢针固定。若合并侧副韧带断裂者，则需手术修补侧副韧带。陈旧性指间关节脱位可行关节融合术。

（三）固定方法

用塑形铝板或竹片，置于手指的掌侧，固定患指于轻度对掌位 1～2 周。或用绷带卷置于手掌心，将手指固定于屈曲位亦可。此外亦可用邻指胶布法固定。

（四）功能锻炼

2～3 周待损伤的关节囊及韧带修复后即可进行主动锻炼，屈伸掌指关节和指间关节，活动范围由小到大，逐渐加大。禁忌强力推扳推拿等被动活动。

五、预防与调护

指间关节脱位后，指间关节囊的修复缓慢，常常需要 3～5 个月才能彻底恢复。治疗不当常出现关节增粗、强直僵硬及活动痛等后遗症。

（张　峰）

第五节　拇指腕掌关节脱位

拇指腕掌关节由第一掌骨底与大多角骨构成。第一掌骨基底的关节面为鞍状，前后为凹面，在桡尺方向是个凸面。与其相对应的大多角骨关节面为前后凸的关节面，而桡尺方向为凹面，构成鞍状关节。第 1 腕掌关节囊肥厚，较松弛，但关节周围有多条韧带附着。脱位后如治疗不当易造成复发性脱位。

单纯脱位少见。多合并第 1 掌骨基底掌尺侧撕脱骨折，即 Bennett 骨折-脱位。

一、病因、病理与分类

拇指在强力作用下外展，使掌骨间韧带、前斜韧带和背桡韧带均断裂，导致第 1 腕掌关节脱位。如果外力继续作用，则第 1 腕掌关节的其他韧带也将发生断裂。由于前斜韧带在第 1 腕掌关节过度外展和背伸时紧张，在功能上可防止关节背侧脱位，故其断裂是第 1 腕掌关节脱位的重要因素。拇指腕掌关节脱位分为单纯性拇指腕掌关节脱位和 Bennett 骨折-脱位。

二、临床表现与诊断

拇指有外伤史，主要表现为局部隆起畸形，第 1 腕掌关节活动受限，肿胀、压痛不明显。如合并第 1 掌骨骨折，可见第 1 掌骨基底部向桡侧突出，局部肿胀、疼痛明显，畸形不一定明显。查体可见拇指活动受限。X 线检查可明确诊断。

三、治疗

拇指腕掌关节脱位治疗方法多样，目前尚不统一。其治疗关键为保持复位位置，维持拇指功能。保守治疗功能恢复好，但不易外固定；手术治疗则存在术后功能恢复的问题。脱位类型不同，具体治疗方法也不一样。

(一)单纯拇指腕掌关节脱位治疗方法

1.手法复位夹板外固定

以右侧为例。复位前术者左手握患者右手拇指，术者右手拇指抵于脱位的掌骨基底背侧，其余四指触及掌骨掌侧大鱼际处。复位时，术者左手牵引，右手拇指挤压脱位掌骨基底使其还纳，局部高凸复平，即示复位成功。将“L”形夹板与掌骨头处及前臂桡侧粘固，并以绷带缠绕固定。固定 6 周后拆除夹板。

2.手法复位经皮钢针内固定

单纯新鲜关节脱位，复位很容易，但维持位置很难。即便用不锈钢针做内固定，6 周后去除钢针时，有时仍复发脱位。手法复位后应将关节置于充分旋前位，同时用钢针经皮做内固定，外用石膏管型制动 6 周。

3.桡侧腕长伸肌腱部分移位修复第 1 腕掌关节脱位

采用桡侧腕长伸肌腱部分移位修复断裂的桡尺远侧关节韧带，以坚固关节，防止再脱位。术式是将桡侧腕长伸肌腱做外侧半纵切，远端保留，行腕掌关节远端固定。手术方法：以第 1 腕掌关节为中心，于腕背桡侧做“S”形切口，约长 10 cm，依次切开皮肤、皮下组织和深筋膜，向两侧牵开拇长、短伸肌腱(注意保护切口外侧的桡神经浅支及桡动脉背侧支)，显露出第 1 腕掌关节背侧及内外侧，纵向切开关节囊，探查第1 腕掌关节。继续显露桡侧腕长伸肌腱，并纵形劈开肌腱，在距止点 6.5～8 cm 处切断肌腱桡侧半，向远端翻转备用。在第 1 腕掌关节止点附近，于第 1 掌骨基底横行钻一骨性隧道，将肌腱条自外向内穿过隧道。将第 1 腕掌关节复位，调整腱条的松紧度，用可吸收 2/0 无创伤缝线，重叠紧缩缝合桡背侧关节囊和腱条重叠交叉处，腱条的游离端穿过拇长展肌腱深面，缝合固定于大多角骨结节附近的关节囊上。并用1 根细克氏针将第 1 腕掌关节固定于拇指外展对掌位，针尾留在皮外。术后石膏托固定 4～6 周。在去除外固定的同时拔除克氏针，进行功能锻炼。

本法具有以下优点：桡侧伸腕长肌腱位置表浅，解剖容易，取材、转位方便，操作简单，创口小，切取的部分肌腱有足够的长度和强度，可重建、加强背侧和桡侧韧带，坚固稳定脱位的关节。

4.部分桡侧腕屈肌腱瓣修复陈旧性第 1 腕掌关节脱位手术方法

于前臂腕掌桡侧做“S”形切口，自腕掌横纹向近端延伸，长约 10 cm，切开皮肤、皮下及前臂深筋膜，找出桡侧腕屈肌腱，将肌腱一半在腱腹交界处，纵形劈开直至第 2 掌骨基底近端止点处。距止点 8 cm 处切断肌腱尺侧半，向远端翻转形成腱瓣备用。于第 1 掌骨基底横行钻一骨性隧道，将腱瓣由外向内穿进此隧道，将第 1 腕掌关节复位，拉紧腱瓣，重叠缝合，其游离端缝于大多

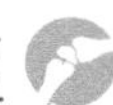

角骨附近关节囊上，拇指垂直外展位用石膏固定，6 周后拆除行功能锻炼。

本法以桡侧腕屈肌腱的腱性部分内侧半转位，重建第 1 腕掌关节，方法简便可靠。其主要优点：有血供的腱瓣日后可形成韧带样组织，修复效果可靠；切取的腱瓣有足够的长度和强度，且不影响腕部力量。

5.掌长肌腱移位重建韧带治疗拇腕掌关节脱位

手术方法：以拇腕掌关节背侧为中心做“S”形切口，从背侧第 2 掌骨基底向桡侧绕过拇腕掌关节桡背侧直达腕掌横纹。充分显露拇腕掌关节合桡侧腕长伸肌腱远端附着点，于前臂掌侧中下 1/3 段做横切口，显露掌长肌腱腹交界处并切断。向远端游离掌长肌腱，通过皮下隧道将其从拇腕掌关节桡背侧切口引出。从第 1 掌骨基底相当于桡侧韧带止点远端 0.5 cm 处向掌骨“鼻状突”尺侧，沿着关节面平行线钻孔做骨隧道，将断裂的桡侧韧带和背侧韧带游离，切除瘢痕组织，将拇腕掌关节复位后，修复关节囊。将掌长肌腱从第 1 掌骨桡侧向尺侧穿过骨隧道，将其向尺侧牵引调整张力后从桡侧腕伸肌腱深面通过，后绕过桡侧腕伸肌腱浅面返折向桡侧达第 1 掌骨背侧与背侧韧带止点缝合，最后将掌长肌腱断端缝合到背侧韧带在大多角骨的起点处。缝合肌腱后试行拇内收、屈曲及对掌运动，并沿第 1 掌骨加压，证明韧带重建后牢固，关节无脱位，活动功能无障碍。依次缝合切口，石膏托固定腕关节于功能位 4 周后进行康复治疗。

(二)第 1 腕掌关节骨折与脱位(Bennett 骨折-脱位)的治疗

1.非手术治疗

对于新鲜的、闭合性的 Bennett 骨折，在早期可采用手法复位。即向远端纵向牵拉拇指，同时从掌骨基底部的侧方压迫，通常能较容易复位，复位后用前臂拇“人”字石膏固定6～8周。或用直径 1.5 mm 的铁丝弯成鸭形铁丝夹板固定，“鸭嘴”钩住第 1 掌骨基底背侧(图 7-31)，维持复位状态优于拇“人”字石膏，简易方便，效果良好。待骨折愈合后可去除固定，开始功能练习。

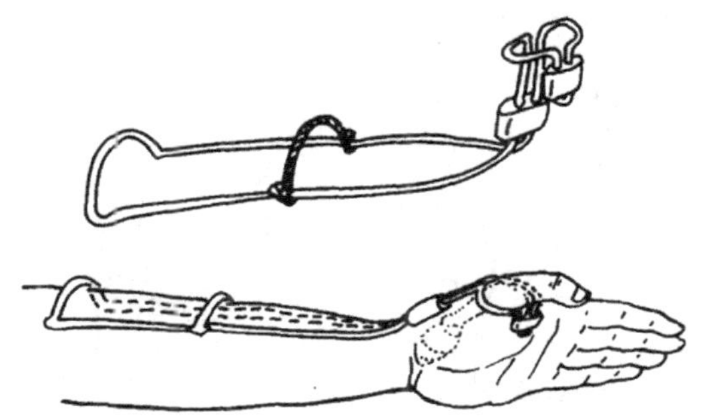

图 7-31 第 1 掌骨基底部骨折复位后鸭形铁丝夹板固定

另可用石膏加拇指皮肤牵引治疗 Bennett 骨折。先手法复位，后用长 25 cm、宽 2 cm 的胶布条，将中间制成蝶形，两端沿正中剪开，分别贴于拇指及第 1 掌骨侧缘，于第 1 掌骨基底部桡背侧及第 1 掌骨头掌侧各置一棉花垫，以胶布固定。将长 40 cm、直径 2 mm 的铁丝制成牵引弓形，末端弯成钩状。维持复位后的位置，将 10 层石膏绷带分成两片，远端至指间关节，近端至前臂中下段，在温水中浸泡后固定于前臂下端及腕掌的桡侧，铁丝弓置于两片中间，其末端的钩自外层中穿出，以防滑脱，维持第 1 掌骨于 30°外展背伸位塑形，待石膏硬固后以 3～4 根橡皮筋连于皮牵引胶布蝶形部与铁丝弓之间，行牵引固定。

2.手术治疗

对于手法复位失败、关节内有骨折片、关节囊嵌入、开放性或陈旧性第 1 腕掌关节骨折，可在臂丛神经阻滞麻醉下，采取切开复位内固定术。

(1)Wagner 法：在第 1 掌骨桡侧沿手掌与手背皮肤交界处做一"L"形切口，近端弯至腕横纹，暴露第 1 腕掌关节及第 1 掌骨骨折处，然后在直视下对好关节面，用克氏针固定。将第 1 掌骨基底部骨片与内侧小骨片固定在一起，如 1 枚克氏针固定不牢固，可加用第 2 枚克氏针固定第 1 掌骨与大多角骨，石膏固定拇指外展位。术后 4 周拔除克氏针，石膏再固定 2 周(图 7-32)。

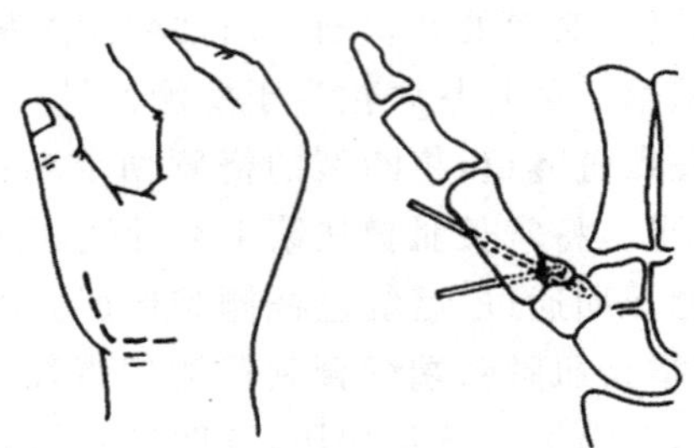

图 7-32　Wagner 法整复第 1 掌骨骨折示意

(2)Moberg-Gedda 法：在鱼际跟部弧形切开，将鱼际部诸肌的附着点向远侧剥离，暴露第 1 腕掌关节及第 1 掌骨骨折处，接着将 1 枚克氏针经手掌部皮肤刺入内侧骨折片，克氏针的尖端露出骨折部，并挂上不锈钢丝后，克氏针继续前行至外侧骨折断端，用克氏针和不锈钢丝进行撬拨操作，直至两骨折端复位。然后继续穿入克氏针至第 1 掌骨的背侧，将骨折处进行正确的固定，并把克氏针从手背侧引出。如果固定不牢固，再用第 2 枚克氏针经第 1 掌骨的桡背侧穿入骨折断端。上述各项完成后，从一端抽出钢丝。在手背侧切断克氏针，包埋于皮下。术后前臂石膏固定，4 周后拔除克氏针，6 周拆除石膏(图 7-33)。

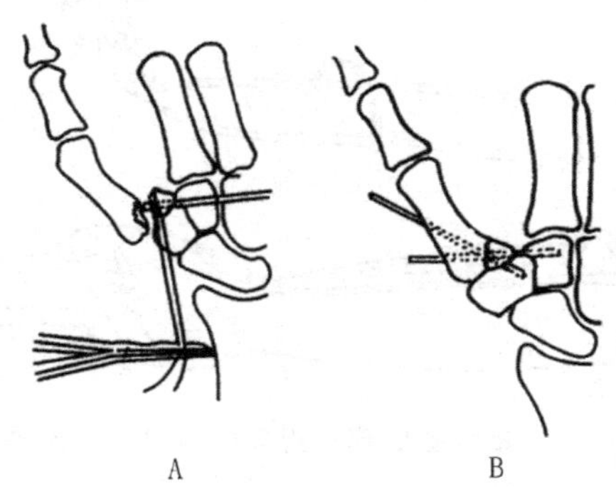

图 7-33　Moberg-Gedda 法整复第 1 掌骨骨折

A.用钢丝复位；B.克氏针内固定

四、合并症

拇指腕掌关节是拇指功能活动的关键关节，其脱位后可引起手部功能丧失较多。其关节囊松弛，不易固定，如失治误治可导致预后不良。常见并发症有疼痛、复发性脱位、晚期畸形和腕部及手的功能障碍。

(张　峰)

第六节　拇指掌指关节脱位

拇指掌指关节近似髁状关节，可屈、伸、收、展及少许旋转。活动范围因人而异，正常变异很大。关节两侧有侧副韧带，维持侧方稳定性。关节伸直时韧带呈紧张状态，屈曲时松弛。在关节尺侧，拇收肌止点部分经过尺侧籽骨止于掌板，部分肌腱直接止于近节指骨基底尺侧，还有些纤维参加背侧腱膜的尺侧扩展部分。此腱膜也有稳定关节作用。

一、病因、病理

掌指关节背伸时受伤，近节指骨可脱向背侧，关节囊掌侧软骨板多从掌骨颈处膜状部分撕裂，软骨板可夹在掌骨头和脱位的近节指骨基底之间，导致复合性脱位，使复位非常困难，常使闭合复位不可能。桡尺侧侧副韧带常不断裂，但随掌骨基底滑向掌骨颈背侧，如损伤时外力偏向一边，可致一侧韧带断裂。

二、临床表现与诊断

患处疼痛、肿胀，拇指明显畸形，背侧掌骨头突出，可触及。手指呈屈曲弹性固定。如为掌侧脱位，可见掌侧隆起，在掌横纹皮下可触摸到脱位的掌骨头，手指变短，活动障碍。X 线片示：指骨呈过伸位并向上、向背侧移位，指骨基底位于掌骨头的后上方。

三、治疗

单纯掌指关节脱位，闭合复位容易。复合性脱位，在充分麻醉下仍可试行闭合复位。腕屈曲位，拇指末节掌屈，以放松屈肌腱，从脱位的近节指骨基底背侧向远侧推移，同时屈掌指关节，有时可得到复位。如果开始时即牵拉掌指关节，可使单纯脱位变为复合性脱位，同时越牵拉越使穿破的关节囊、拇短屈肌腱及拇长屈肌腱等夹紧掌骨颈，而阻挡复位。复位后石膏制动 3 周。

手法复位方法：拇长屈肌腱缠绕的复位方法。采用臂丛神经阻滞麻醉或局部麻醉。术者右手握住脱位拇指使其内、外旋转，左手拇指放在第 1 掌骨桡侧赤白肉际处，四指托患手背处，轻轻用力往尺侧反复推挤，意在使拇长屈肌腱从掌骨头髁部回到掌侧。当拇长屈肌腱复位时，手下往往有滑动感，但很轻微。掌骨头嵌夹于拇长屈肌腱和拇短屈肌腱之间或拇长屈肌腱和拇收肌之间的复位方法关键在于加大向掌侧成角的指骨的度数，使其与掌骨接近直角。方法是术者右手握住患指，在稍加牵引下，尽量使其背伸，左手四指握患手大鱼际处，拇指顶住患指第 1 节指骨基底部用力向掌骨头推，待肌腱从掌骨颈部解脱，即可自然复位。

若闭合复位失败，需立即行手术切开复位，在直视下将撕破脱位的掌侧腱移位到掌骨头的掌侧，关节即可复位。

四、合并症

拇指掌指关节脱位复位后多遗留骨节肥大、关节僵硬，影响手部的活动功能。主要由关节囊破坏和固定时间过长所致，可用药物外洗，加强功能锻炼。

（张　峰）

第八章

髋部及大腿创伤

第一节 髋关节脱位

髋关节是最完善的球凹关节。髋臼周缘附有关节盂软骨，以加深关节窝。髋臼窝可容纳股骨头的2/3，加上坚强的关节囊及圆韧带，更增加了髋关节的稳定性。分布于髋关节的韧带，可限制关节过度活动。髂股韧带限制过伸及内收，坐股韧带限制过伸、外展及内旋，耻股韧带限制外展和外旋。髋关节脱位，由强大暴力引起，常见于青壮年男性。

一、病因、病理

(一)病因

1.屈曲位受伤

当髋关节处于屈曲 90°位时，外力使大腿急剧内收内旋，股骨颈前缘与髋臼前缘形成支点，股骨头受杠杆作用冲破关节囊后壁，形成后上方脱位。

2.外展位受伤

外力使股骨干急骤外展、外旋，大转子与髋臼上缘相顶撞，迫使股骨头由髋关节囊前下方薄弱处脱出，形成前脱位。

(二)病理

1.类型

(1)后脱位：股骨头移位至髋臼后方，可位于髂骨、或坐骨结节处。

(2)前脱位：股骨头移位至髋臼前方，可位于耻骨或闭孔处。

(3)中心性脱位：股骨头向髋臼底移位，致髋臼底骨折。甚者向骨盆内移位，较少见。

2.特点

(1)后脱位可合并髋臼后缘骨折或坐骨神经损伤。

(2)前脱位可引起股神经及股动、静脉损伤。

(3)中心性脱位可形成盆腔内血肿，引起大小便功能障碍。

二、诊断

(一)病史

有强大暴力致伤的病史。

(二)症状

患侧髋部疼痛、肿胀、功能障碍。

(三)体征

1.后脱位

内收内旋、屈膝屈髋畸形,髋臼后方可扪及移位的股骨头。

2.前脱位

外展外旋、屈膝屈髋畸形,髋臼前方可扪及移位的股骨头。

3.中心性脱位

患肢短缩、外旋畸形,大粗隆叩击痛、足跟纵向叩击痛试验阳性。

(四)X 线照片

可明确脱位类型及股骨头移位情况。

三、治疗

(一)原则

1.麻醉下整复

可减轻整复时的损伤,减少股骨头缺血坏死的发生。

2.充分牵引及摇晃

缓解组织痉挛,减少整复损伤。

(二)方案

(1)年老或体弱患者,宜采用屈髋拔伸法整复。

(2)青壮年患者,采用回旋法整复。

(3)中心性脱位,用持续牵引法整复。

(三)前脱位

1.整复手法

(1)屈髋拔伸法。①牵引:患者仰卧。近端助手固定骨盆,远端助手骑跨于患小腿上,前臂穿过腘窝,做顺势牵引。②摇晃:略放松牵引,内、外旋转摇晃患髋,以松解痉挛组织。③按压术:术者双手环抱大腿根部,用力向外侧按压,促使股骨头纳入髋臼。

(2)回旋法。①牵引:患者仰卧。近端助手固定骨盆。术者骑跨于患小腿上,前臂绕过腘窝,做顺势牵引。②摇晃:同屈髋拔伸法。③回旋:术者在持续牵引下,做外展外旋、屈髋屈膝、内收内旋、伸直患髋等手法。如出现入臼声,或患髋能顺利伸直,则提示整复成功。

2.固定

患肢皮牵引固定 2～3 周,牵引重量 4～5 kg。固定期间可行股四头肌锻炼,踝关节伸屈功能锻炼。患肢不宜过早负重,以免诱发股骨头缺血坏死。

(四)后脱位

1.整复手法

(1)手牵足蹬法。适用于髋关节后上脱位,患者肌肉丰厚者。①牵引:患者仰卧。术者一足蹬于患者会阴部,双手握患踝,行顺势牵引。②摇晃:略放松牵引力量,内、外旋转,摇晃患髋。③内收:牵引下,内收患肢,利用杠杆力量,使股骨头滑入髋臼。

(2)回旋法。①牵引:详见前脱位。②摇晃:详见前脱位。③回旋:持续牵引下,做内收内旋、屈髋屈膝、外展外旋、伸直患髋等手法。如出现入臼声或双下肢等长,则提示复位成功。

2.固定

详见前脱位。

(五)中心性脱位

1.拔伸扳拉法

拔伸扳拉法适用于移位较轻者。

(1)整复:患者仰卧,近端助手固定骨盆,远端助手握踝部行对抗牵引。术者双手环抱大腿根部,向外扳拉,矫正股骨头向髋臼底的移位。

(2)固定:皮牵引或胫骨结节骨牵引固定。牵引重量4～6 kg,维持4～6周。

2.双向牵引法

双向牵引法适用于移位较严重的患者。

(1)大粗隆牵引:于大粗隆处,由前向后穿骨圆针,施行向外侧方向的骨牵引,或以宽布带于大腿根部向外侧牵引。牵引重量5～7 kg,可矫正股骨头陷入髋臼底的移位。

(2)股骨髁上牵引:患肢外展30°,牵引重量6～8 kg,复位后减为4～5 kg维持牵引,5～6周后去除牵引。

(六)合并髋臼缘骨折的脱位

髋关节脱位合并髋臼缘骨折,随着脱位的整复,骨折片一般多能自行复位。如骨折片未能完全复位,只要不影响关节的稳定性,可任其愈合。牵引固定时间应延长至6～8周,待骨折牢固愈合后,才可下床活动锻炼。

(七)髋关节脱位合并同侧股骨干骨折

应先整复脱位,骨折在持续骨牵引下采用逐步复位法整复。脱位复位后股骨骨折还可以选择手术如钢板内固定治疗。

1.后脱位合并股骨干骨折

(1)侧卧位复位法。①牵引:患者侧卧,患侧在上,近端助手以宽布带绕过患者会阴部向上牵引,远端助手环抱小腿作对抗牵引,持续牵引2～3分钟。②推挤:术者双掌叠放,以掌根部推大转子向前下方,持续用力。③屈髋:远端助手配合屈髋屈膝,协助整复。

(2)大粗隆牵引法:侧卧位复位法不能复位时,可在大粗隆处由前向后穿一骨圆针,套上牵引弓。在远近端助手牵引下,术者推股骨头向前下方,第三助手握牵引弓向远端牵引,多可复位。

脱位整复后,患肢行股骨髁上牵引,重量8～10 kg。骨折用小夹板加纸压垫固定。待重叠充分牵开后,调整压垫厚度,矫正侧方移位,牵引重量改为6 kg,维持牵引至骨折愈合。

2.前脱位合并股骨干骨折

脱位整复可采用拔伸扳拉法,如不成功,可改用大粗隆牵引法。远近端助手牵引下,术者握大粗隆牵引弓向外牵拉,即可复位,骨折处理同后脱位合并股骨干骨折。

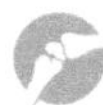

(八)髋关节后脱位合并股骨头或股骨颈骨折

髋关节后脱位合并股骨头骨折，一般采用闭合复位骨牵引治疗，如骨折片在髋臼内无旋转，股骨头复位后往往能和骨折片很好对合。若拍片证实复位良好，则应维持牵引 6 周，待骨折愈合后再负重行走。如果骨折片不能与股骨头很好对合，应立即切开复位。

髋关节后脱位合并股骨颈骨折是非常少见的严重损伤。治疗方法，一般用闭合复位及三刃钉内固定，也可用加压螺纹钉固定，如果患者在 60 岁以上，并考虑到其后发生股骨头缺血坏死等合并症，可行人工股骨头置换术。

(九)陈旧性髋关节脱位

时间在半年以内，不合并髋臼缘或股骨头、颈骨折者，可试行手法复位。术前先作胫骨结节骨牵引。重量为体重的 1/6～1/5，牵引 7～10 天。并积极配合推拿治疗，摇扳关节，松解粘连。整复应在良好麻醉下进行，多用回旋法复位。牵引及摇晃患髋的时间应延长，回旋时速度应缓慢，力量平稳，避免引起骨折。

（杨小平）

第二节 股骨头骨折

股骨头骨折是指股骨头或其软骨失去完整性或连续性，多见于成人髋关节后脱位。儿童股骨头骨折罕有发生，可能与儿童股骨头的坚韧性有关。

一、诊断

(一)病史

股骨头骨折多同时伴髋关节后脱位发生，Pipkin 认为髋关节屈曲约 60°时，大腿和髋关节处于非自然的内收或外展位，强大暴力沿股骨干轴心向上传导，迫使股骨头向坚硬的髋臼后上方移位，股骨头滑至髋臼后上缘时，股骨头被切割导致股骨头骨折并髋关节后脱位。髋关节前脱位时罕有发生股骨头骨折。

(二)症状和体征

伤后患髋疼痛，主动活动丧失，被动活动时引起剧痛。患髋疼痛，呈屈曲、内收、内旋及缩短畸形；大转子向后上方移位，或于臀部触及隆起的股骨头；股骨颈骨折时下肢短缩，且有浮动感。髋关节主动屈、伸功能丧失，被动活动时髋部疼痛加重。髋关节正侧位 X 线片可证实诊断。

(三)辅助检查

X 线检查：显示髋关节脱位及骨折，股骨头脱离髋臼，或部分移位，或完全脱位。部分移位指髋臼内嵌塞股骨头骨折片，头-臼间距加大或股骨头上移。有时合并髋臼后缘、后壁、后壁后柱骨折，X 线片均可显示，需行 CT 检查以明确诊断。

二、分型

Pipkin 将 Thampson 和 Epstein 的髋关节后脱位第 5 型伴有股骨头骨折者，再分为 4 型，为 Pipkin 股骨头骨折分型。

(一)Ⅰ型

髋关节后脱位伴股骨头在圆韧带窝远侧的不全骨折。

(二)Ⅱ型

髋关节后脱位伴股骨头在圆韧带窝近侧的骨折。

(三)Ⅲ型

第Ⅰ或Ⅱ型骨折伴股骨颈骨折。

(四)Ⅳ型

第Ⅰ、Ⅱ或Ⅲ型骨折,伴髋臼骨折。

这种分型既考虑到股骨头骨折的特点,又照顾到髋脱位、髋臼骨折的伴发损伤,对诊断、治疗和预后是有重要意义的。

临床中最多的是 PipkinⅠ型,其他各型依序减少,以Ⅳ型最少。

三、治疗

本类损伤应及时、准确地施行髋关节脱位复位术,对 PipkinⅠ、Ⅱ型股骨头骨折先试行髋关节复位,如股骨头复位后,股骨头骨折片也达到解剖复位,则宜行非手术治疗。如股骨头虽然复位,而股骨头骨折片复位不满意,一块或多块骨片嵌塞于头-臼之间,则是手术切开复位的指征。无论采用何种治疗,切不可忽视患者其他部位的损伤,如颅脑、腹腔内脏和胸腔内脏损伤及其出血、感染。应待这些损伤稳定后,再考虑患髋的手术治疗。抢救休克同时进行复位是明智的选择。

(一)非手术治疗

闭合复位牵引法。

1.适应证

PipkinⅠ型、Ⅱ型,并应考虑如下条件:①股骨头脱位整复后其中心应在髋臼内;②与股骨头骨折片对合满意;③股骨头骨片的形状;④头-臼和骨片之间的复位稳定状况。

2.操作方法

同髋关节后脱位,如骨折片在髋臼内无旋转,股骨头复位后往往能和骨折片很好对合,再拍片后如已证实复位良好,则应采用胫骨结节部骨牵引,维持患肢外展 30°位置牵引 6 周,待骨折愈合后再负重行走。

(二)手术治疗

1.切开复位内固定或骨折片切除法

(1)适应证:年轻的患者,股骨头虽然复位,而股骨头骨折片复位不满意,一块或多块骨片嵌塞于头-臼之间。

(2)操作方法:手术多用前方或外侧切口,以利骨折片的固定及切除。采用可吸收钉、螺丝钉、钢丝等内固定材料将骨折片固定,钉尾要深入到软骨下,钢丝缝合后于大转子下固定或皮外固定,穿引容易,拆除简单。如骨折片甚小,不及股骨头周径 1/4 且不在负重区,可将骨折片切除。

2.人工股骨头置换或人工全髋关节置换术

(1)适应证:PipkinⅢ型、Ⅳ型,年老的患者,陈旧性病例,或髋关节本来就有病损,如骨性关节炎或其他软骨、软骨下骨疾病的患者,应依据骨折的类型和髋臼骨折范围和其移位等情况,选

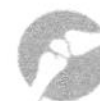

择关节成形术、人工股骨头置换或人工全髋关节置换。

(2)操作方法:同陈旧性髋关节脱位关节成形术及股骨颈骨折人工髋关节置换术。

(三)药物治疗

如手术治疗,术前半小时预防性应用抗生素,术后一般应用3天,如合并其他内科疾病给予对症药物治疗。

(四)康复治疗

功能锻炼(主动、被动)包括以下两方面。

(1)复位固定后即行股四头肌舒缩及膝、踝关节的功能活动。

(2)两周后扶双拐下床不负重活动,注意保持外展位。PipkinⅢ型、Ⅳ型骨折可适当延缓下床活动时间。8周后可扶双拐轻负重活动,半年后视病情扶单拐轻负重行走,1年后弃拐进行功能锻炼,并注意定期复查。

股骨头骨折治疗的主要问题是防止骨折不愈合、股骨头缺血性坏死及创伤性骨关节炎,所以中后期的药物治疗、功能锻炼及定期复查尤为重要。一旦出现股骨头缺血性坏死征象,即应延缓负重及活动时间。

(牟明辉)

第三节 股骨颈骨折

股骨颈骨折占股骨近端骨折的53%,其中无移位(包括嵌插性骨折)骨折占33%,有移位骨折占67%。股骨颈骨折存在的问题:①骨折不愈合。②股骨头缺血坏死。近年来由于内固定技术的进步,骨折不愈合率大大降低,但股骨头缺血坏死率仍无改善。

一、股骨颈骨折分型

股骨颈骨折分型可归纳为4类:①根据骨折的解剖部位;②根据骨折线的方向(Pauwels分型);③根据骨折移位的程度(Garden分型);④AO分型。

(一)解剖部位分型

将股骨颈骨折分为头下型、经颈型和基底型三型。骨折位置越接近股骨头,缺血坏死发生率越高。但各型的X线表现受投照角度影响很大,影响临床实际的准确评估。目前此类分型已很少应用。

(二)骨折线方向分型

Pauwels(1935)根据骨折线走行提出Pauwels分型(图8-1),认为Pauwels夹角度数越大,即骨折线越垂直,骨折端所受到的剪式应力越大,骨折越不稳定,不愈合率随之增加。

但该分型存在两个问题,第一,投照X线时股骨颈与X线片必须平行,这在临床上难以做到。第二,Pauwels分型与股骨颈骨折不愈合及股骨头缺血坏死无明显对应关系。

(三)骨折移位程度分型

Garden分型是目前应用最广泛的股骨颈骨折分型,根据骨折移位程度分为Ⅰ~Ⅳ型(图8-2)。Ⅰ型:不全骨折。Ⅱ型:完全骨折无移位。Ⅲ型:完全骨折有移位。Ⅳ型:完全骨折完全移位。

Garden 发现随着股骨颈骨折移位程度递增，不愈合率与股骨头缺血坏死率随之增加。

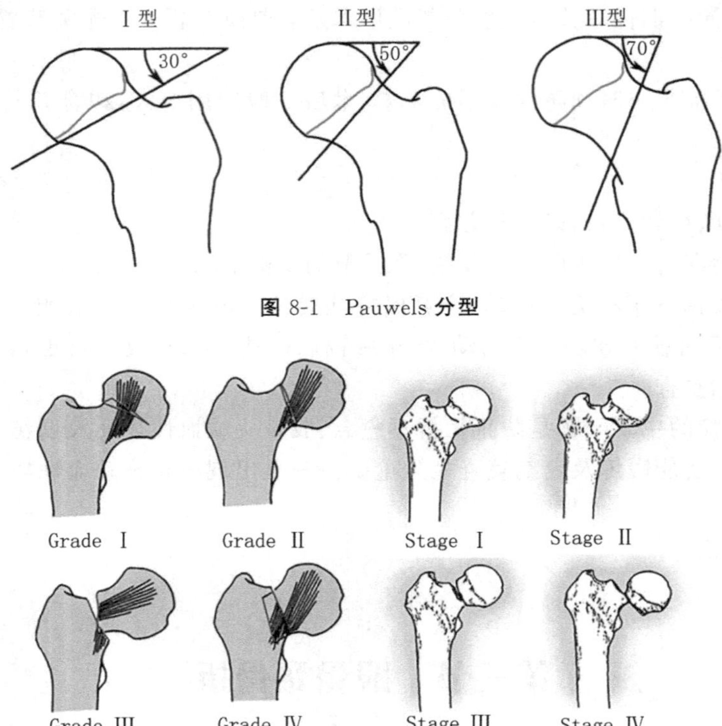

图 8-1 Pauwels 分型

图 8-2 Garden 分型

(四)AO 分型

将股骨颈骨折归类为股骨近端骨折中的 B 型(图 8-3)。

二、股骨颈骨折的治疗原则

无移位及嵌插型股骨颈骨折(GardenⅠ、Ⅱ型)占所有股骨颈骨折的 15%～33%。无移位的股骨颈骨折虽然对位关系正常，但稳定性较差。嵌插型股骨颈骨折端相互嵌插，常有轻度内翻。由于骨折端嵌入松质骨中，其内在的稳定性也不可靠。Lowell 认为嵌插型股骨颈骨折只要存在内翻畸形或股骨头后倾超过 30°便失去了稳定性。由于嵌插型股骨颈骨折的患者症状轻微，肢体外旋、内收、短缩等畸形不明显，骨折端具有一定的稳定性，因此，对此是采取保守治疗还是手术治疗存在争议。

目前认为，对于无移位或嵌插型股骨颈骨折，除非患者有明显的手术禁忌证，均应考虑手术治疗，以防止骨折再移位，并减少患者卧床时间，减少骨折并发症发生。

移位型股骨颈骨折的治疗原则：①解剖复位；②骨折端加压；③稳定的内固定。

移位型股骨颈骨折如患者无手术禁忌证均应采取手术治疗。

手术时机：由于股骨颈骨折的患者多为老年人，尽快手术可以大大减少骨折并发症发生及原有心肺疾病的恶化。目前多数学者主张应在 6～12 小时之内急症手术。

术前牵引：对于手术之前是否需要牵引争议较大。对于移位型股骨颈骨折，首先应尽早施行手术(6～12 小时之内)。如由于某种原有无法急症手术，并非需要常规牵引。如行术前皮肤或骨骼牵引，一定要保持肢体处于中立位或轻度屈曲外旋位，以避免肢体处于伸直内旋位对于血运

的继续损害。

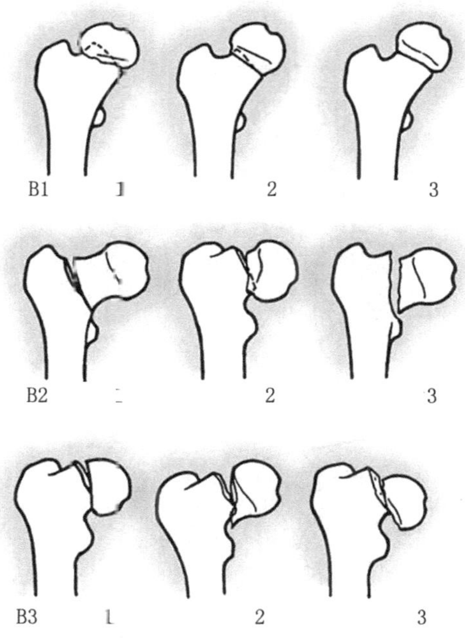

图 8-3 AO 分型

B1 型：头下型，轻度移位。1.嵌插，外翻≥15°；2.嵌插，外翻<15°；3.无嵌插

B2 型：经颈型。1.经颈部基底；2.颈中部，内收；3.颈中部，剪切

B3 型：头下型，移位。1.中度移位，内收外旋；2.中度移位，垂直外旋；3.明显移位

股骨颈骨折的复位：骨折的解剖复位是股骨颈骨折治疗的关键因素。直接影响骨折愈合及股骨头缺血坏死的发生。Moore 指出，X 线显示复位不满意者，实际上股骨颈骨折端接触面积只有 1/2。由于骨折端接触面积减少，自股骨颈基底向近端生长的骨内血管减少或生长受阻，因而降低了股骨头颈血运。

复位的方法有两种，闭合复位和切开复位。应尽可能采取闭合复位，只有在闭合复位失败，无法达到解剖复位时才考虑切开复位。

(一)闭合复位

1.McElvenny 法

将患者置于牵引床上，对双下肢一同施行牵引；患肢外旋并加大牵引；助手将足把持住后与术者把持住膝部一同内旋；肢体内旋后将髋关节内收。McElvenny 认为解剖复位及外展复位均不稳定，主张使股骨颈骨折远端内侧骨皮质略内移，使其位于股骨头下方，以使其稳定性增加。因此提出在复位完成以后自大转子向内侧用力推骨折远端，至远端内移(图 8-4)。

2.Leadbetter 法

Leadbetter 采用髋关节屈曲位复位方法：首先，屈髋 90°后行轴向牵引，髋关节内旋并内收。然后轻轻将肢体置于床上，髋关节逐渐伸直。放松牵引，如肢体无外旋畸形即达到复位(图 8-5)。

(二)复位的评价

X 线评价：闭合复位后，应用高质量的 X 线影像对复位的满意程度进行认定。Simon 和 Wyman 曾在股骨颈骨折闭合复位之后进行不同角度 X 线拍片，发现仅正侧位 X 线片显示解剖复位并未真正达到解剖复位。Lowell 提出：股骨头的凸面与股骨颈的凹面在正常解剖情况下可以连成一条 S 型曲线，一旦在 X 线正侧位任何位置上 S 型曲线不平滑甚至相切，都提示未达到解剖复位。

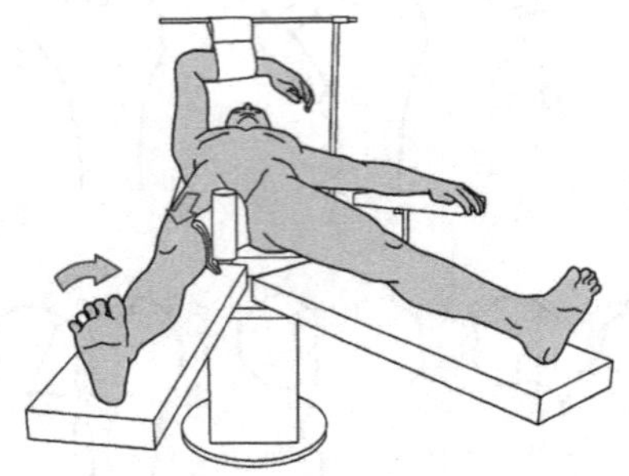

图 8-4　McElvenny 法

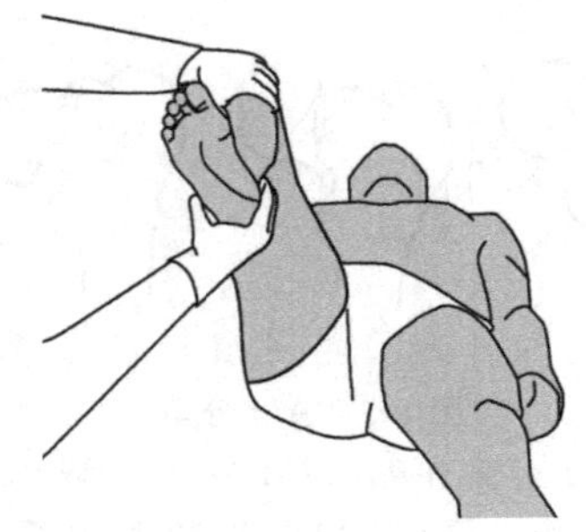

图 8-5　Leadbetter 法

Garden 提出利用"对位指数"(后被称为 Garden Index)对股骨颈骨折复位进行评价。Garden lndex 有两个角度数值：在正位 X 线片上，股骨颈内侧骨小梁束与股骨干内侧骨皮质延长线的夹角正常为 160°，在侧位 X 线片上股骨头中心线与股骨颈中心为一条直线，其夹角为 180°(图 8-6)。Garden 研究了大量病例后发现股骨颈骨折复位后，在正侧位 X 线片上 Garden lndex<155°病例组中，股骨头缺血坏死率近为 7%，而 Garden lndex>180°病例组中，股骨头缺血坏死率达 53.8%。Garden 认为，如果复位后 Garden lndex 在 155°～180°之内即可认为复位满意。

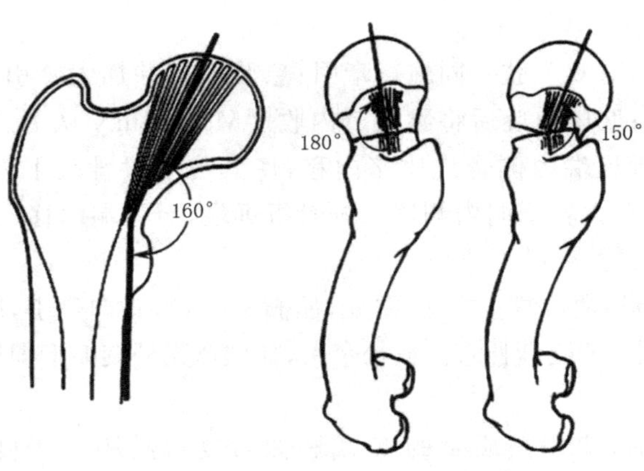

图 8-6　Garden 对位指数

尽管有些学者认为外展位复位可以增加骨折端的稳定性，但目前大多数学者均提出应力求达到解剖复位。只有解剖复位，才可以最大限度地获得股骨头血运重建的可能性。

(三)复位后的稳定性

股骨颈骨折复位后稳定与否很大程度上取决于股骨颈后外侧是否存在粉碎。如果后外侧粉碎则失于后外侧有效的骨性支撑，随后常发生复位失败以致骨折不愈合。因此，对于伴有后外侧粉碎的股骨颈骨折，可考虑一期植骨。

(四)切开复位

一旦闭合复位失败，应该考虑切开复位，即直视下解剖复位。以往认为切开复位会进一步损害股骨头颈血运。近年来，许多学者都证实切开复位对血运影响不大。Banks 的结论甚至认为切开复位后不愈合率及股骨头缺血坏死率均有下降。其理由是，首先切开复位时关节囊切口很小，而解剖复位对血运恢复起到了良好的作用。切开复位可采用前侧切口或前外侧切口(Watson-Jones 切口)。有人提出，如存在股骨颈后外侧粉碎，则应选择后方切口以便同时植骨。但大多数学者认为后方切口有可能损害股骨颈后外侧残留的血运，故应尽量避免。

(五)股骨颈骨折的内固定手术方法

应用于股骨颈骨折治疗的内固定物种类很多。内固定的原则是坚强固定和骨折端加压。但必须强调解剖复位在治疗中至关重要。各种内固定材料均有自身的特点和不足。医师应该对其技术问题及适应证非常熟悉以选择应用。

三翼钉作为治疗股骨颈骨折的代表性内固定物曾被应用多年，由于其本身存在许多问题而无法满足内固定原则的要求，在国际上早已弃用。目前经常应用的内固定材料可分为多针、螺钉、钩钉、滑动螺钉加侧方钢板等。

1.多针

多针固定股骨颈骨折为许多学者所提倡(图 8-7)。多针的种类很多，主要有 Moore、Knowles、Neufeld 等。多针固定的优点主要是可在局麻下经皮操作，从而减少出血、手术死亡及感染的危险。其缺点：①固定强度不足。②在老年骨质疏松的患者中，有在股骨转子下进针入点处造成骨折的报道。③存在固定针穿出股骨头的可能。多针固定总的牢固强度较弱，因此主要试用于年轻患者中无移位的股骨颈骨折(Garden Ⅰ、Ⅱ型)。

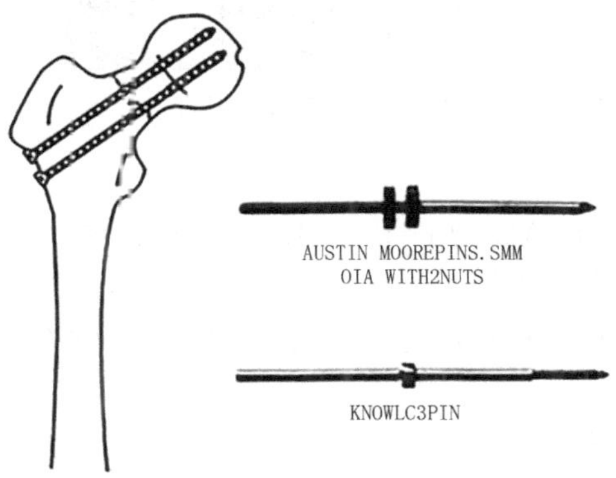

图 8-7 多针固定

2.钩钉

Stromgqvist 及 Hansen 等人设计了一种钩钉治疗股骨颈骨折。该钉插入预先钻孔的孔道后在其顶端伸出一个小钩，可以有效地防止钉杆穿出股骨头及向外退出，手术操作简便，损伤小（图 8-8）。

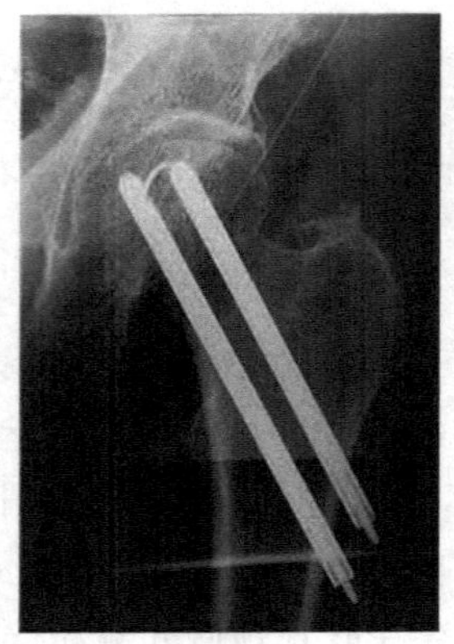

图 8-8 Hansen 钉

3.加压螺钉

多根加压螺钉固定股骨颈骨折是目前主要提倡的方法，其中常用的有 AO 中空加压螺钉、Asnis 钉等（图 8-9）。中空加压螺钉的优点有骨折端可获得良好的加压力；3 枚螺钉固定具有很高的强度及抗扭转能力；手术操作简便，手术创伤小等。由于骨折端获得加压及坚强固定，骨折愈合率提高。但对于严重粉碎性骨折，单纯螺钉固定的支持作用较差，有继发骨折移位及髓内翻的可能。

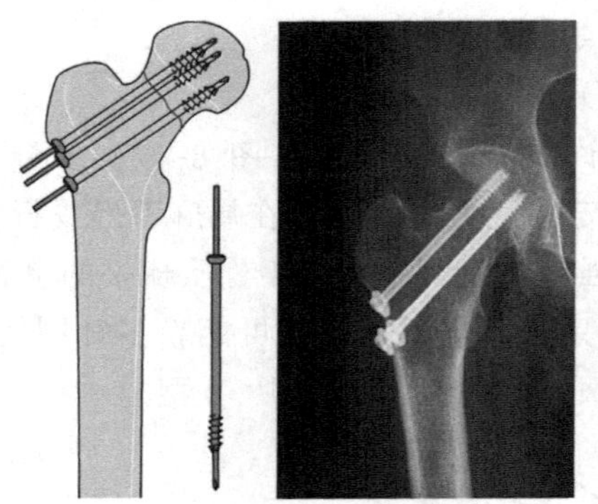

图 8-9 中空加压螺钉

4.滑动螺钉加侧方钢板

滑动螺钉加侧方钢板主要有 AO 的 DHS 及 Richards 钉（图 8-10）。其特点是对于股骨颈后外侧粉碎，骨折端缺乏复位后骨性支持者提供可靠的支持。其头钉可沿套管滑动，对于骨折端产生加压作用，许多学者指出，单独应用时抗扭转能力较差，因此常在头钉的上方再拧入一颗加压螺钉以防止旋转。

5.内固定物在股骨头中的位置

对于内固定物在股骨头中的合理位置存在较大的争议。Cleceland、Bailey、McElvenny 等人均主张在正侧位 X 线片上，内固定物都应位于股骨头中心。任何偏心位置的固定在打入时有可能造成股骨头旋转。另外股骨头中心为关节下，致密的骨质较多，有利于稳定固定。Fielding、Pugh、Hunter 等人则主张内固定物在 X 线片正位上偏下，侧位上略偏后置放，主要是为了避免

髋关节内收，外旋时内固定物切割股骨头。Lindequist 等人认为远端内固定物应尽量靠近股骨颈内侧，以利用致密的股骨距来增加其稳定性。尽管存在争议，目前一致的看法是由于血运的原因，内固定物不应置于股骨头上方。关于内固定物进入股骨头的深度，应距离股骨头关节面大约 5 mm 为宜。

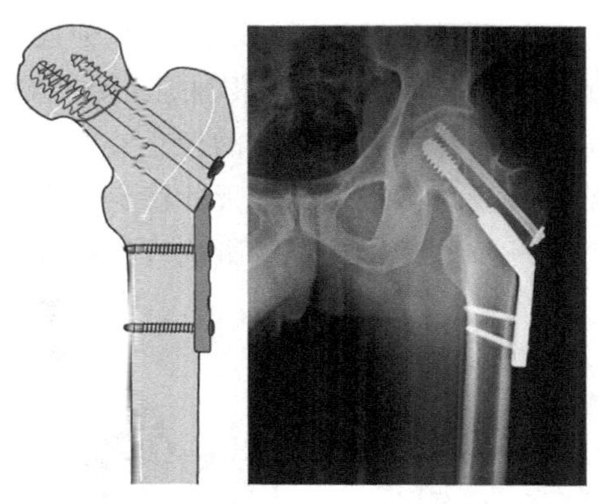

图 8-10 动力髋螺钉(DHS)

（杨小平）

第四节 股骨转子间骨折

股骨转子间骨折多发生于老年人。女性发生率为男性的 3 倍，老年患者致伤原因多为摔伤。而年轻患者致伤原因多为高能损伤，如交通伤、高处坠落伤等，需注意是否合并股骨头、股骨颈、髋臼骨盆、脊柱及胸腹部损伤。

一、损伤机制

多数患者的股骨转子间骨折为跌倒所致的低能量损伤，并主诉转子部受到直接撞击。由于患者多为老年人。其跌倒的原因与其原有疾病所引起的步态异常有关。如心脑疾病、视力听觉障碍、骨关节疾病等。此类患者中合并其他部位骨折的发生率为 7%～15%。常见有腕部、脊柱、肱骨近端及肋骨骨折。

高能量所致的股骨转子间骨折较为少见，多为机动车伤和高处坠落伤，其骨折类型多为逆转子间骨折或转子下骨折。Barquet 发现在此类患者中合并同侧股骨干骨折的发生率为 15%。如不注意则容易漏诊。

二、放射学诊断

标准的正侧位 X 线片对于正确诊断尤为重要。正位 X 线片应包括双侧髋关节。对于患侧应施以轻度内旋牵引，以消除患肢外旋所造成的重叠影像，从而对于骨折线方向、小转子是否累及、骨折粉碎和移位的程度作出正确判断。标准侧位 X 线片可以显示后侧骨折块及其移位程度。健侧 X 线片可以帮助医师了解正常的股骨颈干角及骨质疏松情况，以便正确选择治疗方法。多数情况下普通X线足以诊断。极个别患者由于骨折无移位而X线显示阴性，但主诉髋部疼痛并体检高度怀疑时需行CT或MRI检查。

三、骨折稳定性评估

股骨近端所受的生理应力在负重时分解为：①垂直分力，使股骨转子间骨折后的股骨头颈发生内翻移位。②沿股骨颈轴线的分力，使骨折端获得加压（图8-11）。在骨折愈合之前，肢体负重时垂直分力由内固定材料所承载。骨折的稳定性的评估直接关系到骨折的复位，内固定材料的选择决定术后能否肢体负重。骨折的形态决定骨折的稳定性及骨折复位后的稳定性。内侧弓（小转子）的完整性及外侧壁（大转子）是否累及直接影响骨折的稳定性。

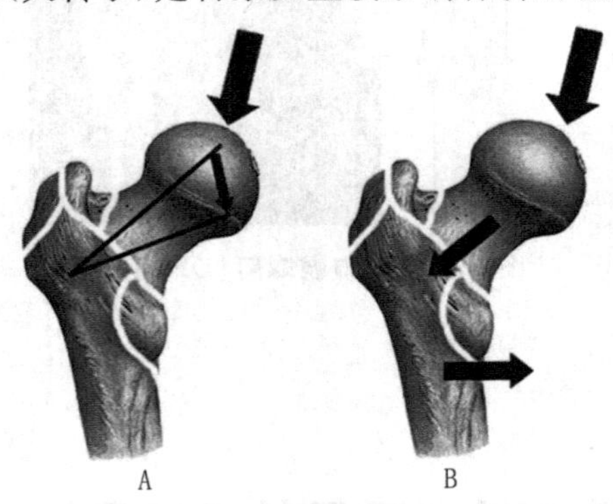

图8-11　骨折所受应力

A.内翻应力；B.轴向应力

四、分型

近年来文献报告关于股骨转子间骨折的分型超过10种。大致可分为：①基于骨折形态的描述（Evans、Ramadier、Decoulx、Lavarde等）。②对于骨折稳定性的评估（Tronzo、Ender、Jensen改良Evans分型、AO等）。

（一）Evans分型

Ⅰ型：无移位的2部分骨折。

Ⅱ型：移位的2部分骨折。

Ⅲ型：3部分骨折，后外侧壁不完整（合并大转子骨折）。

Ⅳ型：3部分骨折，内侧弓不完整（合并小转子骨折）。

Ⅴ型：4部分骨折，后外侧壁，内侧弓均不完整（合并小转子骨折）。

R型：逆转子间骨折。

其中1，2型为稳定型。其余均为不稳定型，大小转子的粉碎程度与复位后骨折的稳定性成反比。

（二）AO分型

将股骨转子间骨折纳入其整体骨折分型系统中。归为A类骨折。A1为简单骨折。A2为粉碎性骨折。A3为转子下骨折。每型中根据骨折形态又分为3个亚型。AO分型便于进行统计学分析。

股骨转子间骨折稳定与否取决于两个因素：①内侧弓的完整性（小转子是否累及）。②后侧

皮质的粉碎程度(大转子粉碎程度)。另外,逆转子间骨折非常不稳定。小转子骨折使内侧弓骨皮质缺损而失去力学支持,造成髋内翻。大转子骨折则进一步加重矢状面不稳定。其结果造成股骨头后倾。逆转子间骨折常发生骨折远端向内侧移位,复位不良则会造成内固定在股骨头中切割。骨折的不稳定是内固定失用(弯曲、断裂、切割)的因素之一。

五、治疗

股骨转子间骨折多见于老年人,保守治疗所带来的肢体制动和长期卧床使骨折并发症的发生难以避免。牵引治疗无法使骨折获得良好复位,骨折常常愈合于短缩,髋内翻的畸形状态,从而造成患者步态异常。因此,手术治疗、牢固固定是股骨转子间骨折的基本治疗原则。

(一)保守治疗

保守治疗只在某些情况下考虑应用。对于长期卧床肢体无法活动的患者,患有全身感染疾病的患者,手术切口部位皮肤损伤的患者,严重内科疾病无法耐受手术的患者,保守治疗更为安全。保守治疗根据患者治疗后有无可能下地行走可以归为两类方法。对于根本无法行走的患者无须牵引或短期皮牵引。止痛对症治疗。积极护理防止皮肤压疮。鼓励尽早坐起。对于有希望下地行走的患者,骨牵引 8～12 周。力求骨折复位。定期拍 X 线片,对复位和牵引重量酌情进行调整。去除牵引后尽快嘱患者功能练习及部分负重。骨折愈合满意后可行完全负重。

保守治疗并发症较多,如压疮、尿道感染、关节挛缩、肺炎及血栓等。因此,近年来一致认为,如患者伤前能活动,股骨转子间骨折的治疗原则是骨折的坚强内固定及患者术后早期肢体活动。保守治疗只适于不能耐受麻醉及手术的患者(如近期心肌梗死患者),以及伤前不能活动且伤后无明显不适患者。Horowitz(1966)报道在转子间骨折患者中,牵引治疗组死亡率达34.6%,而内固定组死亡率为 17.5%。近年由于手术技术的提高,内固定材料的不断发展,手术并发症的发生大大减少。手术治疗股骨转子间骨折已成为首选方法。

(二)手术治疗

手术治疗的目的是使骨折得以良好复位,牢固固定,以允许患者术后早期肢体活动及部分负重。从而尽快恢复功能。

骨折能否获得牢固固定取决于以下因素:①骨骼质量;②骨折类型;③骨折复位质量;④内固定物的设计;⑤内固定物在骨骼中的置放位置。

(三)手术时机

Bottle 等人的研究显示,24 小时以后手术患者死亡率明显增加。目前多数学者认为伤后 48 小时手术较为安全。在最初 12～24 小时内应该对于患者进行全面检查,对于异常情况予以积极纠正。其中包括血容量的补充、吸氧及原有疾病的相关药物治疗。与此同时,进行充分的术前计划和麻醉准备。

1.骨折复位

骨折的良好复位是下一步治疗的关键。如果复位不佳,不论选择哪种内固定材料都难以获得满意的固定。

对于稳定型骨折,轴向牵引、轻度外展内旋即可获得解剖复位。由于骨折端扣锁后完整的内侧弓可以提供稳定的力学支持,任何内固定物置入后均可得到牢固固定。

对于不稳定骨折,难以达到完全解剖复位。强行将大、小转子解剖复位使手术创伤增加,且解剖复位往往不易维持。目前多数学者主张对于不稳定骨折恢复股骨颈干的解剖关系即可,而无须追求完全解剖复位。

2.内固定材料

近年来治疗股骨转子间骨折的内固定材料不断发展更新，其中常用的标准内固定物可分为两类：①髓外固定（滑动加压螺钉加侧方钢板）：Medoff Plate 钉板、Richards 钉板、DHS 等。②髓内固定：Ender 针、PFN、Gamma 钉、PFN-A、Intertan、Asian IMHS，等。

（1）髓外固定材料。

1）滑动加压螺钉加侧方钢板固定：20 世纪 70 年代，滑动加压螺钉加侧方钢板应用于股骨转子间骨折的治疗。其基本原理是将加压螺钉插入股骨头颈部以固定骨折近端，在其尾部套入一侧方钢板以固定骨折远端。由于滑动加压螺钉加侧方钢板系统固定后承受大部分负荷直至骨折愈合；固定后股骨颈干角自然恢复、骨折端特别是骨距部分可产生加压力、目前已成为股骨转子间骨折的常用标准固定方法。如发现大转子粉碎，可加以支持钢板或螺钉等以固定大转子。

2）头钉置放的合理位置：有学者提出 TAD 值的概念。TAD 值是指正常解剖状态下股骨头颈中轴线在正侧位与股骨头关节面交点与头钉顶点的距离之和。他们认为 TAD 值（头钉的尖顶距）是可以独立预测头钉切出的最重要因素（不稳定骨折，患者年龄也是头钉切出的预测因素）。他们分析了 198 例转子间骨折患者（其中 16 例头钉切出），发现 TAD 值≥27 mm，无头钉切出；TAD 值＞45 mm，头钉切出率增加至 60%。他们建议，如术中导针置入后 TAD 值＞25 mm，需考虑重新复位或改变导针位置。TAD 值的测量方法如图 8-12 所示。

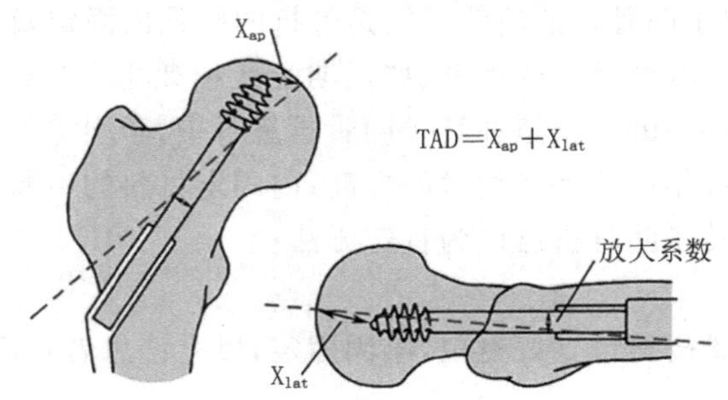

图 8-12　TAD 测量

有人主张头钉的位置位于股骨头颈中下 1/3（正位），偏后（侧位）。股骨头中下 1/3 偏后部位骨质较密，头钉置入后不易发生切割。Hartog 等人的尸体标本实验结果认为偏心位固定抗旋转力较差。主张以中心位固定为佳。

内上方固定应该避免。其原因：①股骨头内上方骨质薄弱，内固定难以牢固。切割发生率较高。②外侧骺动脉位于股骨头上方偏后，该动脉供应股骨头大部分血运。头钉内上方置放极易损伤外侧骺动脉而引起股骨头缺血坏死。

3）头钉进入的深度：应位于股骨头关节面下方 5～12 mm。此区域骨质致密，螺钉拧入后具有良好的把持作用。头钉进入的深度如果距离股骨头关节面 12 mm 以上则把持作用明显减弱，螺钉松动及切割的发生率增加。

（2）髓内固定：髓内固定可分为顺行髓内针和逆行髓内钉（弹性髓内针）两类。

1）弹性髓内针：1970 年 Enders 等人首先报道应用 3 根较细而且更有弹性的髓内针治疗股骨转子间骨折，在股骨转子部可分别放置于压力、张力骨小梁处，提高了固定的稳定性，在 20 世纪 70～80 年代得到广泛应用。其优点：①手术时间短，创伤小，出血量少；②患者肢体功能恢复快;③感染率低;④骨折延缓愈合及不愈合率低。缺点有术后膝关节疼痛、髓内针脱出、髓内针穿出股骨头、术后外旋畸形愈合等。近年来,Enders 针在成人股骨转子间骨折的应用逐渐减少。仅用于小儿下肢骨干骨折。

2)顺行髓内针:顺行髓内针固定股骨转子间骨折在近年来有很大发展,主要有 Gamma 钉、PFN、PFN-A、Intertam、Asian IMHS 等。其特点是通过髓内针插入一螺栓至股骨头颈(Interlocklng)。其优点:①有固定角度的螺栓可以维持复位后的股骨颈干角;②有效地防止旋转畸形;③骨折闭合复位,髓内固定使骨折端血运干扰减少,提高骨折愈合率;④中心位髓内固定,内固定物所受弯曲应力较钢板减少,内固定物断裂发生率降低。

Gamma 钉近端部分直径较大,固定牢固。生物力学结果发现固定之后股骨近端所受应力明显减少而股骨远端所受应力是增加的。因此,在靠近钉尾部的股骨远端常发生继发骨折。文献报道的发生率为 1%~8%。另外其头钉较为粗大,又只是单枚螺钉。抗旋转能力较差,螺钉在股骨头中切割的发生率较高。

一般认为髓内固定对于骨折端血运干扰小,手术创伤轻微。骨折愈合率高。但手术操作要求较高。固定之前骨折需获得良好复位。在某种情况下只有外展位才能获得复位而在此位置髓内针则无法打入。另外髓内针操作技术的学习曲线较长。目前普遍认为,对于稳定型股骨转子间骨折髓外固定即可。而对于不稳定型股骨转子间骨折,特别是反转子间骨折,由于髓内针属中心位固定而具有很好的抗弯能力,应视为首选。

(四)在股骨转子间骨折治疗中有几个问题特别需要注意

1.逆转子间骨折

由于该部位本身的力学不稳定性,髓内固定应为首选。并尽可能闭合复位以保留骨折端血供,以保证骨折愈合。如果只能采取髓外固定则应选择 DCS。DCS 对于骨折近端的支持固定可以防止骨折近端向外移位,而 DHS 对于骨折近端没有任何控制作用,股骨头颈的拉力螺钉又可以在套筒内滑动,股骨头颈所受到的轴向应力可以造成骨折近端向外侧移动从而使复位丢失,因此 DHS 在逆转子间骨折应该禁用。

2.外侧壁破裂,不稳定性增加

外侧壁是内固定材料把持的唯一部位,同时也是维持骨折固定后稳定性的重要因素。外侧壁的破裂,使得多数内固定材料(髓内固定,DHS)的近端失去骨性支持而又不存在任何固定,因而骨折端极不稳定。常见的移位有两种:①骨折近端向外侧移位。②骨折发生旋转移位(旋转性切割)。此时头钉并没有穿出股骨头,但在股骨头中的位置明显改变。旋转移位发生后,患者臀中肌肌力减弱因而出现臀肌步态。外侧壁破裂的原因:①原始破裂。②医源性损伤。对于原始存在外侧壁破裂的股骨转子间骨折应该在 DHS 基础上附加转子钢板固定,或采取股骨近端钢板固定,以加强外侧壁的支持。对于外侧壁薄弱存在潜在劈裂风险的股骨转子间骨折,Gotfried 设计并应用 PCCP 钢板,对于控制骨者近端的旋转移位非常有效。

3.股骨转子间骨折钢板固定

目前随着锁定钢板的普及应用,一些医师对于股骨转子间骨折采用锁定钢板固定。很多公司纷纷推出各种股骨近端锁定钢板。应该明确,钢板固定是偏心固定,抗弯曲应力强度较差,不适当的负重后钢板断裂率很高,不应作为常规固定方式。其适应证很严格:①外侧壁严重破裂。②某些翻修手术(如 DHS 失效后股骨头颈中部不适合置放常规头钉)。

4.髓内钉固定后隐性出血

髓内钉的固定曾被认为创伤较小。但临床发现对于软组织的创伤与髓外固定无异。近年来很多医师特别注意到髓内钉固定后隐性出血问题。患者术后明显大腿肿胀，有时伴有大片皮下淤血。血红蛋白明显降低。祝晓忠等在对于PFNA固定的股骨转子间骨折患者围术期的研究发现，围术期总出血量706～937 mL，其中80%为隐性出血。Foss等人的研究显示股骨转子间骨折髓外固定组平均出血量547 mL而髓内固定组平均出血量高达1473 mL。因此老年股骨转子间骨折髓内固定后要密切观察患者血红蛋白，血细胞比容的变化，必要时积极输血纠正。

选择不同的内固定方法，除根据医师操作技术熟练程度、内置物供应情况及价格等因素以外，仅由原始骨折类型、骨折粉碎程度及骨质疏松严重程度去综合分析，或可得出以下的意见：髓外固定适用于AO分类之A1和A2-1型稳定转子间骨折，如果患者骨折虽然稳定但有严重之骨质疏松亦应选用带锁髓内固定。对于A2-2、A2-3型和A3型应选用带锁髓内固定。

5.外固定支架

外固定支架治疗股骨转子间骨折时有报道。其优点是手术操作简便，创伤轻微。缺点是术后活动不方便，近端针道感染率较高，膝关节活动受限。需严格进行针道护理。主要应用于严重多发创伤及老年体弱多病，无法耐受内固定手术的患者。

6.人工关节置换

人工关节置换术主要应用于严重粉碎股骨转子间骨折并伴有严重骨质疏松的患者，其目的在于减少卧床时间，早期下地部分或全部负重。由于股骨转子间骨折常累及股骨矩，使得人工关节置换后的稳定性降低，因此适应证的选择非常严格。

（杨小平）

第五节　股骨转子下骨折

股骨转子下骨折是发生于股骨小转子及其远端5 cm之内的骨折，属于较为常见的骨折，占所有髋部骨折的10%～30%。应当引起注意的是该区域多发生病理性骨折，据统计17%～35%的转子下骨折是病理骨折。转子下骨折不同于邻近的转子间骨折，该区域内骨不连的发生率较高，其中的原因：①股骨转子下区是应力集中区，骨折极不稳定。②股骨转子下区主要由皮质骨构成，血供相对转子间区域少，骨折的愈合能力相对弱。③多为高能量损伤，周围软组织损伤严重。④选用切开复位及剥离显露内侧骨折块过多破坏断端血运。

一、损伤机制

（一）高能量损伤

如机动车事故、高处坠落伤。

（二）低能量损伤

如老年性骨质疏松跌倒所致骨折、病理性骨折。

（三）股骨颈骨折空心钉内固定术后骨折

由于空心钉直径6.5～7.3 mm，三枚螺钉削弱了股骨近端张力侧皮质的坚固性，容易造成股

骨转子下区骨折，建议螺钉在股骨外侧支质的位置不要超过股骨小转子水平。

二、分型

Seinsheimer 分型法较常用，根据大骨片的数量、骨折线的形状与位置，将骨折分为五种类型：Ⅰ型，无移位的骨折；Ⅱ型，两块骨折（A.横形骨折；B.螺旋形骨折，小转子与近侧断端相连；C.螺旋形骨折，小转子与远侧断端相连）；Ⅲ型，3 块螺旋形骨折（A.小转子形成一单独骨片；B.股骨近端形成一单独的蝶形骨片，但不包括小转子）；Ⅳ型，粉碎性骨折，四块以上骨片者；Ⅴ型，转子下-转子间骨折，任何转子下骨折伸展到大转子者。

三、手术治疗

（一）手术适应证

（1）除儿童和全身状况不允许麻醉及手术的患者，应当选择手术治疗。

（2）非手术治疗采取屈髋 90°的股骨髁上牵引。

（二）手术方案的选择和手术原则

股骨转子下骨折固定方法多样，根据不同的骨折类型选择合适的内固定物成为治疗效果的关键。

1.闭合复位髓内钉内固定

髓内钉是大转子区完整的 Seinsheimer 分型Ⅰ～Ⅳ型的股骨转子下骨折的首选固定方案。治疗中多采取长重建髓内钉，提供足够的把持力。

2.切开复位钢板螺钉内固定

动力髁螺钉（DCS）是 Seinsheimer 分型Ⅴ型或者既往该部位骨折固定失败患者的首选方案，在术中应至少保证 2 根或以上的皮质骨螺钉进入股骨距，可防止内收和旋转畸形。动力髋螺钉（DHS）因为不能提供足够的防旋能力，不适合股骨转子下骨折的治疗。

（三）手术技术

股骨转子下骨折闭合复位髓内钉内固定术。

1.体位及术前准备

侧卧位于可透视手术床或平卧于牵引床。前者需在术前测量健侧肢体长度，术中需仔细避免旋转畸形。后者术中不必过度牵引患肢，避免牵引造成骨折块进一步的移位。由于患肢远端固定，采取各种复位技巧操作近端骨折块向远端复位。术中通过透视方便比较患肢和健侧肢体的长度，容易纠正患肢的成角畸形。

2.手术入路

同股骨转子间骨折闭合复位髓内钉内固定部分。

3.骨折复位与内固定

（1）侧卧位复位技巧：此方法难点在于控制旋转，应透视调整纠正旋转畸形。首先透视膝关节，调整双髁后侧连线重叠，此后膝关节维持位置不再变动，旋转 C 形臂 20°（或设计好的股骨颈前倾角），透视股骨近端，此时股骨颈和股骨干应在同一轴线上。

（2）平卧位复位技巧：患肢稍牵引，足极度内旋，以保持髌骨朝向正上方。近端对远端复位时，对于较小外展、屈曲移位，向内、向下压迫骨折近端，进行复位；近端外展畸形的骨折，可以用点状复位钳，沿大转子和股骨干方向临时固定；或者用一根顶棒自外向内顶推近端骨块复位。

对于远端向内移位的骨折，可以在远端使用骨钩，同时近端配合顶棒进行复位。

(3)进针点与进针方向：恰当的进针点是获得和维持复位的关键，在正位上，进针点为梨状窝偏外；在侧位上，进针点位于前1/3和中1/3交界水平。不恰当的进针点的位置和方向会导致骨折复位后的再次移位。

(4)开口与扩髓：仰卧位扩髓时，应注意使用套筒把持软钻的方向，保护外后侧皮质，避免偏向外后侧导致进针方向改变从而引起内翻。

(5)远端锁钉植入：无法使用导向器时，可应用"满圆"技术，在透视下锁钉远端螺钉。调整C形臂机的投照角度，使锁定孔成为正圆。保证钻头尖端在锁定圆孔中央，并使得钻头同锁定孔在同一轴线上，使钻的边缘正好套在锁定孔内，或者正好将其充满。

4.术后处理

理论上重建钉的设计允许术后即可负重。但临床中年龄较大、骨质疏松、粉碎性骨折不稳定的患者，可以适当延期负重。应早期行关节功能锻炼。

(四)经验与教训

(1)关于闭合复位髓内钉内固定的扩髓过程中的技术误区：①偏心扩髓，可以导致一部分骨皮质的薄弱，从而影响愈合甚至导致疲劳骨折；②转速慢导致扩髓钻卡住，如果扩髓钻卡住，应由有经验的医师取出，因为扩髓钻头在髓腔内断裂是严重的并发症；③过度扩髓导致热坏死，对于股骨干中部髓腔狭窄的患者(9 mm或以下)，应当避免过度扩髓，否则可能导致髓腔内细胞的过热坏死；④脂肪栓塞，扩髓时应慢慢插入扩髓钻，并且在每次扩髓之间停留足够的时间，保证髓腔内压力回复正常。

(2)钢板螺钉固定理念：①对于简单的骨折可以采取加压钢板或者拉力螺钉在骨块间加压，获得绝对稳定；或者应用桥接钢板长板少钉的固定方法，获得相对稳定。②对于粉碎性骨折可以采取桥接钢板，近端、远端螺钉相距较远，获得相对稳定。

(3)注意对内侧骨块的血运保护。

(五)手术并发症及其防治

1.股骨转子下骨折术后内翻畸形

术中可以在正位透视中观察大转子顶点和股骨头中心的关系，二者在一条水平线上基本上颈干角在130°左右，如果大转子顶点明显高于股骨头中心，则提示存在内翻畸形；在获得良好的复位之前，不要开始扩髓，否则将难以重新复位和固定。

2.骨不连

对于转子下骨折，在进行有限切开髓内固定或髓外固定时，应注意避免破坏内侧血运导致内侧骨块坏死吸收从而引起吊臂样改变，造成骨不连和内固定失败。另外由于术中过度牵引导致骨折断端分离，应该在锁入远端静力锁钉前松开牵引，或者使用动力锁定；如果术后发现股骨近端与股骨干间隙过大，可以在术后6周将远端锁定螺钉动力化。

(杨小平)

第六节 股骨干骨折

股骨干骨折是发生于股骨小转子远侧 5 cm 以远至距股骨内收肌结节 5 cm 以内的骨折，占成人股骨骨折的 36.27%，主要见于 21～30 岁年轻男性和 31～40 女性。在 AO 分型中，A 型占 70.26%，B 型占 18.17%，C 型占 11.57%。其中中段骨折最常见，开放性骨折少见，双侧股骨干骨折往往合并其他系统的损伤，死亡率高达 1.5%～5.6%，少数股骨干骨折会伴有内侧血管的损伤。

一、损伤机制

（一）直接暴力

高能量损伤，如车祸撞击、挤压、枪击等，常见于年轻患者，多导致横行或粉碎性骨折。

（二）间接暴力

（1）高能量损伤：杠杆作用、扭转作用，如高空坠落、疲劳行军等，常见于年轻患者。

（2）低能量损伤：病理性骨折，常见于老年患者。间接暴力多导致斜形或螺旋形骨折。

二、骨折分型

股骨干骨折常用的分型系统为 AO-OTA 分型系统，根据 AO-OTA 分型系统将股骨干骨折分为三型。A 型为简单骨折：A1 亚型为螺旋骨折，A2 亚型为短斜形骨折，A3 亚型为横断骨折。B 型为楔形骨折，B1 亚型为螺旋形蝶形骨块；B2 亚型为斜行蝶形骨块；B3 亚型为粉碎的蝶形骨块。C 型为复杂骨折，C1 亚型为复杂螺旋形骨折；C2 亚型为节段性骨折；C3 亚型为复杂不规则形骨折。

三、治疗方法

（一）非手术治疗

牵引是治疗股骨干骨折历史悠久的方法，可分为皮牵引和骨牵引，皮牵引只在下肢损伤的急救和转运时应用。骨牵引在 1970 年以前是股骨干骨折最常用的治疗方法（图 8-13），现在则只作为骨折早期固定的临时方法，骨牵引有足够的力量作用于肢体使骨折获得复位，通常使用胫骨结节骨牵引或股骨髁上骨牵引，股骨髁上骨牵引比胫骨结节骨牵引能够对骨折端提供更为直接的纵向牵拉，但在骨折愈合后膝关节僵直的发生率较高。

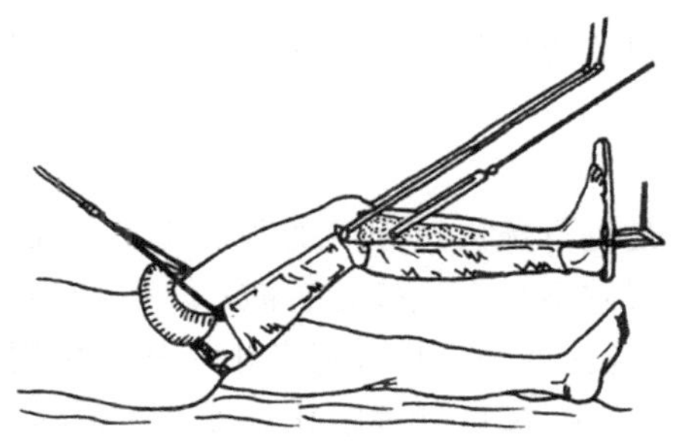

图 8-13　应用 Thomas 架进行骨牵引

虽然股骨干骨折的治疗已转移到手术治疗，但患者偶尔也必须采取牵引治疗，过去几十年在治疗开放和闭合损伤方面取得了成功，仍需要掌握这方面的知识。

(二)手术治疗

1.外固定架

由于外固定架的固定针经常把股四头肌与股骨干固定在一起，所形成的瘢痕能导致永久性的膝关节活动丧失，另外股骨干骨折外固定架固定针横穿髂胫束和股外侧肌的肌腹后针道感染率高达50%，所以现在外固定架不能作为闭合股骨干骨折的常规治疗方法。外固定架可作为一种股骨干骨折临时固定。外固定架固定股骨干骨折最主要适应证常用于多发创伤，这种损伤由于合并其他损伤需要进行快速、稳定的固定；外固定架固定股骨干骨折还用于Ⅲ型开放性骨折。这些患者一旦情况改善，可将其更换为内固定(接骨板或髓内针)，多数学者认为2周内更换为内固定是安全的。超过2周应在取出外固定架后全身应用抗生素和局部换药，2周后再更换为内固定。

2.接骨板

切开复位接骨板内固定现在不再是治疗股骨干骨折的首选方法。其手术适应证包括髓腔极度狭窄的骨折；邻近骨折的骨干有畸形；股骨干骨折合并同侧股骨颈骨折；合并血管损伤需广泛暴露以修补血管的严重骨折；多发创伤不能搬动的患者等。

接骨板内固定的优点主要有直视下骨折切开复位可以获得解剖或近解剖复位；不会增加骨折以远部位损伤，如股骨颈骨折和髋臼骨折等；不需要特殊的设备和放射科人员。缺点一是固定所需要广泛剥离软组织、形成股四头肌瘢痕、大量失血；二是接骨板固定属偏心固定，力臂比髓内针长1～2 cm，增加了内固定失效的危险；文献所报告的内固定的失效率是5%～10%，股骨干骨折接骨板内固定的感染率高于保守治疗和闭合复位髓内针内固定，感染率是0～11%；三是由于接骨板下骨皮质的血供受到损害或产生的应力遮挡效应，可造成接骨板取出后发生再骨折。

简单的骨折，最少也应该应用10孔的宽4.5的接骨版。对于粉碎性骨折，骨折端两侧至少有5枚螺丝钉的距离。过去推荐每侧至少8层皮质固定，现在接骨板的长度比螺丝钉的数目更重要。应用长接骨板和少的螺丝钉固定并没有增加手术的创伤，螺丝钉经皮固定接骨板。每侧3枚螺丝钉固定，生物力学最大化，1枚在接骨板的末端，1枚尽可能接近骨折端，1枚在中间增加接骨板和骨的旋转稳定性。横断骨折可以预弯接骨板，通过加压孔加压骨折端。斜型骨折应用通过接骨板的拉力螺丝钉加压骨折端。对于粉碎性骨折采用接骨板固定时应用牵开器复位股骨干骨折以获得正常的力线和长度，不追求绝对的解剖复位，避免了一定要获得解剖复位而对骨折端软组织进行的广泛剥离，也不剥离骨折端，并使用桥接接骨板代替加压接骨板，骨痂由骨膜形成而不是一期愈合，缩短了愈合时间，明显改善了接骨板固定的临床疗效。

尽管接骨板有许多缺点，但只要正确选择其适应证，正确掌握放置接骨板的手术技术，也可取得优良的结果。

3.带锁髓内针

股骨干大致呈直管状结构，是进行髓内针固定的理想部位。髓内针有多个优点：第一，髓内针所受到的负荷小于接骨板，使得它不易发生疲劳折断；第二，骨痂受到的负荷是逐渐增加的，刺激了骨愈合和骨塑形；第三，通过髓内针固定可以避免由于接骨板固定所产生的应力遮挡效应而导致的骨皮质坏死。在理论和实践中，髓内针固定比其他形式的内固定和外固定还有许多优点。虽然进行闭合髓内针固定需要特殊的设备和放射技术人员，但是它容易插入，而且不需要接骨板固定时的所进行的广泛暴露和剥离。因为闭合髓内针技术没有破坏骨折端的血肿，也没有干扰对骨折愈合早期起关键作用的细胞和体液因子，所以闭合髓内针技术是股骨骨折的一种生物固定，较小的手术剥离和减少感染率。

(1)顺行带锁髓内针(髓内针从近端向远端插入)：闭合复位顺行带锁髓内针固定是治疗股骨干骨折的金标准。愈合率可高达99%，而感染率和不愈合率很低(<1%)。顺行带锁髓内针几乎适合于所有股骨干骨折。闭合带锁髓内针的临床结果大部分取决于术前、术中仔细计划。包括髓内针的长度和直径：长度应在股骨残留骺线和髌骨上缘之间，直径不<10 mm；体位、复位方法和是否扩髓和锁钉的数目。精确的髓内针入点是非常关键的，开孔应在转子中线的后侧和大转子窝的转子突出的内侧。这样保证开孔将位于冠状面和矢状面股骨干髓腔轴线上。对于所有骨折进行常规静力锁定可以减少继发于没有认识到的粉碎性骨折的术后内固定失效。

(2)逆行髓内针(髓内针从远端向近端插入)：逆行髓内针的主要优点是入点容易，骨折复位不影响其他部位的损伤。主要适应证有同侧股骨干骨折合并股骨颈骨折、髋臼骨折、胫骨骨折、髌骨骨折和胫骨平台骨折。相对适应证是多发创伤的患者，双侧股骨干骨折，肥胖患者和孕妇。对于多发骨折或多器官损伤的患者，平卧位对患者的稳定最好，逆行髓内针插入能够快速地完成，双侧股骨干骨折用逆行髓内针固定不用变换体位，血管损伤的患者需要修复血管，可以快速插入不锁定的髓内针有利于血管修复，肥胖的患者，顺行髓内针入点非常困难，而逆行髓内针较容易。

逆行髓内针的禁忌证是膝关节活动受限和低位髌骨，不能够合适插入髓内针，转子下骨折由于逆行髓内针对稳定性的担心，也不易选用逆行髓内针；开放骨折有潜在的感染的危险，导致膝关节感染，也不可以选择逆行髓内针。

(三)术后康复

1.指导活动

闭合髓内针术后，患者尽早能够忍受的肌肉和关节活动。指导患者股四头肌力量练习和渐渐负重，所有患者应尽早离床活动，对于多发创伤患者，即使仅仅坐起来也可减少肺部并发症。

2.特殊类型骨折的治疗

未合并其他部位骨折和软组织损伤的股骨中段简单的横断和短斜骨折，用闭合髓内针治疗容易。但是多数股骨干骨折的部位和类型复杂可能合并其他损伤，所以多数股骨干骨折治疗时需要在标准髓内针做一些改进，以下常见情况是股骨干骨折特殊治疗。

(1)粉碎性骨折：粉碎性骨折是高能量损伤的标志。粉碎性骨折常伴随大量失血或开放性骨折，发生全身并发症如脂肪栓塞综合征也高。静力锁定带锁髓内针已取代其他方法用于治疗粉碎性骨折。这些髓内针可达到远近端的髓腔，恢复股骨的轴线，没必要复位粉碎性骨折，骨折块自髓腔移位2 cm，不影响骨折愈合，在此部位将形成丰富的骨痂。在系列X线片的研究中，在骨折愈合过程中移位的皮质骨块成角和移位逐渐减少。不建议用髓内针加钢丝捆绑骨折块这种方法，这种方法是引起骨折愈合慢或不愈合的主要原因。

(2)开放性股骨干骨折：股骨干开放性骨折通常是由高能量的损伤引起，还可能合并多个器官的损伤。股骨干开放性骨折过去几十年的临床研究表明积极的手术治疗更能取得明显效果。Ⅰ和Ⅱ型的开放性骨折髓腔没有肉眼污染最好急症用髓内针治疗。ⅢA开放股骨干骨折如果清创在8小时内可行髓内针固定，如果存在清创延迟或ⅢB损伤，可选择外固定架治疗。股骨干开放性骨折合并多发创伤的患者，应用外固定架固定治疗。对于动脉损伤需要修补的骨折

(ⅢC)外固定架是最好的稳定,因为它能快速完成血管修复后再调整。肢体血供恢复后,外固定架可以换成接骨板或髓内针。ⅢC开放性骨折合并多发损伤不稳定的患者,有截肢的相对适应证。

(3)股骨干骨折合并同侧髋部骨折:股骨干骨折合并同侧股骨颈骨折的发生率1.5%~5%。股骨颈骨折通常为垂直剪切(PauwelⅢ)型,股骨颈骨折移位小和不粉碎。股骨干骨折时因不能用X线诊断整个股骨全长,股骨颈骨折常被延迟诊断,1/4到1/3的股骨颈骨折初诊时被漏诊,股骨干骨折合并同侧隐性股骨颈骨折早期漏诊率更高,临床医师应通过对患者的受伤机制分析,应考虑隐性股骨颈骨折的可能,术前可用CT明确诊断,行股骨干骨折带锁髓内针时术中和术后密切注意股骨颈骨折存在,可以减少股骨颈骨折的延误诊断。

现在最常用的方法是用逆行髓内针固定股骨干骨折,股骨颈骨折用空心钉或DHS固定,还有接骨板加空心钉固定,顺行髓内针加空心钉固定股骨干合并股骨颈骨折,重建髓内针用一内固定物同时有效固定股骨近端和股骨干两骨折,后两项技术的主要并发症是对一些股骨颈骨折不能达到解剖复位。

(4)股骨干骨折合并同侧髋关节脱位:文献报道的这种损伤50%的髋脱位在初诊时漏诊。髋脱位后平片股骨近端内收,所以对股骨干骨折进行常规骨盆X线片检查是避免漏诊的最好方法。股骨干骨折合并同侧髋关节脱位需急症复位髋脱位,以预防发生股骨头缺血坏死,股骨干用接骨板或髓内针进行固定。伤口关闭后闭合复位髋脱位。

(5)股骨干骨折合并同侧股骨髁间骨折:股骨干骨折合并股骨髁间骨折存在2种类型。一是股骨髁间骨折近端骨折线与股骨干骨折不连续;二股骨髁间骨折是股骨干骨折远端的延伸。这种损伤有多种方法治疗,包括两骨折切开复位一接骨板固定;两骨折切开复位分别用两接骨板固定;股骨髁间骨折切开复位,而在股骨干插入髓内针进行固定。带锁髓内针对这2处损伤可提供良好的固定,特别对股骨髁间骨折无移位者。

(6)髋关节置换术后股骨干骨折:髋关节置换术后股骨干骨折不常见,外伤后,应力集中在股骨假体末端引起骨折,这种骨折分为3型:Ⅰ型,螺旋骨折起于柄端的近端,骨折位置被假体末端维持。Ⅱ型,在假体末端的骨折。Ⅲ型,假体末端以下的骨折。治疗根据骨折类型和患者是否能耐受牵引和第2次手术,Ⅰ型骨折假体柄维持骨折稳定,骨牵引6~8周,这时患者有足够的骨痂也许保护性负重,通常需要带骨盆的股骨支具。Ⅱ型骨折可以保守治疗,也可以把以前的股骨柄换为长柄,Ⅲ型骨折可以保守治疗或切开复位加压接骨板内固定。如Ⅲ型骨折发生在股骨远1/3,可以用逆行髓内针治疗。

四、并发症

并发症的类型与严重程度和治疗骨折的方法有关。近年随着治疗的改进特别是闭合带锁髓内针出现并发症明显降低。

(一)神经损伤

在治疗股骨干骨折中引起神经损伤有以下几种形式:骨牵引治疗的患者小腿处于外旋状态,腓骨近端受到压迫,腓总神经有可能损伤,特别在熟睡和意识不清的患者容易发生。这种并发症通过调整牵引方向,在腓骨颈部位加用棉垫,鼓励患者自由活动牵引装置来避免。

术中神经损伤的原因:一是复位困难过度牵引,复位困难的原因是手术时间延迟,试图强行闭合复位,牵引的时间长、力量大,一般股骨干骨折3周后闭合复位困难,采取有限切开能够避免

这种并发症。二是患者在手术床不适当的体位直接压迫。会阴神经和股神经会受到没有包裹的支柱的压迫。仔细包裹水平和垂直面的支柱可以防止这种损伤。

(二)血管损伤

强大的暴力才能导致股骨干骨折，但血管损伤并不常见。虽然穿动脉破裂常见，在骨折部位形成局部血肿，但股骨干骨折后股动脉损伤<2%，由于血管损伤发生率低往往被忽视。穿动脉破裂术后患者血压不稳定，股骨干局部肿胀可触及波动，应立即手术探查，结扎血管，清除血肿。

股动脉可以是完全或部分撕裂或栓塞和牵拉或痉挛。微小的撕裂可以引起晚期血管栓塞。虽然下肢通过穿动脉有丰富的侧支循环，股动脉栓塞不一定必然引起肢体坏死，但是血管损伤立即全面诊断和治疗对保肢非常重要。

(三)感染

股骨干骨折接骨板术后感染率约为5%，闭合带锁髓内针感染率<1%。感染与骨折端广泛剥离、开放性骨折、污染的程度和清创不彻底有关。多数感染患者在大腿或臀部形成窦道流脓。患者在髓内针后数周或数月大腿有红肿热痛，应怀疑感染。平片可以看到骨膜反应和骨折部位密度增高的死骨，血液检查包括白细胞记数和红细胞沉降率、C反应蛋白对诊断不重要，对评价以后的治疗有一定帮助。

股骨感染需要手术治疗，如果内固定对骨折稳定坚强应保留，治疗包括彻底清除死骨和感染的软组织、伤口换药和合理应用抗生素。多数股骨干骨折即使存在感染也可在4～6个月愈合，骨折愈合到一定程度可取出髓内针，进行扩髓取出髓腔内感染的膜和骨。如果内固定对骨折不能提供稳定，需考虑其他几种方法。骨折稳定程度通过髓内针锁定或换大直径髓内针来增加。如果股骨干存在大范围死骨，取出髓内针后彻底清创，用外固定架或骨牵引固定，在骨缺损部位放置庆大霉素链珠。患者在伤口无渗出至少3个月后，开始植骨。

(四)迟延愈合和不愈合

骨折不愈合的定义和治疗还存在许多争议，迟延愈合指愈合长于骨折的愈合正常时间。股骨干骨折6个月未获得愈合即可诊断为迟延愈合。诊断不愈合最少在术后6个月结合临床和连续3次X线无进一步愈合的迹象诊断，多数骨不愈合的原因是骨折端血供不良、骨折端不稳定和感染和骨折端分离骨缺损和软组织嵌夹，骨折端血供不良主要原因是开放性骨折和手术操作中对骨折端软组织的广泛剥离，骨折端稳定不够主要是髓内针长度不够和继发的锁钉松动。另外既往有大量吸烟史，术后非甾体抗炎药的应用和多发创伤也是骨折不愈合的因素。

有多种方法治疗骨折不愈合，包括动力化、交换大直径的髓内针、接骨板固定和植骨，或几种方法合并使用。动力化通过去除锁钉的方法治疗骨折不愈合，似乎是一种简单有吸引力的方法，但临床报告很失望，一项报告治疗骨折迟延愈合，在4～12个月动力化，一半以上的患者不愈合，需要其他治疗，问题严重的是一半患者肢体短缩2 cm以上，因此常规不推荐动力化。扩髓换大直径髓内针临床报告的区别很大，愈合率有的达96%，有的只有53%。效果不明确。有学者报告取出髓内针后采用间接复位的方法用接骨板固定加自体髂骨植骨的方法取得了明显的疗效。骨折端存在明显不稳定时，在髓内针加侧板稳定旋转不稳定，是一种简单有效经济的方法，报道愈合率可达100%。

(五)畸形愈合

股骨干骨折畸形愈合在文献中被广泛讨论，短缩畸形愈合一般认为短缩>1 cm，但>2 cm患者就可能产生症状。成角畸形通常定义为在矢状面(屈-伸)或冠状面(内-外翻)>5°的成角，髓内针固定总发生率在7%～11%。髓内针固定预防成角畸形应在复位、扩髓、插入和锁钉时注意。正确的入点和保证导针居髓腔中央能够减少成角畸形的发生。如导针偏离中心，可以通过一种称为“挤压”(Poller)螺丝钉的技术矫正。严重的畸形愈合通过截骨矫正，再用带锁髓内针固定。旋转畸形<10°的患者无症状，超过15°可能有明显的症状，表现在跑步和上楼梯有困难。术后发现超过15°的旋转，应立即矫正。

(六)膝关节僵直

股骨干骨折后一定程度的膝关节僵直非常常见，僵直与骨折部位、治疗方法和合并的损伤有关。颅脑损伤和异位骨化都会影响膝关节活动，多数认为接骨板固定会使膝关节僵直。股骨干骨折在屈曲和伸直都受影响，一般表现为被动屈曲和主动伸直受限。屈曲受限主要是股四头肌瘢痕，特别是股内侧肌。积极主动的膝关节活动练习能够有效地预防。股骨干骨折固定后在开始6～12周无明显进展，需要考虑麻醉下活动，晚期行膝关节松解术。

(七)异位骨化

髓内针后臀肌部位的异位骨化的确切原因还不清楚。可能与肌肉损伤导致钙代谢紊乱有关，也可能与扩髓碎屑没有冲洗干净有关，但前瞻性研究显示，冲洗髓内针伤口并未减少异位骨化的发生。异位骨化临床上症状少，很少有异位骨化影响髋关节的活动报道，推荐在股骨干骨折获得愈合和异位骨化成熟后进行治疗，可同时进行髓内针取出和切除有症状的异位骨化，术后用小剂量的放射治疗或口服吡罗昔康。

(八)再骨折

股骨干骨折愈合后在原部位发生骨折非常少见，多数发生在接骨板取出后2～3个月，且多数发生在原螺丝钉钉孔的部位。预防再骨折：一是内固定物一定要在骨折塑形完成后取出，通常接骨板是术后2～3年，髓内针是术后1年；二是取出接骨板后，应逐渐负重，以使骨折部位受到刺激，改善骨痂质量。股骨干再骨折通常可采用闭合带锁髓内针治疗，一般能够获得愈合，患者可很快恢复完全负重。

(杨小平)

第九章 膝部及小腿创伤

第一节　膝关节半月板损伤

一、概要

膝关节半月板主要是纤维软骨组织，位于股骨、胫骨之间的关节隙两侧，内外各一。内侧半月板外形呈C形，外侧半月板近似于O形。半月板的横切面呈三角形(楔形)，外缘厚，中央(游离缘)薄。半月板前、后角附着于胫骨平台前、后部(图9-1)。

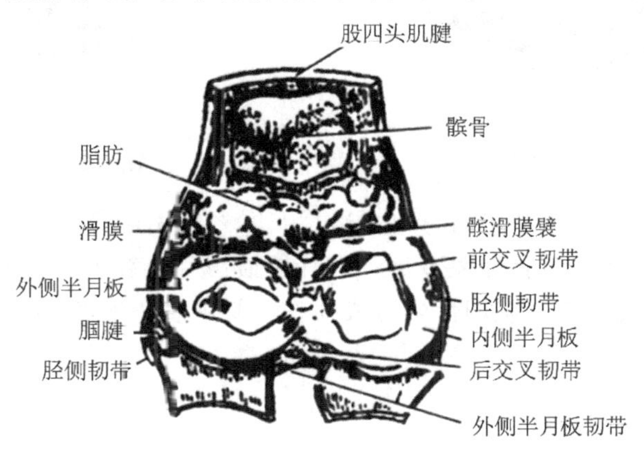

图9-1　膝关节内外侧半月板

半月板的生理功能：①滚珠作用，有利关节的活动。②缓冲作用，吸收纵向冲击及震荡，保护关节软骨。③稳固关节作用，防止膝过度伸屈、膝内外翻及内外旋，也防止股骨过度前后滑移。④调节关节内的压力，分布关节液。半月板撕裂后功能丧失，反而引起关节继发病变。

半月板损伤在欧美地区以内侧半月板损伤较多，而在亚洲则以外侧半月板损伤较多，原因是亚洲地区外侧盘状半月板的人较多。

二、发病病因

主要由直接暴力和间接暴力引起，其中以间接暴力多见。最常见的是半月板矛盾运动的结果。

(1)当膝关节运动时,股骨髁和胫骨平台有两种不同方向的活动。屈伸时,股骨内外髁在半月板上面做前后活动;当旋转时,半月板则固定于股骨髁下面,其转动发生于半月板和胫骨平台之间。故半月板破裂往往发生于膝的伸屈过程中又有膝的扭转、挤压或内外翻动作时。在体育运动中,产生这种半月板矛盾运动的动作很多,很容易引起半月板损伤。

(2)以蹲位或半蹲位为主的工作人员反复的蹲立提重物,使膝关节常处于屈曲、伸直位,有时还有外翻和旋转动作,反复磨损引起外侧半月板或后角的损伤,病史中可无明显外伤史。

半月板损伤的类型:损伤类型可根据半月板撕裂形态而分,常见的有以下几种。①边缘分离:大多发生在内侧半月板前、中部,有自愈可能。②半月板纵裂:也称“捅柄样撕裂”或“提篮损伤”(图 9-2),大的纵裂易于产生关节交锁。③前角损伤:可为半月板实质撕裂,也可能为前角撕脱骨折。④后角损伤:多较难诊断,表现为膝后部疼痛(图 9-3)。⑤横行损伤:多发生在体部,临床疼痛较明显,偶有关节交锁。⑥水平劈裂:大多在半月板体部中段呈层状部分裂开,尤以盘状半月板多见,无论是关节造影还是关节镜检查均易漏诊,应撬起半月板内缘查看。⑦内缘不规则破裂:半月板内缘有多处撕裂,可产生关节内游离体、关节交锁与疼痛。⑧半月板松弛:常有膝不稳定感,关节间隙触诊可有凸出、压痛及滑进滑出感,半月板摇摆试验常阳性。

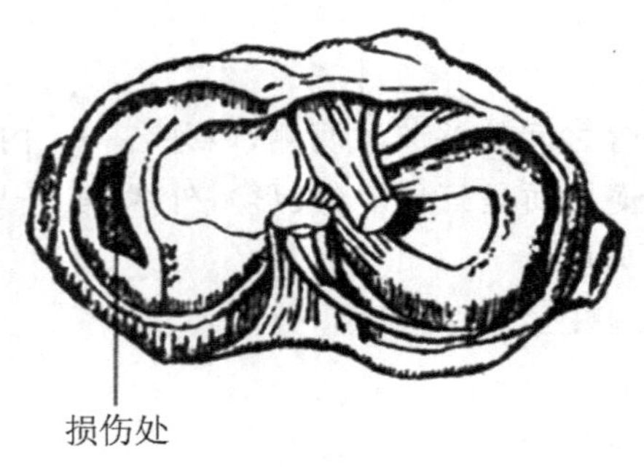

图 9-2 半月板捅柄样撕裂

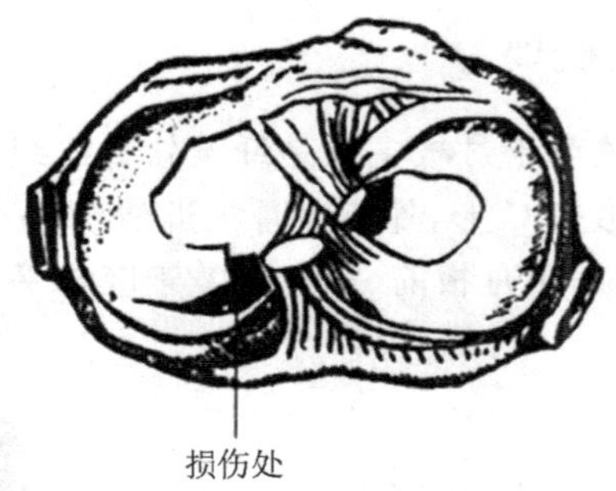

图 9-3 半月板后角损伤

总之,半月板损伤后失去正常张力,产生异位活动,经常引起膝关节疼痛、关节积液、交锁,导致膝关节不稳,甚至引起膝关节骨性关节炎。半月板损伤后撕裂缘变圆钝,显微镜下可见软骨退行性变、细胞坏死、基质破坏等。陈旧性半月板损伤经常肿胀积液者,可引起滑膜肥厚、慢性滑膜炎反应的表现。

三、临床表现

(一)症状与体征

1.疼痛

疼痛是因半月板损伤后牵扯周围滑膜引起的。半月板撕裂后,其张力失常,膝关节运动时半月板的异常活动牵拉滑膜以致疼痛。疼痛特点是固定在损伤的一侧,随活动量增加疼痛加重,部分患者疼痛不明显。

2.关节交锁

活动时突然关节“卡住”不能伸屈。一般急性期交锁不多见。多在慢性期出现。交锁后关节酸痛,不能伸屈。可自行或在医师帮助下“解锁”。“解锁”后往往会有滑膜反应肿胀,交锁特点固定于损伤侧。

3.弹响声

膝关节活动时可听到或感到半月板损伤侧有弹响声。

4.关节肿胀积液

急性损伤期,多有滑膜牵扯损伤或伴有其他结构损伤,往往关节积血积液。慢性期关节活动后肿胀,与活动量大小有关。关节液是黄色半透明的滑液,是慢性创伤性滑膜炎的结果。关节肿胀积液可用浮髌试验及膝关节积液诱发试验检查。

5.股四头肌萎缩

半月板损伤有明显症状,长期未治疗,可致股四头肌萎缩,股内侧肌更明显。但股四头肌萎缩不是特异体征。

6.关节隙压痛及突出

半月板损伤侧的关节隙压痛阳性,压痛点多与半月板损伤的部位相吻合(如体部损伤,压痛在体部)。还可触到损伤的半月板在关节隙处呈鞭条状隆凸,往往也是压痛所在。半月板隆凸对诊断有意义,但应与囊肿相鉴别。

7.半月板摇摆试验

方法是患者仰卧,膝伸直或半屈,医师一手托患膝,拇指缘放在内或外侧关节间隙,压住半月板缘,另一手握足部并内外摇摆小腿,使关节间隙开大缩小数次,如拇指感到有鞭条状物进出滑动于关节间隙或感到响声或疼痛,即表示该半月板损伤。

8.麦氏征(McMurray 征)

做法等于在重复损伤机制,对急性期患者由于疼痛多不能奏效,但对慢性期最常用,且有一定诊断价值。本法的准确率与检查者的经验有直接关系。传统认为麦氏征阳性必须由疼痛和膝关节内响声两者构成,但这种典型的阳性体征较难诱出,所以现在也有人认为,在麦氏征试验中,疼痛或响声两者其中之一出现,该试验即可为阳性。注意半月板损伤的响声与滑膜炎、膝关节骨关节病等细碎响声不同,为一种弹响声。具体方法是医师一手握患者足部,另一手扶膝上,使小腿外展内旋,然后将膝由极度屈曲缓缓伸直,如关节间隙处有响声(听到或手感到)和/或疼痛,即表明内侧半月板损伤。也可反方向进行,外侧痛响,即外侧半月板损伤。

9.研磨试验

患者俯卧位,膝关节屈曲 90°,助手将大腿固定,检查者双手握患侧足向下压并旋转小腿,使股骨与胫骨关节面之间发生摩擦,半月板撕裂者可引起疼痛。若外旋位产生疼痛,表示内侧半月板损伤。若内旋位产生疼痛,表示外侧半月板损伤。

10.鸭步试验

患者全蹲位小腿分开,足外旋向前走,出现疼痛者为阳性。多说明半月板后角损伤。

11.半月板前角挤压试验

膝全屈,一手拇指按压膝关节隙前缘(半月板前角处),一手握小腿由屈至伸,出现疼痛为阳性。

半月板损伤常合并其他结构的断裂损伤,如内侧副韧带、交叉韧带断裂,关节软骨损伤,骨软骨骨折等。症状、体征往往复杂多样变化很大,尤其在损伤急性期,关节肿胀疼痛明显,须仔细检查明确诊断。

(二)辅助检查

半月板损伤依靠病史及临床检查多可作出较正确的诊断,但仍存在 5%左右的误诊率,因此仍需要一些特殊检查来完善诊断，常见有如下辅助检查。

1.常规X线检查

其可排除骨关节本身的病变、关节内其他损伤和游离体。有人认为膝外侧间隙增宽、腓骨小头位置偏高对盘状软骨的诊断有一定价值。

2.关节造影

根据我们的经验，用空气和碘水双重对比造影，结合临床表现对半月板撕裂的诊断符合率可达96%以上。

3.磁共振成像(MRI)

该技术作为一种非侵入性、无放射线、无并发症的技术，用于半月板损伤的诊断价值较大，能发现一些关节镜难以发现的后角撕裂及半月板变性。其诊断正确率文献报道相差甚大，为70%～97%。但费用昂贵，有一定的假阳性和假阴性，这方面的研究需进一步发展。

4.膝关节镜

优点是既是诊断手段又是治疗手段，能直接看到关节内的病变及部位，损伤少，恢复快。诊断正确率可达95%以上。对半月板后角损伤和半月板水平裂诊断有一定难度。熟练掌握本法，需要专门的训练和知识，这方面直接关系到诊断正确率的高低。

5.超声波检查

这是一种无损伤的检查方法，与操作人员的经验有直接关系。

四、治疗

(一)保守治疗

1.急性期单纯半月板损伤

应抽去积液积血，局部冷敷，加压包扎，石膏托固定，制动2～3周。若有关节交锁，可用手法解锁后石膏托固定。解锁手法，患者侧卧，医师一手握住患足，一手固定患膝，先屈曲膝关节同时稍加牵引，扳开交锁膝关节间隙，然后来回旋转腿至正常范围，突然伸直膝关节，解除交锁，疼痛可立即解除，恢复原有伸屈活动。急性期中有时诊断不明，不必急于明确诊断，以免加重损伤，可按上法处理后，石膏托固定，待肿胀、疼痛消退后再检查。

2.未合并其他损伤的半月板损伤

先予以保守治疗，优点在于小裂伤有时急性期过后可无症状，边缘裂伤有时会自愈。具体手法：患者仰卧，放松患肢，术者左手拇指按摩痛点，右手握踝部，徐徐屈曲膝关节并内外旋转小腿，然后伸直患膝，初期可在膝关节周围和大腿前部施以滚、揉等法以促进血液循环，加速血肿消散。

(二)手术治疗

1.急性期半月板损伤

伴关节积液者，若关节积液严重，怀疑有交叉韧带断裂或关节内骨软骨切线骨折时，应行急诊手术探查，切除损伤的半月板，修复关节内其他损伤。

2.慢性期半月板损伤

诊断明确，且有症状并影响运动者，应手术治疗。能做半月板部分切除的尽量不做全切。有人认为半月板全切后，半月板有自然再生能力。但其再生的质量及时间均不足以防止骨关节炎的发生。对纵裂、大提篮撕裂、内缘小撕裂者宜做部分切除。边缘撕裂或前角撕裂者可做缝合。即使是全切除者，亦应在靠近关节囊的半月板实质中进行，避免出血。

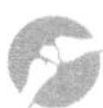

3.手术后处理及功能锻炼

要求术后膝加压包扎加石膏后托固定。第 2 天床上练股四头肌静力收缩。内侧半月板手术者第 3 天开始直腿抬高，外侧手术者第 5 天直腿抬高，并带石膏托下地拄拐行走。10 天拆线，2 周去石膏，逐渐增加股四头肌力量，第 3 个月开始部分训练。康复要有计划按规律进行，以不加重关节肿痛为标准。关节镜手术后用大棉垫加压包扎膝关节，术后 6 小时麻醉消退后，就可以开始膝关节伸屈活动和股四头肌锻炼。对于术前股四头肌已有明显萎缩者，应积极鼓励其锻炼，并且需待股四头肌肌力恢复达一定程度后，方能负重和行走。

（翟树玉）

第二节 膝关节交叉韧带损伤

一、膝关节前交叉韧带损伤

膝关节前交叉韧带损伤是膝关节较为严重的运动创伤。由于韧带所在的解剖位置较深和功能的重要性，如未能早期发现和及时正确治疗，对运动训练和日常生活都会带来很大影响。

前交叉韧带起于胫骨上端非关节面髁间前区，与外侧半月板的前角紧密结合，止于股骨外髁内侧面的后部，即股骨干纵轴的后面。韧带可分为前内束和后外束。韧带纤维呈螺旋形分布。膝关节伸屈活动时，纤维束交叉扭转，以此调整膝关节活动中的稳定。膝关节屈曲 40°～50°，韧带张力最小，膝关节过伸位或过屈位韧带张力最大。前交叉韧带的主要功能是防止胫骨离开股骨向前移位，同时兼有防止膝过伸、过屈及膝过度内翻的作用。

（一）病因与发病机制

1.膝关节内外翻损伤

篮球、足球及柔道运动员在运动训练或比赛时，由于竞争激烈，膝部被猛力碰撞或在凌空跃起落地时一足边缘着地，重心倾斜，使膝关节处于内翻或外翻位遭受暴力，造成前交叉韧带部分断裂或完全断裂。其中外翻位损伤较为多见，部分患者常合并内侧副韧带和半月板撕裂。

2.膝关节过伸损伤

武术、足球运动员比赛时膝关节伸直位，对方球员撞击或踢伤小腿上段，胫骨上端接受暴力后突然后移，造成前交叉韧带断裂。足球运动员踢球不准确，即“踢漏脚”时，小腿的重力和股四头肌的收缩力形成“链枷”样作用，造成前交叉韧带断裂。

3.膝关节屈曲损伤

足球或柔道运动员比赛时，当膝关节处于屈曲位时，小腿后方如突然受到暴力打击，可造成前交叉韧带单纯断裂。

膝关节前交叉韧带断裂的部位可在下起点、上止点或中段，以下起点和中段为多见(图 9-4)。

前交叉韧带断裂后第 1 周即开始退行性变，3～6 个月后在关节液的侵蚀和自身缺血中多数逐渐溶解而不复存在。

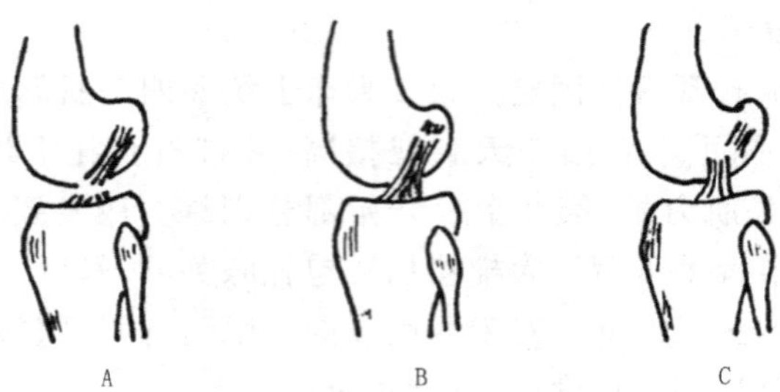

图 9-4 膝关节前交叉韧带断裂的类型

A.韧带下起点离断;B.韧带上止点离断;C.韧带中段离断

(二)症状及体征

1.急性受伤史

如膝关节内外翻或膝过伸过屈位损伤病史。

2.膝关节疼痛和不稳

患者主诉,受伤当时有关节撕裂感,疼痛剧烈,随后即不能参加常规训练和比赛,不能站立行走,感觉关节不稳。

3.膝关节肿胀功能受限

膝关节前交叉韧带损伤常有关节出血,如附着点骨片撕脱,出血更快,关节腔积血较多时肿胀明显。患者常将患肢保持在屈曲位,拒绝帮助扶持,伤侧膝关节伸屈活动明显受限。

(三)检查

1.抽屉试验

患者平卧位,屈膝 90°,屈髋 45°,足底踏于床上,助手固定骨盆。医师坐于床上,臂部轻压患者双足,双手拇指放于胫前,其余四指怀抱腘部,将胫骨近端向前拉,如错动幅度超过健侧,前抽屉试验阳性,表示前交叉韧带有断裂,将胫骨近端向后推,移动幅度超过健侧,后抽屉试验阳性,表示后交叉韧带损伤(图 9-5)。

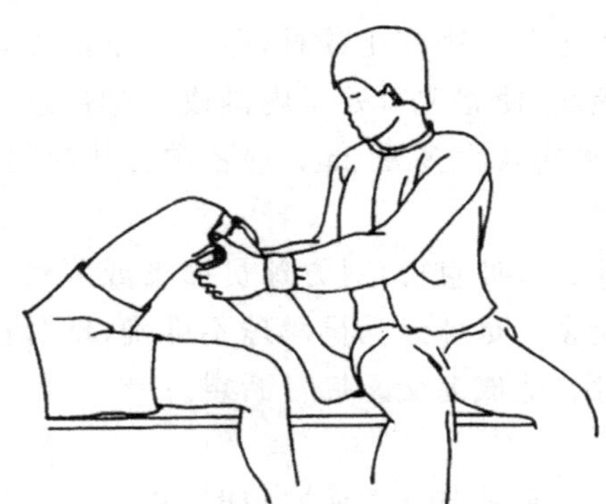

图 9-5 膝关节抽屉试验

2.Lachman 试验

患者平卧,屈膝 20°,足部放在床上,医师两手分别握住股骨下端与胫骨上端,做方向相反的前后错动,如错动幅度超过健侧,视为阳性(图 9-6)。

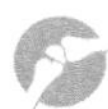

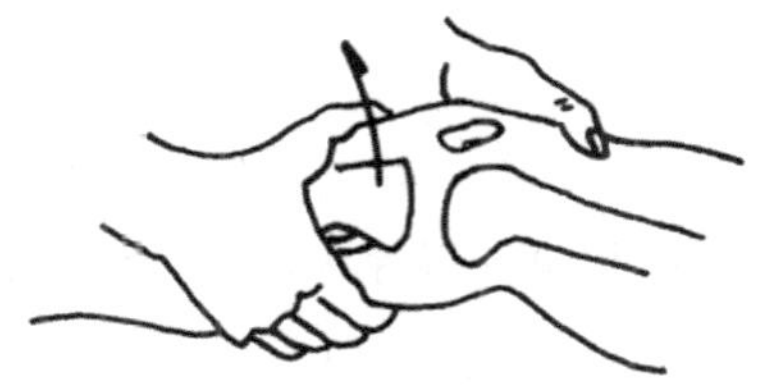

图 9-6 Lachman 试验

3.垂腿位抽屉试验

患者坐于床边，双小腿自然下垂，肌肉放松，医师双膝固定小腿，双手握住患者胫骨上端，进行前抽屉试验，如活动幅度超过健侧即为阳性(图 9-7)。

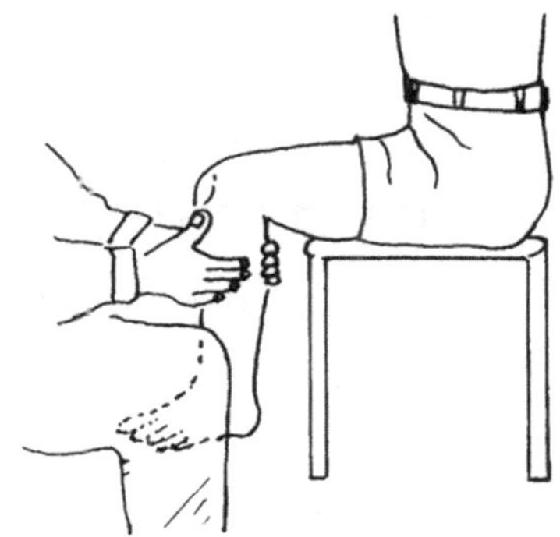

图 9-7 垂腿位抽屉试验

4.轴移试验(ALRI 试验)

患者斜卧位，患侧在上，足内旋放于诊察床上，医师两手置于膝上下，予以外翻应力，膝部逐渐屈曲，股骨外髁有向前半脱位，屈曲至 20°左右时，胫骨髁有突然复位的错动感，即为阳性(图 9-8)。

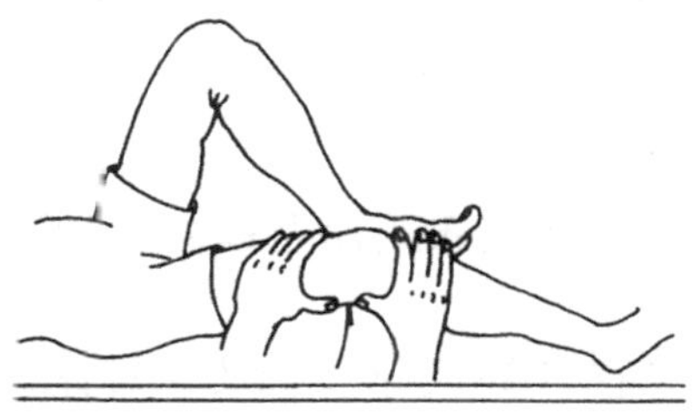

图 9-8 膝轴移试验(ALRI 试验)

值得注意的是即使这些试验阳性，也不能简单地认为前交叉韧带已断裂，因为有时合并损伤也能出现假阳性。

(1)腘肌腱在半月板和腓骨小头附着点断裂时，前内旋位抽屉试验显示假阳性。鉴别的方法是将伤足稍外旋行前抽屉试验即为阴性。

(2)膝内侧副韧带后斜束和纵束同时断裂，膝外旋位前抽屉试验也可表示假阳性。此时将小腿内旋行前抽屉试验假阳性即消失。

(3)后交叉韧带断裂，胫骨近端向后塌陷，前抽屉试验将其向前拉至正常位置有错动，与健侧对比可资鉴别。

5.X线检查

(1)Segond征阳性：X线正位像，胫骨平台外侧有撕脱骨折片时表示前交叉韧带断裂。

(2)X线正位像：如显示胫骨棘有撕脱骨折片翘起，可能是交叉韧带下止点断裂(图9-9)。

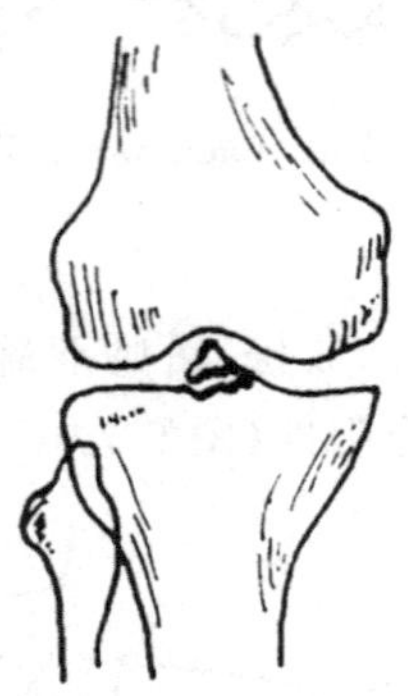

图9-9 胫骨棘骨折提示前交叉韧带下止点可能损伤

(3)应力X线片：前抽屉试验下X线侧位像。屈膝90°，以股骨后髁的切线为基线进行测量，与健侧对比，如小腿前移超过5 mm，表示前交叉韧带断裂，后移5 mm，表示后交叉韧带断裂(图9-10)。

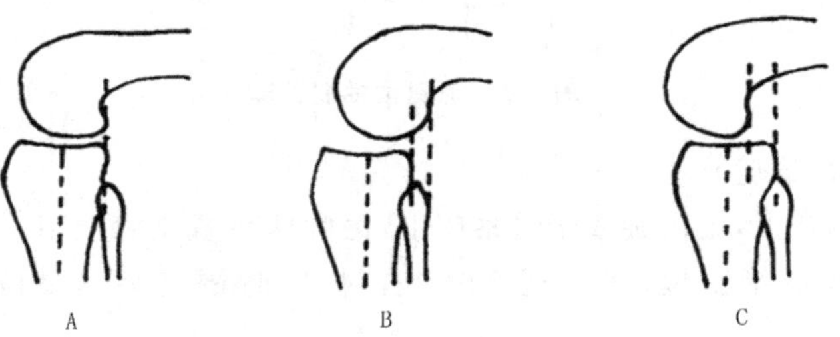

图9-10 膝关节前后应力X线测量

A.正常；B.前交叉韧带断裂；C.后交叉韧带断裂

6.MRI检查

以MRI诊断交叉韧带损伤，有人统计准确性为93.6%。难以确诊的病例可行MRI检查。

7.关节镜检查

急性外伤性关节血肿，体格检查韧带损伤有怀疑但很难肯定或急性复合性损伤，对交叉韧带损伤和半月板损伤有较多怀疑，可行关节镜检查，利于确诊和采取早期治疗措施。

(四)治疗

1.非手术治疗

前交叉韧带部分断裂属新鲜损伤者，可以前后石膏托固定膝关节3～4周，拆除外固定后须进行积极的功能活动。

2.手术治疗

前交叉韧带完全断裂属新鲜损伤或确诊在2周以内者，应以手术缝合为首选。尽管有学者认为早期手术会加重滑膜炎和关节纤维反应，但多数学者认为早期手术后膝关节功能恢复快，活动能力强，关节趋向稳定。但对于普通人群来说，手术与否应考虑多种因素，例如患者的年龄，有

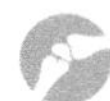

否合并关节囊或半月板损伤，活动能量及患者的要求等，要考虑患者的个体差异性。

前交叉韧带断裂在胫骨附着点带有骨块时，可以克氏针在胫骨结节内侧斜向外上钻孔，对准撕脱骨折块穿出，造成骨孔道2个，以尼龙线或钢丝8字穿过前交叉韧带近端，拉出骨孔道固定在胫骨上。前交叉韧带断裂在股骨附着点撕脱时，在股骨外髁外侧面对准附着点钻通两个骨通道，以多根尼龙线均匀穿过韧带远断端，牵出骨孔道固定在股骨髁外侧面（图 9-11）。

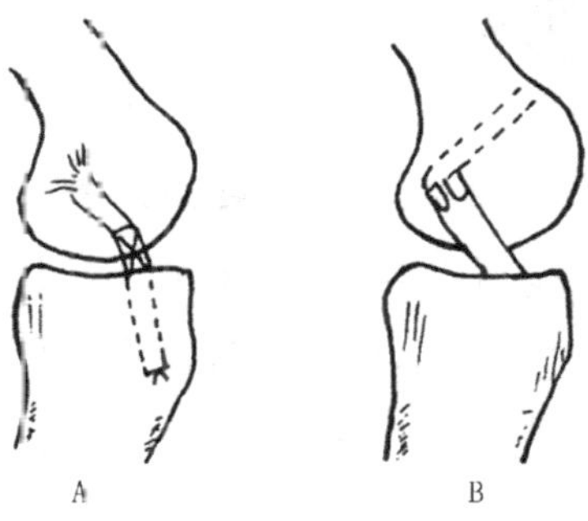

图 9-11 前交叉韧带断裂修复术

A.前交叉韧带于胫骨棘附着点撕脱修复；B.前交叉韧带于股骨髁附着点断裂修复

前交叉韧带体部断裂（中段），将两断端吻合后，再将缝线引出股骨、胫骨的骨孔道，相向拉紧固定在骨面上，这样较为坚固可靠（图 9-12）。

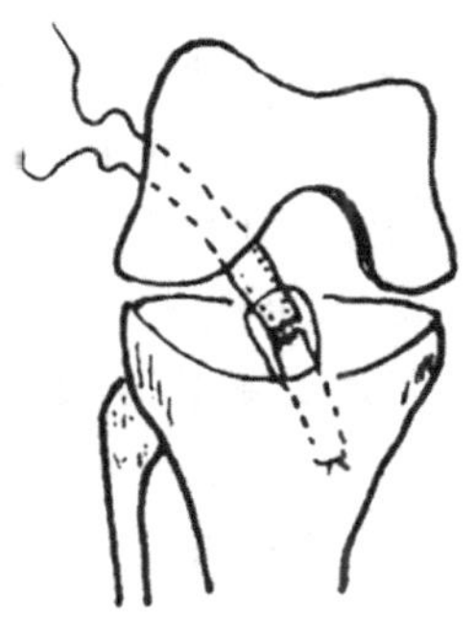

图 9-12 前交叉韧带中段断裂修复术

陈旧性前交叉韧带断裂可用自体髌韧带、半腱肌腱（图 9-13）、股薄肌腱、髂胫束（图 9-14）及人工材料等移植物修补。各种材料中以髌韧带重建前交叉韧带较为理想（图 9-15）。

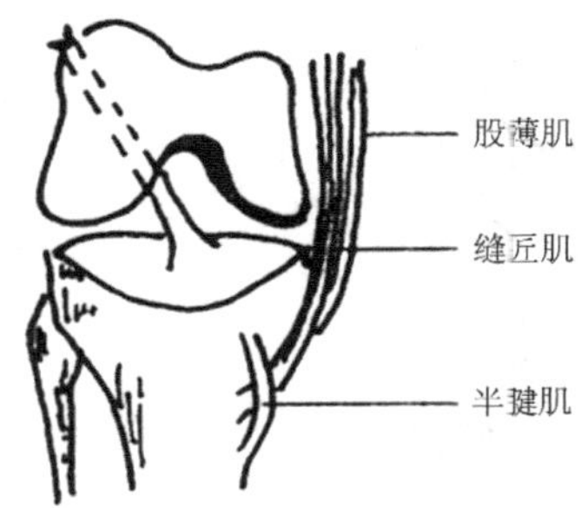

图 9-13 前交叉韧带断裂半腱肌修复术

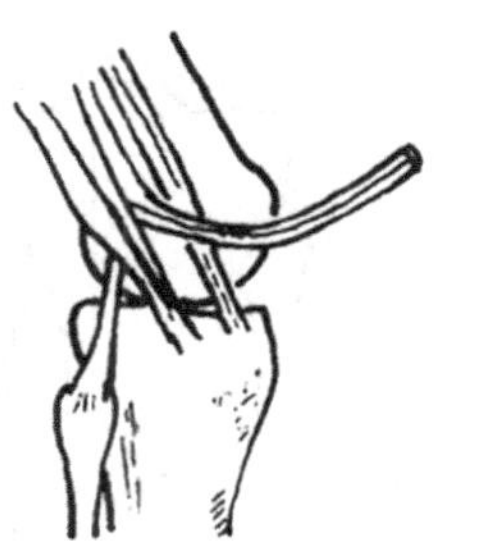

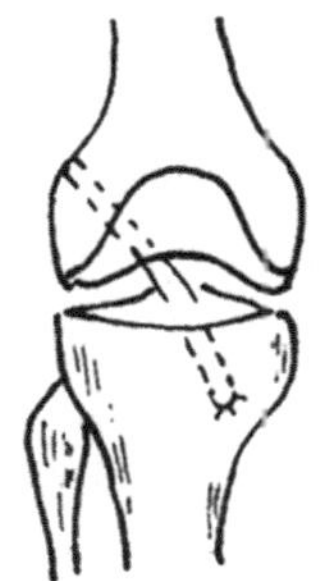

图 9-14 前交叉韧带断裂髂胫束加强修复术

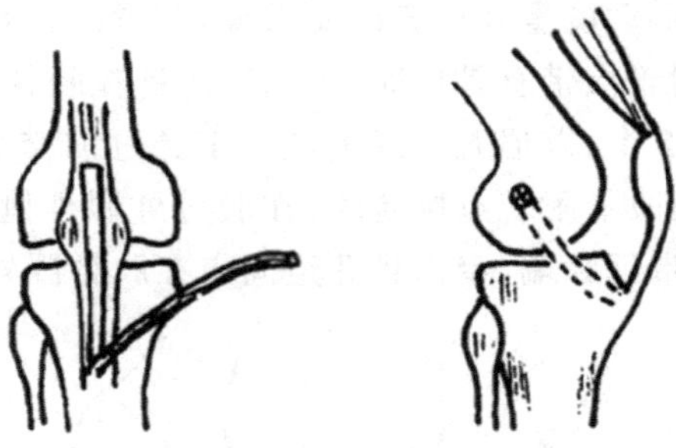

图 9-15 前交叉韧带断裂髌韧带瓣修复术

膝关节前交叉韧带断裂在关节镜下手术修复，术中创伤小，术后恢复也较快。

前交叉韧带重建的时机是立即或择期，孰优孰劣目前仍有争议。大多数学者主张伤后先进行关节活动，有了适当的活动度，肿胀趋向消退，然后从容不迫地择期重建较为有利。Graf 报道重建前交叉韧带的 375 例患者中，术后屈曲＜125°，伸直差 10°以上者，都是集中在伤后 7 天内手术的患者。

前交叉韧带重建成功与否取决于移植物的力学质量、位置、张力、固定及康复是否得当。

目前使用较多的移植物：①自体骨-髌腱-骨（BPTB）。②自体四股半腱肌。③跟腱或阔筋膜。④同种异体 BPTB。

在施行同种异体移植物手术前对供体须进一步进行实验室检查，以排除人类免疫缺陷病毒（HIV）、肝炎、梅毒、慢性病毒、肿瘤及感染等。在切取异体移植物时应注意供体死亡后取材时间，一般规定冷冻尸体 24 小时内，室温下限为 12 小时内。

前交叉韧带修复重建术，在确定骨孔道定向时应考虑关节屈伸活动中将移植物的弯曲和应变减至最小限度。术中如胫骨孔道靠前太多，可造成股胫撞击和伸直受限。股骨骨孔道如过于靠前，弊端更大，可出现韧带缩短，关节活动度减少，若勉强活动可造成韧带断裂。一些学者主张，股骨钻孔最佳定向冠状面向外侧倾斜 20°，矢状面向前侧倾斜 23°。胫骨钻孔冠状面向内倾斜 24°，矢状面向前倾斜 50°（图 9-16）。骨孔道钻好后应将孔道边缘的毛糙突起磨平，以减少移植物的磨损。

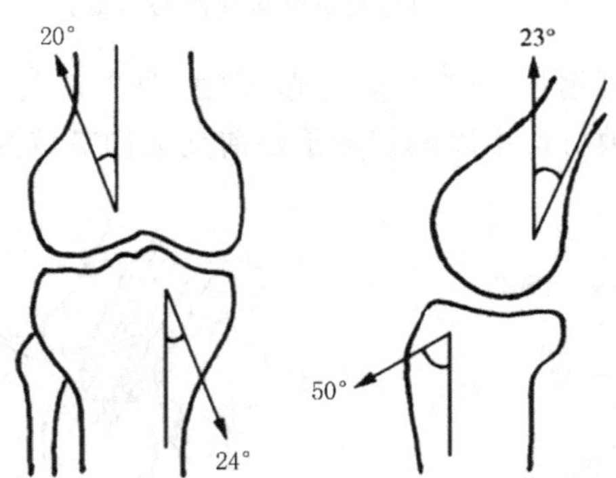

图 9-16 前交叉韧带重建术股骨和胫骨的钻孔定向

关于移植物的强度，Noyes 等经实验证实，髌腱的强度是正常前交叉韧带的 168%，半腱肌为 70%，股薄肌为 49%。

移植物的初始张力很重要，初始张力过低，股骨与胫骨出现异常活动，膝关节松弛，应力增

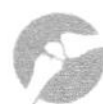

加,移植物结合不良。初始张力过高,股胫关节压力增加,可出现关节强直或伸直受限。目前对移植物的最佳初始张力尚难以作出标准确定。一些学者主张在膝关节完全伸直位将移植物拉紧可避免张力过高。Noyes 主张膝关节屈曲 20°,移植物的张力前移 5 mm 较为理想。Burks 认为移植物的张力要根据移植物的不同材料来源及长度来确定,髌腱复合体的张力需 16 N,半腱肌 38 N,髂胫束 60 N。

自体腘绳肌移植前交叉韧带取材时要注意勿损伤隐神经。隐神经从后内侧关节间隙水平行经股薄肌浅面,屈膝 90°隐神经向后方滑移。术中分离肌腱时注意隐神经在缝匠肌与股薄肌腱之间的筋膜层穿出,要仔细辨认,避免损伤。

前交叉韧带重建将移植物予以固定的方式,有钛挤压螺钉、生物可吸收挤压螺钉、丝线及螺杆、U 形钉及内纽扣等。移植物若为带骨的髌腱,目前普遍认为金属挤压螺钉较为适宜。

前交叉韧带重建术后如各种韧带肌腱等动力结构之间的平衡失调,可出现关节纤维化的屈曲挛缩,其发病率在 4%～15%。由于关节内纤维形成,肌内软弱失调,也可出现关节僵直。其原因:①移植物位置不准确形成髁间窝纤维化。②因活动减少髌上囊纤维化。③开放手术出现股骨外髁和股骨髁上纤维化。关节纤维化造成屈曲或伸直受限,伸直受限损害更大,因为伸直不完全,股四头肌无力,出现屈膝步态,髌股之间因活动受限而疼痛。

关节纤维化的预防措施包括手术,宜在肢体肿胀消退和关节活动度恢复之后进行,康复的观念应贯穿术前及术后。早期认识关节纤维化形成的原因并适当采取措施是预防的关键。

关节纤维化的治疗包括推拿、功能疗法及关节镜下清创及松解术。膝关节屈曲挛缩俯卧位踝部增加重量予以活动和冷冻疗法也有一定疗效。Lobenhoffer 认为屈曲挛缩历时 1 年以上,宜行后关节囊切除术。Vacguero 报道关节松解术可以明显改善关节的活动度,如非手术治疗不满意,宜行关节镜下股四头肌松解术及外侧支持带松解术。

前交叉韧带重建在运动损伤的治疗中使用较为广泛,但需要翻修者也不在少数。据报道,前交叉韧带重建失败率 5%～52%,这个数字应该引起高度警觉。前交叉韧带重建失败的原因:①关节纤维化。②伸膝装置功能不全。③关节炎。④关节松弛。

关节纤维化已如前述。伸膝装置功能不全在前交叉韧带重建术后的并发症中最为常见,其原因有切取自体移植时可能造成髌骨骨折、肌腱断裂、髌腱无力或股四头肌腱损伤等,也有髌腱力线异常或外侧髌骨压迫症。

“隐性骨损伤”是近年来提出的新名词,若以“拔出萝卜带出泥”来比喻,可能更易于理解。前交叉韧带离断时,影像学检查甚至肉眼直视其附着点完好无损,其实部分病例韧带附着点附近的骨小梁及其血管已遭受局限性断裂,骨小梁周围有微小渗血。据报道前交叉韧带损伤的患者中,76%以上存在隐性骨损伤。

形成关节炎的病因可能是原始损伤已有骨软骨骨折、半月板损伤或康复不当等累积而成。

关节松弛造成关节不稳定,在所有前交叉韧带移植重建的失败病例中占 7%～8%。出现关节松弛的原因有手术的技术操作,也有移植物的生物性能的优劣,关键是找出造成关节不稳定的根本原因和翻修的最佳方法。

前交叉韧带重建失败在手术技术上的失误主要有:移植物取材不当,骨孔道不在解剖位置上,髁间窝成形术不符合生理活动,移植物张力不当及移植物内固定不坚固等。

青少年前交叉韧带损伤,因骨骼发育未成熟,立即行韧带重建术,可能导致股骨和胫骨的骨骺损伤。所以对骨骺未闭合者须先行非手术治疗,以支具或康复活动保持关节活动度,待骨发育接近成熟时行前交叉韧带重建术较为适宜。

3.基因治疗

基因治疗的作用和意义已经被许多实验和临床所证实。对细胞因子的研究最初阶段是受免疫和肿瘤反应所启发。例如白介素、克隆刺激因子、干扰素等涉及免疫与造血调控的多肽类物质在刺激增殖等方面与细胞生长因子的功能有所相似和重叠,将生长因子(TGFs)和肿瘤坏死因子(TNFs)加以转化,用于刺激组织的生长功能,这显然是很有应用前途的方法。实验证实,软组织在愈合过程中,细胞因子在愈合的炎症期和再生期可发生下列作用:①减轻组织的炎症反应。②减少组织的瘢痕形成。③促进软组织的功能恢复。

韧带细胞纤维排列紧密,属无血管性纤维。韧带的细胞构成种类很少,所以韧带的愈合是既缓慢又复杂的过程。细胞因子可使韧带的愈合趋向进步和完善。很多细胞因子对韧带的愈合有促进作用,例如 FGFs、TGF-βs、PDGFs 等。近年来发现 BMP_{12} 和 BMP_{13} 有参与肌腱韧带形态发生的功能。

不同的韧带对各种生长因子的反应也会有差异。例如 MCL 的愈合能力比 ACL 强,当生长因子组合(bFGF、TGFβ1、PDGF 及胰岛素)发生作用时,MCL 可以生长更多的活性细胞。

随着对细胞因子的深入研究和应用,近年来有一种方法是将自体细胞加上增补的细胞因子使其联合发生作用。例如,应用取自骨髓或骨膜的自体间质细胞或增加取自皮肤及其他组织的成纤维细胞,可使韧带愈合中的替代物迅速增殖。这种有细胞基质和细胞因子组成的物质为软组织的愈合提供了新的选择方法。

细胞因子和生长因子为伤口的成功愈合提供了必要的条件。这些因子调节血管生长和有丝分裂,促成细胞分化、基质合成或重塑。细胞因子的来源并非单一性,在伤口愈合的不同时期来自血小板、白细胞、巨噬细胞及组织间质细胞等。

设法在伤口愈合部位促成细胞因子局部合成以加速愈合过程显然是合理的。将转基因疗法与局部注射细胞因子相比,转基因细胞可在愈合部位停留一定时间,以分泌所需要的细胞因子。

运动医学的基因治疗是将选择的基因转移至靶组织中,使转基因细胞在若干时间内维持基因表达水平,促进组织和伤口愈合。

目前基因治疗一方面应用前景非常广阔,另一方面也被一些不利因素所困扰。首先是基因表达的时间太短。例如滑膜细胞基因表达一般多在 4 周内即自行消失。自体肌腱移植时间有所延长,基因表达可超过 6 周。其次是有关基因表达的知识,我们所涉及的仅仅是冰山之一角,远远没有了解和获取诸如基因的全部类型、反转录病毒的安全性、基因表达时间的延长及利用基因治疗缩短愈合的过程和提高组织愈合质量的规律性等。但尽管如此,将基因转移至软骨、半月板、韧带和肌腱进行生物化学治疗,促进伤口愈合,为运动损伤的治疗提供了一种新的途径,这显然是非常令人鼓舞的。

二、膝关节后交叉韧带损伤

膝关节后交叉韧带是膝关节静力稳定中的重要结构。它起于胫骨髁间后窝后部,向内上方走行,止于股骨内髁间前内侧部。韧带分为前后两束,前束在外,后束在内。膝关节屈曲时前束紧张,伸直时后束紧张。后交叉韧带比前交叉韧带粗大,力量大约是前交叉韧带的两倍。后交叉韧带的主要功能是防止胫骨后移,限制胫骨过伸,适当体位尚有限制旋转和外展的作用。

后交叉韧带损伤在全部膝关节韧带损伤中占 3%～20%,其中单独损伤占 30%,伴有其他韧

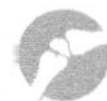

带损伤占70%。

(一)病因与发病机制

1.屈膝位损伤

篮球、足球及跆拳道等运动在训练和比赛时膝关节屈曲位,对方运动员以膝盖、肩部或足部踢压或撞击胫骨近端,使之突然向后移位,造成膝关节后交叉韧带断裂。这种损伤形式较为多见,可合并膝关节内侧或外侧副韧带损伤,也有合并前交叉韧带断裂,造成膝关节脱位(图9-17)。

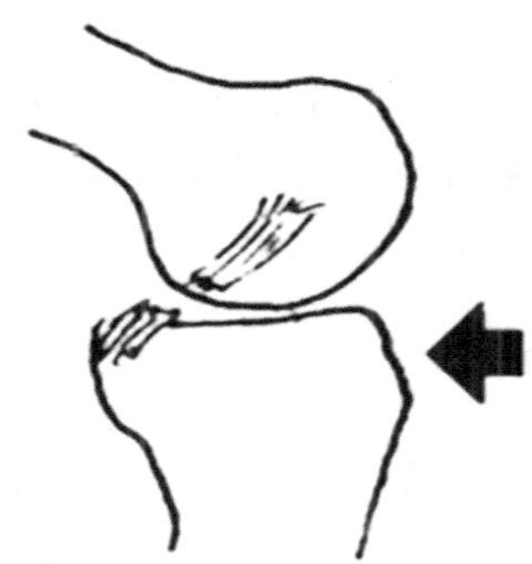

图9-17 膝屈曲立,胫前受到向后打击,后交叉韧带断裂

2.过伸位损伤

膝关节伸直位,突然被人从前方踱向后方,形成后交叉韧带损伤。如暴力强大,可合并前交叉韧带断裂或关节囊和外侧副韧带损伤(图9-18)。

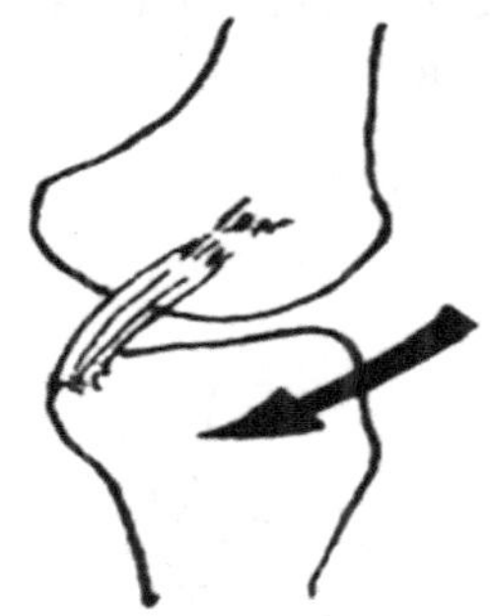

图9-18 膝过伸位,胫前受到向后打击,后交叉韧带断裂

(二)症状及诊断

1.伤史

膝关节屈曲位或过伸位急性损伤史。

2.膝部剧烈疼痛肿胀

受伤当时有突然撕裂样疼痛,如出血较多,关节积血,肿胀明显。

3.伤肢功能受限

不能继续参加训练活动,常保持在屈膝位以减少疼痛,膝关节明显不稳定。

4.后抽屉试验

后抽屉试验阳性。

5.重力试验阳性

患者平卧床上,医师将其双足上抬,使屈髋屈膝均呈 90°,伤侧小腿因重力而下沉,胫骨上端与健侧对比有凹陷,称为重力试验阳性。

6.X 线检查

如膝关节后交叉韧断裂在下止点,常能显示骨折片。应力位 X 线检查即后抽屉试验下拍片,胫骨后移 5 mm 以上有重要意义。为求确诊可行 MRI 或关节镜检查。

(三)治疗

膝关节后交叉韧带新鲜断裂应早期手术缝合为妥。韧带下止点断裂,如骨折块较大可以骨松质螺钉固定骨块于胫骨上。如不能固定,在胫骨前后方向钻出骨孔道,以钢丝或尼龙线 8 字缝合韧带拉至骨孔道口,固定于胫前(图 9-19)。

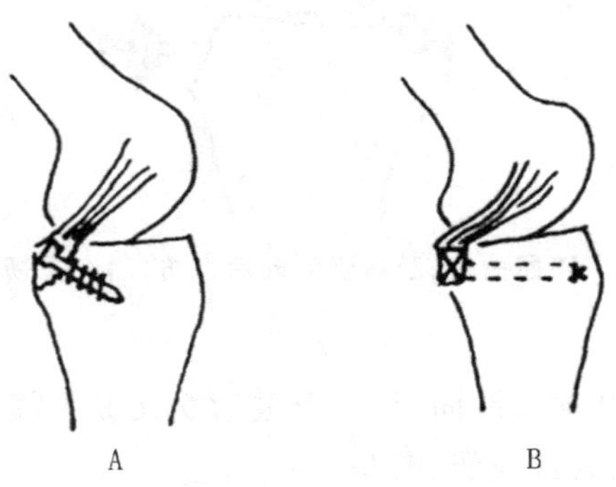

图 9-19 后交叉韧带胫骨附着区撕脱离断修复法

A.撕脱骨块螺钉固定;B.骨块不能固定,胫骨钻孔,丝线或钢丝固定

后交叉韧带如在上止点离断,须在股骨上钻出两个孔道,缝线 8 字贯穿韧带远断端,拉出骨孔道固定在股骨上(图 9-20)。

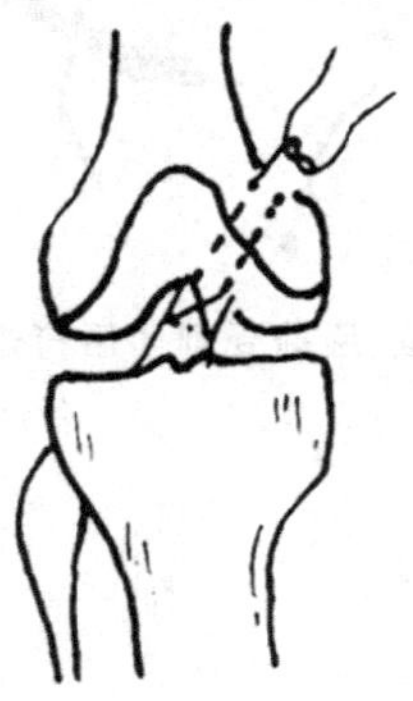

图 9-20 后交叉韧带股骨髁附着区离断股骨钻孔丝线或钢丝固定法

后交叉韧带如在中段断裂,可选择自体材料、同种异体材料或人工韧带等进行重建手术。

膝关节后交叉韧带损伤可在膝关节镜下探查和修复,同时可探查和修复其他韧带及半月板等。

近年来对于后交叉韧带运动损伤的治疗有不同观点。

根据 Boynton 和 Tietjens 等(1996)报道,膝关节后交叉韧带损伤发生关节不稳定的情况较

少。在一组 154 例后交叉韧带慢性松弛的患者中，主诉关节不稳定仅占 23%，48%无功能性不稳定。有功能性不稳定者多发生在快速度下突然改变方向的时候。后交叉韧带运动损伤的患者中 72%能重新参加原项运动或更高水平的运动。

后交叉韧带损伤要注意有否合并半月板损伤。据 Boynton 和 Tietjens 报道，225 例后交叉韧带损伤的患者中，有 34 例伴有半月板损伤，外侧半月板纵形裂伤最常见。对于这些合并半月板损伤的病例，有学者主张手术治疗。

后交叉韧带损伤的手术指征，一些学者认为伤后膝关节轻度或中度松弛(向后松弛<10 mm)可采用非手术疗法，同时进行关节的早期功能锻炼活动。后交叉韧带附着点撕脱骨折移位、韧带联合损伤及关节严重松弛(向后松弛>10 mm)的患者是手术的最佳适应者。后交叉韧带慢性松弛导致功能性不稳定，可选择韧带重建术以恢复功能。

后交叉韧带损伤急性修复宜在 2～3 周内进行，移植物以骨-髌腱-骨、股四头肌腱或腘绳肌腱较为适宜。

(翟树玉)

第三节 膝关节侧副韧带损伤

一、概述

膝关节侧副韧带损伤非常多见，尤其常见于足球、摔跤、篮球、橄榄球及从事冰雪项目和跳跃动作的运动员。一旦损伤后应尽快得到明确诊断，从而获得有效治疗。膝关节外侧副韧带是膝外侧稳定的静力结构，可对抗膝关节内翻应力。它是个较小的韧带，膝伸直时绷紧，屈曲时放松。膝关节外侧稳定，更有赖于阔筋膜、髂胫束、股二头肌和腘肌的加强，加之遭受内翻损伤时，受到对侧肢体的保护，因此临床膝关节内侧副韧带损伤远比外侧要多。但损伤后不应孤立地考虑，有时内外侧副韧带损伤可能会同时发生，也可能合并交叉韧带或半月板的损伤，所以应全面考虑，还应仔细检查是否合并腓总神经损伤。

二、病因与发病机制

膝关节无论是在伸直位还是屈曲位，各种能造成小腿突然外展的暴力，均可使膝关节发生突然外翻，引起膝关节内侧副韧带损伤。轻者发生部分纤维撕裂，重者可造成内侧副韧带完全断裂，甚至合并交叉韧带或半月板破裂。如足球运动员用足内侧踢球用力过猛，或当站立时突然有一强大外力撞击膝关节外侧，均可造成此种损伤。内侧副韧带是对抗胫骨外旋应力的主要静力结构之一，当单足站立，躯干过度内旋造成小腿过度外旋位时，最易损伤膝关节内侧副韧带。如铁饼和链球运动员在掷铁饼和链球做旋转动作时，易发生膝关节内侧副韧带损伤。

而在暴力作用于膝关节内侧或小腿外侧，造成突然膝内翻情况下，则会发生膝关节外侧副韧带损伤或断裂，此类损伤易发生在从事摔、跃等运动的运动员，舞蹈演员和体力劳动者。临床所见膝关节外侧副韧带断裂，多合并外侧关节囊的损伤，有时甚至合并腘肌腱、交叉韧带、半月板、腓肠肌外侧头、腓总神经、髂胫束或股二头肌等损伤，甚至还会伴有撕脱骨折的发生。

三、临床表现

(一)症状与体征

1.膝关节内侧副韧带损伤

(1)疼痛:膝关节内侧副韧带损伤为外翻应力作用于小腿引起,表现为内侧局限性疼痛,关节外翻时疼痛加重。

(2)肿胀:膝关节内侧肿胀,当合并关节内损伤时可出现全关节肿胀,重者可出现浮髌试验阳性,穿刺可抽出关节内血性积液,有时可出现膝关节内侧皮下瘀斑。

(3)活动障碍:伤后大多存在不同程度的膝关节活动障碍。

(4)压痛:膝关节内侧局限性压痛明显,并可扪及关节内侧有缺损处。

(5)膝关节内侧方应力试验显示阳性:合并交叉韧带断裂时,尤为显著。

(6)关节交锁:当出现关节交锁时,表示可能伴有半月板或交叉韧带的损伤,或膝内侧副韧带深层断裂的断端嵌入关节内。

2.膝关节外侧副韧带损伤

(1)疼痛:膝关节外侧副韧带损伤或断裂,多发生在止点处,多数伴有腓骨小头撕脱骨折,故临床主要症状为膝关节外侧局限性疼痛。

(2)肿胀:腓骨小头附近肿胀、皮下淤血、局部压痛。

(3)活动障碍:膝关节活动障碍,有时可合并腓总神经损伤,表现为足部麻木,甚至足不能背伸。

(4)膝关节外侧方应力试验阳性:当伸直位侧方应力试验阴性,而屈曲30°时为阳性,此时表示膝关节外侧副韧带断裂合并外侧关节囊、韧带的后1/3、弓状韧带损伤;当伸直位和屈曲30°均为阳性时,表示膝关节外侧副韧带断裂同时合并交叉韧带断裂。当伸直位阳性、屈曲位阴性时,表示单纯膝外侧副韧带断裂或松弛。

(二)辅助检查

X线检查对诊断膝内侧副韧带断裂有重要价值,撕脱骨折者可以显出有骨折片存在。加压下外展位(内展位)双膝正位X线片,对本病更有诊断意义。具体方法如下。

取1%普鲁卡因压痛点注射后,患者平卧,两踝之间置放一软枕,用弹力绷带缠紧双大腿下端至膝关节上缘处,拍摄双膝关节正位X线片。当膝关节内侧间隙加宽但不超过5~10 mm时,为内侧副韧带部分断裂;而膝关节内侧间隙明显加宽,>10 mm时则为侧副韧带完全断裂;当合并有交叉韧带断裂时,X线可示膝关节处于半脱位状态。

膝关节外侧副韧带损伤时拍摄膝关节的X线正、侧位片,可见有腓骨小头骨折,但对确定膝外侧副韧带断裂诊断的依据不充分。小腿内收位双膝X线正位片,对诊断的价值则较大。其投照方法:先在膝关节外侧压痛点处用1%普鲁卡因封闭止痛后,患者取仰卧位,双膝之间放一圆的软枕,再用弹力绷带缠紧双踝关节及小腿的远端,然后摄双膝正位X线片。当膝外侧副韧带断裂时,伤肢膝关节外侧间隙较健侧加宽,当合并交叉韧带断裂时,膝关节外侧间隙增宽更为明显。健侧膝关节的间隙则无明显改变。

四、治疗

诊断明确后,应积极早期治疗。

(一)保守治疗

1.手法治疗

侧副韧带部分撕裂者,初诊时应予伸屈一次膝关节,以恢复轻微的错位。新鲜损伤肿痛明显者手法宜轻,日后随着肿胀的消退,手法可逐渐加重。而晚期手法则可解除粘连,恢复关节功能。

(1)内侧韧带损伤治疗手法:患者坐于床边,两腿自然下垂,一助手坐于患侧。两手扶伤侧大腿,二助手于患者的背后扶其两肩。术者半蹲位于患者前方。以右侧损伤为例,左手握于膝部,示指卡住髌骨固定之。另一手拿其小腿的下端,使小腿下垂牵引之。医师在损伤局部及其上下施以手法。然后膝关节由内向外摇晃3～7次,然后医师站起,身体向外,拿小腿的手倒手变为向外牵拉,扶膝的手变握膝的内侧,使膝关节屈曲旋转于90°位,扶膝的手沿关节间隙推。最后将患肢伸直,术者双手掌在膝关节两侧施以手法。

(2)外侧韧带损伤治疗手法:患者侧卧床上,伤肢在上,助手固定大腿下端,勿使晃动。术者一手拿膝,拇指按之,另一手拿踝,做小腿摇法,晃动膝部,再与助手用力相对牵引,然后将膝关节屈曲。同时撤去助手,使膝关节与髋关节尽力屈曲。拿膝的手的拇指用力向膝内侧归挤按压,将伤肢拔直。

2.固定治疗

固定对膝关节内、外侧副韧带损伤非常重要,尤其在损伤的早期。对肿胀严重者,固定前应先将膝关节内的血肿抽吸干净。

(1)膝内侧副韧带轻度损伤或仅有部分断裂者:可采用固定治疗,经查体及膝关节外层位X线拍片无明显阳性发现,仅存在膝关节内侧轻度肿胀和局限性压痛的患者,表示存在有膝内侧副韧带轻度损伤或仅有部分断裂的可能,此类患者,可将膝放于20°～30°屈曲位用石膏前后托制动,以利于损伤的愈合,并指导患者练习股四头肌力量,1周后即可带石膏下地行走,3～6周后去除石膏,开始做膝关节伸、屈活动的锻炼,其功能可逐渐恢复。若经3～4周锻炼观察,显示膝关节不稳,应考虑侧副韧带完全断裂或膝部其他韧带合并伤的可能,宜行手术修复。

(2)对于损伤较轻的单纯膝外侧副韧带损伤者:膝内收应力X线显示关节间隙开大0.4 cm,可用弹性绷带加压包扎;关节间隙开大为0.5～1.2 cm,给予抽尽膝关节内积血加压包扎,屈膝20°前后用长腿石膏托固定,6周后拆除石膏,开始练习膝关节活动。石膏固定期间,应加强股四头肌收缩训练,以防止发生失用性肌萎缩。

3.功能锻炼

损伤轻者在第2、3天后鼓励患者做股四头肌的功能锻炼,以防止肌肉萎缩和软组织粘连。膝关节的功能锻炼对于消除关节积液有好处。后期或手术后患者,膝关节功能未完全恢复者,可做膝关节伸屈锻炼运动及肌力锻炼,如体疗的蹬车,或各种导引的功能疗法。

(二)手术治疗

完全断裂与陈旧性内侧副韧带断裂者,应考虑行手术治疗。根据损伤的范围和程度及是否合并其他韧带损伤,其手术方法也不相同。

1.膝关节内侧副韧带损伤的手术治疗

各种手术均采用仰卧位。在硬膜外麻醉(或腰麻)及气囊止血带下,取膝内S形切口。起自股骨内髁上方1.5～2.0 mm处,止于胫骨内髁前侧,注意保护大隐静脉及隐神经。韧带断裂处多数可见深筋膜下有血肿存在。应仔细分离探查,必要时可做膝关节外展分离试验,以明确韧带断裂的部位。内侧副韧带深层断裂时,往往在浅层中有血肿或瘀斑,此时应沿浅层韧带纤维走行方向进行挤压，即可发现浅韧带出现皱襞或泡状隆起。

(1)膝关节内侧副韧带浅层断裂的修补方法：应视断裂的部位不同而采用不同的方法。在上、下附着处断裂者，其修补方法相同。当撕脱端带有较大的撕脱骨折片者，可用螺丝钉固定。骨折片小或无骨折片者，则在韧带附着处凿一浅槽，在槽的边缘各钻 2 个孔，用粗丝线将断端固定于槽内。内侧副韧带中部断裂时，应行端端缝合或重叠缝合。当内侧副韧带撕裂严重有较多缺损，或经过修补仍不够坚强时，可按陈旧性内侧副韧带断裂处理。

(2)膝关节内侧副韧带深层断裂修复方法：先纵行分开浅层韧带的纤维，在直视下对深层韧带断裂处进行端端缝合。

(3)内侧副韧带断裂合并前交叉韧带断裂的修补方法：其原则是先行修补前交叉韧带后，再修补膝关节内侧副韧带，具体方法各异。

(4)陈旧性膝关节内侧副韧带断裂的治疗：凡陈旧性的膝关节内侧副韧带断裂者，特别是合并前交叉韧带断裂时，膝关节的限制作用遭到破坏。由于长期慢性牵拉而继发其他韧带的松弛，造成膝关节侧方直向不稳定和前内侧旋转不稳，继而发生前外侧旋转不稳定和后内侧旋转不稳定，甚至发生复合不稳等。由于膝关节内侧副韧带的断裂，失去了韧带紧张时使股四头肌产生反射性收缩的机制，导致股四头肌失用性萎缩，最终造成下肢功能的严重障碍。由于陈旧性膝关节内侧副韧带断裂处理困难，治疗效果较差，故目前对其治疗方法的意见尚不完全一致，但近来多数学者认为以行手术修复为宜。其方法有两大类，即静力修复法和动力修复法。

静力修复法：系利用膝关节附近的软组织，对损伤的韧带及缺损进行修补。常用的材料有伤处附近的筋膜或肌腱，也可将已经断裂的韧带行紧缩缝合，以恢复其张力。此种方法往往可得到立竿见影的效果，但是由于所借用的材料缺乏血液供给，久之则发生继发性弹性降低而逐渐松弛，所以往往远期效果不太理想。

动力修复法：系将正常肌腱移位，利用肌肉的拉力，达到稳定膝关节的目的，如半腱半膜肌移位代侧副韧带术等。

术后处理：上述诸手术术后，均行下肢全长石膏前后托固定于膝关节屈曲 10°～20°。如为单纯韧带、肌腱等软组织修补缝合者，固定 3 周后，去除石膏前后托，开始下肢功能锻炼；凡做骨孔、骨槽或骨片的韧带、肌腱起止点移位固定者，术后 4～6 周去除石膏前后托，练习下肢的功能。

2.膝关节外侧副韧带损伤的手术治疗

膝关节外侧副韧带完全断裂，过去认为可以不必进行修补，但近年来观察，未进行修补者，有的后遗症明显，常导致膝关节前外侧旋转不稳定。如合并前交叉韧带损伤，则更为明显。当合并后交叉韧带损伤时，则发生后外侧旋转不稳定，出现股骨外髁向后旋转半脱位。所以，近年来对严重外侧副韧带断裂或保守治疗未愈者，一经确诊，即决定手术修复。常用的手术方式有撕脱骨折切开复位内固定和腓总神经探查术、膝关节外侧副韧带缝合术、膝外侧副韧带紧缩术等。

手术后处理及功能锻炼：上述膝外侧副韧带损伤术后，均需使用长腿前后石膏托固定于膝关节屈曲 30°位 4～6 周。外固定期间要主动练习股四头肌收缩，以防止股四头肌发生失用性肌萎缩。去除石膏外固定后，积极练习膝关节及全下肢的活动。

（翟树玉）

第四节 髌骨骨折

髌骨骨折约占全身骨折的1%，是相对常见的损伤。

一、损伤机制

引起髌骨骨折的原因可以分为直接暴力和间接暴力。需要强调，很多情况下髌骨骨折的产生是直接暴力、股四头肌收缩和关节塌陷共同作用的结果，难以分析损伤的确切机制。

二、分型

髌骨骨折按骨折线形状可以分为三大主要类型(图9-21)

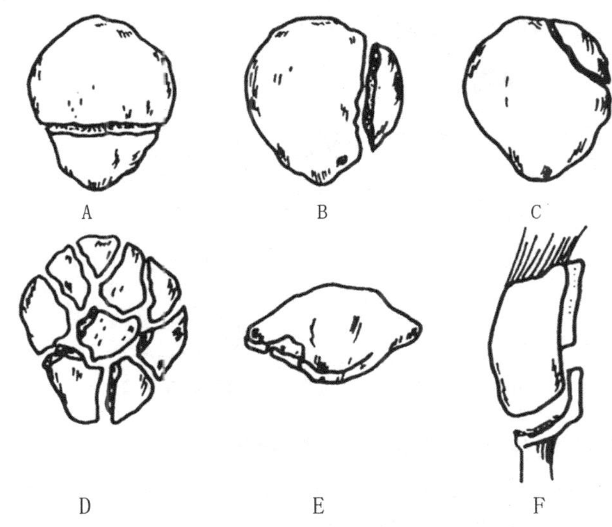

图9-21 髌骨骨折的分型

A.横行骨折；B.垂直骨折；C.边缘骨折；D.粉碎性骨折；E.骨软骨骨折；F.袖套状撕脱骨折

(一)横行骨折

该型占所有髌骨骨折的50%～80%，多累及髌骨中下1/3。有时累及髌骨上下极，此时极部骨块可有不同程度的粉碎性骨折。

(二)垂直骨折

该型多累及髌骨中外1/3，如果仅有髌骨内侧缘或外侧缘受累，不累及关节面，称为边缘骨折。垂直骨折较少有移位。

(三)粉碎性骨折

该型通常合并移位，无移位者称为星状骨折或放射状骨折。

另外有两种特殊类型的骨折：骨软骨骨折多见于髌骨半脱位或脱位后，髌骨关节面与股骨髁撞击引起骨软骨损伤。另外，在骨骼未发育成熟的儿童或青少年可能发生髌骨袖套状撕脱，远端骨折块带有大片关节软骨。

三、临床表现

多见于20～50岁人群，男女比例约为2∶1，双侧髌骨骨折罕见。临床表现为肿胀、疼痛和活动障碍，查体可有局部压痛、肿胀、皮下淤血，出血较多可有血肿形成，并有伸膝受限。

高能损伤引起的髌骨骨折往往同时伴有同侧的股骨干、股骨远端、胫骨近端骨折或髋关节后脱位，此时容易漏诊和误诊，应注意相应的症状及体格检查。

四、影像学检查

(一)X线片

X线片是诊断髌骨骨折的主要方法，主要有正侧位、斜位及切线位。侧位片对于横行骨折和粉碎性骨折的显示较满意，而且可以提供髌骨的全貌及骨折块移位和关节面损伤程度的信息。切线位或称轴位，最常用的是Merchant法(图9-22)：患者仰卧位，屈膝45°，膝关节略抬高，保持股骨和台面平行，X线方向与桌面成30°斜向下投射。

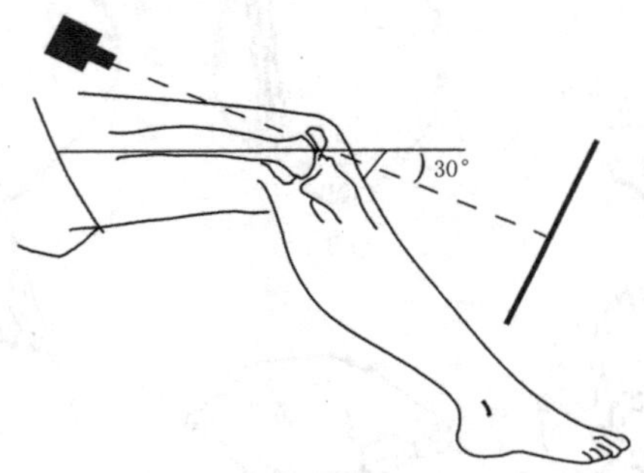

图9-22　Merchant法髌骨X线检查示意

X线片上的髌骨骨折不愈合有时需要与二分髌骨相鉴别。

侧位片评估髌骨位置的较可靠方法为Insall指数，即髌骨长度和髌腱长度之比，正常值>1.0，<1.0提示高位髌骨或髌韧带断裂(图9-23)。

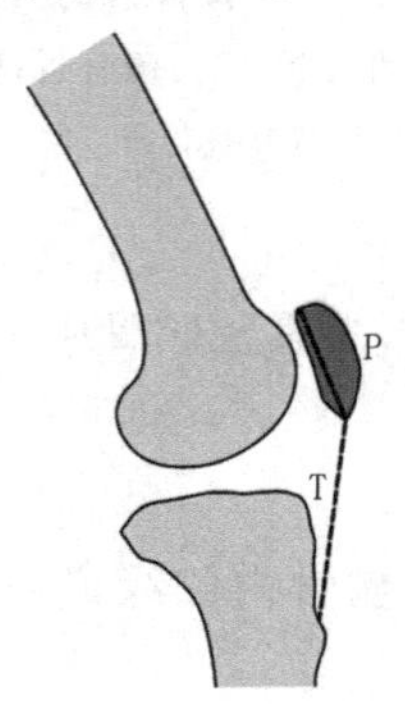

图9-23　Insall指数

髌骨长度(P)与髌腱长度(T)之比

(二)CT

CT扫描能够发现X线片无法判断的隐匿性骨折和不完全骨折，并能从多个断面显示骨折

的细节，适用于评估合并股骨远端或胫骨近段骨折的多发骨折和复杂骨折，同时可以清楚显示骨折不愈合、畸形愈合和髌股关节排列的异常。

（三）骨扫描

髌骨的应力骨折常在骨质疏松的老年人于轻微创伤后发生。锝标记的磷酸盐复合物进行骨扫描对于诊断应力骨折很有价值，表现为相应区域出现“热区”。

五、治疗

髌骨骨折的治疗原则是尽可能保留髌骨，尽量恢复关节面的完整，修复损伤的髌骨支持带，保证伸膝装置的连续性，早期进行功能锻炼。

（一）非手术治疗

非手术治疗适用于无移位或移位距离＜3 mm，且关节面台阶＜2 mm，伸膝装置完整的病例。早期为减轻局部组织肿胀，可采取冰敷和弹性绷带加压包扎。

非手术治疗采用管型石膏或前后长腿石膏在伸直位固定 4～6 周。应早期行直腿抬高运动，以维持一定的股四头肌力量，一般可以带石膏部分负重。当 X 线片上出现骨折愈合和稳定的证据后，可以逐渐增加主动的功能练习。

（二）手术治疗

手术治疗的指征：骨折块移位≥3 mm 或关节面不连续、台阶≥2 mm；粉碎性骨折合并关节面移位；开放骨折；骨软骨骨折移位至关节腔。

手术技术主要包括内固定、髌骨部分切除术、全髌骨切除术 3 种类型。

1.内固定（ORIF）

髌骨骨折内固定方法较多。AO/ASIF 推荐的张力带固定技术适于治疗髌骨的横行骨折。改良的张力带固定技术有多种，一种常用的方法采用 2 枚 2 mm 克氏针纵向平行穿过髌骨，可以防止骨折块的旋转和移位，进一步增加了固定的稳定性（图 9-24）。也可以采用 3.5 mm 空心钉代替克氏针，钢丝穿过空心钉并在髌骨前方形成横“8”字张力带加强，或采用纵向张力带分别固定，也可以达到良好的骨折固定（图 9-25）。注意避免空心钉的螺纹穿出对侧皮质，否则容易导致钢丝断裂。Lotke 和 Ecker 使用另一种改良的张力带技术，将钢丝直接穿过髌骨的纵行钻孔，并在髌骨前方进行“8”字捆扎达到张力带固定。

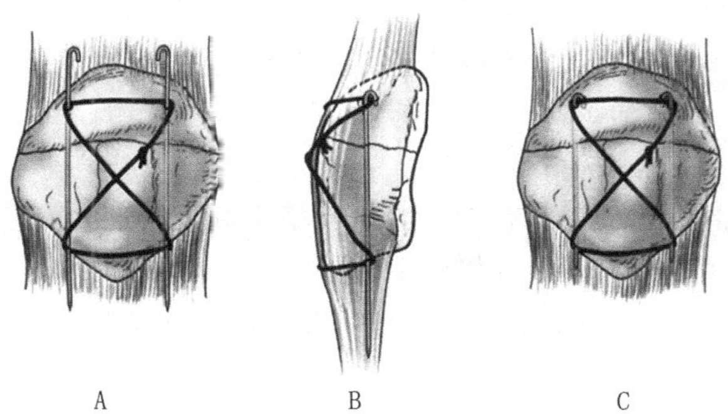

图 9-24 改良张力带固定技术，克氏针可防止骨折块旋转移位

A.2 枚克氏针纵向平行穿过髌骨，钢丝在髌骨前方成“8”字加强；B.克氏针尖端的弯钩压入髌骨内；C.将克氏针另一端多余的部分剪断

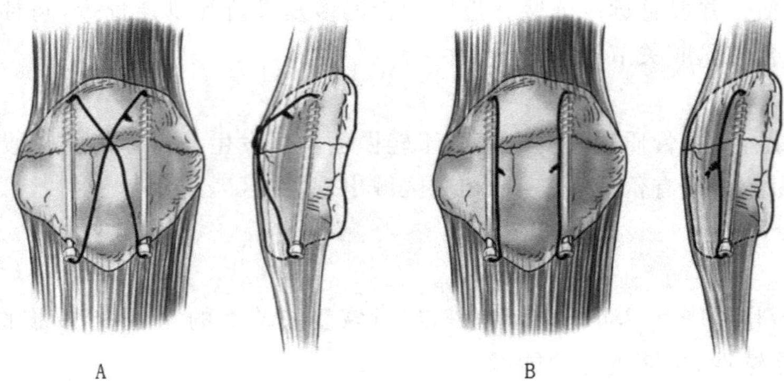

图 9-25 使用空心螺钉的改良张力带固定技术

A.空心钉固定，并用前方“8”字张力带加强；B.采用纵向张力带分别固定

对于骨质良好的简单横行骨折或移位的垂直骨折，采用 2 根松质骨拉力螺钉也可以实现固定要求。当髌骨中间部分粉碎性骨折较重，不能采用上述方法固定时，可去除中间碎骨，剩余两端骨折块用螺丝钉固定(图 9-26)。

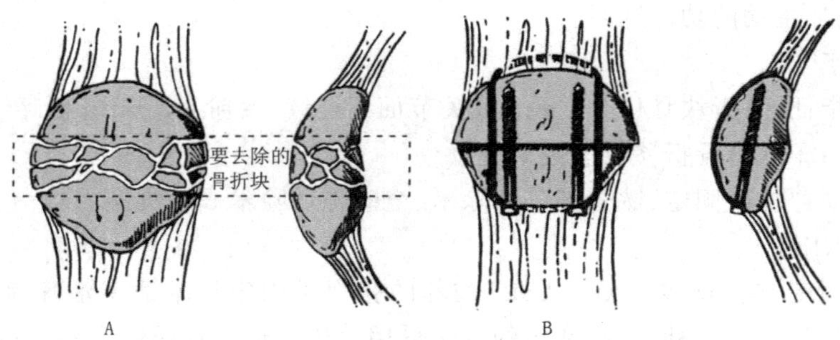

图 9-26 髌骨中部粉碎性骨折的固定技术

A.将粉碎的骨折块去除，骨折端修理平整；B.所示复位，用螺丝钉加钢丝环扎固定

随着新技术的发展和新材料的应用，目前已经有许多新的内固定方式应用于临床并取得了良好的近期和远期效果，如形状记忆骑缝钉、聚髌器等。镍钛聚髌器固定遵循了髌骨、髌股关节的解剖学及生物力学特点，利用其形状恢复力和由弧差产生的回弹力，组成了多维的以纵向为主的持续向心压应力。此种固定符合张力带原则，复位、固定兼备、可靠。具有手术创伤小、操作简单、术后可早期行膝关节功能锻炼、能有效防止膝关节粘连僵硬、利于关节功能恢复、取出方便等优点。

2.髌骨部分切除

如果髌骨粉碎性骨折而无法对所有骨折块进行稳定固定，则考虑进行髌骨部分切除和伸膝装置修补术。这种情况多见于上下极的粉碎性骨折。切除粉碎部分，通过剩余髌骨纵行钻孔，作为肌腱或髌韧带缝合的通道，将髌韧带或股四头肌腱与保留的骨块缝合固定，然后对髌骨支持带进行重叠修复。

3.全髌骨切除

当骨折粉碎严重、无法保留主要的与股骨关节的连续性骨折块时，可行全髌骨切除术。虽然手术技术简单，术后制动时间缩短，但远期疗效并不满意，并发症较多，在行全髌骨切除时，将碎骨片仔细解剖并清除，保留尽量多的软组织。用不可吸收缝线修复伸膝装置，采用直接缝合或重叠缝合。术中缝线收紧之前，应保证膝关节可以弯曲到 90°而不对吻合口产生过分张力。如果没有足够的肌腱或韧带，可以行倒 V 字缝合术，填充缺损。术后膝关节伸直位石膏制动 3～6 周，并逐渐开始康复训练。

六、并发症

（一）膝关节活动障碍

髌骨骨折后膝关节活动障碍较为常见，主要是屈膝末期的活动度减低，另外行全髌骨切除术的患者伸膝末期力弱也很明显。随张力带手术的广泛开展，患者可以早期开始功能锻炼，因此骨折愈合后一般可以达到功能性的活动范围。

（二）感染

术后发生的感染需根据固定的稳定性和骨块血运情况进行处理。若固定牢固，血运良好，可行清创冲洗、放置引流，静脉应用足量抗生素。如果感染持续且有死骨形成，须将死骨完全清除，并行修补成形术，术后严格制动。

（三）内固定失败

可由内固定方式不合适、内固定不牢固、严重粉碎性骨折、不合适的负重运动及制动时间不足所致。轻微的移位可以通过延长制动时间促进骨折愈合，如移位过大或导致伸膝装置受损，则需要再次手术处理。

（四）创伤性骨关节炎

为髌骨骨折的远期并发症，常伴明显的髌股关节疼痛。治疗主要是非甾体抗炎药及理疗。

（五）骨折延迟愈合及不愈合

如果诊断骨折延迟愈合，需要一段时间的制动和观察。如果骨折仍未愈合，且患者不能耐受不愈合所致的功能受限，则需要再次手术重新固定。

（六）缺血性坏死

髌骨骨折术后的缺血性坏死少见，X 线表现为坏死骨端密度增高。治疗无特殊，一般采取随诊观察，数年后可能出现再血管化。

（七）内固定物刺激

保留内固定物所致的疼痛与软组织受到金属尖端的刺激有关。如有必要可将内固定物取出，但必须在骨折完全愈合、膝关节活动度恢复的基础上进行。年轻人骨质坚硬，松质骨螺钉在骨质内数年后常难以取出。

（杨小平）

第五节 胫骨平台骨折

胫骨平台骨折是常见的膝关节骨折，发生率占全部骨折的 1%。

一、解剖

胫骨是主要负重骨，负重占 85%，胫骨平台组成关节面，内侧平台稍大，在矢状和冠状面凹陷，外侧平台小，在上述两个平面凸起。内侧髁较强壮，因此外侧平台骨折多见，内侧平台骨折往往由较大的暴力引起，多合并软组织损伤，如外侧副韧带、腓总神经及腘动静脉等。

二、损伤机制

胫骨平台承受剧烈的内翻或外翻应力，同时承受轴向压力，这种损伤机制中，内外侧平台都会产生最常见的劈裂骨折、压缩骨折或劈裂压缩骨折。外力大小及方向、年龄、骨质量及膝关节屈曲程度决定骨折程度。

三、临床检查

胫骨平台骨折发生后，膝关节肿胀、疼痛、活动受限，直接暴力可造成局部软组织损伤或开放损伤，肿胀严重还须除外筋膜间室综合征，最后要检查膝关节韧带完整性。正侧位 X 线片是必需的，CT 三维重建可显示关节面的损伤情况。MRI 可显示半月板和韧带的损伤情况。血管造影可显示腘动静脉的损伤情况。

四、骨折分型

(一)AO 分型

根据 AO(骨折内固定研究学会)分型(图 9-27)，胫骨平台骨折应属于 41B 和 41C 型。

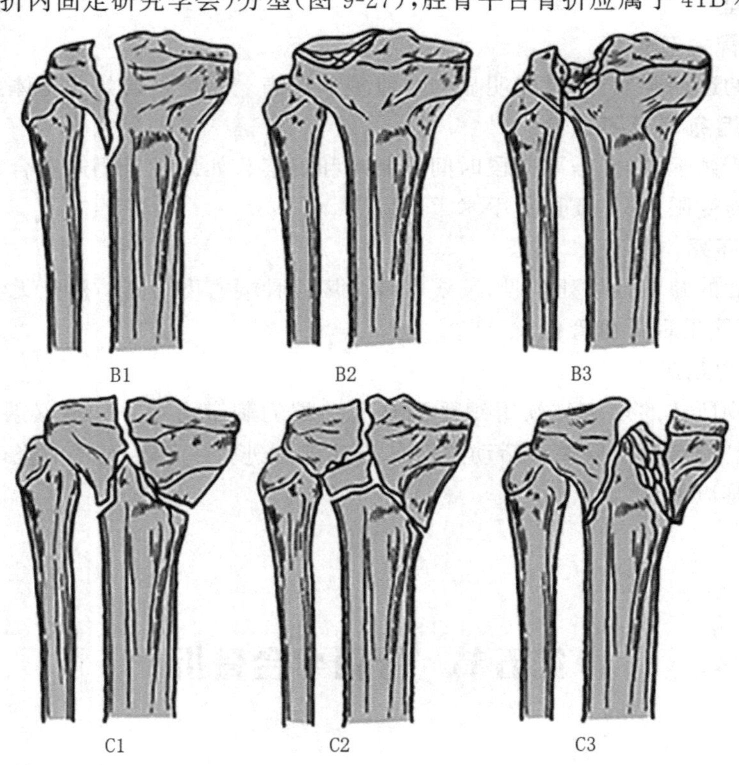

图 9-27　AO 分型

B 型为部分关节内骨折。B1 单纯劈裂，B2 单纯压缩，B3 劈裂压缩。C 型为完全关节内骨折。C1 关节面及干骺端简单骨折，C2 关节面简单骨折，干骺端粉碎性骨折，C3 关节面和干骺端骨折均粉碎性骨折

1.B 型为部分关节内骨折

B1:单纯劈裂;B2:单纯压缩;B3:劈裂压缩。

2.C 型为完全关节内骨折

C1:关节面及干骺端简单骨折;C2:关节面简单骨折,干骺端粉碎性骨折;C3:关节面和干骺端骨折均粉碎性骨折。

(二)Schatzker 分型

Schatzker 分型(图 9-28)在北美地区被广泛接受并使用,在我国也是临床工作中普遍使用的分型方法。

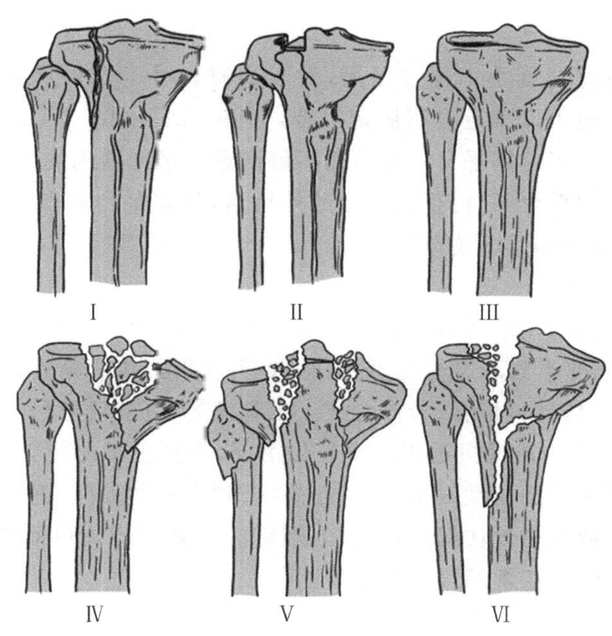

图 9-28 Schatzker 分型

Ⅰ型:外侧平台劈裂骨折;Ⅱ型:外侧平台劈裂压缩骨折;Ⅲ型:外侧平台压缩骨折;Ⅳ型:内侧平台骨折;Ⅴ型:双侧平台骨折;Ⅵ型:平台骨折累及干骺端

Ⅰ型:外侧平台劈裂骨折。

Ⅱ型:外侧平台劈裂压缩骨折。

Ⅲ型:外侧平台压缩骨折。

Ⅳ型:内侧平台骨折。

Ⅴ型:双侧平台骨折。

Ⅵ型:平台骨折累及干骺端。

五、治疗

依据现代的治疗观点,每个骨折病例都存在独特的病理解剖特点,个体化的有效治疗非常重要,每一种治疗方式都有其优点与局限性,在计划治疗方案时必须予以考虑。

(一)保守治疗

适用于无移位或轻微移位的骨折,特别是合并严重骨质疏松或其他疾病的患者,保守治疗的目的不是解剖复位骨折，而是恢复力线及膝关节活动，轻度的内外翻是可以接受的。固定可采取石膏、支具或夹板固定，骨折稳定可早期被动活动，但不能负重。

(二)手术治疗

适应证包括：①骨折移位关节面不平整到一定程度则需要矫正，移位程度仍有争论，台阶>3 mm可引起局部接触压力增加；②关节不稳定(伸膝位内外翻>10°)；③合并侧副韧带撕脱或断裂；④前交叉韧带撕脱骨折，骨折块足够大则固定，骨折块小或被膜下撕裂则延迟重建；⑤开放骨折合并血管损伤。

(三)手术概述

1.手术切口的选择

选择适宜的切口，良好显露手术操作区域，对于高质量手术至关重要。对于 Schatzker Ⅰ、Ⅱ、Ⅲ型骨折外侧切口一般可以满足显露固定需要，而 SchatzkerⅣ、Ⅴ、Ⅵ型骨折常需要辅助内侧切口，单纯前正中入路对于显露平台的外后角不够满意。最常需用的是前外侧切口，可以充分显露外侧平台，通过适当向后推开，可显露平台的外后角，暴露平台时切开连在半月板上的冠状韧带，向上翻起半月板，显露塌陷的关节面。

2.关节面无创性解剖复位

可利用内外髁骨折裂缝，用窄骨刀撬起塌陷的关节面；或将骨皮质掀开后，直视下用嵌入器自下向上托起关节面。若平台边缘部分尚好，可采取“开窗”法，由开窗处以嵌入器向上顶起塌陷的关节面。缺损可采用自体髂骨植骨、异体骨或人工骨填充，复位时可采用克氏针在关节面下临时固定，复位过程中可采用 C 形臂机透视观察复位情况，恢复正常的胫股关节对合关系，注意内外侧关节间隙等宽，恢复关节面高度时可适当“超高”，即“宁过勿欠”。近端拉力螺钉应平行于平台的关节面，通过植骨块或在植骨块的下方，拉力螺钉的松紧度应适可而止，过度加压会导致平台变窄，关节面向上拱起影响正常的应力分布。

3.有效的内固定

部分 Schatzker Ⅰ、Ⅱ、Ⅲ型骨折可采用单纯螺钉固定，但大多数胫骨平台骨折需要采用接骨板类固定器材。常用的接骨板有：L 形、T 形及当前较新的内固定器材——LISS 等。基本要求是接骨板须塑形良好，与骨干良好贴合，达到稳定固定的目的(图 9-29，图 9-30)。

4.处理并存的韧带、半月板损伤

内、外侧副韧带损伤必须一期修复，可直接缝合修补，要注意缝合松紧度，避免破坏膝关节动力平衡，防止发生关节不稳。关节囊损伤应一期仔细修补。半月板损伤比较常见的是周缘损伤和“桶柄样”裂，术中应尽可能行修补或修整术，尽量避免行全切术。

六、并发症

(一)膝关节僵硬

常见，与创伤、手术、术后固定有关。

(二)感染

与软组织损伤有关，经过严重损伤的软组织切开固定继发感染概率增加。

(三)筋膜间室综合征

少见，但后果严重，早期发现及时处理。

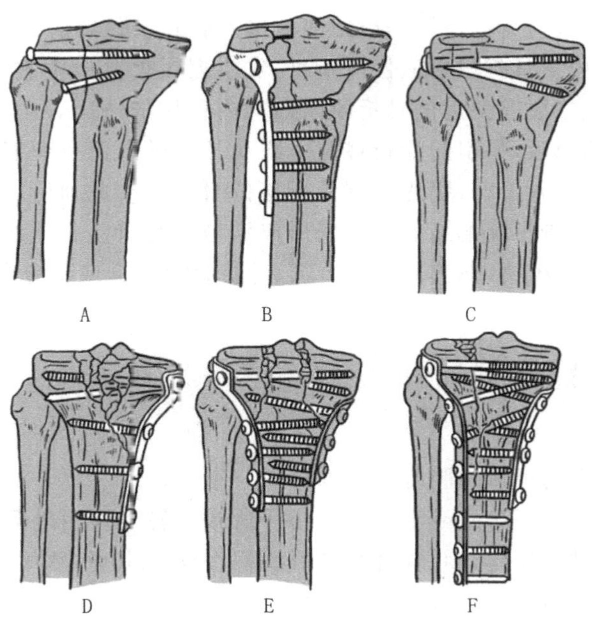

图 9-29 Schatzker Ⅰ～Ⅵ型胫骨平台骨折固定方式示意

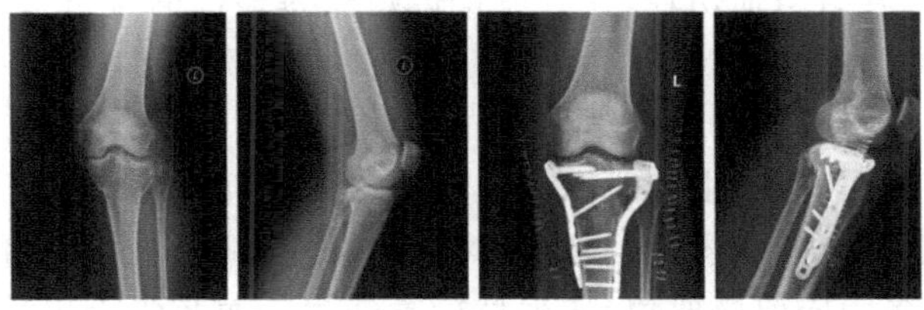

图 9-30 Schatzker Ⅴ型胫骨平台骨折切开复位内固定

(四)畸形愈合

Ⅵ型常见。

(五)创伤性骨关节炎

由关节面不平整及关节软骨损伤造成。

(六)神经血管损伤

见于高能损伤。

(七)缺血坏死

骨块坏死可成为关节游离体。

(杨小平)

第六节 胫腓骨干骨折

胫腓骨干骨折约占全身骨折的6.6%,发病高峰为10～20岁,开放骨折约占1/4。其中以胫腓骨干双骨折最为多见,胫骨干单骨折次之,腓骨干单骨折最少见。胫骨的营养动脉,由胫骨干上 1/3 的后外侧穿入，在致密骨内下行一段距离后进入髓腔。胫骨干中段以下发生骨折，营养动脉易发生损伤。往往造成下骨折段血液供应不良，发生迟缓愈合或不愈合。胫骨上端有股四头肌及内侧腘绳肌附着，此二肌有使近侧骨折段向前向内移位的倾向。小腿的肌肉主要在胫骨的后面及外面，伤后肿胀消退后，易引起骨折移位。腘动脉在进入比目鱼肌的腱弓后，分为胫前与胫后动脉，此二动脉贴近胫骨下行，胫骨上端骨折移位时易损伤此血管，引起缺血性挛缩。胫骨内侧面，仅有皮肤覆盖，故骨折断端易刺破皮肤形成穿破性骨折。由于小腿解剖及生理特点，如处理不当，则可能出现伤口感染，筋膜间室综合征、骨折延迟愈合或不愈合等并发症，而遗留严重的后遗症。

一、病因、病理与分类

(一)病因

直接暴力或间接暴力均可造成胫腓骨干骨折。

(1)直接暴力：常常是交通事故或工农业外伤等所致。暴力多由外侧或前外侧而来，骨折多是横断、短斜面、蝶形、多段、粉碎。胫腓骨两骨折线都在同一水平，软组织损伤较严重。因整个胫骨的前内侧面位于小腿的皮下，易造成开放性骨折。

(2)间接暴力：常是生活或运动中因扭伤、摔伤所致。骨折多为斜形或螺旋形。双骨折时，腓骨的骨折线较胫骨为高，软组织损伤轻，开放性骨折则多为移位的骨折尖端自里而外穿出，故污染较轻。

(二)病理

骨折移位趋势既和外力有关，也和肌肉收缩有关。由于直接外力致伤时，外力方向多来自外侧，而扭转的间接暴力也多为身体内旋，小腿相对外旋，而小腿肌肉又在胫骨的外后侧，因此，胫腓骨双骨折的移位趋势多为向前内成角，或远骨折段外旋。而胫骨干单独骨折则往往出现向外成角移位。

(三)分类

通常最能指导临床治疗的分类是分为稳定型与不稳定型两种。一般地说，横断、短斜骨折属于稳定型；粉碎、长斜、螺旋骨折属于不稳定型。这种分类必须根据每个病例的不同特点，不能一概而论。ElliS、Eeissman、Nicoll 等人按照创伤的严重程度，将胫腓骨骨折分为 3 度。

(1)Ⅰ度：骨折无粉碎骨片或仅有极小的粉碎骨片。骨折移位程度小于骨干横截面的 1/5。软组织损伤轻，无开放性创口或仅有微小的开放伤口。

(2)Ⅱ度：骨折的粉碎性骨片较小。骨折移位程度在骨干横截面的 1/5～2/5。软组织有中等程度损伤。开放性伤口小，污染轻。

(3)Ⅲ度：骨折呈严重粉碎，完全移位。软组织损伤严重，开放性伤口较大，甚至有皮肤缺损，污染严重。

损伤的严重程度直接关系到预后，据统计轻度损伤者，正常愈合的病例占 90％以上，而重度损伤正常愈合率低于 70％。

二、临床表现与诊断

闭合性骨折伤后患肢疼痛、肿胀、畸形，小腿的负重功能丧失，可有骨擦音和异常活动。损伤严重者，在小腿前、外、后侧筋膜间隔区单独或同时出现感觉异常、疼痛、肿胀、压痛、肌肉牵拉性

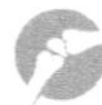

疼痛、张力性水疱、皮温和颜色的变化、肌力和血运变化等，即属小腿筋膜间隔综合征的表现。X线片可明确骨折类型、部位及移位程度。

三、治疗

治疗的目的是恢复小腿的长度和负重功能。因此，应重点处理胫骨骨折。对骨折端的成角畸形与旋转移位，应予完全纠正，避免影响膝踝关节的负重功能和发生关节劳损。除儿童病例不太强调恢复患肢与对侧等长外，成人应注意恢复患肢与对侧的长度及生理弧度。胫腓骨干骨折一般分为开放骨折和闭合骨折，稳定性骨折和不稳定性骨折。凡有严重早期合并症，如休克、筋膜间室综合征、神经血管损伤者，应主要处理合并症。骨折仅做临时性固定，待合并症好转时，再重点处理骨折。无移位的稳定性骨折，可用夹板或石膏固定；有移位的稳定性骨折复位，后用夹板或石膏固定。

不稳定性骨折，可用手法复位，夹板固定配合跟骨牵引。

（一）闭合性胫腓骨骨折的治疗

胫腓骨闭合性骨折可分为稳定型与不稳定型。有些骨折伴有邻近组织、血管神经的损伤。治疗时要根据骨折的类型特点，是否伴有其他并发症及其程度等具体情况，择优选用不同的方法。其基本目的是恢复小腿长度、对线和持重功能。治疗方法有闭合复位外固定、牵引、切开复位内固定3种。

1.闭合复位外固定

（1）手法整复：骨折后治疗越早，越易复位，效果也越好。应尽可能在伤后2～3小时为肿胀尚未明显时进行复位且容易成功。必要时可配合镇痛、麻醉、肌肉松弛剂，以利达到完全整复的目的。当骨折后肢体明显肿胀时，不宜强行复位。可给予暂时性制动，促进血液循环，减少组织渗出加肿胀消退，待肿胀消退后再行整复固定。复位手法包括牵引、端提、分骨挤按、摇摆等，然后以拇指及示指沿胫骨前嵴及内侧面来回触摸骨折部。检查复位是否平整，对线是否良好。复位满意后放置纸压垫以防止胫骨向内成角的趋势。

（2）小夹板固定：适用于胫腓骨中下段的稳定型骨折或易复位骨折，如横断、短斜和长斜骨折尤其以胫骨中段的横断或短斜骨折更为适宜。中1/3段骨折、夹板上方应达腘窝下2 cm，下达内外踝上缘，以不影响膝关节屈曲活动为宜。下1/3段骨折，夹板上达腘窝下2 cm，下抵跟骨结节上缘，两侧作超踝夹板固定。使用夹板时必须要注意加垫位置、方向，必须注意夹板松紧度，密切观察足部血运，疼痛与肿胀情况，必要时松解夹板，避免发生局部压疮及肢体坏死等严重并发症。本法以夹板固定为特点，以手法复位和功能锻炼为主，体现了“动静结合、筋骨并重、内外兼治、医患结合”的骨折治疗原则。通过夹板、压垫压力和布带约束力，肌肉活动产生的内在动力，间断性增强压垫的效应力，固定力得到增强，反复推挤移位的骨折端，残余畸形得以纠正，保护整复后骨折不再移位。沿小腿纵轴进行肌肉舒缩，可使断端之间产生生理性应力刺激，促进了骨折愈合。

（3）石膏外固定：石膏外固定在治疗胫腓骨骨折的应用上比较广泛。适用于比较稳定的骨折或经过一段时间牵引治疗后的骨折及辅助患者进行功能锻炼（功能石膏）等情况。最常用的是长腿管型石膏固定。一般是在有垫的情况下进行的，打石膏要注意三点应力关系。固定期间要保持石膏完整，若有松动及时更换。因为肢体肿胀消退后易因空隙增大而致骨折再移位。在牵引治疗的基础上，肿胀消退后也可改用无衬垫石膏固定，保持与肢体之间的塑形。长腿石膏一般需固定6～8周后拆除。这种石膏固定，易引起膝、踝关节僵硬、下肢肌肉萎缩，较长时间固定还有能引起骨质吸收、萎缩的缺点。有学者提出小腿功能石膏，也称髌韧带负重装置(PTB)。即在胫腓骨骨折复位后，打一个起自髌上韧带，下至足趾的膝下石膏，在胫骨髁部、髌骨及髌腱部很好地塑形。可早期重行走，由小腿软组织与石膏间相互拮抗力量得以均衡地维持，膝关节自由活动不会引起骨端移位。这种石膏可避免长腿石膏因超膝关节固定引起的缺点。早期负重，也利于促进骨折愈合。有人主张在胫腓骨骨折临床愈合后，改用这种石膏协助功能锻炼，有学者认为骨折临床愈合后，若要进行外固定，又要解放膝、踝关节，采用小腿内外侧石膏夹板更为实用且操作简便。从这种意义上说，小腿内外侧石膏夹板也属于一种功能石膏。石膏固定期间发现骨折在石膏中成角移位，宜先采用楔形矫正法予以矫正，不必更换石膏。发生在胫腓骨中下1/3交界处以下的稳定型骨折，也可采用小腿“U”形石膏固定，操作方便利于活动及功能锻炼。骨骼穿针牵引配合石膏外固定，近年来逐渐被改良的各类骨骼穿针外固定支架或加压器所替代。

(4)骨骼穿针外固定器与功能位支架：最早由Malgaigen应用，逐步发展至今。适用于各种类型的胫腓骨骨折，尤其是有伤口、创面及软组织损伤严重、感染的病例。Hoffman外固定支架、Rockwood功能支架、伊力扎诺夫外固定支架；外固定器功能支架操作简便，调节灵活，固定可靠。伤肢能早期负重，功能锻炼，促进骨折愈合。这种治疗方法正逐渐被更多的人所接受并采用。其缺点是自动纠正侧方移位的能力差，骨骼穿针的同时，肌肉组织也被钢针相对固定而限制舒缩，引起不同程度的肌萎缩。此外，还有继发针孔感染的可能。

2.牵引

持续性牵引是骨折整复、固定的重要手段，有些不稳定的闭合性骨折，如斜形、螺旋、粉碎性骨折，闭合性复位不能达到要求时，或肢体肿胀严重，不适于整复时，可行一段时间牵引治疗，以达到骨折复位、对线的目的。治疗小腿骨折的牵引通常是骨牵引。牵引针可打于胫骨下端或跟骨之上，以跟骨牵引更为常用。跟骨牵引进针点是在内踝尖部与足跟下缘连线的中点，由内向外。内侧针孔应比外侧针孔略高0.5～1 cm，使牵引的小腿远端轻度内翻，以恢复其生理弧度，使骨折更接近于解剖复位。牵引初时的整复重量为4～6 kg，待肢体肿胀消退，肌肉张力减弱后，减到维持重量2～3 kg。在牵引下早期锻炼股四头肌，主动活动踝关节与足趾。3～4周后撤除牵引，施行夹板外固定，直至骨痂形成，骨折愈合。

3.切开复位内固定

非手术疗法对多数闭合性胫腓骨骨折都能达到满意的治疗效果。但切开复位内固定对保守疗法难以成功的胫腓骨骨折更不失为一种好方法。必须明确：手术内固定虽可防止成角和短缩，但骨折愈合速度并不加快，手术本身将冒感染、皮肤坏死等危险，应慎重施行，必须严格掌握适应证，在严格的无菌操作下手术。闭合性胫腓骨骨折有以下情况时适于手术治疗：①骨折合并血管、神经损伤需探查血管神经者，可同时行内固定；②无法复位的胫腓骨骨折，如有软组织嵌入；③胫骨多段骨折者；④肢体多发骨折为避免相互牵制和影响者；⑤胫腓骨骨折合并膝关节、踝关节损伤者。

(1)髓内针内固定：适用于胫骨多段骨折，现有用梅花形髓内针。髓内针的长短、粗细要与胫骨长度和髓腔相适宜。方法是：在胫骨结节内侧做一小的纵向切口，用粗钻头(9 mm或9.5 mm)向胫骨下后方钻孔，然后改变钻入方向使之与髓腔保持一致。将髓内针向下插入骨洞，沿髓腔缓缓打入。复位骨折端，使髓内针通过骨折线，针尖达到胫骨远端干骺端。术后可给石膏托固定，2～4周后可扶拐杖逐渐负重。髓内针应在骨坚强愈合后拔除。有一种称为Ender钉的多根弧

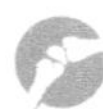

形髓内钉。自1969年Ender应用于临床。多用于股骨上端骨折，也可用于胫骨骨折。骨折复位后，在X线监视下，将不锈钢钉3～4枚自胫骨结节向下插入，沿髓腔通过骨折线到胫骨下端，钉端呈扇形或餐叉样摊开。其优点是操作简便，失血少，很少感染。缺点是有时骨折复位不理想，钉子远端未散开，固定不稳，控制旋转能力差。近年正流行一种既能控制骨折后短缩、旋转，又可进行闭合穿钉的交锁髓内钉。它除了可用于股骨骨折外，还可用于胫骨骨折。交锁髓内钉使手术趋向微创。新近由于一种新型的"远端锁钉机械瞄准系统"的出现，大大减少了术中使用X线机的次数。交锁髓内钉分为实心和空心两型，实心型直径较细，又称为不扩髓钉，而空心型髓内钉较粗，髓腔要求扩大。

(2)螺丝钉内固定：单纯螺丝钉内固定适用于胫腓骨的螺旋形或长斜形骨折，尤其是接近干骨端处的骨折。用1～2枚螺丝钉直接固定于复位后的骨折部。螺丝钉钻入的方向要与骨干的纵轴垂直，不可垂直于骨折线，否则会因骨折端的剪力而使骨折再移位。单纯螺丝钉内固定后，应辅以石膏固定4～6周。

(3)钢板螺丝钉内固定：为切开复位内固定中较常用的方法。适用于胫骨的斜形、横形、螺旋形等骨折，闭合复位不满意者，骨延迟愈合或骨不连者，骨折伴有血管、神经损伤需手术探查处理的病例。钢板有普通型和加压固定型。近年来有用钛合金材料制成，材质牢固，体轻，生物反应小。螺丝钉选用皮质骨螺丝钉。使用何种钢板应依据骨折的类型、程度等具体情况来选择。手术须在严格无菌条件下进行：取小腿前外侧骨折部为中心，稍向外侧凸做弧形切口，进入后应尽少剥离骨膜，尽可能减少周围组织损伤。清除断端组织，注意打通髓腔。复位时依胫骨骨嵴作为标志使其成为一条直线。如需植骨，可取自体松质(如髂骨)骨端周围植骨。置入钢板，以螺丝钉固定。选用加压钢板时应注意加压孔的位置和方向。从力学角度看，钢板应置于骨干的张力侧。胫骨前面位于皮下，后面肌组织、血管神经多，难以显露且损伤机会多。所以，钢板大多置于前外侧。应用普通钢板，手术应给予下肢石膏托固定4～6周。加压钢板固定术后一般无须石膏外固定。骨折稳固愈合后负重行走。

4.功能锻炼

固定当天可做股四头肌收缩锻炼和踝关节屈伸活动。跟骨牵引者，还可以用健腿和两手支持体重抬起臀部。稳定性骨折第2周开始练习抬腿及膝关节活动，第3周开始扶双拐不负重锻炼。不稳定性骨折则在解除牵引后仍需在床上锻炼1周后，才可扶拐不负重锻炼，直至临床愈合，再解除外固定。

(二)开放性胫腓骨骨折的治疗

胫腓骨的开放性骨折是长骨干中发生开放性骨折最常见的部位。这是由其特殊的解剖、生理特点所决定的。整个胫骨的前内侧面位于皮下，外伤形成开放性骨折后，易发生污染、皮肤缺损、软组织损伤等，给治疗带来很大困难。若处理不当，很容易造成皮肤坏死、骨外露、感染、骨缺损、骨折迟缓愈合或不愈合甚至截肢的严重后果。因而，对开放性胫腓骨骨折的治疗必须加以重视和很好掌握。诊断开放性胫腓骨骨折多无困难。有胫腓骨骨折合并局部皮肤与软组织破损，骨折端与外界相通，即可诊断。有些情况下，通过皮肤创口可直视胫骨的骨折端。病史、体检已能确诊的开放性胫腓骨骨折，也必须摄X线片，以了解骨破坏的程度。

1.开放性胫腓骨骨折软组织损伤程度与损伤性质的关系

皮肤、软组织损伤程度是开放性胫腓骨骨折治疗的关键问题之一。损伤程度直接决定皮肤、软组织的损伤类型，因此，必须详细了解致伤外力的性质。

(1)间接外力:多产生斜形、螺旋形骨折,皮肤软组织的伤口为骨折端刺破,形成自内向外的开放性骨折。故具有伤口小,软组织损伤挫灭轻,无污染或仅有轻度污染,软组织与骨折易于愈合等特点。

(2)直接外力:常造成粉碎性骨折,皮肤软组织损伤严重,多见于以下几种情况。①硬器伤:由金属物品的撞击致伤,一般创口较小,出血少,有时有多处伤口,骨折多为横形、斜形或螺旋形,伤口污染相对较轻。②碾轧、捻挫伤:由车轮,机械齿轮挤压所致,损伤多为多段粉碎性骨折,形成开放创口,皮肤、软组织严重挫灭,甚至缺损。骨组织与皮肤及软组织分离。③火器伤:枪伤往往造成贯通伤,皮肤伤口入口小,出口大,伤口周围有不同程度烧伤。骨折多为粉碎性,常伴有骨缺损,有时可伴有血管、神经损伤。爆炸伤常造成严重的粉碎性骨折,骨块遗失、缺损,皮肤、软组织大面积损伤且程度严重,血管、神经损伤或裸露,创口污染严重,可能有各种异物在骨与软组织内存留。

2.开放性胫腓骨骨折的分类

(1)根据软组织损伤的轻重可分为 3 度。①Ⅰ度:皮肤被自内向外的骨折端刺破,伤口<2 cm。②Ⅱ度:皮肤被刺破或压碎,软组织有中等程度损伤,伤口>2 cm。③Ⅲ度:广泛的皮肤、软组织严重损伤及缺损,常伴有血管、神经损伤。

(2)开放性胫腓骨骨折的预后不仅与皮肤软组织损伤程度有关,亦与骨折程度有密切关系,骨折损伤程度不同其愈合能力差别很大。根据骨折损伤的程度可分为 3 度。①Ⅰ度:胫腓骨双骨折为横形、斜形、螺旋形并有轻度移位。②Ⅱ度:胫腓骨双骨折,其中胫骨为粉碎性并有明显移位或多段粉碎性骨折。③Ⅲ度:胫腓骨双骨折,胫骨严重粉碎性骨折形成骨质缺损。

3.开放性胫腓骨骨折的治疗

(1)全身治疗:发生开放性胫腓骨骨折常伴有创伤后的全身反应或其他部位的合并损伤,因而,全身治疗是必不可少的主要治疗环节,其中包括止血、止痛、抗休克:开放性胫腓骨骨折伤口有活动性出血,应及时止血。但对较大的出血伴有肢体远端血运障碍者,其出血点不易轻易结扎,可使用局部压迫止血,同时积极准备手术探查修复损伤血管。如患者处于休克状态应及时输血、输液、抗休克治疗,适当应用止痛剂减少疼痛刺激,有利于休克的治疗。

1)应用抗生素预防感染:开放性胫腓骨骨折伤口往往被污染,细菌在伤口内一般经过 6~8 小时后形成感染。患者入院后即应行伤口污染物或分泌物的细菌培养或涂片检查,根据结果选用敏感抗生素。在未获得培养结果之前,应选用抗球菌和抗革兰氏阴性杆菌的联合抗生素。

2)特异性感染的防治:开放性骨折如遇伤口较深者,则有利于厌氧菌的生长繁殖,故应常规使用破伤风抗毒素血清 1 500 U 试敏后肌内注射,如试敏阳性则应脱敏注射。若发现感染伤口有气体溢出,肢体肿胀严重,触之有捻发音,组织坏死等情况,应考虑到气性坏疽的可能,可使用气性坏疽抗毒素血清,同时予以必要的隔离处理。

(2)局部治疗:彻底清创,适当固定骨折,闭合伤口,使开放性骨折转为闭合性骨折,是开放性骨折总的治疗原则。

1)彻底清创:良好的清创本身就是防止感染的重要手段。骨折发生后,在患者全身状况允许的条件下,应尽早施行清创术,以改善伤口组织条件,减少细菌数量。清创的首要原则是必须正确判断软组织的存活能力。对有些软组织失活较大的患者,不可为图能一期闭合伤口而简单清创,这样反而会带来更大的不良后果。

2)骨折的固定:治疗开放性胫腓骨骨折,同样有内固定和外固定两种固定方法。对于是否使用内固定目前仍有争论，有学者主张使用内固定，而固定趋向单纯化。针对某些病例的具体情况，伤口条件，在彻底清创的基础上，可视具体情况而定。内固定的基本适应证是：多段骨折；合并有血管、神经损伤需手术探查者；其他固定方法难以使骨折复位固定者。内固定常用的方法有单纯螺丝钉内固定，髓内钉内固定，钢板螺丝钉内固定。

治疗开放性胫腓骨骨折，外固定也必不可少，可根据具体情况进行选择。石膏外固定可作为内固定后的补充。单纯石膏外固定仅适用于Ⅰ度骨折且稳定者，伤口处开窗换药。对于有些损伤严重、创面较大，难以固定的开放性骨折，可首先行胫骨下端或跟骨结节牵引，使骨折在较长时间持续施力的条件下得到满意复位，同时利于创口换药，待创口闭合或缩小，骨折部纤维连接后，辅以石膏外固定。

外固定架在治疗胫腓骨开放性骨折上有良好的疗效。在十分严重的开放性骨折，软组织广泛挫伤甚至缺损，粉碎性骨折等情况时，更具有实用价值，往往是临床上唯一的选择，常用的有Bastini单边半干面外固定架，双臂外固定架，依里扎诺夫环形外固定架等。外固定架本身具有复位和固定作用，且穿针孔远离伤口，不易引起感染，减少骨折端植入金属异物，利于骨折愈合，同时又便于创面、伤口的处理。

3)闭合伤口：皮肤及软组织Ⅰ度损伤者，在彻底清创后可直接一期闭合伤口。缝合时必须注意，决不可因追求闭合而清创不彻底或勉强缝合，导致张力过大，将得到适得其反的结果。严重的火器伤、有较多无法取出的异物存留、就诊时间较晚、污染重或有明确感染等情况时，可暂时清创，以无菌敷料包扎，不宜一期闭合伤口。皮肤与软组织Ⅱ度损伤者，清创后皮肤软组织常有缺损，可采用筋膜蒂皮瓣、血管蒂皮瓣一期闭合伤口；或采用肌肉蒂肌瓣转移，同时植皮一期闭合伤口；或暂时先以肌瓣覆盖裸露的骨折部位，使骨折端不与外界相通，然后二期植皮闭合软组织创面。

骨折部裸露必须以健康软组织覆盖，针对不同部位的皮肤软组织缺损，可采用肌肉成形术的方法覆盖创面。小腿上1/3皮肤软组织缺损，取腘窝正中切口至小腿中段，将腓肠肌内侧头切开转至小腿上端皮肤及软组织缺损区。小腿中、下1/3段皮肤软组织缺损，取小腿内侧中下段胫骨内缘纵向切口，分离比目鱼肌，切断腱膜翻转修复小腿中段内侧软组织缺损。向下分离出屈趾长肌、拇外展肌，覆盖小腿下1/3皮肤缺损。

四、合并症、并发症

胫腓骨骨折有许多并发症，其中常见的有软组织损伤、感染、血管神经损伤、骨筋膜室综合征、骨延迟愈合或不愈合、骨髓炎、失用性骨萎缩、创伤性关节炎、关节僵硬强直等。可以通过预防及正确处理尽量减少这些并发症，直接关系到患者肢体功能的恢复情况。

(一)血管损伤

胫腓骨上1/3段骨折时易并发重要血管损伤。腘动脉向下延续为胫后动脉，同时分出胫前动脉穿过骨间膜上缘进入小腿前方。此处骨折块移位，腘动脉较固定不能避开，易在分叉处受损。骨间膜的撕裂、局部肿胀等原因，也能导致胫前动脉的裂伤、受压、痉挛。开放性骨折合并血管扭伤较易确定，闭合性骨折轻度损害缺血不易判明。有些因骨折压迫，血管痉挛引起的缺血症状，可于骨折复位，痉挛解除后消失。对于闭合性损伤，若出现小腿与足部皮肤苍白、皮温降低、脉搏消失、伤肢感觉与运动功能障碍等表现，说明动脉供血中断现象已很明显，应行手术探查血管。

(二)神经损伤

胫腓骨骨折本身不易引起神经损伤。但也有些胫腓骨上端骨折,骨折端移位较大时可能伤及腓总神经。临床上较多的腓总神经损伤是来自于软组织肿胀及外固定物对神经的压迫,因此,在使用外固定时,必须注意腓骨小头的位置,应加以保护。发生神经损伤后,应立刻解除压迫,可暂行观察待神经功能恢复。多数患者可得到满意恢复或完全恢复的效果。少数患者伤后3~4个月仍无感觉、无运动功能恢复的迹象,应行神经探查术。

(三)骨筋膜室综合征

胫腓骨骨折中尤其以闭合性骨折而软组织有明显的挫伤者易出现骨筋膜室综合征。也有因外固定过紧而引起。小腿由胫骨、腓骨、骨间膜、肌间隔、深筋膜分隔成四个骨筋膜室,分别为前间隔室、外侧间隔室、后侧深间隔室和后侧浅间隔室。小腿骨折后最易引起小腿前筋膜室综合征。前骨筋膜室位于小腿前外侧,内有胫前肌、拇长伸肌、趾长伸肌、第三腓骨肌、腓总神经和胫前动脉、静脉。当发生胫前骨筋膜室综合征时,小腿前外侧发硬,压痛明显,被动伸屈拇趾时疼痛加剧。早期可出现第1、2趾蹼间感觉减退,继而发生胫前肌、拇长伸肌、趾长伸肌麻痹。足背动脉早期尚可触到,后期消失。

早期发现应解除外固定,抬高患肢。静脉滴注20%甘露醇,以改善微循环,减轻水肿。并严密观察病情。如病情继续发展加重,应彻底切开深筋膜给筋膜间室减压。如肿胀的组织膨出切口,肌肉张力仍未解除时,可行肌膜切开减压,如发现肌肉组织已坏死,应一并切除,以减少毒素吸收。切口先不缝合,先用无菌凡士林纱布包扎,待肿胀消退后延期缝创口。

(四)延迟愈合与不愈合

延迟愈合是胫腓骨骨折常见的并发症,发生率在1%~17%,一般成人胫腓骨骨折经过5~6个月的治疗后,在骨折局部仍有肿胀、压痛、纵轴叩击痛、异常活动、负重行走骨折处仍疼痛。X线片显示骨折端未连接,无明显骨痂形成,但骨折端无硬化现象,骨髓腔仍通者,即属于延迟愈合。

造成骨折延迟愈合的因素很多。常见的因素:胫骨骨折多在下1/3处血供不良;因过度牵引造成骨折断分离0.3 cm以上;多次手法复位,骨折对线对位仍不良者,内外固定不确实,骨折局部有异常活动出现;年老体弱,缺乏功能锻炼造成骨质疏松,功能性失用;周围组织感染;骨折端有软组织嵌插。

骨折延迟愈合,应针对病因进行正确的治疗,消除妨碍骨折愈合的因素,为骨折愈合创造良好条件,配合内外用药,骨折能够愈合的。骨折端有分离者,要去除牵引,在内外固定可靠的情况下,每天用拳叩击患肢足跟,使骨折端嵌插或紧密接触;并鼓励患者扶双拐下地练习患肢负重行走。骨折不愈合是指骨折愈合的功能停止,骨折端已形成假关节。X线片显示骨折断端有明显硬化,骨髓腔封闭,骨质疏松,骨折端分离,虽有骨痂存在,但无骨连接。临床体征有局部压痛,负重痛,异常活动。

造成骨折不愈合的病因主要是内因。骨折过多地粉碎,甚至有骨缺损。骨折严重移位,对位不良,断端有软组织嵌入或血供受阻;开放性骨折合并感染。外因是对骨折处理不当,牵引过度或内固定时造成骨折端分离,手术时骨膜广泛剥离,或伴有神经血管的损伤。内外固定不恰当亦可造成不愈合。骨折愈合功能已停止的不愈合,应及时的采取有效的手术治疗。如有感染伤口,需在伤口愈合后2~4个月才能手术。术中要切除骨折断端之间纤维瘢痕组织及硬化的骨质,凿通髓腔,使骨折端成为新鲜骨折。矫正畸形,正确复位,坚强固定。植骨要松质骨和坚质骨并用。

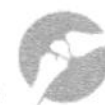

骨缺损多的，可选用同侧腓骨带肌蒂移位胫腓融合。术后采取适合的外固定。鼓励患者做踝膝关节功能锻炼。配合补肾接骨的药物口服，有助于骨折早日愈合。

（五）骨折畸形愈合

胫骨骨折的畸形容易发现，也便于及时纠正，发生率比较低。但也有因粉碎性骨折，软组织损伤严重者易并发畸形愈合，若早期发现应及时处理。在胫骨骨折复位后成角超过 5°者，旋转超过 5°短缩超过 2 cm 者，都应进行矫正。矫正治疗可根据骨折畸形的轻重、部位及愈合的坚固程度，可采取手法折骨、手术截骨、重新切开复位内固定加植骨术等方法。

手法折骨治疗方法适应于骨折虽已愈合，但还不坚固，可用手法将骨折处重新折断，把陈旧性的骨折，变为新鲜骨折，然后按新鲜骨折处理。手法折骨时不可用暴力，用力稳妥不可造成新的不必要的损伤。若骨折已超过 3 个月者，骨折部位已有骨性愈合，不能用手法折断者，可通过手术方法，将骨性愈合凿开，将骨髓腔打通。如骨干周围新生骨痂不多者，应植入松质骨，按新鲜骨折处理。

（六）失用性骨萎缩

绝大多数发生骨萎缩的患者为长期固定、卧床、不能持重者，其病因主要为缺乏应力刺激，骨质吸收、脱钙所致 X 线上表现为骨质大面积疏松，以近折端为重。较轻的骨萎缩患者可通过增加持重功能锻炼得以恢复或改变，严重的骨萎缩患者则需植骨，术后配合积极的持重功能锻炼。

（七）创伤性关节炎

膝、踝关节均可发生，多见于踝关节，且多继发于胫骨远端骨折。主要原因为骨折后复位不精确，固定不确实，以致膝、踝关节的运动轴面不平行。久之使关节功能紊乱，引起疼痛。预防创伤性关节炎最好的方法是确保骨折的良好复位。

（杨小平）

第十章 足踝部创伤

第一节 趾骨骨折

趾骨又叫脚趾骨，除足䠀趾 2 节外，余趾均 3 节，每节趾骨可分为基底部、体部、滑车部三部分。第一跖趾关节的跖侧面，有内、外两个籽骨，其他各趾间关节也可以出现籽骨。足䠀趾的这种籽骨是其重要的负重结构，它可以保护足䠀长屈肌腱、保护第一跖骨头，吸收应力，减少摩擦，并为足屈䠀短肌腱提供一作用杠杆。

趾骨骨折多见于成年人，占足部骨折的第二位。足趾具有足的附着力的功能，可防止人在行走中滑倒，并有辅助足的推进与弹跳作用。故对趾骨骨折的治疗，应要求维持跖趾关节活动的灵活性和足趾跖面没有骨折断端突起。

一、发病机制

趾骨骨折多由踢撞硬物或重物砸伤所致，前者多为粉碎或纵裂骨折，后者多为横断或斜形骨折。第 5 趾骨损伤的机会较多，第 2、3、4 趾骨骨折较少发生，第 1 趾骨较粗大，其功能也较重要，第 1 趾骨近端骨折亦较常见，多为粉碎性骨折。由于跖骨头与地面的夹挤，可引起足䠀趾的籽骨骨折，以内侧籽骨损伤多见，常为粉碎性。趾骨骨折常合并有皮肤或甲床的损伤，伤后亦容易引起感染。

二、诊断要点

趾骨骨折有明显外伤史，伤后患趾疼痛剧烈，肿胀，甲下有青紫瘀斑，活动受限，有移位者可以出现明显畸形。触诊可有局部压痛、纵向叩击痛、骨擦音和异常活动。根据临床症状和足的正、斜位 X 线片可以明确诊断，并观察骨折类型及移位情况。籽骨骨折者应注意先天性双籽骨和三籽骨鉴别，后者骨块光整规则，大小相等，局部无相应症状。

三、治疗方法

趾骨骨折有伤口者，应清创缝合，预防感染，甲下血肿严重者，可放血或拔甲。无移位的趾骨骨折，可用消肿止痛药，局部外固定，3～4 周即可愈合。

(一)整复固定方法

有移位的骨折,应手法复位。在局麻下,患者仰卧位,足跟垫1沙袋,术者用1块纱布包裹骨折远端,一手拇、示二指捏住患趾近段的内外侧,另一手拇、示二指捏住患趾远段上下侧,进行相对拔伸,并稍屈趾即可复位。若有侧方移位,术者一手拇、示指捏住伤趾末节拔伸,另一手拇、示指在患趾两侧对挤使骨折端对位(图10-1)。整复后,患趾用2块夹板置于趾骨背侧和跖侧固定。应注意固定不可过紧,容易影响远端血液循环,发生趾部坏死。

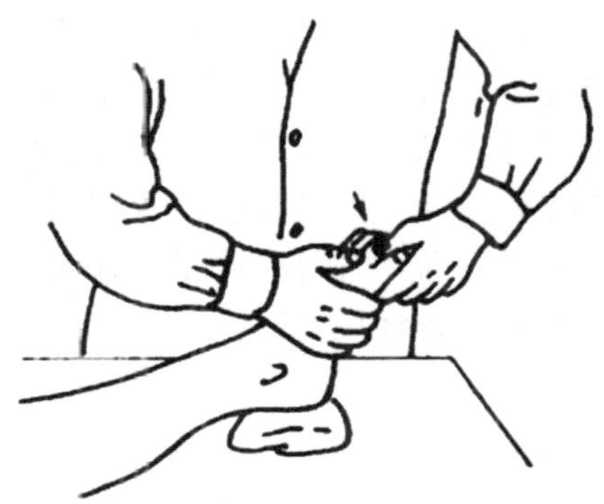

图10-1 趾骨骨折整复手法

对于不稳定骨折者,可行趾骨及皮肤牵引固定。或者行克氏针内固定治疗。4~6周骨折愈合后拔出克氏针,加强功能锻炼。

(二)药物治疗

药物治疗一般按骨折三期用药。

(三)功能康复

骨折整复固定后,即可进行膝关节的屈伸练习,肿胀减轻后,可下床不负重活动,3~4周后解除固定,做足趾的屈伸锻炼,早日下地行走。

(杨小平)

第二节 踝关节骨折

一、概述

踝关节骨折是最常见的关节内骨折,它包括单踝骨折、双踝骨折、三踝骨折等。多为闭合性骨折,开放骨折亦不少见。

踝关节由胫骨和腓骨的下端与距骨构成。胫骨下端略呈四方形,其端面有向上凹的关节面,与距骨体的上关节面相接触。其内侧有向下呈锥体状的内踝,与距骨体内侧关节面相接触。内踝后面有一浅沟,胫骨后肌和趾长屈肌的肌腱由此通过。内踝远端有两个骨性突起,即前丘和后丘。胫骨下端的前后缘呈唇状突出,分别称为前踝和后踝。胫骨远端外侧有一凹陷,称为腓骨切迹,与腓骨远端相接触。在胫骨的腓骨切迹下缘处有一小关节面,与腓骨外踝形成关节,其关节腔是踝关节腔向上延伸的一部分。排骨下端的突出部分称为外踝。外踝与腓骨干有10°~15°的外翻角。外踝后有腓骨长短肌肌腱通过。外踝比内踝窄但较长，其尖端比内踝尖端低，且位于内踝后方。胫腓两骨干间由骨间膜连接为一体，下端的骨间膜特别增厚形成胫腓骨间韧带。在外踝与胫骨之间，前方有外踝前韧带，后方有外踝后韧带和胫腓横韧带。这些韧带使胫腓骨远端牢固地连接在一起，并将胫骨下端的关节面与内、外、前、后踝的关节面构成踝穴。踝穴的前部稍宽于后部，下部稍宽于上部。踝穴与距骨体上面的关节面构成关节。距骨体前端较后端稍宽，下部较顶部宽，与踝穴形态一致，故距骨在踝穴内较稳定。由于结构上的这些特点，踝关节在跖屈时，距骨较窄的后部进入踝穴，距骨在踝穴内可有轻微运动；踝关节背伸时，距骨较宽的前部进入踝穴，使踝关节无侧向运动，较为稳定。踝关节背伸，距骨较宽的前部进入踝穴时，外踝又稍向外分开，踝穴较跖屈时约增宽，这种伸缩主要依靠胫腓骨下端的韧带的紧张与松弛。这种弹性同时又使距骨两侧关节面与内外踝的关节面紧密相贴，因此，踝背伸位受伤时，多造成骨折。正是这些特点，当下坡或下阶梯时，踝关节在跖屈位中，故易发生踝部韧带损伤。胫距关节承受身体重量，其中腓骨承受较少，但若腓骨变短或旋转移位，使腓骨对距骨的支撑力减弱，可导致关节退行性变。

踝关节的关节囊的前后较松弛，韧带较薄弱，便于踝关节的背伸和跖屈活动。关节囊的内外两侧紧张，且有韧带和肌肉加强。踝关节在正常活动时，踝关节两侧的关节囊和韧带能有力地控制踝关节的稳定。

踝关节周围缺乏肌肉和其他软组织遮盖，仅有若干肌腱包围。这些肌腱和跗骨间关节的活动，可以缓冲暴力对踝关节的冲击，从而减少踝关节损伤的机会。

二、病因、病理

由于外力的大小、作用方向和肢体受伤时所处的位置不同，踝关节可发生各式各样复杂的联合损伤。根据骨折发生的原因和病理变化，把踝部骨折分为外旋、外翻、内翻、纵向挤压、侧方挤压、踝关节强力趾屈、背屈骨折几型，前三型又按其损伤程度分为三度。

（一）踝部外旋骨折

小腿不动，足强力外旋；或脚着地不动，小腿强力内旋，距骨体的前外侧外踝的前内侧，迫使外踝向外旋转，向后移位，造成踝部外旋骨折。

1.踝部外旋一度骨折

外踝发生斜形或螺旋形骨折。骨折线由胫腓下关节远端的前侧开始，向后、向上斜形延伸，侧位X线片显示由前下斜向后上的斜形骨折线，骨折面呈冠状，骨折移位不多或无移位，骨折面里前后重叠。有移位时，外踝远端骨折块向后、向外移位并旋转。若暴力较大，迫使距骨推挤外踝时，胫腓下骨间韧带先断裂，骨折则发生在胫腓骨间韧带的上方之腓骨最脆弱处。此为踝部外旋一度骨折或外旋单踝骨折。

2.踝部外旋二度骨折

一度骨折发生后，如还有残余暴力继续作用，则将内踝撕脱（或内侧副韧带断裂）。此为踝部外旋二度骨折或外旋双踝骨折。

3.踝部外旋三度骨折

二度骨折发生后，仍有残余暴力继续作用，此时内侧副韧带牵制作用消失，距骨向后外及向外旋转移位，撞击胫骨后缘造成后踝骨折。此为踝部外旋三度骨折或外旋三踝骨折。

(二)踝部外翻骨折

患者自高处跌下，足内缘触地，或步行在不平的道路上，足底外侧踩上凸处，或小腿远段外侧直接受撞击时，使足突然外翻，造成踝部外翻骨折。

1.踝部外翻一度骨折

踝部外翻时，暴力先作用于内侧副韧带，因此韧带较坚强，不易断裂，遂将内踝撕脱。内踝骨折线往往为横形或斜形，与胫骨下关节面对平，骨折移位不多。此为踝部外翻一度骨折或外翻单踝骨折。

2.踝部外翻二度骨折

一度骨折发生后，还有残余暴力继续作用，距骨体推挤外踝的内侧面，迫使外踝发生横形或斜形骨折。骨折面呈矢状位，内外踝连同距骨发生不同程度地向外侧移位。若外踝骨折前，胫腓骨间韧带发生断裂，则外踝骨折多发生在胫腓骨间韧带以上的腓骨下段薄弱部位，有时也可发生在腓骨干的中上段。此为踝部外翻二度骨折或外翻双踝骨折。

3.踝部外翻三度骨折

二度骨折发生后，仍有残余暴力继续作用，偶可发生胫骨的后踝骨折。此为踝部外翻三度骨折或外翻三踝骨折。

(三)踝部内翻骨折

患者自高处跌下时，足外缘触地，或小腿下段内侧受暴力直接撞击，或步行在不平的道路上，脚底内侧踩上凸处，使脚突然内翻，均可造成踝部内翻骨折。

1.踝部内翻一度骨折

踝部内翻时，暴力首先作用于外侧副韧带，由于此韧带较薄弱，故暴力较多造成韧带损伤，偶亦有外踝部小块或整个外踝的横形撕脱骨折。此为踝部内翻一度骨折或内翻双踝骨折。

2.踝部内翻二度骨折

一度骨折发生后，还有残余暴力继续作用，迫使距骨强力向内侧移位，撞击内踝，造成内踝骨折。骨折线位于内踝的上部与胫骨下端关节面接触处，并向上、向外。此为踝部内翻二度骨折或内翻单踝骨折。

3.踝部内翻三度骨折

二度骨折发生后，仍有残余暴力继续作用，偶可发生胫骨后踝骨折，称为踝部内翻三度骨折或内翻三踝骨折。

(四)纵向挤压骨折

患者由高处落下，足底触地，可引起胫骨下端粉碎骨折，腓骨下端横断或粉碎骨折。此时，若有踝关节急骤地过度背伸或跖屈，胫骨下关节面的前缘或后缘因受距骨体的冲击而发生挤压骨折。前缘骨折，距骨随同骨折块向前移位。后缘骨折，距骨随骨折块向后移位。

(五)侧方挤压骨折

内外踝被夹挤于两重物之间，造成内外踝骨折。骨折多为粉碎型，移位不多。常合并皮肤损伤。

(六)胫骨下关节面前缘骨折

胫骨下关节面前缘骨折可由两个完全相反的机制造成。一是当足部强力跖屈(如踢足球时)，迫使踝关节囊的前壁强力牵拉胫骨下关节面的前缘，造成胫骨下关节面前缘的撕脱骨折。骨折块往往很小，但移位明显。二是由高处落下，足部强力背伸位，距骨关节面向上、向前冲击胫骨下关节面前部，造成胫骨下关节面前缘大块骨折。距骨随同骨折块向前、向上移位。

三、诊断

患者多有在走路时不慎扭伤踝部，自高处落下跌伤踝部，或重物打击踝部的病史。伤后觉踝部剧烈疼痛，不能行走，严重者有患部的翻转畸形。踝部迅速肿胀，踝部正侧位 X 线摄片常能显示骨折的有无。在踝部骨折的诊断中，在确定骨折存在的同时，还应判断造成损伤的原因。因为不同的损伤，在 X 线片上有时可有相同的骨折征象，但其复位和固定方法则完全不同。因此，在诊断踝部骨折时，必须仔细研究踝关节正侧位 X 线片，详细询问患者受伤历史，仔细检查，以确定损伤的原因和骨折发生机制，从而正确地拟定整复和固定的方法。

四、治疗

踝关节既支持全身重量，又有较为灵活的运动。因此，踝部骨折的治疗既要保证踝关节的稳定性，又要保证踝关节活动的灵活性。这就要求踝部骨折后应尽量达到解剖对位，并较早地进行功能锻炼，使骨折愈合后能符合关节活动的力学要求。在治疗方法上，当闭合复位失败时，应及时考虑切开复位与内固定，从而恢复踝关节的稳定，并使踝穴结构能适应距骨活动的要求，避免术后发生关节疼痛。

（一）手法整复超关节夹板局部外固定

1.整复手法

普鲁卡因腰麻或坐骨神经阻滞麻醉，患者平卧，髋关节、膝关节各屈曲 90°。一助手站于患肢外侧，用双手抱住大腿下段。另一助手站于患肢远端，一手握足前部，一手托足跟。在踝关节跖屈位，顺着原来骨折移位方向轻轻用力向下牵引。内翻骨折先内翻位牵引，外翻骨折先外翻位牵引。无内外翻畸形而仅是两踝各向内外侧方移位的骨折，则垂直牵引。牵引力量不能太大，更不能太猛，以免加重内、外侧韧带损伤。

在一般情况下，外翻骨折都伴有一定程度的外旋，内翻骨折都伴有一定程度的内旋。所以在矫正内、外翻畸形前，首先应矫正旋转畸形。牵引足部的助手将足内旋或外旋，矫正外旋或内旋畸形。然后改变牵引方向，外翻骨折的牵引方向由外翻逐渐变为内翻，内翻骨折的牵引方向由内翻逐渐变为外翻。同时术者两手在踝关节上、下对抗挤压，内外翻畸形即可纠正，骨折即可复位。

对有下胫腓联合分离的病例，术者用两手掌贴于内、外踝两侧，嘱助手将足稍稍旋转，术者两手对抗扣挤两踝，下胫腓联合分离即可消失，距骨内、外侧移位即可整复。在外翻或外旋型骨折，合并下胫腓联合分离，外踝骨折发生在踝关节以上时，对腓骨下端骨折要很好地整复。只有将腓骨断端正确复位，下胫腓联合分离消除，外踝才能稳定。

距骨有后脱位的病例，术者一手把住小腿下端向后推，一手握住足前部向前拉，后脱位的距骨即回到正常位置。

骨折块不超过胫骨下关节面 1/3 的后踝骨折病例，应先整复固定内、外两踝，然后再整复后踝。整复后踝时，术者一手握胫骨下端向后推，一手握足向前拉，慢慢背屈，利用紧张的后侧关节囊把后踝拉下，使后踝骨折块复位。

骨折块超过胫骨下关节面 1/3 以上的后踝骨折，因距骨失去支点，踝关节不能背屈，越背屈距骨越向后移位，后踝骨折块随脱位的距骨越向上变位。手法复位比较困难。可采用经皮钢针撬拨复位。

手法整复完毕，应行 X 线摄片检查，骨折对位满意后，行局部夹板固定。

2.固定方法

(1)固定材料:木板5块,内、外、后3块等长,长度上自腘窝下缘,下齐足跟,宽度内外侧板与患者小腿前后径等宽,后侧板与患者小腿横径等宽;前侧板两块,置于胫骨嵴两侧,宽度为1～2 cm,长度上自胫骨结节下缘,下到内外踝上缘,以不妨碍踝关节背屈90°为准。梯形纸垫2个,塔形纸垫3个。

(2)固定方法:骨折整复后,踝部敷上消肿止痛中药,用绷带缠绕。在内外两踝上方凹陷处各放一塔形垫,两踝下方凹陷处各放一梯形垫,纸垫厚度与踝平,以夹板不压迫踝顶为准。在跟骨上方凹陷处放一塔形垫,以夹板不压迫跟部为准。用胶布将纸垫固定。最后放上5块夹板,并用3根布条捆扎。术后即可开始脚趾和踝关节背伸活动。2周后可扶拐下地逐渐负重步行。3周后可解开固定行按摩。4周后去固定,练习步行和下蹲活动,并用中药熏洗。

(二)手术切开整复内固定

手术切开整复内固定适用于下列情况。

1.严重开放性骨折

清创时,即可将骨折整复内固定。

2.内翻型骨折

内踝骨块较大,波及胫骨下关节面1/2以上者。

3.外旋型骨折

内踝撕脱骨折,骨折整复不良,或有软组织夹在骨折线之间,引起骨折纤维愈合或不愈合的病例。

4.大块骨折

足强度背屈所造成胫骨下关节面前缘大块骨折。

(三)踝关节融合术

踝部严重粉碎性骨折,日后难免发生创伤性关节炎;或踝部骨折整复不良,发生创伤性关节炎,严重影响行走的病例,可行踝关节融合术治疗。

(四)锻炼活动

整复固定后,鼓励患者活动足趾和踝部背伸活动。双踝骨折从第2周起,可在保持夹板固定的情况下加大踝关节的主动活动范围,并辅以被动活动。被动活动时,术者一手握紧内、外侧夹板,另手握前足,只做背伸和跖屈,但不做旋转或翻转活动。3周后可将外固定打开,对踝关节周围的软组织(尤其是肌腱经过处)进行按摩。在袜套悬吊牵引期间亦应多做踝关节的伸屈活动。

(五)其他疗法

内外踝骨折,闭合复位不满意,后踝骨折块超过1/3关节面,开放型骨折等,行切开复位内固定术。陈旧性骨折复位效果不佳并有创伤性关节炎者,可行踝关节融合术。

(杨小平)

第三节　距骨骨折与脱位

距骨无肌肉附着，骨质几乎为关节软骨包围，血供有限，主要是距骨颈前外侧进入的足背动脉关节支，当发生骨折、脱位时易发生缺血性骨坏死。距骨骨折占全身骨折的0.14%～0.9%，占足部骨折的3%～6%，因而不常见。在治疗结果上，少有大宗病例报道。其一，医师对这种损伤相对不熟悉；其二，距骨位置较隐蔽，骨折后不易从常规X线平片上发现，也不易切开复位，获得较好的内固定；其三，距骨参与形成踝、距下和距舟等关节，具有重要的生物力学功能，一旦破坏，对足功能影响较大。

一、距骨头骨折

（一）分型

骨折可分为两型：①过度跖屈时发生距骨头压缩骨折，也可合并舟骨压缩骨折。②足内翻后引起剪力骨折，骨折常为两部分。距骨头骨折因局部血运丰富不易发生缺血性坏死。

（二）治疗

无移位骨折可用非负重小腿石膏固定6周。小块骨折如无关节不稳定，可手术切除移位骨块。移位骨折块大于距骨头关节面50%时，可能会导致距舟关节不稳定，需要内固定。如骨折粉碎，无法复位固定，可行距舟关节融合术。

二、距骨颈部骨折

距骨颈部骨折约占距骨骨折的50%，青壮年男性多见。由于颈部是血管进入距骨的重要部位，该部位骨折后较易引起距骨缺血性坏死。严重损伤多合并开放性损伤和其他损伤。

（一）分型

(1)Hawkins(1970年)把距骨颈部骨折分为四型(图10-2)。

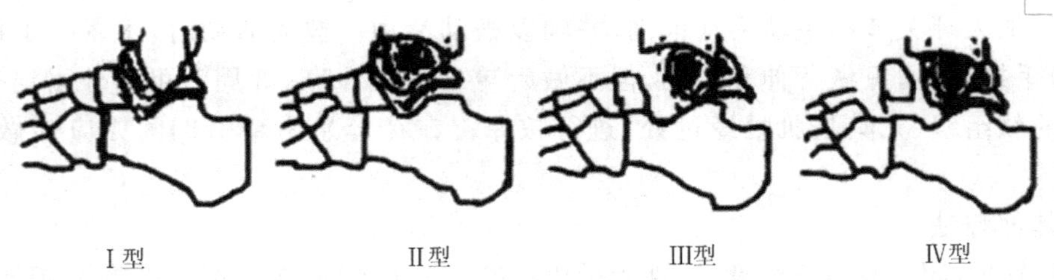

图10-2　Hawkins分型

Ⅰ型：无移位的距骨颈部骨折。

Ⅱ型：移位的距骨颈部骨折合并距下关节脱位或半脱位。

Ⅲ型：移位的距骨颈部骨折，距骨体完全脱出，距下关节脱位。

(2)Canale(1978年)提出Hawkins Ⅱ、Ⅲ型可伴有距舟关节脱位。这种骨折又被称为HawkinsⅣ型(图10-3)。

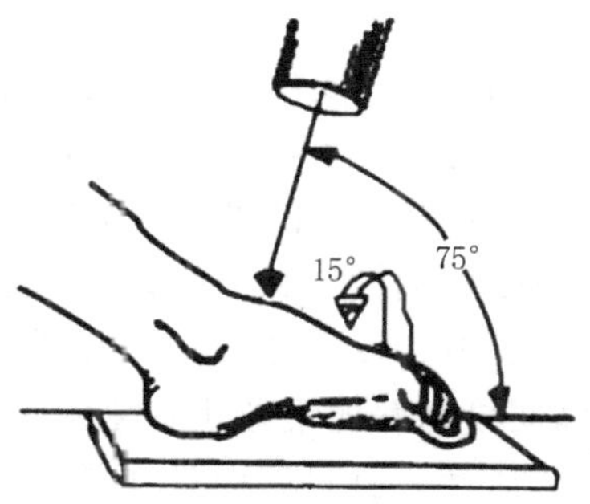

图 10-3 Canale 位投照法

当足强力背伸时，距骨颈恰抵在胫骨下端前缘，就像一个凿子对距骨颈背部施予剪切力而导致距骨颈骨折。如骨折无移位，此时称 HawkinsⅠ型骨折。暴力进一步作用，距骨体被挤压向后，并以三角韧带为轴旋转，距下关节半脱位，此时称 HawkinsⅡ型骨折。距下关节移位越大，距跟骨间韧带断裂可能越大，复位越困难。暴力加大使距跟韧带、距腓后韧带断裂，三角韧带可断裂也可完整，距骨体从踝穴中完全脱出，此时称 HawkinsⅢ型骨折。此时距骨体被挤压向后内侧，位于内踝和跟腱之间，并以纵轴旋转 90°，近端骨折面指向外侧。内踝可由于距骨体撞击而骨折。由于距骨体移位挤压皮肤，可引起皮肤缺血性坏死。约 50%为开放性损伤。距骨体虽离胫后神经血管束较近，但由于长屈肌腱的阻挡，神经血管束较少受到损伤。Ⅱ、Ⅲ型骨折如合并距舟关节脱位，即为 HawkinsⅣ型骨折。

（二）治疗

1.HawkinsⅠ型

非负重小腿石膏固定足中立位或轻度跖屈位 6～12 周。此型不愈合极少见，但发生缺血性坏死的可能性约为 10%。确定骨折有无移位非常重要，但有时不太容易诊断，可摄 Canale 位 X 线平片以帮助诊断（图 10-4）。摄片时患足内翻 15°，X 线向头侧倾斜 75°，此位置可较好地显示出距骨颈部。骨折后的主要问题是易遗留距下关节和距小腿关节活动受限。

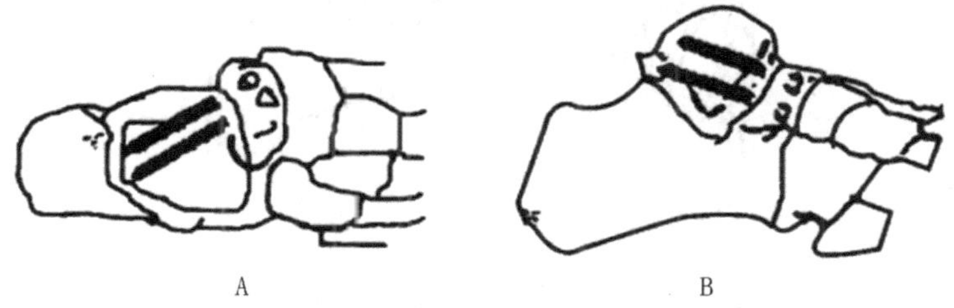

图 10-4 距骨颈部骨折螺钉固定

A.直径为 4.5 mm 的螺钉固定；B.直径为 3.5 mm 的螺钉固定

手法复位：可先试行手法复位，如移位较大，应尽快复位。越早复位，发生缺血性坏死的可能性越小。复位时先使足跖屈，再向后推挤足并向前牵拉踝部，以恢复距骨轴线。牵引足跟部以纠正距下关节脱位。如距骨颈和距下关节达到解剖复位，用小腿石膏固定足踝于轻度跖屈和内、外翻位。也可先用克氏针经皮固定，再用石膏固定，但手法复位常不易获得距骨颈和距下关节的解剖复位。此时不应反复操作，以加重软组织损伤，而应切开复位。

2.Hawkins Ⅱ 型

切开复位：一般采用前内或前外切口。在足前内侧胫前和胫后肌腱之间做一纵形切口，切口起自舟骨结节，近端止于内踝。显露距骨颈骨折，复位骨折，用复位钳维持复位，克氏针固定。透视骨折满意后，用2 枚3.5 mm或 4.5 mm 直径螺钉或空心螺钉固定。如果骨折内侧粉碎严重，不能较好判断复位情况，可在足背伸肌腱外侧做一纵形切口，其走向和第 4 跖骨轴线一致，显露距骨颈和体部，从此切口也可看到距下关节。较易复位骨折和脱位，如有条件，使用钛螺钉可为以后做 MRI 检查提供较好的条件，以便早期发现距骨缺血性坏死。有时螺钉需要经距骨头软骨面打入，螺钉尾部外露将影响距舟关节活动并引起后期骨性关节炎。此时，应使用埋头处理，使螺钉尾沉于关节面下或使用可吸收材料螺钉固定。

从距骨远端向近端固定，因受穿针和螺钉位置限制，易发生骨折跖侧张开，不易达到较好的固定效果(图 10-5)。固定强度亦不如从后向前固定理想(图 10-6)。后方穿钉可采用后外切口，从跟腱和腓骨肌腱之间进入，显露距骨后外结节，在此结节和外踝之间，以及距骨后关节面和跟骨后关节面之间，可作为入针点。沿距骨纵轴线穿入导针，然后旋入 4.5 mm 或6.5 mm空心螺钉(图 10-7)。由于颈部骨折粉碎严重，有时需清除碎骨块后植入髂骨块后再予以固定。

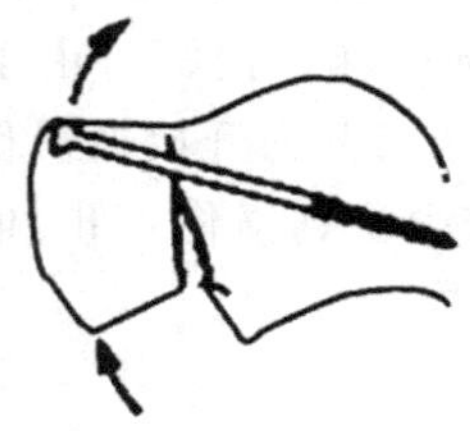

图 10-5　螺钉由远向近固定，跖侧易张开

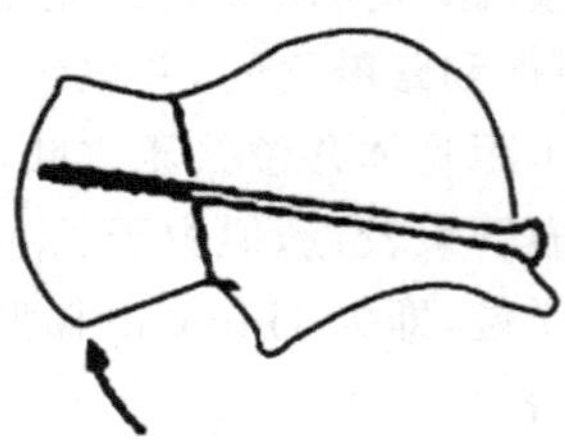

图 10-6　螺钉由后向前固定，固定力线好

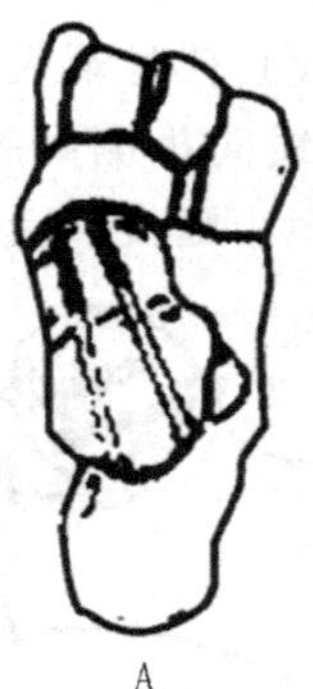

A

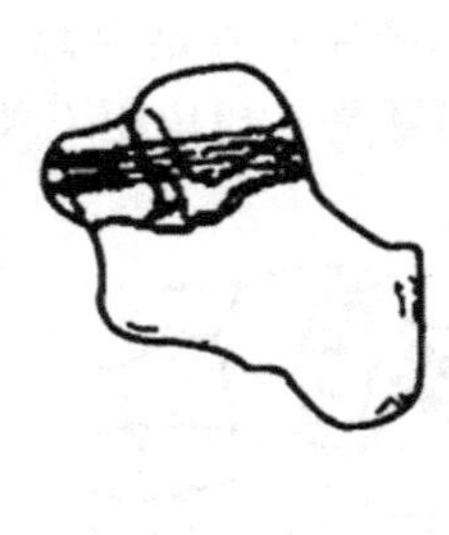

B

图 10-7　从距骨后方向头颈部固定螺钉

A.旋入 6.5 mm 空心螺钉；B.旋入 4.5 mm 空心螺钉

如果骨折固定稳定，石膏固定 4～6 周，去石膏后可早期开始非负重活动。10～12 周如 X 线检查证实骨愈合后方可负重。

3.Hawkins Ⅲ 型

对闭合性损伤，手法复位更加困难。开放复位可采用前内侧入路。如合并内踝骨折，复位较容易。如内踝完整，为方便复位可做内踝截骨，向下翻开内踝进入关节，注意保护三角韧带勿受损伤。复位距骨体时，如遇困难，可用跟骨牵引或股骨撑开器或外固定器固定于胫骨和跟骨，以牵开关节间隙后再复位。骨折复位后可采用上述固定方法。开放性损伤应彻底清创，如果污染

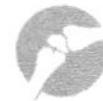

不重，距骨体仍有软组织相连，可考虑将脱位的距骨体复位固定。如不能保留距骨体，则需行Blair融合术或跟胫融合术。

4.HawkinsⅣ型

除复位距骨颈骨折和距下关节脱位半脱位外，尚需复位距舟关节并固定该关节。

三、距骨体部骨折

距骨体骨折占距骨骨折的13%～23%，该骨折的缺血性坏死及创伤性关节炎的发生率高，分别为25%～50%和50%。致伤原因以坠落伤为主，距骨体受到胫骨和跟骨间轴向压力，由于距小腿关节位置不同和跟骨的内外翻而形成不同类型的骨折。

(一)骨软骨骨折

距骨滑车关节面在受到应力的作用后可在其外侧和内侧面发生骨软骨骨折。外侧面骨软骨骨折是由于足背伸时受内翻应力旋转，距骨滑车外侧关节面撞击腓骨关节面而引起；内侧面骨软骨骨折是足跖屈时内翻应力使胫骨远端关节面挤压距骨滑车内侧关节面而发生骨折。

1.分型

Berndt 和 Harty 提出了一种分类方法(图10-8)，如下所述。

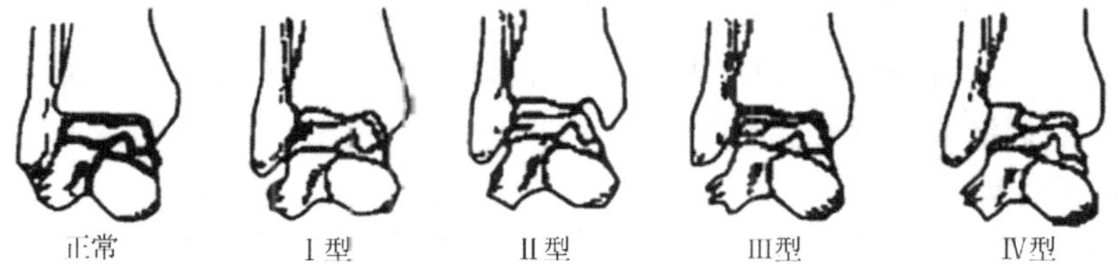

图10-8 Berndt 和 Harty 分型

(1)Ⅰ型：软骨下骨质压缩。

(2)Ⅱ型：骨软骨部分骨折。

(3)Ⅲ型：骨软骨完全骨折，无移位。

(4)Ⅳ型：骨软骨完全骨折，有移位。

2.诊断

距骨滑车关节面的骨软骨骨折常发生于距小腿关节扭伤后，患者就诊时关节肿胀、疼痛、活动受限，很易诊为踝扭伤。有报道，此类骨折在急诊室的漏诊率为75%。所有踝扭伤患者中有2%～6%后来被确诊为骨软骨骨折。因此，踝扭伤后应注意此类骨折的发生，拍摄足的正、侧和踝穴位X线平片。高度怀疑骨折时，可做关节MRI检查。

3.治疗

(1)Ⅰ型损伤：限制活动。

(2)Ⅱ型损伤：用小腿石膏固定6周。

(3)Ⅲ型损伤：内侧损伤可用小腿石膏固定6周，外侧损伤应手术切开或在关节镜下切除骨块，缺损区钻孔，以使再生纤维软骨覆盖，大的骨块可用可吸收螺钉固定。

(4)Ⅳ型损伤：手术切开或在关节镜下切除骨块或固定骨块。

(二)距骨外侧突骨折

距骨外侧突骨折常由足背伸时受到纵向压缩和旋转暴力引起，也可于足内翻后撕脱骨折或外翻旋转时腓骨撞击而产生。治疗石膏固定6～8周。如果发现较晚，持续有症状，骨块小时可手术切除，大的骨块可手术内固定。

（三）距骨后侧突骨折

距骨后侧突可分为较大的后外侧结节和较小的后内侧结节。骨折可发生于外侧结节、内侧结节或整个后侧突。

1.距骨后外侧结节骨折

距骨后外侧结节骨折最多见，多发生于足强力跖屈后胫骨后下缘撞击后外侧结节所致。少数可由足过度背伸后距腓韧带牵拉所致撕脱骨折。

(1)诊断：患者常述踝部扭伤史。于患侧距小腿关节后外侧有压痛，踝及距下关节活动受限。被动伸屈足趾时，可加重骨折部疼痛。骨折后应和距骨后三角骨鉴别，三角骨一般边界清楚，呈圆形、椭圆形。骨扫描和螺旋CT有助于区别，必要时行三维重建。而双侧对比摄片不可靠，因约1/3为单侧三角骨骨折。

(2)治疗：小腿石膏固定6周后练习活动，如仍有症状，可再继续固定6周；如为陈旧性损伤或持续有症状时，小的骨块可手术切除。较大骨块如影响关节稳定，应切开复位，内固定。

2.距骨后内侧结节骨折

距骨后内侧结节骨折较少见。由Cedell首次报道，又被称为Cedell骨折。骨折常发生于踝背伸和旋后时，内后结节被胫距后韧带撕脱。骨折移位后可压迫或刺激胫后神经引起踝管综合征。治疗同上述外侧结节骨折。

3.整个后侧突骨折

整个后侧突骨折极为罕见。移位骨折亦可压迫或刺激胫后神经，因骨块较大，带部分关节面，常需切开复位、内固定。

（四）距骨体部剪力和粉碎性骨折

剪力骨折损伤机制类似于距骨颈骨折，但骨折线更靠后。粉碎性骨折常由严重压轧暴力引起(图10-9)。

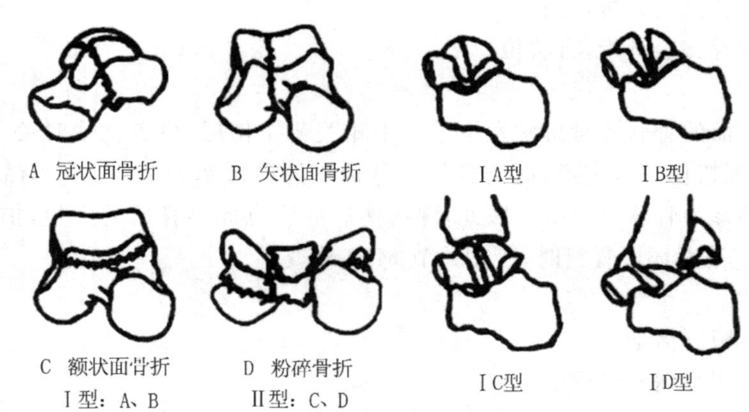

图10-9 距骨体部剪力骨折和粉碎性骨折

1.分型

Boyd把距骨体部剪力骨折分为两型。

(1)Ⅰ型：骨折线位于冠状面或矢状面，有四个亚型。ⅠA型：无移位骨折。ⅠB型：有移位

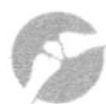

骨折。ⅠC 型：骨折移位伴距下关节脱位。ⅠD 型：骨折移位并脱出距下关节和距小腿关节。

(2)Ⅱ型：骨折线位于额状面。ⅡA 型：无移位骨折和移位＜3 mm 的骨折。ⅡB 型：骨折和移位＞3 mm的骨折。

2.诊断

诊断要点主要有：①内踝下后方肿胀并压痛最明显。②骨折常合并距下关节内翻脱位，复位脱位后拍片可发现骨折。③距小腿关节正位片有时可见靠近内踝尖处横形或三角形骨折片，但侧位片距骨后方骨折片应与距骨后突籽骨相鉴别。④行垂直距下关节面的 CT 扫描可确诊。

3.治疗

治疗ⅠA 型、ⅠB 型且移位＜3 mm 者及ⅡA 型、无移位粉碎性骨折，均可用小腿石膏固定6～8 周。移位＞3 mm，ⅠB 型、ⅠC 型、ⅠD 型、ⅡB 型骨折，可先手法复位，位置满意后石膏固定，如复位失败，应切开复位，螺钉固定。严重移位粉碎性骨折，复位已不可能，可能需要切除距骨体，做 Blair 融合术或跟-胫骨融合术。

4.并发症

并发症多为创伤性关节炎，治疗方法以关节融合为主或全距小腿关节置换术。

四、距骨脱位

距骨脱位主要分为距骨周围脱位和完全脱位，前者占外伤性脱位的 1%～1.3%，多数可以闭合复位，后者距骨缺血性坏死率极高，治疗以关节融合为主。

(一)距下关节脱位或距骨周围脱位

距下关节脱位是指足在外力作用下，薄弱的距跟韧带和距舟韧带断裂及关节囊破裂，继而产生距下关节和距舟关节脱位。此时，距骨仍停留于踝穴中，未发生脱位。跟舟韧带保持完整亦无跟骰关节脱位。脱位一般不合并距骨颈骨折(图 10-10)。

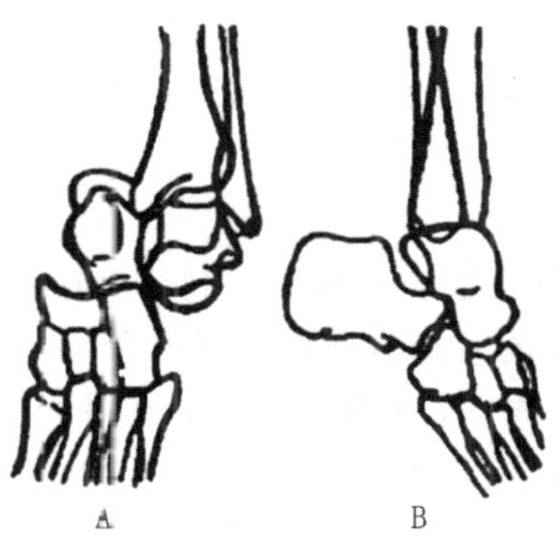

图 10-10 距下关节脱位正侧位

A.正位；B.侧位

1.分型

按脱位后足远端移位方向，可分为内侧脱位、外侧脱位、前脱位和后脱位。当足在强力跖屈、内翻应力作用下，距骨颈抵于载距突旋转，如不发生距骨颈骨折，即产生内侧脱位。此时，距骨头向足背外侧移位，舟骨常位于距骨头颈内侧和背侧，内侧脱位最为常见。当足在强力跖屈及外翻应力作用时，发生外侧脱位。距骨头移向内侧，舟骨位距骨外侧，跟骨移向距骨外侧。外侧脱位时损伤暴力更大，软组织损伤严重，开放性损伤多见，且多伴有距下关节和距小腿关节的骨软骨骨折。前、后脱位极为罕见。

2.诊断

距下关节脱位后，足有明显的内翻或外翻畸形。有时软组织肿胀严重，可掩盖畸形，结合足X线正、侧位和斜位平片可明确诊断。少数患者可合并神经血管束损伤，应注意检查足的感觉和血运情况。

3.治疗

脱位后应及早复位，以免皮肤长时间受压坏死和足血运障碍。闭合性损伤可先手法复位，屈曲膝关节，放松腓肠肌，纵向牵引足跟部，先稍加大畸形后再反畸形方向复位。内侧脱位时足外翻、外展，然后背伸。外侧脱位时足内翻，前足内收、背伸。

(1)闭式复位：有5%～20%复位失败。内侧脱位时，复位失败的主要原因为伸肌支持带和距舟关节囊嵌顿，外侧脱位时复位失败的主要原因为胫后肌腱和屈趾长肌腱绕过距骨颈阻碍复位。另外，如合并距下关节和距舟关节内的骨折，也可影响复位。

(2)切开复位：闭式复位失败或合并关节内骨折需要切开复位时，去除阻碍复位的原因，使距骨复位。小的骨块可以切除，大的骨块应复位，内固定。开放性损伤应彻底清创，污染严重时可二期关闭伤口。

(3)复位后处理：如果关节稳定，可用小腿石膏固定足于中立位4周，4周后练习功能活动。如不稳定，可用克氏针临时固定距舟关节和距下关节，再用小腿石膏固定并适当延长固定时间。

4.预后

距下关节脱位后，虽然距骨血供可能受到损害，但由于未从距小腿关节脱位，从而保留了距小腿关节前关节囊进入距骨体的血管和踝内侧下方的血管，较少发生距骨缺血性坏死。但在外侧脱位、开放性损伤或合并关节内骨折时，都难以达到较好的疗效。其他并发症有皮肤坏死、关节不稳定、感染、神经血管束损伤等。

(二)距骨全脱位

在距骨周围脱位的基础上，如果外力继续作用，可使距骨不仅和其他跗骨分离，而且还从可踝穴中脱出，导致距骨全脱位。

1.损伤机制

由于内、外翻应力不同，有内侧全脱位和外侧全脱位。在足极度内翻时，距骨围绕垂直轴旋转90°，致使距骨头朝向内侧，与此同时距骨还沿足长轴外旋，故其跟骨关节面朝向后方。由于损伤暴力大，距骨可脱出踝穴将皮肤冲破而脱出体外。此种脱位多为开放性损伤，即便是闭合性损伤，距骨脱位至皮肤下，对皮肤造成很大压力。

2.诊断

患侧足部肿胀明显，骨性隆起使局部皮肤光亮，甚至裂开，露出脱位的距骨。

3.治疗

(1)开放性损伤：距骨全脱位是一种严重损伤，多为开放性损伤，易合并感染，预后差，选择治疗亦很困难。如把脱位的距骨复位，发生感染的可能较大，易产生距骨缺血性坏死及踝和距下关节的创伤性关节炎，功能不满意。因此，有人主张应早期切除距骨，行胫跟融合术，但由于足畸形，也很难达到满意功能。如果污染不严重，清创彻底或仍有部分软组织相连，均为距骨再植入创造了条件。如污染严重，完全脱出无任何软组织相连，估计再植入后不能成活时，可切除距骨，行胫跟融合。

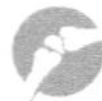

(2)闭合性损伤:可先手法复位,将足极度屈曲、内翻,用踇指从足前内侧向外推挤距骨头,同时在足踝内侧向下推压距骨体,希望将距骨重新纳入踝穴,也可同时配合跟骨牵引或用钢针撬拨以协助复位。如复位失败,应切开复位。因手法复位困难,也可直接采取切开复位,采用前外或前内侧入路,尽量少剥离软组织。术后固定 6 周以便关节囊愈合,并应密切观察距骨有无缺血性坏死。

(杨小平)

第四节 趾间关节脱位

因外伤引起近节趾骨与远节趾骨关节间移位,称为趾间关节脱位。多因碰、踢伤致病,以踇趾趾间关节脱位较多见。

一、诊断要点

(1)有足趾外伤史。
(2)足趾短缩,关节前后径增大,稍肿,有弹性固定,活动功能障碍。
(3)X 线摄片检查可确诊。

二、鉴别诊断

趾骨骨折:多因重物砸伤或踢伤所致,患趾明显肿痛、瘀斑及压痛,可有成角畸形与骨擦音,无弹性固定,常合并皮肤或趾甲损伤。X 线片有趾骨骨折征象。

三、治疗

(一)复位固定

术者一手握踝部或前足,一手握患肢远端,或用绷带扣住患肢远端,行水平拔伸牵引即可复位。

(二)手术

(1)适应证:①开放性脱位。②陈旧性脱位。
(2)术式:①开放复位内固定术,适于开放性脱位。②关节融合术,适于陈旧性脱位畸形明显者。

四、注意事项

开放性脱位需注意保持局部免受污染。

(杨小平)

第五节　跖趾关节脱位

跖骨头与近节趾骨构成的关节发生移位，称为跖趾关节脱位。多因踢伤、高处跌落或直接击伤所致。临床以第 1 跖趾关节向背脱位多见。

一、诊断要点

(1)有外伤史。

(2)足趾呈背伸短缩畸形，关节屈曲，呈弹性固定，跖骨头突出。

(3)X 线摄片检查可确诊。

二、鉴别诊断

趾骨骨折：伤趾肿痛，可有成角畸形、瘀斑、骨擦音，骨折处压痛、纵轴叩痛敏锐，常并发趾周软组织挫裂伤。X 线摄片有骨折征象。

三、西医治疗

(一)复位固定

一般不需麻醉。助手固定距小腿关节，术者一手持扣住患趾的绷带向足背及足尖方向牵拉，另一手拇指向远端和跖侧按压翘起的骨端，同时牵引患趾跖屈，即可复位。如被肌腱交锁，则需环绕解脱，再按前述步骤复位。

复位后用绷带包扎患处数圈，再以小夹板或铝板或压舌板固定跖趾关节于伸直位 2～3 周。亦可用邻趾固定法。

(二)手术

(1)适应证：①手法复位失败。②开放性脱位。③陈旧性脱位。

(2)术式：①切开复位术，适于手法复位失败及开放性脱位者。②关节融合术，适于陈旧性脱位者。

四、注意事项

(1)开放性脱位需注意清创后再复位、缝合。

(2)若出现挛缩畸形，以及早加强熏洗、按摩、理疗等综合治疗措施。

（杨小平）

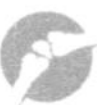

第六节 踝关节脱位

一、概述

胫、腓、距三骨构成了踝关节，距骨被内、外、后三踝包围，由韧带牢固固定在踝穴中。内侧的三角韧带起于内踝下端，呈扇形展开，附着于跟骨、距骨、舟骨等处，主要功能是防止足过度外翻。由于三角韧带坚强有力，常可因足过度外翻时，牵拉内踝造成内踝撕脱性骨折。外侧韧带起于外踝尖端，止于距骨和跟骨，分前、中、后三束，主要功能是防止足过度内翻。此韧带较薄弱，当足过度内翻时，常可导致此韧带损伤或断裂，亦可导致外踝撕脱性骨折。下胫腓韧带紧密联系胫腓骨下端之间，把距骨牢固地控制在踝穴之中，此韧带常在足极度外翻时断裂，造成下胫腓联合分离，使踝距变宽，失去生理稳定性。

根据是否有创口与外界相通，常可分为闭合性脱位和开放性脱位。闭合性脱位根据脱位的方向不同，可分为踝关节内侧脱位、外侧脱位、前脱位、后脱位。

一般以内侧脱位较为常见，其次为外侧脱位和开放性脱位，后脱位少见，前脱位则极罕见。单纯脱位极为少见，多合并骨折如内、外踝和胫骨前唇或后踝骨折。

二、病因、病理

(一)内侧脱位

多为间接暴力所引起，如扭伤等，常见自高处跌下，足的内侧先着地，或走凹凸不平道路，或平地滑跌，使足过度外翻、外旋致伤，常合内、外踝骨折。

(二)外侧脱位

多为间接暴力所引起，如扭伤等，常见自高处跌下，足的外侧先着地，或行走凹凸不平道路，或平地滑跌，使足过度内翻、内旋而致伤，常合内、外踝骨折。其机制与内侧脱位相反。

(三)前脱位

间接或直接暴力所引起，如自高处跌下，足跟后部先着地，身体自前倾而至致胫骨下端向后错位，形成前脱位。或由于推跟骨向前，胫腓骨向后的对挤暴力，可致踝关节前脱位。

(四)后脱位

足尖或前足着地，由后方推挤胫腓骨下端向前。或由高处坠下，前足着地，身体向后倾倒，胫腓骨下端向前翘起，而致后脱位，常合并后踝骨折。

(五)开放性脱位

多由压砸、挤压、坠落和扭绞等外伤所致。其开放性伤口多表现为自内向外，即骨折的近端或脱位之近侧骨端自内穿出皮肤而形成开放性创口，其伤口多污染重，感染率相对增高。

三、诊断

(一)临床表现及 X 线检查

1.内侧脱位

伤踝关节肿胀、疼痛、瘀斑，甚者起水疱，踝关节功能丧失，足呈外翻、内旋，内踝不高突，局部皮肤紧张,外踝下凹陷,明显畸形。常合并内、外踝骨折或下胫腓韧带撕裂。X线检查可见距骨及其以下向内侧脱出,常合并内、外踝骨折。

2.外侧脱位

伤踝关节肿胀甚者起水疱、疼痛、瘀斑,踝关节功能丧失,足呈内翻、内旋,外踝下高突,内踝下空虚,明显畸形,局部皮肤紧张。若合并内、外踝骨折则肿胀、疼痛更甚,伴下胫腓韧带撕裂,则下胫腓联合分离。X线检查可见距骨及其以下向外侧脱出,常合并内、外踝骨折,下胫腓韧带撕裂者,则见胫腓间隙增宽。

3.前脱位

伤踝关节肿胀、疼痛,踝关节功能障碍,足呈极度背伸,不能跖屈,跟腱两侧有胫腓骨远端的骨性突起,跟骨向前移,跟腱紧张,常合并胫骨前唇骨折。X线检查可见距骨及其以下向前脱出,或合并胫骨前唇骨折。

4.后脱位

伤踝关节肿胀、疼痛,踝关节功能障碍,足跖屈,跟骨后突,跟腱前方空虚,踝关节前方可触及突出的胫骨下端,而其下方空虚,常伴后踝骨折。X线检查可见距骨及其以下向后脱出,或合并后踝骨折。

5.开放性脱位

踝关节肿胀、疼痛,踝关节功能障碍,局部有渗血,伤口多位于踝关节内侧,一般为横形创口,严重者骨端外露,伤口下缘的皮肤常嵌于内踝下方,呈内翻内旋,外踝下高突,内踝下面空虚。X线检查可提示移位的方向及是否合并骨折。

(二)诊断

根据外伤史,典型的临床表现,X线检查即可确诊。

四、治疗

(一)外治法

1.手法复位

(1)内侧脱位:患者取患侧卧位,膝关节半屈曲,一助手固定患肢小腿部,将小腿抬起。术者一手持足跗部,一手持足跟,顺势用力牵引,并加大畸形,然后用两手拇指按压内踝下骨突起部向外,其余指握足,在维持牵引的情况下,使足极度内翻、背伸,即可复位。

(2)外侧脱位:患者取健侧卧位,患肢在上,膝关节屈曲,一助手固定患肢小腿部,将小腿抬起。术者一手持足跗部,一手持足跟,顺势用力牵引,并加大畸形,然后用两手拇指按压外踝下方突起部向内,其余指握足,在维持牵引的情况下,使足极度外翻,即可复位。

(3)前脱位:患者仰卧位,膝关节屈曲,一助手双手固定患肢小腿部,将小腿抬起。术者一手握踝上,一手持足跖部,顺势用力牵引,持踝上之手提胫腓骨下端向前,握足跖的手使足跖屈,向后推按即可复位。

(4)后脱位:患者仰卧位,膝关节屈曲,一助手双手固定患肢小腿部,将小腿抬起。一助手一手持足跖部,一手持足跟部,两手用力牵引,加大畸形。术者用力按压胫腓骨下端向后,同时牵足的助手在牵引的情况下,先向前下提牵,再转向前提,并略背伸,即可复位。

2.固定

(1)内侧脱位:超踝塑形夹板加垫,将踝关节固定在内翻位。单纯性脱位固定3周,合并骨折

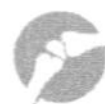

固定 5 周。

(2)外侧脱位:超踝塑形夹板加垫,将踝关节固定在外翻位。单纯性脱位固定 3 周,合并骨折固定 5 周。

(3)前脱位:石膏托固定踝关节于稍跖屈中立位 3～4 周。

(4)后脱位:石膏托固定踝关节于背伸中立位 4～6 周。

(二)内治法

对于开放性脱位在治疗上应着重于防止感染及稳定骨折脱位,使关节得以早期进行功能锻炼。伤后 6～8 小时内,宜彻底清创,常规肌内注射破伤风抗毒素 1 500 U,复位后对合并骨折进行内固定,争取一期缝合闭合伤口。为早期开始关节功能活动创造条件,缩短了患肢功能恢复时间。

(杨小平)

第十一章

脊柱疾病

第一节　上颈椎损伤

上颈椎损伤包括颈枕部、寰枢椎部位的损伤。尽管大多数致死性的脊柱损伤都发生在颈枕部,但由于该区域椎管容积大,脊髓所占容积相对较小,所以有幸能送到医院的患者如果有神经损伤也是轻度的。正由于神经损伤较轻,所以容易被漏诊。因此,对有头面部损伤及颈部软组织损伤的患者要注意排除上颈椎损伤。另外,上颈椎损伤常伴有相应脊柱的骨折。

一、枕骨髁损伤

枕骨髁骨折临床较少见,而且常常被遗漏。这种骨折可以是单独的,也可合并寰枕、寰齿关节或其他颈椎损伤。

(一)损伤机制

常由于高速减速伤所致,儿童极少见,多见于 18～80 岁,可以合并或不合并旋转、前后或侧方撕脱力。

(二)临床诊断

症状较轻者可以没有神经损伤,常常诉上颈部有明显的不适并有活动受限,可以直接损伤到第Ⅵ(展神经)、Ⅸ(舌咽神经)、Ⅻ(舌下神经)对脑神经或累及脑干腹侧。还可表现为椎基底动脉供血不足的症状,如:眩晕、恶心、呕吐和耳鸣等。症状严重者可以表现为完全性四肢瘫并有呼吸障碍。

(三)影像学诊断

由于面部解剖结构的遮挡,X 线平片常常难以发现。如果患者伤后出现上述症状则应该怀疑枕骨髁损伤。穿过颌窦的寰枕关节前后位 X 线片可观察到该病变区域,寰枕部高分辨 CT 扫描,特别是三维 CT 重建,可清晰显示枕骨髁骨折形态及移位的程度,翼状韧带损伤可作为枕骨髁骨折可靠的影像学依据。MRI 不仅能反映韧带的损伤,还有助于脑干、脊髓及椎动脉损伤的诊断。

(四)损伤分类

根据 Anderson 分类法可将枕骨髁损伤分为 3 型(图 11-1)。Ⅰ型:枕骨髁粉碎性骨折,但没

有或仅有轻微移位，常由轴向暴力所致；Ⅱ型：枕骨髁骨折波及枕骨大孔，很少发生韧带撕裂，系颅颈部直接暴力所致；Ⅲ型：是通过翼状韧带的枕骨髁撕脱骨折，系撕拉、侧屈、旋转暴力所致，该损害高度不稳定。Tuli 等又在此基础上将其分为两种类型。Ⅰ型为无移位骨折，属稳定性骨折。ⅡA 型为移位骨折，当 X 线片无不稳征象时为稳定性骨折，如 X 线片显示有不稳征象时为不稳定性骨折，属ⅡB 型。另外，贾连顺等又根据骨折特点将其分为两种类型。Ⅰ型为附着于枕髁部的翼状韧带牵拉导致的撕脱骨折。Ⅱ型承受纵轴暴力所致的压缩骨折(图 11-2)。

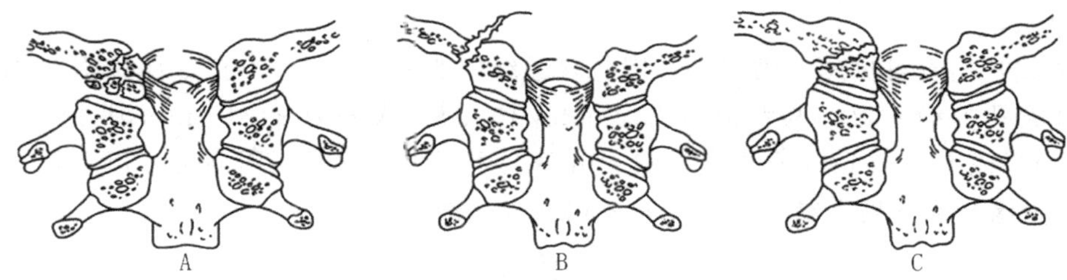

图 11-1 枕骨髁损伤的 Anderson 分类

A.枕骨粉碎性骨折；B.枕骨线形骨折延伸到髁部；C.枕骨翼状韧带撕脱骨折

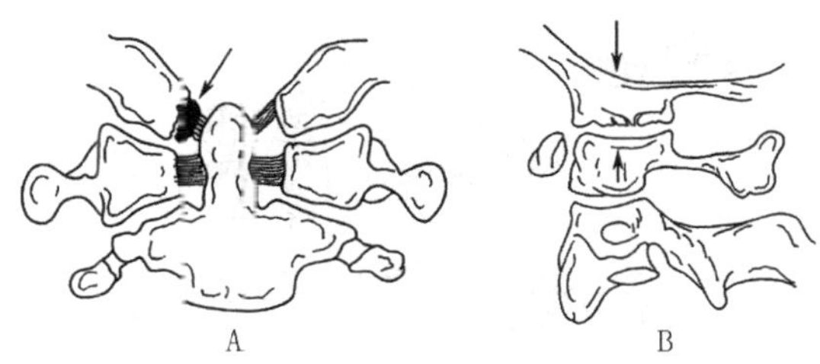

图 11-2 枕骨髁损伤的贾连顺分类

A.枕骨撕脱骨折；B.枕骨压缩骨折

(五)治疗原则

Anderson Ⅰ型及Ⅱ型枕骨髁骨折属稳定性骨折，用颈围外固定 2～3 个月，3 个月时拍摄颈椎过伸、过屈侧位 X 线片，以排除韧带损伤所致的慢性不稳定。Ⅲ型为高度不稳定性损伤，须尽早应用外固定，Halovest 架或硬质颈围领，并密切随访，以防止损伤后寰枕脱位。枕骨髁骨折很少需要手术治疗者，除非存在脑干压迫症状或显著失稳。泊子博加等 1992 年报道了该类损伤患者 34 例，均有脑干和椎动脉受压症状，因而做了枕骨大孔减压和寰椎后弓切除以减轻脑干受压症状。

二、寰枕部损伤

近年来，寰枕关节脱位或半脱位的临床文献报道增多，大多为儿童。多数患者在随访时，仍遗留明显的神经症状。据报道，幸存患者的 1/3 经历过漏诊。这一部位的骨性及韧带稳定结构包括寰枕关节囊和枕骨髁下关节面和寰椎侧块上关节面形成的关节。对称的翼状韧带附着在齿突和颅底枕骨大孔前缘，将枕部稳定在上颈椎，这一韧带为侧屈和轴向旋转时的稳定成分。

(一)损伤机制

寰枕部损伤机制为过伸损伤和轴向损伤，另有学者报道旋转暴力或伴有侧屈为损伤的主要原因。

(二)临床诊断

寰枕部损伤患者的神经症状与枕骨髁损伤类似,少数伴有高位瘫及呼吸衰竭。这一损伤幸存者,有第Ⅹ对脑神经(迷走神经)、脑干、上颈髓及颈1～3神经的损伤。颈椎过伸轴向牵张和过度旋转可导致单侧椎基底动脉系统损伤,可产生Wallenberg综合征,表现为第Ⅴ、Ⅸ、Ⅹ、Ⅺ同侧脑神经运动障碍,对侧痛、温觉障碍及同侧Horner征。可有枕骨下区疼痛、瘀斑、昏迷或有脑干受压症状。

(三)影像学检查

颈椎X线片检查可见颈2椎体水平椎前软组织肿胀(>7 mm)。正常侧位X线片上,齿突尖应和枕骨大孔前缘一致。两者距离用Wholey法测量,成人为9～10 mm,儿童为4～6 mm(图11-3),如果成人>15 mm或儿童>12 mm认为不正常。同时在屈伸位时相差应为<1 mm。枕骨大孔后下缘与齿突后上缘连线为Wackenhoim基线。

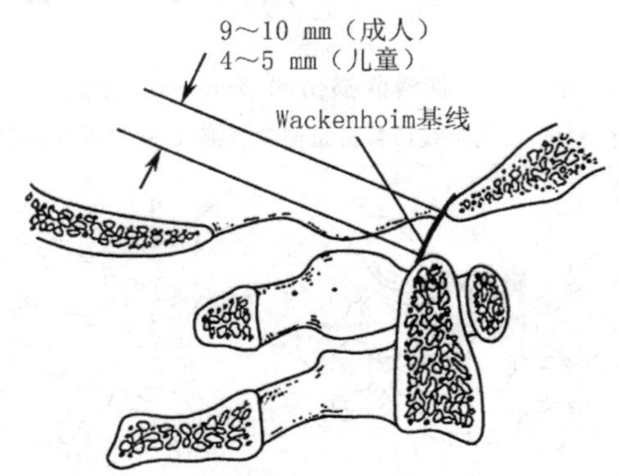

图11-3 枕骨与上颈椎矢状面测量关系示意图

Powers比率包括4个点即B、C、O、A。BC为颅底枕骨大孔前缘与寰椎后弓前缘中点之距,OA为枕骨大孔后缘与寰椎前弓后缘中点之距(图11-4)。BC/OA为0.77,上限为1,如比率>1提示有寰枕向前半脱位或脱位。这种比率不能用于儿童,在儿童向后半脱位或轴向牵张时可造成错误的阴性结果。X线平片对寰枕的敏感率为50%～75%。高分辨率CT断层或三维CT重建,尤其在矢状面上骨性标志更清楚,测量更精确。

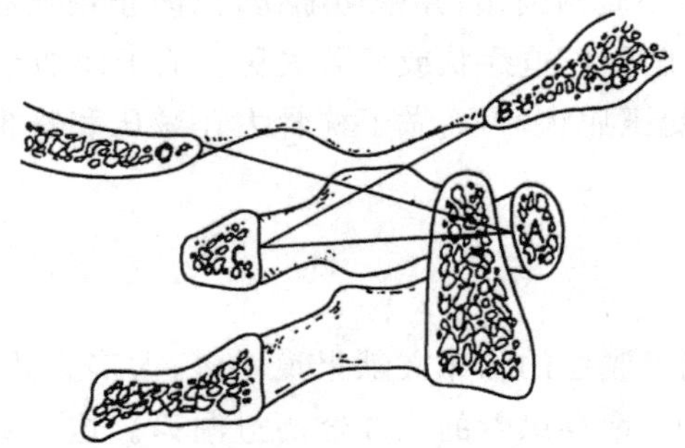

图11-4 枕骨与寰椎的Powers比率示意图

(四)上颈椎失稳的诊断标准

1.寰枕失稳

(1)单侧寰枕关节轴向旋转78°。

(2)在寰枕屈曲、过伸时寰枕移位(枕骨基底与齿突顶点的距离)>1 mm。

2.寰枢椎失稳

(1)C_1、C_2 寰齿侧间距(无论在左侧或右侧)>7 mm。

(2)单侧 C_1、C_2 轴向旋转>45°。

(3)C_1、C_2 移位(寰齿前间隙)>4 mm(图 11-5)。

(4)C_2 椎体后缘和 C_1 后弓间距<13 mm。

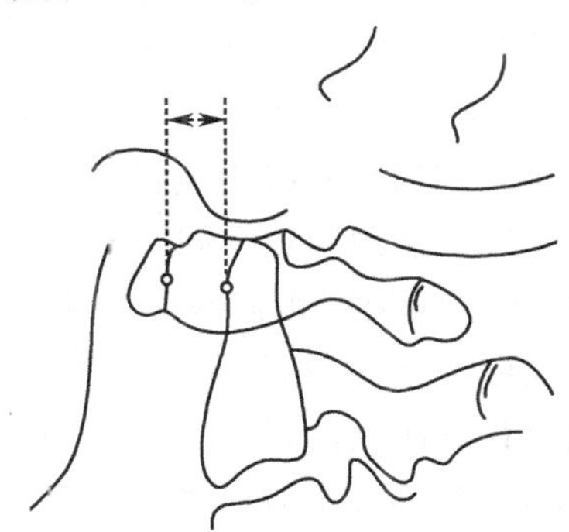

图 11-5　寰齿前间隙(AO),增大表示横韧带损伤

(五)损伤分类

Traynelis 等将寰枕关节损伤分为 3 型:Ⅰ型,影像学检查证实有轴向牵张;Ⅱ型,有向前半脱位或脱位;Ⅲ型,向后半脱位或脱位。

(六)治疗

寰枕部损伤很不稳定,应当立即外固定较可靠。如果有必要复位以恢复正常排列或中枢神经减压,应用 1～1.5 kg 重量牵引,不应超过 2 kg。在牵引期间进行仔细 X 线检查,进行一系列神经系统检查,尤其是颈部周围肌肉痉挛消退以后,寰枕部将进一步不稳定。寰枕部损伤不能依靠外固定达到永久稳定,应该行颈枕融合术来达到长期稳定的目的。

三、寰椎骨折

寰椎骨折由 Jefferson 等于 1920 年首次报道,亦称为 Jefferson 骨折。在颈椎损伤中,寰椎骨折占3%～13%,而在寰椎损伤中有 5%合并齿突损伤,C_1 和 C_2 在屈曲时主要稳定结构是横韧带。横韧带在寰椎骨折时可能断裂,这一韧带附着在寰椎侧块内结节及齿突之后,系十字韧带的一部分。横韧带向上延伸至枕骨大孔前缘,向下延伸到齿突后下方,分别称之为上十字韧带和下十字韧带。韧带的作用除了将齿突稳定在 C_1 前部外,还使齿突作为 $C_{1、2}$ 旋转的一个稳定的枢轴点。横韧带附近还有局部韧带,这些韧带起始于 C_1 侧块,向前连接到横韧带,其协助寰椎屈、伸和侧偏时能稳定在齿突之上。

(一)损伤机制

寰椎骨折多发生于车祸,其次为坠落伤和其他损伤。主要应力为轴向压缩力通过枕骨髁到寰椎两侧块,继之,也有过伸、侧向或旋转力参与。轴向压力使寰椎失去张力而在其狭窄的部位骨折。可使关节突爆裂开来。如果过伸作为源应力,那么,后弓挤压在枕骨和 C_2 后柱导致后弓骨折,常发生在较狭窄的椎动脉沟处。

(二)临床诊断

很少有神经损伤。当合并齿突骨折后移时,神经损伤发生率高。寰椎侧块的侧方移位可压迫舌咽神经(Ⅸ)、迷走神经(Ⅹ)和舌下神经(Ⅻ),也可损伤展神经(Ⅵ)和副神经(Ⅺ)。有可能损伤的外周神经有枕下神经、枕大神经。颈1侧块移位压迫而产生症状。大多数患者诉有枕下区不适,查体表现为上颈椎周围肌肉痉挛,颈部活动受限。

(三)影像学检查

正常情况下,上颈椎前、后位,开口位X线片表现为两侧块与齿突间的距离相等,两侧外缘与枢椎关节突外缘在一条直线上;侧位X线片表现为寰椎前结节后缘与齿突前缘即寰齿间距成人为3 mm,这是恒定的X线标志。若上述参数发生变化,尤其是寰椎侧块向外滑动,则为骨折的诊断依据。同时需要注意,因颈椎过伸时枕骨撞击寰椎后弓导致椎动脉沟处单纯骨折,该骨折仅能从侧位X线片显示。在侧位X线片上测得寰齿间距>3 mm,常提示合并横韧带撕脱伤。

寰椎骨折X线片特点:①寰椎两侧块移位,可同时向外侧分离移位,亦可不对称的移位。移位范围2~4 mm。②判断侧块移位应参照枢椎的棘突是否在正中,如果棘突在中央而侧块移位,表示不是因旋转而导致的侧块与齿突距离的差异。③断层摄片可了解更加详细的结构改变,如果寰椎侧块内侧有一小游离骨块,系横韧带撕脱所致。④咽后壁软组织肿胀阴影可在清晰的X线片上看到,表示该部有骨折出血的征象。

最敏感的方法是寰椎的CT断层扫描及三维CT重建,它能显示骨折块的分离状况,对确定稳定程度很有帮助。寰椎侧块内缘撕脱骨折是横韧带撕裂的征象。表明骨折不稳定。MRI对脊髓损伤的判断有意义,并能清楚地显示横韧带。

(四)损伤分类

1.Levene将寰椎损伤分为3类

Ⅰ型为双侧后弓骨折;Ⅱ型为相邻前后弓骨折,侧块浮动;Ⅲ型,寰椎骨折成3~4块的爆裂骨折(图11-6)。

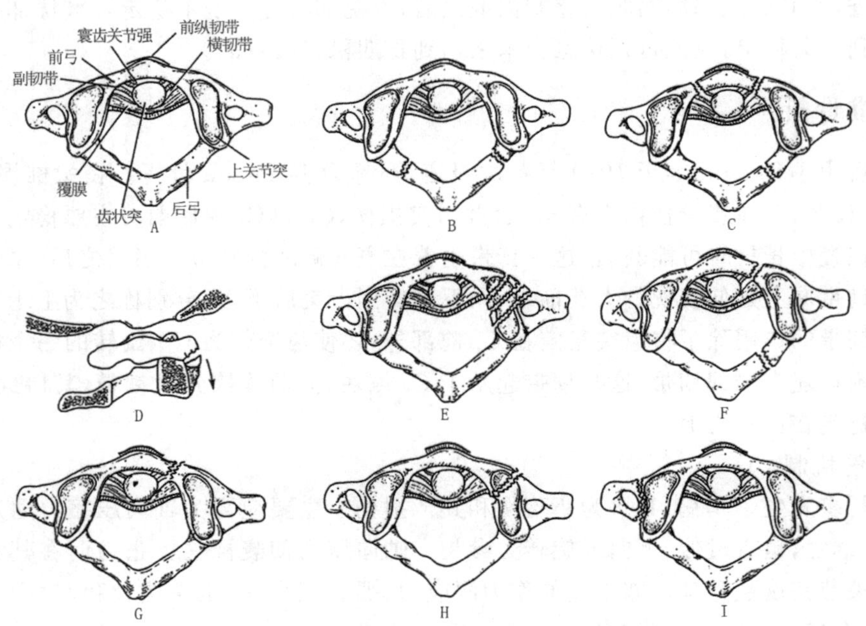

图11-6 寰椎椎体和韧带的解剖及各种损伤类型示意图

A.寰椎椎体和韧带的解剖示意图;B.双侧后弓骨折;C.前、后弓四部骨折;D.颈1前下弓的过伸撕裂骨折;E.侧块粉碎骨折;F.单侧前后弓骨折;G.单侧前弓骨折;H.单侧块骨折;I.横突骨折

2.Segal 等改良分类

Segal 等改良 Gehweiler 的 5 部分寰椎分类法。Ⅰ型，前弓骨折；Ⅱ型，后弓骨折；Ⅲ型，侧块骨折；Ⅳ型，4 个部分爆裂骨折；Ⅴ型，横突骨折。

3.Landell 分类

Landell 将寰椎骨折分为 3 种类型。Ⅰ型，孤立的前弓或后弓骨折；Ⅱ型，前后弓双骨折，包括典型的 Jefferson 爆裂骨折；Ⅲ型，侧块骨折，骨折线可累及前弓或后弓，但不同时累及。

（五）治疗

非手术治疗主要有过伸位颅骨牵引、Halovest 支架固定等方法。牵引时间为 3 周，牵引重量 3～5 kg，复位后继续固定 12～20 周。对伴有横韧带松弛或断裂的骨折颈围领固定 6～12 周，直至骨折愈合。如有必要复位，用轴向颅骨牵引，重量 4.5～13 kg，以改善骨序列。牵引维持 5～8 周，直至骨折块有一定的强度，然后可换用外固定架或维持牵引到临床愈合。然后，摄 X 线侧位、过伸、过屈位片，以确定是否遗留慢性不稳定及是否需要手术稳定。

不伴有骨膜撕脱骨折的横韧带损伤是一种具有潜在危险的损伤。多数医师认为，需要立即手术稳定，因为其具有潜在的寰枢椎失稳导致瘫痪的危险。许多学者认为，伴有横韧带、副韧带和关节环的骨膜撕脱骨折的病例，给予适当外固定至骨折愈合即可。

在伴有横韧带中段损伤（不伴撕脱骨折）或影像学证实有不稳定存在时，应予外科手术稳定。手术分为寰枢椎融合和颈枕融合两大类。

四、寰枢椎旋转脱位

寰枢关节稳定的主要韧带是横韧带，它预防了 C_1 在 C_2 上病理性前移位，并使 C_1 在齿突周围枢轴。其次，稳定 C_1、C_2 旋转的副韧带，还包括翼状韧带和关节囊。C_2 的上、下关节突处在不同的垂直面上，上关节面向前倾斜没有下关节面垂直。C_1、C_2 关节面的水平倾向有利于这个单面的旋转运动，C_1、C_2 关节脱位始发时常处在 63°～65°旋转位，在这种情况下，上颈椎管比正常狭窄 7 mm。假如，由于横韧带损伤 C_1 向前半脱位 5 mm，那么，单关节突脱位可能在 40°的旋转位上，导致椎管比正常狭窄12 mm，进一步可因椎管容积下降而出现脊髓受压损伤。椎动脉在正常旋转中很少损伤，因为其位于侧块中，但病理性或极度旋转可损伤或受到压迫而导致脑干或大脑基底部缺血。

（一）损伤机制

寰枢椎脱位的发生机制有多种学说，其中感染和创伤学说为多数学者们所接受。

炎症过程例如上呼吸道感染、扁桃体炎、乳突炎、类风湿关节炎及累及咽后间隙的强直性脊柱炎等，均可导致 $C_{1、2}$ 关节滑膜囊渗出和周围韧带结构无能。结果，导致寰枢关节旋转及寰齿半脱位。作用于 C_1、C_2 的异常旋转力，可来自侵犯胸锁乳突肌的肿瘤或眼或前庭功能异常所致的异常体位。不伴齿突骨折的寰枢椎后脱位可由于创伤过程中的过伸造成，尤其致寰椎横韧带、翼状韧带撕裂，形成寰枢椎半脱位。

在长期半脱位后可发生寰枢关节旋转固定，其病因可能系长期牵拉、关节囊韧带组织无力、组织瘢痕挛缩等阻止了关节的复位。也可见于长期胸锁乳突肌挛缩、关节创伤性脱位、周围韧带组织的脱位。

（二）临床诊断

病理性寰枢椎半脱位患者，常可提供有发病病史的过程。例如，有创伤的病史，近期上呼吸道感染史，主要呈“鹅颈畸形”，四肢肌力轻度减退，步态不稳，巴宾斯基征阳性。若单侧向前方移位时，头部向健侧倾斜，伴有颈痛、僵直、活动受限及枕大神经痛。重者可有根性疼痛，若椎动脉受压可表现为眩晕、呕吐和视物模糊。急性发病者无颈肌或胸锁乳突肌痉挛，借此可与儿童斜颈畸形鉴别。神经症状可出现在寰枢椎失稳时，寰齿间距为 7.5 mm 或更大。在出现疼痛症状之前可表现为虚弱，尤其在不伴病理性旋转的情况下，在体检时可触及寰椎结节在咽后壁的不对称性突起。

长期旋转畸形后，可发展为扁平颅底或斜颈畸形。经长期随访发现，这种畸形经过适当治疗也可自发纠正。

（三）影像学检查

急性创伤期，在 X 线平片很难看清寰枢关节旋转畸形，因为患者的合作问题、体位问题及软组织在骨性标志上的重叠均可使精细的骨性异常变得不清楚。这些问题均可导致延误诊断。尽管枕骨和寰椎之间在生理状态下不发生旋转运动，但在病理状态下常一起旋转。寰枢椎旋转$>50°$时，C_2 棘突偏离中线，伴随着下颌和 C_2 棘突和头的偏斜均在中线的同一侧。

病理代偿的寰枢椎旋转，在前后位片上，枢椎棘突相对寰椎弓而旋转。在冠状面上看，如头向右偏斜，寰椎左侧块因向上并靠近齿突而使左寰枢间隙增大（图 11-7）。相反，右侧寰枢关节重叠，寰齿侧间距增大。

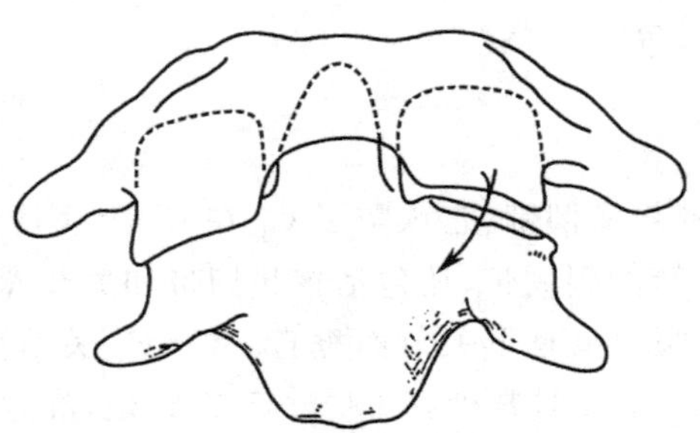

图 11-7　冠状位 C_1、C_2 脱位示意图

前后位和侧位 CT 断层片和轴位 CT 断层能更清楚诊断，不但可见到旋转，也可见到半脱位。寰枢椎的重要生理运动之一就是旋转，因而动力片包括张口位 X 线平片，寰枢平面的 CT 断层检查时，在头向一个方向旋转 15°～20°拍一次，向相反方向旋转再拍一次，以确定是否存在固定畸形。动态力学 X 线检查也有助于诊断，但不常规应用。

（四）损伤分类

旋转半脱位常以其病因学命名，为创伤性寰枢椎旋转脱位。Fielding 将长期存在固定畸形的患者根据其程度分为 4 种类型（图 11-8）。

1. Ⅰ型

最常见，横韧带完整。大多发生于儿童在生理旋转范围内发生固定畸形，没有软组织损伤的证据，一侧寰椎侧块向前旋转，另一侧向后旋转，寰齿前间距（AO）<3 mm。

2. Ⅱ型

横韧带破坏。以一侧寰枢关节为旋转轴心，另一侧寰枢侧块向前旋转移位，寰齿前间距为 3～5 mm，寰枢椎运动超出正常范围。

 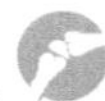

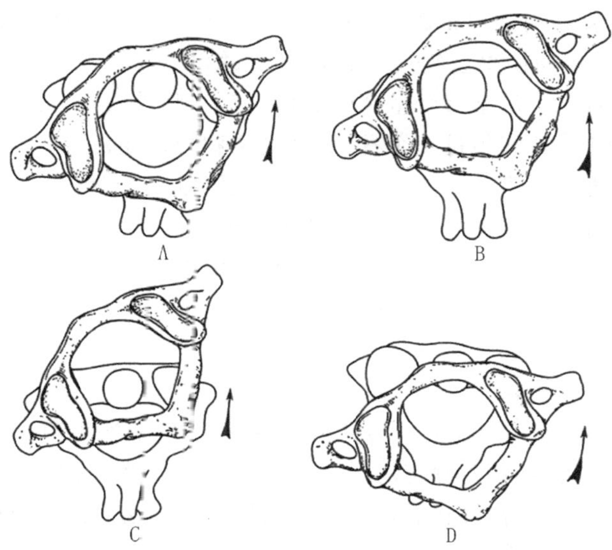

图 11-8 寰枢椎旋转性半脱位的 Fielling 分类示意图

A.一侧寰椎侧块向前旋转，另一侧向后旋转；B.寰齿前间距为 3～5 mm，寰枢椎运动超出正常范围；C.寰椎双侧关节面均向前移位，两侧块移位程度不同，寰齿前间距＞5 mm；D.两侧脱位不对称

3.Ⅲ型

为Ⅱ型的加重状态，寰椎双侧关节面均向前移位，两侧块移位程度不同，寰齿前间距＞5 mm。

4.Ⅳ型

常见于严重类风湿或创伤较重的患者。一侧寰椎侧块向后旋转移位，通常伴有齿突骨折，两侧脱位不对称。

(五)治疗

寰枢椎旋转半脱位的治疗有赖于其病因，是否有神经损伤、患者的年龄及症状持续时间。幸运的是大多数患者通过卧床、颈围领等治疗而治愈。如在出现症状后 1 周内明确诊断，即给枕颌带牵引，重量 1.5～2.5 kg，并用适当的止痛剂、镇静剂。症状超过 1 周，未超过 1 个月，或经上述治疗无效，则应给予颅骨牵引，重量由年龄和体重决定。轴向牵引有助于纠正屈曲、过伸畸形；但是，对旋转畸形作用甚微。应该注意，寰枕代偿性旋转畸形，不适当的牵引可使畸形加重。儿童，通常需牵引到 3 kg。成人牵引到 7～8 kg。重量最大儿童可牵引到 7 kg，成人可牵引到 10～15 kg。一旦颈枕排列近中线，即已复位，再维持 1～2 周直至旋转畸形纠正。如症状持续时间短，通常在牵引 24 小时内即可复位，复位时患者常可听到"砰"的一声，症状立即缓解。之后，可用颈部外固定至关节囊愈合。外固定时间因复位前症状持续长短而定，一般来说，外固定应达 6 周，经动力学拍片证实关节的稳定性。

一些医师在全麻下复位或在咽后壁局麻下，通过张口直接顶触寰椎前弓而复位。这些复位方法虽然迅速有效，但有神经损伤的危险。

假如，半脱位合并病理性固定，寰齿间距成人＞3 mm，儿童＞5 mm。说明横韧带断裂，失去稳定性，需要外科手术稳定。

对于寰椎后脱位而齿突尚完整的患者，Moskorich 等推荐 3 步复位法，较为安全有效。第 1 步，轴向轻重量牵引，微屈曲使得齿突进入寰椎管内；第 2 步，轻度牵引，并轻度后伸使齿突前面与寰椎前弓后缘接触；第 3 步，维持轻量牵引 2 kg，然后，后路寰枢椎融合手术治疗。

假如与畸形有关的症状持续超过 1 个月，闭合复位和外固定成功的可能性不大，因而，许多医师予复位和后路寰枢椎融合术。一般来说，如果病史超过 3 个月，有失稳证据，或闭合复位失败，或复位后又复发，应行后路融合术。如融合部位不做内固定，则应继续牵引 1～2 个月，预防早期畸形复发。Clark 等推荐骨牵引后如有病理性寰枕旋转，则应行枕骨～颈 2 融合术；Fielding 等认为应该行寰枢椎融合。

五、齿突骨折

齿突骨折占颈椎骨折的 5%～15%。男性为女性的 3 倍，平均年龄 45 岁。由于骨折骨不连发生率高，因而，许多学者研究其不愈合的危险因素。最初认为，齿突血供为血管网的末梢，因而，骨折后其近端缺血。尸体解剖和血管内注药研究均驳斥了这一假设，显示出齿突由骨内外血管网供血。Schiff 等通过注射研究证明，在齿突两侧及前后均有血管上行支存在，其为颈 3 椎体水平椎动脉的分支，这些血管穿入齿突内并且在尖部弓形吻合。另外，供齿突及其附着韧带的动脉分支也来自颈内动脉咽后壁上升血管及数支枕动脉。

(一)损伤机制

齿突骨折时前移位比后移位多一倍。但老年患者则相反，后移位更常见。中年人齿突骨折暴力为切应力所致，多见于车祸；老年人齿突骨折暴力小，往往从站立位摔倒而发生骨折，因为骨质疏松而易于骨折。横韧带是使齿突前移的屈曲应力点，寰椎前弓则是齿突后移位的应力点。骨折部位与受伤时上颈椎作用力及当时寰椎所处的位置有关。

(二)临床诊断

齿突骨折的症状无特异性，表现为广泛的枕下区不适、颈部紧张、颈椎周围肌肉痉挛，运动范围显著受限。由于上颈椎椎管宽大，因而，神经损伤概率很小，为 15%～25%。神经损伤可轻至枕大神经刺激，重到四肢瘫及脑干功能不全。老年患者一旦有神经症状则更为严重。在多发骨折死亡患者中，因齿突骨折脱位死亡者占 1.8%～3.3%。

(三)影像学检查

常规 X 线片包括侧位(图 11-9)及开口位 X 线片，临床上常因患者有神经症状或其他并发症，导致X线片检查无法施行。当齿突骨折开口位 X 线片不能很好显示时，颈椎断层位片对诊断有价值。齿突横行骨折如行 CT 横扫可能造成漏诊，然而，三维 CT 重建可提高该类疾病的诊断率(图 11-10)。MRI 是检查软组织的最佳手段，用以检查韧带和脊髓是否损伤，而对横韧带的完整性评估影响着治疗的选择，还可以用于诊断和随访陈旧性齿突骨折。

(四)损伤分类

历史上曾经对齿突骨折有过不同的分型。

1.Schatzker 分类法

Schatzker 等依据骨折线位于副韧带的上方或下方，将齿突骨折分为高位齿突骨折和低位齿突骨折。

2.Aderson-D′Alonzo 的分类法

共分为 3 型：Ⅰ型是一种齿突尖部的斜行撕裂骨折，由翼状韧带或齿突顶部韧带牵拉所致，

较少见，多伴有寰枕及寰枢连接部位的损伤；Ⅱ型最常见，骨折发生于齿突基底部或腰部，Ⅱ型如果骨折处前后骨皮质粉碎，称为Ⅱa型；Ⅲ型为延伸到 L_2 椎体内的骨折，骨折线可通过颈2上关节面(图 11-11)。另外，Eyselp 等根据临床治疗需要，按骨折线为水平、前上向后下、后上向前下的走向，将Ⅱ型骨折分为 a、b、c 三个亚型，其中 c 型不宜行前路螺钉固定术(图 11-12)。

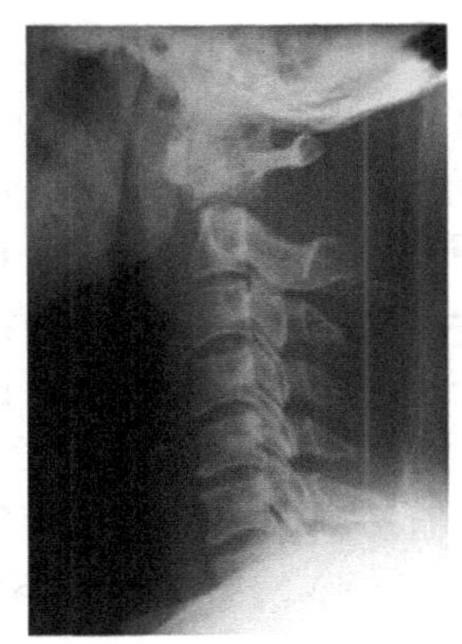

图 11-9　颈椎 X 线侧位片示齿突骨折

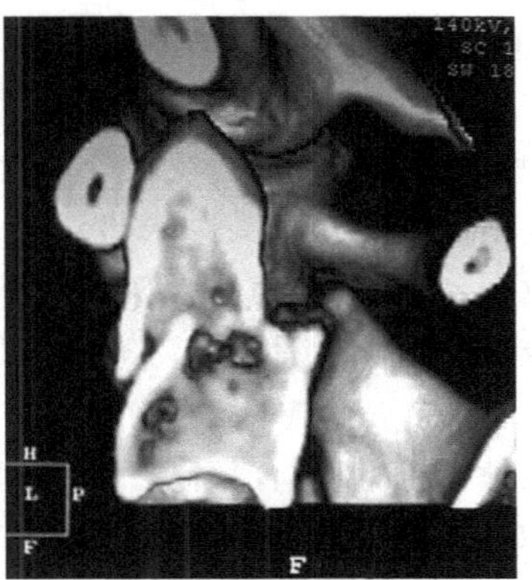

图 11-10　三维 CT 示齿突骨折

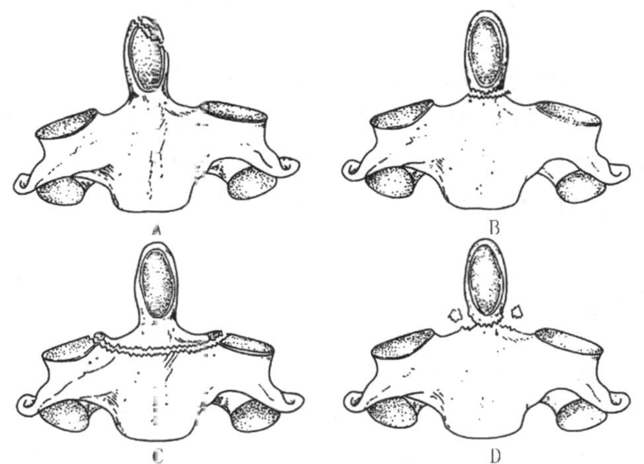

图 11-11　齿突骨折的 Aderson-D'Alonzo 分类

A.齿突尖部骨折；B.齿突腰部或基底部骨折；C.骨折线延伸到椎体内；D.前后皮质骨粉碎的骨折

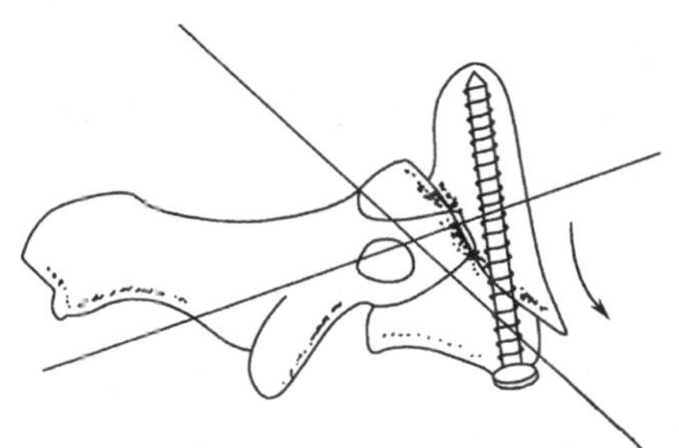

图 11-12　Eysel-p ⅡC 型骨折，不宜行前路螺钉固定术

(五)治疗

齿突骨折一旦确诊，应即给予处理，以防进一步脱位及损伤神经。应行颅骨牵引，重量应轻，

2～5 kg。应予神经学和放射学观察，尤其是Ⅱ型骨折是显著寰椎分离或不稳定的标志。在急性骨折期，非手术和手术选择时要考虑患者年龄、骨折的类型、神经损伤情况、脱位方向和成角程度、是否延误治疗及复位后的稳定性。

Ⅰ型骨折：损伤在齿突后部时，应仔细分析有无寰枕失稳。如无寰枕失稳，则用颈部外固定3个月，直至动力学拍片证实骨折稳定。

Ⅱ型骨折：对齿突基底部骨折治疗方法的选择观点不一致。许多学者主张立即外科稳定；相反，另一些学者主张先闭合复位外固定直至骨折愈合，或表现出延期愈合或不愈合，这型骨折不愈合发生率可高达88%，平均33%。Ekong等报道这类骨折年龄＞55岁、脱位＞4 mm的患者41%不愈合。Dunn报道128例均用Halovest架复位患者，他认为有高度危险的患者组，应早期后路融合，包括：骨折后脱位＞3 mm；患者年龄＞65岁；延误诊治＞7天或不稳定骨折闭合复位后排列差者。

Ⅲ型骨折：一般愈合率高。因为，有更多的松质骨重叠，而且分离牵张的可能性很小。首先牵引4～6周。然后，外固定4～5个月至愈合，愈合率为78%～86%。然而，脱位＞5 mm者不愈合率达40%。

年龄＜7岁的齿突骨折称骺分离，即齿突基底部与枢椎体尚未骨化的软骨板的损伤，对此类骨折应给予颈围等保护治疗，即使骨折未完全复位，在以后的发育中也能获得重塑。

齿突骨折合并寰椎骨折很常见。这类骨折的治疗方法取决于齿突骨折的类型。许多学者推荐早期前路齿突螺钉固定，以防止寰枢椎旋转受限及长期外固定，尤其在外固定3个月后骨折仍然未愈合者。Meyer等主张，如果寰椎后弓完整，则行后路寰枢椎融合及椎板下钢丝固定。

学者们认为骨折愈合才是最终目的。稳定型的骨不连也有在轻微损伤后发生脱位的危险性，由假关节运动产生胼胝和骨痂肥厚压迫前方硬膜囊和产生颈椎病症状。因而，主张对所有骨不连者均应外科手术稳定。

六、创伤性枢椎骨折

创伤性枢椎骨折由颈2椎体的关节突间的崩裂所致。枢椎关节突的形态与下颈椎不同，其上关节突向前倾斜而与下关节突不在一个矢状面上。通常枢椎骨折部位发生在上、下关节突之间的部位，不经过椎弓根，这种骨折通常称为Hangman骨折，即绞刑骨折。所幸的是，这个部位的骨折使骨折块分离，同一平面椎管扩大，因而，很少损伤脊髓。

创伤性枢椎骨折占急性颈椎骨折的12%～18%。14%～33%的骨折常合并颈椎其他部位的损伤，例如，寰椎后弓、齿突及颈2以下的颈椎骨折，除相关的脊柱损伤外，常合并机体其他部位的损伤，包括胸腔、头颅、气管、面部的损伤及头皮撕裂。尽管枢椎创伤性骨折的幸存者很少有神经损害，25%～40%的该损伤患者在事故现场立即死亡，死因多为所并发的脊髓和相关肌肉、骨骼及内脏损伤。

(一)损伤机制

创伤性枢椎骨折通常由坠落、车祸或跳水事故产生的加速或减速损伤所致。Wood-Jones于1912—1913年描述了因悬吊产生的致命性枢椎骨折的病因学及生物力学机制，他们分析了悬吊期间过伸牵引产生的特定位置。所幸的是，正如上面所提到的，这种损伤系加速或减速力所致，没有牵张力，因而，没有明显脊髓牵拉也不发生横切。

尸体和临床研究已明确，过伸是产生骨折的主要作用力。颈部过伸伴有颅颈部轴向压力使

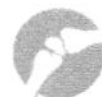

后部椎间关节压缩,伴有集中于枢椎关节突间的撕脱力。因而,关节突间部位常发生侧方骨折,但不对称,可能与颈椎旋转力有关。

(二)临床诊断

枢椎骨折的症状与体征和其他上颈椎损伤类似,没有特异性。沿枕大神经分布区不适,常提示头枕区可能也有损伤。

(三)影像学检查

普通X线片包括颈椎侧位X线片和过伸、过屈侧位X线片,但应注意,如果怀疑不稳定,后者检查应慎重。如果有 C_3 椎体前上缘的压缩骨折,在动力位片上呈现不稳,毫无疑问是Ⅱ型骨折。大部分Ⅰ型骨折,动力位片上可出现骨折线旁少许移位。CT特别是三维CT重建可更清楚地观察到骨折线的走向,以及骨折线累及椎板的情况。MRI检查可了解 $C_{2、3}$ 椎间盘的损伤及前后纵韧带的完整性,另外,还可以观察到椎动脉的情况。

(四)损伤分类

1.Levine-Edwards分类

目前,大多数学者采用Levine-Edwards改良的Effendi分类系统(图11-13)。这一分类系统描述损伤到枢椎的部位和周围软组织的结果,不但包含了损伤机制,而且描述了中间结构的解剖,并指出治疗方法。该类骨折通常分为3型。

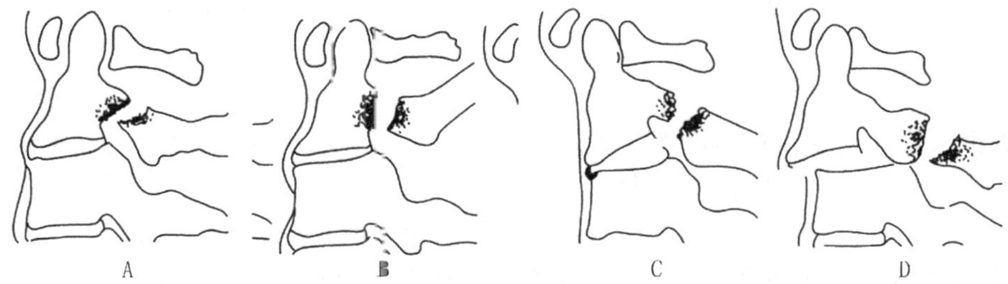

图11-13 创伤性枢椎骨折的分类

A.Ⅰ型骨折;B.Ⅱ型骨折;C.ⅡA型骨折;D.Ⅲ型骨折

(1)Ⅰ型:骨折线通过上、下关节突之间,脱位<3 mm。在过伸、过屈侧位X线片上,没有成角畸形移位的加重。这种骨折系过伸及轴向暴力作用于骨性成分所致,不伴相邻软组织的损伤。

(2)Ⅱ型:脱位>3 mm。而且,在侧位X线片上有成角畸形(图11-14)。可伴有 C_3 椎体前上缘或 C_2 椎体后下缘的撕脱骨折(因后纵韧带牵拉所致),这种损伤机制与Ⅲ型类似。由于屈曲牵张力,致使后纵韧带和 $C_{2、3}$ 椎间盘由后向前的暴力使 C_3 椎体前纵韧带骨膜下分离。结果,骨折处成角并有 C_3 椎体前上缘的压缩性损伤。

ⅡA型:骨折移位轻或无移位,但成角畸形很显著,可能导致屈曲牵张力使 C_2、C_3 后纵韧带断裂所致。Ⅱ型和ⅡA型骨折的病理解剖不清楚,但在侧位X线片上有两种不同的形态。

(3)Ⅲ型:单纯屈曲暴力所致,使单侧或双侧 $C_{2、3}$ 关节突骨折或骨折脱位。继之,在 C_2 上下关节突之间骨折或后柱骨折,后柱骨折常见为椎板骨折。

2.变异类型

文献中描述Hangman骨折有许多变异,重要的是认识每一类型骨折的特征以推断正确的病理解剖和安全有效的治疗。

(1)枢椎侧块骨折:枢椎侧块骨折由轴向压缩和侧屈暴力所致。这种骨折属于稳定性损伤,很少导致神经症状，但长期随访有很多遗留伴有症状的关节变化。

(2)枢椎椎体骨折：压缩力或牵张力均可导致枢椎椎体骨折，典型的骨折在X线侧位片上属于椎体前下部的骨折。这种骨折也可由过伸暴力所致，常称为滴泪骨折，系前纵韧带撕脱 C_2 椎体前下缘所致。有时，在侧位X线片上可见到椎前软组织肿胀影。

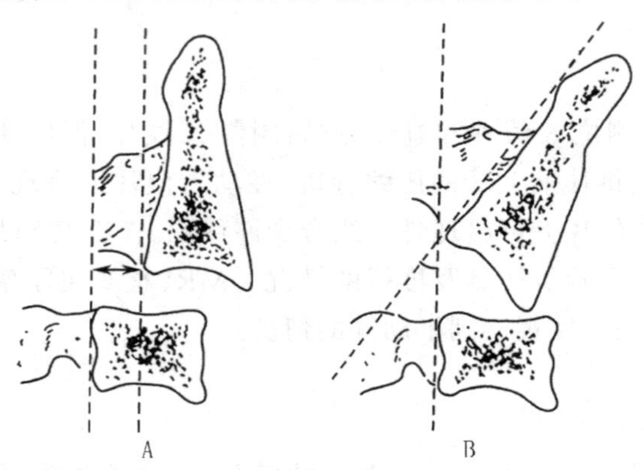

图 11-14　创伤性枢椎骨折的测量

A.移位的测量；B.成角的测量

(3)C_2 椎板骨折：C_2 椎板骨折可由过伸或压缩暴力所致，常合并有其他部位的骨折或枕颈部损伤。

(五)治疗

大多数枢椎损伤可经非手术治愈。而且大多数不伴有脊髓受压及损伤。Levine-Edward 骨折分类的用处在于明确病理解剖及协助处理方案的制定。Ⅰ型属于稳定性损伤，坚强的颈胸支具固定2～3个月，但应拍动力X线侧位片以确定有无韧带损伤所致的不稳定存在。在随访中，约30%的患者遗留进展的伴有症状的椎间盘退变。这种损伤 $C_{2、3}$ 椎间盘者几乎不能自行愈合。

Ⅱ型骨折可有显著移位及成角。颌枕带牵引或外固定架固定4～6周。背伸牵引重4～5 kg，如移位>4.5 mm，或成角>15°，则可增加到9 kg。可以在相当于 $C_{4、5}$ 的后部垫一小枕，以协助恢复颈部前凸和骨折的复位，即使牵4～6周仍有最初脱位的60%和成角的40%患者不能完全复位。在临床上，如随访有慢性不稳定存在，或合并骨不连时，应行前路颈2、3融合术。如骨折已愈合，只是椎间失稳，则可行后路 $C_{1\sim3}$ 或前路 $C_{2、3}$ 融合术。

ⅡA型骨折由于其独特的病理解剖改变不能用牵引，以防过牵可能。用背伸转手法复位，坚强颈胸支具或Hallo-vest固定3个月。

Ⅲ型骨折伴有单侧或双侧关节跳跃脱位，很难闭合复位，通常经开放复位内固定。如骨折线位于上下关节突之间，$C_{2、3}$ 棘突钢丝固定即可，术后加外固定，也可在复位后用 C_2 椎弓根钉固定，再加前路 $C_{2、3}$ 融合。

目前随着内固定技术的提高和人们对治疗时间的要求，手术治疗该类疾病的指征有所改变，这样可缩短治疗疗程。

(段　伟)

第二节　下颈椎损伤

随着近年来在研究患者处理、早期复苏及康复方面的进展，脊柱脊髓损伤患者的预后大大改善了。

一、下颈椎损伤的分类诊断

准确的诊断对确定骨折类型、判定预后、确定恰当的治疗方法是很有意义的。

(一)下颈椎损伤后失稳

Nicoll 首先提出脊柱骨折后失稳这一基本概念。他分析了 152 例胸腰椎骨折的矿工，稳定性骨折包括椎体前侧缘的骨折和 L_4 以上的骨折，这些骨折的共同特点是具有完整的棘间韧带。稳定性骨折的患者不发生进行性加重的骨性畸形和神经损伤，并可以回归矿区工作；而不稳定性骨折损伤累及后部骨-韧带结构，畸形进行性加重或残疾加重，这类骨折包括伴有后部结构挫伤的骨折、半脱位、所有骨折脱位和 L_4 或 L_5 的后部结构损伤。

Holdsworth 进一步证实了尼孔尔(Nicoll)的观点，并提出了两柱理论，即依后纵韧带为界把脊柱分为前柱和后柱两部分。稳定性骨折为单纯的脊柱骨折，不稳定性骨折为两柱均损伤，他强调了对后柱骨-韧带结构进行仔细体格检查和 X 线片检查的重要性。目前，MRI 检查技术则可精确地确定下位颈椎后部韧带结构的损伤。

White 和 Punjabi 通过对尸体试验，提出用测量计分法来确定临床不稳定。他们对不稳定的定义是："在生理负荷下脊柱功能的丧失，正常的脊柱功能指既没有脊髓和神经根的损伤和刺激，又没有畸形或疼痛的加重。"在尸体标本上，由前向后及由后向前逐渐切除韧带，每切一韧带即给一次负荷同时测量畸形，他们发现当所有后部韧带和一个前部韧带或所有前部韧带和一个后部韧带切除后，均可引起显著的移位。畸形定义为前后移位 3.5 mm 或以上，成角 11°以上。为了帮助临床不稳定的诊断，White 建议用评分法来确定下颈椎的稳定性，如总分超过 5 分，说明有临床失稳，这一评定法最初用于急性创伤。对不稳定者不一定都采取外科手术治疗，但至少应给外固定。尽管这一方法没有被统一采纳，但其可为临床不稳定的诊断提供客观的依据。

(二)Allen-Furguson 颈椎损伤的力学分类法

Allen-Furguson 等根据不同的 X 线片进行了分类。每一型又根据其损伤严重程度分为数个亚型。这一分类对临床对比性研究非常好，但很麻烦，加之在临床上很多患者骨折发生机制很难确定，因而，临床应用很有限。Denis 等发展了 Holdsworth 的两柱理论，将脊柱分为前、中、后三柱。其中中柱包括椎体后壁、后纵韧带和椎间盘的后 1/3。从理论上讲，中柱很重要，因为它是神经损伤的最常见部位，Mcafee 等强调了中柱的重要性并根据中柱受力方向将胸腰椎骨折分为 6 个类型。但三柱理论只适用于胸腰椎骨折的分类，对颈椎损伤应用价值很小。

(三)AO 分类系统

AO 组织根据受力向量将颈椎损伤分为 A、B、C 3 型。A 型为压缩性损伤；B 型为牵张损伤；C 型为由旋转和撕脱所致的多平面失稳。根据不同严重程度，每型又分为逐渐加重的数个亚型。这一分类系统与稳定性密切相关，而且神经损伤发生率由 A 到 C 型渐进展。然而，目前尚未普遍用于颈椎损伤。

(四)泊尔曼(Bohlman)颈椎损伤分型法

鉴于目前尚缺乏统一的颈椎损伤分类系统，我们主张采用 Bohlman 分类法，按骨折机制分类的基础上再根据骨折形态学分为不同类型，该分类通常被用于诊断命名。为了颈椎损伤准确分类，必须仔细检查棘突间的触痛、肿胀及裂隙，并进行仔细的神经系统检查。X 线平片可评定前后柱损伤、骨折和半脱位。后部韧带的损伤常常是微小的，应细致观察 X 线片上棘突间隙的增宽，大多数患者应做 CT 或 MRI 检查，在分辨椎间盘突出和韧带损伤方面 MRI 更有用。

1.屈曲损伤

(1)韧带损伤：头部迅速加速或减速在颈椎后部骨-韧带结构所产生的过屈和牵张力可导致这些韧带结构的损伤，韧带损伤的延伸可由后到前部贯通。在临床上，软组织损伤程度不同，最初很难区分是不重要的损伤还是严重损伤，轻微扭伤可产生疼痛但几乎没有远期影响。主要韧带的断裂可产生严重失稳，需要积极治疗以减少晚期疼痛和神经损伤的危险性。

韧带损伤主要表现为疼痛。常不在损伤当时出现，几天后炎症出现后才注意到，由于损伤初期 X 线片常常是阴性的，因而常发生延误诊断。在急性期没有放射学改变时要反复局部触诊。颈椎与胸腰椎不同，很难在棘突间触及裂隙感。

X 线平片可以只表现为轻微异常。局部后凸畸形表现为在单一椎间盘水平相邻终板成角或表现为棘突间距加大，由于患者伤后采取仰卧位，颈部过伸减少了畸形，使得偶尔不出现 X 线平片异常。棘突间距的增宽在 X 线前后位片上常常更为明显。屈曲-过伸侧位 X 线片可用于评定损伤和稳定性程度，但可引起脱位和脊髓损伤，因而在急性损伤应避免这一检查。在后部损伤看不清时，尤其在颈胸交界处，CT 矢状面断层重建是有用的。椎间关节轴向分离，棘突间距加宽，或椎间关节脱位提示有后部结构的损伤。MRI 检查对鉴别后部韧带损伤很有用处，异常表现包括棘突间或椎间关节高密度影与后纵韧带高密度垂线影不连续。White 分类标准用于鉴别损伤程度，其分数＜5 分，为轻度扭伤，如＞5 分应按主要韧带断裂处理。

(2)单侧关节突脱位：单关节脱位是由过屈加旋转暴力所致(图 11-15)。虽然许多学者认为这是一种稳定性损伤，但是生物力学发现在单关节突脱位的同时有明显的韧带损伤。尸体解剖发现单关节突脱位与棘上和棘间韧带损伤有关，因此这些损伤有潜在的不稳定性。单侧关节突脱位可分为 3 型：单纯单侧关节突脱位、单侧关节突骨折脱位、单侧侧块骨折分离。

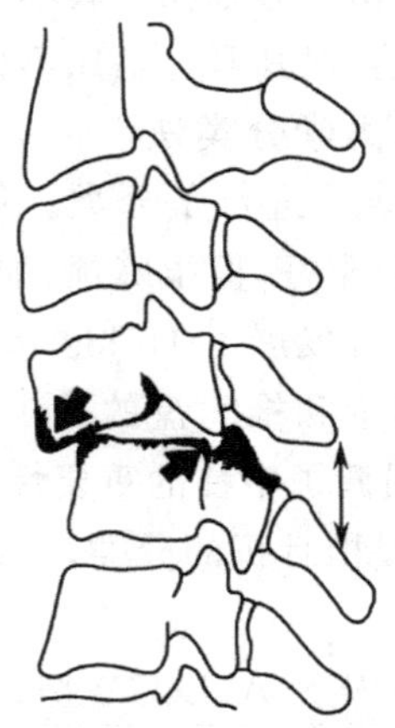

图 11-15　小关节脱位交锁示意图

X 线片特征是椎体前部 25%半脱位。在侧位 X 线片上有时可见后成角或棘突间距加大，单侧关节突的骨折则往往需要 CT 扫描才能看到。侧块分离骨折由于同侧的椎弓根和椎板骨折所致，结果产生了游离侧块。在侧位 X 线片上和对侧及相邻节段相比，侧块异常旋转。MRI 检查证明单侧关节突脱位合并椎间盘突出的发生率为 10%～20%。

临床上，单侧关节突脱位合并脊髓损伤的情况很少见，尽管合并发育性椎管狭窄者合并脊髓损伤更多些，通常同侧同节段的脊神经根病变的发生率占该类患者的 50%。单纯单侧关节突脱位是稳定的，很难复位，复位后应向上倾斜关节突以防再脱位。

双侧关节突脱位：双侧关节突脱位因过屈暴力，通常也有轻微旋转暴力参与，更为严重的病例所有韧带结构牵张，导致除了神经血管以外的整个节段完全分离。双侧关节突脱位极不稳定，相应的后部结构损伤包括后纵韧带和椎间盘，常常只有前纵韧带是完整的，这有利于牵引复位恢复序列。如果软组织损伤很广泛，相应节段椎间盘突出发生率为 30%～50%。大多数病例脊髓由于过度牵张和在尾侧椎体与近侧椎板之间的挤压而损伤，也有少数病例由于同时椎板骨折分离或椎管发育宽大而脊髓免受损伤。

从放射检查看，至少 50%存在椎体脱位，也常伴有局部后成角或棘突间距增宽(图 11-16)，脱位的椎间隙异常狭窄说明相应椎间盘可能有突出。多数患者伴有后部结构包括双侧椎板、棘突和关节突的骨折。血管造影发现双侧关节突脱位病例的 50%～60%伴有双侧椎动脉闭塞，但其临床意义尚未知晓，至少患者很少出现椎基底动脉缺血症状。当椎体脱位>50%或有牵张力存在时，神经损伤平面常比骨性损伤平面高或有神经损伤平面上升的危险。

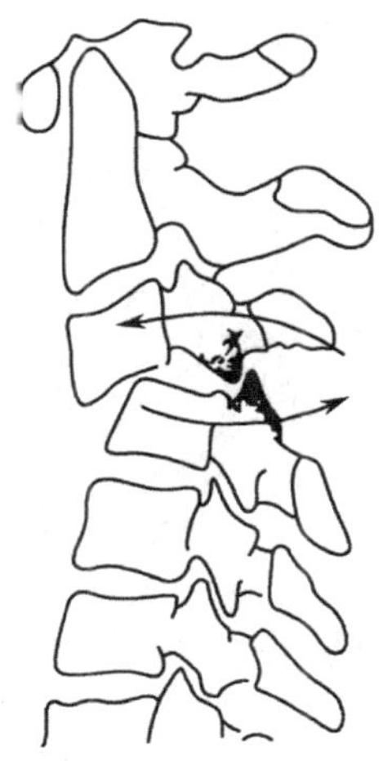

图 11-16　双侧关节突脱位示意图

2.轴向压缩损伤

轴向压缩导致椎体骨折，合并屈曲暴力较小时，则产生边缘压缩骨折，轴向暴力较大时，产生爆裂骨折。在放射学上，发生爆裂骨折时骨折椎体粉碎，与胸腰椎骨折的形态改变类似。这类损伤的稳定性取决于相应后部成分损伤情况。

3.轴向压缩屈曲损伤

轴向压缩屈曲损伤即滴泪骨折，为由轴向负载暴力加屈曲暴力引起的椎体骨折。剪力通过椎间盘、椎体、后移位向椎管，后部骨-韧带结构的牵张损伤使大多数患者合并棘突间分离和棘突及椎板骨折，这类损伤很不稳定而且常合并相应脊髓损伤。后纵韧带没有断裂者有利于牵引使骨折复位。

滴泪骨折应与过伸所致的椎体前下角撕脱骨折相鉴别，后者通常为良性骨折。粗略看容易把这种撕脱滴泪骨折与压缩滴泪骨折相混淆，结果，按后者进行不适当的治疗，因为多数撕脱滴泪骨折是稳定性的。

4.过伸损伤

过伸损伤常由于头部碰到障碍物或者老年患者坠落伤而产生。这种损伤在X线平片常被漏诊而导致晚期疼痛和失稳。从稳定角度看轻度骨折包括前纵韧带断裂、不伴关节突或椎体半脱位的分离骨折是稳定的，例如，棘突椎板和侧块骨折。Jonsson 等用冷冻技术连续检查了22例车祸死亡者，这些病例均有颅骨骨折。其中20例直接创伤面部或额部骨骼放射线检查阴性，但有许多隐匿性损伤。发现椎体前部血肿4例，椎体周围血肿4例，黄韧带断裂8例，椎间关节损伤69例，颈长肌断裂2例，钩突周围血肿77例，椎间盘突出69例，软骨终板撕裂2例，隐匿性骨折2例。他们的结论是对创伤患者一般常规摄X线片检查，在很大程度上低估了肌肉骨骼的损伤，尤其是过伸损伤。

在具有发育性颈椎管狭窄或颈脊柱炎的患者，过伸损伤导致颈椎的短缩可使椎间盘后部和黄韧带折叠(图11-17)，因而脊髓被挤压导致脊髓中央损伤，即中央损伤综合征。脊髓内主要传导束的排列为板层状，颈部的传导束靠中央，而腰骶部的传导束靠侧边，因而过伸损伤产生的脊髓中央损伤使临床上出现了下肢功能残留、而上肢损伤更为严重的特征。从预后看，中央损伤综合征患者，通常可恢复行走功能，但双手功能恢复很困难。

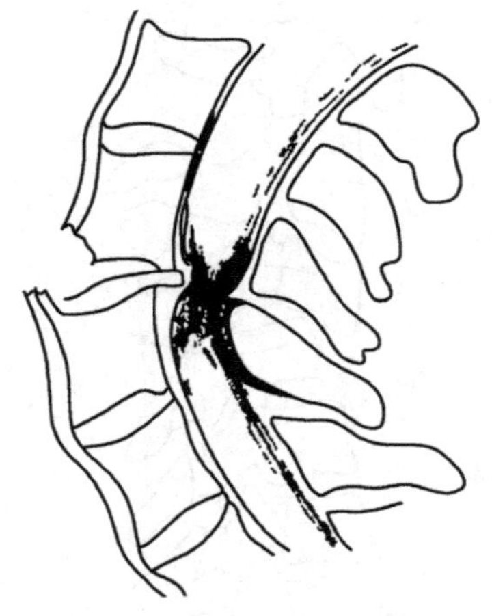

图11-17　椎管狭窄并过伸性损伤致突出椎间盘和折叠的黄韧带损伤

在放射学上，颈椎管的大小可以采用Pavlo方法来测量，这一测量方法是通过测得椎管中矢状径和椎体前后径的比值来确定，如果该比值<0.8可能有椎管狭窄，常称为狭小椎管，<0.6则属于椎管狭窄，CT或MRI检查更为准确。在脊髓损伤平面，椎间盘或椎体常常轻度后移，通常认为这种后移突出在伤前就存在。然而，有许多患者是过伸损伤产生的移位，移位虽然很小，但使椎管更加狭窄，致使脊髓持续受压。这种现象在急性过伸损伤患者是过伸损伤产生的移位，行MRI检查可得到证实。颅骨牵引对这些半脱位的复位及移位的椎体复位都是有效的。

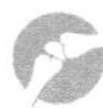

二、下颈椎损伤的治疗原则

(一)历史

古代文明认识到脊髓损伤的预后很差,建议不予治疗,因为患者难免要死。Hipocratee 等首先描述了胸腰椎骨折闭合复位方法,他的方法是让患者俯卧位,用臂及腿扣带扣紧进行牵引;一旦脊柱长度恢复即外科医师给予手法或杠杆复位。他痛斥了那些他称之为庸医的人们在城市中心公共场所采用把患者绑在梯子上,然后倒吊起来的复位方法。

公元 2 世纪有人建议切除椎弓进行脊髓减压。Paul 等在公元 7 世纪首次真正做了一例椎板切除减压手术;Ambrose 等给一脊柱损伤患者做了椎板切除减压,但未成功;Hadra 等首次应用内固定,他采用开放手术将银丝襻固定在棘突上;Harvey 等首先推荐通过切除椎板而进行脊髓减压,这一方法一直沿用至今。Davies 和 Bohler 明确认识到骨折复位比切除椎板能获得更好的脊髓减压。Rogers 等于 1942 年报道了一简单安全的棘突间钢丝固定及融合方法,使得融合率显著提高。之后,这一技术进行了不断改进,尽管棘突间钢丝固定技术后被其他固定方法所替代,但其后路植骨融合技术至今仍是一标准的手术方法。

Smith 和 Robinson 发明了前路脊髓减压技术;Bailey 等采用前入路处理骨折患者,前路及后路钛钢板新技术的应用使创伤获得了更坚强的内固定。

(二)发展趋势

对外科治疗作用的争议一直持续到近年。Guttmann 等认为外科治疗对神经功能恢复作用很小,有时甚至使损伤平面上升。他们分析的病例均行椎板减压手术,但目前椎板减压已基本放弃,适应证很少,除非椎板骨折压迫脊髓。近年来,对伴脊髓受压的脊髓损伤,采用手术直接切除压迫和减压并行节段内固定。因而,另一种观点认为外科治疗对神经功能的恢复有促进作用。至今,在颈椎损伤处理与方法的选择上外科观点有很大差异。John 报道了 31 位脊柱外科专家对 5 位提供了临床摘要和影像表现的脊髓损伤患者提出的处理方法。结果,处理观点存在很大的差异。颈椎损伤的治疗方法选择应该参考如下几个方面。

1.骨折类型和稳定性

这是最重要的参考因素,一旦进行适当分类就可根据骨折类型及其稳定性进行治疗。

2.脊髓和神经根是否受压

如有压迫持续存在,至少在 12 个月内手术减压都会增加神经功能的恢复。

3.骨性损伤还是韧带损伤

一般来讲,如果原始损伤是骨性的,经过非手术治疗常可愈合,而韧带损伤则愈合的可能性很小,需要外科治疗。

4.其他参考因素

患者的年龄、损伤相应的骨密度及手术后外固定治疗的有限性。

切记,对于颈椎损伤而无神经损伤的患者,最终保持神经功能的完整是最好的治疗结果。下颈椎损伤的治疗方法包括采用非手术治疗复位如颈围或 Halo-Vest 架固定等,或前路或后路减压融合加内固定。

颈椎骨折脱位的治疗目的是保护神经结构、复位固定骨折脱位及提供远期稳定而无疼痛的脊柱。大多数患者应早期稳定脊柱,如果有必要则先行牵引复位,进行了体检和放射学检查之后,即可计划治疗方案。应该注意,有些病例损伤早期不好确定其稳定性,一定时期后才能确定并进行治疗，这样，可预防不必要的过度治疗。

(三)外固定矫形支具治疗

1.颈围领

颈围领不能严格限制颈部的运动，但舒适，对节段受力的稳定作用较小，适用于稳定性损伤尤其是老年患者。只要硬围领选择和应用适当，可治疗许多类型的损伤。包括 Philadephia 围领和 Miami 围领，适用于稳定型骨折术后固定。后者还有内垫，透气吸汗，易于调节。

2.颈胸固定支架

例如 Minerva 支架、Yale 支架或 Guillford 支架等。其通过适当的金属杆，上部通过颈枕垫支撑头面部，下方通过前后两个垫，贴于胸背部，并用经胸和肩两对皮带固定，有的支架可更换内垫。因而，患者带着支架也可以洗澡。这些支架舒适并有足够的固定作用，因而可用于治疗多种类型骨折患者。

3.Halo-Vest 支架

Halo-Vest 支架是可提供最大程度颈部稳定的外固定装置。对上颈椎损伤除Ⅱ型齿突骨折外均可获得理想的固定效果。但该固定不适用于下颈椎不稳定性损伤。Whitehill 等报道了5 例双关节突脱位的患者在 Halo-Vest 固定过程中复发脱位。Glaser 等也有类似报道，所有患者的10%和有关节突半脱位的 37%的患者脱位复发，其并发症发生率高达 75%，尽管有些并发症不严重，这些并发症多与颅骨有关，包括颅骨钉松动、感染而失去固定作用，穿透颅骨及大脑脓肿。Anderson 等通过让颈椎不稳定损伤患者在 Halo-Vest 外固定后卧位和直立位的体位下分别拍侧位 X 线片，发现在体位变化后骨折节段平均移位 17 mm，成角 7°。加之，由于 Halo-Vest 架限制了日常活动，有时很难被患者接受。

生物力学和机械力学研究，比较了各种外固定矫正器的稳定效果。Hiladephia 等发现对于整个颈椎范围内的活动来讲，软颈围领几乎没有复位作用，Hiladephia 颈围领可限制颈椎屈伸运动的 71%，旋转运动的 54%；颈胸支架限制屈伸运动的 88%，旋转运动的 82%；Halo-Vest 支架限制屈伸运动的 96%，旋转运动的 99%。但对节段间的局部运动，所有支具都没有那么好的限制作用，因为颈椎有“蛇样运动作用”即一个节段的屈曲运动可被另一节段的伸直而代偿。

三、不同类型骨折的治疗

(一)轻度骨折

轻度骨折包括不伴有半脱位及椎体压缩骨折的棘突骨折、椎板骨折、侧块骨折及单纯前纵韧带的撕脱骨折。对可疑病例可通过 White 标准评定，这些轻度损伤的治疗包括使用硬质颈围领或颈胸支架固定 6～8 周，在佩戴支具后，出院前一定要戴支具直立行侧位 X 线片以确定损伤已稳定。然后每两周摄片一次。如果出现疼痛加重或神经症状，表明可能有骨折部位的移位，应随时准备修正最初稳定性损伤的诊断，并及时改变治疗。固定一定时期后，复查颈椎过伸、过屈侧位 X 线片，以观察是否愈合。

(二)过屈损伤

1.韧带损伤

韧带损伤可分为轻度损伤和严重损伤。轻度损伤指 White 评分标准在 5 分以下，没有椎体半脱位或椎间盘破裂，这类损伤可经前面所述外固定而治愈。严重过屈韧带损伤为不稳定性损伤，愈合的可能性很小，而且闭合复位后脱位常复发，因此，治疗应选择后路 Bohlman 三联钢丝固定融合术，如果棘突或椎板骨折则用侧块钢板或前路钢板固定。如果对严重损伤的诊断不能肯定，我们主张先用保守治疗，定时随访。

2.单侧椎间关节脱位

目前单侧椎间关节脱位的治疗上有争议，治疗原则如下。

如果患者为单纯脱位和复位过程困难，用 Halo-Vest 支架固定 8～12 周或卧床 4～6 周，再佩戴颈胸支具 6～8 周。随访期间，注意监测颈椎序列，如果出现再脱位，则行颈椎后路融合手术。

如果合并关节突骨折或复位过程很容易，说明颈椎失去了对旋转的控制，很不稳定，应早期行后路单节段融合及侧块钢板固定术。

如果术前 CT 或 MRI 检查存在椎间盘突出或关节突骨折移位，使神经根管狭窄，则应该行前路椎间盘切除、椎间植骨融合术，也可根据患者的情况行神经根管扩大术。

如果闭合复位失败，则行开放复位，融合固定术，术后用硬质颈围领固定 6～8 周。

3.双侧椎间关节脱位

双侧椎间关节脱位又称颈椎跳跃性脱位。这种损伤很不稳定，最好的治疗方案为闭合复位和外科手术固定。如果企图用 Halo-Vest 治疗则脱位复发率超过 50%。

双侧椎间关节脱位，处理上的分歧在于所伴随椎间盘突出的复位时机和方法。Eismont 等研究证明，这类损伤合并椎间盘突出的发生率为 10%～42%。理论上讲，在复位过程中突出的椎间盘仍有可能在近颅侧椎体后方，因而复位可使神经损伤进一步加重。他报道了 6 例合并椎间盘突出者，其中 3 例复位后神经功能加重，这 3 例是闭合复位无效后在手术过程中复位的。他认为，这一严重并发症的危险性是异常椎间隙狭窄，不能复位或复位困难，使复位过程中神经功能障碍加重。

Masry 主张复位应该限于损伤后 48 小时之内，超过 48 小时，神经损伤已稳定，而且有加重神经症状的风险。根据这一原则，他的高位截瘫患者中，Frankel 神经功能 B 级者，70%的患者恢复了行走功能；Frankel C 级者，95%的患者恢复了行走功能。

有学者曾对颈椎脱位复位后继发或加重了脊髓损伤的 30 例患者进行了报道，分析其损伤后神经功能恶化的主要因素有：①手法复位不当，其中 2 例在手术复位后立即瘫痪，另 2 例分别在复位后 1 小时和7 小时发生瘫痪。因而，认为掌握适当的复位重量、方向及旋转角度很重要。②牵引过重、时间过长及方向不正确，均可因脊髓过度牵拉或脊髓水肿而损伤。③复位中，椎间盘突出、已突出的椎间盘及硬膜前血肿进一步压迫脊髓造成机械性损伤。因而，如果患者无神经损伤或不全损伤，在复位前应行 MRI 检查，如果存在椎间盘突出，在复位前应先行椎间盘切除手术，切除椎间盘后，再配合颅骨牵引下复位，并行椎间融合。如果复位困难则不可勉强，可行椎体次全切除及融合固定。如果患者为完全瘫痪或严重的不完全瘫痪，则最好在 48 小时之内尽快闭合性复位，以迅速直接或间接地使神经组织减压。复位后再进一步检查，复查 MRI，如果有继发椎间盘突出压迫存在，则应行前路椎间盘切除、植骨融合内固定术；如没有椎间盘压迫，则亦可行后路融合内固定术。

（三）轴向压缩损伤

轴向压缩损伤的特点为椎体粉碎及骨块向椎管内移位，包括压缩骨折和爆裂骨折。

1.压缩骨折

压缩骨折如果不合并其他骨性损伤或脊髓损伤时，枕颌带牵引 4～6 周，佩戴颈围领

6～8 周。如合并其他病理变化，则应根据具体情况，制定治疗方案。

2.爆裂骨折

爆裂骨折又称粉碎性骨折。稳定型常不伴后柱的损伤，通常发生于 C_6 或 C_7 水平，骨折很容易通过牵引而复位，可用颈椎固定支具外固定。如伴有脊髓损伤则应行颈椎前路椎体切除减压、自体髂骨块植骨及钢板固定术。

(四)轴向压缩屈曲损伤

如果轴向负载暴力再加上屈曲暴力，则使后柱韧带结构损伤。滴泪骨折不稳定，可通过牵引复位，最好而且确切的治疗是前路椎体部分切除、自体髂骨块植骨及钢板固定。如果合并椎间关节脱位，则需要前后路固定术相结合。

(五)过伸性损伤

从传统观点看，伴有脊髓中央损伤综合征的过伸性损伤，常被认为与退变或发育性椎管狭窄有关，且不造成不稳定。然而，仔细观察 X 线片，可见这类患者颈椎中段常有 2～3 mm 的后移位，对于一个已狭窄的椎管，很小的后移位也可产生明显的脊髓受压。近年来，MRI 资料证明，急性纤维环破裂和椎间盘信号的存在提示半脱位是急性发生的，而不是因脊柱炎所致。伴有脊髓损伤的过伸性损伤急性期应给予牵引治疗，牵引的目的是稳定脊柱，间接使半脱位复位；拉长脊柱，将突出的椎间盘和折叠入椎管的黄韧带拉出椎管而使脊髓减压。

对所伴有脊髓损伤综合征的治疗是有争议的。许多患者经 3～5 周牵引和相继颈围固定而成功治愈。如果神经功能无恢复，则复查 MRI，如有脊髓压迫存在，应行减压手术。是前路手术还是后路手术取决于损伤累及的节段数、压迫部位和整体颈椎排列情况，大多数病例有 1～3 个椎间盘病变，可采用前路减压融合术。如果患者伴有 3 个节段以上病变，如伴有颈椎椎管狭窄或颈椎病，则行后路椎管扩大成形或椎板减压手术。如果有条件，应该选用颈椎管扩大成形术，而不是椎板减压术。近年来，对创伤患者常辅以后路融合加侧块钢板固定术。偶尔对脊髓前后部均有受压的病例分两步分别前、后入路减压。创伤性后脱位是一种罕见的过伸性损伤，椎体后移 50%或以上，很难复位，最好行前路椎体切除减压，融合固定术。

四、下颈椎脱位的复位技术

下颈椎脱位有两种情况：一种是单侧关节突脱位；另一种是双侧关节突脱位。单侧关节突脱位患者因其椎管管径减少轻微，因而并发脊髓损伤者较少见；而且脱位加重的危险性较小，以至于有些学者认为没有必要复位和外科稳定性的处理。然而，双侧关节突脱位则应该尽早复位，这种脱位危及颈椎的序列，常伴有严重脊髓损伤。

颅骨牵引是治疗颈椎脱位的常规措施。一般可将复位方法分为 3 类：①在非麻醉下轴向牵引逐渐增加牵引重量；②在牵引的基础上根据不同脱位类型进行特定的手法复位；③手术开放复位，多采用后入路，也有少数采用前入路。

一旦复位成功，应早期行椎间融合尤其是双侧关节脱位者，因为椎间盘和韧带损伤所致的慢性不稳有继发再脱位的危险，Bohlman 等报道继发脱位发生率为 30%。

复位方法的选择尚存在争议。郝定均等通过对 400 例颈椎损伤患者复位的体会认为，对颈椎脱位的病例采用分步骤复位技术较为妥当，一种失败后再用下一种。

患者在镇静药物下，局部麻醉，颅骨牵引复位。

颅骨牵引钳主要有两种：一种是 Grutckfield 牵引弓及其改进装置，目前在我国仍广泛应用，

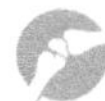

该牵引弓的缺点是钳孔可发生骨质吸收，继而可松动脱落；另一种是 Gardner-Wells 钳，在欧美广泛使用，优点是不需要手术切开钻孔，可立即应用，而且不易脱落。

牵引重量差异很大，Breig 等证明用 5 kg 的重量，对一个三柱断裂的脊髓来讲，就可能被拉长 10 mm，可引起神经损伤的加重。Cotler 等证明，过度屈伸都对脊髓很危险，在此状态下，脊髓受到椎体后部的压迫。

患者用地西泮（安定）药物后肌肉相对松弛下来，牵引重量不宜过大。可用下列公式确定最大牵引重量：P＝4 kg（头颅重量）＋2 kg（每远离颅骨一个椎体）。例如，C_7～T_1 脱位的复位牵引重量应为：P＝4＋2×7＝4＋14＝18 kg。

从 4 kg 开始，每次增加 2～3 kg，每 10～20 分钟增加 1 次牵引重量，每 30 分钟拍颈椎侧位 X 线片一次，头下加垫使颈椎微呈屈曲位 10°～20°，一旦上下关节突呈尖对状态，就可以将颈部放直。在此期间应监护神经功能，以及心率、血压等体征。这样复位一般不超过两小时。

如果牵引复位不成功，则第二步在局麻下行手法牵引复位。复位在 X 线机下监视进行，对双侧关节突脱位用侧位透视，单侧关节突脱位用斜位透视（图 11-18）。手法复位争取一次成功，最好不超过两次，以免刺激或压迫脊髓使神经症状加重。

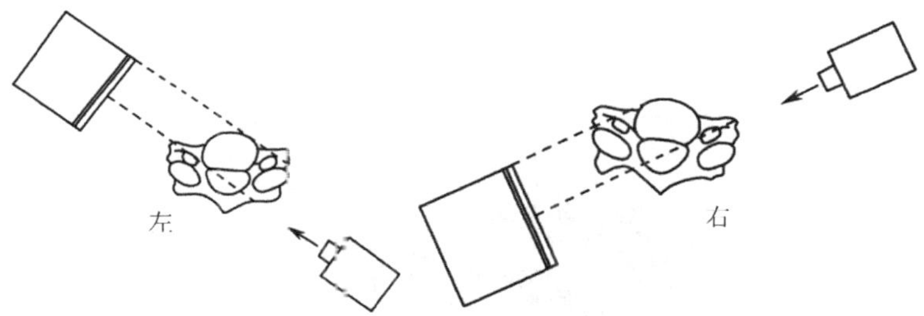

图 11-18　应用斜行投照关节突角的影像学表现示意图

单侧关节突脱位复位比较复杂，开始时将头偏离脱位侧，当透视下见脱位的上下关节突尖对尖时，将头倾斜向脱位侧，然后将颈部放置呈中立位（图 11-19），在这一过程中，影像监视很重要。

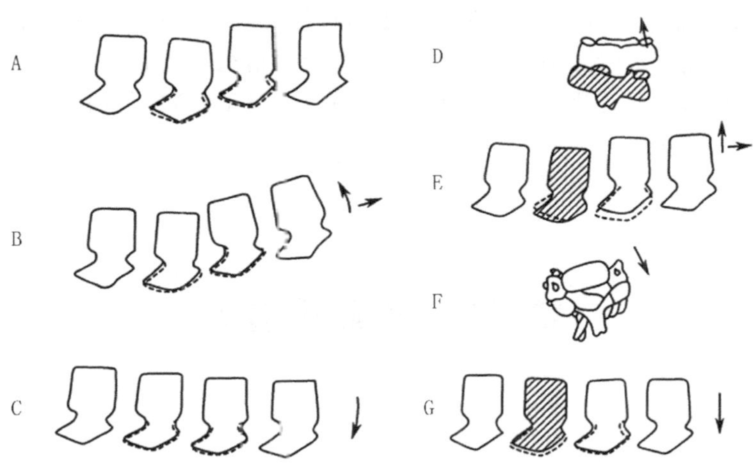

图 11-19　双侧（A～C）或右侧（D～G）关节突脱位的手法复位示意图

A.双侧脱位；B.屈曲牵张；C.背伸；D.右侧关节突脱位；E.屈曲牵张；F.左侧旋转；G.背伸

双侧关节突脱位在透视下颈椎微屈，手法牵引至上下关节突尖对尖时，将颈部变直呈中立位即可复位。

一旦颅骨牵引取出，操作就得特别小心，避免颈部活动，尤其在气管插管时要避免颈部过伸，最好用纤维管经鼻插入。

第三步，就是当手法复位失败时，继续维持颅骨牵引的同时，准备手术复位。近年来一些学者采用前入路手术复位，其理由是：①前路一次复位融合固定，没有必要让患者更多地经受痛苦；②前路椎间盘切除后，使手术复位更简单有效；③复位后，随即融合固定，立即获得了可靠的机械稳定性。

手术时患者呈仰卧位维持牵引，手术床调为头高足低位以对抗牵引，并用C形臂X线机侧位监测，前入路，先行相应节段椎间盘切除，然后手术复位。对双侧脱位，台下配合者在牵引状态下将颈部呈微屈状态，术者将撑开钳置入椎间隙尽量深的部位，其尖端达椎体矢状径的后1/3部撑开，在透视下见上下关节突尖对尖状态时，令台下配合者将头放为全水平位，同时，术者压迫近头侧椎体并松开撑开钳，使其复位。对单侧关节突脱位者，则撑开脱位侧并向对侧倾斜头部使关节突尖对尖时，使头部变为中立位即可复位(图11-20)。然后用自体髂骨椎间植骨并用钢板固定。

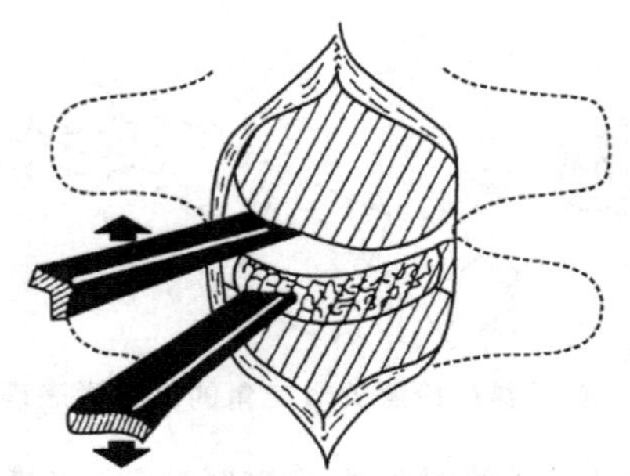

图11-20　单侧关节突脱位手术复位示意图

对于伤后两周以上的患者，由于损伤处瘢痕、前脱位椎体后血肿机化等原因，使闭合复位面临两个问题：一是复位非常困难；二是复位后可因前移位椎体后的机化血肿被推入椎管压迫脊髓而使其功能恶化。因此，最好做MRI检查，以确定椎管内情况及是否手术复位，如无MRI检查条件，或MRI提示硬膜前方血肿或脱出的椎间盘，则行前路手术减压植骨融合及钢板内固定手术治疗。

(段　伟)

第三节　胸腰椎损伤

一、概述

胸腰椎骨折与脱位占脊柱损伤的首位，伤情严重，治疗比较复杂，严重者常造成残废。胸椎遭受损伤的机会相对较少，胸廓的支撑、固定作用，将胸椎联合成一个整体，较小的暴力，由于胸

廓的吸收作用而衰减，不至于引起明显损伤，因此临床所见的胸椎骨折，多由严重的直接暴力所致。巨大的暴力，往往同时造成胸廓损伤，治疗比较复杂，应首先处理直接威胁患者生命的合并伤，病情稳定后，再着手胸椎骨折的治疗；胸椎椎管较小，其内容纳脊髓，骨折块突入椎管或发生骨折脱位，脊髓缓冲空间有限，容易损伤，加之胸段脊髓血供不丰富，伤后神经功能的恢复可能性极小。腰椎椎管较胸椎椎管大得多，加之其容纳的主要为马尾神经，因而腰以下的腰椎骨折，发生完全性截瘫者少见，多保留下肢部分神经功能，早期减压复位，有望取得明显的手术效果。胸腰椎损伤最常发生在胸椎和腰椎交界处，因此临床上把 $T_{11}\sim L_2$ 称为脊椎的胸腰段。胸腰段具有较大的活动度，又是胸椎后凸和腰椎前凸的转折点，在脊柱屈曲时以胸腰段为弯曲的顶点，因此最易由传导暴力造成脊椎骨折。胸腰骨折合并截瘫通常是脊髓圆锥与马尾神经混合伤，伤后主要神经症状表现为以双下肢瘫痪、括约肌功能障碍为主。

二、胸椎骨折

(一)发生机制

造成胸椎骨折的主要暴力包括间接暴力和直接暴力，常见于坠落伤、车祸和重物打击伤后。根据暴力的类型、方式和体位，损伤各不相同，常见的暴力类型有以下数种。

1.屈曲暴力

屈曲暴力致伤，脊柱的前部承受压应力，脊柱后部承受张应力。主要造成椎体的前缘压缩骨折，当暴力很大时椎体前缘压缩超过其高度的 1/2，常伴有椎体后上缘骨折块突入椎管。椎体后缘高度往往无明显改变。

2.压缩暴力

在轴向压缩载荷的作用下椎体产生爆裂骨折，横断面上整个椎体的各径线均增大。骨折块向椎体左右和前后碎裂，椎体后部碎骨块突出进入椎管，造成脊髓神经不同程度的损伤。

3.屈曲分离暴力

屈曲分离暴力常见于车祸中，又名安全带损伤。高速行驶的汽车发生车祸时，由于安全带的作用，下肢和躯干下部保持不动，上半身高速前移，造成以安全带附近脊椎为支点，脊柱后部结构承受过大的张力而撕裂，受累的结构以后柱和中柱为主。

4.屈曲扭转暴力

屈曲和扭转两种暴力同时作用于脊柱，损伤严重，椎体旋转、前中柱骨折，单侧或双侧小关节突交锁。

5.水平暴力

水平剪力往往较大，造成上下位椎体前后脱位，对脊髓和马尾神经的损伤严重，预后差。

6.伸展分离暴力

伸展分离暴力在胸腰椎比较少见，此种主要造成脊柱前部张力性破坏，黄韧带皱褶突入椎管，压迫脊髓。

(二)分类

根据 Dennis 的脊柱三柱理论，脊柱的稳定性依赖于中柱的形态，而不是后方的韧带复合结构。三柱理论的基本概念是：前纵韧带、椎体及椎间盘的前半为前柱；后纵韧带，椎体和椎间盘的后半构成中柱，而后柱则包括椎弓、黄韧带、关节突、关节囊和棘间、棘上韧带。椎体单纯性楔形压缩骨折，不破坏中柱，仅前柱受累为稳定性骨折。爆裂性骨折，前、中柱均受累，则为不稳定骨折，屈曲牵张性的损伤引起的安全带骨折，中柱和后柱均破坏，亦为不稳定损伤，而骨折脱位，由于前、中、后三柱均破坏，自然属于不稳定损伤。

1.根据暴力类型分类

(1)爆裂骨折：以纵向垂直压缩暴力为主，根据暴力垂直程度分下列几个类型：非完全纵向垂直暴力；椎体上下方终板破裂；椎体上方终板破裂；椎体下方终板破裂；合并旋转移位；椎体一侧严重压缩粉碎骨折。

非完全纵向垂直暴力：A 型，一般上、下终板均破裂。B 型，略前屈终板损伤，多见。C 型，略前屈终板损伤，少见。D 型，伴旋转损伤。E 型，略带侧弯伴一侧压缩。

爆裂骨折特点：两椎弓根间距增宽；椎板纵裂；CT 示突入椎管的骨块往往比较大，多数病例之椎体后上骨块突入椎管，椎管受压较重。严重爆裂骨折，脊柱三柱损伤，椎管狭窄严重，截瘫发生率高。

(2)压缩骨折：根据压缩暴力的作用方向，可分屈曲压缩性骨折和侧向压缩骨折，前者椎体前柱压缩，中柱无变化或轻度压缩，椎弓根间距正常，棘突无分离，属稳定性骨折，可用非手术方法治疗；后者造成椎体一侧压缩骨折，多伴有明显脊柱侧弯，临床比较少见。

(3)分离骨折：常见的主要有 Chance 骨折，椎体楔形变，椎后韧带复合结构破坏，棘突间距离增宽，关节突骨折或半脱位，而椎弓根间距正常。不论损伤是经骨-骨、骨-软组织，还是软组织，此种损伤均为三柱破坏，属不稳定骨折，需手术内固定。受压往往较轻，不伴脱位的病例，截瘫发生率较低；过伸分离骨折比较少见，由过伸暴力作用引起，严重者因后方黄韧带皱褶突入椎管压迫脊髓造成不全性截瘫。

(4)水平移位型骨折：引起本类骨折的暴力有水平暴力与旋转暴力。暴力主要集中于椎间盘，故多数为经椎间盘损伤，椎体之间的联结破坏，极易发生脱位，截瘫发生率高。根据暴力的特点，本类骨折又可分为两种类型。①剪力型：由水平暴力引起。水平移位型骨折脱位发生率高，多经椎间隙发生，椎体无压缩骨折，有时可伴有椎体前上缘小分离骨折，棘突间距不增宽，后凸畸形较轻，如伴有旋转脱位，往往有旋转移位、横突、肋骨和关节突骨折，脱位纠正后，损伤椎间隙变窄，截瘫恢复差。②旋转型：椎间隙变窄，可合并肋骨、横突骨折，并伴有脊椎骨折和关节突骨折，有时在脱位部位下一椎体的上缘发生薄片骨折，此骨折片随上一椎体移位；多数骨折伴有一侧关节突交锁。

2.根据脊柱骨折稳定程度分类

(1)稳定性脊柱骨折：骨折比较单纯，多不伴有中柱和后部韧带复合结构的损伤，骨折发生后，无论是现场急救搬运或是患者自身活动，脊柱均无移位倾向，见于单纯屈曲压缩骨折。椎体的前部压缩，而中柱高度不变，后柱完整，此种骨折多不伴有脊髓或马尾神经的损伤。

(2)不稳定性骨折：脊柱遭受严重暴力后，发生骨折或骨折脱位，并伴有韧带复合结构的严重损伤。由于参与脊柱稳定的结构大多破坏，因而在患者的搬运或脊柱活动时，骨折损伤部位不稳定，若同时伴有后纵韧带和纤维环后半损伤，则更加不稳。根据 Dennis 三柱理论，单纯前柱损伤为稳定骨折，如单纯椎体压缩骨折；中柱在脊柱稳定方面发挥重要作用，前柱合并中柱损伤，如椎体爆裂骨折，为不稳定性骨折；前中后三柱同时受累的 Chance 骨折、伴后柱损伤的爆裂骨折、骨折脱位，均为极度不稳定性骨折。

(三)病理变化

1.成角畸形

胸腰椎骨折大部分病例为屈曲损伤,椎体的前部压缩骨折,脊柱的中后柱高度不变,前柱缩短,形成脊柱后凸畸形,前柱压缩的程度越严重,后凸畸形越明显。当椎体前部压缩超过 1/2,后柱的韧带复合结构受到牵张力。较轻者深筋膜、棘上、棘间韧带纤维牵拉变长,韧带变薄,肉眼观察,韧带的连续性尚存在前柱继续压缩,后柱复合结构承受的牵张力超过生理负荷,纤维发生部分断裂,严重者韧带撕裂,裂隙内充满积血,黄韧带和小关节囊撕裂,小关节可发生骨折或关节突交锁;骨折和软组织损伤的出血,渗透到肌组织内形成血肿,血肿机化后产生瘢痕,萎缩和粘连,影响肌纤维的功能,妨碍脊柱的正常活动功能并引起腰背疼痛。在椎体的前部,前纵韧带皱褶,在前纵韧带和椎体之间形成血肿,血肿压迫和刺激自主神经,使胃肠蠕动减弱,致患者伤后腹胀和便秘。

2.椎体后缘骨折块对脊髓神经的压迫

垂直压缩暴力造成椎体爆裂骨折,骨折的椎体厚度变小而周径增加,骨折的碎块向四周裂开并发生移位。X 线片显示椎体左右径与前后径显著增宽,向前移位的骨块,由于前纵韧带的拉拢,除产生血肿刺激神经引起患者胃肠功能紊乱外,无大的危害性,而在椎体的后缘,暴力瞬间,后纵韧带处于牵张状态,破裂的椎体后上部骨块向椎管内移位仅受后纵韧带的张力阻拦,易突破后纵韧带移入椎管内,碎骨块所携带的功能,足以将脊髓摧毁,造成脊髓圆锥和马尾神经的损害。

3.椎间盘对脊髓的压迫

屈曲压缩和爆裂骨折占椎骨折的绝大部分,而此种损伤都伴有椎体的屈曲压缩性改变,前柱的高度丧失均大于中柱,椎间隙呈前窄后宽形态,间隙内压力增高,髓核向张力较低的后方突出,当屈曲压缩的力量大于后纵韧带和纤维环的抗张强度,后纵韧带和纤维环相继破裂,椎间盘进入椎管内,使属于脊髓的有限空间被椎间盘所占据,加重脊髓的损伤。

4.来自脊髓后方压迫

Chance 骨折或爆裂骨折,脊柱的破坏相当严重,黄韧带断端随同骨折的椎板,由后向前压迫脊髓的后部,未发生断裂的黄韧带,张于两椎板之间,有如绷紧的弓弦,挤压硬膜囊。在过伸性损伤中,黄韧带形成皱缩,凸向椎管,同样构成脊髓后部压迫。

5.骨折脱位椎管容积丧失

水平移位性损伤产生的骨折脱,对脊髓的损伤最为严重。在此种损伤中,暴力一般都比较大,脊柱的三柱均遭到严重破坏,脊柱稳定功能完全丧失。上位椎体向一个方向移位1 mm,相应下位椎体向相反的方向移动 1 mm。脊髓的上、下部分别受到来自相反方向的压迫,脊髓内部的压力急剧增加,血供迅速破坏,伤后脊髓功能恢复的可能性极小。

6.脊柱成角、脱位导致脊柱损伤

慢性不稳定脊柱骨折脱位或成角,破坏了脊柱正常的负重力线,长期非生理情况下的负荷,导致成角畸形缓慢加重,引起慢性不稳定,对于那些骨折早期无神经压迫症状的患者,后期由于脊柱不稳定产生的异常活动造成迟发性脊髓损伤,此外脊柱成角本身可造成椎管狭窄,脊髓的血供发生障碍。

(四)临床表现

有明确的外伤史,重者常合并脑外伤或其他内脏损伤,神志清醒者主诉伤区疼痛,肢体麻木,活动无力或损伤平面以下感觉消失。检查见伤区皮下淤血、脊柱后凸畸形。严重骨折脱位者,脱位局部有明显的空虚感，局部触痛，常可触及棘突有漂浮感觉。由于损伤的部位及损伤程度不一，故神经功能可以是双下肢活动正常，亦可表现双下肢完全性瘫痪。神经功能检查，临床常用Frankel分级法。括约肌功能障碍，如表现为排便无力、尿潴留、便秘或大小便完全失禁。男性患者阴茎不能有意识勃起，被动刺激会阴或阴茎表现为不自主勃起，如脊髓颈胸段损伤而圆锥功能仍存在者；如为脊髓圆锥部的骨折脱位，脊髓低级性中枢遭到摧毁，勃起功能完全丧失。

（五）诊断要点

根据外伤史及外伤后的症状、体征可初步确定为胸腰椎骨折或脱位，并可依感觉、运动功能丧失而初步确定损伤节段，便于进一步选择影像学检查部位。X线平片是胸腰椎骨折的最基本的影像学检查手段，应常规应用。通常拍正侧位片，根据病情需要可加照斜位或其他位置。单纯压缩骨折正位片可见椎体高度变扁，左右横径增宽，侧位片可见椎体楔形变，脊柱后凸畸形，椎体后上缘骨折块向后上移位，处于椎间水平。爆裂骨折侧位片显示椎体后上缘有大块骨块后移，致伤椎椎体后上部弧形突向椎管内小关节正常解剖关系破坏。骨折脱位者侧位片显示两椎体相对位置发生明显变化，以上位脊椎向前方或前方偏一侧移位摄常见。CT扫描比普通X线检查能提供更多的有关病变组织的信息，因而优越性极大，有条件者应该常规应用。CT片可以显示骨折的类型和损伤的范围，用于单纯椎体压缩骨折，可以显示椎体后缘有无撕脱骨块，骨块是否对硬膜囊形成压迫，有助于决定治疗方法。爆裂骨折CT扫描可以观察爆裂的椎体占据椎管的程度，有助于决定采用何种手术方法减压，并为术中准确解除压迫提供依据。MRI能够较清楚地显示椎管内部软组织的病损情况，在观察脊髓损伤的程度（水肿、压迫、血肿、萎缩）和范围方面较CT优越，对脊柱后柱结构的损伤亦有良好显示，有助于判断脊柱稳定性。

（六）治疗原则

根据脊柱的稳定程度可以采用非手术治疗或手术治疗。非手术治疗主要用于稳定性脊柱骨折，目的在于通过缓慢的逐步复位恢复伤椎的解剖关系，通过脊柱肌肉的功能训练，为脊柱提供外源性稳定，从而避免患者晚期常见的损伤后背痛。手术治疗脊柱损伤的目的在于：解除脊髓神经压迫，纠正畸形并恢复脊柱的稳定性。手术早期稳定性由内固定材料提供，坚强的内固定可以保证患者早下地活动，防止长期卧床导致的各种并发症，加速创伤愈合，恢复机体的生理功能。脊柱稳定性的远期重建，依赖正规的植骨融合。

（七）治疗选择

1.非手术治疗

（1）适应证：用于稳定性脊柱骨折，如椎体前部压缩＜50％，且不伴神经症状的屈曲压缩骨折，脊柱附件单纯骨折。

（2）方法：伤后仰卧硬板床，腰背后伸，在伤椎的后侧背部垫软垫。根据椎体压缩和脊柱后凸成角的程度及患者耐受程度，逐步增加枕头的厚度，于12周内恢复椎体前部高度。X线片证实后凸畸形已纠正，继续卧床3周，然后床上行腰背肌锻炼。床上腰背肌锻炼为目前临床上较常用的功能疗法，腰背肌锻炼的目的是恢复肌力，为后期脊柱稳定性重建提供动力基础、预防后期腰背痛与骨质疏松症的出现，过早下地负重的做法不宜提倡，因为有畸形复发可能，尤其是老年骨质疏松的患者，临床上出现慢性不稳定者，大多源于此。

（3）优点：治疗方法简单，无须长时间住院，治疗费用较低。

（4）缺点：卧床时间长，老年患者易出现肺部并发症和褥疮，部分病例遗留晚期腰背痛和骨质疏松症，适应证较局限等。

2.手术治疗的目标和适应证

(1)手术治疗的目标：为损伤脊髓恢复功能创造条件(减压和避免再损伤)；尽快恢复脊柱的稳定性，使患者能尽早起床活动，减少卧床并发症；植骨融合后提供长期稳定性，预防顽固性腰背痛的发生。

(2)适应证：适用于多数不稳定性骨折与伴脊髓有明显压迫的骨折、陈旧性骨折椎管狭窄、后凸或侧凸畸形者，近年来，随着微创脊柱外科技术的发展，适应证已进一步扩大，包括单纯压缩骨折、骨质疏松症所致压缩骨折等。

3.手术方法

(1)对有神经症状者应行脊髓神经减压术：脊柱骨折脊髓压迫的因素主要来自硬膜的前方，包括脊柱脱位，伤椎椎体后上缘压迫脊髓前方；压缩骨折，椎体后上角突入椎管压迫脊髓；爆裂骨折，骨折块向后移位压迫脊髓；单纯椎间盘突出压迫脊髓；脊柱呈锐弧后凸或侧凸畸形＞20°，椎管受到压迫性和张力性两种损伤，故应采用硬膜前方减压，经一侧椎弓根的侧前方减压或经两侧椎弓根的环形减压或侧前方入路下直接减压。

(2)内固定：以短节段为主。Lcuque 棒或 Harrington 器械固定，由于节段过长，有一定的缺点，目前应用较少。减压完成后，应使患者维持于脊柱过伸位，在此基础上行内固定，可望使椎体达到良好的复位要求。目前应用的内固定器械包括后路与前路两大类，后路多采用短节段椎弓根螺钉系列，前路多采用短节段椎体螺钉钢板系列或椎体螺钉棒系列。

(3)植骨融合：内固定只能提供早期稳定，后期的永久性稳定需依赖于植骨融合，因而植骨是处理胸腰椎骨折的一个常规手段，必须保证正规、确实的植骨操作。植骨数量要足够，由于植骨是在非生理情况下的骨性融合，因而骨量少，骨痂生成少，有限的骨痂难以承受生理活动所施加的载荷。植骨的质量要保证，异体骨应避免单独应用于脊柱融合，有不少失败的报道，有的后果相当严重，但在前路大量植骨时，自体骨量不够，可混合少量异体骨或骨传导活性载体。大块髂骨植骨质量可靠，并可起到支撑和承载作用，而火柴棒样植骨增加了生骨面积，能较早发生骨性融合，两者可联合应用。究竟是采用前路椎体间融合还是采用后路椎板、横突间融合应根据具体情况决定，决定因素取决于骨折类型、脊髓损伤程度、骨折时间、脊髓受压的主要来源及患者的一般状况等。通常后路张力侧能同时做到固定与减压，但在脊柱稳定性方面远不如前路椎体间植骨。

三、单纯椎体压缩骨折

单纯椎体压缩骨折为稳定性骨折，临床比较常见，一般不伴有神经损伤，个别患者有一过性肢体麻木乏力，多能在短时间自行恢复，非手术方法治疗能取得良好的效果。

(一)发生机制

多为遭受较轻微的屈曲暴力作用，老年者骨质疏松多由摔倒臀部着地引起，临床病理改变主要体现为脊柱前柱压缩呈楔形改变，不伴有中柱的损伤，后柱棘间韧带部分损伤，少有韧带断裂及关节突骨折与交锁者；因中柱结构完整，椎管形态无改变，脊髓除少数因冲击作用直接损伤外，一般无明显骨性压迫损伤。如椎体压缩不超过 50%，脊柱稳定性无破坏。

(二)临床表现

伤后腰背部疼痛，脊柱活动受限。伤区触痛和叩痛(＋)，少数患者可见轻度脊柱后凸畸形，早期双下肢主动抬腿肌力减弱，这是由于髂腰肌、腰大肌痉挛，伤区疼痛等间接原因所致，不应与神经损伤相混淆。

(三)诊断要点

(1)明确外伤史及伤后腰背部疼痛、伤区触痛及叩击痛。

(2)X线检查:正位片显示伤椎椎体变扁,侧位片示椎体方形外观消失,代之以伤椎前低后高呈楔形变。测量伤椎前缘的高度,一般不低于后缘高度的50%,个别患者在伤椎后上缘可见小的撕脱骨块,骨块稍向上后移位,脊柱中柱、后柱完整性多无破坏。

(3)CT扫描:可见椎体前上部骨折,椎体后部多数正常,椎管各径线无变化。

(4)MRI示骨折区附近硬膜前方有局限性高密度改变,为伤区水肿、充血所致,脊髓本身无异常;后凸严重时可显示椎后软组织区水肿甚至韧带断裂。

(5)青少年患者,就与Scheuermann病相鉴别,后者又称青年性驼背、脊椎骨骺炎或脊椎骨软骨炎,其特点为胸椎长节段、均匀的后凸,相邻多个椎体楔形变。老年患者,尤其是老年妇女,应与骨质疏松胸腰椎楔形变相鉴别,后者无外伤史,骨质疏松明显,亦为多个椎体改变;MRI检查椎体或椎后软组织的信号改变可鉴别。

(四)治疗选择

1.非手术治疗

(1)适应证:单纯椎体压缩骨折。

(2)方法:伤后立即卧硬板床,腰下垫枕,使伤区脊柱前凸以达复位之目的。腰背部垫枕厚度应逐步增加,应以患者能够耐受为度,不可操之过急,尤其是高龄患者,复位过于急促,可导致严重的消化道症状。垫枕开始时,厚度5~8 cm,适应数天后,再增加高度,1周后达15~20 cm。

(3)优点:方法简单,有一定效果。

(4)缺点:不可能达到解剖复位,卧床时间相对较长。

2.手术治疗

少数骨折后腰背部疼痛严重,长时间不能缓解或老年患者不能耐受伤后疼痛和长期卧床者,可采用手术治疗行椎体成形或后凸成形术。

(1)优点:缓解疼痛快,卧床时间短。

(2)缺点:手术有风险,费用开支大。

(五)康复指导

患者伤后1~2周疼痛症状基本消失,此时即应积极行腰背肌功能锻炼。具体做法是:开始时采用俯卧位抬高上半躯体和双下肢(燕子背飞)的方法;腰部力量有所恢复后采用双肩(力量较强者头顶)顶住垫在床头板的枕头上,双手扶床,膝关节屈曲,双足着床,挺腹,将躯干中部上举,以获脊柱过伸,使压缩的椎体前部在前纵韧带、椎间盘组织的牵拉下复位,每天3次,每次5~10下,开始次数和高度要求不过于勉强,循序渐进,并定期摄片,观察骨折复位情况。一般1周后,多能获得满意的复位结果。练习间歇期间应坚持腰背部垫枕,维持脊柱过伸位。3个月后,可下地练习行走。过早下地活动的做法极易造成患者畸形加重并导致远期顽固性腰背疼痛。

(六)预后

单纯胸腰椎椎体压缩骨折无脊髓、神经损伤,且属稳定性骨折,预后较好;但少数患者,特别是老年性骨质疏松症患者,可能遗留后凸畸形及晚期顽固性腰背痛。

(七)研究进展

多年来,胸腰椎椎体单纯压缩骨折的治疗一直主张非手术治疗、卧床为主,但随着人们生活

水平的提高，生活质量的要求亦随之提高；近年来，压缩骨折后顽固性腰背痛的报道较多，过去较容易忽略的问题摆上了脊柱外科医师的工作日程，传统手术治疗因其较大创伤难以取得理想的疗效/代价比，微创脊柱外科技术的发展使单纯压缩骨折后期腰背痛的解决成为可能，经皮椎体成形强化、经皮椎体后凸成形等技术较好地解决了晚期后凸畸形和顽固性腰背痛的问题，使早期能够下床活动、防止肺部并发症的出现成为现实。

四、椎体爆裂骨折

椎体爆裂骨折是一类较严重的胸腰椎骨折，因骨折块占据椎管容积，腰以上节段损伤时，通常易出现完全性或不完全性截瘫，腰以下则多数无神经症状，部分出现不同程度的马尾和神经根损伤。

（一）发生机制

多为垂直压缩暴力致伤，病理改变表现为除前柱骨折外，中柱亦遭受破坏，椎体碎裂，向前后、左右移位，向后方椎管内移位的骨块造成脊髓或神经的损害。

（二）临床表现

损伤部位疼痛剧烈，就诊超过24小时者伤区明显肿胀。检查见棘突周围皮下大面积瘀血、肿胀，棘突后凸畸形，伤区触痛剧烈。损伤平面以下感觉、运动和括约肌功能不同程度发生障碍。

（三）诊断要点

有严重外伤史及伤后腰背部疼痛、肿胀伴有损伤平面以下感觉、运动和括约肌功能障碍者应考虑胸腰椎爆裂骨折的可能。

1.正位X线片

正位X线片显示伤椎椎体高度降低，椎体横径增宽，椎板骨折，弓根间距增宽，椎体正常的解剖征象破坏。侧位片见椎体高度降低，以前方压缩尤为明显，伤椎上方之椎体向前下滑脱，椎间隙变窄，伤椎椎体后方向椎管突入，尤以后上方最剧，并常见有骨折块进入椎管内。可能有棘突骨折或关节突骨折，少数患者关节突骨折累及椎弓根。

2.CT片

CT片可清晰显示椎体爆裂，骨折块向四周散开，椎体的后缘骨折块向后移位，进入椎管。骨块向后移位严重的一侧，患者神经损伤症状亦重于对侧，如骨块完全占据椎管空间，脊髓神经多为完全性损伤；CT扫描时应考虑手术治疗的需要，扫描范围应包括上位和下位椎体、椎弓根，以确定是否适合后路短节段内固定物的置入。

3.MRI图像

MRI图像显示脊髓正常结构破坏，损伤区上下明显水肿，对判断预后有指导性意义。

（四）治疗选择

根据胸腰椎爆裂骨折的病理机制：脊柱的前、中柱均受累，稳定性破坏；中柱的骨折碎块对脊髓造成直接损伤而导致完全性或不完全性截瘫。治疗目的应是重建脊柱稳定性，去除脊髓压迫，防止进一步及迟发性损伤，为脊髓损伤的康复和患者早期功能锻炼创造条件。治疗方法首选手术治疗，不能因完全性截瘫无恢复可能而放弃手术。

手术方法可以根据患者的情况、医院的条件和术者的经验，分别采用后路经椎弓根减压、椎弓根螺钉系统短节段固定和前路减压内固定。不论取何种方法均应同时植骨行脊柱融合，以获远期稳定。

1.后路经椎弓根减压、椎弓根螺钉系统内固定

常规后正中显露，显露伤椎横突，于上关节突、椎板、横突连接处行横突截骨。咬除椎弓后侧骨皮质，以椎弓根探子探清椎弓根走向，辨清外侧皮质后咬除，仅保留椎弓根内侧及下方皮质，术中尽量保留上关节突，经扩大椎弓根入口进入椎体，以各种角度刮匙行环形刮除椎体碎骨块及上下间隙椎间盘，自椎体后侧采用特殊的冲击器将椎管内碎骨块挤入椎体，减压完成，行椎弓根螺钉固定，并取松质骨泥行椎间隙植骨，融合的范围应包括上、下正常椎的椎板、小关节和横突。

(1)缺点：受减压通道的限制，减压操作较复杂，尤其是上下两个椎间盘的减压更难完成；植骨面的准备也不如前路充分，因此椎体间植骨的效果不如前路直接减压。

(2)优点：手术创伤小，时间短，尤适用于多处严重创伤的病例，能同样达到前方直接减压的目的。

2.前路减压植骨、内固定术

(1)适应证：胸腰椎骨折或骨折脱位不全瘫痪，影像学检查(CT、MRI、造影)证实硬膜前方有压迫存在，就骨折类型来说，最适用于爆裂骨折。陈旧性胸腰椎骨折后路减压术后，仍残留明显的神经功能障碍且有压迫存在者。胸腰段骨折全瘫者可酌情采用。

(2)禁忌证：①连续 2 个椎体骨折。②心肺情况差或伴有严重合并不能耐受手术打击者。③陈旧性骨折脱位成角畸形严重者；胸椎骨折完全性截瘫且证实脊髓横贯伤损伤者。④手术区大血管有严重损伤者。

(3)手术要点。①全麻：患者侧卧位，手术区对准手术台腰桥，两侧垫枕，通常从左侧进入。②手术步骤：经胸腹膜后途径切除第 10 或 11 肋，自膈肌止点 1 cm 处，弧形切开膈肌和内侧的弓状韧带，到达伤椎椎体，结扎上下椎体之节段血管，推开腰大肌，可见白色隆起的椎间盘，压之有柔韧感，与之相对应的椎体则稍向下凹陷，触之坚硬。仔细辨认病椎、椎弓根和椎间隙，勿损伤走行于椎间隙的神经根和根动静脉。在椎体后缘椎弓根和椎间隙前部，纵行切开骨膜，骨膜下电刀切剥，将椎体骨膜及其前部的椎前组织一并向前方推开。在椎体切骨之前宜先切除病椎上、下位的椎间盘，用锐刀顺纤维环的上下缘切开手术侧显露的椎间盘，以尖头咬骨钳切除手术侧纤维环及髓核组织，显露病椎的上下壁。以小骨刀切除大部分病椎，超薄枪钳将椎弓根及病椎后侧皮质、碎骨块一一咬除，减压完成后，用锐利骨刀切除病椎上、下及其相对应椎间盘的终板软骨，以利植骨融合。放下腰桥，必要时人工牵引以保证无侧凸畸形，用撑开器撑开椎体的前部以纠正后凸畸形，撑开器着力点位于椎体前半，不可使撑开器发生弹跳，避免误伤周围重要解剖结构。后凸畸形纠正满意后，在撑开情况下确定植骨块的长度及钢板(棒)长度，以不影响上下位椎间关节的活动为准，取自体三面皮质骨髂骨块植骨，松开撑开器，拧入椎体钉，安放动力加压钢板或棒，如 Kanaeda 器械。冲洗伤口后常规鼓肺检查有无胸膜破裂，再次检查植骨块位置，并在植骨块前方和侧方补充植入松质骨碎块、壁胸膜，牵回腰大肌。放置负压引流，伤口缝合如切开膈肌，应将膈肌原位缝合。术毕严格观察患者呼吸和口唇颜色，并连续监测血氧饱和度。必要时，患者未出手术室前即行胸腔闭式引流术，以防不测。术后卧床时间根据脊柱损伤程度而定，一般 2～3 个月，并定期拍 X 线片，观察植骨融合情况。

(4)优点：直视下前路椎管减压，操作相对容易；前路内固定更符合植骨的生物力学要求，融合率较高。

(5)缺点：手术创伤较大，伴多处严重创伤者，特别是严重胸腔脏器损伤患者难以耐受手术。

(五)康复指导

胸腰椎椎体爆裂骨折多伴有完全性或不完全性截瘫,康复治疗不应局限于手术恢复后,早期的主动功能锻炼及水疗、高压氧治疗、药物治疗及针灸均占据重要地位。鼓励咳嗽排痰,勤翻身防褥疮。

(六)预后

无论前路手术还是后路手术,减压、植骨融合的效果都是可以肯定的,脊柱的稳定性不难重建;预后与原发脊髓损伤的程度及继发病理改变的程度密切相关。通常不完全性脊髓损伤的恢复较好,完全性脊髓损伤较难恢复,圆锥部位的损伤引起的大小便失禁较难恢复。

(七)研究进展

胸腰椎爆裂骨折的诊断不难,治疗方法较统一,大多数学者一致认为首选手术治疗,但在术式的选择上争议较多。后路椎弓根螺钉系统的出现解决了脊柱三柱稳定性重建的问题,术后短期稳定性由坚强内固定提供,虽然通过后路椎弓根途径行椎体减压已不再是问题,但后路内固定的植骨融合效果不确切。吕国华等认为前路内固定更能满足椎间融合的生物力学要求,传统的侧前方减压植骨内固定创伤较大,采用胸腔镜或腹腔镜下辅助或不辅助小切口技术行侧前方减压、植骨、内固定取得良好疗效,且创伤较小。谭军等认为使用后路椎弓根螺钉系统仅仅能撑开爆裂骨折椎体的周围皮质骨,椎体中央塌陷的松质骨不可能复位,残留的骨缺损将由纤维组织替代,在生物力学性能上无法满足要求,他们主张在后路椎弓根螺钉撑开复位的基础上,后路病椎经椎弓根减压,运用自固化磷酸三钙骨水泥行伤椎加强。迟永龙等则采用后路微创技术行经皮椎弓根螺钉系统内固定,利用后路撑开技术使椎体高度在韧带张力作用下恢复,病椎以磷酸钙骨水泥加强;或采用经椎弓根椎体环形减压、椎体加强以重建脊柱稳定性。

总之,胸腰椎爆裂骨折的治疗进展相当快,从脊柱三柱理论的创立、椎弓根螺钉系统的发明到微创技术的具体应用,国内外学者做出了不懈的努力,使得手术过程逐渐向微创、快速化发展,术后疗效更理想。

五、胸腰椎骨折脱位

(一)发生机制

胸腰椎骨折脱位见于严重平移暴力致伤,多合并脊髓完全性损伤,脊柱严重不稳,术后脊髓功能恢复较差。

(二)临床表现

损伤部位疼痛剧烈,就诊超过 24 小时者伤区明显肿胀。体查见棘突周围皮下大面积淤血、肿胀,棘突排列有阶梯感,伤区触痛剧烈。损伤平面以下感觉、运动和括约肌功能不同程度发生障碍,部分患者合并椎前或腹膜后血肿,刺激胸膜或腹膜,引起呼吸困难或腹胀腹痛等症状。

(三)诊断要点

根据患者的临床症状、体征及影像学检查可确诊。X 线检查正侧位片可发现脱位椎体向左右或前后移位,正常脊柱序列严重破坏,伴有小关节、椎板或棘突骨折,有时可见椎体向前严重脱位而后部附件留在原位,伤椎的椎弓部可见很宽的裂隙。脱位超过Ⅱ度者,损伤平面的韧带复合结构均遭完全性破坏。MRI 可见脊髓连续性中断,部分脊髓或马尾神经嵌于椎板间隙间加权显示的高信号狭窄区为脊髓损伤水肿、出血所致。

(四)治疗选择

1.非手术治疗

脊柱稳定性完全破坏,非手术治疗很难重建稳定,不利于康复及损伤并发症的预防。伤后卧硬板床,腰下垫软枕复位或在伤后4～8小时行手法复位以利术中在正常的解剖序列下操作,前后移位虽可通过手术器械复位,左右移位术中复位较难,应在术前解决。

2.手术治疗

手术应尽早施行,如拖延时间过长,损伤区血肿机化、粘连形成,复位有一定困难,如反复应用暴力,有误伤血管的可能性。通常采用椎弓根螺钉系统复位内固定术:手术采用全麻,先取大块髂骨条,留作植骨。常规显露并行椎板减压,显露椎板过程中需防损伤暴露于椎板后方的散乱马尾神经,如发现硬膜有破裂应当缝合,不能缝合者,用带的骶棘肌瓣覆盖,术中清除椎管内的血肿和骨折块及卷入的韧带组织,切开硬膜,探查脊髓。准确置入椎弓根螺钉,不可完全依靠RF或AF器械固定,必须依靠体位、重力和手术组医师手法协助才能完全复位。复位时,将手术床头端升高30°～40°,助手根据脱位的方向,用狮牙钳夹持脱位平面上、下椎节棘突,施加外力,协助术者纠正脱位、恢复脊柱的正常排列。将切取的大块髂骨条修整,分别植于两侧椎板关节和横突间。

(1)优点:能及时加强脊柱的稳定性,解除对脊髓的压迫,有利于神经的恢复。

(2)缺点:手术有风险,技术要求较高,费用开支较大。

(五)康复指导

术后早期活动,2小时翻身1次,防止并发症,1周后半坐位,鼓励咳嗽排痰,同时加强四肢功能锻炼,尽早使用轮椅。

(六)预后

胸腰椎骨折脱位多伴有严重脊髓损伤,MRI显示脊髓完全横断的病例,即使经过早期手术减压、固定,神经症状基本无恢复,手术内固定后,患者生活质量得到保证,早期可借助轮椅或功能康复器参加一般活动:长期卧床患者,因多种并发症的影响预后不佳。脊髓圆锥部位的损伤,最难恢复的是括约肌功能,马尾神经损伤多引起下肢的不完全性感觉、运动障碍。

(七)研究进展

胸腰椎骨折脱位是一种较严重的损伤,治疗的难度高,单纯后路短节段椎弓根螺钉系统复位内固定往往难以达到重建脊柱稳定性的目的,传统的方法是借助手法或体位复位使用椎弓根螺钉短节段固定,早期重建脊柱稳定性不成问题,但后期矫正度丢失、迟发性脊髓损伤的不良后果屡有报道。丘勇等使用后路钉钩系统联合复位内固定,取得较好的早期和远期疗效,解决了短节段固定脊柱骨折脱位力学强度不足的问题。与胸腰椎单纯骨折不同的是本类型损伤脊柱三柱均严重损伤,无论内固定的强度多高,远期疲劳无法避免,因此,植骨融合显得尤为重要,远期骨性融合是骨折节段稳定的根本保障。融合的方法包括后外侧横突、关节突、椎板间融合,融合的材料以自体颗粒状或火柴棒式松质骨最好,也可采用大块H形单面皮质骨材料。

(段　伟)

第四节 颈椎管狭窄症

一、概念

颈椎管狭窄症是指颈椎管存在先天性或发育性骨性狭窄的基础上，颈椎间盘退行性改变引起颈椎间盘膨出或突出，相邻椎体后缘和小关节突骨赘形成，后方黄韧带肥厚内陷等，使位于颈椎管内的颈脊髓和神经根产生压迫和刺激从而引起临床症状者称为颈椎管狭窄症。

颈椎管狭窄症和过去一般的颈椎病概念的不同就在于存在骨性狭窄因素，也相对地强调了这一因素。过去的研究提示了骨性狭窄的存在对于手术方式的选择有重要的参考意义。例如，如果存在颈椎管的较为广泛的骨性狭窄，当一个间隙的椎间盘突出时，即使临床表现只是来源于此间隙的压迫，也应该首先考虑行后路的广泛的椎管扩大成形术，再考虑一期或二期行前路减压、植骨融合内固定术。但是这并不是说骨性狭窄是脊髓压迫的主要原因，相反，实际上单纯因为骨性结构狭窄而出现临床症状的病例比较少见。反而，由于退行性改变出现间盘的膨出，骨赘形成，黄韧带松弛和异常椎间活动大多是出现症状的主要原因，骨性狭窄只是次要的原因。但这次要的因素却往往是潜在的危险因素，是颈椎管狭窄症发病的基础。通常有颈椎管骨性狭窄的患者，颈椎发生退行性病变更容易出现临床症状，而且往往出现严重的症状。白种人的椎管一般比黄种人要粗，因此出现脊髓性压迫的比例小；亚洲的黄种人就比较容易出现脊髓压迫。井上将正常人和轻、中、重三种颈髓压迫症的人群进行比较后发现：症状越重者颈椎管的直径越小，正常人的椎管最宽。

将“颈椎管狭窄症”从“颈椎病”的诊断中分离出来，目的在于强调它的先天因素，潜在危险和手术方式的选择等方面的特殊性，从而引起临床医师的足够注意。

二、分类

颈椎管狭窄和腰椎管狭窄在解剖学基础和发病特征上是不同的，但在神经组织受压这一点上是相同的，只不过前者是脊髓受压，后者是马尾和神经根受压而已。以腰椎管狭窄为参照，现在提出了颈椎管狭窄症的分类方法。

(一)先天性颈椎管狭窄

1.特发性狭窄

很少有退行性改变，也不伴有椎间盘突出和后纵韧带骨化，但是可以有明显的脊髓压迫的症状。Wolf 等 1956 年首先报道颈椎管前后径的大小和脊髓压迫症有相关性。1964 年 Hinck 报道了由于先天性颈椎管狭窄导致脊髓压迫的病例，确立了本症的概念。

正常人第 5 颈椎的椎管前后径平均 16.7 mm(管球距离胶片 1.5 m，胶片上测量)。椎管的前后径随着年龄的增长而增大，但是 3 岁以后的变化很小。一般胶片的测量值 14 mm 以下被认为是颈椎管狭窄，脊髓型颈椎病的 10%伴有这样的骨性椎管狭窄。

2.软骨发育不良

软骨发育不良常常合并骨性椎管狭窄。一般腰椎部发病比较多见，很少部分的病例出现在颈椎。单纯 X 线可见 $C_{2\sim7}$，的椎管前后径＜13 mm，呈现骨性椎管狭窄，MRI 可见椎间盘的变性，CT 可见椎管面积狭小，椎间关节肥厚。

（二）获得性颈部椎管狭窄

1.退行性变

（1）中央区狭窄：不伴有先天性骨性狭窄，由于骨质增生造成骨性椎管狭窄的脊髓性颈椎病。

（2）外侧区椎管狭窄：不伴有先天性骨性狭窄，由于骨质增生造成骨性椎管狭窄的神经根性颈椎病。

2.混合性

骨性狭窄合并颈椎间盘突出症或后纵韧带骨化症。

3.医源性

广泛手术减压后形成瘢痕压迫，比较少见。

三、影像学诊断

（一）X 线诊断

骨性椎管狭窄是本病存在的基础，这包含两个概念，一个是椎体中部的椎管前后径狭窄，是由于发育性的因素造成的。另一个是椎管以椎体边缘为主的骨增生部位的椎管狭窄，通过观察颈椎 X 线的侧位片可以判断这样的情况。

1.颈椎移行部和上位颈椎

这一部位的狭窄常常和先天性畸形、类风湿关节炎有关。寰枕融合、软骨发育不良经常可以造成颈椎管狭窄和不稳定而引起脊髓压迫症状。类风湿关节炎可以引起寰枢椎或枢椎下的半脱位导致上位颈椎管的狭窄。

2.下位颈椎

下位颈椎主要应该注意是否存在骨性椎管狭窄。一般 $C_{4\sim6}$ 是椎管最狭窄的部位。通常认为椎管直径在 14 mm 以上为正常，12～14 mm 为相对狭窄，12 mm 以下为绝对狭窄。但是 X 线片的测量只是对骨性椎管大小的判断，黄韧带肥厚及颈椎不稳等因素也必须考虑。动态 X 线片和 MRI 可以对这些因素进行分析。

除了椎管前后径外，有学者认为棘突前缘和椎间关节后缘之间的距离＜1 mm 也提示颈椎管狭窄。Lintner 等则认为椎管前后径和椎体前后径的比值（CBR）＜0.9 提示椎管狭窄。

椎管狭窄可以分为发育性椎管狭窄，先天性椎管狭窄，动态性椎管狭窄。先天性椎管狭窄主要表现为椎弓根短小，代表性的疾病有：Down 综合征、Morquio 病、软骨发育不全等。

动态性椎管狭窄（dynamic spinal canal stenosis：DSCS）是指椎管在中立位以外的某一个位置时发生狭窄，主要表现在后伸位的时候，X 线片显示在颈椎最大后伸位时，上位椎体的后下缘和下位椎板的前上缘之间的距离＜12 mm 可以诊断为动态性颈椎管狭窄。造成脊髓压迫的机制是颈椎后伸时局部出现钳夹现象。一般多发生在椎管相对较窄的颈 3～6 之间。发生部位也可以出现脊髓损伤的异常电位。

（二）MRI 诊断

MRI 可以反映出脊髓本身的受压状况，以及受压部位局部的髓内信号的改变。因此 MRI 可以用来判断脊髓压迫的程度，脊髓受压后的形态和髓内信号改变。

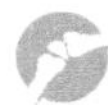

1.压迫因素

椎管前后径<12 mm 者为椎管狭窄。MRI 上可以看到 T 像上脊髓前后的蛛网膜下腔变薄或者消失，椎管正中部分前后径减小，相对于脊髓椎管的容积变小。横断像上可以看到脊髓扁平化，脊髓在椎管内的相对体积增大。由于 MRI 的空间分辨能力比较低，骨性狭窄的程度定量分析不如 X 线片和 CT 准确。

2.脊髓信号的变化

脊髓受压部位可以出现 T_2 像上高信号的改变，但这一般与临床治疗效果没有直接的关系。如果患病时间比较短，脊髓轻度受压，高信号可能表示脊髓的一过性水肿，预后较好。如果压迫时间较长且压迫程度较重，高信号可能反映了脊髓的软化、溶解等不可逆性的病理改变。特别是如果同时 T_1 真像上出现低信号区，则表示局部坏死，空洞的形成，是预后不良的标志。望月等的研究认为如果 T_2 像上的高信号区域位于脊髓中央和前方，并且局限于一个椎间水平，预后一般较好，如果高信号区域位于脊髓的广泛区域，则预后不良。

3.Gd-DTPA 加强影像

Gd-DTPA 的增强影像可观察到脊髓血管床丰富的部位和血-脑屏障出现功能障碍的部位。此外，脊髓内出现脱髓鞘改变和纤维化等的部位也可能会被钆造影后影像增强。椎管狭窄的脊髓压迫部位出现造影增强可能表示预后不良。

(三)CTM

CTM 是在脊髓造影的基础上进行 CT 检查。脊髓造影后 1 小时，在颈椎的间盘和椎体上下缘及在椎体的中部进行 CT 扫描。CTM 可以清晰地判断脊髓受压后的形态变化，比单纯的 CT 检查更为有用。CTM 还可以看出脊神经根的走行和受压情况。CTM 上脊髓受压后的形态变化通常表现为：正常脊髓呈现椭圆形，轻度压迫表现为扁圆或凹圆形，中度压迫为蝴蝶形，严重压迫使脊髓呈三角形。临床上可以用脊髓扁平率来判断脊髓受压的程度。脊髓扁平率是脊髓前后径和左右宽度的比值。扁平率 45%以下容易出现脊髓压迫症状，30%以下表示预后不良。

四、临床表现

(一)脊髓压迫症

一般首先出现脊髓中央灰质受压的临床表现，随着压迫的加重逐渐出现周围白质受压的症状。灰质受压表现为髓节性功能障碍，可以出现上肢某些部位的麻木，感觉减退，肌力下降，腱反射降低或消失，有时需要和神经根损伤相区别。一旦白质受累就会出现受损部位以下的腱反射亢进，出现病理反射，严重的会出现痉挛步态，下肢的肌力下降和感觉障碍。

虽然不排除有多节段脊髓受压的可能，但临床上大多数病例是由于一个部位的压迫所致。因此这一部位的定位诊断在临床上尤为重要。颈椎间隙和颈髓的位置有一定的对应关系。$C_{3/4}$ 为 C_5 髓节，$C_{4/5}$ 为 C_6 髓节，$C_{5/6}$ 为 C_7 髓节，$C_{6/7}$ 为 C_8 髓节。每个体节有固定的支配区域。

1.C_5 髓节

感觉支配区在肩部，肌肉主要为三角肌。反射为非典型的三角肌反射。如果白质同时受累，会出现全指尖的麻木，$C_{5\sim8}$ 区域的感觉障碍，三角肌以下的肌肉萎缩，肱二头肌以下腱反射亢进，Hoffmann 反射阳性，手指灵巧运动障碍。

2.C_6 髓节

感觉支配区在前臂的外侧和拇指，肌肉主要为肱二头肌，反射也以肱二头肌腱为主。如果白质同时受累，会再现 1～3 指的麻木，$C_{6\sim8}$ 区域的感觉障碍，肱二头肌以下的肌肉萎缩，肱三头肌以下腱反射亢进，Hoffmann 反射阳性，手指灵巧运动障碍。

3.C_7 髓节

感觉支配区在中指，肌肉主要为肱三头肌，反射也以肱三头肌腱为主。如果白质同时受累，会出现 3～5 指的麻木，$C_{7\sim8}$ 区域的感觉障碍，肱三头肌以下的肌肉萎缩，Hoffmann 反射阳性，手指灵巧运动障碍。

4.C_8 髓节

感觉支配区在小指和前臂的内侧，肌肉主要为骨间肌，没有相应的腱反射区。如果白质同时受累，不会出现手指的麻木，会有 C_8 区域的感觉障碍，骨间肌萎缩，Hoffmann 反射阴性，可能会有手指灵巧运动障碍。

(二)颈神经根压迫症

颈部神经根受压，首先表现为沿着神经根分布区域的疼痛，经常相当严重，如同放电样的感受，神经根受压很少会两侧上肢同时出现。为了减缓疼痛，患者常常将上肢高举，或将手放在脑后，这样可以缓解神经根的压力，减轻疼痛。神经根障碍的特点还可以表现为颈后伸，或侧后伸时诱发沿着受累神经根区域的串痛，临床表现为 Spurling 征阳性。神经根障碍不同于单纯髓节障碍的表现，髓节多为双侧，神经根基本是单侧的。神经根障碍的部位：$C_{3/4}$ 椎间为 C_4 神经根，$C_{4/5}$ 椎间为 C_5 神经根，$C_{5/6}$ 椎间为 C_6 神经根，$C_{6/7}$ 椎间为 C_7 神经根。

熟练掌握脊髓和神经根压迫的特点，对于医师迅速掌握病情非常重要。在此基础上再结合影像学的结果，就会对患者的病情有一个比较准确的把握，以利于进一步制定正确的治疗方法。切记，不要一上来就根据影像学的结果做出诊断和治疗。

五、电生理检查

(一)肌电图(EMG)

颈椎管狭窄症的脊髓灰质和神经根障碍可以在 EMG 上发现异常，常常表现为静息状态时出现纤颤电位，阳性锐波。灰质障碍可能出现前角细胞损伤的巨大阳性波。主动收缩时也会出现异常。但是白质障碍很难判断。周围神经传导速度也会在脊髓受压较长时间的病例出现延迟。如果测量 H 波或 F 波会出现 H 波较易诱发，F 波迟延的现象。

(二)体感诱发电位(SSEP)

由于 SSEP 主要反映周围神经的感觉支和脊髓后索的部分，在这些部位出现障碍时可以看到 SSEP 的异常。

(三)节性脊髓诱发电位(SEPs)

这是通过手指的刺激在脊髓不同部位记录的电位，虽然可能反映出脊髓内后角神经细胞的电位变化，但是定位诊断同样困难。

(四)脊髓刺激诱发电位(SCEP)

这是一种很实用性的，易于判断的诱发电位。它是将导管白金电极通过硬膜外导针插入脊髓硬膜外腔，在硬膜外刺激和记录的电位。一般颈椎从颈$_7$ 和胸$_1$ 棘突间隙，胸椎从胸$_{12}$腰$_1$ 棘突间隙刺入。SCEP 主要用于脊髓白质障碍的定位诊断，它可以清晰的记录一大一小两个阴性电位为主的波形(一般称为 N_1，N_2)，非常稳定，重复性好，容易量化。能够反映出椎间隙和椎体中间部位的脊髓功能变化，比 MRI 更快更早期地发现脊髓损伤的部位。

(五)运动诱发电位(MEP)

在清醒状态下可以进行磁刺激 MEP,麻醉下可以进行电刺激 MEP 的测定。主要弥补以上方法无法直接观测运动神经状况的不足。磁刺激 MEP 可以发现脊髓灰质和神经根的运动系统的障碍,在鉴别诊断时很有帮助。

六、颈椎管狭窄症的治疗

由于颈椎管狭窄症常常表现为脊髓的压迫症状,非手术治疗时间不宜过长,以免延误最佳手术时间。脊髓压迫的最好治疗方法就是迅速解除压迫。手术方法主要包括前路减压、植骨融合内固定术和后路的椎管扩大成形术。单节段的椎管狭窄比较少见,多是由于椎管本身的骨性狭窄,在此基础上由于椎间盘退变引起骨性增生和/或间盘突出使得椎管进一步狭窄。明显单节段或双节段椎间盘突出引起的神经受压可以考虑前路减压融合手术,也可考虑行人工椎间盘置换手术。

(一)前路减压固定手术

麻醉采用全麻,仰卧位,头略后伸,取颈前横切口,由胸锁乳突肌内缘、颈动静脉鞘与食管气管之间的间隙入路达椎体前缘。用标记针刺入病变间盘,拍 X 线片确认病变节段后,切除间盘和终板软骨。以 Caspar 牵开针打入上下健康椎体并向上、下牵开。用微型磨钻和刮勺切除椎体前方 1/4 及后方骨和后纵韧带骨化灶等,彻底解除对脊髓的压迫。用磨钻修整间隙上下椎体面成平行,并有新鲜出血。测量间隙大小后,切割成相同大小和形状的植骨块,植入间隙内,松开椎体牵引。若两间隙减压,则以相同方法处理另一间隙。再以颈椎前路钢板螺钉固定。患者术后 24～48 小时拔除引流,2～3 天后戴费城颈托下地活动。术后 2 个月内颈托固定颈部。

(二)棘突纵割式颈部椎管扩大人工骨桥成形术

全麻后用面托或 Mayfild 颅骨固定器固定头部。暴露后将从 C_2 棘突止点切下的半棘肌用丝线标记。咬骨钳剪去 $C_{6\sim7}$ 较高棘突顶端并修整平齐。通过特制硬膜外导管把特制线锯导入 C_7 椎板下硬膜外,并从 C_3 椎板上缘导出。在保持颈前凸条件下,小心将棘突从正中锯开。对于有后凸患者实行分段切割,对有椎管内严重狭窄或粘连,线锯难以导入的节段,使用纤细钻石磨钻从正中割开棘突。沿小关节内侧在两侧椎板上用磨钻各做一纵沟槽,深至椎板深层皮质。用组织剪和刮勺分开棘突,开门扩大椎管并去除两侧压迫粘连的组织。见硬膜囊后移搏动明显后,切割成梯形状,桥接于各割开的棘突间。用 10 号丝线绑缚固定牢固。使颈稍后伸后,将两侧半脊肌交叉缝合于 C_2 棘突,逐层关闭切口。术后 3 天内卧床,用沙袋两侧固定头颈部。3 天后拔除引流,患者戴费城颈托下地活动。术后 2～3 周颈托固定。

(段 伟)

第五节 腰椎管狭窄症

一、概述

腰椎管狭窄症是一种临床综合征,对其要领的理解及分类方法争议较多。随着 CT 扫描技术的应用，提出了新的概念，现已被临床工作者所接受。

腰椎管狭窄症的定义并没有统一的认识。普遍认可的定义是指除外导致椎管狭窄的独立的临床疾病以外的任何原因引起的椎管、神经根管、椎间孔等的任何形式的狭窄，并引发马尾神经或神经根受压迫的综合征，称之为腰椎管狭窄症。

二、病因、病理

(一)病因

1.发育性腰椎管狭窄

发育性腰椎管狭窄是指因发育异常而导致椎管狭窄。这种狭窄在没有后天压迫因素作用下，患者出现马尾或神经根受压迫症状。

2.退变性腰椎管狭窄

退变性腰椎管狭窄亦称后天性腰椎管狭窄。腰椎管狭窄后天性居多，常在 50～60 岁发病。椎管的矢状径和/或横径均减小。这是由于老化，腰椎小关节增生、椎板肥厚、黄韧带增厚所致。经测量，椎管矢状径在 10～15 mm 者应考虑为相对狭窄，而不足 10 mm 者为绝对狭窄。

3.综合性致病因素

由先天性发育异常和后天性老化共同引致腰椎管狭窄。

4.医源性腰椎管狭窄

腰椎疾病施行椎弓切除脊柱后方固定术，由于手术原因，也可造成腰椎管狭窄。

(二)腰椎管狭窄

腰椎管狭窄分类如下。①发育性腰椎管狭窄：中央管狭窄，神经根管狭窄；②退变性腰椎管狭窄：中央管狭窄，神经根管狭窄；③混合性椎管狭窄：在发育性腰椎管狭窄的基础上，再加上退行性病变因素的作用而引起狭窄。

三、临床表现

(一)症状

1.下腰痛及坐骨神经痛

这是腰椎管狭窄最典型的症状，有时伴有感觉异常。

2.神经源性间歇性跛行

患者行走一段路程后，大腿无力，常迫使患者坐下(间歇性跛行)。上山(或前仰)较下山(或没前仰)行走时疼痛要轻。

(二)体征

(1)间歇性跛行。

(2)神经根受压的体征：痛觉异常，肌力减退，腱反射异常等。

(3)马尾神经压迫的体征：中央管狭窄导致马尾神经被压迫，马鞍区及括约肌出现症状与体征。

四、诊断标准

(一)诊断原则

(1)要明确有否腰椎管狭窄。

(2)要清楚椎管狭窄的部位和范围。

(3)神经根受累的部位及水平。

(4)患者的临床表现是诊断的基础。

(5)依据临床表现，选择适当的辅助检查方法。

(二)辅助检查方法

1.X 线

X 线检查只能提供间接征象，既不能肯定，也不能否定椎管狭窄的存在，但它能除外各种骨质破坏性疾病，这种检查是必要的。

2.CT 扫描检查

它是确定椎管狭窄存在的首选检查方法。它可观察到骨性结构，显示椎间盘、黄韧带、神经根的轮廓及它们之间的关系。对椎管狭窄的程度可测量确定。

3.磁共振检查

这种检查可以提供椎管的矢状面、冠状面及轴位横断面的影像。在鉴别诊断方面该项检查很有价值。但选项检查费用较高。

五、治疗方法

(一)非手术治疗

1.卧床休息

一般卧床 3～4 周，可使下腰痛及神经根症状得以缓解。

2.物理疗法

适当的物理疗法对消除腰痛是有利的。

3.药物疗法

非甾体抗炎药对症治疗，可有效减轻疼痛症状。

(二)手术治疗

1.手术的适应证

(1)发育性腰椎管狭窄症。

(2)括约肌功能障碍音。

(3)神经根传导功能严重丧失，有明显感觉缺失者。

(4)反复发作影响工作和正常生活者。

2.常用的手术方式

常用的手术方式有减压术、减压加融合术。

(段　伟)

第六节　颈椎间盘突出症

与外伤性颈椎间盘突出症不同，目前大家所称谓的颈椎间盘突出症的主要病因和发疾机制是颈椎积累性劳损、颈椎退行性病变。除少数患者呈急性发作外，大多数患者病情呈缓慢进行性加重，病理改变最终广泛波及颈椎骨关节与韧带结构，如椎体边缘骨赘形成，钩突关节及小关节突关节增生肥大，项韧带、后纵韧带及黄韧带肥厚，局灶性钙化，甚至骨化，椎间盘突出的椎间隙失稳，椎体退行性滑移等一系列病理改变，进而侵压相邻的神经根、脊髓、椎动脉、或激惹颈交感神经丛，引发一组复杂的多样性临床症状和体征。急性发作者常无颈椎骨质增生等退行性改变，一些专家称之为“软性”突出，而伴有明显骨关节退变者被称为“硬性”突出。Scovill 分析了741 例颈椎间盘突出症，指出颈椎间盘突出常合并嵴状骨质增生，所谓颈椎病实际上就是缓慢颈椎退变椎间盘的晚期病理。颈椎病是一种症状性称谓。1945 年 Brain 将颈椎间盘突出或膨出伴有骨赘形成诱发的神经根、脊髓、椎动脉等一组复杂症状的综合征称为颈椎骨关节病，我国将其译为颈椎病。近十几年来，随着 CT 和 MRI 的广泛普及及对颈椎病的发病机制的深入研究，发现颈椎病一词是包括多种独立疾病的模糊统称，缺乏以病理特征命名的准确性和其命名内涵与独特病理改变相一致的科学性。颈椎病不仅包括已发生继发改变的颈椎间盘突出症，还包括颈椎管狭窄症、颈椎后纵韧带骨化症、黄韧带骨化症、颈椎退行性不稳等一些明确分类的颈椎退行性疾病，但颈椎病又不包含“软性”颈椎间盘突出症。有人将两者以年龄划分也是不科学的，60 岁以上老年人颈椎退变比较严重，但多椎间盘突出造成不全瘫者并非少见，以骨赘形成来划分两者，并以骨赘形成解释颈椎病的发病机制也随着病理解剖和临床研究的深入而被质疑。如过去常以钩突关节增生肥大压迫椎动脉造成供血不全，但近年来人们已认识到，椎间盘突出和颈椎先稳造成椎动脉供血不全的临床表现远比钩突关节增生肥大的概率高得多。颈椎病一词目前仍流行，是习惯的延续。把颈椎间盘突出视为颈椎病同一种疾病的不同病理改变阶段也不准确和科学，因为多节段椎间盘膨出最终演变成“颈椎病”实际上是颈椎管狭窄症，并不少见。

一、病因及发病机制

颈椎间盘位于第 2 颈椎至第 1 胸椎间，共 6 个，呈前厚后薄之盘状，即为使颈椎椎体相连呈生理前凸状，又使颈椎各节有一定的活动度，可视为颈椎最大的关节。由于下位颈椎处于重量较大的头颅和相对固定的胸椎之间，所以颈椎间盘在平衡承重和适应头颅屈伸旋转等活动中比其他部位更容易发生劳损和退行性改变。成年人下位颈椎间盘已没有血液供应，其营养主要通过可控性强的透明软骨板微孔自椎体压力渗透和弥散，并通过透明软骨板微孔将代谢产物再向椎体静脉窦渗出，这种组织液的双向扩散，恰似一安全阀控制，保证了椎间盘的新陈代谢。除此之外由前后纵韧带的血管提供了纤维环表层的营养。髓核是一种由交织成立体网状的胶原纤维及充填其内的丰富的蛋白多糖、少量的软骨细胞所构成的胶冻样物质。蛋白多糖的硫酸软骨素链是亲水基团。椎间盘的弹性和张力取决于透明软骨板的通透性和髓核的含水量，随着劳损和年龄增大，硫酸软骨素逐渐退变成硫酸角质素，含水量自婴幼儿期 90%左右下降至60～70 岁的60%左右。一些研究结果表明突出的椎间盘呈一系列组织学、生物化学改变，如早期的纤维环纤维肿胀，细胞数减少且肥大，无核或核坏死，部分弹力纤维横向或纵向断裂，后期椎体边缘软骨细胞增多，钙化等病理改变。随着年龄的增加，小血管渗透能力也下降，纤维环弹力纤维失营养变性.在劳损中不断自内向外断裂，整个椎间盘的弹性及张力下降，髓核破裂或游离，导致椎间盘的突出或膨出。这种退行性病变是潜移默化的，头颈部外伤可加速或促进这种退行性病变的进程，演变成椎间盘的急性和严重的突出，短期内症状加重或突然出现不同程度的瘫痪。若这种退变缓慢发展，慢性椎间盘突出，就会导致严颈椎高度降低，相应的椎间关节和钩突关节负重加大，解剖和生物力学关系紊乱，颈椎失稳和异常活动，椎体上下缘骨赘形成和关节肥大增生。前后纵则

带和后方的韧带松弛，并不断被牵拉、撕裂和自骨性组织上分离，不断的出血机化，产生骨赘和后纵韧带及黄韧带的肥厚。慢性椎间盘突出者，术中可见后纵韧带受髓核的免疫化学刺激和撕裂出血，而形成局限性钙化灶甚至骨化、突出的椎间盘、骨赘和肥厚钙化的后纵韧带复合物，会对神经、脊髓等重要功能组织产生机械性压迫或动力性磨损。可随着脊柱前柱的退变演变。后方关节突肥大增生，黄韧带肥厚钙化内突，构成节段性椎管狭窄，从前后左右挤压椎管内神经组织，使之在机械性受压的同时，脊髓血供缺乏或终止，从而产生变性、水肿，严重者产生囊性改变。

颈椎的先天畸形，如融合椎、生理前凸过大等可因应力失衡，导致融合椎节上、下椎间盘的劳损概率增大而过早突出。

颈椎外伤后，颈椎间盘纤维环受暴力直接作用而撕裂破损，髓核组织急性疝出，造成急性脊髓损伤。车祸及坠落伤不仅造成颈椎骨折脱位，而且同时造成急性和亚急性椎间盘突出的灾难性结果已屡见不鲜。

除 Lanurelle 认为颈髓 4～8 节灰质前角基底的外侧中间柱存在交感神经细胞，并发出节前纤维外，一般认为颈髓并无节前纤维发出，而起源于 $T_{1\sim2}$ 的脊髓灰质的外侧中间柱，出脊髓后升至颈部换元，形成上、中、下颈交感神经节和连接三个节的交感神经干。颈上节发出灰交通支加入第 1～4 颈神经前支并随其分布。还发出灰交通支到面神经、舌咽神经、迷走神经和副神经中，发出的咽支在咽的侧面与喉上神经相汇合，形成咽丛、心支终于心深丛。颈中节发出的灰交通支加入第 5、6 颈神经，发出心支至心深丛，另有锁骨下襻支，沿锁骨下动脉下行，然后再上行止于颈下交感神经节。颈下节位于椎动脉后面，常在第一肋颈处形成星状神经节，发出灰交通支参与第 7、8 颈神经组成。从颈下节还发出较大支在椎动脉周围形成椎动脉丛，发出的心支到心深丛。

交感干发出体壁支随颈神经而行，参与脊膜支返回椎间孔成为窦椎神经的一部分，分布于颈椎间盘纤维环浅层、后纵韧带和硬膜外之间的疏松结缔组织和血管中，同时还供应硬脊膜、椎体后骨膜等。颈椎间盘的巨大突出或多间隙突出均会造成颈源性眩晕和眼、耳、心等功能异常。

二、临床表现

(一)流行病学资料

颈椎间盘突出症多发生于 40～50 岁，突出部位以 $C_{5\sim6}$、$C_{4\sim5}$ 为最多。据 5 家医院手术治疗的颈椎间盘突出症共 1 176 例，30～40 岁占 22%，40～50 岁占 41%，50～60 岁占 28%，60 岁以上 9%。单一节段突出者占 18%，2 个节段 37%，3 个节段者 43%，4 个节段者 2%，突出部位；$C_{5\sim6}$ 约占 98%，$C_{4\sim5}$ 占 96%，$C_{6\sim7}$ 占 21%，$C_{3\sim4}$ 占 9%，$C_{2\sim3}$ 占 0.9%，C_7～T_1：占 45%。相邻 2～3 个节段突出者占 71%，跳跃型占 11%。首发症状：颈椎间盘突出引起的颈、肩胛角内上区及上肢痛者相当常见，多在门诊处置，无法统计。1 176 例手术病例中 29 例因髓核疝入椎管内上肢剧痛难忍而手术。42 例因颈椎间盘突出颈源性眩晕行经皮激光椎间盘减压术。余下 1 105 例中 13%先双手麻木后发展成为四肢麻木，双腿乏力、发紧僵硬笨拙或不能行走。87%先自脚向上逐渐麻木无力步态蹒跚艰难，发展成四肢不全瘫，病程 1 天～3 年，平均6.1 个月。

(二)临床分型及表现

目前尚无标准的分类方法，根据突出的部位、方向、位置节段多寡，病理程度等有不同的分类。

1.突出部位

根据突出部位可分为上位颈椎间盘突出和下位颈椎间盘突出，前者指 $S_{3\sim4}$ 以上椎间盘突出，占18%左右，并常同下位突出并存。

2.突出方向

根据突出的方向可分为前突出、后突出、椎体内突出、侧突出。多节段巨大前突出伴骨赘者可同气管一起前后压迫食管引起吞咽困难，较大的凸入椎管内的椎间盘组织可压迫神经根或脊髓。多节段椎体内突出在颈段少见，但可引起颈椎的不稳定和相应临床症状。

3.突出节段

根据突出的节段多寡可分为单节段突出和多节段（2个节段以上）突出。

4.后突出位置

根据后突出的位置可分为侧方突出、极外侧突出和中央型突出。

5.病理变化

根据病理变化程度可分为突出型、椎体后缘突出型、后纵韧带下突出型和硬膜内突出型。

突出型是指局部纤维环虽完整但变薄，髓核连同变薄的纤维环局部凸起，此型是最常见的；椎体后缘突出型指髓核突出或游离于椎体后缘和后纵韧带前方，向上位椎体后方或下位椎体后方挤压；后纵韧带下突出型指游离的髓核块刺破后纵韧带，部分挤入椎管内，直接挤压神经根或硬膜囊，术中取出游离髓核块后，可见后纵韧带局限性裂口和硬膜，但硬膜完整。游离髓核块突破后纵韧带，硬膜挤入硬膜下腔非常少见，称为颈椎间盘硬膜内突出。迄今国内外文献报道不足50例。其发生机制尚不清楚，可能突出的椎间盘组织长期牵拉顶压后纵韧带，使之变薄，水肿，变脆，当颈部突然活动椎间盘压力骤然升高，脱水坚韧的游离髓核块（一般附有剥脱的软骨板）锐缘刺破薄弱的后纵韧带和与之粘连水肿脆弱的硬膜疝入硬膜下腔，常可导致急性四肢瘫，也有文献报道从侧方进入硬膜囊，导致亚急性神经损害者。

6.临床表现

根据临床表现可分为下列多种类型，由于这种分型易于掌握和指导临床治疗而广为采纳。

（1）神经根型：此型发病率最高，文献报道其发病率约为颈椎间盘突出症的90%，临床症状：颈痛，甚至急性斜颈，反复长时间“落枕”是本型的早期症状。上肢和手麻木疼痛，颈部酸软无力胀痛。或颈痛剧烈不敢转头，伴有肩胛区内上角针刺样、放电样、抽搐样疼痛，30%上的患者因枕大神经受刺激同时存在枕后耳后疼痛。颈部侧屈过伸、咳嗽、打喷嚏，甚至大声说话时均能诱发颈肩臂的疼痛加剧。严重者手内在肌萎缩，动作笨拙，精细动作困难。体征可见一侧颈肌痉挛，颈部活动受限。患肢浅感觉、肌力和腱反射异常，或存在手内肌（主要为骨间肌、大小鱼际肌等）萎缩，突出的节段不同，所累及的颈神经根各异，临床表现也不同（表11-1）。

表11-1 颈椎间盘突出症神经根型的症状和体征

突出间隙	受损神经根	疼痛部位	感觉异常	肌力减退	腱反射减弱
$C_{4\sim5}$	C_5	颈肩胛内上缘肩部和上臂外侧	上臂外侧三角肌	肱三角肌和/或二头肌	肱二头肌
$C_{5\sim6}$	C_6	颈、肩、肩胛内缘，上臂外侧，前臂桡侧，偶尔前胸	前臂桡侧拇指	肱二头肌	肱二头肌桡骨膜
$C_{6\sim7}$	C_7	与上相似，前臂背侧	前臂外侧中、示指	肱三头肌桡侧伸腕肌	肱二头肌桡骨膜
$C_8\sim T_1$	C_8	累及前臂尺侧	小指及四指尺测	手内在肌及尺测伸腕肌	无

臂丛神经牵拉试验阳性(或称 Eaton 征)。方法:检查者一手搬压患侧头部,一手握患肢手使其背伸,随着将患侧上肢外展 90°,两手同时向相反方向推拉加压,有上肢放射痛或麻木感者为阳性。

椎间孔加压试验阳性(或称 Spurling 征)。方法:患者坐位,颈部稍后伸向患侧倾斜,检查者站在患者背后,双手合掌于患者头顶缓缓向下加压,出现颈痛和患肢放射痛或肩胛区背部放射痛者为阳性。

椎间孔分离试验阳性。方法:患者端坐,检查者以弯曲的前臂于患者下颌处向上牵引,上肢麻木疼痛消失或缓解者为阳性。

(2)脊髓型:该型以四肢不全瘫,或下肢无力、发紧,行走困难为主要临床体征,占颈椎间盘突出症的 5%~9%。某医院临床统计资料显示,本型多累及中年,40~60 岁者占该型的 80%以上,30~40 岁者占 11%,60 岁以上者占 7%~8%,男女之比约为 2∶1。大多数患者(约 90%),隐匿缓慢发病,无颈痛史和颈部活动受限。先双脚麻木继之膝关节发软、无力,走路似"无根",踏棉花感。麻木渐自足小腿向上蔓延,双腿发紧,平卧时两腿"抽筋",步态蹒跚,双手麻木,持物不能,甚至手屈伸均受限,笨拙。少数人(5%~7%)先颈肩酸痛、双手麻木,握拳乏力,渐累及双下肢,行走困难。个别人无明显外伤史,短期内骤然出现四肢麻痹,呈急性或亚急性发病。颈部按摩或突然转头时诱发四肢全瘫者,偶有发生。该型患者均表现为上运动神经元损害表现,即四肢肌张力增高,屈膝呈折刀样感,髌阵挛和踝阵挛阳性,腱反射亢进,可引出病理反射(Hoffmann 征、Babinski 征等阳性),平胸骨角水平以下躯干及下肢浅感觉迟钝。相当一部分患者在脊髓长索损害的同时,颈神经根也不同程度的受损害和压迫。临床出现上运动神经元损害的体征外,还会出现早期根性神经疼痛症状,晚期手内在肌和上肢萎缩,手指伸屈功能不全,精细动作困难,表现为上下运动神经元损害并存。少数患者颈部过屈或过伸时出现沿颈背部向躯干或上肢的触电样剧痛称为 Lhermitte 征,提示脊髓已有变性。

颈椎间盘突出症所引发的脊髓损害可大致分为以下几种。①脊髓横贯性损害:约占 70%,一般而言脊髓对缓慢进展的中央型突出物机械性压迫有惊人的耐受能力,临床仅表现为程度不一的上运动神经元损害体征,即不完全性痉挛瘫,四肢肌力一般均在 4 级以上,也很少出现括约肌功能障碍。但此种患者遭受头颈部外伤,即使很轻微,也会因颈髓突然受到后纵韧带下突出的游离髓核、硬膜内突出的髓核块钳夹挤压,发生急性颈髓损伤,突发四肢全瘫。②脊髓半横贯损害:(约占 29%),患者通常一侧上下肢肌力减弱,而对侧躯干浅感觉明显迟钝。少数浅感觉障碍和肌力下降同存在一侧,对侧浅感觉和上运动神经元损害体征并不明显,呈不典型的 Brown-Sequard 综合征。③脊髓前角损害:(约 1%)仅表现为四肢痉挛瘫,肌无力(3 级以下),但无明显的躯干四肢浅感觉异常。这可能与突出物直接侵压脊髓前动脉与大根动脉(Adamkiewiec 动脉)吻合交界区造成血管痉挛栓塞所致,脊髓前动脉供血的脊髓前角区发生缺血变性。长期的挤压,多节段巨大的椎间盘突出、颈椎不稳、硬性椎间盘突出伴黄韧带肥厚等会使脊髓发生缺血,变性和萎缩,病情呈渐进性恶化。若病情急骤加重常常提示脊髓髓内水肿、囊性变,MRI 表现为受压变细节段呈 T_2 高信号,Wada 等研究结果认为这种 MRI T_2 高信号影像可能主要表明灰质区的囊腔样变或坏死,其存在与脊髓病严重程度和术后疗效并不相关。多节段线状高信号的患者常常出现上肢肌肉萎缩,故一些学者认为 MRI T_2 高信号存在意味着脊髓内病变是不可逆的,例如神经胶质增生或囊腔样变。而另一些研究者则认为是一种可逆性变化,如水肿等。

(3)颈源性眩晕型:多节段椎间盘突出或外侧突出型患者常会出现眩晕、头痛、四肢无力、猝倒等一系列椎-基底动脉供血不全症状。过去过分强调这种颈源性眩晕系由钩突关节增生肥大直接压迫椎动脉所致。近年来研究结果表明椎间盘退变、颈椎失稳和椎间盘突出，激惹椎旁交感神经丛导致椎动脉痉挛是更常见的病因。间歇性发作，牵引可以缓解症状，临床表现也支持和符合颈椎间盘突出的流行病学特点。

（三）影像学检查

1.X线检查

应摄取颈椎正侧、双斜位X线平片，以判定颈椎序列、曲度是否异常，各椎间隙高度的变化，椎体缘骨赘形成与否、钩突关节及小关节突关节增生程度等。发现异常改变部位和临床体征相符者，应加做颈椎CT和MRI。X线平片虽无确诊价值，但可排除颈椎肿瘤、结核等疾病，有一定的鉴别诊断意义。颈椎动力性拍片，即颈椎过屈、中立、过伸位侧位片，用以判定有无颈椎不稳。

2.CT扫描

根据临床表现及X线平片提示的线索，可选择颈椎数个节段进行颈椎CT扫描，CT扫描可清楚地显示椎间盘突出的类型、骨赘形成与否，是否合并后纵韧带骨化和黄韧带钙化或骨化，小关节突的增生肥大程度。根据要求可分别使用软组织窗和骨窗成像来观察椎间盘和骨性结构的异常表现。CT扫描对脊髓损害程度不如MRI清楚，常需做CTM。CT矢状位不能显示椎间盘突出的形态，易因扫描节段不充分而遗漏，但过长的节段不必要的扫描存在放射性损伤的弊病，所以观察矢状位脊髓损害程度常常使用MRI。目前已有椎动脉三维CT血管成像的报道，扩展了CT临床应用价值。

3.MRI检查

MRI可从矢状位、额状位及轴位，三维立体的对椎间盘突出的节段、程度、形态及脊髓受压损害的病理改变进行影像学检测观察，尤其从矢状位揭示椎间盘向椎体后缘上、下、游离突出状态，疝入后纵韧带及硬膜内突出的现象，脊髓髓内出血、水肿、囊变病灶及脊髓萎缩变细等病理形态，MRI是一种无创性无放射性损伤的有诊断及鉴别诊断意义的直观而清楚的一项检查。

4.磁共振血管成像（MRA）

MRA是一种利用流动效应和相位效应两个基本成家原理的时间飞跃法（TOF）和相位对比法（PC）进行颈部血管成像的一种磁共振新技术。为了更好地获得信噪比，椎动脉MRA多采用颈前表面线圈，并在扫描层面或层块上方设置一预饱和带，以射频脉冲抑制颈部静脉信号。同时应用最大信号强度投影（MIP）和多层块部分重叠技术，使椎动脉形态清晰显影，避免了血管重叠，中断等弊病。目前已成为诊断椎动脉畸形，病理性狭窄迂曲扭变的主要方法，同CT血管造影（CTA）、数字减影血管造影（DSA）相比，MRA不需应用任何含碘造影剂，无放射线损害，无介入性损伤。

5.脊髓造影

脊髓造影是一种利用顺向（小脑延髓池）或逆向（自腰椎穿刺）在蛛网膜下腔注入X线不透性碘剂形成间接影像来判断脊髓受压节段部位、程度，并能区分脊髓受压是否因椎管内肿瘤所致。但对比剂可引起一些副损害、严重不良反应，目前已有被MRI所取代的趋势。

6.肌电图检查

通过肌电图波形、传导速度的异常程度来解释临床表现的辅助性检查。在鉴别运动神经元性疾病与脊髓性颈椎间盘突出症方面有一定的应用价值。

三、诊断与鉴别诊断

典型的颈椎间盘突出症的各型临床表现和颈椎影像学表现相符，诊断即可确立。但需与下列疾病相鉴别。

(一)肩关节周围炎

肩关节周围炎为肩关节周围软组织长期劳损粘连所致，主要表现为肩关节疼痛，主动及被动受限，但上肢运动、浅感觉及腱反射正常。值得提出的是约 1/3 神经根型颈椎间盘突出症患者，因肩关节失神经营养而合并肩关节周围炎。此种患者除肩关节周围炎表现外，尚有颈痛，上肢神经学检查有异常表现。

(二)胸廓出口综合征

胸廓出口综合征多因前斜角肌肥大、纤维化或颈肋卡压臂丛神经和/或锁骨下动脉所致，偶尔也可由第 7 颈椎横突过长引起。主要临床表现为尺神经和/或正中神经支配区疼痛、麻木、无力，甚至出现肌肉萎缩、浅感觉异常，皮肤发凉苍白等。患肢血压降低，桡动脉搏动减弱，尤其令患者深吸气后屏气，头转向患侧，上肢高举时桡动脉消失(Adson 试验阳性)。此可与颈椎间盘突出症相鉴别，并可经影像学证实。

(三)腕管综合征

腕管综合征主要临床表现为手指和腕部麻木、无力，严重者累及前臂，腕部 Tinel 征阳性。大鱼肌可能萎缩，但无颈痛和上肢反射异常。

(四)肺癌

肺尖部非典型肺癌可侵袭臂丛，出现肩部和上肢疼痛麻木，疼痛较剧烈。若胸片显示肺癌征象和出现 Horner 征，鉴别诊断并不困难，颈椎 MRI 可以区分两类疾病。

(五)椎管内肿瘤

早期可存在神经根刺激症状，后期出现因肿瘤体椎管内占位导致脊髓损害的临床表现。仅凭物理检查难以区分，颈椎 MRI 可资鉴别。

(六)颈椎后纵韧带骨化(OPLL)

神经根受累，脊髓受损表现同颈椎间盘突出症难以区别。颈椎 CT 具有诊断及鉴别诊断的价值。OPLL 患者颈椎 MRI 常常显示多椎间盘退变或突出，但脊髓受压变形的前缘和突出退变椎间盘尾端并不直接相触，之间有一不规则低信号或无信号区，应严格地加以识别和区分。

(七)颈椎管狭窄症

其临床症状与体征酷似颈椎间盘突出症，但其多椎间盘退变膨出、后纵韧带及黄韧带肥厚钙化、关节突肥大，脊髓多节段前后受压等。椎管矢状径＜10 mm，为其影像学诊断及鉴别诊断的特征。

(八)癌性非转移性脊髓病

癌性脊髓病分为转移性和非转移脊髓病。前者系癌肿直接浸润转移至脊髓。后者病灶处无肿瘤细胞，其脊髓灰白质、后索、侧索均可受累，呈炎症、变性及脱髓鞘改变，可分为侧索变性型、亚急性坏死型及肌萎缩侧索硬化型脊髓病。年龄大，原因不明的脊髓病者，应高度怀疑。脊髓 MRI 有助于区分颈椎间盘突出所致的脊髓病抑或是非转移性癌性脊髓病。

(九)肌萎缩性脊髓侧索硬化症

此病系脊髓前角细胞、脑干运动核和皮质脊髓束受损害的一种原因不明性疾病。因其多发生于颈膨大处,不典型者易与颈椎间盘突出导致的脊髓病相混淆,影像学有时亦难以区分。前者仅表现为上运动神经元损害表现,但缺乏躯干部浅感觉障碍,有明显上肢肌萎缩伴肌束震颤,侵犯延髓者吞咽困难,电生理异常。

(十)糖尿病性脊髓病

约70%糖尿病患者全身小血管及微血管病变,管腔狭窄甚至完全闭塞,若累及脊髓营养血管会导致局限性营养障碍性脊髓病。血尿糖异常者若出现上运动神经元损害症状,应考虑此病的存在。MRI常有椎间盘退变的影像学改变,故应严格区分两类预后不同的疾病。

(十一)颈脊髓血管畸形

一种先天性疾病,起病于胚胎期,中年以后发病,80%为动静脉瘘,其次为毛细血管瘤,常与其他部位畸形并存。颈段脊髓血管畸形占脊髓血管畸形的15%～20%,加之胸段达30%～40%,以髓内病变为主。早期根性疼痛,并逐渐出现四肢无力,上下运动神经元损害的症状与体征,同时存在,表现为程度不一的瘫痪症状。发病极似颈椎间盘突出症,脊髓造影、选择性脊髓血管造影、MRI有助于诊断和鉴别诊断。

四、治疗

(一)非手术治疗

对单纯外侧性颈椎间盘突出导致的神经根性疼痛和颈源性眩晕型颈椎间盘突出、失稳者应先采取非手术治疗。

方法有适当休息、卧床、枕头疗法、颈部理疗牵引,应用脱水药、止痛药和神经营养药等,颈源性眩晕者可加用血管扩张剂等。理疗牵引对于根性疼痛的颈椎间盘突出症有良好的疗效,绝大部分患者可经过非手术治疗症状好转或治愈。复发可能性存在,但缺乏复发率的确切统计数字。

(二)手术治疗

手术治疗的适应证为:①神经根性疼痛严重、经牵引理疗等非手术治疗无效者。②剧烈的根性疼痛,上肢或手内在肌萎缩者,或CT和MRI证实为游离髓核疝入后纵韧带或硬膜下腔者。③颈源性眩晕、非手术治疗无效者。④脊髓受压,出现明显的上神经元损害体征者。手术方法有微创和开放性手术两种。开放性手术有经颈前路、经颈后路和经颈侧路三种。

1.经颈前路间盘切除植骨固定术

无论是否伴有骨赘形成的颈椎间盘突出症,经颈前路彻底切除突出的椎间盘组织和骨赘,(包括完全摘除后纵韧带下或硬膜内突出的游离髓核),并同期植骨融合,重建颈椎稳定性。当机械性压迫来自脊髓前方时,行前路减压是合理和有效的。为达到彻底减压的目的,必须切除一切突出物包括增生的椎体边缘骨赘,充分显露出该节段后纵韧带。长期椎间盘突出、失稳和骨质增生物侵压,后纵韧带可发生肥厚和局限性钙化,甚至骨化,前路手术可一并切除,显露硬膜,使减压更充分更彻底。对多间隙椎间盘突出病例,过去因植骨块过长,易塌陷移位或假关节形成,令许多医师却步,而行后路减压术。尤其是多节段椎间盘突出伴颈椎不稳者后路手术不仅进一步加重了颈椎不稳定,而且仅仅让脊髓后移,疗效也不确切。

文献提示,多椎间盘突出后路减压,术后优良率不足60%,并随时间推移,优良率逐渐下降。目前国内外一些学者采用钛网钛板复合内植物固定的方法获得了满意疗效。其优点是:①立即获得颈椎节段稳定效应,便于术后患者的护理与术后康复。②植骨愈合率极高,颈椎术后矫正的生理曲度和高度维持不变,从而消除了多节段椎间盘突出前路植骨的种种并发症。③仅一个切口,用取自颈椎的骨松质加压填塞钛网内,避免了取自体髂骨带来的另外创伤和诸多并发症。④大大缩短了手术时间和患者术后卧床制动牵引时间和住院天数。钛网钛板价格昂贵,有无金属遮挡效应,有待观察研究。对合并老年骨质疏松症的患者而言,有无金属切割椎体现象尚需长期的随访观察。单一间隙和大部分两个间隙植骨融合率高,此类患者仍应取自体髂骨移植。

前路单节段或双节段颈椎间盘切除术是否必须植骨融合仍有争论,有人作了前瞻性研究和疗效评定,认为研究结果支持不需植骨融合,椎间盘切除后可自发融合,颈椎稳定性不受影响。一些学者报道不植骨病例比植骨病例疗效好,术后自发性融合率达28%～75%。但许多学者的长期随访结果表明,不植骨融合者比植骨融合者疗效差,术后椎间高度丢失,后凸成角畸形发病率较高,且术后颈痛较常见,甚至神经功能恶化,故强调必须植骨融合。

理论上植骨融合节段上下间隙可因应力转移导致进行性退变加速,但发病率仍不清楚,目前尚无长期随访的可靠资料报道。一些术后长期随访结果的报道指出,多节段椎间盘切除植骨融合术后,其上下间隙发生异常活动,并有些病例融合椎上一椎体向后滑移,故力劝不要过长节段融合。但切除已经突出的椎间盘,行脊髓彻底减压并植骨融合重建颈椎稳定是治疗的需要。

缓慢突出的颈椎间盘患者,常伴有椎体不同程度的失稳,小关节突关节和钩突关节(Luschka关节)和椎体边缘反复累积性损伤,引起骨赘形成或肥大增生。严重失稳者会导致颈椎退行性前后滑移,黄韧带肥厚钙化并向椎管内凸起,后纵韧带反复被剥起,增生肥厚局限性钙化甚至骨化也较常见。有学者采用前路椎间盘后纵韧带一期切除,直接显露硬膜,并牢固的固定(钛板或植骨),获得近期与远期均满意的疗效,不用再后路减压。前路减压植骨融合后,脊髓前移和节段性融合,肥厚钙化的黄韧带不会在活动中突入椎管,且逐渐会缩小变薄。因此一次性前路手术时可以解除脊髓压迫症状。在过去100余例此类手术中,并未发现肥厚钙化甚至骨化的后纵韧带与硬膜粘连,亦并未发生神经系统损伤并发症,术后患者四肢立即轻松,长期随访结果也令人满意。

随着钛板设计工艺的提高,单皮质螺钉已取代了双皮质螺钉,神经损伤的危险性、断钉及松动等并发症已大大降低。生物力学试验结果表明,同时行前路钛板固定,可防止植骨块的松动、移位和脱落,有效地限制椎间隙高度的丢失,提高了融合率。尤其在长节段的植骨融合和外伤性颈椎间盘突出症手术例、合并颈椎不稳的颈椎间盘突出者中附加钛板固定可明显提高颈椎的生物力学强度和稳定性。术后不需强迫患者用外固定支具或牵引来防止颈椎异常活动。慎重挑选优质合适的钛板,精细的手术操作可以避免一些潜在的并发症发生。

2.后路椎间盘切除术

单一节段的后侧方“软性”椎间盘突出导致顽固性颈肩背痛者,伴有神经根管骨性狭窄者,继往已行前路手术但根性症状依然存在者,以及气管切开插管,前路手术无法进行者,均可考虑后路椎间盘切除术。但多节段或中央性突出者不宜选用后路。椎间盘突出伴骨赘形成者后路手术疗效也不显著。过分显露神经根、广泛的小关节切除,过多的椎板减压,势必造成医源性颈椎不稳,并继发后凸畸形,长期随访结果证实,减压上方的节段常出现新的卡压并引起神经功能的恶化。同时操作不当可损伤椎动脉、神经根。术后硬膜外血肿在颈椎后路手术中并不罕见,术后已恢复良好的神经功能再度恶化,需急诊剖开切口,冲洗血肿,寻找并处理活跃的出血点或小血管,神经功能会完全恢复至第一次术后水平。拖延等待期待血肿自然吸收会导致神经功能部分或全部的丧失。后路手术创伤面瘢痕化,与硬膜粘连也是一个令人头痛和棘手的难题。且术后减压节段上下端再出现退变和狭窄,压迫脊髓并不比前路少见。曾有报道术后颈枕压迫致瘫痪加重,再次手术已无改善。

3.侧前方椎动脉减压术

因椎间盘巨大外侧方突出(可伴有或不伴有骨赘),颈椎失稳导致的椎动脉受压牵扯,导致颈源性眩晕者,前路减压固定是一种常常奏效的办法。少数患者因钩突关节增生肥大,直接压迫椎动脉或横突孔狭小时,有人主张行侧前方椎动脉减压术,包括横突孔开大、钩突关节部分切除。侧前方手术显露有多种术式,典型的入路有两种。

(1)按欲显露的椎动脉水平行颈部横切口,沿胸锁乳突肌外缘和颈阔肌内缘间进行剥离,再分离胸锁乳突肌内侧缘,使其完全游离,在副神经穿过该肌的上方(相当于乳突肌起点 3～4 cm 处)横断,并向上翻转,可见到臂丛神经和副神经自前斜角肌中斜角肌间隙,即颈外侧区进入斜方肌深面,分离疏松结缔组织,即可显露椎动脉、横突和钩突关节。

(2)亦可按胸锁乳突肌内侧缘纵行切开颈阔肌,结扎切断二腹肌后,分开气管食管和颈动脉鞘之间的间隙,将气管等拉向左侧,颈动脉鞘拉向右侧,显露颈长肌,至骨膜下剥离颈长肌或将其结扎切断,向上、下牵拉,既可充分显露椎动脉及横突和钩突关节、椎间盘侧方。根据需要可用咬骨钳切除横突孔前方及部分前结节。亦可用气动钻开大横突孔壁。如若切除部分肥大增生的钩突关节,可选用骨刀切除或气动钻磨削。无论使用何种方法,都要保护好椎动脉及其毗邻的神经。

4.并发症

(1)椎动脉损伤:将是一场灾难,出血凶险不易控制,应选用无损伤线修补,以防术后附壁血栓形成和脱落。椎动脉单侧结扎会产生怎样的后果,尚难预料。曾遇到 1 例椎动脉刀伤病例,出血凶险,后经介入栓塞,患者却无任何神经症状。椎动脉构成脑基底动脉环供应大脑后部及延髓的血液,同时椎动脉变异较大,两侧粗细常常不一致,若为粗大主要供血血管损伤就会产生颈髓及延髓症状,中枢性视力障碍。

(2)交感神经损伤:椎动脉下段有交感神经丛包绕,颈长肌表面也分布走行交感神经干,任何粗暴的操作或牵拉、钳夹、切断、术后都会产生 Horner 综合征。

由于颈源性眩晕的发病机制尚不清楚,颈源性眩晕患者颈椎双斜位 X 线片钩突关节增生肥大并不多见。多数患者是因为多发或巨大颈椎间盘突出,颈椎节段性失稳,前路减压牢固固定使这些患者术后眩晕甚至耳鸣耳聋得以好转。经皮激光椎间盘减压术也获得了良好的疗效,说明因钩突关节增生挤压椎动脉狭窄或横突孔狭小使椎动脉供血不全的病例非常少见。

(段 伟)

第七节 胸椎间盘突出症

胸椎间盘突出症临床上较少见,由于它症状复杂,临床表现多样,因而诊断比较困难,往往会延误诊断。近年来随着诊断方法的改进,如 CT、MRI 的应用,使得胸椎间盘突出症能够获得早期诊断,另外还发现了一些临床无症状的胸椎间盘突出患者。目前对胸椎间盘突出症的自然病史仍不十分了解,临床上对于造成脊髓压迫的胸椎间盘突出症患者首选外科手术,近年来随着手术方法和技巧的改进,手术治疗胸椎间盘突出症的疗效也不断得到提高。

一、概述

1838年，Key报道了第一例胸椎间盘突出症导致脊髓压迫。1911年，Middleton等报道了第二例胸椎间盘突出症；1922年，Andson采用后路椎板切除的方法第一次尝试通过外科手术的方法来治疗胸椎间盘突出症；1934年，Mixter和Barr报道了4例胸椎间盘突出症，其中3例进行外科手术治疗的患者中2例出现了截瘫，因而他们认识到这种疾病治疗是比较困难的。在这以后，有很多的文献对胸椎间盘突出症进行了更加详细的描述。普遍认为后路椎板切除的方法治疗这种疾病的疗效难以预料而且风险很大。1960年，Hulme首先采用肋横突切除入路治疗了6例胸椎间盘突出症患者，他们的经验证明肋横突入路是一种比后路椎板切除术更为安全和有效的方法。Arc等回顾了49例手术治疗的胸椎间盘突出症后发现，肋横突切除入路治疗胸椎间盘突出症的症状改善率为82%，另外有14%的患者无改善，4%患者症状加重。1958年，Crafood等报道了第一例经胸入路治疗的胸椎间盘突出症，他们对椎间盘进行了开窗，但没有过多地摘除椎间盘和进行脊髓减压，结果手术效果良好。Perot等在1969年进行了经胸的脊髓减压来治疗胸椎间盘突出症，结果获得良好疗效。1971年，Carson等报道了后外侧入路的方法治疗胸椎间盘突出症，1978年，Patterson等对Carson方法进行了改进。上述所有手术方法都在不断地改进中，近年来，一些学者尝试通过胸腔镜摘除突出的胸椎间盘，这为胸椎间盘突出症的治疗提供了另外一个途径。上述每种方法都有它本身的优点和缺点，除了后路椎板切除的方法外所有方法都可以接受。

二、病因与病理机制

(一)病因

大多数学者都认为退行性变是胸椎间盘突出症的主要原因，因为胸椎间盘突出往往是发生在退变较大的胸腰段。Videman等发现在$T_{11\sim12}$节段上往往可以看到中度及重度的骨质增生，在$T_{8\sim12}$的上位终板常见有不规则的改变出现，胸腰段终板的改变往往是在中央，而不像腰椎终板的改变常在周边。创伤在胸椎间盘突出症发生中的作用仍存在争议。胸椎间盘突出症患者中有14%～63%存在外伤史。在10个随机的研究中，平均为34%，在一些患者中外伤因素是确定的，而另外一些患者中外伤可能只是加重或者诱发因素。外伤的程度可从小的扭伤到重的摔伤及严重的车祸。

由于本病的复杂性，很多患者没有被认识到或表现为无症状。胸椎间盘突出症发病的实际情况目前仍不十分清楚。胸椎间盘突出症发病年龄最年轻的11岁，最大75岁，大多数患者在40～60岁发病，男性和女性无明显差别。胸椎间盘突出症发生率比较低，Logue在250个椎间盘切除术患者中，只有11个是胸椎间盘突出症(4%)，Otani等在15年间的857个椎间盘切除术患者中有11个是胸椎间盘突出症(1.8%)，在尸体标本研究中，Perry发现11%的尸检标本中有胸椎间盘突出，总的来说，症状性的胸椎间盘突出只占所有椎间盘突出的0.15%～4%，手术治疗的胸椎间盘突出症又只占到所有手术椎间盘的0.2%～1.8%。胸椎间盘突出症合并神经功能损害在总的人群发病率约百万分之一。MRI的出现使胸椎间盘突出症的诊断和治疗发生了飞跃，使早期诊断和治疗成为了可能，现在它已经代替了脊髓造影，成为胸椎间盘突出症诊断和治疗中一个必不可少的工具。在1950年，Love等在26年中才发现了17例胸椎间盘突出症患者，而在MRI出现以后，Ross等在2年中就发现了20例患者，通过MRI检查，Wood等在90例无症状的患者中发现66例有一个或多个胸段椎间盘表现解剖异常，其中突出33例(37%)，膨出48例(53%)，纤维环撕裂52例(58%)，脊髓异常26例(29%)。年龄和胸椎间盘突出发生率之间无显著的关系。胸痛和无症状人群中的胸椎间盘突出发生率无显著差异。而Williams等则认为，胸椎间盘突出十分常见，可以认为是MRI上的一个正常变异。

儿童的椎间盘钙化被认为是一个自限性的疾病，最终可出现疼痛缓解、钙化吸收，通常发生在颈椎，半数患者之前有外伤或上呼吸道感染病史。Nicolau等回顾了儿童突出钙化胸椎间盘的自然史，也证实该病患者症状能自发改善，钙化可自行吸收，但并非所有患儿病程都是良性的，其中有两例患者出现了脊髓压迫，需要手术。成人椎间盘钙化在胸腰段脊柱最为常见，通常无症状，除非发生椎间盘突出，它在无椎间盘突出人群中的发生率为4%～6%，而在椎间盘突出人群中的发生率为70%。

(二)病理机制

胸椎间盘突出症产生神经损害的病理机制是继发于直接的机械性压迫和脊髓缺血性损害。Logue的报道支持直接的压迫可促使神经损伤，他报道了一例14个月后死亡的进展性截瘫患者，尸检可见脊髓发生明显的扭曲，但脊髓前动脉和静脉却搏动良好。另外齿状韧带限制脊髓的后移也可使神经结构容易受到损害。1911年，Middleton和Teacher报道了一例患者，他在提重物的时候突然发生严重的背痛，20小时后突然出现从胸到脚的剧痛，然后发生瘫痪，16天后死于尿毒症，尸检发现突出的胸椎间盘压迫脊髓，病检发现该部位压迫后出现变性，一根血管栓塞并有出血。胸椎间盘的突出可以引起脊髓前动脉栓塞的现象也支持血管损伤的机制。血管缺血损害可以解释那些出现短暂性麻痹的患者及那些神经受累平面明显高于突出椎间盘突出水平的患者，这些患者有时可以看到突出物很小，但产生明显的神经功能损害，这个机制还可以解释那些完全减压后神经功能仍然没有恢复的患者，以及那些慢性胸椎间盘钙化却突然出现瘫痪的患者。Doppman等对急性硬膜外包块行椎板切除术的患者进行血管造影，发现如果在减压后脊髓血管通畅了，尽管脊髓仍存在扭曲，但神经功能可恢复正常，如果动静脉仍阻塞，则动物仍然表现为截瘫。胸椎管径小，管腔基本被脊髓占满，该段脊髓的血供不太丰富等特点使胸髓容易受到损伤，在$T_{4\sim9}$段特别容易受到损害。另外，胸椎间盘突出常见于中央，经常钙化，可与硬膜粘连或突入硬膜并导致脊髓损害。

三、临床表现和诊断

(一)临床表现

胸椎间盘突出症患者的临床表现多样，没有确定的综合征，症状和体征依赖于突出物在矢状位和横切位的位置及另外一些因素，如病变大小、压迫持续时间、血管损害程度、骨性椎管大小、脊髓健康状况等，患者症状的特点为动态性和进展性。Tovi描述了常见的发病顺序，即胸痛、感觉障碍、无力，最后出现大小便功能障碍，另外他们还发现如果开始为单侧发病的，则病程发展缓慢，有稳定期，有时还有间歇性缓解，而相反在开始就表现为双侧症状的患者病情往往是呈进展性的，而且是不可逆的。

Arce和Dohrmann复习了文献报道的179例患者的起始症状，57%为疼痛，24%为感觉障碍，17%为运动障碍，2%表现为小便功能障碍；到就诊时，90%患者出现脊髓压迫，61%出现感觉及运动功能障碍，30%出现大小便功能障碍。Brown等报道的55例患者中，早期症状67%表现为束带样的胸痛，20%为下肢的功能障碍，从轻度的感觉异常(4%)到严重的肌无力(16%)，还有

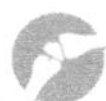

部分患者表现为肩胛区疼痛(8%)和上腹部疼痛(4%)。伴有下肢症状的胸椎间盘突出症的病史特点是进展性的,几乎所有的患者因为进行性的神经功能障碍和持续的疼痛而最终需要手术治疗。Arseni 等认为有两类症状模式:一类是有外伤史的年轻患者,背痛之后可迅速产生脊髓病变;另一类是中年之后的患者,主要是由于退变所致,没有明确的外伤史,脊髓压迫进展缓慢。

患者的胸背痛可以在中央、单侧或双侧,决定于突出的部位,还有一些患者可能没有胸痛表现,咳嗽和打喷嚏可以加重疼痛。如果突出在 T_1 平面,则有可能累及颈部和上肢,类似于颈椎间盘病变,可以引起上肢麻木、内源性肌无力及 Horner 综合征等。当突出位于中胸椎时,疼痛可以放射到胸部和腹部,类似于胸心及腹部疾病,使症状变得更加模糊。Epstein 报道的 4 例患者中,一例进行了不必要的开胸心包囊肿切除术,另一例进行了子宫和输卵管卵巢切除术,第三例患者几乎误诊为子宫内膜异位症而拟进行剖腹探查术。下胸部椎间盘突出可以放射到腹股沟,容易与尿管结石及肾疾病相混淆,突出椎间盘可导致马尾及远端脊髓压迫引起下肢疼痛,症状可类似于腰椎间盘突出症。

胸椎间盘突出症的患者也可出现明显的感觉功能障碍而运动障碍表现不明显,如果患者有感觉、运动、括约肌及步态异常时,应该进行仔细的神经系统检查,以排除胸椎间盘突出症。3/4 的胸椎间盘突出症患者发生在 $T_8 \sim L_1$ 之间,最常见于 $T_{11\sim12}$(26%～50%)。上胸椎发生椎间盘突出的可能性较小。突出多发生于胸腰段的原因是由于该节段的活动度较大,$T_{11\sim12}$ 发生率高于 $T_{12} \sim L_1$ 可能是由于小关节的方向不一样,Malmivaara 认为在抗旋转力方面,矢状位的关节面高于冠状位关节面,故 $T_{11\sim12}$ 暴露于更大的应力下,发生变性的可能性更高。

胸椎间盘突出根据突出的位置分为中央型、旁中央型和侧方型。根据症状可分为症状性胸椎间盘突出和无症状性胸椎间盘突出。大约 70%患者为中央型或者旁中央型,Awwad 在比较症状性和无症状胸椎间盘突出症患者时发现,在无症状性突出患者中 90%为中央或旁中央,而在症状性突出的患者中 80%为中央或者旁中央型,但是影像学上却没有明确的特征可以区分症状性和无症状性的胸椎间盘突出。Abbot 等认为:侧方型的突出可引起神经根压迫,但很少或不存在脊髓压迫,上胸段或中胸段的中央型突出往往可导致脊髓病变,T_{11} 或 T_{12} 平面的突出可以压迫圆锥马尾,导致下肢的牵涉痛和括约肌功能障碍。胸椎间盘突出到硬膜囊内发生率较低,Love 报道的 61 例患者中有 7 例突入到前侧硬膜囊内。Epstein 等复习文献后发现硬膜囊内胸椎间盘突出只占 5%,其发生率低的原因是由于胸段的硬膜囊很少与后纵韧带及纤维环相连,另外椎间盘突出到硬膜囊内的患者发生脊髓半切综合征或截瘫的可能性较大。

(二)影像学检查

1.脊柱 X 线平片

只有在椎间盘出现钙化时 X 线平片上才有较大的价值,而钙化的椎间盘并不一定就是突出的椎间盘,但是却提示椎间盘突出的诊断。Baker 等认为椎间盘钙化有两种模式,一种是椎间隙后方的广泛钙化;另一种是突入到椎管内。这种情况由于钙化病灶很小而容易忽视,通过对成人腰椎间盘的研究证实:沉积物可能是焦磷酸盐或羟基磷灰石钙。对存在后凸畸形合并有椎体楔变或终板不规则改变的腰痛或神经功能障碍患者应该仔细检查以排除椎间盘突出的可能性,还有一些表现如椎间隙狭窄、增生等改变都是非特异性的改变,对诊断有一定的帮助。

2.脊髓造影

因胸椎后凸畸形和纵隔结构的重影,胸椎脊髓造影十分困难。脊髓造影是把水溶性的造影剂注入椎管中，拔除针之后通过体位调整造影剂的流动，然后进行前后位和侧位片的拍片，突出椎间盘表现为在突出节段的充盈缺损，中央突出产生卵圆形或圆形的充盈缺损，大的突出可以表现为完全性的阻塞，侧方型的突出表现为三角形或半圆形的充盈缺损，脊髓被推向对侧。脊髓造影时脑脊液的测量无特异性的诊断作用，蛋白含量的增加通常少于50%，通常在50～100 mg/dL，有时也可以达到400 mg/dL。

3.CT检查

CT检查是胸椎间盘突出症诊断的一个极有价值的方法，与标准的脊髓造影相比，CT不仅提高了敏感性和精确性，而且能够探测椎间盘的硬膜囊内浸润。CT对椎间盘钙化的诊断也有帮助，在脊髓造影之后再进行CT检查则更为灵敏。CT诊断椎间盘突出的标准是椎体后方的局灶突出并伴有脊髓受压或移位。

4.MRI检查

MRI的出现给胸椎间盘突出症的诊断和治疗带来了革命性进步，一些有条件的医院对于需要手术的患者术前均进行MRI检查，但也有一些医院还是采用CT检查或脊髓造影。MRI检查无创、快速、无放射线、对患者无损害，其敏感性和特异性都很高，而且可以得到矢状位的胸椎图像，是目前诊断胸椎间盘突出症最好的方法。MRI是一种技术性很强的检查，其图像的表现和质量与操作者的专业知识及所采用的扫描序列有很大的关系。但MRI也有其本身的缺点，比如脑脊液的流空现象、钙化椎间盘信号丢失、心脏搏动伪影等。另外，造影剂增强检查对于鉴别椎间盘突出和小的脑膜瘤很有价值，突出物质往往不增强，而脊髓脑膜瘤则出现增强现象。尽管MRI能够获得良好的矢状位和横切位的图像，但胸椎间盘突出症患者的MRI图像还是应该紧密结合临床表现进行分析，有研究报道椎间盘严重突出引起脊髓变形的现象可以在无症状患者中见到。

(三)鉴别诊断

在脊髓造影发明之前，只有少数的胸椎间盘患者得到了正确诊断，即使在脊髓造影出现之后，术前的确诊率也只有56%。随着影像学技术的进步，现在几乎所有的患者在术前均可获得确诊。胸背痛的鉴别诊断包括脊柱肿瘤、感染、强直性脊柱炎、骨折、肋间神经痛、带状疱疹、颈椎或腰椎间盘突出等疾病，另外还要注意排除胸腹脏器及神经官能症的可能。如果患者出现了脊髓损害的表现，则还需要与中枢神经系统的脱髓鞘和变性类疾病如多发硬化和肌萎缩侧索硬化症、椎管内肿瘤、脑肿瘤、脑血管意外等进行鉴别。在休门病合并胸椎间盘突出症的患者需和硬膜外囊肿及成角畸形引起脊髓压迫的患者进行鉴别。

四、治疗

有关胸椎间盘突出症患者非手术治疗疗效的长期随访研究很少。1992年，Brown等报道了55例患者2～7年的随访结果，这些患者中11例有下肢症状，治疗方法采用卧床休息、非甾体类镇痛药、理疗等，结果15例患者最终采取了手术，其余40例患者采取非手术治疗方法获得成功，其中31例恢复到了病前的活动功能，在开始表现有下肢症状的11例患者中有9例最终采取了手术，55%的手术患者突出水平在T_9以下，而48%的非手术患者突出水平在$T_{6\sim9}$平面。

胸椎间盘突出症的手术指征为：①进行性的脊髓病变。②下肢无力或麻痹。③根性痛经非手术治疗无效。

Brown等报道根性痛的患者77%经过理疗后可获得改善，如果突出是极外侧，只有神经根

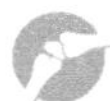

受压，脊髓无压迫，主要表现为根性痛，则需要根据疼痛严重程度决定是否进行手术治疗，但也有报道认为侧方型的突出也可以压迫脊髓的主要供血动脉，造成严重的神经功能损害。突出物的大小和临床表现的严重程度无明确关系，小的突出也应该引起足够的重视，因为它也可以迅速产生严重的不可逆性损害。在出现脊髓病变和下肢功能障碍的患者，大多数人主张进行早期手术减压，但在一些患者中，尽管由于延误了治疗而出现严重的神经功能损害，经过手术治疗后也往往可以取得良好的效果。

外科手术治疗胸椎间盘突出症的时间不是很长。后路椎板切除椎间盘摘除术是早期的尝试，但由于这种方法造成神经损伤的风险很高而最终被放弃。Arce 和 Dohrmann 复习了 135 例行后路椎板切除椎间盘摘除术的患者，其中 58%获得改善，10%无改善，28%症状加重，4%死亡。而且行后路椎板切除术后症状无改善或加重的患者再行前路手术后症状亦无改善。只有在 T_{11} 侧方突出、神经损害小的患者在症状开始的早期行后路椎板切除可获得较好的疗效。现在虽然仍偶尔有人建议通过后路椎板切除来治疗侧方的病变，但大多数的学者均认为不能采用后路手术来治疗胸椎间盘突出症。另外还有学者报道单纯行后路减压而不进行椎间盘摘除可以获得较好的效果，但也有一些研究报道应用这种方法产生了灾难性的后果，动物试验也发现对脊髓前方的硬膜外肿块单纯进行后路椎板切除减压后可引起神经功能损害加重。

肋横突切除入路摘除突出椎间盘是治疗胸椎间盘突出症的有效方法。患者俯卧位，采用旁中央切口，将椎旁肌向内侧牵开或横行切断，然后将突出椎间盘侧的肋骨靠近脊柱部分切除，胸膜向前侧方推开，切除横突及肋骨颈和头，肋间神经向内找到椎间孔，咬除部分椎弓根暴露硬膜囊，再于椎体和椎间盘后部开一个洞，轻轻地将椎间盘片段取出而不损伤脊髓。

经胸入路脊髓减压是另外一种治疗胸椎间盘突出症的方法，它的优点是能更为直接地看到病变，便于切除中央型及硬膜囊内突出的椎间盘，它的缺点是开胸手术可以引起很多潜在的并发症。虽然常规开胸手术的并发症较多，但通过这个入路摘除突出胸椎间盘的相关并发症却报道很少，有报道认为其并发症发生率与肋横突切除入路相当。在文献报道的 53 例经胸入路摘除突出椎间盘患者中 52 例获得改善，1 例无变化。在 Bohlman 等报道的经胸或肋横突切除入路治疗的胸椎间盘突出症患者中，两例效果不佳患者都是采用肋横突切除入路的，因而他们认为经胸手术暴露更为清楚，手术效果更佳，是首选的手术方式。一些学者建议在术前行血管造影以确定大动脉及主要脊髓供血动脉的位置，如果这些动脉就在胸椎间盘突出的水平，则应避开动脉侧，而从对侧进入。另外在分离神经根孔时要十分小心，避免动脉损伤，通常在椎间孔部位的侧支循环很丰富，即使大动脉被结扎，脊髓同样可以获得足够的血供，在一些术中结扎了主动脉和神经根孔之间的动脉的患者中也没有观察到有缺血症状。手术时患者取侧俯卧位，侧方的椎间盘突出最好从突出的同侧进入，中央型的突出可以从任何一侧进入，上胸椎或中胸椎部位可以从右侧进入，这样容易避开大血管和动脉，大动脉统计学上有 80%在左侧，如果突出在下胸椎，则可采用左侧切口，因为主动脉比下腔静脉更容易推动，另外左侧也可以避开肝脏。根据突出的平面，需要切除相应的肋骨，使之能容易到达手术部位。在胸椎的 X 线片上相应的椎间隙水平画一根水平线，被它平分的肋骨应该被切除，通常在中胸椎或下胸椎应该切除一到两根肋骨，在上胸椎因为肩胛骨的原因，往往需要切除第 5 或者第 6 肋骨，然后再向头侧暴露，椎体和椎间盘的切除范围根据患者的情况决定，可在椎间盘后部开小窗或完全切除椎间盘及邻近椎体。

一般认为经胸入路更为安全，因为它能够提供最大限度的显露，可完全切除突出的椎间盘而不会影响到椎间孔的血管。对每个患者减压都要特别小心，防止对脊髓造成损伤。如果合并休门病或者减压对脊柱的稳定性造成了影响，则需要行融合术。当只切除一小部分的骨质或者椎间盘时不需要融合，椎间盘被完全切除时则需要进行融合。除了提供稳定性之外，融合可能减少因为变性节段所产生的局部疼痛。胸椎间盘突出症复发的报道极少，从理论上来说，完全的椎间盘切除及融合术是防止复发的最好方法。在手术结束时，应该放置胸腔闭式引流，如果进行了融合，还需要对胸腰椎进行内固定或外固定。

Otani 等报道了一种改良的经胸入路方法，在肋骨切除后，将胸膜从胸壁上分离，这样就可以从胸膜外进入椎间盘前方，这种入路的疗效与直接经胸的入路相似，只是该方法术后无须放置胸管，但能否减少术后并发症的发生则不太清楚，因为本身经胸入路并发症的报道就很少。

1971 年，Carson 等报道了一种后外侧入路的手术方法，采用 T 形切口切开椎旁肌，切除突出椎间盘邻近椎体的全椎板及相应的内侧关节突和横突，斜向到达硬膜外腔的前方进行椎间盘切除。1978 年，Patterson 和 Arbit 对该入路进行了改良，他们采用中线的直切口，切除突出椎间盘尾侧椎体的关节面和椎弓根，先将椎间盘中间部分掏空，然后将椎间盘和骨质压入到空洞中再摘除，在前路减压后再进行全椎板切除。Lesoin 等则采用了更为广泛的暴露，他们将横突、关节面和邻近椎弓根均切除，由于手术切除范围较多而需要进行融合固定，在没有融合而后外侧减压的患者有畸形发生的报道，文献报道的 45 例后外侧减压患者中，40 例改善，3 例无变化，1 例加重，1 例死亡。有学者认为硬膜囊内的椎间盘突出也可采用这种方法治疗，手术更为简单，但这种方法术中会对脊髓造成一定的牵拉。

通过胸腔镜来治疗胸椎间盘突出症的优点是创伤很小。Regan 等报道的 36 例患者中，30 例表现为难治的根性痛，6 例表现为脊髓损害或出现麻痹，手术平均时间为 187 分钟，失血量从 235～1 060 mL，住院时间最短为 3～4 天。经过 6 个月的随访，64%的患者疼痛改善，2 例麻痹改善，4 例脊髓功能改善，术后并发症包括肺不张、渗出和心动过速等。由于该方法需要特别的技术和工具，因而目前胸腔镜的应用仍受到限制。

除了椎板切除术外，上述所有的方法均为行之有效的方法。应该根据疾病的具体情况采用相应的手术方法。后外侧入路对于侧方的病变特别是并发椎管狭窄的处理是较理想的方法。经胸入路对于中央型的突出可以获得良好的显露，上胸椎的病变经胸入路手术困难，可以通过肋横突切除入路手术。

总的来说，症状性胸椎间盘突出症较少见，通常影响中年患者，由于本病症状复杂，没有明确的综合征，故诊断较为困难。随着诊断方法的改进，现在发现无症状的胸椎间盘突出增多，但是本病自然史目前还不清楚，症状性胸椎间盘突出患者病程为进行性的，开始时表现为疼痛，然后出现感觉、运动、步态及括约肌功能障碍，还有一些患者只表现为疼痛，另外有一些患者则表现为无痛的脊髓病变。大多数的胸椎间盘突出症发生在下胸椎，中央型的突出较侧方型的突出多见。在大多数的患者中，退行性变是病因，约1/3 的患者有外伤史，还有人认为休门病也是病因之一。目前胸椎间盘突出症患者神经功能损害的机制被认为是直接的机械压迫或供血不足。本病鉴别诊断较困难，需要仔细检查加以区别，影像学检查在本病的诊断和治疗中十分重要，平片只有在钙化时才有一定的帮助，脊髓造影可以帮助定位和诊断，CT、CTM 和 MRI 是胸椎间盘突出症的标准诊断工具。后路椎板切除术已经不用于本病的治疗，因为它会加重神经损伤并对以后前路手术的效果产生影响，肋横突切除、开胸或者后外侧入路都是可以选择的方法。具体手术入路的选择应该根据突出的部位及医师的经验来决定，对于减压破坏了脊柱稳定性及合并休门病的患者，融合是必需的，而且在所有的患者中都证明是有益的。另外胸腔镜可能是未来的发展方向。

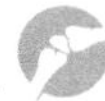

胸椎间盘突出症手术的预后较好，对出现脊髓压迫或者难治性根性痛患者应该进行手术治疗，虽然目前该病的手术疗效肯定，但是神经损伤的风险仍很高。

（段　伟）

第八节　腰椎间盘突出症

在椎间盘突出症中，腰椎间盘突出症最为常见。调查资料表明，胸椎间盘突出症，仅占椎间盘突出症总例数的 0.2%～4%，而腰椎间盘突出症占 90%左右。

一、概述

腰椎间盘突出症是指因椎间盘变性，纤维环破裂，髓核突出而刺激或压迫神经根、马尾神经所表现出的一种综合病症，也是腰腿痛最常见的原因之一。

腰椎间盘突出症多发生在 $L_{4/5}$ 和 L_5/S_1，在此间隙的发生占 90%～96%，多个间隙同时发病者仅占 5%～22%。患病的年龄多在 20～50 岁，约占 80%，20 岁以下的发病者仅有 6%，有人统计 500 例的腰腿痛的患者中，腰椎间盘突出症占 18.6%。

二、病因、病理

（一）椎间盘退行性变

椎间盘退行性变是多种因素、多种基因控制的结果。它是构成椎间盘突出症的基本因素随着年龄的增长，髓核和纤维环含水量减少，原纤维变性及胶原纤维沉积增加，髓核失去弹性，纤维环退变。间盘这种退行性变，在外力压力之下，即刻发生破裂，导致椎间盘突出。

（二）过度负荷

体力劳动者和举重运动员，因过度负荷，容易造成椎间盘过早的退变。当人体负重 100 kg 时，正常的椎间盘间隙变窄 1.0 mm，向侧方膨出 0.5 mm；而当椎间盘退变时，负荷同样重量，则椎间盘压缩 1.5～2.0 mm，向侧方膨出 1.0 mm。当过度的腰部负荷时，例如弯腰提取重物，椎间盘内压增加，则容易造成纤维环破裂。

（三）急性损伤

积累性损伤是椎间盘变性的主要诱发因素，例如反复弯腰、强力的扭动作，最容易损伤椎间盘。急性损伤，例如腰背扭伤，可造成椎间盘内终板破裂，使髓核突入椎体内。

（四）长期震动

汽车和拖拉机驾驶员在驾驶过程中，长期处于坐位及颠簸状态，腰椎间盘承受的压力较大。长期反复的椎间盘压力增高，可加速椎间盘的退变或突出。

（五）遗传因素

临床研究发现，小于 20 岁的青少年患者，约 32%有遗传家史；有色人种的患病率较低。

（六）妊娠

妊娠期间盆腔、下腰部各组织结构松弛，而且腰骶部又承受更大的重力，这必然增加椎间盘的压力和损伤的机会。

三、分型

腰椎间盘突出症主要有以下几种分型方法。

(一)病理分型

(1)Mcnab 将椎间盘突出分为 5 种病理类型:①周围性纤维环膨出;②局限性纤维环膨出;③椎间盘突出,移位的髓核限于很少几层的纤维环内,切开纤维自行突出;④椎间盘脱出,移位的髓核穿过纤维环而进入后纵韧带之下;⑤椎间盘游离,突出的椎间盘髓核物质游离于椎管内,或硬膜内、椎孔间等,压迫神经根和马尾神经。

(2)我国学者宋献文依据手术观察及间盘突出情况将突出分为 3 种病理类型。①完整型:纤维环外完整,突出球状。②骨膜下破裂型:纤维环仍可完整,突出物呈长椭圆形,高低不平,可向上或向下到相邻椎体后面。③椎管内破裂型:纤维环已破裂,突出物位于后纵韧带之下,或者游离到椎管中。

(二)临床分型

腰椎间盘突出症的临床分类方法较多,临床上较为有用的分型如下。

(1)膨隆型:纤维环有部分破裂,而表面完整。髓核因压力而向椎管局部隆起,表面光滑。这种类型的突出经保守治疗大多有效。

(2)突出型:纤维环完全破坏,髓核突出椎管,仅有后纵韧带或一层纤维膜覆盖,表面呈菜花状。这种类型的突出常需手术治疗。

(3)游离型:椎间盘破裂,间盘碎块脱入椎管内,或者完全游离。这种类型的间盘突出症,首选手术治疗。

(4)Schmorl 结节及经骨突出型:Schmorl 结节是指髓核经上、下软骨板的发育中后天性裂隙,突入椎体松质骨内而形成的结节;而经骨突出型是指髓核沿椎体软骨终板和椎体之间的骨管通道,向前纵韧带方向突出,形成椎体前缘的游离骨块。这两种形式的间盘突出,在临床上仅可引起腰痛,而不引起神经根症状,往往不需要手术治疗。

四、临床表现

(一)前驱症状

前驱症状指椎间盘突出症发病前的椎间盘退行性改变而引起的症状。腰椎退行性改变一般没有什么明显的症状。有时亦可出现下列症状。

(1)急性腰痛:往往是轻微的动作而诱发,例如弯腰洗脸,腰部剧痛,经卧床休息,或服用止痛药,甚至不经任何治疗而自愈。

(2)腰痛反复发作:这种前驱症状的出现表明椎间盘退变或椎间关节不稳定,疼痛发生持续 3 天至 1 周左右。间歇期患者无腰痛。

(3)慢性持续性腰痛:有这种症状的患者,往往有几年反复发生的急性腰痛病史,而是逐渐转变成持续性腰痛。

(二)症状

1.腰痛

腰痛是椎间盘突出症状最先出现的症状,而且是多见的症状,发生率约为 91%。腰痛主要发生在下腰背部或腰骶部。发生腰背痛的原因,主要是椎间盘突出时,刺激了外层纤维环及后纵

韧带中的窦椎神经纤维。椎间盘突出较大时，刺激硬膜，可产生硬膜痛。疼痛性质一般为钝痛、放射痛或刺痛。活动时疼痛加重，休息或卧床后疼痛减轻。疼痛持续时间较长，经过一段时间可以缓解。

2.坐骨神经痛

腰椎间盘突出症绝大多数患者发生在 $L_{4/5}$ 和 L_5/S_1 间隙，故容易引起坐骨神经痛，发生率达97%。坐骨神经痛多为逐渐发生，开始时为钝痛，而后逐渐加重。疼痛多呈放射性痛，由臀部、大腿后侧、小腿外侧到跟部或足背。坐骨神经痛多为单侧性疼痛。在某种姿势下，因活动或腹压增加疼痛加重，或突然出现触电般的放射痛，自腰部向下肢放射。

3.腹股沟区或大腿内侧痛

高位的腰椎间盘突出症，突出的椎间盘可压迫 L_1、L_2 和 L_3 神经根，出现相应的神经根支配的腹股沟区疼痛或大腿内侧疼痛。

4.马尾神经综合征

向正后方向突出的髓核、游离的椎间盘组织，可压迫马尾神经，出现大小便障碍，鞍区感觉异常。多表现为急性尿潴留和排便不能自控。马尾综合征发生率为0.6%～24.4%。

5.尾骨疼痛

腰椎间盘突出症的临床症状可出现尾骨疼痛。原因是突出的椎间盘组织移入骶管，刺激腰骶神经丛。

6.肢体麻木感

有的患者不出现下肢疼痛而表现为肢体麻木感。此乃是椎间盘组织压迫刺激了本体感觉和触觉纤维而引发的麻木。

(三)体征

1.腰椎侧凸

它是一种姿势性代偿性畸形，有辅助诊断价值。例如，髓核突出在神经根外侧，上身向健侧弯曲，腰椎凸向患侧，这可松弛受压迫的神经根。

2.腰部活动受限

腰椎间盘突出症的患者一般有腰部活动受限的表现。

3.压痛及骶棘肌痉挛

89%腰椎间盘突出的患者，在病变间隙的棘突间有压痛。约1/3的患者有腰部骶棘肌痉挛。

4.间歇性跛行

当患者走路时，随着行走距离增多，腰背痛加重，不得不停步。

5.神经系统征象

80%患者出现感觉异常；70%患者出现肌力下降。间盘突出压迫神经根严重时，可出现神经麻痹、肌肉瘫痪。还有的患者出现神经反射异常。

6.直腿抬高试验阳性

令患者抬高下肢，抬高到70°以内，可出现坐骨神经痛。阳性率约90%。

五、诊断标准

腰椎间盘突出症的诊断要依据病史、临床症状和体征作出印象诊断；再依靠特殊检查作出初步诊断；最后要做好鉴别诊断，除外其他疾病，才可明确诊断。

(一)依据临床症状和体征

依据临床症状和体征:①腰痛;②坐骨神经痛;③马尾神经综合征;④腰部活动受限;⑤病变间隙棘突有压痛;⑥直腿抬高试验阳性等。

(二)依靠特殊的检查来诊断

1.腰椎平片

腰椎下位片,腰椎可呈侧凸。侧凸多见于 $L_{4/5}$ 椎间盘突出。腰椎侧位片,对诊断腰椎间盘突出症有价值。当侧位片显示椎间隙前窄后宽时,提示腰椎间盘纤维环不完全破裂,髓核膨出。当椎间隙减小或明显狭窄,表明纤维环破裂,髓核突出。

2.X 线造影

X 线造影可间接显示有无椎间盘突出及突出的程度,准确率达 80%。

3.CT 检查

CT 检查可显示骨性椎管形态,韧带是否增厚,椎间盘突出程度和方向,诊断价值较大。

4.MRI 检查

MRI 检查可全面观察腰椎间盘是否有病变,了解髓核突出程度和位置,并可鉴别椎管内有无其他占位性病变。

5.电生理检查

电生理检查可协助确定神经损伤的范围和程度。

(三)鉴别诊断

腰椎间盘突出是造成腰背痛及腿痛的主要疾病,但许多疾病也有类似症状,因此须做好举例诊断、除外其他疾病,才可诊断为腰椎间盘突出症。需要鉴别的疾病有腰肌劳损,腰椎横突综合征,棘上、棘间韧带损伤,腰椎滑脱症,腰椎管狭窄症,腰椎结核,椎管内肿瘤,神经根及马尾肿瘤等。

六、治疗方法

腰椎间盘突出症的治疗方法有非手术治疗和手术治疗之分。选择何种治疗方法,取决于此患者不同的病理阶段和患者的临床表现,以及患者的身体状况和心理状态。这两种疗法各有其指征。

(一)非手术治疗

非手术治疗的目的使椎间盘突出的部分和受到刺激的神经根的炎性水肿得以消退,减轻并解除对神经根的刺激和压迫。

1.非手术治疗的适应证

非手术治疗的适应证:①初次发病,病程短者;②病程虽长,但症状及体征较轻的患者;③经特殊检查,突出较小的患者,由于全身性疾病或者局部皮肤疾病,不能施以手术者;④不同意手术的患者。

2.非手术治疗的方法

(1)卧床休息:患者必须卧床休息,直到症状完全缓解。一般需卧床 3 周。3 周后,戴围腰起床活动。3 个月内,不做弯腰持物动作。

(2)持续牵引:牵引的目的是减轻椎间盘的压力,促使髓核不同程度的回纳;牵引可解除腰椎后关节的负载,同时可以解除肌肉痉挛。常用的牵引式有手法牵引、骨盆牵引等。

(3)理疗、推拿和按摩:这种方法可以减轻椎间盘的压力,可使痉挛的肌肉松弛。

(4)激素硬膜外注射：皮质激素是一种长效抗炎剂，可以减轻、消除神经根周围的炎症。

(5)痛点封闭疗法：适用于腰部有明确的局限性压痛的腰椎间盘突出症的患者。常用2%普鲁卡因2～5 mL，或2%利多卡因2～10 mL施行痛点封闭。

(6)髓核化学溶解：将胶原蛋白酶注入椎间盘内，或注入硬脊膜与突出的髓核之间。该酶能选择性溶解髓核和纤维环，但不损伤神经根，使椎间盘内压降低，使突出的髓核缩小，以达到缓解症状的目的。

(二)手术治疗

1.手术的适应证和禁忌证

(1)手术的适应证：①非手术治疗无效，症状继续加重者；②首次剧烈发生，患者因疼痛难以行动及入眠，患者被迫处于屈髋屈膝侧卧位者；③患者出现单根神经麻痹或马尾神经麻痹；④中年患者病史较长，影响工作和生活者；⑤经脊髓造影、CT、MRI检查；⑥保守疗法有效，但症状反复发生，且疼痛较重者；⑦椎间盘突出合并腰椎管狭窄者。

(2)手术治疗禁忌证：①腰椎间盘突出症不影响生活工作者；②首次发作或多次发作，未经保守治疗；③腰椎间盘突出症合并有较广泛的纤维组织炎、风湿症等症状；④临床疑诊为腰椎间盘突出症，但X线特殊检查未见有特殊征象。

2.常用的手术方法

常用的手术方法：①后路髓核摘除术；②内镜下髓核摘除术；③人工髓核置换术；④侧路经皮髓核摘除术；⑤前路经腹膜或腹膜外髓核摘除术；⑥人工椎间盘置换术；⑦小切口椎间盘切除术等。

七、预后与康复

手术疗效评定标准是对各种手法方法的客观评估，是术者共同遵循的指标。评定标准分为两类：一类是简单评定标准，例如中华骨科学会腰背痛手术评定标准；另一类为量化评定标准，例如日本骨科学会制订的腰背痛手术治疗评分(JOA评分)和Macnad评分。评价效果的期限，一般说来，术后1～2年为近期效果，3年以上为远期效果。

中华医学会骨科分会脊柱外科学组腰背痛手术评定标准如下。①优：术前的症状缓解；腰部的活动度、直腿抬高试验及神经功能均恢复；恢复原来的工作和生活。②良：术前的症状部分缓解：腰部活动度、直腿抬高试验和神经功能部分改善；不能恢复原来的工作和生活。③差：治疗无效，或症状加重；有关体征无改善。

(段　伟)

第九节　强直性脊柱炎

一、概述

强直性脊柱炎是一种主要侵犯中轴骨骼，引起疼痛和进行性僵直的慢性炎症性的疾病，该疾病主要侵犯骶髂关节、脊柱和髋关节，受累的脊柱和关节有迅速发生屈曲畸形和骨性强直的趋势。强直性脊柱炎过去被认为是类风湿关节炎的一部分，但现代的研究表明强直性脊柱炎是一种独立的疾病，在风湿病学中将其称为血清学阴性的脊柱关节病。强直性脊柱炎的确切发病机制还不完全清楚，但与感染、遗传和自身免疫功能障碍有关。强直性脊柱炎有明显的家族聚集现象，与 HLA-B27 密切相关，强直性脊柱炎患者中有 88%～96%的 HLA-B27 呈阳性，流行病学研究表明遗传是一个发病因素。但 HLA-B27 阴性的人群中也会有强直性脊柱炎发生，说明其他因素如环境对疾病的发生也可能是必需的因素。有研究表明肠道肺炎克雷伯杆菌感染与疾病的活动有直接的联系。

二、病因、病理

强直性脊柱炎患者初期呈进行性炎症反应，主要发生在脊柱关节，也常发生在髋关节和肩关节，很少影响到周围关节。早期的组织病理改变发生在骶髂关节，单纯的骶髂关节炎并不常见，病变沿脊柱向上发展。炎症的原发部位在韧带和关节囊的附着处，早期局部充血、水肿和炎性细胞浸润，肉芽组织形成，然后很快纤维化和骨化，继发的骨化和修补的新生骨导致骨质硬化和关节强直。

脊柱的最初损害是椎间盘纤维环和椎体边缘连接处的肉芽组织形成。纤维环外层形成的骨赘不断发展成相邻椎体间的骨桥，小关节软骨破坏和椎体终板软骨新生骨的形成，造成小关节强直和椎体方形变，形成 X 线所见的典型的竹节样改变。随着病变的发展，椎体前方变短后方相对拉长，使脊椎正常生理曲线破坏产生后凸，这就是驼背产生的病理基础。再加上患者喜欢屈髋屈膝仰卧或枕高枕，以减轻疼痛和不适，这是驼背产生的诱发因素。

在病程早期驼背是可复的，患者平卧后驼背可自行矫正或减轻，劳累后驼背可加重，休息后可减轻。当疾病发展小关节破坏硬化后，畸形便成为固定的。患者站立行走时，身体重心前移，在重力的牵引作用下畸形可进一步加重。由于肋骨横突关节强直，使胸廓的活动度消失，患者只能靠膈肌活动来维持换气。晚期患者严重的后凸畸形使胸壁和腹壁靠近，胸腹腔脏器受压，产生呼吸、循环和消化系统功能障碍。

三、临床表现

典型的强直性脊柱炎的发病年龄在 15～20 岁。无明显诱因出现腰背疼痛和僵硬，疼痛可涉及臀部或大腿后部，僵硬以晨起明显活动后可有所缓解。随着病情的发展，轻微的体力劳动即可出现腰背疼痛，休息后也不缓解，腰背活动受限加重，逐渐出现胸腰椎后凸的驼背畸形。晚期患者整个脊柱强直，头部前伸，颈部强直，双眼不能直视前方，不能回头视物。双髋屈曲畸形，会加重驼背的程度。由于胸廓活动受限，呼吸功能下降。由于脊柱强直，易发生骨折。少数患者晚期会出现马尾神经功能障碍。

强直性脊柱炎患者早期缺乏特异性的体征，主要表现为骨突部位的压痛，如跟骨、大转子、髂嵴、棘突和胸肋关节等部位，骶髂关节应力试验（Gaenslen 征）阳性提示骶髂关节病变。晚期患者可见胸腰椎明显的后凸畸形，站立位患者胸椎后凸增加，腰前凸减少，髋关节的固定屈曲畸形也较常见。脊柱活动度明显下降甚至消失，腰椎活动度检查 Schober 试验可提示腰椎活动度明显下降。胸廓活动度下降，扩胸度明显下降甚至为 0。强直性脊柱炎的关节外表现最常见的是急性前葡萄膜炎，典型表现是单侧急性发作，眼痛、畏光、流泪和视物模糊。

临床实验室检查有 80%的患者会出现红细胞沉降率增快，RF 阴性，血清肌酸磷酸激酶升高

是疾病活动的较敏感和特异的指标。HLA-B27检测阳性对诊断强直性脊柱炎有意义,但并不能作为确诊的指标。影像学检查在疾病早期阳性结果很少,放射性同位素骨扫描能在X线改变出现之前证实骶髂关节炎。典型的强直性脊柱炎X线改变最早出现在骶髂关节。早期脊柱的X线改变表现为胸腰椎椎体呈方形,椎体骨质疏松经常伴有椎体终板凹度减少。椎体旁骨化表现为韧带骨赘形成,在纤维环处形成,在椎体间形成骨桥,晚期形成脊柱竹节样改变。脊柱的后方结构包括椎间关节囊、棘间韧带、棘上韧带和黄韧带也会受到侵犯形成骨化,在X线上呈电车轨样改变。晚期胸腰段脊柱出现均匀的后凸,正常的生理性弯曲消失。强直性脊柱炎患者上颈椎可出现反常的过度活动,出现寰枢椎不稳定。强直性脊柱炎患者周围关节随着炎症的发展会出现骨量减少,关节侵蚀和骨化,后期出现关节融合。在周围关节中髋关节比其他关节更容易受到炎症的侵蚀破坏,引起双侧对称性关节间隙狭窄,软骨下骨不规则骨化,髋臼和股骨头关节面外缘骨赘形成,晚期出现髋关节强直。

在直立位时腰骶交界处作一标志,在此标志中线上10 cm和其下5 cm各做一标志让患者最大限度向前弯腰,正常时腰椎运动两点之间距离增加至少5 cm。

四、诊断标准

强直性脊柱炎典型病例临床特征突出,本病主要依靠临床表现来诊断。具有诊断意义的临床特征包括炎性脊柱痛(40岁前发病,隐袭起病,持续3个月以上,有晨僵活动后减轻)、胸痛、交替性臀部疼痛、急性前葡萄膜炎、滑膜炎(下肢为主,非对称性)、肌腱端炎,X线示骶髂关节炎,有阳性家族史。强直性脊柱炎的诊断标准如下:①下腰痛持续至少3个月,活动后可缓解;②腰椎在垂直和水平面的活动受限;③扩胸度较同年龄性别的正常人减少。确诊标准:具备单侧3～4级或双侧2～4级骶髂关节炎,加上临床标准中的至少1条。

强直性脊柱炎的治疗目的是缓解疼痛和僵硬感。有研究表明强直性脊柱炎患者患病20年后仍有85%以上的患者每天有疼痛和僵硬感,超过60%的患者需要使用药物治疗。通过应用非甾体类药物可以很好地控制疼痛和僵硬感,但药物治疗的目的是使患者能够参加正规的运动锻炼计划,定期做运动锻炼对减少或防止畸形和残疾是最重要的治疗方法。嘱患者必须直立行走,定期做背部的伸展运动。睡硬板床并去枕平卧,避免卷曲侧卧。劝患者戒烟,定期做深呼吸运动以维持正常的胸廓扩展度。游泳是强直性脊柱炎患者最好的运动方式。经常性的运动锻炼和非甾体类药物成功地治疗了大多数患者,但仍有部分患者需使用糖皮质激素和抗风湿药物(如柳氮磺胺吡啶、甲氨蝶呤等)。

五、治疗方法

大多数强直性脊柱炎患者不需要进行外科治疗,外科治疗适用于严重的固定屈曲畸形、脊柱骨折和脊柱椎间盘炎。强直性脊柱炎导致的固定屈曲畸形并不是都需要矫正,伴有严重疼痛和神经功能障碍的固定屈曲畸形是手术的适应证。当屈曲畸形进展终止后疼痛并不是患者最严重的症状,但当脊柱出现的代偿性屈曲时常引起疼痛,特别是在颈椎保留一定的活动度出现过度前凸时。由于患者的脊柱处于融合固定的状态,在没有出现骨折和椎间盘炎时一般很少出现神经功能障碍。只有那些严重的屈曲畸形使患者不能向前直视,对日常生活带来严重限制的病例才需要手术矫正畸形。

对脊柱严重的屈曲畸形同时伴有髋关节固定的屈曲畸形的病例,当髋关节有足够的活动度时，可以代偿脊柱的畸形，因此在进行脊柱矫正手术之前需先行髋关节置换手术。脊柱矫正术前对患者的脊柱的整体畸形情况和脊柱的平衡状况进行评价，有助于帮助术者选择最佳的截骨位置。术前应确定脊柱畸形的主要位置，在此位置截骨可以获得最大的矫正效果。

胸腰椎后凸畸形的患者可以分为两类，一类是单纯胸椎存在后凸畸形颈椎和腰椎前凸正常，另一类是整个胸腰椎存在后凸畸形腰椎前凸消失。对第一类患者只需要在胸椎的主要畸形部位进行截骨来矫正畸形，对第二类患者建议使用腰椎的伸展性截骨来矫正畸形。现在常用的截骨方式主要有开放和闭合楔形截骨两种方式，同时配合以坚强的内固定和植骨融合。

北京积水潭医院主要采用的是经椎弓根的闭合楔形截骨的方式，术中采用微型电动磨钻磨除双侧椎弓根，然后经椎弓根在椎体内行楔形截骨，在截骨完成后闭合截骨面，行椎弓根螺钉内固定。此种截骨方式在椎体内完成，避免了经椎间截骨导致术后椎间孔变小易产生神经根的嵌压。此种方法使脊柱短缩，避免了对脊髓和前方血管的牵拉，且截骨后接触面为松质骨，稳定性强易于术后愈合。该方法使用微型磨钻进行截骨，有利于术中对截骨面的止血，减少了术中的出血量，且使用磨钻避免了使用骨刀等器械进行截骨时因震动产生脊髓损伤的可能性，但需要术者有熟练使用磨钻的经验。因强直性脊柱炎患者多存在明显的骨质疏松，不能提供坚强内固定所需的骨质，因此有时需要延长固定的节段以分散应力降低内固定失效的风险。因强直性脊柱炎患者脊柱强直，截骨处应力集中，因此术中需进行可靠的植骨融合，以降低术后植骨不愈合，假关节形成和内固定失效的风险。此类手术术后患者需佩戴定做的胸腰支具，以减少因术后患者下床活动产生的应力，降低手术失败的风险。因椎体的宽度有限，因此单椎体截骨所能提供的矫正度数有限，根据北京积水潭医院的经验一般最大矫正度数在40°左右，有时为矫正更大屈曲畸形需进行多椎体截骨。文献报道截骨手术的并发症主要有脊髓损伤神经损伤、术后肺炎、肺栓塞等，手术麻醉风险大，因此术前对患者的全身情况需做全面评估详细准备。此外术后截骨处不愈合，内固定失效也有报道，这要求手术过程中对植骨融合应予以足够的重视，术后密切随访观察。

强直性脊柱炎患者由于脊柱处于强直状态无活动性，即使是发生轻微的损伤，也很容易发生脊柱骨折。这种骨折是继发于全面的骨质疏松和脊柱韧带骨化的病理性骨折，脊柱因为广泛融合失去正常的弹性而不能吸收损伤的能量。骨折最常发生在胸腰结合部，其次是颈中段，由于骨量减少和畸形的存在，X线有时很难发现这种骨折，CT有助于诊断隐性骨折。

严重的强直性脊柱炎骨折极不稳定，前方和后方韧带结构的骨化使脊柱变成一个僵硬的环，因此不会发生单柱骨折，一旦发生即为三柱骨折。强直性脊柱炎脊柱骨折伴随神经损伤的发生率高，有文献报道此类骨折合并脊髓损伤的发生率是普通人的两倍。由于骨折的不稳定性因此对此类骨折应积极采用手术治疗，且因为骨质疏松的存在因此较传统的骨折固定要延长手术固定的节段，同时注重术中的植骨融合。有些学者建议同时行前路植骨融合，术中也可以用骨折部位作后凸畸形的矫正。术后需要使用支具外固定直至骨折的完全愈合。

在强直性脊柱炎患者中脊柱椎间盘炎的发生率有报道为5%，有的学者报道可以高达23%。脊柱椎间盘炎可以无症状，但大多数患者会出现疼痛伴有畸形加重。现在大部分学者认为脊柱椎间盘炎是由于骨折慢性骨不愈合所形成的假关节。脊柱椎间盘炎的治疗原则与急性骨折类似，但应注意脊柱椎间盘炎在假关节部位是否存在局部狭窄，如存在狭窄可能在手术固定的同时需行减压手术。

强直性脊柱炎患者累及颈椎常见的问题为寰枢椎半脱位，不稳定的枢椎下方的不稳的颈椎骨折畸形，寰枕关节破坏，固定的颈椎或颈胸连接处后凸畸形。由于颈椎坚固融合导致枕颈连接

处应力增加，此外横韧带炎症反应和其骨性附着点的充血也容易导致寰枢椎脱位或半脱位。对有明显神经压迫症状的寰枢椎不稳定患者需手术治疗，建议使用Brooks法或Gallie法。如伴有寰枢椎不稳定的强直性脊柱炎患者的颈椎保留有一定的活动度，在术中可同时应用Magerl法，以加强寰枢椎的固定强度，提高融合率。但如果此类患者的颈椎僵直在前凸位，在施行Magerl手术时可能因缺乏入针角度而导致手术无法进行。寰枕关节破坏，其轻微的持续的活动可导致剧烈的疼痛，当药物治疗和颈托固定不能控制疼痛时，要进行枕颈融合术。强直性脊柱炎患者出现颈椎后凸畸形，可导致视野显著受限，严重的可出现开口困难和颏触胸畸形。颈胸连接处的骨折容易被漏诊导致继发的颈椎后凸畸形，对严重的后凸畸形可采用截骨术矫正后凸畸形，但此术式难度较大，风险高，需做好详细的术前评估和设计，并由有经验的医师施行。

六、预后和康复

强直性脊柱炎是一种炎症性疾病，主要引起疼痛和进行性僵硬，对该疾病应予以足够的重视，争取做到早期诊断。对早期患者应予以非甾体抗炎药治疗来控制炎症，避免炎症对关节造成进行性破坏导致晚期的脊柱强直，对早期患者应予以合理的指导包括保持适当的姿势和伸展锻炼以预防脊柱畸形的出现。对晚期患者出现严重的脊柱屈曲畸形，可采用外科手术矫正畸形，改善患者的生活质量。

（段　伟）

第十二章

骨关节炎性疾病

第一节　化脓性关节炎

一、概述

化脓性关节炎是化脓性细菌引起的关节内感染。儿童多见，青少年次之，成人少见。常为败血症的并发症，也可因手术感染、关节外伤性感染、关节火器伤等所致。一般病变多系单发，儿童亦可累及多个关节，发病者男多女少，最常发生在大关节，以髋、膝多发，其次为肘、肩和踝关节。

二、病因、病理

(一)病因

现代医学认为本病最常见的致病菌为金黄色葡萄球菌，约占 85%。其次为溶血性链球菌、肺炎球菌和大肠埃希菌等。婴幼儿化脓性关节炎常为溶血性链球菌引起。感染途径最常见的是血源性感染，细菌从身体其他部位的化脓性病灶经血液循环播散至关节；或从关节邻近的组织的化脓性感染蔓延而来；也可为关节开放性损伤、关节手术或关节穿刺继发感染。

(二)病理

化脓性关节炎的病理变化大致可分为三个阶段。其病变的发展为逐渐演变过程，而无明显的界限，有时某一阶段可独立存在，每一阶段的长短也不尽一致。

1.浆液性渗出期

关节感染后，首先引起滑膜充血、水肿、白细胞浸润；关节腔内浆液性渗出，多呈淡黄色，内含有大量白细胞。此阶段无关节软骨破坏。如能治疗得当，关节功能可恢复正常。

2.浆液纤维蛋白性渗出期

炎症继续发展，渗出液增多，因细胞成分增加，关节液混浊黏稠，内含脓性细胞、细菌及纤维蛋白性渗出液。关节感染时，滑膜出现炎症反应，滑膜和血管对大分子蛋白的通透性显著增高。通过滑膜进入关节腔的血浆蛋白增加，关节内有纤维蛋白沉积，常附着关节软骨表面，妨碍软骨内代谢产物的释出和滑液内营养物质的摄入，如不及时处理，关节软骨失去滑润的表面，关节滑膜逐渐增厚，进而发生软骨面破坏，关节内发生纤维性粘连，引起关节功能障碍。

3.脓性渗出期

渗出液转为脓性,脓液中含有大量细菌和脓性细胞,关节液呈黄白色,死亡的多核白细胞释放出蛋白分解酶,使关节软骨溶解破坏,炎症侵入软骨下骨质,软骨溶解,滑膜破坏,关节囊和周围软组织发生蜂窝织炎,形成关节周围软组织脓肿。如脓肿穿破皮肤,则形成窦道。病变严重者,虽经过治疗,得以控制炎症,但遗留严重关节障碍,甚至完全强直于非功能位。

三、临床表现与诊断

(一)病史

一般都有外伤史或其他部位的感染史。

(二)症状与体征

1.全身症状

急骤发病,有寒战、高热、全身不适等菌血症表现。

2.局部表现

受累关节剧痛,并可有红肿、热、压痛,由于肌肉痉挛,关节常处于屈曲畸形位,久之,关节发生挛缩,甚至脱位或半脱位。

四、实验室检查

(一)血液检查

白细胞计数增高,中性粒细胞比例增加;血培养可为阳性。

(二)关节穿刺

关节穿刺和关节液检查是确定诊断和选择治疗方法的重要依据。依病变不同阶段,关节液可为浆液、黏稠混浊或脓性,涂片可见大量白细胞、脓性细胞和细菌,细菌培养可鉴别菌种并找到敏感的抗生素。

(三)影像学表现

X线片及CT三维扫描早期见关节肿胀、积液、关节间隙增宽;以后关节间隙变窄,软骨下骨质疏松破坏;晚期有增生和硬化,关节间隙消失,关节呈纤维性或骨性融合,有时尚可见骨骺滑脱或病理性关节脱位。

五、诊断

本病早期根据全身、局部症状和体征,实验室检查及影像学检查,一般可以作出化脓性关节炎的诊断。但某些病例须与风湿性关节炎、类风湿性关节炎、创伤性关节炎和关节结核鉴别。

(一)风湿性关节炎

风湿性关节炎常为多关节游走性肿痛,抗“O”检查常阳性,关节肿胀消退后,无任何后遗症。关节液细菌检查阴性,抗风湿药物有明显效果。

(二)类风湿性关节炎

类风湿性关节炎常见为多关节发病,手足小关节受累,RF检查常为阳性。关节肿胀、不红。患病时间长者有关节畸形和功能障碍。血清及关节液类风湿因子试验常为阳性。

(三)创伤性关节炎

有创伤史,发展缓慢,负重或活动多时疼痛加重,可有积液,关节活动有弹响,休息后缓解,一般无剧烈疼痛。骨端骨质增生。多发于负重关节如膝、髋关节。

(四)关节结核

起病缓慢,常有低热、盗汗和面颊潮红等症状,全身中毒症状较轻。关节局部肿胀疼痛,活动受限,但多无急性炎症症状。早期X线片可无明显改变,以后有骨质疏松、关节间隙变窄,并有骨质破坏,但少有新骨形成。必要时行关节液检查或滑膜活检有助于区别。

六、治疗

原则是早期诊断,以及时正确处理,内外同治,保全生命,尽量保留关节功能。

(一)全身治疗

全身支持疗法,改善全身状况。患者卧床休息,补充足够的液体,注意水、电解质平衡,防止酸中毒;给予足够的营养,如高蛋白质、多维生素饮食;必要时,少量多次输以新鲜血,以减少全身中毒症状,提高机体抵抗力。

(二)抗生素治疗

抗生素的应用是治疗化脓性关节炎的重要手段。应及早采用足量、有效、敏感的抗生素,并根据感染的类型、致病菌种、抗生素药敏试验结果及患者机体状态选择抗生素,并及时调整。若未找到病原菌,应选用广谱新型抗生素,如头孢菌素等。不可为了等待细菌培养及药物敏感试验结果而延误病情,以免失去有效抗生素治疗的最佳时机。抗生素的使用至少应持续至体温下降、症状消失后2周。

(三)局部治疗

早期患肢制动,应用夹板、石膏、支具固定或牵引等制动,限制患肢活动,可防止感染扩散,减轻肌肉痉挛及疼痛,防止畸形及病理性脱位或在非功能位强直,减轻对关节软骨面的压力及软骨破坏。一旦急性炎症消退或伤口愈合,即开始关节的主动及轻度的被动活动,以恢复关节的活动度。关节已有畸形时,可应用牵引逐步矫正。不宜采取粗暴的手法,以免引起炎症复发及病理骨折等并发症。后期X线片显示关节软骨面已有破坏及骨质增生,关节强直已不可避免时,应保持患肢于功能位,使其强直于功能位。

(四)手术治疗

根据病变轻重、发展阶段及时选择外科处理。对于关节内脓液形成,应尽早切开排脓。如关节破坏严重,功能丧失,必须使关节强直固定在功能位,以免关节非功能位强直而严重影响功能。对于关节强直在非功能位者,在炎症治愈1年后,才可行手术矫形或关节成形术,以防止炎症复发。

1.关节穿刺及冲洗

关节穿刺除用于诊断外,也是重要的治疗措施。其目的为吸出关节渗液,以及时冲洗出纤维蛋白和白细胞释出的溶酶体等有害物质,避免对关节软骨造成不可逆的损害,术后局部注入抗生素或行关节腔灌注冲洗。也可用关节镜进行冲洗。

2.关节切开引流术

经过非手术治疗无效,全身和局部情况如仍不见好转,或关节液已成为稠厚的脓液,或较深的大关节,穿刺难以成功的部位,应及时切开引流,用大量的生理盐水冲洗,去除脓液、纤维块和坏死脱落组织,注入抗生素,伤口用抗生素滴注引流或做局部湿敷,以控制感染和防止关节面软骨破坏,缓解疼痛,防止肌肉挛缩和关节畸形。

3.关节矫形术或关节成形术

严重的化脓性关节炎，未及时采取有效的措施，遗留严重畸形，有明显功能障碍者，可以考虑行矫形手术或关节成形术。对于关节强直于功能位无明显疼痛者，一般无须特殊治疗；如果关节强直于非功能位或有陈旧性病理脱位者，须行矫形手术，如关节融合、截骨矫形术或关节成形术等。手术须在炎症治愈 1 年后才可以进行，以防止炎症复发。

（穆胜凯）

第二节　化脓性骨髓炎

一、急性化脓性骨髓炎

急性化脓性骨髓炎是指由化脓性细菌引起的骨膜、骨质和骨髓组织的一种急性化脓性炎症。本病的病变范围不仅涉及骨髓组织，且常波及骨膜、密质骨和松质骨等部位；如不及时正确治疗，可反复发作或转为慢性骨髓炎，遗留畸形、强直、残废等，严重影响功能和健康，甚至危及生命。本病最常见于 3～15 岁的儿童和少年，男多于女，男女比例约 4∶1。好发于四肢长骨的干骺端，尤以胫骨上段和股骨下段的发病率最高（约占 60%），其次为肱骨、桡骨及髂骨，桡骨、尺骨、跖骨、指（趾）骨次之，脊柱亦偶有发生，肋骨和颅骨少见。

（一）病因、病理

1.病因

急性化脓性骨髓炎是由化脓性细菌引起的骨与周围组织的感染。最常见的致病菌是金黄色葡萄球菌，占 75%以上；其次为乙型链球菌和白色葡萄球菌，偶有大肠埃希菌、铜绿假单胞菌和肺炎球菌等。

化脓性骨髓炎的感染途径主要有三：①血源性感染，细菌从体内其他感染灶，如疖痈、脓肿、扁桃体炎、中耳炎等经血行到达骨组织，在身体抵抗力差或细菌具有高度感染力的情况下发病，这是最常见的途径。此外，不少患者局部骨骼感染灶不明显，但出现脓毒血症，应该注意这可能是脓胸、肺脓肿、心包炎、脑脓肿、肝脓肿、髂窝脓肿等的严重感染的一种表现，应全面检查，防止漏诊。②创伤性感染，细菌从伤口侵入骨组织，如外伤引起的开放性骨折，或因穿透性损伤到骨组织，或因术口感染累及骨组织，造成感染。另外，临床上扭挫伤等闭合性损伤所致局部组织的损伤，形成血肿，导致局部血流不畅，细菌易于停聚引起感染。③蔓延性感染，由邻近软组织直接蔓延扩散导致，如指（趾）端感染引起的指（趾）骨骨髓炎，齿槽脓肿累及的上、下颌骨等。化脓性骨髓炎的发生，细菌毒力的大小是外在因素，全身情况或局部骨骼抵抗力是内在因素。

血源性骨髓炎：好发于儿童长骨的干骺端，此阶段是人体骨生长最活跃的时期，干骺端有很多终末小动脉，循环丰富，血流缓慢，细菌易于停留、聚集、繁殖，形成栓塞，使血管末端阻塞，导致局部组织坏死，感染化脓。

2.病理

骨质破坏、坏死和由此诱发的修复反应（骨质增生）同时并存为本病的病理特点。早期以骨质破坏和坏死为主，晚期以增生为主。

病理过程：①脓肿形成，骨内感染灶形成后，因周围为骨质，引流不畅，早期多局限于髓内，随着病情的进展，骨质被侵蚀破坏，脓肿沿着局部阻力较小的方向向四周蔓延。脓肿蔓延途径如下(图 12-1)。脓肿向长骨髓腔蔓延。因骨骺板抵抗感染的能力较强，脓液不易穿破骺板进入关节腔，多向骨髓腔扩散，致使骨髓腔受累。髓腔内压力增高，可再沿中央管扩散至骨膜下层，形成骨膜下脓肿。脓液突破干骺端的坚质骨，穿入骨膜下形成骨膜下脓肿；压力进一步增高时，突破骨膜流入软组织。也可沿中央管侵入骨髓腔，穿入关节，引起化脓性关节炎。成人骺板无抵御能力，脓肿可穿破干骺端骨皮质进入关节，形成化脓性关节炎。②形成死骨，骨膜被脓肿掀起时，该部的骨皮质失去来自骨膜的血液供应(严重影响骨的循环)；而进入骨髓腔和中央管的脓液，亦可形成血栓和脓栓，栓塞管内通过的滋养血管，阻断骨内血供；最终造成骨坏死，形成死骨。坏死区的分布和大小，视缺血范围而定，严重时可发生整个骨干坏死。③包壳形成，在脓肿和死骨的形成过程中，由于骨膜剥离，骨膜深层成骨细胞受炎性刺激而产生大量新骨，包裹于死骨外面，形成“骨性包壳”，可替代病骨起支持作用，大量骨坏死时，成为维持骨干连续和稳定的唯一保证。通常包壳上有多个小孔与皮肤窦道相通，内有死骨、脓液和炎性肉芽组织，往往由于引流不畅，成为骨性无效腔。小块死骨可被吸收或经窦道排出，大块死骨则不能排出或吸收，导致无效腔不能闭合，伤口长期不愈，成为慢性骨髓炎。

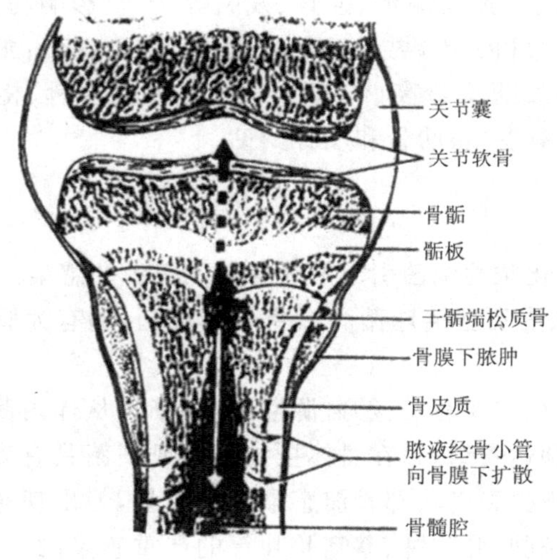

图 12-1　脓肿蔓延途径

(二)临床表现与诊断

1.病史

患者体质常虚弱，有的曾有感染灶，有的曾有局部外伤史。

2.症状与体征

(1)全身症状：起病急，开始即有明显的全身中毒症状，多有弛张型高热，可达 39～40 ℃，有时并发寒战、脉搏快、口干、食欲不振，可有头痛、呕吐等脑膜刺激症状，患儿烦躁不安，严重者可有谵妄、昏迷等败血症表现。外伤引起的急性骨髓炎，除有严重并发症或大量软组织损伤及感染外，一般全身症状较轻，感染较局限而少发生败血症，但应警惕并发厌氧菌感染的危险。

(2)局部症状：早期有局部剧烈疼痛和搏动性疼痛，肌肉有保护性痉挛，惧怕移动患肢。患部皮温增高，有深压痛，肿胀不明显。数天后，骨膜下脓肿形成，局部皮肤水肿、发红。当脓肿穿破

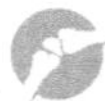

骨膜至软组织后，压力减轻，疼痛缓解，但软组织受累的症状明显，局部红、肿、热、痛，压痛更为明显，可触及波动感。脓液进入髓腔后，整个肢体剧痛肿胀，骨质因炎症而变疏松，常伴有病理性骨折。

3.实验室检查

白细胞计数及中性粒细胞明显升高，一般伴有贫血，白细胞计数可高达 10×10^9/L，中性粒细胞可占 90%以上。早期血培养阳性率较高，局部脓液培养有化脓性细菌，应做细菌培养及药物敏感试验，以便及时选用有效药物。如骨穿刺抽得脓液、混浊液或血性液体涂片检查有脓细胞或细菌，即可确诊。

4.影像学检查

X 线片在起病 2 周内多无明显异常，故阴性结果不能排除急性骨髓炎。2 周后，髓腔内脓肿形成，松质骨内可见小的斑片状骨质破坏区，进而累及骨皮质甚至整个骨干。因骨膜被掀起，可出现骨膜反应(层状或葱皮样)及层状新骨形成。

如感染继续向髓腔内和骨干方向扩展，则骨皮质内、外侧面均出现虫蚀样改变、脱钙及周围软组织肿胀阴影，有时出现病理骨折。CT 检查可提前发现骨膜下脓肿，明确其病变范围。MRI 在骨髓炎早期即可显示病变部位骨内和骨外的变化，如骨髓损坏、骨膜反应等，此种改变要早于 X 线片和 CT 检查。骨扫描对早期诊断骨髓炎有重要价值，但由于其局限性，有时阴性并不能排除骨髓炎诊断。

5.鉴别诊断

(1)软组织炎症：软组织炎症时全身中毒症状较轻，而局部红肿较明显，压痛表浅，且其病变多居于骨骼之一侧，因此压痛只限于一个或两个平面。

(2)急性化脓性关节炎：化脓性关节炎红热、肿胀、压痛在关节间隙而不在骨端，关节活动度几乎完全消失，有疑问时，关节腔穿刺抽液检查可明确诊断。早期 X 线表现为关节间隙增宽，随着病变的发展关节间隙变窄甚至消失。

(3)风湿性关节炎：为风湿病的一部分，起病缓慢，全身情况(如发热)和局部症状(关节肿痛)均较轻，常为多关节游走性，红细胞沉降率、抗“O”等血液检查呈阳性。

(4)恶性骨肿瘤：特别是尤文肉瘤，常伴发热、白细胞增多、X 线示“葱皮样”骨膜下新骨形成等现象，须与骨髓炎鉴别。鉴别要点：尤文肉瘤常发生于骨干，范围较广，全身症状不如急性骨髓炎重，但有明显夜间痛，表面可有怒张的血管。局部穿刺活检，可以确定诊断。

(三)治疗

早期诊断，以及时应用大剂量有效抗生素，中药辨证施治，内服外用和适当的局部处理，全身支持治疗是治疗成功的关键。

1.全身治疗

加强全身支持疗法。对症处理患者的高热，纠正酸中毒，予补液、营养支持治疗，必要时输血，增强患者的抵抗力。出现感染性休克者，积极抗休克治疗。

2.抗生素治疗

早期采用足量、广谱的抗生素，多主张联合用药。常用的抗生素主要有青霉素类、头孢类、氨基糖苷类、喹诺酮类、磺胺类及甲硝唑、万古霉素、克林霉素、利福平等，应根据感染类型、致病菌种、抗生素药敏试验结果及宿主状态选择抗生素，并及时调整。

3.手术治疗

手术治疗的目的：一是引流脓液，减少毒血症症状，二是阻止其转变为慢性。手术方式主要有钻孔引流和开窗减压两种(图 12-2)。一般而言，多数急性化脓性骨髓炎患者，经过早期、及时、有效的治疗，可免于手术。但出现以下情况，应考虑手术治疗：①大剂量应用抗生素 2～3 天后，全身症状和局部症状仍不能控制，甚至加剧者，或全身症状消退，但局部症状加剧，行诊断性穿刺时在骨膜下或骨髓腔内抽吸到脓液或渗出液者，应早期切开排脓引流。②脓汁已经在骨髓腔内广泛扩散并有死骨形成者，应考虑行开窗排脓和死骨摘除术。

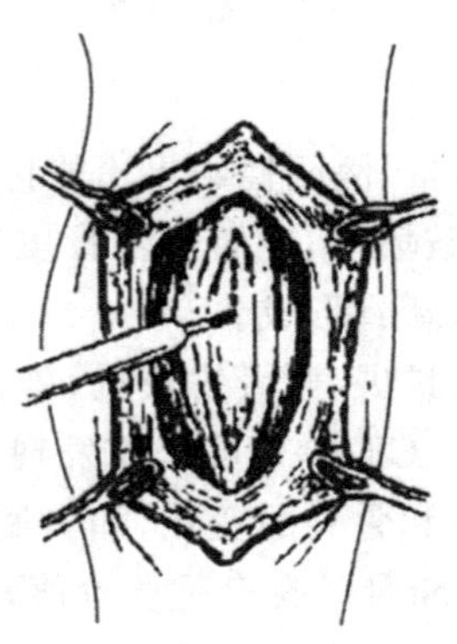

图 12-2　开窗减压术

二、慢性化脓性骨髓炎

慢性化脓性骨髓炎是整个骨组织发生的慢性化脓性炎症，多数是由急性感染消退后遗留的慢性病灶或窦道引发，少数一开始呈慢性过程。本病的病理特点是感染的骨组织增生、硬化、坏死、包壳、瘘孔窦道、脓肿并存，反复化脓，缠绵难愈，病程可长达数月、数年，甚至数十年，易造成病残。

(一)病因、病理

1.病因

本病的致病因素与急性化脓性骨髓炎相同，大多数慢性骨髓炎是因急性化脓性骨髓炎治疗不当或不及时，病情发展的结果。这是一个逐渐发展的过程，一般认为发病 4 周后为慢性期，但时间只作参考，若急性炎症消退后，仍有死骨、窦道、无效腔存在，即为慢性骨髓炎。究其发病原因主要有二：一是急性感染期未能彻底控制，反复发作演变成慢性；二是低毒性细菌感染，在发病时即表现为慢性骨髓炎。慢性骨髓炎的致病菌为多种细菌的混合感染，但金黄色葡萄球菌仍是主要的病原体。此外，革兰氏阴性菌也占很大的比例。由骶尾部压疮引起者多为葡萄球菌、大肠埃希菌、铜绿假单胞菌及奇异变形杆菌等多种细菌引起的混合感染，在人工关节置换或其他异常存留引起的慢性骨髓炎者，其致病菌多为阴性凝固酶葡萄球菌。近年来，真菌引起的感染也屡有报道。

2.病理

从急性化脓性骨髓炎到慢性化脓性骨髓炎是一个逐渐发展的过程。如在急性期未能得到及时适当的治疗，形成死骨，虽脓液穿破皮肤后得以引流，急性炎症逐渐消退，但因死骨未能排出，其周围骨质增生，成为无效腔。有时大片死骨不易被吸收，骨膜下新骨不断形成，可将大片死骨包裹起来，形成死骨外包壳，包壳常被脓液侵蚀，形成瘘孔，经常有脓性分泌物自窦道流出。

慢性骨髓炎病灶无效腔内含炎性肉芽组织和脓液。无效腔、死骨及附近瘢痕组织等病灶内，由于缺乏血液供应，局部药物的血药浓度低，无法清除病菌导致病菌残留。窦道常时愈时发，因脓液得不到引流，死骨、弹片等异物存在，或因患者抵抗力降低，即出现急性炎症症状。待脓液重新穿破流出，炎症渐趋消退，伤口可暂时愈合。如是反复发作，成为慢性化脓性骨髓炎。骨质常增生硬化，周围软组织有致密瘢痕增生，皮肤不健康，常有色素沉着。

(二)临床表现与诊断

1.病史

多有急性化脓性骨髓炎、开放性骨折、手术史或战伤史。

2.症状与体征

炎症静止期可无全身症状，长期多次发作使得骨失去原有的形态，肢体增粗及变形。皮肤菲薄、色泽暗，有多处瘢痕，稍有破损即引起经久不愈的溃疡；或有窦道，长期不愈合，窦道周围皮肤常有色素沉着，窦道口有肉芽组织增生。有时有小块死骨片自窦道排出。急性感染发作时，局部红肿、疼痛、流脓，可伴有恶寒、发热等全身症状，急性发作约数月、数年一次，反复发作；常由于体质不好或身体抵抗力低下而诱发。

3.影像学检查

X线片见受累骨失去原有外形，骨干增粗，骨质增生、增厚、硬化，骨腔不规则、变窄或消失，有大小不等的死骨，如是火器伤偶可见金属异物存留。死骨致密，周围可见一透亮带，为肉芽组织或脓液将死骨与正常组织分离所致，此为慢性骨髓炎特征，死骨外包壳常被脓液侵蚀形成瘘孔。CT片可以显示出脓腔与小型死骨。部分病例行窦道造影可以充分显示窦道和脓腔。

4.并发症

(1)关节强直：病变侵犯邻近关节，关节软骨被破坏，使关节呈纤维性或骨性强直，或因长期制动固定所致。

(2)屈曲畸形：多因急性期患肢未做制动牵引，软组织瘢痕挛缩所致。

(3)患肢增长或短缩：多见于儿童患者，因炎性刺激骨骺，或骺板破坏，导致过度生长或生长障碍。

(4)关节内外畸形：多为儿童患者因骨骺或骺板受累致使发育不对称所致。

(5)病理性骨折或脱位：感染造成骨质破坏可致骨折，慢性骨髓炎的受累骨质虽粗大但脆弱，易发生骨折，局部肌肉牵拉又可导致脱位。

(6)癌变：窦口皮肤长期不愈，反复的炎性刺激可致癌变，常为鳞状上皮癌。

5.鉴别诊断

(1)硬化性成骨肉瘤：一般无感染史，X线片示恶性膨胀性生长、骨质硬化并可见放射状骨膜反应，病变可穿破骨皮质进入软组织内。

(2)骨样骨瘤：以持续性疼痛为临床特点的良性骨肿瘤。位于骨干者，皮质上可见致密阴影，整段骨干变粗、致密，其间有小的透亮区，即"瘤巢"1 cm左右，肿瘤可见小死骨，周围呈葱皮样骨膜反应。位于骨松质者，也有小透亮区，周围仅少许致密影，无经久不愈的窦道。病理检查有助于鉴别。

(3)骨结核：发病渐进，可有结核中毒症状，X线片示以骨质破坏为主。一般不易混淆，结合病史、病程、症状体征及X线片等可以鉴别。但当慢性骨髓炎和骨结核合并混合感染时，两者均有经久不愈的窦道，X线片均可见死骨和骨质增生硬化，不易区分，有时须靠细菌学和病理学检查加以鉴别。

(三)治疗

慢性骨髓炎的治疗原则是尽可能彻底清除病灶，摘除死骨，清除增生的瘢痕和肉芽组织，消灭无效腔，改善局部血液循环，为愈合创造条件。由于此期患者体质多虚弱，病变部位病理复杂、血供不畅，单用药物不能奏效，必须采用中西医结合、内外同治、手术和药物相结合的综合疗法。

1.药物治疗

根据细菌培养及药物敏感试验，选择大剂量的有效抗生素，进行为期6～12周的治疗。并配合全身的营养支持治疗，予高蛋白、高营养、高维生素饮食等，必要时输血。

2.手术治疗

(1)手术指征：凡有死骨、无效腔、窦道流脓，且有充分新骨形成包壳，可替代原有骨干而支持肢体者，均应手术治疗。术前、术后、术中应给予足量有效的抗生素。术前改善全身情况，如予高蛋白饮食、输血等，增强抵抗力。

(2)手术禁忌证：①慢性骨髓炎急性发作期不宜做病灶清除术，应以抗生素治疗为主，积脓时宜切开引流。②大块死骨形成而包壳尚未充分生成者，过早取掉大块死骨会造成长段骨缺损，该类病例不宜手术取出死骨，须待包壳生成后再手术。但近年来已有在感染环境下植骨成功的报告，因此可视为相对禁忌证。

(3)手术方法：①病灶清除术，即碟形凿骨术(图12-3)，切除窦道，摘除死骨，清除肉芽组织、坏死组织及瘢痕组织，然后用骨凿凿除骨腔边缘部分骨质，使骨腔呈碟形。应注意不可去除过多骨质，防止骨折发生。如行病灶清除术后骨腔较大，可将附近的肌肉做带蒂肌瓣填充术(图12-4)或滴注引流法以消灭无效腔。②骨移植术，对于骨缺损较大的慢性骨髓炎患者可根据骨缺损的情况，选用开放性网状骨移植或带血管的游离骨移植术填充缺损，术后可行闭式持续冲洗或植入庆大霉素-骨水泥珠链(图12-5)，进行局部抗生素治疗，以消灭骨无效腔。③病灶切除术，病骨部分切除，不影响功能者，可局部切除。如腓骨中上段、髂骨、肋骨、股骨大粗隆、桡骨头、尺骨下端和肩胛骨等部位的骨髓炎。④截肢术，指征为病程较长的慢性骨髓炎患者，受累骨质广泛，肢体严重畸形，患肢失用，功能完全丧失或周围皮肤有恶变者。应用极少，要严格把握指征。

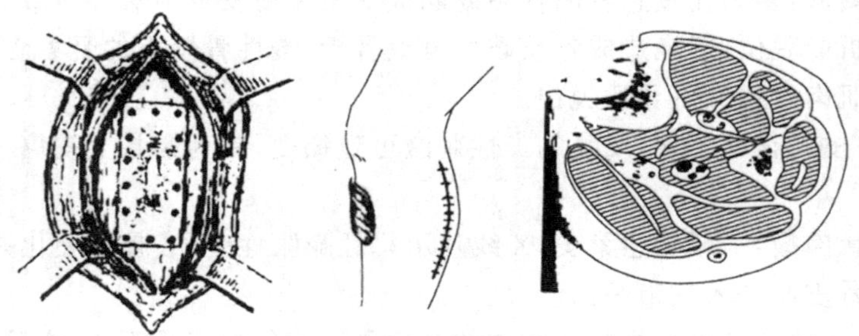

图12-3 碟形凿骨术

三、慢性化脓性骨髓炎的特殊类型

(一)慢性局限性骨脓肿

慢性局限性骨脓肿是指一种侵犯长骨端松质骨的孤立性骨髓炎。多见于儿童和青年，胫骨上端和下端，股骨、肱骨和桡骨下端为好发部位。

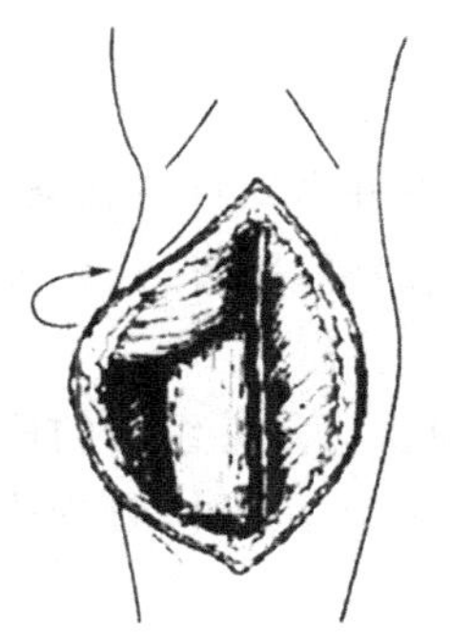

图 12-4 带蒂肌瓣填充术

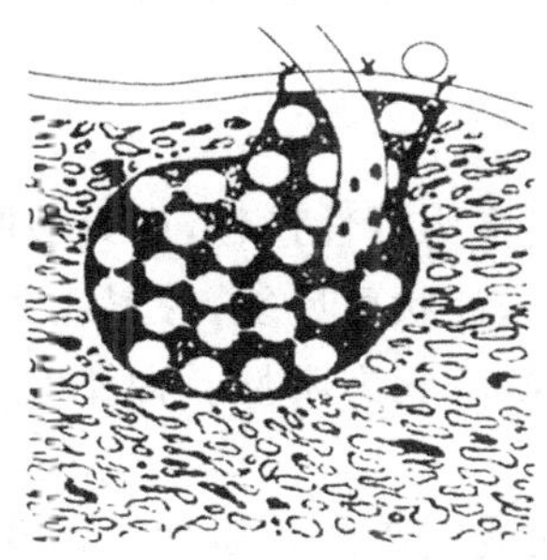

图 12-5 庆大霉素-骨水泥珠链植入

1.病因、病理

一般认为是低毒性的细菌感染所致，或因身体对病菌抵抗力强而使化脓性骨髓炎局限于骨髓的一部分。致病菌常为金黄色葡萄球菌、柠檬色葡萄球菌、白色葡萄球菌。脓肿的内容物，初期为脓液或炎性液体，中期脓液逐渐为肉芽组织代替，后期肉芽组织周围因胶原化而形成纤维囊壁。

2.临床表现与诊断

(1)病史：患者可能有肢体干骺端急性炎症发病史。

(2)症状与体征：病程往往迁徙性，持续数年之久。患肢轻度肿胀、疼痛，时轻时重，可有压痛、叩痛，症状可反复发作，长期存在。当劳累或轻微外伤后，可引起急性发作，疼痛加剧，肿胀加重及皮温升高，并可累及邻近关节。罕见有皮肤发红，使用抗生素后炎症表现迅速消退。

(3)实验室检查：血常规可见白细胞计数增高和中性粒细胞核左移。脓液细菌培养常为阴性。

(4)影像学检查：X 线片可见长骨干骺端或骨干皮质显示圆形或椭圆形低密度骨质破坏区，边缘较整齐，周围密度增高为骨质硬化反应，硬化带与正常骨质明显分界。

本病需与干骺端结核相鉴别，结核发于干骺端时，破坏广泛，周围边缘不整齐，密度不增高，骨破坏腔内可见死骨，并易侵犯关节，而本病多不破坏关节。

3.治疗

(1)抗感染治疗：确诊后使用广谱抗生素。

(2)手术治疗：手术时间为在两次急性发作的间歇期。术前术后都需要使用抗生素。手术方法为凿开脓肿腔，清除脓肿，彻底刮除控壁肉芽组织，缝合伤口，必要时根据病情、部位配合滴注引流。

(二)硬化性骨髓炎

硬化性骨髓炎又称加利骨髓炎，是一种由低毒性感染引起，以骨质硬化为主要特征的慢性骨髓炎。本病多发于长骨的骨干，如胫骨、股骨、腓骨、尺骨等部位，尤以胫骨为好发部位。

1.病因、病理

(1)病因：病因尚未完全明确。一般认为是骨组织的低毒性感染，有强烈的成骨反应，产生弥漫性骨质硬化；亦有认为系骨组织内有多个小脓肿，骨内张力很高，因此患者常因病变部位酸胀疼痛而就诊。

(2)病理：本病的主要病理变化过程以骨质硬化改变为主，髓腔变窄甚至消失，没有骨或骨髓化脓、坏死，无死骨形成。在病灶内亦不易发现致病菌。

2.临床表现与诊断

(1)病史：患者可能有损伤病史。

(2)症状与体征：慢性骨髓炎起病多为慢性过程，患处酸胀、疼痛，时轻时重，多有夜间疼痛加重。局部肿胀不明显，多无红肿、发热，症状可反复，劳累或久站、行走多时疼痛加重。

(3)实验室检查：病灶中细菌培养一般为阴性。白细胞计数可有改变，红细胞沉降率可有加快。

(4)影像学检查：X 线片可见局限或广泛的骨质增生硬化现象。骨皮质增厚，髓腔狭窄甚至消失，病骨密度增高，常呈梭形。在骨质硬化区内一般无透明的骨破坏，病程长的病例中，可见小而不规则的骨质破坏区。多无软组织肿胀。

本病需与硬化性骨肉瘤、尤文肉瘤、畸形性骨炎、骨梅毒等相鉴别。

3.治疗

抗生素抗感染治疗，缓解急性发作所致的疼痛。对于部分病例，非手术治疗难以奏效者需手术治疗。

(1)抗感染治疗：确诊后使用广谱抗生素。

(2)手术治疗：非手术治疗无效者可行手术治疗，凿开骨皮质，切除增生硬化的骨组织，并清除肉芽组织或脓液，贯通闭合的骨髓腔，以解除髓腔内张力，缓解疼痛。

(穆胜凯)

第三节 风湿性关节炎

风湿性关节炎属变态反应性疾病，是风湿热的主要表现之一。多以急性发热及关节疼痛起病，典型表现是轻度或中度发热，游走性多关节炎，受累关节多为膝、踝、肩、肘、腕等大关节，常见由一个关节转移至另一个关节，病变局部呈现红、肿、灼热、剧痛，部分患者也有几个关节同时发病，不典型的患者仅有关节疼痛而无其他炎症表现，急性炎症一般于 2～4 周消退，不留后遗症，但常反复发作。若风湿活动影响心脏，则可发生心肌炎，甚至遗留心脏瓣膜病变。约 80%患者的发病年龄在 20～45 岁，以青壮年为多，女性多于男性。

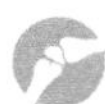

一、临床特点

(一)症状

(1)风湿性关节炎的局部典型症状:关节疼痛,多由一个关节转移至另一个关节,常对称发病。

(2)风湿病的全身多种症状:如风湿病处于急性期或慢性活动阶段,则可同时出现其他多种急性风湿病的临床表现,如上呼吸道感染史、发热、心肌炎、皮肤渗出型或增殖型病变、舞蹈病、胸膜炎、腹膜炎、脉管炎、肾炎等;如风湿病处于慢性阶段,则可见到各种风湿性心瓣膜病的改变。

(二)体征

表现为游走性关节炎,多由一个关节转移至另一个关节,常对称累及膝、踝、肩、腕、肘、髋等大关节,局部呈红、肿、热、痛的炎症表现,但永不化脓,部分患者数个关节同时发病,亦可波及手足小关节或脊柱关节等。

急性游走性大关节炎,常伴有风湿热的其他表现如心肌炎、环形红斑、皮下结节等,血清中抗链球菌溶血素"O"凝集效价明显升高,咽拭子培养阳性和血白细胞增多等。

二、诊断要点

(1)病史:发病前1～4周可有溶血性链球菌感染史。

(2)临床症状与体征。

(3)实验室检查:白细胞计数轻度或中度增高,中性粒细胞稍增高,常有轻度贫血。尿中有少量蛋白、红细胞和白细胞。血清中抗链球菌溶血素"O"多在500单位以上。红细胞沉降率多增快。

(4)X线表现:风湿病伴关节受累时,不一定都有阳性X线征象。有的患者,其关节X线全无异常表现,有的患者则受累关节显示骨质疏松。有时风湿性心脏病患者的手部X线与类风湿关节炎的变化很相似,易出现掌骨头桡侧骨侵蚀面形成钩状畸形。

本病的诊断目前仍采用1965年修订的Jones标准,即以心肌炎、多发性关节炎、舞蹈病、环形红斑及皮下结节为主要诊断依据,以既往风湿热史或现在有风湿性心脏病、关节痛、发热、红细胞沉降率增快、C反应蛋白阳性或白细胞计数增多及心电图P-R间期延长作为次要依据。凡临床上有以上2项主要表现或1项主要表现加2项次要表现,并近期有乙型链球菌感染和其他证据等而做出诊断,如果抗"O"增高或咽拭子培养阳性者可以明确诊断。

三、治疗思路

现代医学对本病的治疗主要是针对急性风湿病,使用青霉素控制链球菌感染,水杨酸制剂解热消炎止痛改善症状,合并有心肌炎者考虑用肾上腺皮质激素。

(一)一般治疗

急性期应卧床休息,加强护理,加强营养。症状消失及实验室检查正常2周后方可逐渐增加活动。

(二)控制乙型链球菌感染

成人青霉素肌内注射80万U,每天2次,共10～14天。青霉素过敏者,可改用红霉素、螺旋霉素等治疗。

(三)控制症状药

1.非甾体抗炎药

可内服西乐葆(痛博士)、美洛昔康胶囊、尼美舒利、扶他林(双氯芬酸钠)缓释片等。复合制剂:科洛曲片等。

2.糖皮质激素

消炎作用强,用于有心肌炎或其他抗风湿药无效时。常用量:甲泼尼龙40 mg/d;地塞米松5～10 mg/d;氢化可的松;200～300 mg/d。

(穆胜凯)

第四节　类风湿关节炎

类风湿关节炎(RA)是一种慢性系统性炎性关节疾病,伴全身性症状,病因和发病机制不明,主要特征是多关节、对称性受累,滑膜病变,如炎症持续,可导致关节破坏、畸形,终至功能障碍、致残。关节外表现有类风湿结节、动脉炎、神经病变、巩膜炎、心包炎、淋巴结肿大,肝脾大也常见。均属 RA 病变整体中不可分的部分,强调其系统性,而为一独立的疾病。

一、发病情况

发病率为 0.3%～1.5%,女性多发,是男性的 2～3 倍,任何年龄均可发病,有家族趋向。最初多关节发病约 70%、小关节 60%、大关节 30%,单关节则多侵及膝(50%),最终小关节发病居多。

二、病因

内分泌、代谢、营养、遗传及环境因素可能对病程有影响,但与病因无关。

类风湿因子(RF)是针对人类 IgG Fc 段 C-r_2 及 C-r_3 同源区抗原决定簇产生的特异性抗体,在 RA 血清中有更高的阳性率,但无诊断意义,仅作参考(表 12-1)。

表 12-1　RF 在各种疾病的发生率

疾病	RF 检出率(%)
类风湿性关节炎	79.6
SLE	28.9
干燥综合征	95.0
PSS	50.0
冷球蛋白血症	90.0
MCTD	25.0
多发性肌炎	20.0
皮肌炎	10.0
巨球蛋白血症	28.0
少年性类风湿性关节炎	10.0
急性细菌性心内膜炎	40.0

续表

疾病	RF 检出率(%)
慢性肺间质纤维化	35.0～60.0
硅肺	30.0～50.0
肝硬化	53.8
慢性肝炎	36.7
急性肝炎	28.9
肝癌	27.8
结核	10.0
60 岁以上老年人	15.0～50.0

三、病理

最早是微血管损伤改变，滑膜下组织水肿，滑膜细胞增生，小血管炎性变和血栓机化而闭塞，晚期滑膜水肿、增生、肥厚。

节段性血管改变是一固有特征，静脉扩张，毛细血管阻塞，血栓形成，血管周围出血，滑膜中淋巴细胞多是 T 细胞和抗体形成细胞、滑膜下层浆细胞主要含 IgG，具抗免疫球蛋白活性。

随病变进展，血管翳侵蚀，破坏软骨，终至关节融合(图 12-6、图 12-7)。

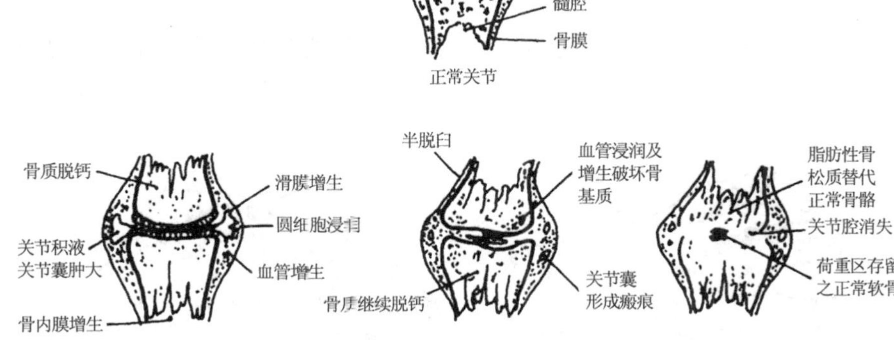

图 12-6 类风湿关节炎的病变

四、发病机制

(1)炎症和组织损伤，使免疫复合物的反应沉积，经趋化吸引作用，血管翳侵犯软骨。

(2)细胞免疫作用，T 细胞处于激活状态。

(3)滑膜中有巨噬细胞和带刺样树突的细胞，有 DR(La)抗原，功能为递呈抗原，产生白介素-1，诱导抗体生成，刺激滑膜细胞，软骨细胞和破骨细胞形成破坏软组织、软骨和骨的化学物质。

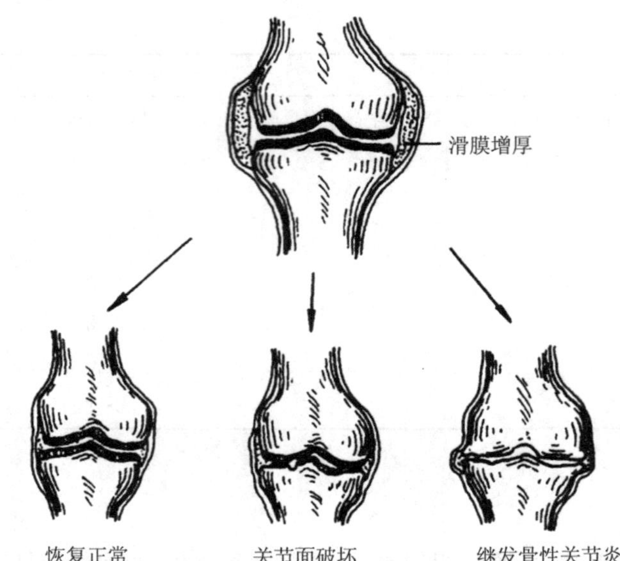

图 12-7　类风湿关节炎的结局

急性期：滑膜增厚，继之软骨面破坏根据病变程度和治疗可有不同归宿

(4)血管翳破坏性最大，溶解胶原和蛋白聚糖。

五、临床表现

一定时间出现的种种表现的组合及此组合在一段时间内引起不同后果，本病多慢性发作，偶有急性，病程长，可持续 10 年。

开始时，有疲乏、衰弱、消瘦、贫血、肌痛、手足发麻等，随之出现小关节肿痛，常发生于小骨关节近端手指(趾)，关节疼痛、压痛、红肿、强直，呈对称性，滑膜增厚，功能受限，终致畸形和肌萎缩(图 12-8)。

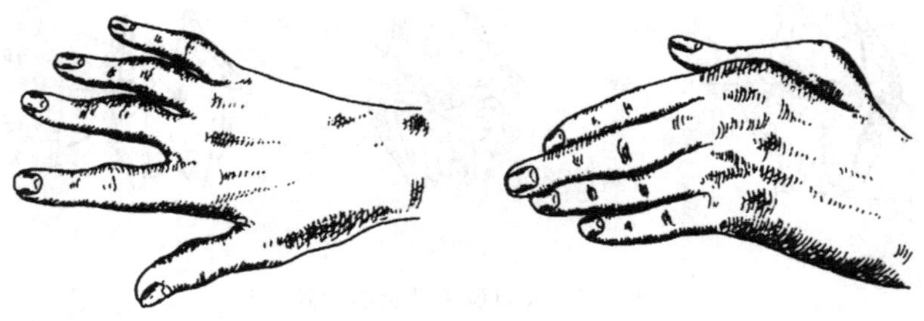

图 12-8　手部类风湿关节炎病变

一般常有晨僵，轻度发热，淋巴结肿大，少数(约 1/5)可有急性发作，多为间歇性发作症状，随时间推移，转为持续性。缓解期的表现为晨僵<15 分钟，无疲乏感，无关节痛，活动时无压痛或疼痛、软组织不肿、红细胞沉降率<30 mm/h。

慢性期依据功能情况予以评价。

1 级:正常。

2 级:功能受限中度,可正常活动。

3 级:功能受限明显,不能自理。

4 级:不能工作,轮椅或卧床。

可累及任何关节,手、腕、膝多见。关节外表现是多方面的,周围软组织,皮下结节(20%~25%)无症状性,肘、枕、骶部易发。皮肤的血管炎呈现色斑,多见于指腹、甲褶。腱鞘炎(65%)见于手腕。滑囊炎、肌萎缩、韧带松弛均可发生。

心脏可出现急性心包炎。肺偶有胸膜炎积液,胸膜下结节和肺炎。如多发肺结节即称 Caplan 综合征,多见于煤矿工人,眼有角膜炎和干燥综合征。神经则出现多神经炎。

被认为是血清阳性 RA 的并发症——Fehy 综合征,也称成人的 Still 病,见于慢性 RA,有肝淋巴结肿大、贫血、血小板下降、中性粒细胞下降,发热、易疲乏,易感染革兰氏阳性菌。

实验室检查红细胞沉降率快,抗"O"、RF 均阳性,滑液有改变(表 12-2),活检显示炎性变。

表 12-2 关节液的改变

关节情况	白细胞总数($\times10^{-6}$L)	多核白细胞数($\times10^{-6}$L)	黏液蛋白凝块
正常	…~60	…~6	良好
类风湿关节炎	500~230 000	3~97	不佳
淋菌性关节炎	1 600~250 000	50~100	不佳
风湿性关节炎	1 000~50 000	2~98	良好
结核性关节炎	500~100 000	2~80	不佳
Reiter 综合征	1 000~35 000	25~90	不佳
创伤性关节炎	50~8 000	3~90	良好
痛风性关节炎	1 000~70 000	0~99	不佳

X 线早期显示关节周围软组织肿胀,随后出现脱钙、骨质疏松(近关节端而非骨干中部,随后加重乃至广泛脱钙),稍晚关节软骨破坏,关节间隙变窄、囊变、肌萎缩、可发生半脱位或脱位,晚期脱钙更重,关节间隙消失,强直。

六、诊断与鉴别诊断

本病晚期受累关节已严重破坏并畸形,结合发病情况、临床表现和 X 线显示,诊断并不困难,但在早期,单关节受累,则较困难,必须仔细鉴别。

美国风湿学会的诊断标准将 RA 分为四类即典型、肯定、大概和可能。标准共 11 条,典型 RA 应有7 条,1~5 关节症状和体征至少持续 6 周,若在"除外"项内有任何一条,也不能定为典型 RA。肯定 RA 应有 5 条,1~5 关节症状和体征至少持续 6 周,若在"除外"项内有任何一条,不能算是肯定 RA。大概 RA 应有 3 条,1~5 条中至少有一条持续 6 周,若"除外"项内有任何一条,不能认为是大概 RA。可能 RA 应有两条,关节症状至少 3 周,若在"除外"项内有任何一条,即不算是可能 RA。

所订 11 条标准如下。

(1)晨僵:持续 15 分钟。

(2)检查时至少一个关节在活动时疼痛或压痛。

(3)至少有一个关节肿胀，是软组织肥厚或积液，而非骨质增生，不少于6周。

(4)至少有另一关节肿胀，无关节症状的缓解期，间隔时间不超过3个月。

(5)对称性关节肿胀，同时侵及机体两侧同一关节，近侧指间、掌指或跖趾关节受累时，不要求绝对对称，远侧指间关节受累不在此标准内。

(6)在骨隆突处，肢体伸侧或关节旁有皮下结节。

(7)典型RA的X线变化不仅是退行性变(骨质增生)，而是有周围的骨质疏松(脱钙)。

(8)凝集试验阳性，或链状菌凝集试验阳性。前者要求在两个实验室内用任何方法能找出类风湿因子，而此实验室的水平表明对正常对照组阳性不>5%。

(9)滑液内的黏液素沉淀不良即黏蛋白凝结差，混浊液内呈碎片。

(10)滑膜有典型的组织学改变，表现有以下2或3个以上的变化，即：①显著绒毛肥厚、表层滑膜细胞增生，排列呈栅栏状。②慢性炎性细胞明显浸润，主要是淋巴细胞或浆细胞并有形成淋巴样结节的倾向。③在表面或组织间隙内有坚实纤维蛋白的沉积、细胞坏死灶。

(11)皮下结节内典型的组织学变化，表现为肉芽肿病灶，并有细胞坏死的中心区，中层呈栅栏状增生的巨噬细胞，外围是纤维化和炎性细胞浸润，主要位于血管周围。

本病常以多种形式出现，因而需要与其鉴别的疾病很多，包括强直性脊柱炎、感染性关节炎、关节结核、痛风、血清阴性关节炎等(表12-3～表12-5)。

表12-3　类风湿关节炎的鉴别

	类风湿关节炎	风湿性关节炎	淋菌性关节炎
年龄	多在15岁以后生育期女性	第一次发作多在15岁以前，可见于任何年龄	常见于20～40岁，可见于任何年龄
性别	多在女性	男女无差别	男性多见
发作史	亚急性或慢性	急性	急性
上呼吸道感染	常见	80%～90%可见	10%
淋病史及症状	－	－	＋
局部皮肤	无炎症、发凉	有炎症	有炎症
疼痛、高热	±	＋＋	＋
皮下结节	10%～20%有	15%	－
腱鞘炎	＋	－	＋＋
游走性症状	＋	＋	－
侵及肺及胸膜	少	常见	无
浆液性结膜炎	无	极少	可见
关节永久性破坏	可见	无	常见且严重
X线表现	晚期关节强直	软组织肿胀	骨质破坏
关节液化验	无菌(±)	无菌	淋菌(25%)
淋菌椎体固定试验	－	－	＋(80%)
溶血性链球菌凝集试验	＋	－	－
心动电流图	－	可有心脏病变	－
水杨酸钠疗效	暂时好转	良好，迅速有效	无效
磺胺类及抗生素疗效	稍有效	无	良好

表 12-4 类风湿关节炎与骨关节炎的鉴别

类风湿关节炎	骨性关节炎
无外伤史	每有外伤史
多在 20～40(＜35)岁发病	50～60(＞35)岁发病
患者多瘦长,体重不足	多肥胖、过重
常有前驱症状	无
无血管硬化	有
急性发作,渐转为慢性	慢性
可有全身感染症状	无
多侵及近侧指间及掌指关节	多侵及远侧指间关节
多数性对称性	少数关节发病,不对称,多负重关节
常有局部病灶	无
有皮下结节(10%～20%)	无
游走性关节痛	无游走性
进行性病程	可停顿或轻度进行性
关节周围软组织肿胀	无
有关节积液	无
肌萎缩明显	无或少
关节畸形、强直	无强直
血常规白细胞增高,贫血,红细胞沉降率快	正常
溶血性链球菌凝集试验阳性	阴性
X 线显示骨质疏松,关节间隙狭窄,骨性强直	骨质致密,骨赘形成

表 12-5 类风湿关节炎与痛风性关节炎的鉴别

	类风湿关节炎	痛风性关节炎
性别	女与男之比(2～3)：1	多发于男性
年龄(岁)	20～45	＞35
发作史	迟缓	急性
病程	长	有间歇期
家族病风史	－	＋
前驱症状	＋＋	－
侵及多个关节	＋	最初常为单个关节
疼痛	轻,休息后好转	剧痛
对称性关节发病	＋	－
关节梭形肿大	＋	肿大,不对称、不整齐
侵及跗趾	－	多数侵及
皮下结节	5%	－
伴发鹰嘴滑囊炎	－	＋

续表

	类风湿关节炎	痛风性关节炎
肌萎缩	常见	少见
关节强直	+	—
痛风石	—	50%
血尿酸	正常	发作时增高
秋水仙碱疗效	无效	症状消退
链球菌凝集试验	±	—
X线改变	骨质疏松	骨质破坏区

七、治疗

(一)一般原则

(1)认识其为全身性疾病,发病情况差异很大,治疗应个体化,并争取患者与家属的配合,方易奏效而有成。

(2)治疗目的为缓解疼痛、控制炎症,减少药物不良反应和保护肌肉关节功能,使回归生活。

(3)"金字塔"治疗方案,基本内容包括环境、休息、营养、社会服务、理疗、职业疗法、骨科处理、药物控制等(图12-9)。

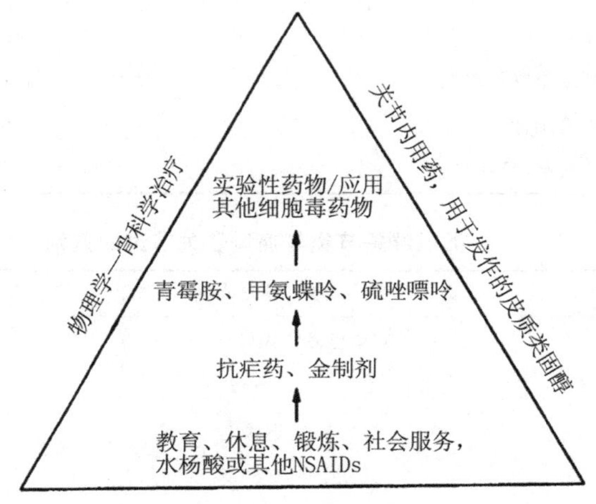

图12-9 金字塔治疗方案

(二)药物治疗

1.药物及其分类

(1)一线药物:作为首选,主要有水杨酸类和其他非甾体抗炎药(NSAIDs)两类,药物可抑制环氧化酶(Cox),缓解炎症反应,减少前列腺素和缓激肽水平,达到缓解症状。

NSAIDs各人反应不同,因人而用。对病情进展无作用,不能阻止其恶化,但能缓解症状,有止痛、抗炎、解热即对症治疗作用。

NSAIDs的毒副作用主要是消化道溃疡,可高达15%~35%,故主张不同时用2种以上这类药物,避免加大不良反应,或应用其中的Cox2抑制剂,高危、低血容量、应用利尿剂者慎用。

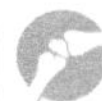

常用药物有多种:①水杨酸类,常用阿司匹林,已有肠溶制剂可减少胃黏膜不良反应。非乙酰化水杨酸类有三硅酸胆碱镁、二氟尼柳(二氟苯水杨酸)。②吲哚类,普通型25 mg;缓释型75 mg。偏头痛(50%)栓型 50 mg。芸灵达对肾前列腺素抑制作用小。托美丁对肠胃和 CNS 作用小,可用于幼年型 RA。③丙酸衍生类,不良反应少,常用芬必得(布洛芬)、萘普生(半衰期长)、芬布芬、酮洛芬、速布芬。④灭酸类,甲氯芬那钠。⑤喜康类,吡罗昔康半衰期长(30~86 小时)。⑥吡唑酮类,保太松已少用。

(2)二线药物:为慢性作用药(SAARDs)。

1)改变病情药(DMARDs)。①金制剂:抑制炎症,改变 RA 病程,对血清阳性和早期效果好。如硫化葡萄糖金,第 1 周 10 mg 肌内注射,第 2 周 25 mg,以后每周 50 mg,总量超过 1 g 时减为每隔 1 周 1 次,然后每3~4周 1 次。不良反应大,可有皮疹、剥脱性皮炎、口腔溃疡、粒细胞减少、血小板减少,再障、蛋白尿。金诺芬(瑞得)3 mg,2 次/天口服持续 3~5 个月。②抗疟药:羟氯喹 200 mg,2 次/天。氯喹 250 mg,2 次/天。③青霉胺500~750 mg,1 次/天,维持量 250~500 mg,需监测血尿。④其他:布西拉明:为半胱氨酸的衍生物,类似青霉胺,毒性小,抑制淋巴细胞浸润,调节免疫功能,用量 100 mg/d,增至 300 mg,3 次/天,稳定后 100 mg/d,持续 1 年。雷公藤:雷公藤总甙 300 mg,3 次/日。

2)细胞毒性药物。①甲氨蝶呤(MTX)为叶酸类似物,有免疫抑制作用,抑制滑膜炎症,5~25 mg/w。②环磷酰胺 50~100 mg,2 次/天。③硫唑嘌呤 1.5~3.0 mg/(kg·d),分 2 次服。

(3)三线药物:主要为糖皮质激素,有抗炎和免疫抑制作用,不能阻止关节破坏的进展。适应于控制活动性 RA 而一线药物无效、肝肾功能损害不宜一二线药物、合并关节外病变者。开始剂量应<15 mg/d,逐渐减至 7.5 mg/d,可全身或关节内注射。

(4)四线药物:即免疫抑制剂。RA 发病与免疫有关,免疫抑制剂可阻断不良反应并干扰炎症形成,从而改变 RA 进展,可口服Ⅱ型胶原,抗 TNF-α 单克隆抗体,抗 IL-1 单克隆抗体等。

2.联合治疗

联合治疗发挥各类药物作用以提高疗效,药物选用要求合理,现已不提倡,但联合 2 种以上一线药物,以免加重不良反应,一般多用一线二线药物或二三线药物联用,二线药作用慢,一三线药控制炎症,联合是有效合理的。

3.治疗方案

(1)先确定 RA 活动情况,再进行治疗(图 12-10)。①缓进性 RA:开始用 NSAIDs、小剂量糖皮质激素或羟氯喹。②侵袭性 RA:早用 DMARDs,一般用 MTX。

(2)综合治疗:早期 RA 重在药物治疗,联合用药,进入慢性期则需采用综合治疗,可行滑膜切除以阻止病情进展,术后结合 DMARDs 和功能锻炼,配合理疗。

(三)物理措施

包括理疗、体疗和支具(夹板、手杖)。

(四)特殊并发症的治疗

(1)类风湿性血管炎:发病率<1%,主要皮肤表现,对症处理。

(2)Felty 综合征:有肝、脾大,粒细胞减少(<2 000/mol),治疗用药 MTX,金制剂,可考虑脾切除。

(3)寰枢椎半脱位:牵引或支具。

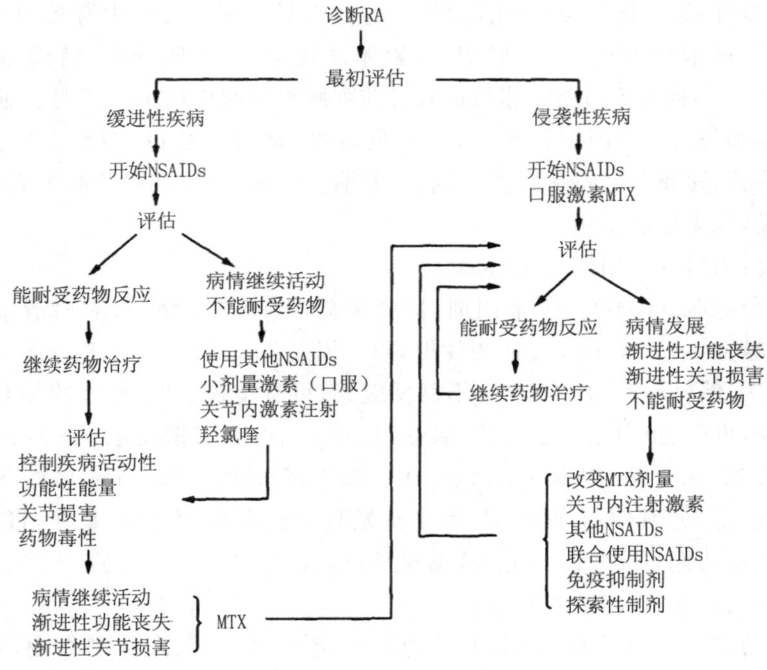

图 12-10　RA 的治疗

(五)手术治疗

可采用非介入性药物滑膜切除，用药^{32}P、^{198}Au或^{90}Y、^{165}Dy关节内注射，以杀死滑膜细病胞，软骨已有破坏者不宜用。Ⅰ、Ⅱ期 RA 可行滑膜切除，减轻负荷，但滑膜 1～3 年可再生。关节内注射激素也可消炎。

根据具体情和病变可采用多种手术，如髋人工关节置换、腕关节的尺骨小头切除，膝部截骨或融合术，以重建功能、纠正畸形、获得稳定。

（穆胜凯）

第五节　银屑病关节炎

一、病因

银屑病关节炎(PsA)是与银屑病相关的一种炎性关节疾病，可见于任何年龄，无性别差异。其发病机制尚未完全明确，目前认为主要与以下因素有关。

(一)遗传因素

此病常有家庭聚集的特点，一级家属内的患病率为 30%，单卵双生子的患病危险性可高达 72%。本病在国内外均有家族史的报道，现在认为主要是常染色体显性遗传，并且伴有不完全外显率。目前已经确定的与银屑病关节炎有关的组织相容性抗原有 HLA-A1、B16、B17、B27、B39、CW6、D7 等。

(二)免疫因素

免疫机制异常在银屑病的发病机制中起着重要作用。现已证明 HLA-DR$^+$角朊细胞者其银屑病关节炎的发病率较高，HLA-DR$^+$角朊细胞常发现于银屑病患者的皮损细胞和滑膜细胞中，而在正常的皮肤细胞中很难见到。另外 HLA-DR4 则和骨破坏的发生相关。

(三)感染因素

细菌、病毒的感染可以引起机体免疫系统发生变化，从而间接参与银屑病关节炎的发生。银屑病在人类免疫缺陷病毒感染人群中的发病率要高于普通人群，另外在银屑病的斑块内发现有抗链球菌抗体的升高。

(四)环境因素

季节变换、寒冷、潮湿、紧张、抑郁、创伤等现已均被认为是银屑病关节炎的促发因素。

二、病理

银屑病关节炎患者的滑膜组织活检，在早期可见细胞轻度增生、肥大，并伴有纤维素样渗出。中期可见细胞水肿、纤维组织增生、小血管生成、淋巴细胞浸润。晚期则出现组织纤维化，残留血管管壁增厚。用免疫荧光法可发现病变的滑膜处有 IgG、IgA 的沉积。

三、临床表现

(一)关节病变

银屑病关节炎除了引起四肢外周关节病变外还可引起脊柱关节病变。根据其临床特点可以大致分为五类，这几种类型可以合并存在，部分类型间能相互转化。

1.单关节炎或少关节炎型

此种类型最多，大约占 70%，常侵犯手、足近端和远端指(趾)间关节，也可累及腕、髋、膝、踝等大关节，不对称分布。由于常伴发滑膜炎及腱鞘炎，所以受累指(趾)会形成典型的腊肠状指(趾)，并伴有指(趾)甲的病变。此型可转化为多关节炎型。

2.对称性多关节炎型

这种类型所占比例大约为 15%，病变最常累及近端指(趾)间关节，也可累及远端指(趾)间关节和肘、腕、膝、踝等大关节，其中有些患者血清类风湿因子可呈阳性，此时与类风湿关节炎较难鉴别。

3.远端指间关节型

此型占到 5%～10%的比例，病变主要累及远端指间关节，是最典型的银屑病关节炎，常伴有银屑病的指甲病变。

4.残毁性关节型

这种类型所占比例较小，为 5%，这是银屑病关节炎较为严重的类型。受损的指、掌、跖骨可有溶骨性改变，指节间形成望远镜式的套叠影像，关节可出现强直、畸形。这种类型的皮肤银屑病往往比较严重，而且好发于青壮年。

5.脊柱病变型

此型约占 5%，主要为年龄大的男性，病变主要累及脊柱及骶髂关节，常为节段性，伴有韧带骨赘形成。病变严重时会形成脊柱融合、骶髂关节融合等，也可引起寰椎不全脱位。

(二)皮肤病变

银屑病关节炎的皮肤病变最好发于头皮和四肢的伸侧，特别是在肘、膝部位，常呈散在分布。尤其要特别注意隐匿部位的皮损，比如头发、会阴、臀等这些不易检查到的地方。皮损情况主要表现为丘疹或斑块、形状为圆形或不规则形。表面为银白色的鳞屑，去除鳞屑后其下为发亮的薄膜，除去薄膜后可见点状出血。这种特征对诊断银屑病有重要意义。因为存在银屑病与否是和其他炎性关节病最重要的区别，其中35%的患者其皮肤病变的严重程度和关节炎病变的严重程度相关。

(三)指(趾)甲病变

据统计银屑病关节炎患者中有80%伴有指(趾)甲异常，这可为早期诊断提供重要线索。由于甲床和指(趾)骨存在着共同的供血来源，指(趾)甲的慢性银屑病性损害会引起血管改变，而最终累及其下的关节。现已发现骨骼的改变程度与指甲变化的严重程度相关，并且两者常常发生在同一指(趾)。常见的指甲变化有点状凹陷、变色、横断、纵嵴、甲下角化过度、甲剥离等。

(四)其他表现

除了典型的病变，在银屑病关节炎中，还可伴发有其他系统的损害，例如：结膜炎、急性前葡萄膜炎、干燥性角膜炎、巩膜炎；炎性肠病和胃肠道淀粉样病变；以主动脉瓣关闭不全、持久性传导阻滞、心脏肥大为特征的脊柱炎性心脏病；还可伴有发热、消瘦、贫血等全身症状。

(五)并发症

银屑病关节炎可并发肌肉失用性消耗和特发性消耗、胃肠道淀粉样变性、伸侧肌腱积液、主动脉瓣关闭不全、肌病和眼部炎症性改变。还可与其他血清阴性的多关节炎相重叠，如银屑病性关节炎-贝赫切特综合征、银屑病性关节炎-克罗恩病、银屑病性关节炎-瑞特综合征、银屑病性关节炎-溃疡性结肠炎。也可引起致命的并发症，比如严重感染、消化性溃疡及穿孔等。

四、辅助检查

(一)实验室检查

本病尚无特异性的实验室检查，病情活动时有红细胞沉降率加快，C反应蛋白升高，IgA、IgE增高，补体增高等。滑液性状为非特异性反应，仅有白细胞轻度增加，主要以中性粒细胞为主。类风湿因子常呈阴性，但有5%～16%患者会出现低滴度的类风湿因子，有2%～16%患者抗核抗体低滴度阳性。约有半数患者的HLA-B27阳性，这种情况常与骶髂关节和脊柱受累显著相关。

(二)影像学检查

1.周围关节炎

影像学上可有骨质破坏和骨质增生的表现。手和足的小关节可呈骨性强直，指间关节破坏常伴有关节间隙增宽，末节指骨茎突的骨性增生和末节指骨吸收改变，近端指骨破坏变尖和远端指骨骨性增生的改变，会形成“带帽铅笔”样改变。受累指间关节间隙会变窄、融合、强直和畸形。长骨骨干出现绒毛状骨膜炎。

2.中轴关节炎

此种影像学多表现为单侧骶髂关节炎，可见关节间隙模糊、变窄、融合等。脊柱椎间隙变窄、强直，不对称性的韧带骨赘形成，以及椎旁骨化，比较典型的是相邻椎体的中部之间的韧带骨化连接形成的骨桥，常呈不对称分布。

五、诊断

银屑病患者若有关节炎的表现即可诊断银屑病关节炎。由于部分患者银屑病变出现在关节炎之后，所以此类患者的诊断相对较为困难，应注意临床和放射学检查，如有银屑病的家族史，要注意寻找隐蔽部位的银屑病变，注意受累关节的部位，以及有无脊柱关节病等。在做出银屑病关节炎的诊断前应先排除其他疾病。

（一）类风湿关节炎

二者均有小关节炎的表现，但银屑病关节炎常伴有银屑病的皮损和特殊指甲病变、指（趾）炎、起止点炎等，常侵犯远端指间关节，类风湿因子多为阴性。有特殊的X线片表现，如笔帽样改变和部分患者的脊柱和骶髂关节病变。类风湿关节炎则多为对称性小关节炎，多累及近端指间关节和掌指关节、腕关节。可有皮下结节、类风湿因子多呈阳性，X线片以关节侵袭性改变为主。

（二）强直性脊柱炎

侵犯脊柱的银屑病关节炎，其脊柱和骶髂关节病变常不对称，可呈现“跳跃”式病变，常发病于年龄较大的男性，症状也较轻，并伴有银屑病皮损和指甲的典型改变。而强直性脊柱炎患者的发病年龄较轻，脊柱和骶髂关节的病变常为对称性，并无皮肤及指甲病变。

（三）Reiter综合征

此病常有非特异性眼结膜炎、尿道炎、关节炎（特别是下肢大关节）及皮肤病变。此病患者可伴有蛎壳样的银屑病皮疹，其关节症状也和银屑病关节炎相似。对于这类不典型病例常需一段时期的随访才能进行确诊。

（四）痛风

痛风引起的关节炎多起病较急，常于夜间发作，白天减轻。痛风关节炎常反复发作，形成慢性痛风，最后产生关节畸形。根据临床症状、痛风石排出物、高尿酸血症、滑膜液检出尿酸盐结晶可进行鉴别。

（五）骨关节炎

对于仅有远端指间关节受累的银屑病关节炎常需与骨关节炎进行鉴别。骨关节炎无银屑病皮损和指甲病变，但可有赫伯登结节和布夏尔结节，无银屑病关节炎的典型X线改变，而且发病年龄多为50岁以上老年人。

六、治疗

（一）一般治疗

适度休息，注意关节功能锻炼，避免过度疲劳和关节损伤，忌烟、酒和刺激性食物。

（二）药物治疗

1.非甾体抗炎药

非甾体抗炎药主要适用于轻、中度活动性银屑病关节炎患者，具有抗炎、止痛、退热和消肿的作用，对皮损和关节破坏无效。治疗剂量需个体化。只有在一种足量使用1～2周无效后才可更改为另一种。应避免两种或两种以上同时服用。老年人宜选用半衰期短的药物，对于有溃疡病史的患者，选用选择性COX-2抑制剂，减少胃肠道的不良反应。

2.慢作用抗风湿药

(1)甲氨蝶呤:对皮损和关节炎均有效。可口服、肌内注射和静脉注射,每周 1 次,7.5～10 mg,若无不良反应、症状加重者可逐渐增加剂量至 20～25 mg,待病情控制后逐渐减量至维持量 5～10 mg,每周 1 次。不良反应是肝毒性、白细胞减低及黏膜损害,服药期间需定期查血常规和肝功能。

(2)柳氮磺吡啶:对皮损和关节炎均有效。治疗量大于类风湿关节炎,逐渐加量,最大可达 3～4 g/d,主要不良反应有消化道不良反应、肝功能异常、男性生殖系统影响等。服药期间应定期查血常规和肝功能。

(3)来氟米特:多用于中重度的患者。

(4)青霉胺:口服适宜量,见效后可逐渐减至维持量。青霉胺的不良反应多,长期大剂量可出现肾损害和骨髓抑制等,以及时停药多能恢复。治疗期间应定期复查血、尿常规和肝肾功能。

(5)硫唑嘌呤:对皮损和关节炎有效,按每天常用剂量起服用,见效后给予维持量。服药期间应定期复查血常规和肝功能等。

3.糖皮质激素

糖皮质激素多用于病情严重和一般药物治疗不能控制的患者。因其不良反应多,突然停用可诱发严重的银屑病类型和疾病复发,因此必须严格按照原则使用。

4.阿维 A 酯

阿维 A 酯(依曲替酯)属芳香维甲酸类。口服适宜剂量,待病情缓解后逐渐减量,疗程为 4～8 周,肝肾功能不正常及血脂过高、孕妇、哺乳期患者禁用。由于该药有潜在致畸性和体内长期滞留的特点,所以女性患者在服药期间和停药后至少 1 年内不宜怀孕。用药期间注意复查肝功能及血脂等。另外长期使用可使脊柱韧带钙化,因此中轴病变的患者应避免使用。

5.雷公藤

雷公藤多甙对皮损和关节炎有效,每天分 3 次饭后服。

6.生物制剂

目前最常用的为肿瘤坏死因子 α 抑制剂。如依那西普、英利昔单抗和阿达木单抗,可用于对慢作用抗风湿药反应差或病情中重度的银屑病关节炎。

7.局部用药

(1)关节腔注射糖皮质激素类药物:在急性单关节或少关节炎型可考虑使用,但不宜反复使用,同时避开皮损处,过多的关节腔穿刺容易并发感染,还可并发类固醇晶体性关节炎。

(2)皮损的局部用药:根据皮损的类型、病情等选用药物。如外用的糖皮质激素一般用于轻、中度银屑病,使用不当或滥用特别是大剂量情况下可导致皮肤松弛、变薄和萎缩。焦油类制剂易污染衣物,有异味,一般可在睡眠时使用。外用药除引起皮肤激惹现象,较少有其他不良反应。

(三)外科治疗

对于部分已经出现关节畸形和功能障碍的患者可采用关节成形术,用来恢复其关节功能。目前髋、膝修复术已获成功。但在外科手术后的关节僵硬仍是个尚未解决的问题。

七、预后

本病病程较漫长,可持续数十年,甚至迁延终身,且易复发。银屑病患者的预后一般较好。

若关节受累广泛，皮损严重，则致残率高。急性关节炎本身很少引起死亡，但糖皮质激素和细胞毒药物治疗可引起致命的并发症，如严重感染、消化性溃疡及穿孔等。

（穆胜凯）

第六节　反应性关节炎

反应性关节炎是指继发于身体其他部位感染的急性非化脓性关节炎。肠道或泌尿生殖道感染后的反应性关节炎最为常见。近年来，对于链球菌感染及呼吸道衣原体感染后反应性关节炎已有不少报道，并被认为是反应性关节炎的两种不同类型。

一、病因

引起反应性关节炎的常见微生物包括肠道、泌尿生殖道、咽部及呼吸道感染菌群，甚至病毒、衣原体及原虫等。许多反应性关节炎患者的滑膜和滑膜白细胞内可检测到沙眼衣原体的 DNA 和 RNA，以及志贺杆菌的抗原成分。而衣原体热休克蛋白（HSP）、耶尔森菌 HSP60 及其多肽片段均可诱导反应性关节炎患者 T 细胞增殖。

二、病理

研究表明反应性关节炎患者的滑膜组织、滑膜液及其沉淀物中存在致病微生物。反应性关节炎滑膜的病理改变为非特异性炎症，炎症因子参与其病理过程。韧带及关节囊附着点的炎症病变是病变活动的常见部位。有研究认为，骨骼上的肌腱附着点可能是反应性关节炎最初的免疫及病理反应发生的部位之一，并且是肌腱炎发生的病理基础。

三、临床表现

反应性关节炎是一种全身性疾病。一般发病较急，临床表现轻重不一，可为一过性单关节受累，也可出现严重的多关节炎，甚至伴有明显的全身症状或眼炎及心脏受累等关节外表现。

（一）一般症状

常见的全身症状有疲乏、全身不适、肌痛及低热。少数患者可有中度发热。

（二）关节症状

反应性关节炎的主要表现为关节受累，其程度轻重不一。轻者可仅有关节疼痛，重者则出现明显的多关节炎，甚至活动受限。出现关节局部红肿、疼痛、皮温增高，或伴有皮肤红斑。典型的表现为渐进性加重的非对称性单关节或少关节炎，以下肢关节受累最为常见，如膝、踝和髋关节。肩、肘、腕及手足小关节也可受累，足小关节的腊肠趾比较常见。在部分患者，可出现下腰背及骶髂关节疼痛。

（三）肌腱端炎

肌腱端炎是反应性关节炎的常见症状之一。表现为肌腱在骨骼附着点局部的疼痛及压痛。以跟腱、足底肌腱、髌腱附着点及脊柱旁最易受累。重症患者可因局部疼痛使活动受限或出现肌肉失用性萎缩。

（四）皮肤黏膜

皮肤黏膜病变在反应性关节炎比较常见。最具特征性的表现为手掌及足底的皮肤溢脓性角化症。主要见于淋球菌感染等性交后反应性关节炎。

部分患者可出现旋涡状龟头炎、膀胱炎及前列腺炎，表现为尿频、尿急、尿痛及血尿等相应症状和体征。女性患者尚可有宫颈炎及输卵管炎。结节性红斑仅见于部分患者，以耶尔森菌感染者为主。口腔溃疡是反应性关节炎的另一常见表现，多为浅表无痛性小溃疡，可发生于腭部、舌缘、口唇及颊黏膜。

（五）肠道病变

肠道感染为反应性关节炎的诱发因素之一。患者于发病前数天至数周可有腹泻史，部分病例在出现关节炎时仍有肠道症状。肠镜检查可见肠黏膜充血、糜烂或类似溃疡性结肠炎及克罗恩病样外观。此期患者的便培养多无细菌生长。

（六）泌尿道表现

患者可有尿频、尿急、尿痛等泌尿系统感染的症状，且多发生于关节炎之前。但是，许多患者可无明显自觉症状。

（七）眼损害

眼损害在反应性关节炎常见，可以是首发症状。患者可出现结膜炎、巩膜炎、角膜炎，甚至角膜溃疡。此外，可有内眼炎如虹膜炎及虹膜睫状体炎，可表现为畏光、流泪、眼痛、内眼受累及视力下降。

（八）内脏受累

反应性关节炎偶可引起心脏传导阻滞、主动脉瓣关闭不全、中枢神经系统受累及渗出性胸膜炎。个别患者可出现蛋白尿及镜下血尿，一般无严重肾损害。

四、辅助检查

实验室检查对反应性关节炎的诊断并无特异性。但是，对判断其病情程度，估计预后及指导用药有一定意义。主要的实验室检查项目包括以下几种。

（一）血液学

红细胞沉降率和 CRP 在急性期反应性关节炎可明显增高，进入慢性期则可降至正常。血常规检查可见白细胞、淋巴细胞计数增高，或出现轻度贫血。在部分患者可见尿中白细胞增高或镜下血尿，很少出现蛋白尿。

（二）细菌学检查

中段尿、便及咽拭子培养有助于发现反应性关节炎相关致病菌。但是，由于培养方法、细菌特性及取材时机的不同，常出现阴性培养结果。因此，测定血清中抗细菌及菌体蛋白质抗体对鉴定细菌类型十分重要。目前，反应性关节炎诊断中，可进行常规抗体检测的微生物包括沙门菌、耶尔森菌、弯曲菌、衣原体、淋球菌、伯氏疏螺旋体、乙型溶血性链球菌。此外，以 PCR 检测衣原体及病毒的方法在反应性关节炎诊断中亦很有意义。

（三）HLA-B27 测定

HLA-B27 阳性对反应性关节炎的诊断、病情判断乃至预后估计有一定参考意义。但是，HLA-B27 测定阴性不能除外反应性关节炎。

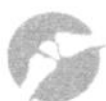

(四)自身抗体及免疫球蛋白

反应性关节炎患者的类风湿因子、抗核周因子及抗核抗体均阴性，而血清免疫球蛋白 IgG、IgA、IgM 可增高。这些指标测定有助于反应性关节炎的诊断及鉴别诊断。

(五)关节液检查

关节液检查对反应性关节炎诊断及与其他类型关节炎的鉴别具有重要意义。反应性关节炎的滑液中可有白细胞及淋巴细胞增高，黏蛋白阴性。关节液培养阴性。利用 PCR、间接免疫荧光及电镜技术可在部分患者的滑膜及滑液中检测到菌体蛋白成分。

五、诊断

(一)分型

1.典型反应性关节炎

反应性关节炎的诊断主要靠病史及临床特点。实验室及影像学异常，对诊断有参考意义，但不具特异性。对于起病较急的非对称性下肢关节炎应首先考虑反应性关节炎的可能，若结合患者前驱感染史，并排除其他关节炎，一般可确定诊断。

2.不典型反应性关节炎

不典型的病例需仔细询问病史及查体。一过性或轻症患者的肠道及泌尿道感染史或不洁性接触史往往对诊断很有帮助。不少患者无明显膝关节疼痛，但体检却有膝关节积液。

3.链球菌感染后反应性关节炎

乙型溶血性链球菌感染后反应性关节炎已逐渐被多数人认可，它不等同于急性风湿热。本病的特点包括：①乙型溶血性链球菌感染史。②非游走性关节炎/关节痛。③结节性红斑或多形性红斑。④部分患者有一过性肝损害。⑤无心肌炎表现。⑥抗链球菌溶血素“O”及抗脱氧核糖核酸酶 B 增高。⑦咽拭子培养阳性。⑧HLA-DRB1 阳性率增加。

(二)实验室检查

尿、便、咽拭子及生殖道分泌物培养对诊断及鉴定致病菌类型有重要意义。红细胞沉降率、CRP、关节液及自身抗体检查对反应性关节炎的诊断无特异性，但有助于对病情估计及与其他关节病的鉴别诊断。典型病例的诊断无须 HLA-B27 测定。在不典型患者，HLA-B27 阳性提示反应性关节炎的可能性，但其阴性并不能除外本病的诊断。

六、治疗

反应性关节炎的发病诱因、病情程度及复发倾向因人而异。因此，治疗上应强调个体化及规范化的治疗。

(一)一般治疗

反应性关节炎患者应适当休息，减少受累关节的活动，但又不应当完全制动，以避免失用性肌肉萎缩。外用消炎镇痛乳剂及溶液对缓解关节肿痛有一定作用。

(二)非甾体抗炎药

非甾体抗炎药(NSAIDs)为反应性关节炎的首选药物。但是，用药过程中应定期复查血常规及肝功能，避免药物引起的不良反应。

(三)糖皮质激素

一般不主张全身应用糖皮质激素。对 NSAIDs 无效且症状严重的关节炎患者，可给予小剂量泼尼松短期应用,症状缓解后尽快逐渐减量。在泼尼松减量过程中加用 NSAIDs 有利于症状的控制。关节腔穿刺抽取关节液后,腔内注射倍他米松(得宝松)或醋酸曲安西龙(去炎松),对缓解关节肿痛十分有效。但注射间隔不应少于 3 个月。合并虹膜炎或虹膜睫状体炎的反应性关节炎,应及时口服泼尼松,并给予盐酸环丙沙星滴眼液(悉复明)、可的松滴眼液滴眼。必要时球后或结膜下注射倍他米松等。

(四)慢作用抗风湿药及免疫抑制剂

慢作用抗风湿药(DMARDs)对反应性关节炎有较好的治疗作用。柳氮磺吡啶对慢性关节炎或伴有肠道症状者有较好的疗效。对于柳氮磺吡啶治疗无明显疗效及慢性期患者,可给予甲氨蝶呤。甲氨蝶呤对黏膜损害尤为有效,但应避免用于 HIV 感染后反应性关节炎。

(五)抗生素

目的在于控制感染。对于从尿、便及生殖道分离或培养出细菌的患者,应给予对革兰氏阴性菌敏感的抗生素或根据药敏试验进行治疗。环丙沙星对衣原体诱导的反应性关节炎有较好的治疗作用。对溶血性链球菌感染引起的反应性关节炎则采用青霉素或红霉素治疗。

七、预后

大多数反应性关节炎患者经及时治疗一般可完全恢复正常。复发见于 15%的患者,大约还有 15%的患者有慢性、破坏性、致残性关节炎或肌腱末端炎,还可发生视力障碍或失明。个别反应性关节炎可发生强直性脊柱炎。

(穆胜凯)

第十三章 手足部软组织缺损的皮瓣修复

第一节 概 述

一、皮瓣的分类

分类是人们认识自然规律的基本逻辑方法之一。认识事物总是从区分事物开始的，即首先进行比较，“有比较才有鉴别”。比较是分类的前提，分类是比较的结果。通过比较进行分类，可以系统地总结和掌握已经识别的各种事物。以皮瓣三部分结构（瓣部、蒂部、基底部）的各种不同特征为标准，如血管蒂类型、组织构成、是否预制、转移距离、转移方式、皮瓣形状等，可将皮瓣划分为各种不同的类型。皮瓣没有血供就不能成活，因此，皮瓣的血管解剖学分类是最核心的分类方法。

1994 年英国 Cormack 和 Lamberty 提出设计皮瓣的 6 个“C”原则，基本涵盖了皮瓣的主要特征。①血液循环：是生理性的动脉皮瓣还是非生理性的静脉皮瓣。②结构：指皮瓣的组织构成，是肌皮瓣还是筋膜皮瓣。③蒂部形式：是游离移植还是带蒂转位，是单蒂还是双蒂，是顺行还是逆行，是血管蒂还是筋膜蒂。④形状：即皮瓣的几何形状，是三角形还是椭圆形。⑤位置关系：皮瓣供区部位与创面之间的关系，是否相互接触连在一起，是局部皮瓣、区域皮瓣还是远位皮瓣。⑥预制：是否在皮瓣切取前进行预处理或预制，如延迟术、扩张术等。

（一）皮瓣的血供分类

1973 年 McGregor 和 Morgan 根据皮肤动脉血管的口径大小、走行方向和供血范围的不同，首次提出了轴型皮瓣和随意型皮瓣的概念，并指出，临床皮瓣成活的界限并不仅仅由血管的解剖界限所决定，而且受到血流动力学压力平衡规律的影响。当一条血管被切断后，邻近皮区的血管，在灌流压力的作用下，通过血管网的吻合和侧支循环，能跨过其原始的供养界限，到达邻近的低压区域，代偿其营养面积，从而扩大皮瓣切取的动态范围。

1.随意型皮瓣

由杂乱（无方向性）的皮肤血管网供血的皮瓣。由于其内在的血供较弱，随意型皮瓣成活的长宽比例（皮瓣长度与蒂部宽度之比）不大，在头面部不超过 3∶1，在肢体不超过 1.5∶1。

1973 年 McGregor 和 Morgan 根据皮肤动脉血管的口径大小、走行方向和供血范围的不同，首次提出了随意型皮瓣和轴型皮瓣的概念。依据 McGregor 和 Morgan(1973 年)的原始定义,随意或随机有两层意思:一是指皮瓣的成活不是由一口径较大的轴心血管供养,而是由蒂部的众多细小血管供养,即在皮瓣的蒂部解剖不出较大口径的轴心血管;二是指对一块皮瓣的血供没有明确的了解,从解剖学角度(非生理学)讲不清皮瓣成活的血管基础,在这种皮瓣的蒂部,可能存在(或不存在)轴心血管,因人们尚不清楚,故只能按照随意型皮瓣的原则,严格遵守其长宽比例进行设计切取。第二层意思非常重要,它说明医学对身体皮肤血供的认识并非一成不变。如,经过半个多世纪的研究开发,虽然人体随意型皮瓣的供区并未减少,但许多以前认为只能切取随意型皮瓣的部位,通过研究改造,已转化成轴型皮瓣的供区。因此,对没有确切血供来源(即轴心血管)、血供了解不清或不必了解清楚的一类皮瓣,统称为随意型皮瓣。

2.轴型皮瓣

在皮瓣的范围内,有与皮瓣纵轴平行走行的轴心动脉和轴心静脉(1~2 条伴行静脉)。轴心血管在皮瓣内组成以动脉供血、静脉回流完整的区域性循环系统,从而保证皮瓣得到必要的营养。轴型皮瓣的临床特点:轴心血管蒂口径较粗,走行距离长,供血面积大,因此临床上所能切取的皮瓣较长,面积较大;轴心血管蒂以外的所有皮肤、皮下组织均可切断,形成仅以轴心血管(仅动脉和静脉血管束)为蒂的岛状皮瓣,便于临床施行皮瓣转移。通过显微外科吻合血管进行游离移植的皮瓣,均属于轴型皮瓣的范围。轴型皮瓣有以下 4 种血管来源:直接皮肤血管、筋膜隔穿血管、主干带小分支血管、肌皮血管。不同类型的皮肤血管在来源、蒂长、径粗、行程、分支、分布和侧支吻合等方面均有其规律性。认识这些规律,有助于对皮瓣供区的选择;在手术方案的设计中,有充分的科学依据;在情况发生变化的手术过程中(如血管变异或损伤),能随机应变,有较大的灵活性和适应性。

3.链型皮瓣

皮瓣外科的深入发展,出现了一些类型的新式皮瓣,①顺沿肢体轴向纵形设计切取的筋膜皮瓣;②包含皮神经、浅静脉的筋膜皮瓣;③包含皮神经、浅静脉的皮下组织皮瓣等,这些皮瓣成活的长宽比例达到 5∶1 以上,蒂部没有轴心动脉,但需要保留一定宽度的筋膜皮下蒂。张世民等通过显微外科解剖学研究,观察到筋膜皮肤的链式吻合血管网,于 1994 年提出链型皮瓣的概念。链型皮瓣是轴型与随意型皮瓣之间的过渡形式,解释了这类皮瓣成活长宽比例很大而蒂部又没有轴心血管的矛盾。

人体浅筋膜即皮下组织,可分为浅层和深层。浅层为脂肪层,富含脂肪组织;深层为膜性层,含弹性组织较多。浅筋膜的浅、深两层之间,含有丰富的皮血管、皮神经和淋巴管。起自深部节段性动脉的筋膜皮肤穿支血管(肌皮穿支、肌间隔穿支、筋膜穿支、直接皮肤穿支),在其浅出过程中,在深筋膜、皮下组织及真皮下均形成血管网。而且,如果这一部位的皮下疏松组织中包含有特殊的结构,如皮神经和皮静脉,穿支血管亦发出分支到这些特殊结构,围绕皮神经和皮静脉形成丰富的血管网。体被组织的这些血管网之间不仅具有共同的血供来源(穿支血管),而且相互间吻合丰富,形成错综复杂的三维立体交通网络,具有良好的侧支循环功能。在肢体,由于深部主干动脉的走向、肌间隔(隙)的方向、深筋膜的纤维方向及皮神经、浅静脉的分布方向等均是纵向走行的,所以相邻穿动脉的升、降支间吻合丰富而明显,在深筋膜表面、皮神经浅静脉周围和真皮下层,形成环环相扣的纵向链式吻合,使这一局部筋膜皮肤的血供渠道具有鲜明的方向性,即,在肢体是纵形的,在躯干是横形或斜形的,在头颈部是放射状的。

(二)按瓣部结构分类

按照瓣部的组织构成对皮瓣进行分类,主要有三大类:皮下组织皮瓣系列、筋膜皮瓣系列、肌皮瓣系列。

由浅入深包括以下几种:①真皮下血管网皮瓣,仅包含皮肤和其下的薄层脂肪组织,又称超薄皮瓣。②皮下组织皮瓣,包含皮肤和皮下组织,是临床上历史最悠久的一种带蒂皮瓣类型,由皮下组织蒂中的血管网供血,成活受长宽比例的限制。随着对皮肤血管研究的深入和显微外科技术的发展,尤其穿支皮瓣概念的出现,轴型血管的皮下组织皮瓣也能安全切取和转移,如穿支血管蒂皮下组织皮瓣,既可带蒂局部转位,也可吻合血管游离移植。③筋膜皮瓣,包含皮肤、皮下组织和深筋膜。④皮神经营养血管皮瓣,包含皮神经营养血管的筋膜皮瓣、皮下组织皮瓣,同样有浅静脉营养血管皮瓣。⑤肌皮瓣,包含皮肤、皮下组织、深筋膜和肌肉。⑥肌腱皮瓣,包含皮肤、皮下组织、深筋膜和肌腱。⑦骨皮瓣,包含皮肤、皮下组织、深筋膜和骨骼。⑧筋膜皮下组织瓣,由深筋膜和疏松皮下组织构成,亦称筋膜脂肪瓣或筋膜瓣。⑨肌筋膜瓣,由肌肉和深筋膜构成。⑩骨肌筋膜瓣,由骨骼、肌肉和深筋膜构成。⑪筋膜骨膜瓣,由深筋膜和骨膜构成。⑫筋膜肌腱瓣,由深筋膜和肌腱构成等。

(三)按蒂部结构分类

皮瓣的蒂部主要提供血液,其结构有以下几种:①血管蒂,解剖分离到轴型血管蒂进入皮瓣,轴型血管蒂具有供血充分、旋转容易、能吻合血管游离移植等特点;②筋膜蒂,是以深筋膜组织中携带的血管丛为皮瓣供血,需具有一定的宽度才能保证血供的充分;③皮神经营养血管蒂,以皮神经周围营养血管轴为皮瓣供血,须有一定宽度,往往也包含了部分筋膜组织;④皮下组织蒂,是以疏松皮下组织(即皮下脂肪)中的血管为蒂而供养的皮瓣,在头颈部应用较多,在四肢价值不大。

二、皮瓣的血管解剖学

皮肤、皮下组织(浅筋膜)和深筋膜包被着整个机体,构成了人体的体被组织。皮肤的营养血管来源可简单地分为 4 个方面,①直接皮肤血管;②筋膜隔穿支血管;③肌皮穿支血管;④体被组织中特殊结构(如皮神经、浅静脉)的营养血管。目前认为,深部的节段性源动脉发出的血管分支,一般都是经过下列途径到达体被组织的。

(一)皮肤的动脉来源

1.直接皮肤血管

由于主干血管走行于解剖结构的窝内、肌腔隙内,表面缺乏肌肉覆盖,皮动脉从主干血管发出后,直接穿过深筋膜在皮下组织中与皮肤平行走行,一般口径较大,行程较长,供养的范围较为广泛。直接皮动脉多是主干血管的侧支,少数是主干动脉的终末支(如颞浅动脉)。侧支型直接皮动脉多位于关节的附近(屈面),在解剖结构的窝内容易找到,如上肢的腋窝、下肢的卵圆窝、腘窝等。另外,在肢体远段的浅表部位如上肢的桡动脉显露段和下肢的足背动脉等,主干血管浅居皮下,尚可发出直接小分支,直接在皮下组织中分布。直接皮肤血管在人体并不多见。直接皮肤血管皮瓣的掀起平面较浅,多在皮下组织层,常用者如腹股沟皮瓣(旋髂浅动脉)。

2.筋膜隔穿血管

主干血管走行于细长肌肉之间时,多发出筋膜隔穿血管,营养邻近的深部结构(肌肉、骨骼、神经等)及其表面的体被组织。在四肢,血管经过筋膜隔时,一般都是由深至浅的斜向远侧,发出较粗长的降支和细短的升支(或称返支)及横支(或称水平支),相邻血管的分支之间在深筋膜表面存在丰富的相互吻合。筋膜隔穿血管的分布特点是,在四肢的近侧,由于主干血管位置深在,肌间隔(存在于不同功能的肌肉群组之间)和肌间隙(存在于功能相同的肌肉之间)深而厚,穿支血管要经较长的距离才能到达浅层,因此穿支血管的数目较少而口径较大,有时在 1 mm 以上;而在四肢的远侧,由于主干血管表浅,肌间隙浅而薄,穿支血管距离皮肤较近,因此穿支血管数目较多而口径较小,多在 1 mm 以下。筋膜隔穿血管主要存在于肢体。肌间隔皮瓣或称筋膜皮瓣的掀起平面在深筋膜下层,此为在肢体切取皮瓣的外科平面。

3.肌皮动脉穿支

主干血管走行于宽大扁平的肌肉深层时,多发出肌皮穿动脉营养表面的皮肤。肌皮动脉起自主干血管后,先进入肌肉实质中走行,发出肌肉分支营养肌肉;再向浅层发出皮肤穿支,或在肌肉的边缘发出皮肤缘支(即肌皮动脉的直接皮肤分支),营养体被组织。肌皮瓣的掀起平面在肌肉之下。

4.特殊结构的营养血管

体被组织中如包含有其他特殊结构,如皮下疏松组织中的皮肤感觉神经和浅静脉,这些结构往往带有自身的伴行营养血管,在其周围形成丰富的神经旁血管丛和静脉周围血管丛。这些营养血管或血管丛亦有分支营养体被组织。这些纵向血管丛是临床皮神经营养血管皮瓣和/或浅静脉营养血管皮瓣切取范围较长的解剖学基础。

(二)皮肤的静脉回流

1.皮肤的静脉血管构筑

皮肤的静脉血管系统分为浅、深两组,均起自微静脉血管网,由浅入深分为 4 层:皮肤乳头下层、皮肤网状层、浅筋膜层和深筋膜层。

(1)乳头下微静脉网:位于真皮乳头层与网状层的交界处,由毛细血管的后微静脉(口径 10～30 μm)组成。微静脉之间通过众多水平方向的吻合,侧支间相互形成密集的网格,邻近网格在交界处汇集,经 2～4 级汇合后,口径增加到 50 μm 左右,即向深面穿过网状层,形成皮下脂肪中的非伴行性浅静脉,再逐级汇合成浅静脉干,在皮下组织中平行走行。

(2)网状层微静脉网:位于皮肤网状层与皮下脂肪交界处、有皮肤的附属器(汗腺、皮脂腺、毛囊)存在的部位,围绕这些皮肤器形成团簇状或丛状微静脉团。这些微静脉(口径 20～30 μm)逐级吻合,形成 1～2 条管径 50～70 μm 的集合微静脉,向深面垂直径皮下组织层,汇合成穿静脉,回流入深静脉系统。

(3)皮下脂肪微静脉网:存在于脂肪颗粒之间,比较稀疏,既与浅静脉系统沟通,又与深静脉系统吻合。

(4)深筋膜微静脉网:存在于深筋膜的深、浅两面,以浅面密集,主要经穿动脉的两条伴行穿静脉回流入深静脉系统。

皮肤组织的静脉系统分为浅、深两组。浅组静脉系统指皮肤的非伴行性浅静脉(无动脉伴行),主要起自最浅层的乳头下微静脉网,由毛细血管后微静脉和集合微静脉组成,经 2～4 级的汇合后,即向深面走行至皮下脂肪层,收纳皮肤浅层结构的静脉血,在一定的区域汇集成较大的非伴行性浅静脉支和浅静脉干,平行走行于皮下组织的浅层,如上肢的头、贵要静脉及其属支和下肢的大、小隐静脉及其属支。深组静脉系统指皮肤的伴行性浅静脉(有动脉伴行),主要起自网状层微静脉网的皮肤附属器(毛囊、皮脂腺、汗腺)周围,也收纳皮肤浅层的静脉血,主要在小范围内汇集成穿支静脉或直接皮肤动脉的伴行静脉，垂直走行于皮下组织的深层，在穿过深筋膜之前，还收集深筋膜微静脉网的静脉血，最后进入深部主干静脉直接回流。

2.皮肤的浅-深静脉交通吻合

皮肤4层微静脉网之间联系丰富，存在众多的、无瓣膜结构的微小吻合支，如深筋膜微静脉网向下与肌间隔微静脉网彼此交通，并借之与深面的骨膜微静脉网相联系，向上与浅筋膜微静脉网及皮神经、皮静脉的微静脉丛亦有交通支连接。但在浅静脉系统与深静脉系统之间，主要通过两种途径而互相沟通。①口径较大的浅-深静脉干交通支，这种交通支一端连接皮下浅静脉干，另一端连接深部主干动脉的伴行静脉，口径1～3 mm，直接将浅静脉干收集的静脉血导入深静脉系统。浅-深静脉干交通支在关节部位恒定出现，一般1～2支，内有坚强的静脉瓣膜，指向深层。②口径较小的穿支静脉，它一端连接体被组织的深层微静脉网，另一端连接深部的伴行静脉，直接将静脉网收集的静脉血导入深静脉系统回流。穿静脉一般伴穿动脉而行，多为2支，口径略大于动脉。与穿动脉系统的配布相对应，在肢体近侧的肌间隔部位，穿静脉数目较少，但口径较大，多在0.8 mm以上；而在肢体远侧的肌间隙部位，穿静脉数目较多，但口径较小，多在0.5 mm以下。穿静脉本干中均有静脉瓣膜结构，保证静脉血由浅入深的回流；而且，在穿静脉的分支中，口径超过0.15～0.20 mm的较大分支亦有瓣膜样结构存在，保证静脉血以穿支本干为中心的集中汇流。

三、皮瓣移植的病理生理学

皮肤的功能可分为三种：一是体温调节功能，包括通过血流的散热、对体周微环境温度的反应和对冷收缩（储热）；二是保护功能，包括释出补体、免疫球蛋白、接触因子和白细胞及变态反应等；三是储血功能，受活动、休克及情绪活动等因素的影响。与皮瓣移植成活有密切关系的主要是：①皮肤血流量的控制因素；②毛细血管内外体液交流的影响因素；③新生血管长入皮瓣的影响因素。

（一）影响皮肤血流量的因素

据测算，每100 g皮肤组织每分钟的耗氧量约为0.8 mL。因此，当皮肤组织暴露于25～30 ℃的环境中时，其正常的血流量约为每100 g每分钟20 mL，其中的主要功能是散热，因此这一血流量对皮肤营养而言已是过多灌注了。缺血时不发生坏死的临界血流量不能低于每分钟每100 g皮肤组织2 mL。

皮肤的毛细血管密度各部位不一，在16～55个/mm^2。因此，皮肤的血流量各部位并不相同，其中手、足、头部因有较多的动-静脉短路，这三者的血流量即占去了整个身体皮肤血流量的一半。影响皮肤微循环血流量的因素很多，包括血管壁平滑肌的张力、内皮细胞介导的血管舒缩反应、静脉压力引起的血管运动反射、神经调节、体液调节、代谢性因子调节、温度调节及局部血管损伤等。

1.肌源性调节理论

这一理论最早由Bayliss提出，即血管平滑肌细胞即使去除了神经支配或没有血管活性物质的情况下，血管也能处于部分收缩状态（相对于血管扩张而言），这是因为血管壁平滑肌有自身的内在张力感受器，能自主调节平滑肌的收缩强度。当血管壁受到血流冲击、扩张时，管壁平滑肌的张力感受器即发出信息，促使平滑肌细胞调节其收缩力量。平滑肌张力的自身调节对调控皮肤微循环血流量，维持毛细血管的正常透壁压力，交感神经切断后（如皮瓣掀起）皮肤血管阻力的最终恢复至正常，以及皮肤短暂缺血后血流量的反射性增加，均有重要作用。血管平滑肌存在自身静息张力及其自主调节功能，是控制皮肤血流量和防止组织水肿的重要基础。皮肤血管平滑肌的自身调节能力不如心、脑和骨骼肌的血管平滑肌强，在灌注压低于 13.3 kPa(100 mmHg)时即丧失调节作用。

2.内皮细胞介导的血管舒缩反应

内皮细胞对血管张力的调节具有双重性，既有收缩作用，又有舒张作用；既是管壁张力的感受器，又是管壁张力的效应器。内皮细胞对许多化学、物理刺激能作出反应，如去甲肾上腺素、血栓素、细胞外液高钾、缺氧和受到牵拉等，释放出血管收缩因子。其中内皮细胞膜上的钙通道开发和 EDCF、EDRF 起着很重要的作用。内皮细胞依赖性血管收缩因子(EDCF)往往依种属和解剖部位的不同而异，一般可分为 3 类：花生四烯酸代谢产物；多肽(内皮素)；缺氧环境下释放的弥散因子。内皮细胞依赖性血管扩张因子(EDRF)包括一氧化氮(NO)、P 物质等。

3.静脉源性血管运动反应

研究发现，当肢体下垂时，流经手、足部皮肤、皮下组织的血量明显减少，同时静脉压力升高。Henriksen(1976 年)认为，这不仅是因为静脉血充盈毛细血管使流出阻力增加的缘故，而且有一局部的血管神经反射引起微动脉阻力血管的张力增高。交感神经切除、糖尿病周围神经病变后，这一血管运动反应消失。可见，术后的患肢抬高不仅有利于静脉回流，亦有利于组织瓣的动脉灌注。

4.神经调节

人们最早观察到的皮肤血流的神经调节是由情绪激动引起的脸红反应和由情绪打击引起的脸白反应(出冷汗)。目前这两种反应的确切机制仍不清楚。较这种短暂的局部皮肤血流量调节更为重要的，是长时间、全身性的心血管系统的血流张力反射，包括心房的容量感受反射和颈动脉窦的压力感受反射。虽然神经调节因子繁多，但最终大多都是通过引起细胞内游离 Ca^{2+} 的增加而引起血管平滑肌收缩的。这也是皮瓣移植术后应用 Ca^{2+} 通道阻滞剂作为扩血管药物的原因。

5.温度调节

环境温度对皮肤血流量的影响可分为全身性影响(如气温、室温)和局部性影响(如灯烤加热)。全身性影响主要是经下丘脑的体温调节中枢通过交感神经系统起作用的，引起皮肤血管收缩(冷)、扩张(热)和出汗。有两条通路，一是调节动静脉短路，主要在面部和手、足起作用；二是调节毛细血管前括约肌，在全身均起作用。在身体热负荷增加时，耳和手的动静脉短路最早扩张，然后是足部，最后才身体的近侧皮肤向远侧扩展。血管扩张、血流增加引起汗腺血供增加，激肽合成增多，促进汗腺分泌散热。

温度的局部性影响，则以温度对血管平滑肌的直接作用为主。Awwad 曾以狗的隐动脉岛状皮瓣和游离皮瓣做实验，发现温度依赖性的皮肤血流量变化率(称温度敏感指数)为 0.034 1/℃，即每 1 摄氏温度的变化引起的皮肤血流量变化率为 3.4%。当局部温度超过 38 ℃和低于 22 ℃时，此变化率增大。

6.局部损伤

局部动脉损伤常引起血管痉挛，静脉血管损伤常引起血栓形成。内皮细胞损伤引起的一系列反应非常复杂，主要包括血小板的聚集反应、血小板介导的血管舒缩反应和血栓形成过程。

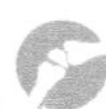

7.血液黏度

血液黏度主要受温度和其中有形成分多少(血细胞)的影响。寒冷使血液黏度升高。血细胞比容正常为40%～45%,减少时血液黏度降低,增加时血液黏度升高。

综合上述各种影响皮肤血流量的因素,可将其分为四大类。①神经调节因素:自主神经系统对皮肤血流量的影响最重要。交感神经兴奋导致血管收缩,反之交感神经兴奋性降低则引起血管扩张。血管壁的a受体兴奋引起血管收缩,存在于动-静脉交通支的b受体兴奋,引起血管扩张。②体液调节因素:肾上腺素、去甲肾上腺素引起血管收缩,组胺、缓激肽引起血管扩张。血管内皮细胞释放的前列环素(PGI_2)具有抗血小板聚集和扩张血管的功能,血栓素(TXA_2)则是血小板释放的能促进血小板聚集和能引起血管收缩的物质。在正常生理状态下,两者比值稳定,处于动态平衡状态,当平衡失调时则易出现血栓和血管痉挛。③代谢性调节因素:高二氧化碳血症(PCO_2^-)、低氧血症(PO_2^-)或酸中毒(pH^-)均可引起血管扩张。代谢产物几乎都是血管扩张因子。因皮肤组织的代谢率低,代谢性因素的影响很小。④物理性因素:包括灌注压力、局部温度、血液黏度和局部血管是否受损、受压、扭曲等。

(二)皮瓣移位术后的病理生理过程

皮瓣转移后能否成活,主要取决于皮瓣的微循环生理功能能否得到维持。微循环的微动脉、毛细血管、微静脉,直接参与组织细胞的物质代谢交换,输入氧和养料,运走代谢产物,使组织能进行正常的生理活动而得以成活。

微循环生理功能的维持必须具备以下条件:①微血管中的体液是流动的,不流动就不能进行交换;②微血管具有正常的通透性;③微血管前的心脏和大、小动脉,以及微血管后的大、小静脉,功能结构正常,能正常泵出和输送、引流血液;④微血管数量和管径正常。

正常情况下,皮肤各种力量的血管舒、缩调节因子处于相对的平衡状态,一旦形成皮瓣,其动态平衡即被打破,引起血液循环的一系列变化:手术时交感神经纤维被切断,皮瓣内血管失去神经支配,失去了正常的血管张力,血管扩张,灌注增多,但因回流管道受限,血流滞缓。众多实验证明,皮瓣切取后从蒂部向远端血液循环逐渐减少,术后1～2小时,血流量急剧下降到最低点;12～24小时后,血流量逐渐增加;术后4～6天,受区血管逐渐长入皮瓣而建立新的血液循环;1周后血流量上升到术前的65%。由于血流量逐渐增加,代谢紊乱状态也随之得到改善而趋于正常,皮瓣得以完全成活。

(三)影响受区新生血管长入皮瓣的因素

新生血管长入皮瓣依赖于内皮细胞的迁移和分裂。内皮细胞的迁移有两种方式,一是原有毛细血管的加长,二是形成新的侧芽。从临床角度分析,干扰受区新生血管长入皮瓣的因素主要有三类:①受床与皮瓣被隔开,如血肿形成、坏死组织残留等;②受床与皮瓣之间滑移,包扎不良或肢体制动不够;③全身营养不良。从细胞迁移生长的角度分析,则有众多的物理和化学因素。

(四)促进皮瓣成活的化学药物

虽然皮瓣外科技术有了很大发展,但临床皮瓣坏死仍时有发生,因此,如何防治皮瓣的坏死,始终是实验和临床的研究热点。应用药物提高皮瓣的成活质量和成活面积,一直是临床医师的目标。

目前用药物防治皮瓣坏死尚没有根本性突破,可能主要与以下因素有关:①皮瓣形成后经历了非常复杂的病理生理变化过程,如皮瓣休克理论认为,皮瓣坏死也经历了微循环收缩期、舒张期及衰竭期,准确判断不易;②药物往往仅涉及了众多因素的某一方面,不足以彻底纠正皮瓣坏死的病理生理进程;③动脉缺血、静脉淤血和再灌注损伤的机制各不相同。

药物提高皮瓣成活,近 30 年来国内外进行了许多动物实验,尝试的药物有 100 多种,但大多数药物报道之后便再无人问津,用于临床的报道则更少。实验研究药物对皮瓣血液循环的作用,多用猪侧胸部的随意型皮瓣模型。药物按其主要作用机制,一般可分为以下几种,许多药物的作用是多方面的。

目前已获公认,外科延迟术能增加皮瓣的成活面积和成活质量,但外科延迟术有二次手术的缺点。术前应用某些药物调整皮肤的血流状态,有可能达到药物延迟术的作用,对提高皮瓣的成活有一定作用。

四、皮瓣的临床应用原则

(一)皮瓣的选用原则

皮瓣的选用应综合考虑供区、受区和手术医师等多方面因素。经多年的实践,皮瓣外科已总结出许多具有高度共识、带有规律性的普遍原则,对临床实际工作有重要的指导意义。如在皮瓣的选用上,“以次要组织修复重要组织;先带蒂移位,后吻合血管;先分支血管,后主干血管;先简后繁,先近后远;重视供区美观和功能保存”。

但在显微外科技术高度发展的当代,应鼓励优先选用那些能取得最佳治疗效果(功能、美观等)的皮瓣,往往就是吻合血管的游离皮瓣。

1.受区需要

需考虑受区创面的部位、性质、面积、感觉和运动功能需求。

(1)通常选用邻近创面的皮瓣。因邻近创面皮瓣,肤色、质地、厚薄近似,转移方便,修复后效果最满意,应优先选用。如足跟部创面,可选用多种足部的带蒂皮瓣或肌皮瓣修复,如足底内侧皮瓣、足底外侧皮瓣、踇展肌肌皮瓣、趾短屈肌肌皮瓣等。

(2)遵循缺什么补什么的原则。依据受区组织缺损的性质来决定移植组织的种类。临床大约 80%的皮瓣移植是单为覆盖创面的,对不伴骨或肌肉缺损的浅创面,一般选用轴型皮瓣或肌肉较薄的肌皮瓣;而伴有骨及肌肉缺损的深创面,则应选用肌皮瓣,以便在修复皮肤缺损的同时充填缺损,消灭无效腔。

(3)由于皮瓣切取后有缩小,而创面切开后有扩展,因此切取的供区皮瓣要大于受区创面 10%～20%。对于巨大受区创面,若一块皮瓣不能覆盖时,可选用多块皮瓣组合移植进行修复。

(4)注意感觉、运动功能。如需同时重建缺损部肌肉功能时,应选用带有运动神经的肌皮瓣;需重建缺损部感觉功能时,应选用包含感觉神经的皮瓣或肌皮瓣;如需同时进行肌腱或骨缺损修复时,应选用带有肌腱或骨的复合皮瓣。

2.供区条件

理想的皮瓣供区应具备的主要条件如下。

(1)供区部位皮肤或肌肉应健康。局部做过手术、接受过放射治疗、或有炎症不宜采用。

(2)所选皮瓣或肌皮瓣在切取后,应对供区外形及功能无明显影响。故应选择位置相对隐蔽、切取后对供区影响较小的皮瓣。

(3)应选择血管恒定、变异较小、易于切取的皮瓣或肌皮瓣,若行游离移植尚需考虑供区皮瓣的血管口径、长度与受区血管应匹配,通常要求游离皮瓣血管外径在 1 mm 以上,蒂长 2～3 cm

以上，以便血管吻合。如受区要求恢复感觉功能时，皮瓣内必须有可供对接的皮神经。

3.转移技术

创面修复在争取获得同等效果前提下，应遵循“由简到繁”的皮瓣选择原则（犹如爬梯子）。当然，对某些特殊的部位，如指腹，为了恢复最佳效果，可直接选用最复杂的方法（犹如乘电梯），进行吻合血管神经的足部趾腹移植。当然，对大多数的受区创面，采用邻近的局部或区域性皮瓣转移，可能是既操作简单又效果优良的办法。

（二）皮瓣的设计原则

皮瓣设计是否正确是手术成败的关键，可归纳为“点”“线”“面”“弧”4 条原则。

（1）“点”为供养皮瓣血供的血管蒂的体表位置，对于转移皮瓣来说，“点”即为皮瓣的旋转轴点，皮瓣切取后围绕轴点旋转来修复受区缺损。某些皮瓣的营养血管，可分别在皮瓣远近两端形成轴点。如前臂皮瓣、小腿外侧皮瓣、小腿内侧皮瓣等，以近侧轴点为轴心，皮瓣可向近侧旋转修复肘部或膝及小腿上部创面；以远侧轴点为轴心，皮瓣可向远侧旋转修复手或足踝部创面。

（2）“线”指皮瓣设计的轴心线。轴型皮瓣轴心线即为皮瓣营养血管行走的体表投影线，如前臂桡侧皮瓣的轴心线是由肘窝中点至腕部桡动脉搏动点的连线，即是桡动脉走行的体表投影线。而肌皮瓣轴心线即是肌肉的纵轴线，如股二头肌长头肌皮瓣的轴心线，即为坐骨结节与腘窝处股二头肌腱的连线。

（3）“面”的概念有两层意思，一指轴心血管供养皮肤的范围，即皮瓣切取的最大面积。皮瓣设计仅限于这一范围内，超过此范围可导致皮瓣部分坏死。“面”的另一概念是指皮瓣切取的层面，筋膜皮瓣切取层面位于深筋膜深面，轴型皮瓣切取层面必须将营养血管包括在皮瓣内，而肌皮瓣切取层面应在肌肉深面。

（4）“弧”指皮瓣的旋转弧。是带蒂转移皮瓣所特有，带血管蒂皮瓣移位修复邻近创面皮瓣围绕轴点旋转时，皮瓣远端所能到达的位置，将其连成弧形称皮瓣的旋转弧。皮瓣的旋转弧实为转移皮瓣的覆盖范围，在这一范围内任何组织缺损或创面均可用该皮瓣进行修复。

五、影响皮瓣成活的因素与防治措施

皮瓣术后能否成活，主要取决于皮瓣的微循环生理功能是否能够得到维持。从动脉端进入皮瓣的动脉血液，要能够流动到皮瓣的任何一个部位；同样，来自每个部位的静脉血液又能返回到静脉端而重新进入体循环，这样皮瓣才能高质量的成活。

（一）术后并发症

皮瓣术后的任何不良过程，均需仔细鉴别分析，它可能仅仅是术后出现的一个令人不愉快的现象，也可能是一种真正的术后并发症。为了避免在判断上的误解，有必要给皮瓣的术后并发症规定几个明确的界限。

1.重要并发症

重要并发症是指皮瓣移植术后出现的需要施行外科手术干预的任何一种意外的不利情况，而不论皮瓣是否完全成活。外科医师对这种手术干预，在术前并无预见，完全是另外增加的。重要并发症：①皮瓣的全部坏死；②皮瓣部分坏死；③创面覆盖目标的任何其他原因的失败，如皮瓣缺血导致创口裂开、皮瓣下感染积脓需重新掀起清创。因为皮瓣的供区处理是伴随皮瓣的转移同时进行的，因此如果受区皮瓣成活、创口愈合良好，但供区的创面覆盖不良，需要另外的手术干预，也属皮瓣移植的重要并发症。简而言之，皮瓣移植后在供、受区出现的任何一种需要另加手术干预的不利情况，均属重要并发症。

2.次要并发症

次要并发症是指导致创口延迟愈合，但最终仍能愈合，而不需进一步手术干预的任何一种术后不利情况。次要并发症：①表皮松解脱落，②小部分的皮瓣创口裂开；③皮瓣下血清聚集（血清肿）；④创口轻度感染和/或明显化脓炎症。

（二）影响皮瓣成活的因素

影响皮瓣成活质量的主要因素，除了血液循环的效能外，尚包括皮瓣设计是否合理、手术操作是否精细而无创等。

1.血液循环因素

临床皮瓣的失败原因，大多数是回流静脉问题，即多数皮瓣是静脉回流不畅而"胀死"的，而不是动脉供血不足而"饿死"的。如动脉血供差，成活的皮瓣就容易发生色素沉着，或成活后的皮瓣呈瘢痕样。静脉回流对皮瓣成活与质量的影响更为明显。静脉回流常常比动脉血供更为重要。在一个淤血肿胀的皮瓣内，微循环可能有大量的血栓形成，干扰组织的营养并最后导致坏死。即使皮瓣成活了也可能变得纤维化而僵硬和色素沉着。

2.皮瓣设计因素

在临床上要做到切取的皮瓣的完全合理，就必须遵循"点、线、面、弧"的原则来设计皮瓣。"点"即营养皮瓣动静脉进入皮瓣的位置，"线"即该营养血管在皮瓣内走行的方向，"面"即皮瓣能够设计切取的最大面积和皮瓣的解剖面，"弧"是皮瓣围绕轴心点旋转所能到达的范围。错误的设计将导致皮瓣的坏死。皮瓣的旋转点和轴心线一般都能掌握，但往往对皮瓣的面积估计不足，因为切取过大也会造成供区处理的麻烦，所以皮瓣面积往往偏小。设计的皮瓣能宽松的覆盖创面，一般来说皮瓣要比创面的长度和宽度大 2 cm，但是如皮瓣肥厚常常还要设计得更大一些，甚至可能大 4～5 cm 以上。判断标准就是皮瓣四周能用 3-0 丝线无张力的与创面皮肤缝合，使得动脉血流能够送到皮瓣的最远端。如果切取的皮瓣不能用 3-0 线与创面缝合，说明设计的皮瓣太小，更换粗缝线强行缝合后将导致皮瓣压迫，皮瓣远端可能变紫，出现水疱或部分坏死，即使不坏死，成活后的皮瓣也比较僵硬，色素沉着，与创面的缝合处可能形成较宽较厚的瘢痕。

3.手术操作因素

不论是游离皮瓣还是带蒂皮瓣都应该做到精细轻柔地操作，遵循整形外科的无创伤原则，精细对合皮下组织和皮肤，用 3-0 缝线甚至更细的缝线缝合伤口，尽可能减少瘢痕反应。创面要彻底地止血，较大的皮瓣创面应作充分地引流，术后创面的血肿，会影响皮瓣的质量。应严格无菌操作，如术后伤口感染，对皮瓣的影响更大。作游离皮瓣时应重点预防血循危象的发生。发生过血循危象的皮瓣的质量大多有明显下降。

（三）防治措施

针对皮瓣术后并发症的发生情况，应在受区准备、皮瓣设计、皮瓣切取、皮瓣转移和术后观察等方面采取措施进行预防。

（1）必须熟悉供区皮瓣的应用解剖，尤其血管神经蒂的位置及其走行，以及可能出现的解剖变异等，以免切取皮瓣时造成对血管的损伤。

（2）应选用正常部位的皮肤和肌肉作为供区，对凡施行过手术、遭受过创伤或接受过放射治疗的区域，因血管可受到不同程度的损害，应当慎用。

（3）正确估计受区创面的面积。病变切除后实际创面的面积要扩大，而皮瓣游离后将会缩

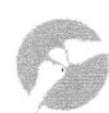

小。因此，皮瓣设计时一般要较创面的面积大 20%为宜。切取肌皮瓣时其面积还应加大。对于 1 块皮瓣无法修复的巨大创面，可联合应用几块皮瓣进行修复。

(4)皮瓣设计要合理，采用转移皮瓣修复创面时，应正确标明皮瓣旋转轴心和旋转半径。从旋转轴点至皮瓣远端的距离应大于轴点至创面最远端的距离，以便使皮瓣转移后能无张力地覆盖远端的创面。

(5)切取肌皮瓣时务必保护好肌皮动脉穿支，这是皮肤部分血运的唯一来源，术中应避免皮肤、筋膜与肌肉之间的任何剪切力。可将皮肤边缘与肌肉边缘暂时性间断缝合固定数针，以免两者分离而影响皮瓣血运。一旦分离，应停止手术，3 周后，待皮肤与肌肉间的肌皮血管重建后，再行切取。

(6)切取肌皮瓣时，若皮瓣切取面积超过肌肉范围时，应包括完整的深筋膜，因为深筋膜有广泛的血管网，这对皮瓣远端的成活有重要意义。

(7)在止血带控制下切取肌皮瓣，因止血不彻底术后易出现皮瓣下血肿，故切取肌皮瓣时一般不在止血带控制下进行。术中应仔细止血，术后皮瓣下放置引流，不宜采用加压包扎的方法来止血，以避免影响皮瓣血运。

(8)术中应彻底切除受区血运差、无弹性的瘢痕组织，以免缝线缝在脆弱的瘢痕组织上，因术后组织肿胀而使伤口裂开。

(9)皮瓣的血管蒂必须妥为保护，为此在显露血管蒂时操作应轻柔。皮瓣经皮下隧道时隧道应宽敞，且应避开骨突起部位，皮瓣旋转时血管蒂不能呈锐角扭转，以免血管蒂扭转、受压或过分牵拉，而影响皮瓣血运。

(10)精细的小血管吻合是游离皮瓣移植成败的关键，术中应采用 9-0 或 11-0 无损伤缝合线，在手术显微镜下进行精细的小血管吻合，若血管长度不够，宁可行血管移植，也不能在张力过大情况下勉强缝合，否则必然引起吻合口痉挛、狭窄，最终导致栓塞而造成皮瓣血运障碍。

(11)肌皮瓣移位后，肌肉边缘要与受区缝合固定，以免肌肉的重力或回缩造成皮肤下无效腔，影响皮瓣愈合，甚至影响皮瓣的血运。面颌部可采用宽胶布或绷带稍加固定，四肢可采用石膏托制动。

(12)术后应密切观察皮瓣血运，包括颜色、温度、肿胀和毛细血管反流时间，一旦皮瓣出现血管危象，应查明原因，以及时处理。如包扎过紧者，应立即松开敷料；如皮瓣下有血肿者，应清除血肿；对血管蒂扭转受压者，经采用一般处理无效时应迅速手术探查，解除压迫，对于吻合口血栓形成者，应重新行血管吻合。

(13)口腔内为一污染环境，对转移至口内的皮瓣或肌皮瓣，应采用较粗的缝线，缝合要深，间距要密，边距要宽，以免伤口缝线过早脱落，伤口裂开。

(14)在皮瓣设计合理的基础上，血管活性药物、生长因子、高压氧等，均能促进皮瓣与受区血循联系的早日建立，促进皮瓣的成活。

(李师江)

第二节　掌腕部软组织缺损的皮瓣修复

一、尺动脉腕上皮支皮瓣

尺动脉腕上皮支皮瓣是以尺动脉腕上皮支及其上行支为供血来源的前臂尺侧皮瓣。自1988年张高孟在解剖学研究的基础上，开始应用尺动脉腕上皮支皮瓣修复手背、手掌、虎口皮肤缺损以来，该皮瓣以其皮支恒定、切取范围大、不牺牲前臂主要血管，如桡、尺动脉及前臂骨间动脉等，且供区隐蔽等优点在临床上得到广泛应用。随着研究的不断深入，也有学者通过应用其下行支进一步改良此皮瓣的切取和应用范围。

(一)应用解剖

1.动脉解剖

尺动脉腕上皮支血管为直接皮支。它在豌豆骨近端(3.73±0.56)cm处发自尺动脉，经尺侧腕屈肌的深面向尺侧近端或远端走行，与尺动脉轴形成约45°夹角，跨过尺神经表面，继而行于尺神经手背支深层，在尺侧腕屈肌与尺侧腕伸肌间隙穿出，进入皮肤。皮支主干长(1.24±0.24)cm，起始处口径为(1.33±0.13)mm，为尺动脉所有皮支中最粗的1支。尺动脉腕上皮支数为1支者约占92.5%，为2支(间距小于0.5 cm)者约占7.5%，但也有报道缺如者。

尺动脉腕上皮支经尺侧腕屈肌和尺侧腕伸肌间隙穿出后，分出纵行的上行支和下行支。上行支为皮瓣的营养血管，沿豌豆骨与肱骨内上髁连线方向向前臂近侧延伸，长(9.61±3.12)cm，末端呈树枝状与尺动脉其他皮支或肌皮支在前臂吻合成网。下行支起始口径较上行支粗大，外径为(1.0±0.1)mm，与尺神经手背支伴行经尺骨茎突前方进入手背尺侧，继续沿小鱼肌与第五掌骨背侧下行达掌指关节。沿途发出：①腕关节支，参与腕关节血管网的构成；②手背支，与腕背血管网及第二、第四掌背动脉分支吻合；③豌豆骨支，为营养豌豆骨的主要血管；④小鱼际肌支，与尺动脉小鱼肌支的分支吻合；⑤手背尺侧皮支，与小指尺侧动脉及第三、第四掌背动脉分支吻合。

2.静脉解剖

尺动脉腕上皮支有2条伴行静脉，其口径为(1.51±0.24)mm，伴行静脉回流到尺静脉。皮支的上行支亦有1～2支细小静脉伴行。前臂贵要静脉亦位于此皮瓣的轴心线上，起于手背尺侧，上行回流到腋静脉。因此该皮瓣有深、浅两套静脉回流系统。

3.神经解剖

皮瓣感觉支配主要为前臂内侧皮神经。在上臂肱骨内上髁上方约4 cm处穿出深筋膜下行，穿出处平均外径为2.6 mm。神经主干沿贵要静脉下降入前臂内侧，再分别发出1～3个细支分布于前臂内侧皮肤。

(二)手术适应证

(1)带蒂转移：替代前臂桡动脉或尺动脉皮瓣，在不破坏手部血液供应的前提下形成逆行岛状皮瓣，修复手掌、手背、腕部、拇指及虎口处皮肤缺损。

(2)游离移植：通过切取与尺动脉腕上皮支相连的1～2 cm长的尺动脉主干及1根尺静脉来

增加游离皮瓣血管口径，修复远处缺损。而尺动脉的小段缺损可通过适当游离后重新吻接再通。

(3)手指部小的皮肤缺损也可直接采用腕上皮支血管与手指动静脉吻合来进行修复。

(三)手术方式

1.皮瓣设计

(1)点：豌豆骨近端4 cm是尺动脉腕上皮支进入皮瓣的关键点，也是逆行岛状皮瓣的旋转点。但是如果采用下行支的吻合支供血可更加灵活地改变逆行皮瓣的旋转点。

(2)线：豌豆骨与肱骨内上髁的连线，为设计皮瓣的轴心线(即前臂远侧1/2尺动脉的行径线)。

(3)面：①切取面，远端可在豌豆骨平面，近端可达肱骨内上髁两侧，两侧缘分别达前臂掌、背侧的正中线；②解剖面，前臂深筋膜深面；③可取面积，最大面积为25 cm×6 cm。

2.手术步骤

(1)根据受区缺损的大小设计皮瓣。

(2)先在腕上沿尺侧腕屈肌桡侧缘做5 cm长切口，逐层切开，显露尺侧腕屈肌。在腕上3～6 cm处，将附着在尺侧腕屈肌腱上的该肌下部纤维切除，向桡侧牵拉尺侧腕屈肌腱，显露腕近端4 cm左右处由尺动脉尺侧方向发出的腕上皮支。该皮支进而分出行向腕背部的下行支和行向前臂近端的上行支。

(3)证实腕上皮支的上行支存在后，切开皮瓣周围皮肤，在深筋膜下由皮瓣近端向远端游离，逆行掀起皮瓣，并切断皮瓣与尺动脉间其他皮支或肌皮穿支，仅保留腕上皮支与尺动静脉相连。

(4)在皮瓣的近端和远端解剖出贵要静脉，在皮瓣近端解剖出前臂内侧皮神经，暂均予以保护。

(5)皮瓣逆行转移时，切断皮瓣近端和远端的贵要静脉及前臂内侧皮神经，此时皮瓣仅靠腕上皮支动静脉供血和回流。若皮瓣面积较大，其长度超过15 cm时，可保留皮瓣近端的贵要静脉，并超出皮瓣近缘游离一定长度，在皮瓣逆行转位后，与1根受区静脉吻合，以增加皮瓣的静脉回流。或保留皮瓣远端贵要静脉与腕部联系并充分游离适当长度，以便在皮瓣逆行转移时不至于阻断贵要静脉，通过贵要静脉的逆行回流帮助皮瓣静脉血回流。

(6)皮瓣游离移植时，将皮瓣近、远端的贵要静脉和前臂内侧皮瓣神经切断。为增加游离移植时的血管吻合口径，可在尺动脉主干上切取与腕上皮支动脉相连的一段1～2 cm长的血管，一端结扎，另一端与受区动脉吻合，或与受区动脉行嵌入式吻合。静脉回流可根据皮瓣移植的需要，切取与腕上皮支静脉相连的适当长度的1根尺静脉，与受区静脉吻合。皮瓣面积较大时，最好也将皮瓣内的贵要静脉近端与受区另1根静脉吻合以增加静脉回流。

(7)皮瓣内的前臂内侧皮神经与受区皮神经吻合。

(8)供区创面处理，皮瓣宽度小于5 cm时，前臂供区可直接缝合，但带蒂转移时应考虑蒂部缝合张力，球拍状蒂部设计可减少局部闭合时张力；大于5 cm时，需采用全厚皮片植皮修复。

(9)若皮瓣逆行转移修复手掌或手背时，应根据不同情况调整腕关节体位以减少皮瓣及其蒂部张力，如修复手掌部创面时常术后常固定于腕屈曲15°位。

二、桡动脉鼻烟窝皮支皮瓣

桡动脉鼻烟窝皮支皮瓣，是以桡动脉深支在解剖鼻烟窝处发出的皮支为供血来源的前臂桡侧皮瓣。1992年张高孟首先报道了该皮瓣的解剖学研究与临床应用。由于该皮瓣是修复虎口的最佳皮瓣之一，且可作为尺动脉腕上皮支受损时修复腕部缺损的备选皮瓣，加之皮肤质地好，不需牺牲前臂主要动脉等优点，因此得到了进一步应用推广。

(一)应用解剖

1.动脉解剖

桡动脉在解剖鼻烟窝处，相当于桡骨茎突远端(4.63±0.42)mm 处，发出一个恒定的皮支。皮支蒂主干长(4.18±0.25)mm，其起始部外径为(0.25±0.07)mm。皮支发出的方向有桡背侧、桡掌侧与尺侧。该皮支进入深筋膜后恒定地分成上行支及下行支，上行支较长，达(15.72±0.1)mm，分布于前臂下端的桡侧，下行支较短，分布于解剖鼻烟窝处。

2.静脉解剖

除动脉皮支的伴行静脉，其口径为(0.2±0.03)mm，头静脉亦通过该区域，并参与皮瓣的静脉回流，因此该皮瓣同尺动脉腕上皮支皮瓣一样具有深、浅两套静脉回流系统。

3.神经解剖

桡神经浅支在腕上 7 cm 处，经肱桡肌腱的深面，绕行至桡骨外侧，并经拇长展肌及拇短伸肌腱浅面离开桡动脉转向手背。在解剖鼻烟窝处，桡神经浅支仍在腕部深筋膜的深面。继续下行时，穿出深筋膜而分出 4～5 支至手指背侧。故桡动脉鼻烟窝皮瓣切取时一般不损伤桡神经浅支。

(二)手术适应证

(1)虎口瘢痕挛缩，为本皮瓣的最佳适应证。

(2)腕背或掌侧皮肤缺损，手背桡侧半皮肤缺损。

(3)拇指近节指背皮肤缺损。

(三)手术方式

1.皮瓣设计

(1)点：解剖鼻烟窝的中点。此点为桡动脉皮支穿出点，也是该皮瓣逆行转移的旋转点。

(2)线：前臂中立位时，桡骨茎突至桡骨头的连线。

(3)面：①解剖面，在关键点周围 1 cm 范围内切开深筋膜，其余在深筋膜及桡神经浅支的表面、头静脉的深层进行游离。②切取面，皮瓣远端，在解剖鼻烟窝远端 3～5 cm 处；近端在解剖鼻烟窝近端 10 cm 左右。皮瓣宽 5 cm。③可切取面积，皮瓣切取最大面积为 15 cm×5 cm，最小面积为 10 cm×2.5 cm。

2.手术步骤

(1)先做鼻烟窝桡侧切口，在该窝桡侧缘(即拇短伸肌腱边界)证实该皮支出现后，切开其余切口。在前臂深筋膜的表面、头静脉的深层，由近端向远侧游离皮瓣。

(2)头静脉的处理：一般在皮瓣远、近端，结扎头静脉主干及其分支，以免头静脉回流增加皮瓣静脉血回流负担。但当受区有合适静脉时，可将皮瓣中头静脉近端与其吻合，以利皮瓣静脉回流。也可将头静脉近端结扎后置于伤口外，一旦皮瓣回流受阻明显时，可松开结扎线放血，以改善静脉危象。或只结扎头静脉的近端，其远端充分游离，以免皮瓣转移时阻碍头静脉血液回流，并似此协助皮瓣静脉血逆行回流。

(3)桡神经浅支的处理：原则上在解剖游离皮瓣时应将该神经留在供区创面内，但是如果皮瓣较大，可切取深筋膜及桡神经浅支以保证皮瓣血运。

(4)待皮瓣解剖游离完成后，皮瓣仅通过解剖鼻烟窝处 1 cm 软组织蒂中的桡动脉皮支维持

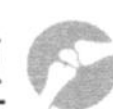

血供。

(5)闭合创面:一般皮瓣切取宽度在 3～4 cm 时,供区可直接缝合,但应考虑蒂部缝合张力,球拍状蒂部设计可减少局部闭合时张力。若供区创面不能直接缝合时,应予全层植皮修复,局部加压应避免压迫血管蒂,以免影响皮瓣血供。

(6)皮瓣移位:将皮瓣近端按逆时针方向,旋转 90°达腕背,旋转 180°达虎口;顺时针方向旋转 90°达腕掌侧。并根据不同情况调整腕关节体位以减少皮瓣及其蒂部张力,如修复虎口、腕背创面时术后常固定于腕背伸位。

(7)此皮瓣也可形成游离皮瓣。切取与桡动脉鼻烟窝皮支相连的 1～2 cm 一段桡动脉深支为动脉蒂,回流静脉则选用头静脉。

(四)手术注意事项

(1)由于桡动脉鼻烟窝皮支较细,因此游离时在鼻烟窝处应保留桡动脉鼻烟窝皮支周围 1 cm宽的软组织,以保护皮支血管不受损伤。切开皮瓣蒂部时游离两侧皮肤以保证筋膜蒂部宽达 2～3 cm,而并不刻意探查寻找皮支血管,以免损伤,且较宽的筋膜蒂可降低手术风险,简化手术操作。

(2)由于桡神经浅支保留在供区创面内,注意切取层面把握,既要带入上行支,也要防止桡神经浅支直接暴露于受区而出现后期神经症状。

(3)严格掌握虎口修复皮瓣选择指征,通常用于中重度虎口挛缩或缺损的修复;修复虎口缺损术后,重视积极的功能锻炼及康复治疗是改善拇指功能,防止虎口再挛缩的重要步骤。

(4)皮瓣的优点:①皮肤质地好,不臃肿,有弹性,肤色同虎口皮肤颜色一致,因此是修复虎口的理想供区,也是本皮瓣的最佳手术适应证。②血管蒂走行恒定。③不损伤前臂主要动脉。④供区宽在 3.5 cm 以内,可直接缝合皮肤,不影响美容。

(5)皮瓣的缺点:①取皮面积小,只能修复小面积皮肤缺损;②桡神经浅支直接位于植皮区下方,可能产生支配区麻木不适感;③皮瓣供区明显,供区创面植皮对美容有一定影响;④该皮瓣虽也可形成游离皮瓣,但因取皮面积小,血管蒂短,一般不宜作为首选的游离皮瓣。

三、前臂骨间后动脉逆行岛状皮瓣

以骨间后动脉为蒂的前臂背侧逆行岛状皮瓣自 1987 年由路来金首先报道,因其具有皮瓣质地薄、不牺牲主干血管、血管恒定、供受区在同一术野,手术操作简单等优点在临床上广为应用,成为修复手部创面较为理想的供区。但仍有因皮支的血管变异或皮支与骨间背神经骑跨造成放弃手术或勉强手术造成伸拇伸指功能受限的并发症仍不少见。李昶介绍了骨间背动脉 L 形皮支的临床经验,认为采用骨间背动脉 L 形皮支,可避免骨间背神经损伤。许亚军介绍了骨间背逆行岛状皮瓣皮支血管的变异类型,近几年高伟阳报道了前臂背桡侧游离皮瓣的应用。结合 400 余例前臂骨间背逆行岛状皮瓣的临床经验,虽然皮瓣的皮支浅出部位,皮瓣选用血管蒂的走行、间隙仍有一定的变异,但只要对皮瓣的血管走行及皮支的浅出部位有充分的了解,手术时操作精细,遇有血管变异时能及时改变手术操作步骤。仍具有不牺牲主干血管,手术相对简单安全、成功率高的优点,是修复手部中小创面较为理想的供区。

(一)应用解剖

1.动脉解剖

骨间后动脉在前臂近端发自骨间总动脉,穿过骨间膜后斜形向背侧走行,经旋后肌与拇长展肌深面走行之后，在前臂伸肌腱浅、深两层间下行，至前臂中段时由前臂伸肌群浅深两层之间穿出，随后多分为浅深两支，深支为肌肉支，浅支进入伸指总肌、小指固有伸肌间隙向远端走行。其终末支在尺骨茎突上 1.5～2.5 cm 水平，与骨间前动脉背侧支，尺动脉腕上皮支及腕背动脉网互相吻合。骨间后动脉在由前臂伸指总肌浅深两层穿出后，分为浅深两支时，常与骨间神经形成骑跨，即骨间神经经骨间后动脉尺侧，在骨间后动脉深浅两支之间穿过进入肌门，手术时需密切注意。如果皮瓣的主要供血皮支位于神经的近侧，分离时就比较为难，如果必须保留皮支、血管及蒂部筋膜的连续性，就必须切断骨间神经，造成骨间神经损伤。骨间后动脉在走行过程中，沿途发出皮支营养背侧皮肤及肌肉，回顾 400 余例前臂骨间动脉逆行岛状皮瓣的临床经验，认为根据骨间后动脉的走行及主要皮支的浅出部位，可分为四种类型：①近侧皮支型，骨间后动脉经旋后肌与拇长展肌穿出后，随即发出粗大皮支进入皮瓣近侧，而骨间后动脉主干存在且走行无异常，在向远端走行过程中，皮支细弱弥散，无明确皮支进入皮瓣，但骨间后动脉终末支在尺骨茎突上方与其他血管有明确的交通吻合支。②皮支代偿型，骨间后动脉穿出旋后肌、拇长展肌后，随后进入拇长长肌、伸指总肌间隙，发出较粗大的皮支，骨间后动脉在该肌间隙继续向远端走行，骨间后动脉起始口径 1.0～1.4 mm，发出粗大皮支口径 0.6～1.0 mm。而在前臂中段以远，伸指总肌、小指固有伸肌间隙走行的血管，由骨间前动脉或尺动脉在前臂中段直接发出，与前臂近段的骨间后动脉仅在肌肉内有广泛的血管吻合，在肌间隙内无直接解剖连续性。该血管在向下走行过程中仅发细小弥散的皮支进入皮肤，终末支在尺骨茎突近侧仍与其他血管交通吻合。③正常型，即通常所介绍的血管解剖类型，骨间后动脉进入前臂中段伸指总肌、小指固有伸肌间隙，沿途发出多支皮支进入前臂皮肤，其中以前臂中段由伸指总肌浅深两层发出进入伸指总肌，小指间有伸肌间隙时所发出的皮支较粗，也即有文献描述的 L 形皮支，再向远端走行过程中发出的皮支相对越细。④骨间前动脉背侧穿支替代型，骨间后动脉在下行过程中，仅在起始及前臂近段发出皮支进入皮肤，至前臂中段以下，骨间后动脉终末支仅发出肌支营养肌肉，在伸指总肌、小指固有伸肌间隙无明显血管走行，而在伸指总肌、拇长伸肌间隙，骨间前动脉背侧支异常粗大，在前臂中段该间隙内发出皮支进入皮下，骨间前动脉背侧支沿骨间膜背侧向远端走行，终于腕背动脉网。

2.静脉解剖

皮瓣的回流静脉有浅深两组，深组为骨间后动脉及其皮支的伴行静脉，多数为两支，一支较为粗大，另一支相对纤细，有时为一支，为皮瓣的主要回流静脉。伴行静脉内的瓣膜发育不全，在皮瓣逆行转位后，从皮支的伴行静脉到骨间后动脉的伴行静脉扩张后压力增高，使静脉内静脉瓣关闭不全而逆流。同时，因手背静脉回流多注入头静脉和贵要静脉，而前臂尺背侧仍有为数不少的皮下网状浅静脉，浅静脉瓣膜也发育不全，可作为皮瓣的次要回流系统。

3.神经解剖

皮瓣的感觉神经为前臂后皮神经，为桡神经的分支。约在前臂中下 1/3 交界处穿出深筋膜，走行方向与骨间动脉走行基本一致，在前臂背侧中上部外径为 0.6 mm，分布范围上至肘部，下至腕上。

(二)手术适应证

(1)骨间后动脉逆行岛状皮瓣适合修复掌腕部中小面积软组织缺损，皮瓣逆行转位后，一般最远端可修复至 2～5 指近指关节平面。

(2)以近侧骨间动脉主干为蒂可切取骨间背皮瓣作游离移植。

(3)以近侧骨间动脉主干为蒂还可做骨间后动脉顺行岛状皮瓣修复肘关节周围软组织缺损。

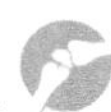

(4)无论是带蒂还是游离皮瓣,均可带小指固有伸肌,可设计成复合组织瓣。

(5)骨间后动脉还可通过骨间返动脉营养尺骨近端,在尺骨近端6 cm内,可切取带骨间返动脉的骨膜支营养的尺骨近端骨瓣做复合组织移植或转位。

(三)手术方式

1.皮瓣设计

(1)旋转点:以尺骨茎突的桡侧缘上方1.0～2.5 cm处作为皮瓣的旋转点,以皮瓣轴心线中点为皮瓣皮支的入皮点。

(2)线:以尺骨小头的桡侧缘至肱骨外上髁的连线为骨间后动脉的体表投影和皮瓣的轴心线。

(3)面:皮瓣的尺侧以尺骨的尺侧面也即前臂背屈侧皮肤的延伸面为界,桡侧面可至桡骨的桡侧缘,近侧最近可至肱骨外上髁。理论上前臂背侧区域均可切取,但实际以前臂中段尺背侧区域为最佳切取范围。具体设计时应充分皮瓣的旋转半径,皮瓣近蒂端至旋转点的长度应大于旋转点至受区创面的长度。

2.皮瓣切取

不驱血、上止血带后,将前臂旋前位放置。先作皮瓣尺侧及蒂部全长切口,自筋膜层将皮瓣及蒂部深筋膜一同向桡侧掀起,沿尺侧腕伸肌、小指固有伸肌到伸指总肌间隙,充分显露深筋膜深面穿出的皮支及骨间后动脉的走行及与骨间背神经的毗邻关系。如果在前臂中段以远,皮瓣深面及蒂部见到明确皮支进入皮瓣或有几支相对细小的皮支,但均经深筋膜进入皮下,且这些皮支均由骨间后动脉发出,属于本皮瓣的正常血管解剖,手术切取就比较简单,只要在皮支近侧结扎骨间后动脉主干,无论是骨间后动脉、还是骨间后动脉深支,均不需要仔细解剖分离。再沿皮支及骨间后动脉浅支向远端游离至尺骨茎突的交通支后,切开皮瓣其他缘,蒂部保留0.5～1.5 cm宽筋膜,松止血带见皮瓣血供充分后,将皮瓣经隧道或明道转移至受区,供区直接缝合或取全厚皮片植皮。

手术分离过程中,如果在通常出现皮支的区域和血管走行的间隙无明确血管时,也即血管变异时,可暂时不必放弃,有以下几种处理方式:①将皮瓣尺侧切口向近侧充分延伸切开,沿皮瓣深筋膜面、伸指总肌、小指固有伸肌间隙,继续将皮瓣向近侧及桡侧掀起至在伸指总肌桡侧肌间隙显露分离皮支。如果在此区域出现皮支粗大,估计可满足皮瓣的血液循环后,再切开皮瓣的近侧及桡侧,沿该皮支向深面解剖,了解该皮支与骨间动脉的解剖联系。如果该皮支自骨间后动脉发出,且骨间后动脉,随后进入伸指总肌浅深两层之间,再延伸指总肌、小指固有伸肌间歇向远端走行,早先有学者为增加皮瓣的安全性,采取将伸指总肌的浅层切断的方法,保留该皮支与骨间后动脉及远端带筋膜和旋转点处交通支的连续性,虽然皮瓣逆行转位后,具有血供可靠、皮瓣成活率高的优点,但一方面因骨间神经与骨间动脉易形成骑跨,另一方面伸肌腱切断后再作修复,张力难以调整,术后极易造成伸拇伸指功能受限的并发症,故后来就不再采用。而将近侧的皮支解剖至骨间动脉起始部,皮瓣蒂部带部分筋膜蒂,逆行转位至受区后将皮瓣近侧的血管与受区合适动脉作吻合,形成所谓"外增压"皮瓣,取得了非常不错的疗效。同样,如果近侧的血管与蒂部的血管不同源,也即"代偿皮支"型时,也可依同样方式采用将代偿皮支与受区血管吻合形成"外增压"皮瓣。②在皮瓣向近侧及向桡侧掀起的过程中,皮瓣深面均无相对粗大皮支时,还可将蒂部的深筋膜层继续向桡侧掀起,延伸指总肌桡侧、拇长伸肌肌间隙解剖分离,如果见粗大皮支完全可满足皮瓣血液循环后,再于蒂部桡侧另做切口,沿该粗大分支向深部解剖骨间前动脉背侧支主干，并继续向远端解剖分离至腕背动脉网，将蒂部的筋膜及旋转点向桡侧位移后，将皮瓣完全掀起，松止血带见皮瓣血供红润后顺利转移至受区。

(四)手术注意事项

(1)术前必须仔细作多普勒听诊，有条件时可做血管造影、数字 CT 成像等影像学检查，了解血管的走行及皮支的分布。

(2)皮瓣设计时，应尽可能向前臂尺侧设计。

(3)皮瓣及蒂部切取时，应自深筋膜层将皮瓣掀起，尽可能偏向尺侧切开深筋膜，以避免骨间后动脉的损伤。

(4)手术时前臂应旋前位放置，手术者坐在前臂尺侧位置，也可将前臂放在胸前成瓢浮体位，以利皮瓣切取。

(5)手术分离皮支时，如在正常走行区域无明确皮支或皮支弥散估计难以满足皮瓣血运时，应解剖前臂近侧及桡侧的皮支及供血血管。

(6)皮瓣近侧或桡侧的皮支与骨间后动脉血管蒂不共干，或解剖行程中需切断神经肌肉，方可保持血管及皮支的联系时，不主张切断神经肌肉造成伸腕伸指受限等并发症，而主张将近端或桡侧的皮支解剖至足够长度，在皮瓣转位后与受区合适动脉作吻合，形成“外增压”皮瓣。

(7)皮瓣虽然可切取面积较大，但因皮瓣供区为相对暴露区域，故主张皮瓣切取面积不宜过大，皮瓣切取后最好能直接缝合。

(8)处理皮瓣血管蒂时，在蒂部必须看过明确的穿支吻合，蒂部所带筋膜不宜过宽，否则易导致扭曲、压迫，对蒂部走行的皮下浅静脉可不予结扎，但如有贵要静脉走行，则应予结扎。皮瓣逆行转位后，因“速宫式回流”和伴行静脉瓣膜关闭不全同时存在，故皮瓣蒂部一般情况下不必带过多的皮蒂，且皮瓣逆行转位时，既可经明道，也可经隧道内转移，但此时隧道内应认真止血，避免隧道内血肿形成引起蒂部压迫。

(李师江)

第三节　拇指软组织缺损的皮瓣修复

一、鱼际两侧微型穿支皮瓣

(一)解剖学基础

拇指桡侧指固有动脉由拇主要动脉发出后，在拇指掌指关节桡侧的近端拇指短屈肌和拇指外展肌之间恒定发出 1～2 支较粗的皮支，示指桡侧指动脉由掌浅弓发出后在近中掌横纹交汇处发出 1～2 支较粗的皮支，这些皮支与指神经分支伴行并支配鱼际两侧的皮肤血供及感觉，为临床设计微型鱼际两侧穿支皮瓣提供了解剖学基础。

(二)手术步骤

术前常规使用多普勒血流以确定鱼际部粗大的皮支穿出点。根据创面缺损的大小、形状和鱼际两侧皮支穿出点的位置，以皮支穿出点为轴心纵行于鱼际两侧设计皮瓣。皮瓣切取宽度最大应<1.5 cm 为宜，防止影响供区创面的直接缝合。同时可将皮瓣外形设计成飞鱼状，皮瓣中

段的三角形可卡入创面，避免术后皮瓣挛缩。设计后沿术前设计，先于皮瓣远端切开皮肤软组织，向皮支设计点附近仔细分离，在鱼际两侧方显露穿支血管神经束后，再切开皮瓣其他周边，注意保留穿支周围2～3 mm筋膜组织，以保护穿支血管受到损伤。松止血带，皮瓣血运良好以双极电凝充分止血后，将皮瓣90°移位卡入创面，皮瓣的三角与创面间断仔细缝合。皮瓣切取范围(10 mm×25 mm)～(15 mm×35 mm)内供区直接缝合，术后拇指于外展背伸位固定。

(三)术式特点

该皮瓣具有以下优点：①鱼际皮肤质地柔软，厚度适中，色泽与受区接近；供受区邻近切取方便，皮瓣设计较小时供区皮肤可直接缝合。②该皮瓣为鱼际的穿支供血皮瓣，不破坏手指的主干血管，皮瓣切取不影响手指的血液循环，手术一次完成，患者易于接受。③当其设计在鱼际尺侧时，切取皮瓣供区缝合后，将拇指固定放置于对指位，便于手功能的恢复及训练。但同时也存在以下不足：鱼际微型穿支皮瓣适合就近修复拇指近节指腹挛缩的病例，由于鱼际两侧微型穿支皮瓣切取以小于1.5 cm为宜，切取过大可影响鱼际部直接缝合，如鱼际部位功能区植皮易影响其外观及功能，故该皮瓣一般不适合修复拇指近节及虎口挛缩松解后创面修复皮瓣大于1.5 cm者。

二、拇指桡侧指动脉关节皮支为蒂岛状皮瓣

(一)解剖学基础

拇指桡侧指固有动脉由拇主要动脉发出后，分别于拇指掌指关节及指间关节的近端恒定发出1～2支较粗的皮支，这些皮支与桡侧指背神经及伴行血管形成丰富的血管网，为临床设计皮瓣提供了解剖学基础。

(二)手术适应证

皮瓣适用于拇指近末节指腹缺损的修复，同时该皮瓣也适合于年龄较大血管硬化无法行游离皮瓣修复的病例。该皮瓣手术简单，手术在30分钟至1小时内完成，术后效果满意。

(三)手术步骤

1.皮瓣的设计

拇指桡侧指动脉关节皮支的定位：桡侧指动脉体表投影与拇指指横纹的交点即为皮支的穿出点。以拇指桡侧指动脉关节皮支为皮瓣的旋转点，皮支穿出点与指侧方正中线皮瓣轴心线，皮瓣的2/3位于轴心线的背侧，穿出点到创面最远端的距离略小于穿出点到皮瓣最近端的距离。

2.皮瓣的切取

手术均在臂丛阻滞麻醉及应用气囊止血下进行，沿设计线先切开指掌侧皮肤软组织，暴露桡侧指神经血管束，在关节处附近找到拇指桡侧指动脉皮支穿支点，以离创面最近的皮支为蒂；在指侧方深筋膜层切取皮瓣，皮瓣带入桡侧指背神经近端切断，仅保留指动脉离创面最近的关节皮支及周围2～3 mm筋膜组织，其余皮支予双极电凝止血后切断，不用刻意分离指血管神经束，皮瓣旋转160°～180°覆盖创面，9-0线将指神经背侧支与指神经缝合修复。取前臂内侧全厚皮植皮修复供区。

(四)术式特点

本皮瓣将皮瓣设计指侧方以关节皮支为蒂，切取时不影响伸屈肌腱避免了切取过深影响手指的背伸功能。拇指桡侧指动脉关节支支恒定位置表浅，切取容易，不需刻意分离指血管神经束，对指体影响小。本术式操作要点主要有：①皮瓣切取时先切开掌侧皮肤软组织在指掌侧沿指神经暴露桡侧指动脉关节皮支，防上一些撕脱损伤严重的患指关节处指动脉及皮支损伤，无法完

成皮瓣的切取而改行其他修复方法，本组病例中均未出现该类情况；②皮瓣切取时仅保留皮支周围的 2～3 mm 的筋膜组织，将皮支周围其余的筋膜组织都切断，同时供区植皮一般不予打包或者疏松打包，以免影响皮瓣旋转及卡压皮瓣的皮支；③当皮瓣切取面积较大时，可分离指掌侧浅静脉与指背静脉吻合，避免皮瓣回流不足，同时修复早期皮瓣下放置引流皮片，避免发生静脉危象；④该皮瓣仅以指动脉的微型皮支为蒂皮瓣，皮瓣旋转缝合后必须松止血带观察皮瓣血运，某一针的缝合过紧可能影响皮瓣的血运，必须调整皮瓣锋线及旋转方向直到皮瓣血运良好为止。

三、带指背神经拇指背侧动脉岛状皮瓣

(一)手术适应证

本术式适用于修复拇指末节指端的横形缺损范围在 1～2 cm 者。

(二)手术步骤

手术时以拇指背尺侧或桡侧皮神经体表投影为轴线，在掌指关节的近端切取比创面略大的球拍皮瓣，旋转点最远在指间关节以近 2 mm，先在皮瓣近端解剖出背侧指神经向近端解剖 1 cm 切断，皮瓣蒂部切取 3～4 mm 筋膜组织，显微镜下将指背神经与一侧指神经吻合，皮瓣覆盖创面。供区直接缝合或取前臂全厚皮植皮。

(三)术式特点

术前良好的设计，术中精细的解剖，术后仔细地观察是手术成败的关键。①皮瓣的设计应大于创面 5.0 mm 左右，皮瓣靠近蒂部应设计成水滴状，移位翻转后可增加蒂部的皮肤容积，避免血管受压引起皮瓣坏死；②切取皮瓣时要保护好筋膜中的血管网，避免筋膜与皮瓣分离；同时需在显微镜下仔细修复神经，这是术后感觉恢复的关键；③术后需密切观察皮瓣的肤色，毛细血管反应，张力等情况。

四、同指尺侧岛状皮瓣加远侧 V-Y 推进皮瓣

(一)手术适应证

本术式适用于修复指端的横形缺损范围在 1～2 cm 者。通过同指尺侧岛状皮瓣加远侧V-Y皮瓣推进可达到修复拇指指端较大范围缺损的目的，且手术操作简单，术后效果良好。

(二)手术步骤

臂丛神经阻滞麻醉生效后，上肢缠以止血带进行手术。首先对拇指缺损的创面进行彻底清创、止血，根据创面情况在拇指掌尺侧设计 V 形皮瓣，以拇指尺侧指固有血管神经束为轴心，皮瓣切取面积为(1.4×2.0)cm～(1.4×2.5)cm，皮瓣近端以 Z 形延长至虎口；在 V 形皮瓣内再设计一 1.0 cm×1.2 cm 的 V-Y 推进皮瓣。首先切开皮瓣内的 V-Y 推进皮瓣，切开皮肤软组织达真皮下，使 V-Y 皮瓣能向远端推进；随后切开带指动脉血管神经束的皮瓣设计线，切开皮瓣的近端，游离拇指尺侧指动脉血管神经束向近端分离至虎口拇主要动脉发出处，血管神经束周围带入 3～4 mm 筋膜组织，皮瓣于拇长屈肌腱膜浅层切取，由皮瓣远端向指神经束血管蒂部掀起皮瓣，松止血带观察皮瓣的血运。先将 V-Y 推进皮瓣远端与甲床仔细缝合，再缝合带血管神经束皮瓣覆盖创面拇指指侧方供区的创面取前臂内侧全厚皮片移植修复。

(三)术式特点

(1)切取皮瓣时首先应切取皮瓣内的 V-Y 皮瓣，避免先切取带血管神经束皮瓣后，在游离皮瓣上增加切取 V-Y 皮瓣的难度。

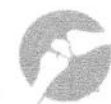

（2）皮瓣内 V-Y 皮瓣切取达真皮下，切断皮下脂肪组织表面的纤维束，以增加 V-Y 皮瓣向远端的推进距离，同时避免切取过深伤及指血管神经束和供应 V-Y 皮瓣的细小血管；皮瓣内 V-Y皮瓣的 V 形尖端可不予缝合，避免皮肤发生坏死，微小创面可待其自然愈合。

（3）带血管神经束皮瓣的蒂部带入血管神经束周围 3～4 mm 筋膜组织，避免术后皮瓣引起静脉危象。

（4）带血管神经束皮瓣覆盖创面后，供区取前臂全厚皮片移植修复，皮片植皮应位于指侧方，避免术后瘢痕挛缩，影响患指功能。

（李师江）

第四节　指背皮肤软组织缺损的皮瓣修复

一、指动脉背侧皮支为蒂的岛状皮瓣

（一）解剖学基础

2～5 指的指掌侧固有动脉分别在 DIP 关节，中节指骨的中段和近侧指横纹以远 6 mm 之间，近节指骨中点和近侧指横纹以近 5 mm 之间，MP 关节以远 10 mm 指蹼区发出相应的背侧支，这些背侧支发出后沿手指纵轴近似垂直的方向走行至伸肌腱侧缘并发出升支和降支，与邻近的指背动脉的背侧支相吻合并与指背神经的伴行动脉形成丰富的血管网，且指背神经为指背皮肤的支配神经，为临床设计皮瓣提供了解剖学基础。

（二）手术步骤

患者采用臂丛阻滞麻醉上臂缠以止血带的情况下手术。先对创面彻底清创，去除患指污染失活的组织，骨折病例先对骨折进行复位固定，采用克氏针交叉内固定，4-0 肌腱线修复伸肌腱。根据创面的位置分别以近创面的指动脉的不同节段的背侧皮支为蒂设计皮瓣。纵向缺损小于 1.5 cm采用背侧皮支为蒂的 V-Y 推进皮瓣修复，纵向缺损大于 1.5 cm 采用背侧皮支为蒂逆行岛状皮瓣修复。指背创面采用以侧方近创面皮支的穿出点设计略偏一侧指背与创面等宽 V 形皮瓣，切开皮肤软组织，由指背向指侧方翻转，在伸肌腱腱膜的浅层切取，分别在指动脉不同穿出点找到指背支，切断周围的筋膜组织仅指背皮支及周围 3 mm 左右筋膜组织和指背神经与指体相连；向近端适当分离指背神经和背侧支蒂部的血管筋膜束至指固有动脉的发出点，以增加皮瓣的推进距离。予双极电凝彻底止血后，将皮瓣向远端推进修复创面，供区直接缝合。

（三）术式特点

（1）以指动脉指背皮支为蒂岛状皮瓣具有不牺牲指固有动脉，创伤破坏小的优点，而且手术在同指进行不损伤其他手指，患者易于接受。

（2）该手术通过指背皮肤缺损纵向长度 1.5 cm 为分界，分别采用以指动脉背侧皮支为蒂 V-Y推进皮瓣及以近创面的指动脉背侧皮支为蒂的逆行岛状皮瓣旋转修复，使创面皮瓣设计修复更加安全合理。

（3）皮瓣带有支配神经指背神经，术后感觉恢复接近正常。但该皮瓣指背供区植皮或缝合瘢痕外露影响患指的外观为其不足。

二、指动脉背侧支血管网为蒂的顺行皮瓣

(一)解剖学基础

2～5 指的指掌侧固有动脉分别在 DIP 关节,中节指骨的中段和近侧指横纹以远 6 mm 之间,近节指骨中点和近侧指横纹以近 5 mm 之间发出相应的背侧支,这些背侧支以指背神经为轴线构成指动脉背侧支血管网为临床设计该皮瓣提供了解剖学基础。

(二)手术适应证

本术式适合于指背狭长形皮肤软组织缺损,尤其对于多指指背狭长形皮肤软组织缺损的修复为首选。手术操作简单,风险小,术后疗效外形满意。

(三)手术步骤

患者采用臂丛阻滞麻醉上臂缠以止血带的情况下手术。先对创面彻底清创,去除患指污染失活的组织,根据创面大小及位置在指侧方设计以指动脉背侧皮支血管网为蒂的顺行皮瓣,切开皮肤软组织后,将指背神经完整地带入皮瓣,采用锐性切取保证皮瓣与神经不分离,指侧方在伸肌腱腱膜的浅层切取,同时注意指侧方切取时避免损伤指动脉。皮瓣切取后,以双极电凝彻底止血,将皮瓣局部旋转推进修复创面,供区取前臂内侧全厚皮植皮缝合。

(四)术式特点

以指动脉指背皮支血管网为蒂局部顺行旋转皮瓣具有不牺牲指固有动脉,创伤破坏小的优点,手术时间短,皮瓣切取需 5～10 分钟;而且手术在同指进行不损伤其他手指,故患者易于接受。该手术是对传统局部转移皮瓣的改良,通过指固有动脉背侧支血管网增加了皮瓣的切取距离,最大长宽比可达 1∶3～1∶4。皮瓣带有指背神经,术后感觉恢复接近正常。且植皮位于侧方供区隐蔽。缺点是当指背横行缺损大于 1.0 cm 时因供区侧方皮肤太少,切取后不能修复覆盖外露的骨面。

三、指动脉不同节段背侧皮支为蒂的 V-Y 推进皮瓣

(一)解剖学基础

2～5 指的指掌侧固有动脉分别在 DIP 关节,中节指骨的中段和近侧指横纹以远 6 mm 之间(A 节段),近节指骨中点和近侧指横纹以近 5 mm 之间(B 节段),MP 关节以远 10 mm 指蹼区(C 节段)发出相应的背侧支,这些背侧支为临床设计皮瓣提供了解剖学基础。

(二)手术适应证

该手术方法适合于指背皮肤在 15 mm 以内皮肤软组织缺损。手术操作简单,风险小,术后疗效外形满意,不能修复较大的指背创面为其不足。

(三)手术步骤

患者采用臂丛阻滞麻醉上臂缠以止血带的情况下手术。先对创面彻底清创,去除患指污染失活的组织,根据创面的位置分别以指动脉的不同节段的背侧皮支设计皮瓣。DIP 背侧皮肤缺损以 A 节段背侧皮支为蒂部设计皮瓣,中节及近节远端指背缺损以 B 节段背侧皮支为蒂部,近节中段及近段以 C 节段背侧皮支为蒂部,分别以侧方节段皮支的穿出点设计略偏一侧指背 V 形皮瓣。设计后,切开皮肤软组织,由指背向指侧方翻转,在伸肌腱腱膜的浅层切取后,分别在指动脉不同穿出点找到指背支,切断周围的筋膜组织仅指背皮支及周围 3～4 mm 筋膜组织和指背神经与指体相连;向近端适当分离指背神经和背侧支蒂部的血管筋膜束至指固有动脉的发出点,以

增加皮瓣的推进距离。皮瓣切取后，以双极电凝彻底止血，将皮瓣向远端推进修复创面，供区直接缝合。

(四)术式特点

以指动脉不同节段的指背皮支为蒂的V-Y推进皮瓣具有不牺牲指固有动脉，创伤破坏小的优点，而且手术在同指进行不损伤其他手指，患者易于接受。该手术是对传统V-Y推进皮瓣的改良，既保留了以往V-Y皮瓣推进术后直接缝合避免了以往局部皮瓣切取后供区植皮凹陷的缺点，又通过指固有动脉背侧支的游离度增加了皮瓣的推进距离最远可向前推进15 mm。皮瓣带有支配神经指背神经，术后感觉恢复接近正常。

(李师江)

第五节　足背部软组织缺损的皮瓣修复

一、游离腓动脉穿支皮瓣

(一)解剖

在下肢血管中，腓动脉通过许多肌皮穿支和肌间隔穿支向小腿外侧皮肤供血。腓动脉在小腿上段、刚好在膝关节下方由胫后动脉发出。它在小腿后区深部就在腓骨内侧向下走行。它向小腿的前方和侧方均发出分支。穿支类型之一是肌皮穿支，它穿过腓骨长肌或比目鱼肌向皮肤提供血供，主要分布在小腿的上1/3到中1/3。其他穿支是穿过腓骨长肌或比目鱼肌的肌间隔穿支，它向皮肤供血，主要分布在小腿中1/3到下1/3。

肌间隔穿支位于后外侧，在后侧肌间隔。肌皮穿支的位置稍稍向后。小腿外侧穿支的数量通常是3～8支。由腓动脉供血的皮肤区域为32 cm×15 cm。单个穿支提供血供的皮肤为7 cm×12 cm大小。小腿筋膜穿出位置至腓动脉的距离为4～6 cm，腓动脉分支的直径为0.8～1.2 mm，腓静脉分支的直径为1.2～1.5 mm。这些分支大多源自腓动脉；但是，也并不全是来自腓动脉。雅吉玛(Yajima)等报道，比目鱼肌穿支皮瓣的血供来源占比为腓动脉(40%)、胫腓干(28%)、胫后动脉(21%)、胫后动脉和腓动脉的近端分叉处(11%)。在血供源自腓动脉的腓动脉穿支皮瓣中，应注意肌间隔穿支或肌皮穿支的直径。它们多被发现位于小腿上1/3及中1/3处。分布在皮肤的感觉神经是腓肠外侧皮神经。它来源于腓总神经，在腓骨小头后方约5 cm，走行于腓肠肌上方。然后，在小腿下1/3，它加入腓肠内侧神经，并沿着它的走行发出几个皮支。

由于这些神经位于小腿筋膜下方，切取皮瓣时不会发生神经损伤。但是，当需要感觉皮瓣时，该神经可以包含在皮瓣中。另外，如果有额外的无效腔需要填充，腓骨肌或比目鱼肌也可以包含在皮瓣内。

(二)手术方法

根据缺损位置的不同，可选择俯卧位或侧卧位。如果是选择俯卧位，膝关节应内收、屈曲以便于进行手术。

中轴线从腓骨小头至外踝，沿腓骨后缘分成3等份。其中，在上1/3及中1/3的相应区域，用多普勒确定2～3个穿支的位置，穿支应在中轴线周围。应根据穿支及缺损的大小和形状设计皮瓣。

上止血带防止出血,在设计好的皮瓣后缘切开。在小腿筋膜下方向前分离皮瓣,确保穿支包含在其中。在这一点上,穿过比目鱼肌的穿支或肌间隔穿支位于后肌间隔,可以直接发现。为便于分离皮瓣,可在其中选择最大直径和搏动最强的穿支,而牺牲其他的穿支。

保留一个穿支时,在肌间隔内或肌肉内逆向解剖到腓动脉的分支点处。如果是远端蒂皮瓣,在腓动脉的分支点以上约 5 mm 处进行结扎和分离。在远端结扎、离断供养与腓骨相邻的肌肉的小分支,分离到皮瓣旋转点。

皮瓣通过皮下隧道或外部切口均可转移至缺损部位,这没有任何问题。松开止血带,确认皮瓣的血供。利用止血带,皮瓣及蒂部的解剖视野更好,解剖更为快捷。如果需要做游离皮瓣,可以保留腓动脉,在穿支的发出点结扎和分离分支,形成一个纯粹的穿支皮瓣。如果穿支直径小,未达预期,可以做一些改良,包括适当长度的腓动脉、静脉分离。

皮瓣在缺损处与胫后动脉或胫前动脉端—侧吻合。与伴行静脉行端—端吻合,并确认皮瓣的血供。如果皮瓣宽度为 4～6 cm,直接缝合供区是可能的。当从小腿远端切取皮瓣、肌皮瓣或皮瓣尺寸较大时,供区需另外行中厚皮移植覆盖。

(三)注意事项

穿支皮瓣中小血管的解剖和吻合需要一定的手术技巧;但是,它仍然被广泛应用。供区的发病率可以通过肌内解剖减到最低程度。细致的肌内解剖可以保留肌肉和深筋膜的功能。此外,它对于浅表皮肤缺损的修复非常有用,因为可以通过去除多余的脂肪获得一个较薄的、柔软的皮瓣。当然,要保留穿支周围的脂肪。然而,过分修薄会造成穿支皮瓣的直接损伤和循环障碍,尤其是在肥胖患者中。在罕见的情况下,由于解剖变异,甚至可能完全丧失穿支皮瓣。因此,薄的、灵活、并且和缺损部位有着相似的颜色和纹理的穿支皮瓣是可以应用的。如果采用游离腓动脉穿支皮瓣.除了腓动脉之外的任何血管是否包含其中并不重要。能否直接闭合切口取决于缺损部位的大小,供区位于上、中 1/3 时多可直接缝合闭合。

但是,通常在使用远端蒂逆行皮瓣时,必须牺牲皮岛。对小腿来说,腓动脉并不是最重要的血管,因此它可以包含在血管蒂中。由于近端穿支的起源尚不清楚,故无法应用。在小腿外侧,穿支总是起源于腓动脉的中下 1/3,多被用作供区。另外,在下 1/3 虽然有着强大的穿支,但如果皮瓣长度为 4 cm 移植。考虑到美容的问题,如果供区更多选择在上或更大,直接缝合是不可能的。这时需要进行皮肤 1/3 和中 1/3,在大多数病例中可直接闭合供区。此外,腓动脉穿支皮瓣可以应用在各种条件的复合组织瓣中,例如包含腓骨的骨皮瓣、包含比目鱼肌和腓骨长肌的肌皮瓣、包含腓肠外侧神经的皮神经营养血管皮瓣等。

因此,当组织缺损小于 4 cm 时,腓动脉穿支皮瓣非常有用。对小型或中型的软组织缺损来说,重建时皮瓣体积过大并不舒服。当需要小于 6 cm 的血管蒂时,宜采用游离皮瓣。

二、第一跖背逆行岛状皮瓣

第一跖背逆行岛状皮瓣是在游离足背皮瓣及足背逆行岛状皮瓣基础上的发展,也可以称为小型足背逆行岛状皮瓣,因其走行区域有足背中央皮神经走行,故有时也可以称为第一跖背皮神经营养血管逆行岛状皮瓣,但它与经典意义的足背皮神经营养血管逆行岛状皮瓣既有相同点,又有不同点。皮瓣设计于 1、2 跖骨间区域,以第一趾蹼边缘至 1、2 跖骨头间的连线的中点作为皮

瓣的旋转点。皮瓣内侧以䠀长伸肌为界，外侧可至第二跖骨腓侧缘，远蒂端至跖跗关节平面，适合修复䠀趾、第二趾及前足远端胫侧残端微小创面。

（一）应用解剖

1.动脉解剖

足背动脉主干经内侧楔骨和第二跖骨基底之间进入1、2跖骨间隙近端，分为足底深支和第一跖背动脉。第一跖背动脉在1、2跖骨间隙内向远端走行，有第一跖背静脉及腓深神经伴行，静脉最浅，神经次之，动脉最深。第一跖背动脉沿途发出分支到跖趾关节、骨间肌及皮肤。在趾蹼间发出2条趾背动脉到䠀趾及第二趾相对缘。䠀趾的趾背动脉稍粗，第二趾的趾背动脉较细。第一跖背动脉在跖趾关节前方向下有一较为粗大的分支，为跖背和跖底动脉间的吻合支，跖底动脉经过和第一跖背动脉的吻合支后成为趾底总动脉。第一跖背动脉的外径平均为1.5 mm，最大为2.2 mm，最小为0.6 mm。第一跖背动脉是跖背动脉皮瓣的供血血管，根据其在跖骨间隙内的位置深浅及皮支的浅出形式可分下列3型。①第一型：为Gilbert型Ⅰ型或浅Ⅱ型，位置浅，占45%。其中第一跖背动脉全程位于浅筋膜内或骨间肌表面者约占12%，部分为骨间肌覆盖者约占33%，该型是切取皮瓣最理想的解剖类型。②第二型：为Gilbert深Ⅱ型，位置较深，占46%。本型的第一跖背动脉、跖底动脉以总干发自足底深支和足底动脉弓的延续部，穿过骨间肌前端到达背侧，动脉总长为1.2～3.3 cm不等。手术时需切开骨间肌，向下解剖足底深支。③第三型：作为第一型和第二型的变异型，也即GilbertⅢ型，占9%。主要表现为跖背动脉细小。此型在第二趾、䠀甲瓣移植时仅依赖第一跖背动脉不能满足移植组织的血液循环，应以跖底动脉作为供血动脉方可满足。

第一跖背皮瓣的皮支或穿支依据第一跖背动脉不同分型，也分成三类，第一跖背动脉为GilbertⅠ型或浅Ⅱ型时，第一跖背动脉在其走行区域发出连续皮穿支，穿出至深筋膜营养其上皮瓣的血供；第一跖背动脉为深Ⅱ型时，第一跖背动脉所发出的皮支或穿支主要集中于皮瓣的近远端，即近端的跖跗关节平面及远端的跖趾关节平面；第一跖背动脉为GilbertⅢ型时，足背动脉在下潜之前在跖跗关节平面发出细小皮支代偿，至趾蹼间时由第一跖底总动脉发出跖背动脉返支在深筋膜层与足背动脉的代偿皮支互相吻合，营养其上皮肤的血供。

2.静脉解剖

皮瓣的静脉有浅深两组，浅组静脉位于皮下及浅筋膜层内，有时浅组静脉分为皮下浅静脉及大隐静脉的属支即第一跖背中央静脉两层，此时，第一跖背中央静脉接受足趾的回流成分较多，参与皮瓣的回流成分较少；深组为第一跖背动脉的伴行静脉，浅深组静脉之间有深浅交通支互相交通，交通支主要集中于三点，一点在1、2跖骨近端；另一点多集中1、2跖骨颈部，且出现概率较高；还有一点在趾蹼间平近节趾骨中段平面。

3.神经解剖

皮瓣的支配神经为足背中央皮神经，足背中央皮神经在走行过程由第一跖背动脉发出穿支营养，皮瓣远端可有部分腓深神经的分支支配。

4.逆行转移时的动脉供血及静脉回流

第一跖背皮瓣逆行转移时，皮瓣的动脉供血途径通常由第一跖底总动脉→第一跖背动脉、第一跖底动脉吻合支→第一跖背动脉的途径，再经由第一跖背动脉所发出的皮支血管营养皮瓣。在第一跖背动脉纤细或缺如，由第一跖底动脉在趾蹼间直接发出第一跖背动脉返支营养皮瓣。皮瓣的静脉回流，除第一跖背动脉伴行静脉外，还可依赖浅静脉与深静脉在趾蹼间的交通支回流。

(二)手术适应证

(1)第一跖背逆行岛状皮瓣,适合修复踇趾及第二趾背软组织缺损,以及前足远端胫侧微小创面缺损,需要保留残端长度者。

(2)游离第一跖背动脉皮瓣适合修复手部微小创面,或与足背部其他区域皮瓣联合成足背分叶皮瓣或三叶皮瓣修复手部多指或多处皮肤缺损。

(3)即使足背动脉纤细缺如或严重腓移时,仍可设计第一跖背逆行岛状皮瓣。

(三)手术方式

1.皮瓣设计

(1)旋转点:由趾蹼边缘至1、2跖骨头中间点作一连线,以该连线的中点为皮瓣的旋转轴点,具体手术时,依据动脉及皮穿支的分型,可由此向远近1.0 cm范围灵活调整。

(2)线:以第一、二跖骨中间的连线即第一跖背动脉的体表投影为皮瓣的轴线。

(3)面:皮瓣内侧以踇长伸肌外缘为界,外侧至第3跖骨腓侧缘,近侧至第1、2跖跗关节平面,皮瓣宽度一般不宜超过5 cm。

2.皮瓣切取

不驱血,上止血带后,沿设计线先做皮瓣内侧及趾蹼蒂部全长切开,结扎趾背静脉、大隐静脉等与皮瓣无关的浅静脉,保留蒂部的皮下浅静脉及跖背中央静脉,沿踇长伸肌表面及骨间肌肌膜层将皮瓣掀起,将足背中央皮神经包含于皮瓣内,对其间出现的浅深静脉交通支,尤其是跖背中央静脉在趾蹼间的交通支也一并保留,随后在趾蹼间隙,显露浅出的动脉穿支进而将第一背侧骨间肌切开,由远向近逆行显露第一跖背动脉。根据第一跖背动脉的分型及所切取皮瓣的面积,决定下一步手术步骤。如果该血管为Gilbert分型Ⅰ型或浅Ⅱ型时,手术较为简单,只要沿第一跖背动脉由远向近解剖分离至合适长度,注意保持该动脉与皮瓣的联系,将该血管包含于皮瓣内,再分离蒂部至所需长度后,顺利将皮瓣经明道转移至受区。如果该血管为Gilbert分型深Ⅱ型时,如果切取皮瓣较小,只要将趾蹼间第一跖背动脉所发出的皮支或穿支保留于皮瓣内,一般即可完全满足皮瓣的血液循环,手术解剖过程中注意该穿支与足背中央皮瓣神经的解剖联系,将皮瓣完全掀起后,蒂部仅保留皮神经,第一跖背动脉的穿支,以及足背浅静脉,再将蒂部分离至合适长度后顺利将皮瓣转移至受区;如果皮瓣切取面积较大,则应切开骨间肌,全程显露第一跖背动脉,将近端跖跗关节面由第一跖背动脉所发出的皮支或穿支包含于皮瓣内。如果第一跖背动脉为Gilbert分型Ⅲ型时,因在骨间肌表面发出细小跖背动脉代偿,同时该血管与足背中央皮神经伴行,在趾蹼间,第一跖底动脉也发出跖背动脉返支并与近侧发出的细小跖背动脉互相吻合,进入皮下成为足背中央皮神经在远端的穿支营养血管,因此,在此种情况下,就衍变成带足背中央皮神经营养血管的逆行岛状皮瓣,切取过程与第一种血管解剖类型的手术方式相同。

(四)手术注意事项

(1)术前检查时,应根据伤情判断趾蹼间血管有无损伤。

(2)术前应做仔细的多普勒听诊,了解第一跖背动脉的深浅,以便根据血管分型,决定术中采取相应的手术步骤。

(3)皮瓣切取时,宜将骨间肌肌膜包含于皮瓣内,分离皮瓣静脉时,尤需保留深浅静脉交通支,以深部静脉为蒂,有助于皮瓣的静脉回流。

(4)穿支解剖时,应看到有较明确的穿支并将其与皮神经一并包含于皮瓣,以确保皮瓣的血供。

(5)蒂部解剖时不宜保留过多的皮下脂肪组织，如果保留过多皮下脂肪组织，则逆行转移时容易造成折叠压迫，反而影响皮瓣的静脉回流。

(6)如果必须切开骨间肌时，则在切开骨间肌时在跖跗关节侧保留部分骨间肌形成一肌瓣，在第一跖背动脉分离后，将切断骨间肌作修复，避免形成无效腔。

(7)皮瓣逆行转移时，应作明道切开，皮瓣转移后如果蒂部不能直接缝合，则取全厚皮片植皮，不用加压打包。

三、足背逆行岛状皮瓣

足背皮瓣首先由 O'Brien(1973)描述。McCraw、Furlow(1975)首先报道应用足背皮瓣游离移植，修复创伤性软组织缺损 9 例，获得成功。之后，Daniel、Ohmori 等(1976)也分别报道了足背皮瓣的游离移植，其中特别提到利用腓浅神经的吻接来更好地恢复局部感觉功能。该供区皮肤质量高，皮瓣薄，耐磨，有感觉功能，血管口径粗，蒂长，皮瓣血供丰富，成活质量高；但供区创面的处理要求亦高，如覆盖不良会影响穿鞋和足的功能，应谨慎选用。

(一)应用解剖

1.动脉解剖

足背动脉是胫前动脉的延续，从踝关节前方经伸肌支持带深面到达足背，贴附于距骨头、舟骨、中间楔骨及其韧带的背面前行，内侧有𧿹长伸肌腱，外侧为趾长伸肌腱和趾短伸肌腱，表面为足背深筋膜所覆盖。其远侧经内侧楔骨与第二跖骨间，进入第一跖骨间隙，表面有𧿹短伸肌腱越过，在第一跖骨间隙近端，分为足底深支和第一跖背动脉。足背动脉及其分支都发出一些细支穿出深筋膜，分布于足背皮肤及皮下组织，这是足背皮瓣的主要血供来源。此外，来自足底内侧动脉和足底外侧动脉的分支也分布到足背皮下。依据动脉来源和其分布区域，足背动脉分布到足背皮下组织的动脉分支基本上可以分为下列 3 组。①中央组：直接从足背动脉或第一跖背动脉发出。发自足背动脉的皮支，在深筋膜下向内侧或外侧行走一段距离后，即穿出筋膜到达皮下组织，共 4～7 支。近侧分支常大于远侧，其分布范围亦较广，并分出细支到足背内侧皮神经上。②中央旁组：近侧部分的分支由足背动脉本干及其跗内侧动脉和跗外侧动脉分出，它们先向内侧经𧿹长伸肌腱下行，或向外侧经趾长伸肌腱和趾短伸肌下行，最后穿出深筋膜到达皮下。这些分支分布于内侧者有 2～4 支，外侧者有 5～7 支。远侧部分的分支来自第二至第四跖背动脉。除第一跖背动脉通常是足背动脉的延续外，第二、三、四跖背动脉的起点变异较大，它们可分别从弓状动脉、跗外侧动脉或足底动脉发出。因此，该区域皮肤和皮下组织的血供来源变异也较多。③边缘组：是来自足底内侧动脉或足底外侧动脉的分支，出足底经𧿹外展肌或小趾展肌和小趾短屈肌的深面，绕过跖骨或跗骨的侧缘转向背侧，分布于足背内侧缘或外侧缘附近的皮肤及皮下组织。

McCraw 和 Furlow 指出，足背皮瓣的主要血供来自足底深支到伸肌支持带之间足背动脉的一些分支。如果皮瓣在这段与血管蒂分离，皮瓣就会失去血供而不能成活。这些分支主要由跗内侧动脉和跗外侧动脉发出。其中，跗内侧动脉的分支较小，直接终于皮肤。跗外侧动脉的分支较大，它们走向皮下后，还进入趾短伸肌的下方，因此足背皮肤的内侧血运较外侧丰富。由此可见，足背动脉皮瓣的血供主要来自中央组和中央旁组。边缘组的分布区域一般已超过足背皮瓣的范围。中央组的动脉分支只被深筋膜所覆盖，手术中如能紧贴跗骨骨膜背面分离皮瓣，此组动脉分支就可以被完整地保留在皮瓣内。这是足背皮瓣动脉血供的主要来源。中央旁组的各个分支除跗外侧动脉的部分分支直接穿入皮下组织处，起始段都在肌腱或肌肉深面，最后才穿出深筋膜到达皮下。

2.静脉解剖

(1)足背浅静脉：大致可分为浅、深两层。浅层形成一个接近真皮的静脉网。这些静脉的口径一般都很细小。它们起始于足背的内、外侧缘及组织背面，逐步汇集成一些较细的静脉干，越过足背静脉弓向内上方行走，最后成为几支较粗的足背浅静脉，在小腿中部注入大隐静脉。大、小隐静脉和足背静脉弓位置较深，可视作为足背浅静脉的深层。在所有足背静脉中，以大隐静脉的口径为最大。在吴晋宝等的研究中，于内踝下端水平测量，其外径平均有 3.05 mm，最大口径为 4.3 mm，最小为 1.7 mm。大隐静脉是足背静脉弓内侧端的延续，常经内侧楔骨和舟骨背侧，循内踝的前缘上行。它是足背静脉回流的主干，口径大、位置恒定，应作为足背皮瓣游离移植时静脉吻合的首选。但这条静脉常因多次穿刺或输液而造成静脉炎，导致静脉回流不畅或阻塞，故术前应予以详细检查。小隐静脉沿足背外侧缘上行，位置较深。一般在外踝后方接受跟外侧支静脉后，口径才显著增大，沿外踝后缘上行。小隐静脉在外踝后方测量时，其外径平均为 2.2 mm，最粗者达 3.6 mm，最细者为 1.2 mm。小隐静脉在足背部变异较大，其分布区域可为延长的跟外侧支及来自内侧的小隐静脉属支所替代。小隐静脉比较粗，其直接参与足背静脉弓组成的占 32%。足背静脉弓在过去的解剖教材上都记载为：它的内侧端的延续为大隐静脉，外侧端的延续为小隐静脉。但也有解剖资料显示，多数足背静脉的主干不是流向在足背外侧缘行走的小隐静脉，而是流向于踝内侧、越外踝前缘或表面上行的小隐静脉属支。为了和小隐静脉的主干相区别，称之为小隐静脉足背支。它的外径平均为 1.32 mm，最粗达 2.3 mm，最细者仅为 0.9 mm。由此可见，足背静脉弓的外侧端多数不是直接走向外踝的下端，而是经外踝前缘或越过外踝，然后才注入小隐静脉。此点可供足背皮瓣移植时寻找静脉作参考。

(2)足背深静脉：有两条，是足背动脉的伴行静脉，主要接收足背深部静脉的属支，表面被深筋膜所覆盖。足背深静脉的远侧端较细，在接受跗外侧静脉和内、外踝静脉后，口径显著增粗。两条静脉互有交通吻合支，缠绕于足背动脉四周，和动脉关系密切。在伸肌支持带远端测量，足背内侧深静脉的外径平均为 1.39 mm，最粗者有 2.4 mm，最细者只有 0.6 mm。足背外侧深静脉的外径平均为 1.35 mm，最粗者为 2.6 mm，最细者为 1.6 mm。这些静脉对足背皮肤或足趾的回流作用不大。在大、小隐静脉阻塞不能应用时，可作为接受静脉吻合之用，但回流一般较差。

3.神经解剖

足背皮肤组织的感觉神经主要来自腓浅神经的分支，它们从外侧方向内侧下行，在浅筋膜内行走，分布于足背的大部分区域，直到䠸趾近侧部位的背面。另有腓深神经伴随足背动脉下行，向前分布于第一趾蹼间的皮肤组织及第一、第二跖趾关节。一般皮瓣移植后，其皮肤感觉均可望在 3～6 个月后逐渐恢复。但如能同时吻接 1 条感觉神经，则感觉的恢复将更加迅速而完善。

4.逆行转移时的动脉供血及静脉回流

在做足背皮瓣逆行转移时，皮瓣的供血，主要依赖中央组，即足背动脉及第一跖背动脉在走行过程所发出的皮支供养，依据我们临床经验，这些皮支在以下三个区域出现率较高：在皮瓣近侧足背动脉在穿入䠸短伸肌之前发出数条直接皮支。第二处为足背动脉移行为第一跖背动脉的交界处，在足背动脉下潜至骨间肌深面衍化成第一跖背动脉之前，发出多支细小皮支。第三处为第一跖背动脉在走行过程中发出的皮支，根据其解剖又可分为三种类型，在第一跖背动脉为 Gilbert Ⅰ型或浅Ⅱ型时，第一跖背动脉在走行过程发出较细小的皮支营养；第一跖背动脉为

Gilbert分型深Ⅱ型时，第一跖背动脉除在前述的足背动脉→第一跖背动脉延续部发出皮支外，主要在趾蹼间发出皮支；第一跖背动脉为Gilbert Ⅲ型，在第一背侧骨间肌浅表发出细小皮支代偿。作逆行足背岛状皮瓣所依赖的血管蒂有两支，一支以第一跖背动脉为蒂，另一支可以足背动脉足底深支或跖底动脉为蒂。逆行足背皮瓣的静脉回流以深组静脉回流为主，解剖时，除保护好足背动脉及第一跖背动脉的伴行静脉外，还需保护好足背浅静脉及浅-深静脉交通支。浅深静脉交通支主要存在于两处，一处在1、2跖骨间隙近侧即足背动脉→第一跖背动脉的移行处、可见有较恒定浅深静脉交通支，另一处在趾蹼间，可见2～3支浅深静脉交通支，一般以深组静脉及浅深交通支可完全满足皮瓣的静脉回流。

（二）手术适应证

（1）游离足背皮瓣的适应证与一般皮瓣移植的适应证大致相同，尤其适合修复手部较严重的皮肤缺损，特别是虎口、手掌等需要感觉恢复的部位。足背皮瓣还可以连同腓浅神经合并移植，手术中同时做神经吻合术，修复合并有神经缺损的受区。

（2）游离移植时还可以带趾长伸肌腱做移植修复合并伸肌腱缺损的手背创面，但供区破坏较多现已很少采用。

（3）游离移植时可以与踝上皮瓣共同以胫前动脉为蒂制作成较大面积的联合皮瓣修复手部复杂创面，但适应证应严格选择。

（4）足背逆行岛状皮瓣适合修复足远端或前足底软组织缺损。

（5）足背动脉顺行岛状皮瓣适合修复同侧踝部皮肤软组织缺损的修复。

（6）虽然做足背动脉顺行岛状皮瓣也可修复小腿软组织缺损，但必须非常严格掌握适应证。

（三）手术方法

1.皮瓣设计

（1）旋转点：足背逆行岛状皮瓣根据选用的血管蒂旋转点有两处：一处在趾蹼间，以第一跖背动脉为蒂，以趾蹼边缘至1、2跖骨头间连线的中点，作为皮瓣最远端的旋转点。如果以跖底动脉为蒂，则旋转点一般可设计在1、2跖骨近端至中段的范围内。

（2）线：以足背动脉及第一跖背动脉的走行为皮瓣的轴线。

（3）面：足背逆行岛状皮瓣的切取范围与足背皮瓣基本等同，但因为是做逆行岛状转移，则应更多考虑增加或延长皮瓣的旋转半径，以有利于皮瓣转移为原则，故皮瓣的切取范围下应尽可能向足背近侧及踝前设计，同时皮瓣内应包含尽可能多的足背动脉皮支，故应将皮支较为集中的区域如踝前足背区域、足背动脉与第一跖背动脉延伸区域包含在设计范围内，皮瓣的近蒂端即皮瓣的远侧，一般不宜超过1、2跖骨的中点，以便保留相对充足的血管蒂的长度。

2.皮瓣切取

不驱血、上止血带后，先沿皮瓣蒂部及皮瓣内侧全长切开后，充分显露大隐静脉及进入皮瓣的属支并注意保护足背浅深静脉的交通支，对大隐静脉主干予以结扎，保留进入皮瓣的皮下浅静脉、足背浅静脉及第一跖背静脉在趾蹼间及跖跗关节平面与第一跖背动脉伴行静脉的交通支，并将深筋膜浅面及期间走行的足背中央皮神经保留于皮瓣内。随后显露分离足背动脉及第一跖背动脉，锐性切断踇短伸肌后，自踇长伸肌腱膜表面将皮瓣向中央掀起，可用丝线将皮肤与腱膜缝合数针防止牵拉，注意足背动脉与皮瓣间的联系，保护其间发出的皮支。至1、2跖骨间隙时，可切开骨间肌，充分暴露足背动脉与第一跖背动脉联系，根据第一跖背动脉的分型决定下一步手术操作步骤。如果第一跖背动脉为Ⅰ型或浅Ⅱ型，只要结扎足背动脉足底深支，分离第一跖背动静脉至合适长度即可。如果第一跖背为深Ⅱ型,应切断部分骨间,暴露第一跖背动静脉的走行,结扎足背动脉足底深支后再游离第一跖背动静脉至合适长度。如果第一跖背动脉为Ⅲ型,则除保留其浅表面的代偿皮支外,应将骨间肌切开,显露并分离沿足背动脉的足底深支并向远端游离至合适长度。皮瓣内侧及血管蒂部充分显露游离后,再切开皮瓣外侧及其他缘,结扎近端无关浅静脉,将皮瓣及血管蒂完全游离,用血管夹阻断足背动脉近端,松止血带后见皮瓣血供良好后,结扎近端的足背动静脉,顺利将皮瓣经明道转移至受区,供区肌肉及肌膜腱周组织妥善缝合,取耐磨全厚皮肤植皮。

(四)手术注意事项

(1)术前应仔细做多普勒听诊,了解足背动脉的走行及第一跖背动脉的分型,如果足背动脉纤细或腓移严重,则必须放弃手术。

(2)分离浅静脉时,除保留进入皮瓣的大隐静脉属支及浅静脉外,主干静脉不宜保留过多,因过多的主干静脉因其存在瓣膜易导致静脉血倒灌,引起皮瓣静脉回流受限。

(3)皮瓣的静脉回流主要依赖于深部伴行静脉,故手术时应防止伴行静脉损伤,同时应妥善保护浅深静脉间的交通支,以增加皮瓣的静脉回流。

(4)本皮瓣属于主干带小分支皮瓣,分离时应注意保护皮瓣与动脉间的筋膜及皮支,尽可能多地采用锐性分离防止损伤。

(5)皮瓣有明确的血管蒂,有可靠的动脉供血及静脉回流,因此它又不同于皮神经营养血管皮瓣,在蒂部只要保留动脉、静脉及神经即可,没有必要保留蒂部的筋膜。

(6)手术时,应暂时将足背动静脉近端保留,待皮瓣及血管蒂完全游离,松止血带见皮瓣血供良好后方可结扎。

(7)皮瓣切取时,应妥善保护腱周组织及肌肉组织,切忌形成无效腔及腱性组织裸露,切取后腱周组织及肌肉组织均应做仔细修复,供区取耐磨全厚皮肤植皮。

(李师江)

第六节　足底软组织缺损的皮瓣修复

一、外踝后穿支蒂小腿下外侧逆行岛状皮瓣

以外踝后穿支为蒂的小腿下外侧部皮瓣的供血血管为腓动脉终末支与胫后动脉汇合在外踝后所发出的穿支,皮瓣切取范围在小腿下外侧部,与腓肠神经营养血管皮瓣在供血范围上有所重叠,但旋转点偏低,适合修复足跟外侧及跟腱止点区域的软组织缺损。

(一)应用解剖

1.动脉解剖

腓动脉在下行过程中,至外踝上 5 cm 处,发出终末穿支穿出下胫腓骨间隙前缘,并分为升支和降支,以该升支为供血血管所设计的皮瓣称为外踝上皮瓣,以降支为蒂可切取足外侧皮瓣。而腓动脉的终末支,在外踝后侧与胫后动脉分支互相吻合后,在跟腱与腓骨长肌间隙发出穿支,并同样分为升支与降支,降支即是跟外侧动脉,升支穿入深筋膜后,营养小腿外侧下部皮肤的血运,

并参与营养腓肠神经，该升支口径为0.6～1.0 mm，长度为2.5～4.0 cm。

2.静脉解剖

皮瓣的静脉有浅深两组，深组静脉为同名动脉的伴行静脉，浅组静脉有小隐静脉及皮下浅静脉、浅深两组之间互相交通。皮瓣逆行转移时，以深组静脉回流为主，需将小隐静脉结扎。

3.神经解剖

皮瓣神经支配为腓肠神经。

(二)手术适应证

(1)逆行岛状皮瓣可修复足跟外侧及跟腱区域较少面积软组织。

(2)穿支口径较细，位置较深，手术时宜小心解剖，防止损伤。

(3)皮瓣面积不宜切取过大。

(4)与经典腓肠营养血管皮瓣在皮瓣切取范围有重叠，可互为补充。如果修复较大面积软组织缺损，则应选用经典的腓肠神经营养血管皮瓣。

(三)手术方法

1.皮瓣设计

(1)点：以外踝后缘至跟腱连线的中点为皮瓣的旋转点。

(2)线：以旋转点至腓骨小头的连线为皮瓣的轴线。

(3)面：皮瓣设计于小腿下外侧部，皮瓣前界可至腓骨前缘，后界可至小腿后正中线，皮瓣上界不超过小腿中段。

2.皮瓣切取

不驱血、上止血带后，沿设计线先做皮瓣后界及蒂部全长切口，自深筋膜层将皮瓣向前掀起，对其间走行的大隐静脉可留于原位，腓肠神经也可仅做部分切取，至外踝后跟腱、腓骨短肌间隙，显露深面穿出的穿支后，切开皮瓣其他缘，蒂部保留不到2 cm宽的筋膜，皮瓣完全游离后，松止血带，见皮瓣血运充分后，将蒂部皮肤与筋膜做分离，形成“螺旋桨”皮瓣，在皮瓣逆行转位后，将蒂部皮肤翻转覆盖蒂部，皮瓣神经与受区做吻接，取瓣供区直接缝合或取全厚皮片植皮。

(四)注意事项

(1)因该皮瓣所选用的穿支较细，且位置较深，手术时易误伤，宜小心解剖分离。

(2)皮瓣切取面积不宜过大。

(3)如果术中未见明确穿支，则应将旋转点上移，改制成经典的腓肠神经营养血管皮瓣。

二、胫后动脉内踝上皮支逆行岛状皮瓣

胫后动脉内踝上皮瓣设计于内踝上方小腿内侧下部，皮瓣相对薄，有感觉神经可供吻接，既可做带蒂逆行转位，也可用作游离移植，但切取面积有限，部位相对暴露是其不足。

(一)应用解剖

1.动脉解剖

胫后动脉下半部位置表浅，位于跟腱与趾长屈肌之间。胫后动脉在内踝上方2～4 cm处和6～7 cm平跟腱腱腹交界区域，发出两条较大的皮动脉，并与其他皮动脉相吻合，可供养膝下10 cm以下小腿内侧皮肤。以腱腹接合部皮支为蒂可制作成另一个穿支蒂岛状皮瓣。本皮瓣逆行转位时一般选用下方的皮支，即内踝上皮支，该皮支起始口径0.4～0.6 mm，有时较粗，达1 mm左右，有时该皮支紧贴内踝后行走，并进入骨膜层，再发皮支及其筋膜皮支成为隐神经的营

养血管，此时可改制成隐神经营养血管皮瓣。

2.静脉解剖

皮瓣的静脉回流有浅深两组，浅组有皮下静脉、大隐静脉属支及大隐静脉主干。但大隐静脉在皮瓣逆行转移时，足部血流的倒流，反而影响皮瓣的回流，故手术时必须结扎或保留于原位。深组为胫后动脉内踝上皮支的伴行静脉，注入源动脉的伴行静脉，浅深两组之间互相交通。

3.神经解剖

皮瓣神经支配为隐神经及胫神经的小腿内侧分支，隐神经与大隐静脉呈伴行关系，因胫神经的小腿内侧分支较细，故术中一般采用吻接隐神经来恢复皮瓣的感觉。

(二)手术适应证

(1)以胫后动脉内踝上皮支为蒂的小腿内侧下段皮瓣逆行转位适合修复跟腱及足跟内侧软组织缺损。

(2)以内踝上皮支或带节段性胫后动静脉为蒂做游离移植，可修复需要重建感觉的任何部位缺损。

(3)如胫后动脉内踝上皮支衍化成骨膜皮支成为隐神经的营养血管时，可将其改制成隐神经营养血管为蒂的神经营养血管皮瓣。

(三)手术方法

1.皮瓣设计

(1)点：以跟腱内缘至内踝后缘连线中点上 2～4 cm 处为皮瓣的旋转点。

(2)线：以旋转点至股骨内髁的连线为皮瓣的轴线。

(3)面：皮瓣上界绝对不超过膝以下 10 cm 之上，通常以至内踝、股骨内髁中下 1/3 交界，即小腿下段较为安全，皮瓣前缘至胫骨内缘，皮瓣后界可至小腿后方正中线。

2.皮瓣切取

皮瓣切取较为简单，沿设计线先做皮瓣后侧及蒂部全长切口，沿深筋膜层深面将皮瓣掀起，在跟腱与趾长屈肌之间，寻找胫后动静脉及内踝上皮支，根据皮支的浅出位置，相应调整皮瓣的切取范围，皮瓣完全掀起后，蒂部保留 2 cm 筋膜，带狭长皮带，逆行转位后，将蒂部皮肤与筋膜分离，形成“螺旋桨”皮瓣翻转覆盖蒂部创面，取瓣供区不超过 5 cm 者一般可直接缝合。如果皮支口径较粗，口径在 0.6 mm 以上时，可仅保留穿支而将蒂部的筋膜全部切断，形成单一的远端穿支蒂岛状皮瓣。如果内踝上皮支为紧贴骨膜成为骨皮支时，可相应将皮瓣前侧的隐神经包含于皮瓣内形成隐神经营养血管小腿内侧逆行岛状皮瓣。

(四)手术注意事项

(1)有时胫后动脉缺如，故术前应仔细作多普勒听诊，了解胫后动脉是否存在。

(2)内踝上皮支的浅出部位不太恒定，在内踝上 2～4 cm 范围，故设计时应充分考虑皮瓣的旋转半径，应大于旋转点至创面的长度。

(3)有时内踝上皮支紧贴内踝前缘穿出成骨膜支，此时可切取小部分骨膜，改制成隐神经营养血管的神经营养血管皮瓣，但骨膜切取后，应将周围筋膜组织认真修复，防止胫骨外露。

(4)蒂部保留的筋膜不宜过宽，一般不超过 2 cm，否则易引起蒂部扭转，折叠、无效腔残留等并发症。如果穿支口径较粗，可将蒂部筋膜完全切断，形成单纯穿支蒂岛状皮瓣。

(5)切开皮瓣前缘时，应注意保护胫骨骨膜，否则易造成植皮不愈。

三、足底内侧顺行岛状皮瓣

足底内侧皮肤及其皮下组织具有皮肤厚、组织致密、移动性小、感觉好、血运丰富等优点。以足底内侧血管束为蒂的足底内侧皮瓣。该皮瓣位于跖骨头与跟骨之间足弓部的非负重区，皮肤的质地在解剖结构上与负重区的足跟部皮肤结构相似，有良好的血运和感觉，是修复足跟创面的理想供区；做吻合血管的足底内侧皮瓣游离移植是修复手掌部皮肤组织缺损的理想选择。

(一)应用解剖

1.动脉解剖

胫后动脉从内踝与跟骨结节之间走行，穿踇展肌起点的深面，分为足底内侧动脉和足底外侧动脉，以足底外侧动脉口径较粗，对前足的血供更重要。足底内侧动脉起始处外径为 2.3 mm，起始后即分出足底内侧动脉浅支，该浅支沿足内侧缘的浅筋膜深面前行，分布于足底内侧及足内侧皮肤和肌肉的浅面，并与内踝前动脉、跗内侧动脉及足背动脉的足底深支等互相吻合。足底内侧动脉的深支起始后先于踇展肌深面走行一段，随后走在踇展肌与趾短屈肌之间，并与胫神经的分支、踇趾跖侧趾总神经相伴行，发出皮支进入皮肤。此外足底内侧动脉在踇展肌两侧还发出一些肌肉缘支及筋膜皮支，经跖腱膜内侧浅出，分布于足底内侧缘和跖腱膜表面的筋膜皮肤，并与足底深支(来自足背动脉)、足底动脉弓(主要来自足底外侧动脉)的分支等互相吻合。足底内侧动脉深支的终末支在踇展肌与第一跖骨头近侧与第一跖底动脉(起自足底动脉弓的分支)交通。

2.静脉解剖

足底内侧动脉及其主要分支均有同名静脉伴行，多为 2 条，汇入胫后静脉。

3.神经解剖

足底内侧皮瓣的感觉神经为足底内侧神经发出的皮神经，与第 1 跖底总神经呈并干关系，手术时如果需要较长神经时需做神经束间分离，与同名血管的伴行关系恒定。神经多数位于血管的内侧，少数位于血管的外侧或深面。此外，还有隐神经终末支参与皮瓣的神经支配。

(二)手术适应证

(1)以近端为蒂的足底内侧皮瓣顺行转移可修复足跟部皮肤软组织缺损。此时很容易通过对足底内侧神经的神经束间无损伤分离，带上感觉神经束，形成有感觉皮瓣。

(2)亦可再向近侧解剖，形成以胫后动脉为蒂修复跟腱区、踝部或小腿下段的缺损。但修复小腿下段软组织缺损，应严格掌握适应证。

(3)吻合血管的足底内侧皮瓣游离移植多用于修复手掌虎口等重要区域的手部皮肤软组织缺损。

(4)以胫后动脉浅支和深支联合为蒂设计足内侧、足底内侧联合皮瓣既可扩大足底内侧皮瓣的切取面积，也可分别为蒂设计成分叶皮瓣用以游离移植修复手部多指软组织缺损。

(三)手术方法

1.皮瓣设计

(1)点：以内踝尖至足跟内缘连线的前中 1/3 交界，可作为血管的旋转点。如果需要修复较远位的软组织缺损，可将旋转点上移。

(2)线：以旋转点至 1、2 跖骨中间连线为皮瓣的轴线。

(3)面：为足内侧及足底内侧非负重区范围，皮瓣内界可至内踝尖至趾内缘的连线，近侧外界及远侧均不超过负重区。

2.皮瓣切取

不驱血、上止血带，沿设计线先做蒂部及皮瓣的内侧全长切开，充分暴露跖底内侧浅支及该浅支与其他分支的联系，保护好丰富的吻合支及进入皮瓣的皮支。再切开皮瓣的外侧缘，切断跖腱膜，自跖腱膜层深面将皮瓣掀起，于䠴展肌、䠴短屈肌间隙充分显露，跖底内侧动脉深支及进入皮瓣的皮支，还有皮瓣的支配神经。如果皮瓣切取面积较大，则必须同时保护好跖底内侧动脉的浅支及发出的皮支，以及跖底内侧动脉深支及发出的皮支。此时，可将䠴展肌近止点处切断，充分显露跖底内侧动脉主干、浅支及深支之间的联系，并将皮瓣的支配神经由远向近做束间分离，将支配1、2趾的第一跖底总神经保留于原位。结扎跖底动脉深支及浅支在远端终末支及其他吻合支，保护并游离跖底动脉浅支、深支及伴行静脉至跖底内侧动静脉主干，形成以跖底内侧动静脉及皮瓣支配神经为蒂带感觉的足底内侧岛状皮瓣，顺利转移至受区，供区所切断的䠴展肌作修复，取瓣供区取耐磨的全厚皮肤植皮。

(四)手术注意事项

(1)皮瓣切取面积不宜过大，避免对足负重区皮肤的破坏。

(2)术中切取跖腱膜时，应尽可能少做切取，以免影响足弓稳定性。

(3)术中分离皮瓣支配神经时，应做束间分离，避免第一跖底总神经损伤。

(4)䠴展肌切断后，必须认真修复，避免骨及神经肌腱外露、无效腔残留，取瓣供区必须选用相对耐磨区域的全厚皮肤植皮。

(李师江)

第十四章

手部断指再植与畸形矫正

第一节 断指再植

一、断指的类型

断指是手指的外伤性离断性损伤。科学的断手指分类方法，可以提供在断指再植方面进行学术交流的描述标准，利于提高研究和诊治水平。目前，尚无公认的全面、客观的断手指分类方法，一些学者提出的断手指分类方法在一定范围内得以较广泛的使用。不同的断指分类方法采用了不尽相同的分类依据。损伤程度是断指分类的重要依据，根据损伤的程度，可将断指分为两类。

(一)完全性离断

离断手指的远、近两断端之间完全分离，无任何组织相连，或仅有少许损伤严重的组织相连，而在清创时，又必须切除才能再植者，为完全性离断。

(二)不完全性离断

伤指断面仅有肌腱相连，残留的皮肤不超过周径的 1/8，其余组织包括血管均断裂或栓塞，伤指的远端无血液循环或严重缺血，不进行血管修复，重建血液循环，将引起断指坏死者为不完全性离断。

临床上，不完全离断容易与某些手指的严重开放性损伤相混淆，手指的开放性骨折或脱位同时有软组织的断裂，但如果伤指残留皮肤超过周径的 1/8，尽管须依赖血管修复才能使其远端存活，也不能称为不完全离断，应诊断为伴有血管损伤的开放性骨折或伴有血管损伤的复合损伤。如果伤指残留的皮肤虽未超过周径的 1/8，但其中存有完好的血管，可维持离断远侧手指的血液循环，不需作血管修复断指就能存活，也不能称作不完全离断。

王成琪等在完全离断和不完全离断分类的基础上，根据 5178 指断指再植临床实践经验提出了九种分类法：①切割伤性离断；②压轧伤性离断；③撕脱伤性离断；④远侧指节完全离断；⑤指尖部完全离断；⑥多平面完全离断；⑦指节部分(小组织块)完全离断；⑧多指离断(一手 3 指以上)；⑨咬伤性离断。这种断指分类方法对于断指再植具有广泛的适用范围。按照损伤性质可将断指分为切割、挤压、碾压、冲压、压砸或撕脱伤等。潘希贵等则将拇指撕脱性离断分为：Ⅰ型，拇指旋转撕脱性离断；Ⅱ型，拇指脱套性离断。根据损伤平面和组织损伤又分为三种情况，对指导拇指撕脱性离断伤的再植具有一定意义。

依据解剖平面进行分类，在临床实践中，也可反映出功能因素的影响。程国良将手指缺损分度为：Ⅰ度缺损，手指远节部分的缺损；Ⅱ度缺损，拇指于指间关节、其他手指于远侧指间关节部的缺损，Ⅲ度缺损，拇指于近节指骨、其他指于中节指骨的缺损；Ⅳ度缺损，拇指于掌指关节、其他指于近侧指间关节缺损；Ⅴ度缺损，拇指于第1掌骨、其他指于近节指骨部缺损；Ⅵ度缺损，拇指于腕掌关节、其他指于掌指关节缺损。这种分类方法在进行手指再造时具有实用意义。Yamano的分类方法，在断手指末节再植方面使用较多，但对其他类断指则没有意义。

陆志方、张咸中等按照断指指体（以指骨为准）离断平面、关节处理情况，参考断指再植成活后功能外形所能达到的程度，分为四型：Ⅰ型，末节离断，保留远指间关节或拇指指间关节；Ⅱ型，手指中节离断及末节离断而需行远指间关节融合术者，拇指末节或近节离断需行指间关节融合术者；Ⅲ型，手指近节离断及中节离断而需行近指间关节融合术者，拇指近节离断再植无关节破坏者；Ⅳ型，近节离断，需行掌指关节融合术者或掌指关节成形术者。按照指体损伤性质、骨折情况、皮肤软组织损伤程度等分为五级：a级，锐性离断伤或类似锐性离断伤，皮肤、软组织挫伤范围小于该指末节的1/4，无粉碎性骨折或粉碎性骨折影响范围小于该指末节的1/4；b级，皮肤无撕脱，皮肤软组织缺损或挫伤范围为该指末节的1/4～1/2，粉碎性骨折影响范围为该指末节的1/4～1/2；c级，皮肤软组织撕脱、缺损、挫伤范围大于该指末节1/2，粉碎性骨折影响范围大于该指末节1/2，b级断指合并血管、神经损伤范围大于该指末节1/2；d级，皮肤软组织损伤范围、骨折影响范围大于该指末节1/2，组织关系紊乱，或需行植骨术；e级，软组织毁损严重，镜下无符合吻合条件的血管，皮肤软组织缺损需行皮瓣修复术，指体缺损者。此种断指分类方法结合解剖、病理等多方面因素，比较客观、全面地反映和概括了断指的情况，但还有许多方面需要完善。

断指分类是断指再植技术发展和临床经验积累的结果。理想的断指分类应该具有解剖组织损伤情况、再植技术意义和功能康复效果等作为依据，概括范围广，应用方便，实用价值大，适合作为学术交流的客观标准。

二、断指再植的适应证

手指离断后，经过再植手术，最大限度地为患者恢复伤手功能。这是进行再植手术的目的。断指再植的适应证应当与再植的目的相统一。

断指再植的适应证是相对性的，随着时代与医学技术的发展而不断变化。例如，20世纪60～70年代，由于设备、技术的原因，曾认为手指中节中段以远的离断难于再植，而进入到80～90年代，手指再植的平面已达到甲根以远的指尖水平。不仅成人手指末节可以再植成活，而且小儿末节断指再植的成功率亦可达到90%。又如旋转撕脱性手指离断，由于血管、神经、肌腱均从近端抽出，过去被视为再植的禁忌证。但是，程国良等利用血管、神经、肌腱的移位吻接方法，使再植获得成功，从而使禁忌证变成了适应证。因此可以说，伴随着外科技术，特别是显微外科技术的发展，以及对损伤及再植规律认识的不断深化，再植适应证的选择还将会不断发展。

断指是否适于再植，是受许多因素制约的，包括断指损伤情况、医师的技术能力、医院条件、患者的经济情况、职业、生活要求、主观意愿及是否合并重要器官的严重损伤等。为此，应对再植的适应证有较全面的考虑。

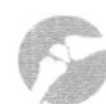

(一)断指的条件

离断的手指两断端较整齐,指体无明显挤压伤及多发骨折,此类断指基本上可以进行再植;离断指体内虽有轻度挫伤,若未伤及两侧血管神经束及指背静脉,也可试行再植。而严重的捻挫伤将使毛细血管床及指背静脉网破坏,即使吻接的血管通畅,手指也难重建血液循环,无法成活,故这类断指不适宜再植。

(二)伤因分析

离断的手指是否具备再植条件与致伤原因有密切相关。在估计断指再植成活的可能性与再植手术的难易程度时,即应了解致伤原因。

1.切割伤

一般是由刃器、玻璃等切割造成的手指离断。断面干净整齐,非常适合于再植。两断端清创短缩很少,血管吻合后通畅率高,再植后功能多较满意。

此类损伤中常使医师产生错误认识的是切纸机伤,这类损伤虽然断面整洁,但并不一定具有良好的再植条件。因为切纸的工作程序是将纸张送入刀下,先由重达几百公斤甚至上吨重的"千斤"将纸压住,随后切刀落下,完成切纸过程。如果手指在送入纸张时被压住切断,虽然断面整齐,但手指的指体常因受到较大压力,发生指骨骨折及毛细血管床的损伤,会给再植成活增加困难(图 14-1)。

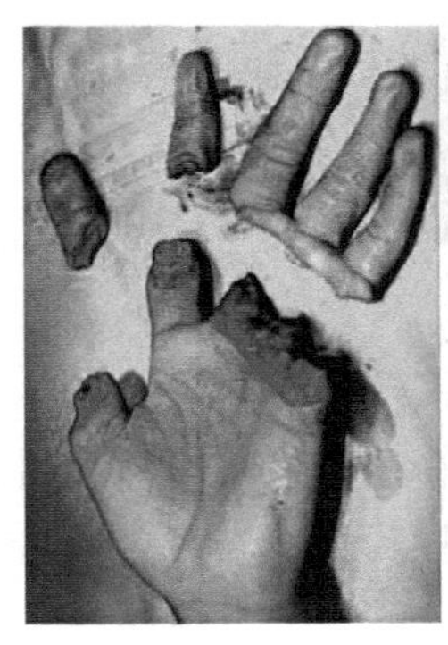 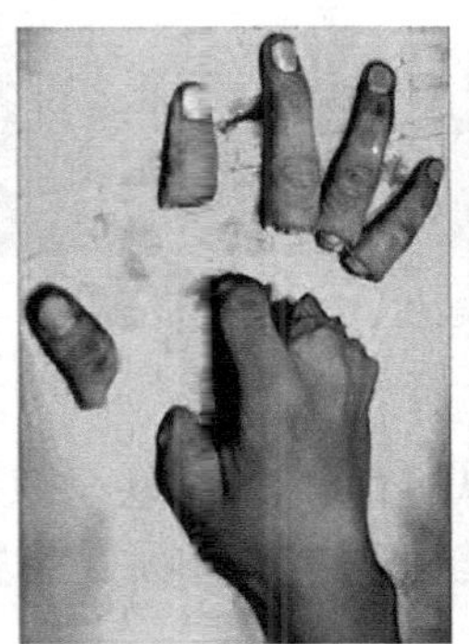 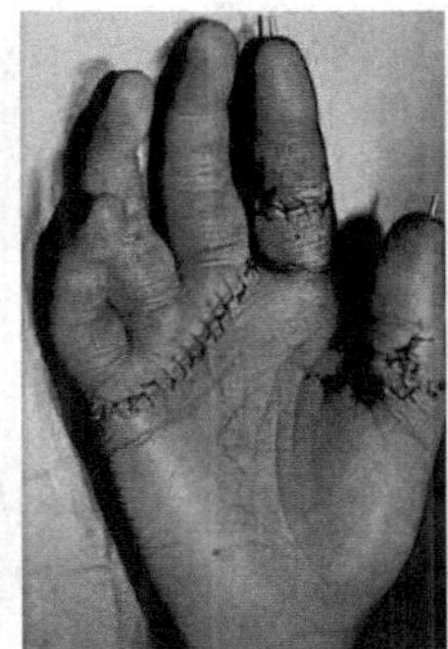 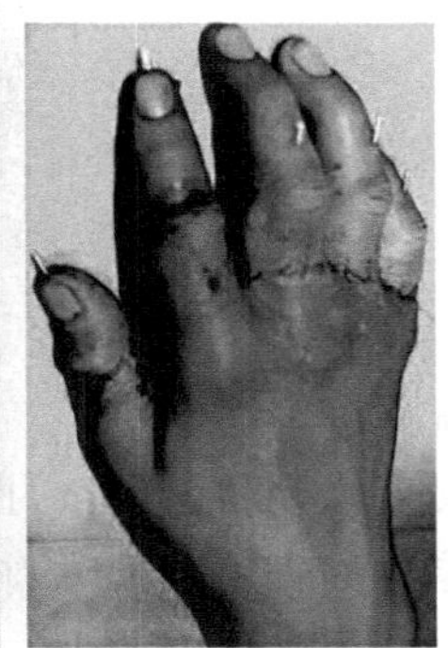

图 14-1　右手切纸机伤五指离断,再植成活

2.电锯伤

由于电锯锯片的厚度、锯齿"开路"及锯片的左右轻度振摆,所以,电锯伤断指断面常造成 0.5～1.0 cm 左右的组织缺损,创面参差不齐,骨质可有局部劈裂。但这类损伤对于手指两端的血管神经束及指体本身挫伤不明显。故两断端各清创去除约 0.5 cm 组织后施行再植,虽然伤指有较多短缩,但成功率仍较高(图 14-2)。

3.冲压伤

经冲压离断的手指多数断面较整齐。但因为是两个钝性面交错冲压造成离断,故软组织损伤的范围较大。如为空心型冲压模具,冲压速度较快,多具备再植条件。冲压模具若为实心,则离断指体损伤程度重,再植条件较差。

4.压砸伤

压砸造成的手指离断,对手指的骨骼及软组织的损伤严重,再植的可能往往较少。如果为多指离断,或许有某个断指或断指的某一节段尚好,可争取原位再植或移位再植,以重建严重伤手的部分功能(图 14-3)。

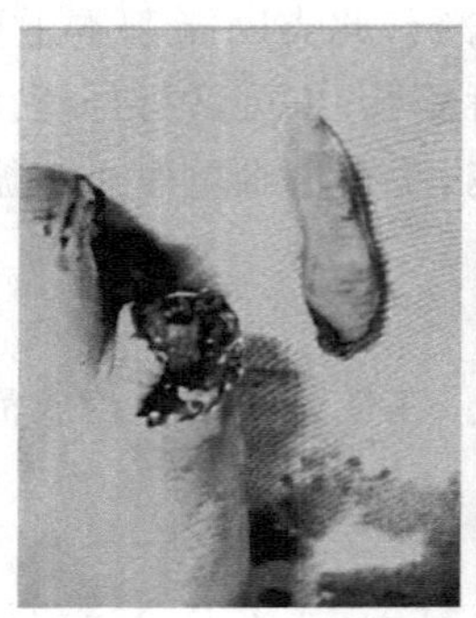 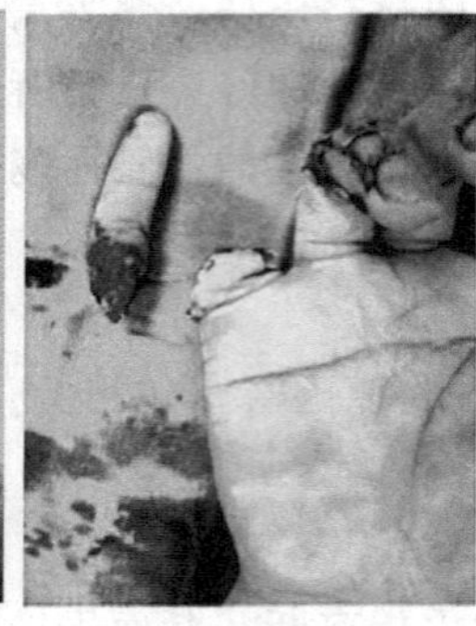 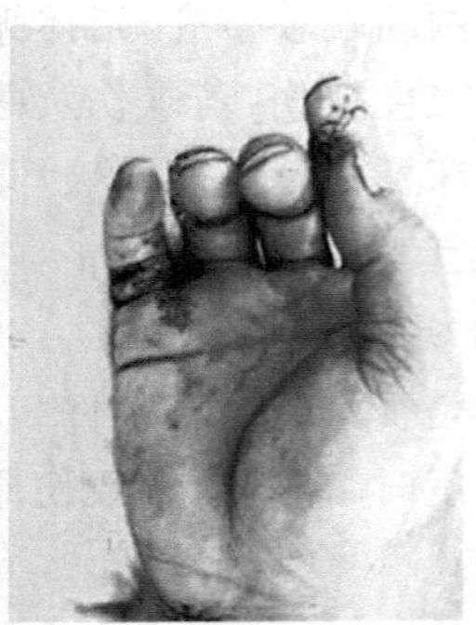

图 14-2　右小指电锯伤创面欠整齐,断端清创短缩后,再植成活

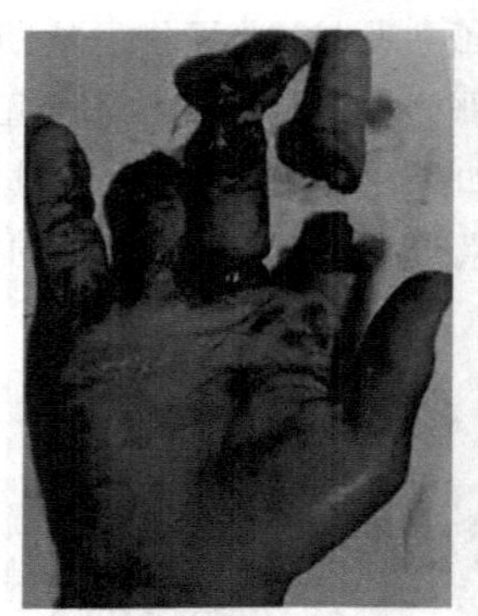 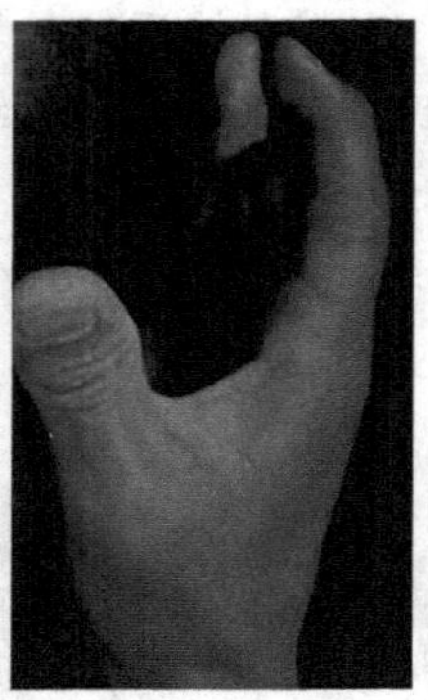

图 14-3　手部压砸伤,示指再植成活

5.撕脱伤

这类断指伤情较复杂,血管、神经、肌膜多从近端抽出,无法与原位的血管、神经、肌腱直接缝合。如指体尚完整,可利用相邻手指的血管、神经、肌腱移位吻接法进行再植。

(三)指别

拇指占整个手功能的 40%～50%。缺损后使手的捏握功能明显受累。因此,当拇指外伤性离断时,如无明显挫灭伤,就应努力试行再植。当拇指离断并伴有其他手指离断时,若拇指已丧失再植条件,可将其他有再植条件的断指移位再植为拇指。如果既不能再植又无移位再植条件,可以根据伤情,利用离断拇指的指骨及关节回植,做急症拇指甲皮瓣移植重建拇指,或行急症第 2 足趾移植再造拇指。

示、中、环、小指可与拇指相对来完成手的捏握功能。任何手指的缺失都会丧失手功能的完整性,影响手的捏握。因此,凡有条件再植者应进行再植。如果为单个手指离断,尤其环、小指两个边缘性手指离断时,若再植后会出现关节僵直等畸形,可不考虑再植。因为环、小指不论僵直在伸直位或屈曲位都会影响全手的握物功能。当多指同时离断时,环指、小指都应予以再植。原因是多指离断后,被再植的各个手指的关节活动度相差不多,此时,多再植 1 个手指,对于保存手的功能,就多创造了一分条件,也更有利于手的外形完整。小儿的单指离断,无论指别,均应努力再植。

(四)断离平面

以前因为显微外科设备及技术的原因,有的医师曾对中节中段以远的断指不主张再植。由

于吻合微小血管能力的提高，并经临床实践证明，不仅中节中段以远的断指可以再植，而且再植后的功能优于近侧指间关节以近的断指。因为中节中段以远的断指，再植后多数仅影响远指间关节的功能，而近侧指间关节活动多不受影响，可有效地发挥再植指的功能。目前，断指再植的平面可达指甲中段以远水平。

（五）再植时限

组织耐受缺血的时限，迄今为止尚无定论。随着缺血时间延长，再植成活率会减低。由于手指组织仅为皮肤、皮下组织、肌腱、骨骼等，对缺血、缺氧的耐受力相对较强，故伤后能再植的时限也相对较长。临床上，已有伤后长达 96 小时能再植成活的报道。虽然离断手指经妥善保存可延长再植时限，但临床上仍应尽快再植。

季节的变化对再植时限有很大影响，在寒冷季节，缺血时间可相对延长，而在盛夏及高温环境下，组织新陈代谢旺盛，组织变性较快，缺血时限必然缩短。

（六）损伤程度

断指分为完全性与不完全性离断两类。一般来说，虽然不完全性离断较完全性离断的手指伤情较轻，但也不尽然，有时不完全离断者，再植手术反比完全离断者复杂、困难。为此，对不完全离断再植术不可稍有疏忽。有指神经相连时再植后感觉恢复满意。有肌腱相连者再植后可减少肌腱粘连机会。有少许皮肤相连者，其中可能保存有微小静脉，有利于再植指成活。所以，不完全断指在清创时，对残存相连的组织，不应轻易地剪断。

（七）年龄因素

手指离断伤绝大部分发生于青壮年，这与青壮年较多地参加生产活动有关。患者因出于美观及生活和工作的需要，多迫切要求再植。所以，青壮年的断指，为患者生活、工作乃至婚姻状况着想，对有条件再植的断指，应努力再植。老年断指的患者，因多有不同程度的慢性疾病，不宜接受长时间的手术，且长时间的术后固定会影响关节活动。所以，适应证的选择应从严。虽然，目前有报道再植成功患者的年龄已达 74 岁，但一般来讲，年龄达 50～60 岁的患者，如无慢性疾病，且有生活和工作的需要，可慎重考虑再植。60 岁以上的患者，多不考虑再植。

小儿断指要积极再植。因为小儿处在生长发育阶段，对创伤有较强的修复能力，对功能恢复有较强的适应能力。再植成活后，效果多较成人理想。如随便放弃再植，将给他们带来残疾。因此，小儿的断指，凡具备条件，不论指别，都是再植的适应证。

（八）断指的保存情况

离断手指的妥善保存可减慢其组织变性，延长再植时限，为断指再植的成活创造条件。正确的离断指体保存的方法应是用无菌湿纱布包好，再包以无菌的干纱布，置于 4 ℃冰箱冷藏保存。在伤后转运过程中，可根据条件，将断指用清洁布类包好后，放于无孔塑料袋内，置于有冰块的保温瓶内冷藏转运。不可将断指直接置于冰块上或冰箱冷冻室内。这样可造成细胞质的水分冰冻膨胀，致使细胞膜破裂，细胞死亡，难以再植成活。有时断指被错误地浸泡在乙醇或消毒液中，或将其放于苯扎溴铵液、高渗的葡萄糖溶液或生理盐水中，时间久后，组织水肿或脱水，血管内皮细胞受损害，会影响再植成活。但浸泡后的手指亦有再植成活的报道，这主要与浸泡时间的长短及组织损害的程度有关。临床上，要根据具体情况及个人经验判断能否再植，不能一概而论。

（九）全身情况

在进行断指再植手术前，应检查患者全身有无其他部位脏器的合并损伤；在手术中，也须密切观察全身情况的变化，一旦发现异常情况，须及时查明原因，必要时应停止再植手术，先行诊治颅脑、胸、腹等脏器的合并损伤。

断指患者如发生休克，这种休克多属于失血性的，应输血以补充血容量，需在休克矫正后再进行再植手术。在休克或低血压状态下进行再植，十分危险，可使休克加重，或发生急性肾衰竭。

对于患有血液系统疾病致血小板功能及出、凝血时间不正常的患者，对于精神状态不正常，如躁狂型精神分裂症的患者，在原有疾病未得到有效控制以前，不应勉强进行再植。总之，在考虑是否进行再植之前，首先要注意全身情况，在全身情况许可的条件下，再考虑局部条件是否适宜再植。

参照 1988 年全国显微外科会议和 1995 年全国断指再植专题研讨会议，对断指再植适应证的讨论、总结，结合上述各种情况的分析，断指再植的适应证可以概括如下。

(1)全身情况允许，血小板计数及出、凝血时间正常的青壮年患者。

(2)一手多指离断，有再植条件者应力求全部再植。但应首先再植主要功能的手指。

(3)末节断指，只要在显微镜下能找到适于吻合的动脉、静脉，且软组织无明显挫伤，应予再植。特别是拇、示、中指的末节离断。

(4)小儿断指只要条件允许均应尽量再植。

在选择断指适应证时，遇到如下几种情况，一般可考虑不做或慎做再植：①患者有全身性疾病或年龄过大，不允许长时间进行手术或有严重的出血倾向者。②断指的远、近端手指有多发骨折及严重软组织挫伤，手指毛细血管床严重破坏者。③断指经强烈防腐、消毒液体或高、低渗液体长时间浸泡者。④断指发生于夏季，离断时间过长，且术前未经冷藏，创面污秽腐臭者。⑤多发性手指撕脱损伤，造成血管神经肌腱从近或远端抽出较长，无条件做血管移植或移位吻合者。⑥精神不正常者(如躁狂型精神分裂症药物未能控制者)。⑦本人无再植要求或经治医院的设备、技术等条件达不到要求者。

准确掌握断指再植适应证与手术的精细操作同样重要，断指再植的适应证通常根据医师的经验来掌握，但由于医师的水平不同，对断指再植适应证的掌握势必存在很大差异。何旭、程国良等对影响断指再植成活因素与再植成活情况，进行 Logistic 回归分析，力求寻找到一种客观的方法，即可量化的指标来确定断指再植的适应证，结果发现只有动脉损伤程度、指背皮肤损伤程度、损伤类型、离断平面、患者血红蛋白含量 5 个因素对断指再植成活有明显影响。骨与关节损伤程度、肌腱损伤程度、神经损伤程度、断指再通血时间对断指再植成活无明显影响。

总之，断指再植的适应证是相对的，随着时代的前进及医疗技术的进步会不断有新的变化和发展。

三、断指再植手术操作程序

断指的再植步骤，目前多数医师采用顺行法进行再植，即断指清创→骨关节内固定→伸、屈指肌腱缝合→指背静脉吻合→指背皮肤缝合→指神经缝接→指固有动脉吻合→掌侧皮肤缝合。也有一些医师愿意采用逆行再植方法，即断指清创→掌侧静脉吻合→掌侧皮肤缝合→指屈肌腱缝合→指神经吻接→指固有动脉吻合→骨关节内固定→指伸肌腱缝合→指背静脉吻合→背侧皮肤缝合。

顺行再植法是先建立骨支架，而后修复软组织，先吻合静脉后吻合动脉，可在无血手术野下操作，血管吻合后可立即用皮肤覆盖保护，可避免操作中误伤。而逆行再植法，在操作过程中不需要翻转手部，可以减少手术动作，加快再植速度，使断指远端尽早供给动脉血液。对于需要指

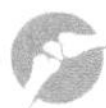

动脉及神经移位或移植者，则不适用逆行法再植。虽然两种方法顺序上存在着差异，但如果操作得当，却不影响再植操作的全过程及成活率。现按顺行法叙述再植的过程。

(一)清创术

清创术是处理开放损伤的基础。认真清创，对预防感染，减少术后组织粘连，减轻组织瘢痕，促进侧支循环建立，都具有极重要的作用。

3 个手指以上的多指离断时，为争取时间，术者可分为两个手术组同时清创。

断指清创的第一步是刷洗。用清水和肥皂水刷洗断指及伤手 3 遍，创面用生理盐水冲洗干净后，进行皮肤消毒，然后在显微镜下进行清创。远、近断端的清创，多从指背侧开始，距创缘 1.0 mm左右环切一圈皮肤。切背侧皮肤时，仅切开皮层，于显微镜下在皮下组织内仔细寻找有淤血点的指背静脉断端，用显微剪游离之，用 5-0 无创线结扎标记，以此为中心，去除周围污染挫伤的软组织，并找到伸指肌腱清创备用。指神经、指动脉在指屈肌腱两侧，指神经较粗，不回缩易被发现。在远断端，近节、中节手指的指动脉位于指神经的背外侧。在近侧断端，可循指动脉的搏动找到其断端。标记指神经指动脉后，清除周围软组织约 2.0 mm 厚度。清理指屈肌腱及骨断端。清创后用生理盐水、稀释的碘伏溶液及 3%过氧化氢溶液反复清洗消毒创面。断指一般不必灌洗血管。

(二)骨关节内固定

清创时，远、近骨断端一般需各截除大约 0.5 cm。骨骼的短缩要与软组织情况相一致，短缩不足会造成血管吻接时产生张力。短缩过多，将会影响再植指的长度。儿童断指，远、近断端骨骼切除时应尽可能地保护骨骺，使再植后不影响指骨的生长发育。

掌指关节处的断指，拇指可做掌指关节融合，其余 4 指应使其成为假关节，备于二期的关节功能重建。指间关节处的断指，可考虑功能位的关节融合，如果患者为小儿，则尽量不做一期关节融合。

骨内固定的要求是骨端要对合准确，断面要紧密接触，固定牢固，不应有成角或旋转畸形。常用的内固定方法是纵行克氏针、交叉克氏针、钢丝、螺丝钉、钢板或骨栓等。术者可根据具体条件及操作习惯选择。

(三)肌腱修复

骨骼内固定完成后，一般是先缝合伸指肌腱，后缝合屈指肌腱，以便于调节肌腱张力。

伸指肌腱断裂后不回缩，经清创、骨骼短缩后，一般都可以直接缝合。常用 3-0 尼龙线做间断 8 字缝合，使断腱紧密对合。根据不同的离断平面，常需要同时缝合伸指肌腱的中央束及侧腱束。张力调节应使中节及末节手指处于伸直位为宜，张力过大术后可能会影响肌腱愈合，张力过于松弛则会伸指无力。

指屈肌腱的修复，一般只缝合指深屈肌腱，而将指浅屈肌腱切除。也有医师认为应同时修复指浅屈肌腱。用 3-0 尼龙线做 Kessler 缝合，再用 7-0 无创针线环形连续缝合肌腱断端边缘。屈指肌腱缝合后，手指应处于休息位，说明屈指肌腱张力调节适宜。

(四)血管修复

血管修复是断指再植成活的关键。因此，要求在血管吻合时做到高质量地操作。

1.静脉的修复

将手指摆放于指背朝上位置，用缝线牵开断缘皮肤显露指背静脉。根据清创时两断端已标记的静脉数目、位置进行选择搭配，确定准备吻合的静脉。

静脉吻合前，在显微镜下，再分别对静脉血管做细致清创，剪除有挫伤的静脉断端至正常的血管壁处，将静脉两端各游离出约5.0 mm，使之便于安放血管夹及翻转。清除静脉管腔内血块等附着物，去除静脉管口约2.0 mm段的外膜，用肝素盐水冲洗断端管腔后，即可进行静脉吻合。一般用11-0无创线，采用两定点端端吻合法，缝合6～10针。每条静脉吻接完毕放开血管夹后，常可见到静脉血反流通过吻合口使远侧端静脉管腔充盈，有时还可见到静脉血从远断端其他的静脉口处溢出。静脉缝合完毕后，应缝合指背皮肤加以保护。

断指再植时，每一手指吻合静脉一般为2～3条。静脉修复的数目多，有利于减轻术后肿胀，也增加了预防术后静脉栓塞的安全系数。临床上常有高质量地只修复1条指静脉，断指亦可成活的病例。但如果有条件，还是应该尽量多修复静脉，以保证指体有足够的静脉回流通道。

末节断指及小儿断指再植时，由于静脉管壁菲薄，不能过长游离。使用血管夹会损伤管壁，可采用开放式方法进行吻合。

2.动脉的修复

指固有动脉的走行及解剖位置较恒定，清创时已作了标记。在吻合指动脉前，应检查两断端的指动脉的损伤情况及外径，拟定出指动脉吻接的计划。如果两侧指动脉均能直接吻合时，应同时修复两条指固有动脉。如果清创后，只有优势侧指固有动脉可直接缝接时，即优先吻合，另一侧指动脉可暂旷置。如只有非优势侧指动脉能吻合时，可根据吻合后手指血液循环重建状况，决定是否采用血管移植的方法，修复优势侧指固有动脉。如果手指两侧指固有动脉同时缺损，可切取前臂静脉或另一侧指动脉来修复优势侧指动脉。

指固有动脉的修复数目对断指再植成活的影响，已有许多学者进行了探讨。原则上讲，吻合双侧指动脉对手指的成活，减少动脉危象的发生及术后手指充足的动脉供血是有益的。而仅吻合一侧指动脉，只是手指再植成活的最基本要求。但是，在临床实践中，由于受断指血管条件等因素的制约，仅吻合一侧指动脉是常有的，只要吻合质量有保障，断指应能成活。但为了提高成活率，减少术后血管危象的发生机会，只要具备条件，还是强调要同时修复两侧指动脉。

指固有动脉的直径具有统计学意义上的差异。根据Poiseuille定律的流量公式，罔小天曾求证出最优条件的血管，血流量与半径的三次方成正比，可见动脉内的血流量与动脉管径间存在着密切的关系。因此，应优先并重点吻合手指较粗侧即优势侧指固有动脉。具体操作时，体位对于示、中、环、小指的指动脉吻接无太大影响。而缝接拇指优势侧指动脉却常造成困难。因为，外展患肢时，拇指处于旋前位，其尺侧血管朝向手术台面，助手需将拇指维持在旋后位，以便术者在显微镜下操作。这也是多指离断时应先吻合拇指的原因之一，因为这样可减少因维持位置时的扶持或牵拉，干扰其他再植的手指。

指动脉吻接时，一般先对失神经支配处于松弛状态的远断端血管清创，然后清创近断端。近端清创时，先在其断端近侧约1.0 cm处上微型血管夹，去除外膜修整动脉管口后，可于动脉断口处作轻柔的机械扩张，放开血管夹，出现指动脉有力的喷血，即可吻合。如果动脉搏动乏力、无喷血或仅有少量涌血，多是因动脉痉挛所致。可用罂粟碱或利多卡因局部湿敷片刻，一般可缓解。造成痉挛的原因多是血管清创不彻底，或是局部组织卡压所致，也有时是因手术时间较长，麻醉作用减弱，疼痛性反射所造成。针对这些原因进行解决，多可使痉挛解除。遇到顽固性痉挛者，可作较长段的痉挛血管外膜剥离及机械性扩张，管腔内注入罂粟碱及局部外敷罂粟碱或利多卡因等，静候一段时间，即可使动脉出现喷血。

动脉缝合完毕开放血管夹后，断指可立即或逐渐恢复血液循环。再植指远端特别是指腹变

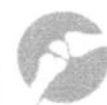

饱满，有一定张力，颜色由苍白变红润，有毛细血管充盈现象，指体变温热。如在断指远端作切口及断面有未夹闭的血管，可见鲜血涌出。缺血时间较长的断指，毛细血管通透性增加，恢复动脉供血后，局部组织水肿渐明显，在指体远端做切口时，虽可见活动性出血，但指体却显蜡白色，张力较大，毛细血管充盈反应不明显，经术后保温抗凝措施治疗，10～24 小时多可出现指腹红润，虽然此时毛细血管充盈反应仍可不明显，但断指多能成活。

指动脉吻合完毕，放松止血夹后，轻柔地压迫止血。对断面的活动性出血，必要时结扎止血，以防局部形成血肿而压迫血管。

(五)修复指神经

神经修复是再植手指恢复感觉的先决条件。指神经修复得好，指腹恢复得较饱满，不同程度地恢复痛、触、温觉。而指神经修复不佳，则指腹干瘪，痛、触、温觉迟钝，常被烫伤或冻伤。有些出现痛觉过敏，再植的手指难以使用，成了累赘，有时不得不采用截指来解除痛苦。因此，精心细致地修复指神经是非常必要的。

指神经的吻合，一般应在显微镜下进行。切除两断端已挫灭的神经组织，调节张力，使其能在无张力下缝合。一般用 9-0 无创线做神经外膜的间断缝合，每条神经缝合四针左右。当指神经缺损时，可采用神经移植或神经移位吻合的方法。为使再植手指恢复满意的感觉功能，两侧指神经应一期同时修复。如果一侧或两侧指神经缺损过多，可根据指别，修复感觉功能较重要一侧的指神经。拇指、小指的尺侧和示、中、环指的桡侧的感觉功能较重要，应优先修复相应的指神经。

(六)皮肤的修复

断指再植时，应强调一期闭合伤口。为避免缝合皮肤时针线损伤已修复的血管，应在显微镜下，选择血管间隙处的皮肤进针缝合。为防止皮肤的环形狭窄，可以在断面两侧皮缘上分别做多处相对的三角瓣，形成几个 Z 形皮瓣缝合。皮肤多余时，应在显微镜下，切除多余的皮肤，以免皮肤臃肿，影响功能及外观，若皮肤的缺损位于吻合血管的走行部位，可采用局部皮瓣转移或游离皮片覆盖。

(七)包扎与固定

伤口缝合完毕后，应对伤手再次用温热盐水清洗，洗去血渍，创口覆盖凡士林纱布，外面敷以多层干纱布，再用绷带做斜行交叉包扎，不做环形缠绕，且不可过紧。将指端外露，以便观察肤色及测量皮温。外层再以棉垫保护。手指至前臂中段用石膏托将手制动在功能位。

四、显微血管的吻合

断指再植手术，血管吻合的质量是手术成败的关键。因此强调，要熟悉小血管局部解剖，熟练掌握小血管的吻合技术，用严格的无创操作进行精细的血管吻合，正确处理术中出现的血管危象，以求高质量地完成再植手术。

(一)显微血管的组织解剖

手部血管虽很细，但管壁的内膜、中膜、外膜三层结构却较明显。

血管内膜较薄，约占管壁厚的 9%，由内皮及内弹性膜组成。血管内膜表面为薄层的内皮细胞，附于黏多糖组成的基膜上，这层细胞具有保持血流通畅和半透膜的作用。内弹性膜是由许多纤细纵行的弹性纤维构成的膜，在小动脉这层膜发育良好，但可因高血压病发生纤维变性而增厚。小静脉这层膜不发达或缺如。

血管中膜较厚，主要由环形的平滑肌和在肌纤维之间少量分布的胶原纤维、弹性纤维、网状纤维和黏多糖基质构成。血管口径越小，则平滑肌所占比例越大，沿螺旋方向环形分布的平滑肌受神经控制，其间的弹性纤维可调节血管扩张和收缩，胶原纤维则增加血管壁的抗张力。静脉的中膜较动脉薄，平滑肌细胞较少，但有较多的胶原纤维。

血管外膜的成分主要为结缔组织，含有胶原纤维、弹性纤维和丰富的基质。神经淋巴管及滋养血管通过该层进入中膜。外膜的弹性纤维和胶原纤维与周围组织连续，增加了血管的强度。

手部静脉内径较动脉略大一些，管壁薄一些。其组织结构上的差异特别表现为平滑肌含量的多少。小静脉移接小动脉后，其管壁很快增厚。说明血压与管壁的结构有非常密切的关系，小血管有较大的可塑性。

血管内皮细胞受到损伤后，其下方的基膜组织暴露在血流中，会在局部形成血小板血栓，缝合血管时的针孔及缝线的异物反应，亦可引起血栓形成，但如果没有其他血栓形成的因素，吻合口局部形成的这层血小板血栓，20 分钟后会逐渐溶解，而进入血管内皮细胞层的修复过程。

(二)血管吻合成功的必要条件

既然血管缝合后通畅与否是再植手术成败的关键，就必须了解血管吻合成功的必要条件，并在再植手术中力争符合这些条件。

1.修剪血管

手指离断伤无论何种伤因，均会在断裂血管断端造成管壁局部的挫伤，使内膜粗糙或剥脱，中层断裂等，只是伤因不同，造成管壁损伤的范围及程度不同而已。再植手术时，须将损伤的管壁彻底切除，达到正常的管壁段，才能吻合，否则就会在吻合部位形成血栓。在去除损伤段血管后，可用肝素生理盐水冲洗血管断口，观察到内膜完整、光滑、无凝血块、无内膜在液体中漂浮的现象，中膜完整，才可吻合。操作中，如果剪除血管的器械不够锋利或其刃部过于粗厚，也会使血管内膜挫伤。

2.观察血流

去除受损段血管后，在吻合之前，应检查判断血流情况，动脉的近心端应呈搏动性喷射状出血。如果近端动脉清创不彻底或发生痉挛，则近断端出血压力较低，不呈喷射状，这样的动脉吻合后易形成栓塞。应彻底清创或解痉处理，以期出现理想的血流。

3.张力适当

血管吻合后其纵向张力应适当。张力过大，不但直接影响血流，还会造成缝线切割血管壁，形成漏血。此时过多地补加缝针数，易致局部血栓形成。故张力过大时，宁可做血管移植，也不应勉强直接吻合。血管过长，吻合后血管会弯曲成角，使血流形成涡流，也易形成血栓。

4.适宜的管径

在最常采用的端端吻合法中，应尽量使吻接血管的两断端口径一致。如果两端管径相差不多，可将口径小的血管轻柔扩张后进行吻合。如果两断端管径相差大于 1∶1.5，可将管径小的血管断端剪成斜面，斜面与血管纵轴间夹角以不大于 30°～45°为宜，稍加血管扩张亦可端端吻合。如果管径相差超过 1∶2，可考虑用端侧缝合法进行吻合。

(三)显微血管吻合技术

断指再植进行血管吻合，都要求在显微镜下操作，以保证吻合的质量，获得良好的效果。

1.血管吻合的操作程序和注意事项

(1)严格彻底地清创及分离血管：血管吻合前，应再一次于显微镜下对血管及周围组织进行

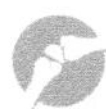

清创，去除血管周围的脂肪组织及其他挫伤或污染的组织，用稀释的碘伏溶液及生理盐水冲洗创面。

将待吻合的血管作无创性的分离，远、近断端各游离 1.0 cm 左右，以便于放置血管夹及缝合时便于翻转血管。用血管夹阻断血流，避免出血和局部积血影响操作。

(2)修整血管断端：血管断端的修整应从血管管口缘开始。用锋利的剪刀将管口缘修剪平整，然后清除距管口 2～3 mm 范围内的血管表面的疏松结缔组织。一般常说的去除血管外膜，实际上即指去除血管外膜表面的一层与周围组织相连的疏松结缔组织，如果清除真正的血管外膜，势必将造成血管壁的损伤。用镊子提起这层结缔组织膜，如脱套袖一样拉到血管口方向，平齐管口剪除，余下的组织即回缩到管口的近端，而在管口处露出一段光滑的血管壁。如果管口处的疏松结缔组织层去除不满意，缝合时将其带入管腔，成为腔内漂浮物，会导致血小板凝集而造成栓塞。如果血管外膜损伤，暴露了肌层，那么血管壁抗张力减弱，管壁塌陷，增加了吻合时的难度，且易造成缝线对管壁的切割而致管壁撕裂，均需在操作中注意避免(图 14-4)。

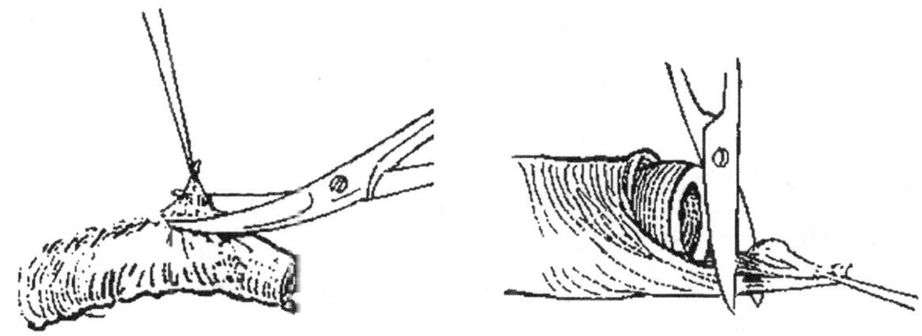

图 14-4　修剪血管外膜旁结缔组织

(3)冲洗断端管口：血管断端清创修整后，需用肝素盐水(肝素 12 500 U 加生理盐水 200 mL)冲洗，以便使管口张开，便于吻合。同时可将组织碎末、存留的血液等从管口内冲洗掉，提高吻合的通畅率。冲洗时一般应避免将针头直接伸入管腔内，以免造成血管内膜的机械性损伤(图 14-5)。

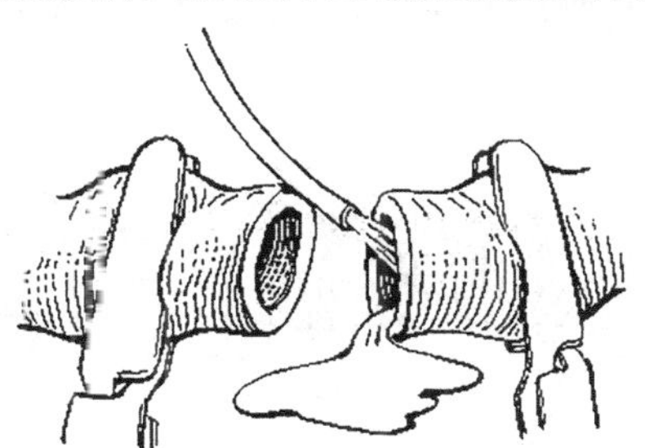

图 14-5　用肝素稀释液冲洗吻合口

(4)正确地进行血管吻合：血管吻合时，可用外膜进针法，也可用内膜进针法，不论哪种方法，均要求保持管口的平整对合及内膜外翻。不但要求术者要保证正确的缝合，还要求助手密切配合，在术者缝合打结时，助手可用镊子轻轻地压迫打结两边的血管壁，使血管内膜在轻度外翻状态下结扎缝线。打结的力量宜适度，过紧或过松均会使吻合口对合不良。

正确的血管吻合的另一个要求是，边距及针距要均匀对称，疏密适当。一般讲，缝合血管的边距应为管壁厚度的 1～2 倍，针距是边距的 2～3 倍。边距及针距的安排应以缝合后不漏血为原则。但也不宜缝合过于密集，以免增加栓塞的机会。吻合动脉时，因管内血压较静脉为高，为

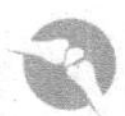

防止漏血，针距应较静脉的适当减小。

吻合时应将血管搭配安置好，避免张力过大或过小。更要防止血管的迂曲、旋转，这些都会造成血流不畅，血栓形成。

2.显微血管的缝合方法

(1)血管端端缝合术：端对端间断缝合法，是血管缝合术中最常用的操作，由于术者习惯不同，所采用的缝合方法和针序亦有所不同。一般是先缝合固定牵引线，然后在牵引线之间再行间断缝合。根据牵引线的缝合方式将缝合方法区分为两定点、三定点或四定点法。可依据自己对各种缝合方法的熟悉程度来选用。

两定点缝合法：等距两定点缝合方法，是将血管两断端相对合后，在吻合口的0°和180°的部位各缝合1针作为固定牵引线。一般是第1针缝合助手侧管壁，第2针缝术者侧管壁。等距两定点缝合法显露清楚，边距及针距易于掌握。但在提起固定牵引线时会造成管口闭拢，易缝到对侧管壁。缝合另外一侧管壁时，血管需翻转180°，易造成血管的损伤。

非等距两定点缝合法是在0°及120°或150°位，先缝合两针做牵引，由于前、后壁长度不等，在拉紧牵引线时，后壁会下坠，减小了缝到后壁的可能性，但针数和针距却不易掌握(图14-6)。

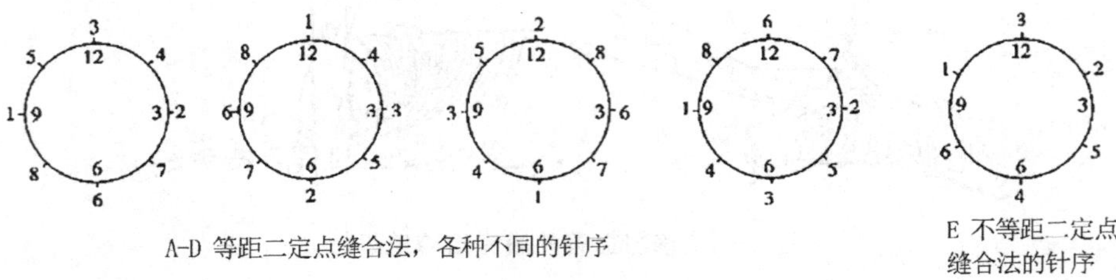

A-D 等距二定点缝合法，各种不同的针序　　E 不等距二定点缝合法的针序

图14-6　小血管缝合针序

三定点缝合法：在血管的周径上，每相隔60°做1针缝合，形成等距的三定点牵引。此法多可避免缝到对侧管壁，但却常难以做到真正等距缝合，故会使针距不均匀(图14-7)。

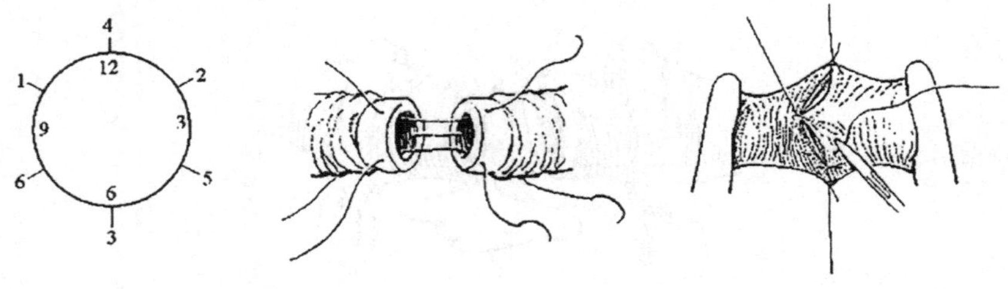

图14-7　三定点缝合法

在三定点之间作间断缝合

(2)血管端侧缝合术：如果血管两断端口径相差过大，无法做对端吻合时，可采用端侧缝合法。

将要做侧壁切口的血管表层疏松结缔组织剥离，在计划开口处，用小圆针挑起血管壁，用弯剪剪除适量管壁，血管侧壁即形成椭圆形口，亦可用7-0无创针线按所要做切口的纵径穿过血管壁，稍加牵提后，剪除管壁，亦可获得椭圆形裂口。血管壁的开口处应距血管断端结扎线1.0 cm以上，以免管腔盲端内涡流所致的凝血块堵塞吻合口。

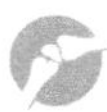

端侧吻合的血管断端一侧应剪成斜面，斜面的角度应与做侧壁切口的血管纵轴成 45°左右夹角。45°夹角吻合后，血流量较大，且血栓形成机会小。

缝合针序一般是先间断缝合血管后壁一侧，再缝合前壁，这样显露好，较易操作（图 14-8）。

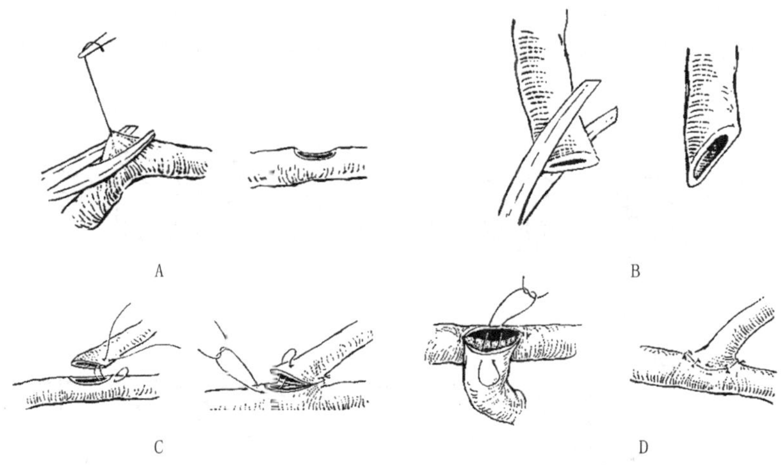

图 14-8 血管端侧缝合术

A.牵提穿过血管壁的缝线，剪除管壁，获得椭圆形裂口；B.血管断端剪成 45°斜角；C.于血管断端斜面的两顶角处缝合 1 针；D.缝合血管后壁，再缝合前壁

（3）血管套叠缝合法：Lanritzen（1978）进行了大白鼠股血管套叠缝合法的实验研究，获得了较高的通畅率，并逐渐应用到临床。

套叠缝合法需按血流方向进行套接。动脉是将近心端套入远心端，静脉是将远心端套入近心端，血管套入的长度应为血管外径的长度（图 14-9）。

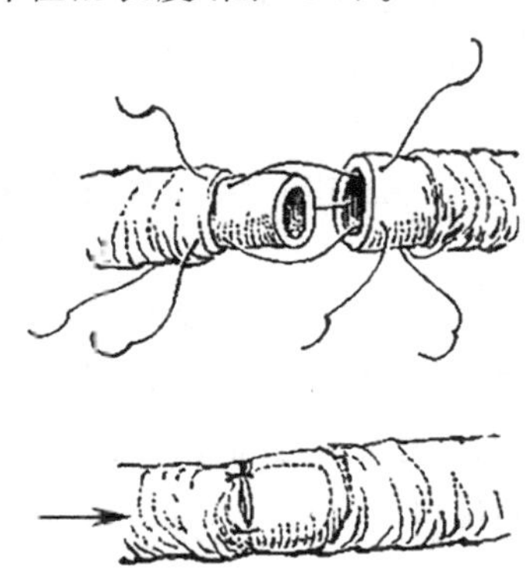

图 14-9 血管套叠缝合法

（箭头示血流方向）

将套入段血管外疏松结缔组织剥离干净，在距管口稍大于管径处，于钟面的 3 点、7 点及 11 点部位分别穿经血管壁的外膜及中层各缝 1 针，3 针各间隔 120°，3 针均与被套入血管对应部位的管缘由内向外缝合，边距为 0.2～0.3 mm。两针打结后，在第 3 针打结前，用血管镊轻柔地将套入段血管端送入被套入血管的管腔内，再做第 3 针打结。此种套入缝合法，为避免脱出，一般要缝合 3 针，并需注意保持边距及针距的一致，使套入血管平整，以减少血管渗漏及血栓形成。

王国君采用剪开套接法,可减少常规套接法血管套入时的困难。临床应用效果亦较好。方法是将被套入端血管壁做纵行剪开,长度等于血管的直径,第1针缝合被套入端剪口顶角及套入端相应的管口缘,全层缝合并打结。将套入段血管送入被套入管腔后缝合第2针。第2针缝合被套入端管口缘全层及套入端距管口稍大于管径长度处的外膜及中膜层,且在第1针的对侧(180°)位置。第3针缝合剪开的血管边缘的两个角,并穿经套入端的外膜及中膜层(图14-10)。

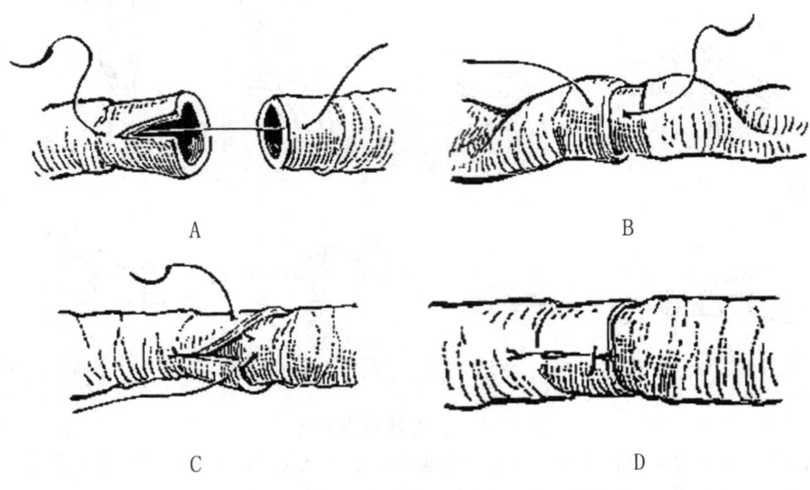

图14-10　血管剪开套接法

A.被套入端纵向剪开的顶角处与套入端管缘缝合;B.在第一针的180°位,缝合被套入端的全层及套入端的外膜及肌层;C.穿过套入端的外膜及肌层缝合被套入端血管边缘剪开处的两个角;D.缝合完毕

套叠缝合法具有操作简单,血管腔内无缝线裸露(剪开套接法有1针缝线暴露于管腔内),缝合针数少,节省时间,对血管壁损伤轻,通畅率较高等优点。但遇血管长度不足或管径相差过大者不宜采用。

(4)套管吻合法:Memel(1984)及Kanaujia(1988)做血管袖套式吻合法,获得了较高的成功率。

袖套式吻合法是截取一段血管做袖套,光滑套于血管断端之一侧。将血管两断端修整后,端对端间断缝合2~4针后,再将血管袖套拉套于吻合口处,其通畅率可达97%~100%。

此种方法具有缝合及出血时间短之优点。但需切取血管做袖套,如无适当血管可用则不适宜此法。袖套往血管上套并不容易(图14-11)。

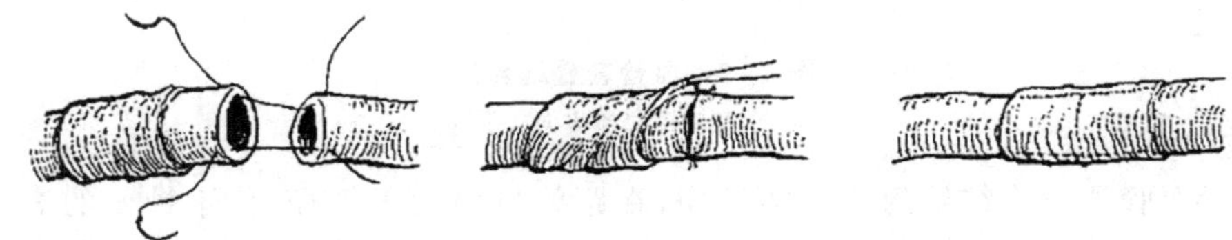

图14-11　袖套式血管吻合方法

(5)黏合吻合法:随着ZT医用黏合剂(α-氰基丙烯酸类)的发展,为血管的黏合提供了物质条件。ZT医用黏合剂具有很强的聚合性。当其接触人体组织的阴离子时,即由液态的单体快

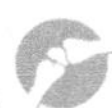

速转变成固态的聚合物而产生黏合作用。此聚合物在体内可逐渐降解而被代谢。

应用 ZT 医用黏合剂进行小血管的黏合实验获得了满意的结果。操作方法是，用 11-0 无创针线做血管等距离三定点间断缝合，用棉片吸去吻合口的液体使其尽量干燥，在血管内膜外翻情况下，涂抹黏合剂于吻合口的周缘。约数秒钟即可见黏合剂固化封闭吻合口。注意涂抹黏合剂应迅速准确，以免因黏合剂的快速黏合作用而将涂抹器械与血管黏合在一起。也有学者应用医用黏合剂进行血管的套接吻合实验。

黏合吻合血管的方法虽具有简化缝合的优点，但尚有待于临床应用的检验。

(6)激光吻合法：20 世纪 80 年代由于激光在医学领域应用的发展，出现了用二氧化碳激光进行小血管吻合的方法。激光吻合小血管，由于受激光器及其他条件的限制，目前多停留在实验阶段，临床尚未应用。

实验中一般多采用二氧化碳激光器，将血管断端修整后，先做二定点或三定点的间断缝合。对牵引线之间的血管口边缘用二氧化碳激光进行焊接吻合。

与常规端对端单纯间断缝合方法比较，激光吻合法具有节省时间，血管内膜修复快且光滑的特点。随着科技进步及激光医学的发展，激光吻合法在手部小血管的修复方面可能会有实用价值。

(7)可溶性血管腔内支架的吻合方法：为了使外科医师能较快掌握小血管的显微吻合技术，降低小血管端端吻合技术的难度，提高吻合通畅率，史玉林研制了可溶性小管腔吻合内支架，在应用中也获得了较高的血管通畅率。

可溶性小管腔内支架是将葡萄糖、低分子右旋糖酐、氯化钠精滤浓缩，做成固态的纺锤形或圆柱形支架。支架表面有 4 个纵向等距的沟槽便于缝合，支架两端为圆锥形，便于插入血管断端。支架大小、粗细规格不同，可根据血管腔大小选用。

缝合血管时，将支架表面涂布少量 50%浓葡萄糖溶液，插入管腔的两断端，在 4 个缝合沟槽处各做间断缝合，并可根据需要，在各缝针间再加针。缝合完毕后，放开止血夹，血流便沿着缝合的沟槽流过并溶解该支架(图 14-12)。

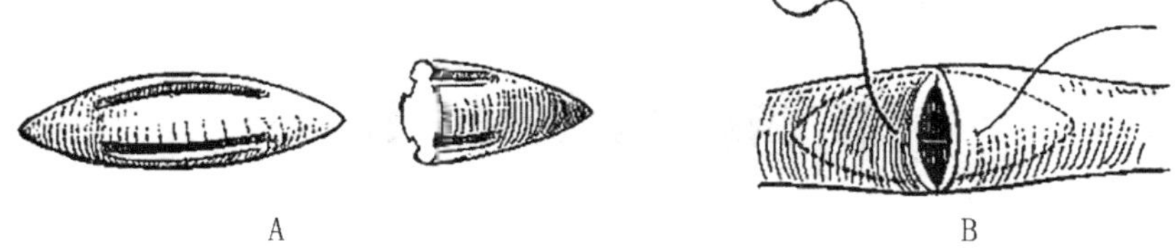

图 14-12 可溶性血管腔内支架吻合法

A.支架带有四个纵沟；B.沿纵行沟缝合

此法吻合手指血管，具有不会刺伤对侧管壁、进针准确、针距易于掌握、支架不必取出等优点，可提高血管吻合质量及速度。但具备纯熟小血管吻合技巧的医师，多不愿将时间花费在安放血管支架的操作上。对于血管长度有少许缺损，缝合有轻度张力时，在安放支架进行吻合时会有一些困难。

3.血管移植

断指再植时经常遇到血管有节段损伤或缺损。少量缺损，可以用骨质短缩，血管断端适当游离，或利用关节屈曲以克服血管缺损。如果缺损较多，应该做血管移植。移植血管最常用的是自体小静脉。有些情况下也应用自体小动脉移植，同种异体小血管的移植尚在实验研究阶段。

(1)自体小静脉移植：静脉作为移植材料，取材的部位很多，手术简单，对供区影响小，可以修复动脉或静脉的缺损。常切取足背、手背或前臂的浅静脉做移植。

依血管缺损的长度和管径确定取材部位。取材部位应远离受区，应选用健康血管。切取时，沿血管切开皮肤，结扎其分支。在切下静脉的近心端用丝线结扎标记备用。切取静脉的长度要比缺损长 1～2 mm，以代偿回缩。

使用时自切取静脉段远侧断口插入冲洗针头，缓慢推注肝素盐水，行液压扩张。其目的有二：一方面可解除血管痉挛；另一方面可检查是否有小分支遗漏结扎而进行补扎，以防移植后漏血(图 14-13)。

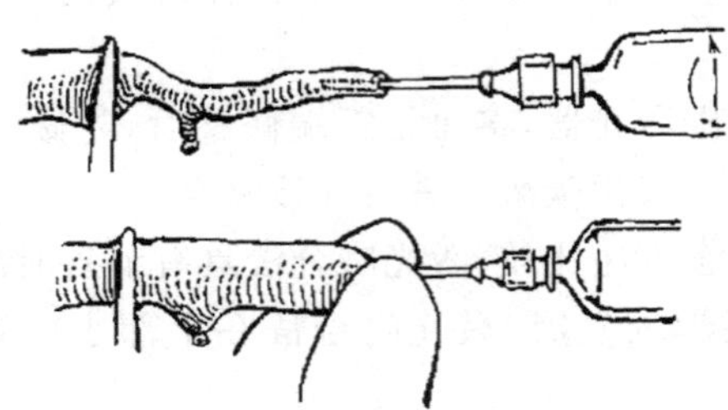

图 14-13 血管液压扩张

移植静脉修复动脉时，应将移植段倒置，静脉段的近心端与动脉的远心端对接，使血流方向顺应可能存在的静脉瓣方向。移植的静脉不应过长，以免通血后迂曲致血流不畅。一般是在缝合完一端后，轻柔地牵拉另一端，使移植的静脉稍呈张力状态下，剪除多余的静脉，再与动脉断端吻接，其长度即可适宜。

移植静脉修复静脉缺损时，移植的静脉段不需倒置。

(2)自体小动脉移植：只有在特殊情况下，采用小动脉移植来修复血管的缺损。如在断指再植时，切取次要侧的指动脉，修复优势侧动脉，不必行倒置吻合。

(杨法报)

第二节 畸 形 矫 正

一、桡侧纵列缺如

属于上肢肢芽桡侧一部分受到损害产生的一组畸形。肢体桡侧部分缺如范围，从大鱼际缺如到短小的漂浮拇指，以至从拇指、掌骨、腕骨和桡骨缺如到所谓的桡侧球棍手畸形。

桡侧纵列缺如，可分为桡骨发育不良、桡骨部分缺如(图 14-14)、桡骨全部缺如(图 14-15)，以及可伴随有尺桡骨骨性联合(图 14-16)。典型的表现为前臂短粗，向桡侧弯曲偏斜，拇指缺如，桡骨部分或完全缺如。尺骨呈弯曲、短缩粗大，舟状骨及大多角骨发育不良或未发育。同时合并有桡侧肌肉、肌腱、血管、神经、皮肤及皮下组织发育畸形。

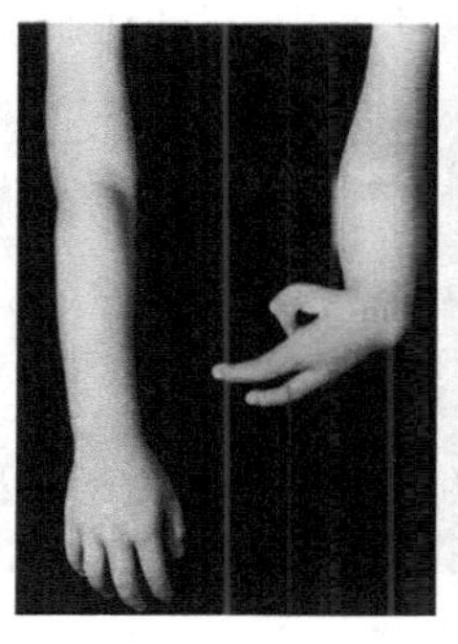
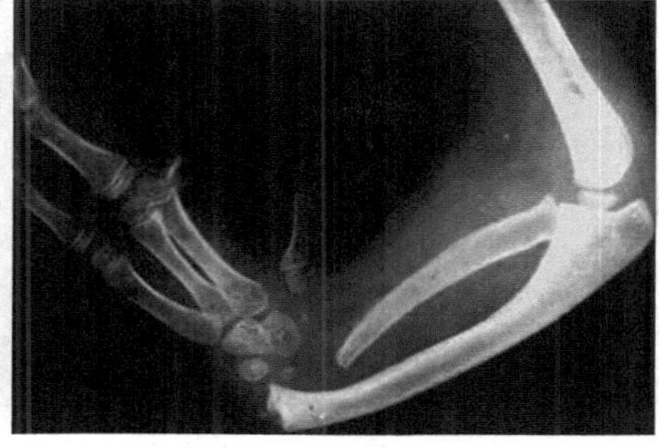

图 14-14　桡骨、腕骨、掌骨、指骨部分缺如

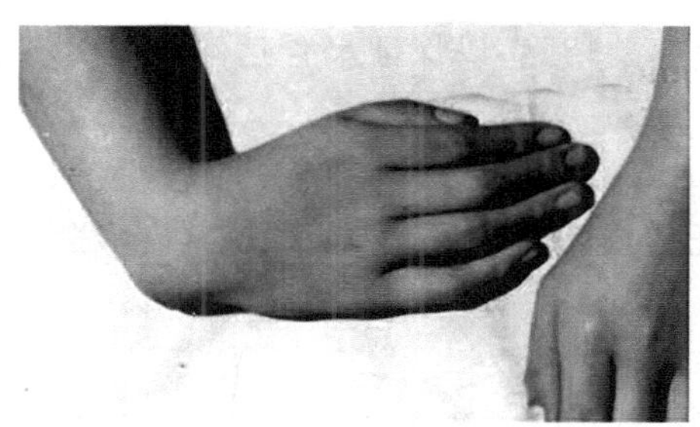
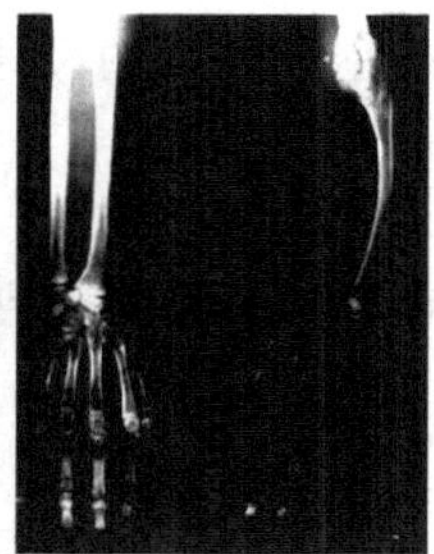

图 14-15　桡骨全部缺如

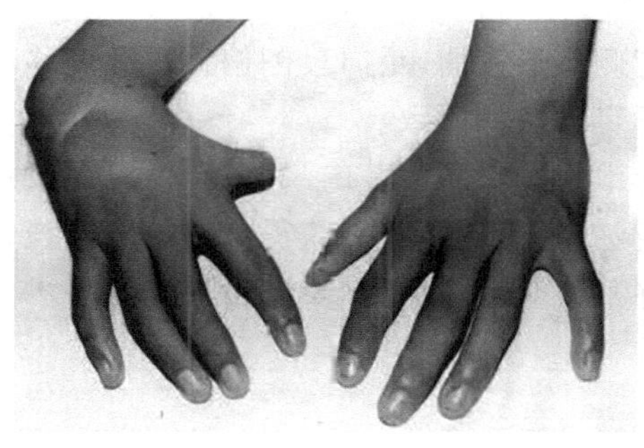
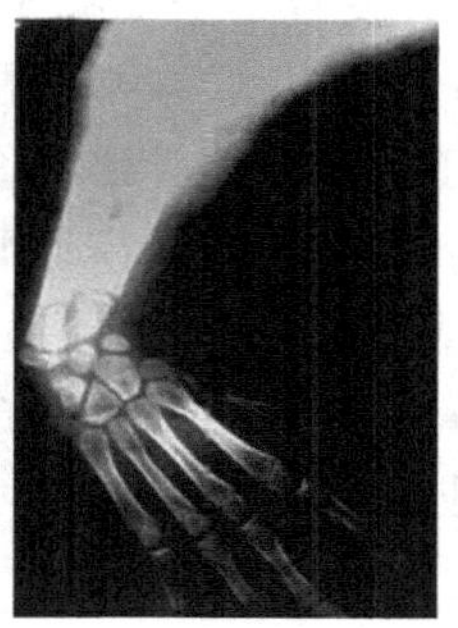

图 14-16　尺桡骨骨性联合

儿童时期，示指可能逐渐代偿拇指的部分功能。有的病例可用第 2 掌骨旋转截骨术重建拇指功能。

（一）手术适应证

（1）肘关节活动基本正常，不需要用球棍手来代偿其功能者。

（2）成人已适应球棍手畸形生活，一般情况下无手术适应证。

（二）手术方法

1.尺骨下端中央移位术（图 14-17）

在腕桡背侧做 Z 形切口，在腕背侧切口向近端延伸至前臂尺侧中下 1/3，切开皮肤，皮下组织及腕部筋膜，从腕尺侧将伸肌腱整片剥离牵向桡侧，显露尺骨远端。将膨大的尺骨下端修正成圆形，在头状骨及月骨处用半圆凿凿出一半圆状的凹陷，以容纳修正后的尺骨远端。将尺骨远端置于腕骨凹陷内，用 1 枚克氏针经第 2 掌骨颈穿过尺骨远端做固定，此时手与前臂成一直线，桡侧偏斜畸形已纠正。冲洗伤口止血后,缝合筋膜、皮下组织及皮肤,石膏托制动。

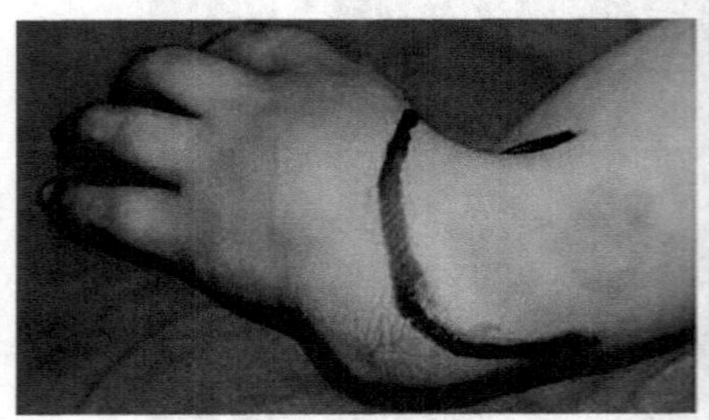
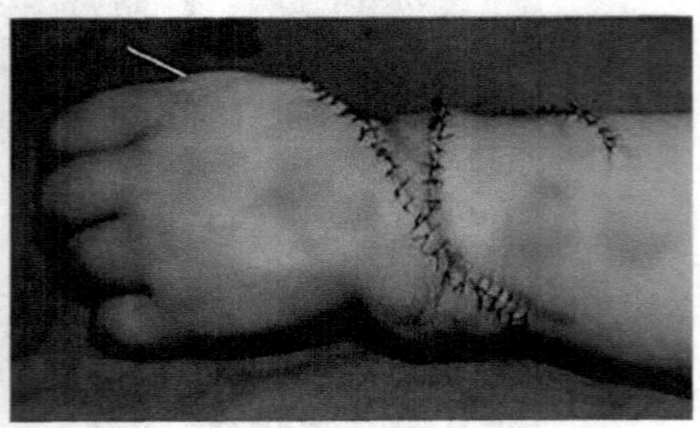

图 14-17 尺骨下端中央移位术

2.操作注意事项

修整尺骨远端要适当,明显的尺骨茎突要切除,以保证尺骨远端与腕骨有较好的对合;尺骨弯曲明显时要做截骨矫正。

(三)术后处理

术后石膏托制动 4～6 周。拆石膏托及拔克氏针后行功能锻炼,配合理疗体疗。

二、尺侧纵列缺如

尺侧纵列缺如,又称尺侧球棍手畸形。Goller 首先描述,是一种主要影响上肢尺侧部分的抑制性畸形,包括尺骨发育不良、尺骨部分缺如或尺骨全部缺如。有时可合并肱骨及桡骨骨性联合。常有尺侧列腕骨发育不全或缺如,以及环小指的缺如,但单独以第 5 掌骨和小指缺如的很少见。典型的表现为前臂短缩,常常向桡背侧弓形弯曲,手向尺侧偏移。此偏移部分是由弓形弯曲所造成,部分是由手的尺侧面骨骼支撑不足或缺如所致。

治疗可通过尺骨延长、桡骨楔形截骨术来矫正腕关节的尺偏畸形。如果肘关节发育不良,处在伸直位、过伸位或极度屈曲位,可通过截骨矫正使肘关节获得合适位置。桡骨头脱位如严重影响功能时,可行桡骨头切除术。手部合并其他畸形,可根据具体情况施行手术,矫正畸形。

(一)手术适应证

畸形严重为改善功能及外形者。

(二)手术方法

1.尺骨延长、桡骨楔形截骨矫正术

在尺侧面和桡侧面做纵形皮肤切口。切开皮肤、皮下组织,显露尺、桡骨,在骨膜下截骨。桡骨做楔形截骨,尺骨做 Z 形截骨,并松解尺骨远端和近排腕骨之间的软组织。桡骨楔形截骨时,保留尺侧骨皮质完整。将桡骨向桡侧矫正后,用钢板螺丝钉固定。尺骨 Z 形截骨后,尺骨远端向前推移延长,用螺丝钉固定(图 14-18)。

2.尺骨远端切除、桡骨楔形截骨术

于前臂远端尺侧和前臂桡侧分别做纵切口。切开皮肤、皮下组织,显露尺、桡骨。切除发育不全的尺骨远端,在骨膜下行桡骨截骨,矫正畸形后,采用钢板螺丝钉固定(图 14-19)。冲洗伤口,松开止血带,彻底止血后,缝合皮下组织及皮肤。伤口处放置橡皮引流条,包扎伤口,石膏托制动。

3.操作注意事项

(1)术前要用 X 线片画线测量好截骨位置及截骨角度,以免使截骨过小或过大,影响畸形的

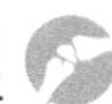

矫正。

(2)在分离尺骨远端和近排腕骨之间的软组织时勿损伤尺神经、尺动脉。

(3)对于尺骨完全缺如,而桡骨向桡背侧弓形弯曲的患者,只采用单纯桡骨楔形截骨,就可矫正手向尺侧偏斜畸形。

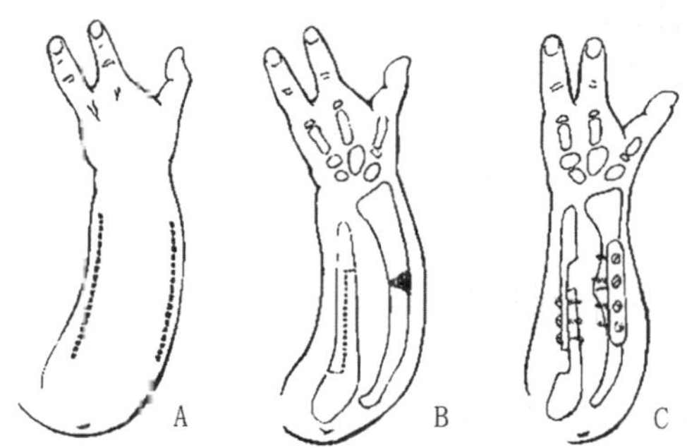

图 14-18 尺骨延长桡骨楔形截骨矫正

A.切口;B.桡骨楔形截骨,尺骨Z形截骨;C.桡骨矫正后,用钢板螺钉固定,尺骨延长后,用螺钉固定

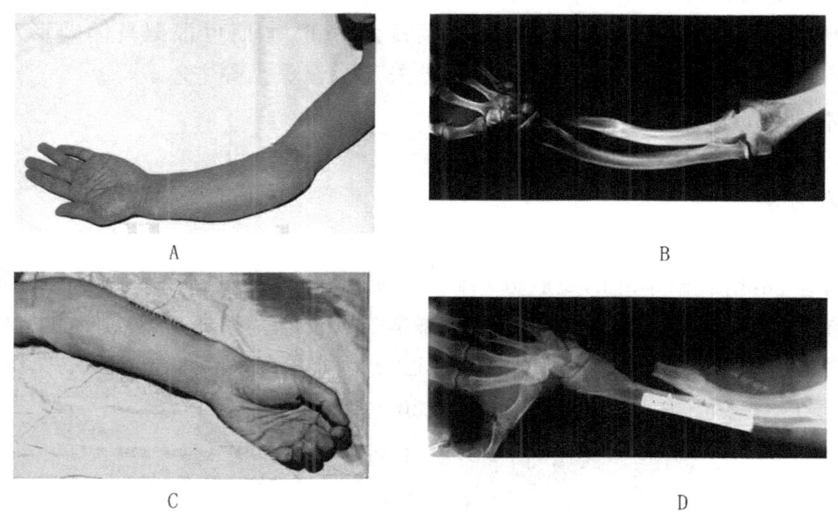

图 14-19 尺骨远端切除、桡骨楔形截骨术

A.左尺侧纵列缺如体位像;B.X线片显示骨部分缺如,桡骨向尺侧弯曲;C.尺侧远端纵行切口,将尺骨远端切除,松解挛缩的瘢痕组织。桡侧中1/3正中切口显露桡骨,做楔形截骨,矫正尺偏后用钢板螺丝钉固定;D.术后X线片

(三)术后处理

术后石膏托制动4～6周。拆石膏托行功能锻炼。

三、先天性多发关节挛缩症

先天性多发关节挛缩是指许多关节僵硬于不同位置的一种畸形,又称先天性多发关节强直,或先天性肌发育不全。

胚胎时期,大约在怀孕5周半软骨的间叶开始发育为关节。7周时许多关节腔出现,8周时肢体可活动。所以，早期关节发育及开始运动时，关节及其邻近组织结构发育是非常重要的。

(一)原因

一般造成先天性关节挛缩症的原因有以下几点。

1.神经异常

神经异常是造成关节挛缩的最主要原因，如脑脊膜膨出，运动前角细胞缺陷，产前痉挛和某种大脑组织缺陷(无脑、水脑和全前脑畸形)。

2.肌肉异常

肌肉发育不全，少见的胎儿肌病和偶见的肌张力性营养不良。

3.关节及邻近组织异常

骨性联合，关节发育不良，关节周围软组织挛缩等。

4.胎儿拥挤和压缩

如多胎，或因肾发育不全及早期持续性羊水漏溢造成的羊水过少。

主要临床表现为关节似纤维强直，屈侧皮肤短缩，正常的皮肤纹消失，肌肉发育不良等。在挛缩的关节附近，骨和皮肤相连太近时，因局部皮下组织及脂肪组织发育不好而造成浅的皮肤凹陷。挛缩涉及的关节，轻的可为一两个手指，重者可涉及腕、肘、肩和整个下肢关节。

对多发性关节挛缩症，早期可用弹性支具及石膏矫正，晚期可根据具体畸形对症治疗，如皮肤软组织、关节囊松解植皮，肌腱延长及移位，骨关节截骨矫正等手术。

(二)手术适应证

皮肤、关节囊挛缩，为改善功能及外观者。

(三)手术方法

1.Z 字成形，关节囊松解，游离植皮术

在第 1 指蹼、示指屈侧挛缩的皮肤分别做 Z 字成形后缝合切口。术后第 1 指蹼开大，示指可被动伸直。在中、环、小指屈侧做 ∧ 形切口，松解挛缩的皮肤。在屈指肌腱伸侧进入，松解挛缩近节指间掌侧关节囊，使手指伸直，用细克氏针将近节指间关节固定在伸直位。中、环、小指皮肤缺损区，用厚断层皮片移植，加压打包固定(图 14-20～22)。

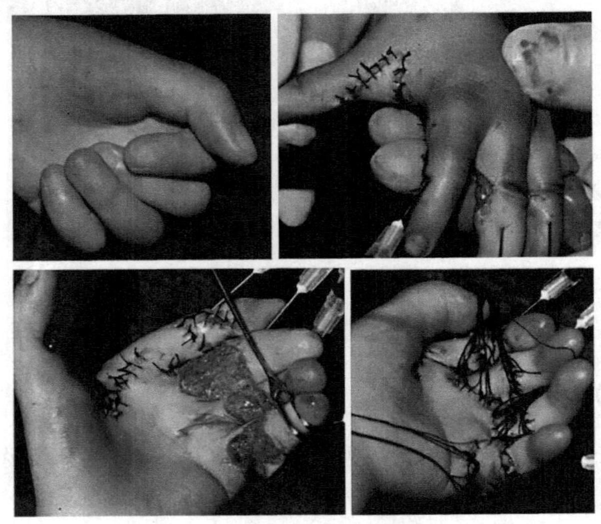

图 14-20　虎口、示指做 Z 形松解

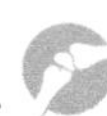

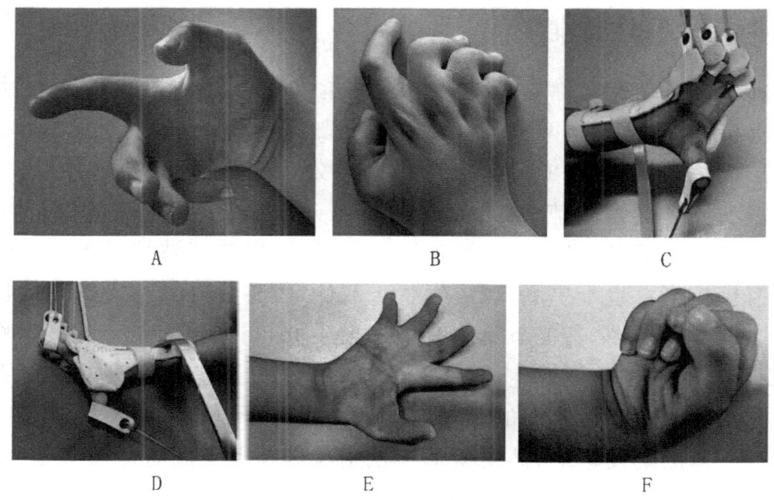

图 14-21　右手先天性关节挛缩症

A、B.右手虎口及中环小指皮肤挛缩；C.右掌心、虎口及中环小指皮肤松解；D.植皮成活后，配制牵引支具行功能训练；E、F.术后两个月后手伸屈情况

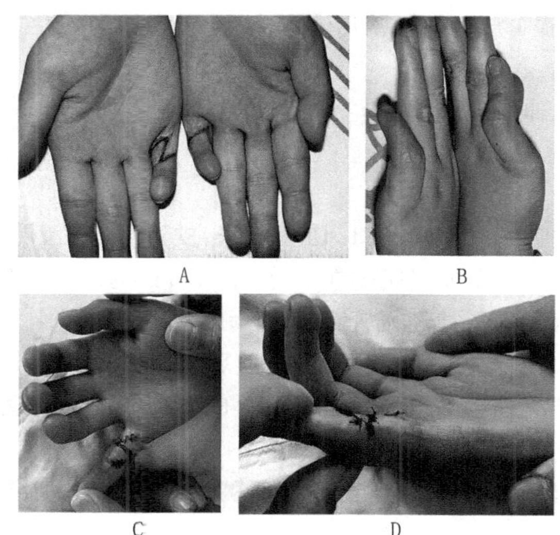

图 14-22　双小指先天性关节挛缩症

A、B.双小指先天性关节挛缩症，曾手术松解植皮，设计 Z 字切口；C、D.切开皮肤、皮下组织，松解关节，交换皮瓣后缝合切口

皮瓣换位后，用针头将指间关节固定于伸直位，皮肤缺损区用皮片移植。

2.操作注意事项

(1)松解挛缩皮肤时，尽可能不要裸露出肌腱，以免不能接受游离植皮。

(2)松解挛缩的屈侧关节囊后，须用细克氏针固定关节于伸直位，以减少术后关节囊及游离植皮区复发挛缩。

(四)术后处理

石膏托制动两周，克氏针固定 3 周拔除。配合手部牵引支具及理疗，行功能锻炼。

四、先天性拇指狭窄性腱鞘炎

先天性拇指狭窄性腱鞘炎又称先天性拇指扳机指，Notta 最先描述了先天性拇指扳机指畸形。先天性拇指扳机指，多由拇指两籽骨处拇长屈肌腱鞘的 A_1 滑车发生肥厚、变窄。局部肌腱也在滑车的近端形成一小硬结，造成拇指指间关节被绞锁于屈曲位而不能伸直。在早期，当用力伸直拇指关节或被动伸直拇指关节时，会发生咔嗒声，有枪械扳机样弹响感，故称之为扳机指。拇长屈肌腱上的小硬结也可以出现于 A_1 滑车的远端，使拇指末节被绞锁于伸直位。

先天性拇指扳机指多发生于单侧，也可发生于双侧，较少合并其他手指的扳机指。临床检查除拇指末节发生屈伸障碍外，掌指关节掌侧有组织增生并可扪及硬结。部分患者家长常不恰当地搓揉局部，导致屈肌腱鞘进一步增生、肥厚和狭窄。到晚期，甚至被动屈曲或伸直拇指末节亦相当困难。随着拇指间关节绞锁时间的延长和年龄的增长，到学龄后期，拇指指间关节将发生不同程度的皮肤和关节囊的继发挛缩，甚至使拇指发生尺偏畸形。此时即使实施手术治疗，拇指末节的屈伸活动范围也常受到一定程度地影响。

先天拇指扳机指很少能获得自愈，在婴幼儿时期用可的松加普鲁卡因鞘内注射，常会发生较重的药物反应。采用钩针（小针刀）经皮下切开腱鞘的方法十分不安全，不宜提倡。盲目地钩切腱鞘，容易损伤腱鞘旁的神经血管束和拇长屈肌腱。先天性拇指扳机指如经理疗、牵引等保守治疗无效，应争取在 3～4 岁前实行局部腱鞘切除术。

（一）适应证

矫正畸形，改善拇指屈伸活动。

（二）手术方法

腱鞘切除术。

（1）拇指掌指关节横纹近端做一横切口，切开皮肤、皮下组织后，即可用血管钳做钝性分离，充分显露拇长屈肌腱鞘的 A_1 滑车及屈肌腱在 A_1 滑车入口处的硬结。如锐性分离和显露屈肌腱鞘，很容易损伤紧靠腱鞘两旁的指神经血管束。

（2）于屈肌腱鞘 A_1 滑车的侧方纵行切开腱鞘，然后将屈肌腱鞘狭窄的部分彻底切除，被动伸直拇指指间关节，即可看到绞锁解除。拇长屈肌腱上的硬结在被动伸直和过伸拇指末节时，应完全不受腱鞘的阻挡。

（3）将拇长屈肌腱用肌腱拉钩轻柔提起，检查肌腱近段及腱鞘 A_1 滑车周围是否有粘连，如有粘连，需同时松解。

（4）冲洗伤口，彻底止血后缝合皮肤，包扎。

（三）操作注意事项

（1）术中勿损伤屈肌腱鞘两边的神经血管束。

（2）拇长屈肌腱上的硬结，虽呈梭形肿胀，但直接置于皮下，不会影响其活动范围，不应用手术刀或小剪刀削平硬结，否则术后容易造成肌腱粘连。

（四）术后处理

（1）术后包扎伤口应将拇指指间关节外露在敷料之处，并应在术后 24～48 小时开始进行拇指指间关节屈伸功能锻炼，以避免屈肌腱的粘连，影响手术治疗效果。

（2）术后两周拆线，可辅助物理治疗。

（李师江）

第十五章
中医骨病

第一节　颈椎病

颈椎病又称颈椎综合征，是指因损伤或颈椎及其软组织退行性改变引起的颈脊髓或颈神经根及颈血管的压迫和刺激，从而产生的颈、肩、臂、头及胸疼痛，甚至出现肢体功能失常等一系列症状。中老年人多见，男性发病略多于女性。临床上根据病变部位、范围及受压组织不同而出现的不同症状，将其分为神经根型、脊髓型、椎动脉型、交感神经型和混合型 5 种类型。其中神经根型最常见，占颈椎病的60％～70％，交感神经型最为少见。

一、病因、病理

各种急、慢性外伤可造成椎间盘、韧带、后关节囊等组织不同程度的损伤，从而使脊柱稳定性下降，促使颈椎发生代偿性增生，增生物直接或间接压迫神经、血管，即产生症状。颈椎间盘承受重量过大或活动频繁，可遭受过多的微小创伤，劳损而变性。早期表现为髓核的水分减少，逐渐失去弹性韧性，椎间关节松动不稳。椎小关节可紊乱、错位，椎间孔变小，椎间盘可膨出或脱出，椎体可发生微小滑动，颈椎后部附件骨质增生，黄韧带、项韧带可发生钙化或骨化。晚期形成明显的骨赘，椎间盘变性、膨出、脱出，周围软组织、前纵韧带、后纵韧带及椎体边缘骨膜附着处可被掀起，出血、血肿机化，在张力性应力的刺激下，逐渐形成较大的骨刺。退变的颈椎间盘和骨刺向后突出，可产生脊髓受压症状；向后外侧突出、钩椎关节骨刺向后突出均可影响椎间孔，使之变小狭窄，神经根受到压迫刺激，缺氧、缺血，出现神经根型病变症状；椎间盘和骨刺向侧方突出，可使椎动脉受到挤压导致供血不足，出现以头晕为主的椎动脉受压症状；颈椎的不稳，常可刺激小关节和关节囊，影响交感神经，而产生一系列交感神经受刺激症状。

二、临床表现

患者自觉肩颈疼痛，可向头部、枕部及上肢放射，一侧面部发热，出汗异常；少数患者可出现头痛、眩晕、猝倒，甚则双下肢痉挛，举步艰难，瘫痪。根据受压组织的不同，其临床表现各不相同。具体可分为五型。

(一)神经根型

神经根型是椎管单侧或双侧的神经根受压迫或受刺激引起的症状，表现有颈肩痛，颈项强直，不能做点头、仰头及转头活动，疼痛沿神经根支配区放射至上臂、前臂、手及手指，伴有上肢麻木、活动不灵活，X线照片可显示椎间隙狭窄、椎间孔变窄、后缘骨质增生、钩椎关节骨赘形成。

(二)脊髓型

脊髓型是脊髓受压迫或受刺激所致，多发生于40～60岁的中年人，早期表现为单侧或双侧下肢发紧发麻，行走困难，继而一侧或双侧上肢发麻，持物不稳，严重时可发生四肢瘫痪，小便潴留，卧床不起。X线检查可显示颈椎间盘狭窄和骨赘形成。

(三)椎动脉型

椎动脉型是因上行的椎动脉被压迫、扭曲，造成颅内一过性缺血所致。表现为肩颈痛或颈枕痛，头晕、恶心、呕吐、位置性眩晕、猝倒、持物落地、耳鸣耳聋、视物不清等临床症状，并常因头部转动或侧弯到某一位置而诱发或加重。X线检查见正位片钩椎关节模糊、骨质硬化并有骨赘形成。

(四)交感型

交感型是颈椎旁的交感神经节后纤维被压迫或刺激所致。常见头痛、头晕、心慌、胸闷、四肢不温或是手足心热、四肢酸重等症状，一般无上肢放射痛或麻木感，可出现听、视觉异常。

(五)混合型

临床上常见同时存在两型或两型以上的各种症状，为混合型。

三、诊断要点

(一)神经根型

(1)颈、肩部疼痛，可沿受压的神经分布区放射，手指呈神经根性分布的麻木及疼痛，握力减弱。

(2)颈部僵直，活动受限，颈棘突旁常有压痛。颈神经牵拉实验阳性，压头试验可能阳性。

(3)受累神经支配区皮肤痛觉迟钝或消失，某些上肢肌力减弱，肌肉萎缩，肌腱反射减弱或消失。

(4)X线片见生理曲度消失，椎间隙狭窄，椎间孔变形，后缘骨质增生，钩椎关节骨赘形成。CT和椎管MRI更有助于诊断。

(二)脊体型

(1)颈肩痛伴四肢麻木，疼痛僵硬，发抖无力，行走不稳，似踩棉花状，步态笨拙。

(2)痛觉减弱或消失，严重者四肢瘫痪，小便潴留或失禁。手部肌肉萎缩，四肢肌张力增高，腱反射亢进。

(3)常可引出病理反射，如霍夫曼征、巴宾斯基征阳性，踝阵挛和髌阵挛阳性。

(4)具有典型的X线征象，即在椎间隙部位呈“L”或“U”状梗阻，侧位片可见相应部位的充盈缺损。

(三)椎动脉型

(1)症状的出现常与头、颈的转动有关，表现为头晕、恶心、呕吐、四肢麻木等。

(2)颈椎棘突部常有压痛，压头试验阳性，仰头或转头试验阳性。

(3)脑血流图检查可见左右椎动脉不对称，尤其在转头时患侧波幅明显下降。

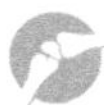

(4)X线检查显示钩椎关节骨质增生,向侧方隆突,椎间孔变小。

(四)交感型

(1)患者常有头痛,枕部痛,头晕,头胀,视物模糊,手麻木发凉,心律不齐,心动过速等交感神经功能紊乱的临床表现。

(2)本型常不单独出现,而与其他型合并存在。

(五)混合型

根据以上四型表现而诊断。

四、针灸治疗

(一)毫针法

(1)处方一:风池、肩井、天柱、肩髃、外关、曲池、颈夹脊。

操作:患者正坐,上肢曲肘置于桌上。穴位常规消毒后,用1.5寸30号毫针进针。施以泻法,得气留针20分钟。针刺颈部穴位时,在上肢施揉、拿、搓等手法;针刺上肢穴位时,在颈部施滚、拿、揉、按等手法。

(2)处方二:颈夹脊、养老。

操作:根据症状判定受累神经根的节段选穴,一般取颈5、颈6夹脊。患者正坐,微低头,医师以30号1.5~2寸毫针,以75°角刺入,或旁开夹脊穴0.5寸处以45°角刺入。有抵触感后,针尖向外退出0.3寸,有沉紧感后进行调气,施平补平泻法,使针感向项、肩、臂传导。针养老时,令患者手向胸,针向内关方向刺入,得气后使针感向腕与肩肘方向扩散。留针20分钟,每天1次,10次为1个疗程。

(3)处方三:中平穴(足三里穴下1寸,偏于腓侧)。

操作:患者取坐位,用28号3寸毫针行直刺法,左肩针刺右下肢中平穴,右肩针刺左下肢中平穴,双肩针双下肢中平穴。进针得气后,施以泻法。每次留针30分钟,5~10分钟行针1次。每天1次,10次为1疗程。

(4)处方四:①阿是穴。②太溪、太冲、复溜。

操作:实证取第一组穴,进针后提插捻转2分钟,施以泻法,不留针;虚证取第二组穴位,施以补法,留针20分钟,每5分钟行针1次。本法适用于椎动脉型颈椎病。

(二)电针法

(1)处方一:天柱、曲垣,头痛者加风池,手臂发麻者加扶突。

操作:天柱取2寸毫针,针尖沿颈椎系列斜向下方分刺,使针感传至肩部。曲垣用1.5寸毫针,针尖向肩胛冈侧端斜刺,使针感向周围扩散。进针得气后,将2穴接通电针治疗仪,用连续波,留针20分钟。针风池时,针尖斜向内上方,使针感传至前额,留针20分钟。刺扶突时,针尖向臂丛方向,当针感传至手指之后,轻轻雀啄3~5次,随即出针。隔天治疗1次,本法除对脊髓型颈椎病无效外,对其他各型有良好效果。

(2)处方二:双侧颈夹脊5~7,神经根型配外关、曲池;颈动脉型配风池、风府。

操作:进针后,施以提插捻转手法,得气后接电针治疗仪,采用连续波,刺激强度以患者耐受为度。留针20分钟,隔天1次,5次为1个疗程。

(三)温针法

(1)处方:主穴:①天柱、百劳、大杼;②相应颈椎夹脊穴、大椎。配穴:合并肩周炎者加肩三针、肩井；头晕、头痛者加风池、四神聪；放射性上肢麻痛、握物无力者加天宗、曲池、三阳络；久病不愈者加百会、膈俞；腰痛者加肝俞、肾俞。

(2)操作：用 2 寸毫针针刺各穴，得气后在针尾置上 1.5 cm 艾条，用火点燃，施灸。四神聪、百会只针不灸。隔天治疗 1 次，6 次为 1 个疗程。

(四)穴位注射法

(1)处方一：肩中俞、颈部夹脊。头痛、头昏者配风池、百会、太阳；恶心、呕吐者配风池、内关、丰隆；肩胛、上臂、肘臂疼痛者配肩外俞、天宗、肩贞、臑俞、曲池；上肢及手指麻木者配肩贞、曲池、外关、合谷、后溪；下肢麻木、行走困难者加环跳、阳陵泉、委中、昆仑。

操作：用注射器抽取当归注射液、骨宁注射液、麝香注射液各等量，注入所选穴位，每穴注入 1 mL，隔天注射 1 次。

(2)处方二：颈夹脊、风池、大椎、天宗、臂臑、风池、内关、阿是穴。

操作：常规消毒后，用注射器吸入醋酸泼尼松混悬液 25 mg，维生素 B_1 100 mg，维生素 B_{12} 250 μg，1%普鲁卡因溶液 10 mL，654-2 注射液 10 mg 混合均匀，然后注入所选穴位，每穴位入 1.5～2 mL，每周1 次，5 次为 1 个疗程。

(3)处方三：颈 6～颈 7 棘突间、颈 7～胸 1 棘突间。

操作：吸取醋酸泼尼松 4 mL 与 2%普鲁卡因 4.5 mL 混合，在上述部位做封闭。7 天封闭 1 次，3 次为 1 个疗程。本法适用于各型颈椎病的治疗。

(五)头针法

处方：主穴取顶中线由前向后刺。颈肩部疼痛者配以络却向百会透刺；颈源性眩晕者配额中线由上往下刺；四肢运动或感觉障碍者配病位对侧顶颞前斜线或顶颞后斜线。

操作：选用 30 号 30 mm 特制平柄毫针，与头面成 15°～30°角快速进针，针尖达到腱膜下层后，将针体平卧，缓插 25 mm 左右，然后用力向外速提，提时针身不弯曲，行针 2～3 分钟，留针时间随病情而定，可稍长，但不宜超过 24 小时。

(六)穴位挑刺法

处方：颈、背部的“党参花样”皮损变部位。

操作：先用 2%的普鲁卡因 0.2 mL 注射在花斑中央成一皮丘，然后常规消毒后挑破表皮，用特制挑刺针挑断浅表皮肤纤维丝。挑纤维丝时，针尖横贴皮肤平刺，先平行向前滑动，再将针轻轻上抬，把纤维丝挑起拨断，并把这个点的纤维丝挑净。每次选挑 3～4 个花斑。其中 1 个须选择在颈椎体上。每隔 5 天挑治 1 次。

(七)穴位埋线法

处方：双侧夹脊颈 5 和夹脊颈 7。

操作：患者取俯伏坐位，局部常规消毒后，进行局部麻醉。选用 0 号络刺羊肠线 3 cm，穿入 9 号腰椎穿刺管中，快速垂直进针，针尖达皮下组织及斜方肌之间时，立即将针以 15°角向枕部透刺，产生较强针感后按常规将羊肠线埋入。出针后用于棉球压迫针孔片刻。埋 1 次即为 1 个疗程。15 天后再行第二次埋线。

(八)耳压法

处方：脑、颈椎、枕、颈、神门、肝、肾。肩背酸困者加锁骨、肩关节；手指麻木者加腕、指。

操作：用王不留行籽，以小块胶布贴于上述耳穴，每穴按压 1 分钟，每天按压 3～4 次，3 天贴 1 次，连贴 1 个月。

(九)火针法

处方:大椎、阿是穴,相应夹脊穴。肩周及上臂疼痛加肩髃、曲池;前臂痛或手指麻木加手三里、外关、合谷。

操作:将所选穴位做好标记,消毒后,将 6～9 号缝衣针用止血钳夹持,于酒精灯上将针尾部分烧红,然后快速点刺,出针后即用消毒棉球压迫针孔,阿是穴可每处刺 2～4 针,针距 0.2 寸,深度以 0.2～0.5 寸为宜,每次点刺不宜超过 12 针。本法适用于治疗神经根型颈椎病。

(十)磁圆针法

处方:①素髎沿督脉至命门;②攒竹向后沿膀胱经第 1 侧线至肾俞,再从攒竹处膀胱经第 2 侧线至志室;③瞳子髎沿头部胆经路线至肩井;④伴有手臂麻木、疼痛者,肩臂部诸经由上向下叩击。

操作:以磁圆针循经叩打,头部轻叩,颈、手臂、肩背重叩。每条线路叩击 5～7 遍,最后重叩颈部双侧臂丛 2 下,叩击时手臂就出现麻感。

五、推拿治疗

(一)提阳旋转法

操作:患者取坐位,医师立其背后,先用拇指和其余四指拿肩井数次,并用手指和掌根部按揉肩中俞数次,再令患者颈部前屈 15°～20°,医师双手分别置于患者枕骨两侧,将头部逐渐向上抬起,轻轻左右旋转,幅度不超过 45°,左右各 3 次。然后医师双手食中指分别置于患者颈部两侧,搓揉两侧项肌、前斜角肌、斜方肌和横肩胛肌等,先自上而下,后自下而上,后复 10～20 次,压痛点处适当加重力量。最后,医师立于患者前面,以双手拇指点揉双侧合谷、缺盆及天宗穴,伴头晕者加按风池、风府。以上手法连续 3 遍,每周2 次,4 周为 1 个疗程。治疗同时,可采用 DYC 自动牵引装置进行间歇性牵引。

(二)提伸法

操作:患者取坐位,医师施手法松解患者颈项部肌肉,并嘱患者放松,令其以双手抱住其后枕部,挺胸,然后医师双手从患者腋下穿过往上扶在患者双腕背部,患者头略向后仰,医师用力上提颈椎,一般可听到一串小关节响声。有些患者也可辅以传统斜扳手法,即以一手托住患者下颌,一手托住后枕部,头略后仰,下颌部向一侧略上旋,当医师觉得颈椎小关节已锁住,再轻轻用力向同侧旋转 10°,一般可听到小关节响声。左右两侧各做 1 次。最后用拿法放松颈部肌肉,搓肩关节,做梳头、擦汗动作,并按压其臂臑、曲池、手三里、内关、合谷穴。

(三)间歇牵引法

操作:患者取卧位,以颏枕吊带连接微电脑程控牵引床,牵引力线与垂线成 15°～30°夹角前屈,并输出牵引程序:牵引时间:20～30 分钟;牵引重量:9～14 kg;松弛重量:5～7 kg;牵引时间:15～20 秒;松弛时间:10 秒。每天治疗 1 次,10 次为 1 个疗程,3 个疗程后休息 2～3 周,进行肌力锻炼。

(四)按肩搬头法

操作:患者取坐位,两上肢反抱于背后。术者立于后侧,左手按其右肩,右手置于其头顶,用力将颈部向左侧手搬运。然后用同样手法,右手按其左肩,左手置其头顶将颈部向右侧搬运。两侧交替进行。每次搬 8～12 次,7 天为 1 个疗程。本法适用于椎动脉型。

(五)颈型捏揉扳转法

操作:让患者端坐于治疗凳上,施术者先用一手按扶于患者头顶固定,用另一手与其余四指相对着力,反复捏揉颈部两侧肌肉,对其风池穴,天柱穴进行重点捏揉,反复 3～5 遍。再用拇指端着力,反复点揉风府穴、哑门穴及大椎穴等。再用双手着力,反复捏揉两侧颈肩部,并拿揉两肩井穴。再用一手按于头顶,另一手托住下颌,双手协同用力,反复旋摇头颈部数次后,再用寸劲扳转颈椎;然后,双手交换位置,再以同样方法向对侧扳转。扳转手法应慎重,不可用力过猛,更不能勉强用力扳拧,以免发生意外。最后,再用放松手法捏揉颈肩部。

(六)根型点揉镇痛法

操作:让患者端坐于治疗凳上,施术者站其身旁,先用手捏揉颈项两侧肌肉,促使其放松,反复3～5 遍。再用拇指端着力,反复点揉风府、风池、天柱、大杼、肩中俞、大椎等穴;再点揉天宗、曲垣、风门、肺俞等穴;再点揉缺盆、肩井、云门、肩髃等穴。再用中指着力,抠拨腋窝中极泉穴及青灵穴;再用拇指着力,抠拨曲池、曲泽等穴,同时用中指着力,抠拨少海穴等。再用拇指与中指相对着力,反复捏揉内外关穴,再掐合谷穴等。再反复捏揉颈肩及上肢部肌肉 3～5 遍,促使肌肉放松。再用双手合抱于患者颊部,用力向上端提牵拉颈椎,同时进行前屈,后仰,左右侧屈,和反复左右旋转摇动颈部。最后,用拍子拍打颈肩及上肢部,反复 3～5 遍,如无拍子也可用半握拳或虚拳进行拍打。

(七)提项旋转法

操作:先施准备手法,使患者局部放松,以一手托住患者下颌,一手托住患者后枕部,让患者头部呈自然位。先轻轻左右摇晃,然后托提头部向上并逐渐加大转动范围,先向一侧旋转,接近限度寸以适当力度继续旋转 5°～10°,一般可闻及小关节弹响之声,患者多有一种解除绞锁的轻松感。施手法时,应尽量使患者肌肉放松,旋转速度不宜过快,并且在上提力量的基础上做颈项旋转。

(八)提端摇晃法

操作:患者正坐,术者立其背后,双手分开,拇指顶住枕部和风池穴,其余四指托下颌部,双手向上提端。同时手腕立起,使前臂用力下压患者肩部,而端提颈部双于腕做回旋运动 6～7 次,在持续端提下做颈前屈、后伸各 1 次,将患者头部在屈曲时旋转至左(右)侧。

(许崇波)

第二节 颈肌痉挛

一、概述

颈肌痉挛俗称落枕,是急性单纯性颈项强痛、肌肉僵硬、颈部转动受限的一种病症,是颈部软组织常见的损伤之一,多见于青壮年,男多于女,冬春季发病率较高。轻者 4～5 天可自愈,重者疼痛严重并向头部及上肢部放射,迁延数周不愈,且易反复发作。此病针推疗效确切、迅速。颈肌风湿,颈肌劳损,颈椎病变等,均可引起颈肌疼痛与痉挛,落枕为单纯的肌肉痉挛,成年人若经常发作,常系颈椎病的前驱症状。

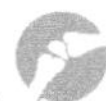

二、病因病机

本病多因颈部肌肉过度疲劳，或感受风寒，或夜间睡眠姿势不当，或枕头高低不适，使颈部肌肉遭受较长时间的牵拉而发生痉挛，部分由于颈部扭挫伤所致。而老年患者多与颈椎骨质增生或椎间盘变性有关。由于感受风寒，或筋脉挫伤，或夜卧过于熟睡，姿势不当，致使气血运行不畅，筋脉拘挛而成本病。

三、临床表现和体征

(一)症状

(1)颈项相对固定在某一体位，某些患者用一手扶持颈项部，以减少颈部活动，可缓解症状。

(2)颈部疼痛，动则痛甚。

(3)颈部活动明显受限，如左右旋转、左右侧弯、前屈与后伸等活动。

(二)体征

(1)颈项活动受限，颈部呈僵硬态，活动受限往往限于某个方位上，强行使之活动，则症状加重。

(2)肌痉挛伴压痛，胸锁乳突肌痉挛者，在胸锁乳突肌处有肌张力增高感和压痛；斜方肌痉挛者，在锁骨外 1/3 处，或肩井穴处，或肩胛骨内侧缘，有肌紧张感和压痛；肩胛提肌痉挛者，在上四个颈椎棘突旁和肩胛骨内上角处，有肌紧张感和压痛。

四、鉴别诊断

落枕是一种急性发作的症状，多在睡眠后出现一侧颈项部疼痛，局部僵硬并有明显压痛，头颈活动受限。临床上常需与下列疾病加以区别。

(1)颈椎半脱位：往往有外伤史和肩部负重史，临床表现为颈项疼痛，颈椎旋转活动明显受限。可摄颈椎张口位片证实，常见有寰枢关节半脱位。

(2)颈椎病：反复落枕，起病缓慢，病程长。因颈椎关节不稳而引起，常伴有椎间隙狭窄，骨质增生，需摄颈椎双斜位片或正位片证实。

(3)颈椎结核：有结核病史和全身体征，如低热、消瘦、盗汗及疲乏无力等，多发于儿童及青壮年，需摄颈椎正侧位片证实。

五、针灸治疗

(一)治则

疏风散寒，活络止痛，以督脉及手足三阳经为主。

(二)主穴

天柱、后溪。配穴，外感风寒，配大椎、风池、外关，用泻法；筋脉损伤，配阿是穴，或相应夹脊穴。

(三)方义

颈项部为手足三阳经之所过，显露于体外，又是头部转动之枢机，极易为风寒所侵袭，或因姿势不当而伤筋。古人认为，太阳为开而主表，故以手足太阳经的天柱、后溪为主穴，以疏解在表的外邪，配合督脉经要穴大椎、手足少阳经的风池、外关，可以疏散风寒，使邪从表解；若因筋脉受损，使局部气血受阻，不通则痛，当按“以痛为俞”的原则，选取阿是穴或相应夹脊穴，可以通络止痛，使气血流畅，筋脉得舒。

六、推拿治疗

（一）治则

舒筋活血，温经通络，理顺肌筋。

（二）主要手法

一指禅推法、擦法、按法、揉法、拿法、拔伸法、擦法等。

（三）常用穴位及部位

风池、风府、风门、肩井、天宗、肩外俞等。

（四）操作

(1)患者取坐位，医师立于其后，用轻柔的㨰法、一指禅推法，在患侧颈项及肩部施术，3～5 分钟。

(2)用拿法提拿颈椎旁开 2.5 寸处的软组织，以患侧为重点部位，并弹拨紧张的肌肉，使之逐渐放松。

(3)嘱患者自然放松颈项部肌肉，术者左手持续托起下颌，右手扶持后枕部，使颈略前屈，下颌内收，双手同时用力向上提拉，并缓慢左右旋转患者头部 10～15 次，以活动颈椎小关节。摇动旋转之后，在颈部微前屈的状态下，迅速向患侧加大旋转幅度，手法要稳而快，手法的力度和旋转的角度必须掌握在患者可以耐受的限度内。

(4)术者按揉风池、风府、风门、肩井、天宗、肩外俞等穴，每穴 30～60 秒，手法由轻到重；然后再轻拿颈椎棘突两侧肌肉，最后可在患部加用擦法治疗。

七、其他疗法

刺络拔罐：先在颈项部轻叩梅花针，使局部皮肤发红、充血，再拔火罐 3～5 个，每天 1～2 次。

（张　军）

第三节　前斜角肌综合症

前斜角肌综合征是指因外伤、劳损、先天颈肋、高位肋骨等因素刺激前斜角肌，或前斜角肌痉挛、肥大、变性等，引起臂丛神经和锁骨下动脉的血管神经束受压，而产生的一系列神经血管压迫症状的病证。本病好发于 20～30 岁女性，右侧较多见。

一、病因、病理

颈部后伸、侧屈位时，头部突然向对侧旋转，或长期从事旋颈位低头工作，使对侧前斜角肌受到牵拉扭转而损伤，出现前斜角肌肿胀、痉挛而产生对其后侧神经根的压迫症状。神经根受压又进一步加剧前斜角肌痉挛，形成恶性循环。

先天性结构畸形，如肩部下垂、高位胸骨、第 7 颈椎横突肥大、高位第 1 肋骨、臂丛位置偏后

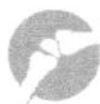

等，使第1肋骨长期刺激臂丛，使受臂丛支配的前斜角肌发生痉挛，压迫臂丛神经而发病。若前斜角肌痉挛、变性、肥厚，则易造成锁骨上部臂丛及锁骨下动脉受压。如颈肋或第7颈椎横突肥大，或前、中斜角肌肌腹变异合并时，当前斜角肌稍痉挛，即可压迫其间通过的臂丛神经和锁骨下动脉而导致出现神经血管症状。本病运动障碍出现较迟，可表现为肌无力和肌萎缩，偶见手部呈雷诺征象。

中医将本病归属"劳损"范畴。多由过度劳损，或风寒外袭，寒邪客于经络，致使经脉不通，气血运行不畅，发为肿痛。

二、诊断

(一)症状

(1)一般缓慢发生，均以疼痛起病，程度不一。

(2)局部症状。患侧锁骨上窝稍显胀满，前斜角肌局部疼痛。

(3)神经症状。患肢有放射性疼痛和麻木触电感，以肩、上臂内侧、前臂和手部的尺侧及小指、环指明显，表现为麻木、蚁行、刺痒感等。少数患者偶有交感神经症状，如瞳孔扩大、面部出汗、患肢皮温下降，甚至出现霍纳综合征。

(4)血管症状。早期由于血管痉挛致使动脉供血不足而造成患肢皮温降低，肤色苍白；后期因静脉回流受阻，出现手指肿胀、发凉、肤色发绀，甚至手指发生溃疡难愈。

(5)肌肉症状。神经长期受压，患肢小鱼际肌肉萎缩，握力减弱，持物困难，手部发胀及有笨拙感。

(二)体征

(1)颈前可摸到紧张、粗大而坚韧的前斜角肌肌腹，局部有明显压痛，并向患侧上肢放射性痛麻。

(2)局部及患肢的疼痛症状在患肢上举时可减轻或消失，自然向下或用力牵拉患肢时则加重

(3)艾迪森试验、超外展试验阳性，提示血管受压。

(4)举臂运动试验、臂丛神经牵拉试验阳性，提示神经受压。

(三)辅助检查

X线片检查：颈、胸段的X线正侧位摄片检查，可见颈肋或第7颈椎横突过长或高位胸肋征象。

三、治疗

(一)治疗原则

舒筋活血，通络止痛。

(二)手法

㨰法、按法、揉法、拿法、擦法等。

(三)取穴与部位

缺盆、肩井、翳风、风池、颈臂、曲池、内关、合谷、颈肩及上肢部。

(四)操作

1.活血通络

患者取坐位。术者站于患侧，先用㨰法在患侧自肩部向颈侧沿斜角肌体表投影区往返施术，

同时配合肩关节活动，时间 3～5 分钟。

2.理筋通络

继上势，术者以一指禅推法沿患侧颈、肩、缺盆穴及上肢进行操作，斜角肌部位、颈臂穴重点治疗，时间 5～7 分钟。

3.舒筋通络

继上势，术者以拇指弹拨斜角肌起止点及压痛点，拇指揉胸锁乳突肌及锁骨窝硬结处为重点，拇指自内向外沿锁骨下反复揉压，时间 3～5 分钟。

4.通络止痛

沿患侧斜角肌用拇指平推法，然后施擦法，以透热为度。时间1～2 分钟；然后摇肩关节，揉、拿上肢5～10 遍，抖上肢结束治疗。

四、注意事项

(1)注意不宜睡过高枕头，患部注意保暖。

(2)避免患侧肩负重物或手提重物，以免加重症状。

(3)嘱患者配合扩胸锻炼，每天 1～2 次，可缓解症状。

（张　军）

第四节　肩关节周围炎

肩关节周围炎是指肩关节的周围肌肉、肌腱、韧带、关节囊等软组织的无菌性炎症，以肩关节疼痛和功能障碍为主要特征，简称肩周炎。因好发于中老年人，尤以 50 岁左右年龄人发病率最高，又称五十肩、老年肩；晚期肩部功能障碍又称冻结肩、肩凝症等。

一、病因、病理

中医学认为本病多由于年老体弱，肝肾亏损，气血不足，筋肉失养，若受外伤或感受风寒湿邪，导致肩部经络不通，气血凝滞，不通则痛。西医学认为外伤或劳损及内分泌紊乱等原因引起局部软组织发生充血、水肿、渗出、增厚等炎性改变，若得不到有效治疗，久之则肩关节软组织粘连形成，甚至肌腱钙化导致肩关节活动功能严重障碍。

二、诊断要点

(一)主要病史

患者常有肩部外伤、劳损或着凉史。

(二)临床表现

(1)好发于中老年人，尤其是 50 岁左右者，女性多见。

(2)多数为慢性起病，患者先感到肩部、上臂部轻微钝痛或酸痛。

(3)肩部酸痛逐渐加重甚至夜间痛醒，部分呈刀割样痛，可放射到上臂和手。

(4)肩部疼痛早期为阵发性，后期为持续性，甚至穿衣梳头受限。

(5)晨起肩部僵硬,轻微活动后疼痛减轻。疼痛可因劳累或气候变化而诱发或加重。

(6)若身体营养状态不良,单侧起病后可出现双侧性病变,或病痛治愈后又复发。

(三)体征检查

(1)肩部广泛压痛,压痛点位于肩峰下滑囊,肱骨大、小结节、结节间沟,肩后部和喙突等处。

(2)肩关节各方向活动均受限,但以外展、外旋、后伸最明显。粘连者肩关节外展时,出现明显的耸肩(扛肩)现象。

(3)病程长者可见肩部周围肌肉萎缩,以三角肌最为明显。

(四)辅助检查

X线检查一般无异常。后期可出现骨质疏松,冈上肌钙化,肱骨大结节处有密度增高的阴影,关节间隙变窄或增宽等。

三、鉴别诊断

(一)神经根型颈椎病

主症为颈项部疼痛伴上肢放射性疼痛麻木,肩部无明显压痛点,肩关节活动无异常,椎间孔挤压试验、分离试验、臂丛神经牵拉试验阳性,颈椎X线片多有阳性改变。

(二)风湿性关节炎

多见于青少年,疼痛呈游走性,常波及其他多个关节,且具有对称性特点。肩关节活动多不受限,活动期红细胞沉降率、抗链"O"升高,严重者局部可有红肿、结节,抗风湿治疗效果明显。

(三)冈上肌肌腱炎

肩部外侧疼痛,压痛点局限于肱骨大结节(冈上肌止点)处,当患侧上臂外展至60°～120°范围时出现明显疼痛,超过此范围则无疼痛。

(四)项背筋膜炎

主症为项背酸痛,肌肉僵硬发板,有沉重感,疼痛常与天气变化有明显关系,但肩关节活动无障碍,压痛点多在肩胛骨的内侧缘。

四、治疗

本病多能自愈,但时间较长,患者痛苦。其治疗应贯彻动静结合的原则,早期患者以疼痛为主,应减少肩关节活动;中后期以活动障碍为主,以手法治疗为主,配合药物、理疗及练功等方法。

(一)手法治疗

治则为消除疼痛,松解粘连,恢复肩关节活动功能。

1.按法

点按肩髃、肩井、天宗、缺盆、曲池、外关、合谷等穴。

2.推法

医师一手抬起患肢前臂,另一手掌指部着力从前臂外侧经肩部向背部推数次。再从前臂内侧向腋下推数次。

3.揉法

医师一手扶住患肢上臂部,另一手拇指着力按揉上臂和肩部,重点揉肩部。

4.拨法

医师用拇、示、中指对握患侧三角肌,做垂直于肌纤维走行方向拨动数遍;然后医师一手按拨肩关节痛点，另一手将患肢做前屈、后伸及环转活动。

5.摇肩法

医师一手扶住患肩，另一手握住前臂远端作环转摇动拔伸。

6.提拉法

医师立于患者背后，一手扶住健侧肩部，另一手握住患肢前臂远端，从背后向健肩牵拉上提，逐渐用力，以患者能忍受为度。

7.搓抖法

嘱患者患侧上肢放松，医师双手紧握患侧腕部，稍用力拔伸，做上下波浪状起伏抖动数次，再由肩部到前臂反复搓动数遍，从而结束手法治疗。

（二）药物治疗

1.风寒型

肩部疼痛，关节活动轻度受限，感受风寒后疼痛加重，得温痛减，舌质淡，苔薄白，脉浮紧或弦。治宜祛风散寒，舒筋通络。可用三痹汤或桂枝加附子汤加减。

2.瘀滞型

肩部疼痛或肿胀，入夜尤甚，肩关节活动功能受限，舌有瘀点，苔薄白或薄黄，脉弦或细涩。治宜活血化瘀、行气止痛。可用身痛逐瘀汤加减。

3.气血亏虚型

肩部酸痛，劳累后痛剧；关节活动受限，部分患者伴有肩部肌肉萎缩，舌质淡，苔薄白，脉细弱或脉沉。偏气虚者症见少气懒言、四肢无力，治宜益气舒筋、通络止痛，可用黄芪桂枝五物汤加减。偏血虚者症见头晕眼花、心悸耳鸣等，治宜养血舒筋、通络止痛，可用当归鸡血藤汤加减。外用药常用海桐皮汤熏洗，外贴狗皮膏或奇正消痛贴等。

（三）其他疗法

1.功能锻炼

早期疼痛较重，要适当减少活动。中后期要加强肩关节各个方向的运动，如手指爬墙法、环绕练习法、手拉滑车法等。

2.针灸疗法

取阿是穴、肩井、肩髃、肩髎、臂臑、条口等穴用温针灸，也可使用热敏灸，疗效较佳。

3.封闭疗法

醋酸泼尼松龙 25 mg 加 1%利多卡因 5 mL 行痛点封闭，每周 1 次，3～5 次为 1 个疗程。

4.穴位注射疗法

在肩部取阿是穴、秉风、天宗、肩髃、肩髎等穴，使用祖师麻、夏天无等注射液注入。每天或隔天 1 次，7～10 次为 1 个疗程，每疗程结束后休息 3～5 天。

5.物理疗法

可酌情应用各种热疗，中药离子导入治疗等。

6.小针刀疗法

在肩周痛点行切开剥离法或通透剥离法。

五、预防调护

（1）急性期以疼痛为主，肩关节被动活动尚有较大范围，应减轻持重，减少肩关节活动；慢性

期关节粘连要加强肩部功能锻炼。

(2)平时注意保暖防寒,并经常进行肩关节的自我锻炼活动。

(许崇波)

第五节 肩峰下滑囊炎

肩部滑囊炎以肩峰下滑囊炎最多见。肩峰下滑囊亦称三角肌下滑囊,因该滑囊分为肩峰下和三角肌下两部分,两囊在成年人,一般互通为一体,为人体最大的解剖滑囊(图 15-1)。肩峰下滑囊位于肩部两层肌肉之间,外层为三角肌和大圆肌,内层为旋转肌腱袖,它能保证肱骨大结节顺利地在肩峰下进行外展活动。正常肩峰下滑囊与盂肱关节囊间有旋转袖相隔。旋转袖完全破裂时,则二者常相互贯通。肩峰下滑囊的顶为喙肩弓,包括肩峰、肩锁关节和喙肩韧带,底为肱骨大结节和腱袖,滑囊的外侧壁没有附着,肩关节外展并内旋时,滑囊随肱骨大结节滑入肩峰下方而不能触及。

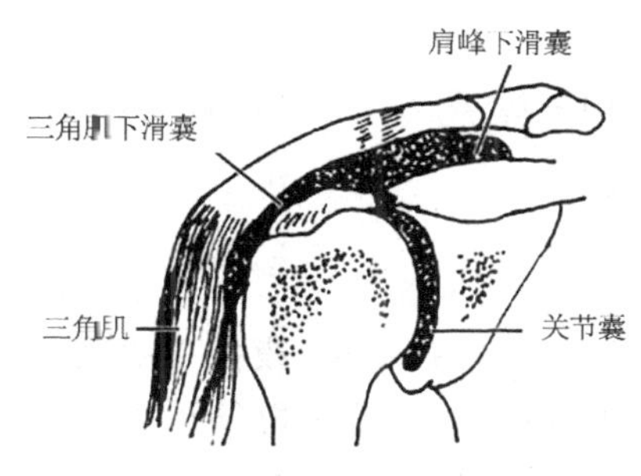

图 15-1 肩部滑囊

一、病因、病理

肩峰下滑囊炎可因直接或间接外伤引起,但本病大多数继发于肩关节周围的软组织损伤和退性形变,尤以滑囊底部的冈上肌腱的损伤、炎症、钙盐沉积为最常见。常见的原因有劳动过度、慢性劳损、冈上肌腱炎等,也有风湿病所致者。

肩峰下滑囊组织夹于肩峰与肱骨头之间,长期反复摩擦可导致损伤。滑膜受到损伤后,发生充血、水肿和滑液分泌增多,形成滑液囊积液。日久慢性炎症残存,不断刺激,滑膜增生,囊壁增厚,滑液分泌减少,组织粘连,从而影响肩关节外展、上举及旋转活动。一般在滑囊底部最先发病,常因冈上肌腱的急性或慢性损伤而发生非特异性炎症。

二、临床表现与诊断

肩部疼痛,运动受限和局限性压痛是肩峰下滑囊炎的主要症状。

急性起病者,肩部广泛疼痛,肩关节运动受限制,活动时疼痛加重。肩关节前方有压痛,可触及肿胀的滑囊,X 线检查常为阴性。

慢性起病者,疼痛多不剧烈。疼痛部位常在三角肌止点,肩关节外展内旋时疼痛加重,夜间疼痛严重可影响睡眠,检查时压痛常在肱骨大结节部位。

压痛点多在肩关节、肩峰下和大结节等处，常可随肱骨的旋转而移位。当滑液囊肿胀和积液时，可引起肩部轮廓扩大，并在三角肌前缘形成一个隆起的圆形肿块。也可在肩关节区域三角肌范围内出现压痛。为减轻疼痛，患者常使肩处于内收和内旋位。

随着滑膜的增生，囊壁的增厚，组织的粘连，肩关节的活动度逐渐减少。晚期可见肩部肌肉萎缩。

X 线检查：后期可见冈上肌的钙化阴影。

三、治疗

绝大多数肩峰下滑囊炎可以通过非手术治疗获得治愈，治疗的原则主要是止痛、防止滑囊粘连和恢复肩关节的功能。在治疗时还应重视是否有滑囊周围组织原发病变的存在，如冈上肌腱断裂或退行性变等，如有应针对原发疾病给予相应的治疗。个别病例滑膜明显增厚，经较长时间的非手术治疗后效果不佳者，可考虑手术治疗。

（一）固定与练功

急性期应用颈腕带将患肢前臂悬吊休息 3～7 天，疼痛严重者可借助外展支架将患肢固定在外展 90°，前屈 20°～30°位。症状缓解后，要及时开始医疗练功，如用耸肩环绕、马桩式站立、坐靠背椅仰卧练习等方法进行锻炼。

（二）手法治疗

适用于亚急性期或慢性期。用旋肩法使该滑囊在肩峰、三角肌与肱骨头之间进行间接按摩，促进炎症吸收与粘连的松解。

（三）药物治疗

1.内服药

(1)瘀滞症：多见于早期，肩部肿胀，疼痛拒按，夜间疼痛尤为明显，局部可触及波动感肿块。舌质黯红，苔薄黄，脉浮。治以活血通络止痛，方用舒筋活血汤加减。

(2)虚寒症：多见于后期，肩部酸胀疼痛，劳累后疼痛加重，畏寒喜温，神疲乏力，可触及质软肿块。舌质淡苔薄白，脉沉细。治以温经散寒，养血通络，方用当归四逆汤加减。

2.外用药

可选用追风壮骨膏、四生散敷贴。

（四）其他疗法

1.拔罐

用于陈伤，可去恶血，或拔去风寒湿邪，有助于气血流通，可促进伤筋恢复。

2.灸法

温和灸每天 2 次，每次 20～30 分钟。

3.封闭疗法

滑囊肿大者，可先行穿刺抽液，然后囊内注射醋酸泼尼松 25 mg 加 2%利多卡因2 mL，每周 1 次，2～3 次。

4.小针刀疗法

在肩峰下触摸清楚肩峰及三角肌下滑囊的位置并加以标记，在无菌操作下，以 3 mm 宽单刃小针刀从前方对准滑囊的中下部刺入，刺破滑囊前壁即可。拔出小针刀后，用拇指加压推按，以驱散滑囊内的滑液。术后局部置入无菌纱布，外面以胶布加压粘贴。

（许崇波）

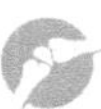

第六节 冈上肌肌腱炎

冈上肌起于冈上窝，其肌腱与冈下肌、肩胛下肌、小圆肌共同组成肩袖，附着于肱骨解剖颈。其形状如马蹄形，其作用为固定肱骨头于肩胛盂中，协同三角肌动作使上肢外展。所谓冈上肌肌腱炎系指冈上肌肌腱受到喙肩韧带和肩峰的摩擦、挤压而损伤，产生肌腱无菌性炎症。

一、病因、病理

冈上肌位于肩袖之中央，在肩关节肌群中是肩部四方力量之集汇点。因此是比较容易劳损的肌肉。当上臂外展活动时，冈上肌肌腱须通过肩峰与肱骨头之间的狭小间隙，极易受压磨损（图 15-2）。此外，冈上肌肌腱炎症发生后又易退变并钙化，骤然用力，亦可致扭伤或断裂伤。

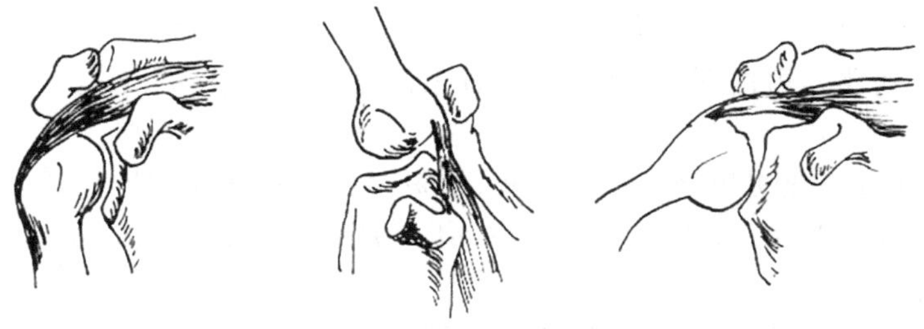

图 15-2 冈上肌肌腱炎的发病机制示意图

二、临床表现与诊断

好发于中年人，男性多于女性。发病后肩部外侧疼痛，有时向颈部或上肢放射，肱骨大结节上方压痛，肩关节自动外展于 60°～120°时出现剧痛，小于 60°和大于 120°运动时无痛，称为“疼痛弧”（图 15-3），这是冈上肌肌腱炎的特征。

X 线检查一般无异常，偶见冈上肌肌腱钙化，骨质疏松，为组织变性后的一种晚期变化，称钙化性冈上肌肌腱炎。

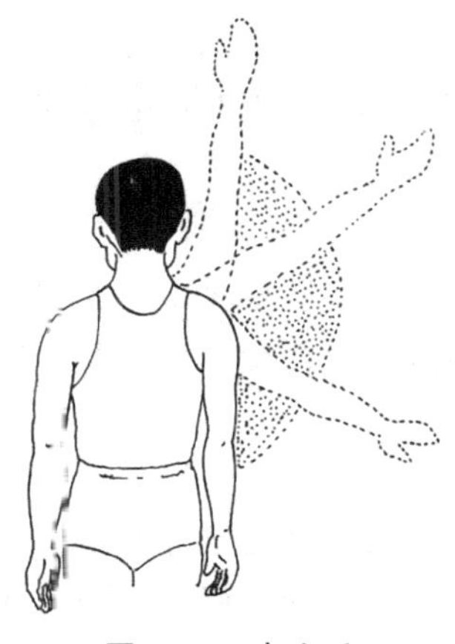

图 15-3 疼痛弧

三、治疗

急性期患肢宜做短期制动，并配合轻手法理筋，以消肿止痛之中药内服外敷。病情缓解后，则可采用稍重手法理筋，并配合练功及中药辨证施治等方法治疗。

(一)理筋手法

根据急、慢性不同病期，病情轻重，选其所宜。急性期以轻手法为主，慢性期可稍重。应先用拿捏法松解冈上部、肩部、上臂部，继而按揉，再以弹拨法舒筋活络。最后用摇肩法和牵抖法以滑利关节。

(二)药物疗法

1.内服药

(1)瘀滞证：见于急性发作期，肩部疼痛肿胀，日轻夜重，快频率作外展活动有时可触及肌筋“咿轧”作响。舌质淡或有瘀斑，苔薄白或薄黄，脉弦或细涩。治宜活血化瘀，舒筋止痛。可内服舒筋活血汤。

(2)虚寒证：见于后期，肩臂部酸胀，遇寒加重，得温痛减。舌质淡，苔薄白，脉沉细或沉迟。治宜益气养血，温经通络。可内服大活络丸、筋骨康健片等。

2.外用药

万花油及熏洗或腾药热熨患处。中药热敷、热熨，以三棱、莪术、桂枝、防风、白毛夏枯草、艾叶、海风藤、苏木、独活各等量，放入38°米酒中浸泡，1月后取药渣装入布带，加热后敷患处。

(三)医疗练功

急性期避免上肢外展、外旋等用力动作，慢性期可作甩手、上举等活动。

(四)针灸疗法

取穴如天宗、肩髃、臂臑、曲池等，用泻法，以通络止痛、温经散寒。提插捻转，以肩臂酸痛胀麻为度，留针20分钟，可加艾灸。陈文霞等认为应用针灸加推拿配合小针刀疗效较好。

(五)封闭疗法

用醋酸泼尼松龙25 mg加1%利多卡因3 mL作局部封闭，或复方丹参液2～4 mL局注。1周1次，连续2～4次。

(许崇波)

第七节　肱骨外上髁炎

肱骨外上髁炎又称肱骨外上髁症候群、肱桡关节外侧滑囊炎、网球肘等，是肘关节外上髁局限性疼痛，并影响伸腕和前臂旋转功能的慢性劳损性疾病。本病属中医学“肘痹”“肘劳”范畴。

一、病因、病理

本病的发生和职业工种有密切的关系，多见于木工、钳工、泥瓦工和网球运动员。当某种职业需要经常用力屈伸肘关节，使前臂反复旋前、旋后的人们，可由于劳损引起肌腱附着点的牵拉、撕裂伤，使局部出现出血、水肿等损伤性炎症反应，进而在损伤肌腱附近发生粘连，以致纤维变

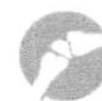

性。局部病理改变可表现为桡骨头环状韧带的退行性变性、肱骨外上髁骨膜炎、前臂伸肌总腱深面滑囊炎、滑膜皱襞的过度增生等。中医学认为，此系损伤后淤血留滞，气血循行不畅，或陈伤淤血未去，经络不通所致，但气血虚亏，血不养筋常为其内因。

二、临床表现

一般起病缓慢，初起时在劳累后偶感肘外侧疼痛，延久则有加重。疼痛呈持续性酸痛，可放射至前臂、腕部或上臂，在屈肘手部拿重物时疼痛更加严重，但在伸直肘关节提重物时疼痛不明显，疼痛常在肘部受凉时加重。发病后肱骨外上髁部多不红肿，较重时局部有微热，压痛明显，病程长者偶有肌萎缩。

三、诊断要点

(1)本病好于前臂劳动强度较大的工种，多为中年人，右侧多见。

(2)肘部外侧疼痛，疼痛呈持续渐进性发展。在某些方面动作时疼痛加重，如拧衣服、扫地、端壶倒水等活动时。

(3)常因疼痛而使肘腕部活动受限，前臂无力，握力减弱，甚至持物落地。

(4)Mill 征阳性，即前臂稍弯曲，手半握拳，腕尽量屈曲，前臂旋前，再将肘伸直，此时肱骨外上髁处明显疼痛。

(5)X 线片多为阳性，偶有外上髁部钙化斑及轻度骨膜反应。

四、针灸治疗

(一)毫针法

(1)处方一：肩外陵(位于腋外线中点)。

操作：患者坐位，以 28 号 3 寸毫针呈 45°角向内斜刺，用泻法。每周治疗 3 次，每次 30 分钟，10 分钟行针 1 次。5 次为 1 个疗程。

(2)处方二：同侧膝阳关，配穴为犊鼻、阳陵泉、足三里。

操作：针刺上述穴位 1.5～2 寸，得气后行提插捻转泻法，留针 20 分钟。每天 1 次，10 次 1 个疗程。

(3)处方三：曲池穴外 0.5 寸(即肱骨外上髁内缘)为第一主穴，其上、下 0.5 寸处各配 1 穴。

操作：用 28 号 1.5 寸毫针直刺，施提插捻转手法，得气为止。每 10 分钟行针 1 次，留针 40 分钟。每天治疗 1 次，7 次为 1 个疗程。

(4)处方四：阿是穴、合谷。

操作：用单手进针法，刺入患侧合谷穴，左右捻转，得气留针。然后将另一支针用提捏进针法慢慢刺入痛点中心处，左右捻转数圈，接着略提针，针身呈斜形，针尖转变方向，向前、后、左、右各提插数次，出针。针刺时针尖要深入骨膜进行提插，隔天治疗 1 次。

(二)穴位注射法

处方：合谷、曲池、阿是穴。

操作：用醋酸泼尼松 25 mg 加 2% 普鲁卡因 2 mL 做局部痛点和上述穴位注射，6 天 1 次。

(三)穴位埋线法

处方：肱骨外上髁压痛处。

操作：先在肱骨外上髁压痛最明显处做一标记，然后手持无菌血管钳夹住皮内针圆形针身，顺皮肤分布方向快速进针，小角度刺入后，与皮面平行推进，直至针体全部进入皮内，随后用胶布固定，3 天更换 1 次。

（四）头针法

处方：顶颞前斜线中 1/3 节段。

操作：在施术部位向悬厘穴方向进针约 1 寸，再向顶颞后斜线方向透刺 1 针，进针 1 寸。用提插泻法，反复紧提慢按，直至患部疼痛消失或减轻，留针 1 小时以上，时间越长越好，每隔 10～30 分钟行针 1 次。

（五）穴位激光法

处方：局部痛点。

操作：用氦-氖激光器进行照射，波长 632.8 cm，可见红光，输出电流 15 mA，输出功率 30 mW，照射距离 50 cm，光斑直径 1 cm，照射 20 分钟，每天 1 次。

（六）灸法

（1）处方一：阿是穴。

操作：用隔药灸，将生川乌、生草乌、生半夏、川椒、乳香、没药、麻黄、生南星、樟脑等用白酒浸泡药酒，施灸前，取生姜切成厚约 0.3 cm，用药酒浸泡待用。在疼痛部位最明显处，根据痛处面积的大小，将药姜片 1～2 块平放于穴处，上置艾炷点燃，每穴连灸 3 壮，2 天 1 次。

（2）处方二：阿是穴。

操作：用麝香 1 g，硫黄 20 g，乳香、没药、血竭各 10 g 制成药锭施灸。先将硫黄于铜勺内熔化，次入乳香、没药、血竭熔化，最后入麝香，全部熔化后，倾注于一平板玻璃上。待冷却后，分成若干小块，装瓶密封备用。治疗时取一黄豆大小药锭置于肱骨外上髁压痛点处，明火点燃，使药锭熔化，略灼伤皮肤，速用一块 5 cm×5 cm 胶布贴之，1 周施术 1 次。

五、推拿治疗

（一）按压弹拨法

操作：术者一手托患肘，拇指压于外上髁部，余指在内下做对抗握持。另手握患腕，逐渐屈肘，拇指用力按压外上髁前方，然后再伸肘，同时拇指向后下按压，弹拨伸腕肌起点 1 次，如此反复 4 次。

（二）理筋活络法

操作：在肘外侧部做侧掖，痛点部做指疗及揉捻法，使局部有发热感。然后用指按法点按曲池、外关等穴位，使之“得气”，以达到行气活血、舒通经络的作用，医师与患者相对，一助手拿患者上臂，医师一手拿其患侧腕关节（右手拿患者右腕或左手拿患者左腕），另一手拿住肘部痛点，用屈肘摇法旋前及旋后摇晃肘关节 5～7 次，然后在拔伸下使肘关节屈曲，在旋后位使肘关节突然伸直，以撕破局部粘连。最后在局部用摩法、搓擦法理伤做结束手法。隔天 1 次，10 次为 1 个疗程。

（三）揉拨舒筋法

操作：让患者坐于治疗凳上，施术者用一手握住患肢腕部持定，用另一手反复捏揉肘部及上肱肌肉，理气活血，舒筋通络。再用拇指点揉抠拨曲池、曲泽、尺泽、肘髎、手三里等穴，并刮动肱骨外上髁和桡骨小头附近的压痛点，手法由轻逐渐加大用力。再用一手握住肘部，另一手握住腕部，反复做伸屈旋摇活动肘关节，各十多次。最后，用拍打法，反复拍打肘及上肢肌肉。

（许崇波）

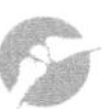

第八节 肱二头肌长头腱鞘炎

肱二头肌长头腱鞘炎是因肩臂急、慢性损伤、退变及感受风寒湿邪等，致局部发生炎症、粘连、增厚等病理改变，引起局部疼痛和功能障碍的一种病症，称肱二头肌长头腱鞘炎。

一、病因、病理

肱二头肌长头腱起于肩胛盂上结节，向下越过肱骨头，穿过肱骨横韧带和肱二头肌腱鞘的伸展部，藏于结节间沟的骨纤维管内。沟的内侧为肩胛下肌，外侧的上部为冈上肌和喙肱韧带，下部为胸大肌覆盖。关节囊伸入结节间沟，肌腱受滑膜包围。横跨结节间沟的韧带，称肱骨横韧带。肱骨横韧带为肱骨的固有韧带。该韧带有一部分与关节囊愈合。结节间沟与肱骨横韧带围成一纵行管道，管道内有肱二头肌长头腱。肱二头肌长头腱较长，可分为三部分。上部分称关节内部分，由肩胛骨盂上结节至结节间沟上界之间。中间部分称管内部分，走行于结节间沟内，外包裹滑膜鞘。下部分称关节外部分，由结节间沟下界至腱与肌腹的移行部。肱二头肌长头腱的关节内部分和管内部分表面均覆有一层滑膜层，滑膜层在肱二头肌长头腱盂上结节附着处附近与关节囊滑膜层移行。肱骨横韧带对固定肱二头肌长头腱和其他滑膜鞘起着重要的作用。

肩关节的直接外伤或肱二头肌的用力不当，可造成局部充血、水肿。如肩关节脱位或肱骨外髁颈骨折，均可导致该肌腱因牵拉，扭转而发生急性损伤。长期从事肩部体力劳动或过度运动，均可引起肱二头肌长头腱的慢性劳损。或由急性损伤失治转变而成慢性劳损。肱二头肌长头腱和腱鞘受结节间沟狭窄粗糙而面的机械刺激，加剧了肌腱与腱鞘的摩擦，使局部气血瘀滞、充血、水肿，使肌腱与鞘膜增厚，纤维管腔变窄，肌腱在管腔内滑动困难而产生症状。甚至局部发生粘连，影响关节的活动功能，从而继发肩关节周围炎。本病的病理变化是肌腱与腱鞘的损伤性炎症，表现为腱鞘充血、水肿、增厚、肌腱变黄，失去光泽，粗糙与纤维化。在肌腱与腱鞘之间，有时发生粘连形成。精血亏损：由于中年以后，肾气不足，精血亏损，筋脉失其濡养，则拘急挛缩。临床可见结节间沟粗糙或变窄，肩袖的退行性变等而导致本病。外感风寒湿邪："风寒湿三气侵入经络，在骨则重而不举，在脉则血凝不流，在筋则屈而不伸……逢寒则急。"(《三因极一病证方论分》)机体感受风寒湿邪后，局部肌肉痉挛，缺血缺氧，筋脉挛急，从而导致本病的发生。

二、临床表现

肩部疼痛，活动时加剧。尤以外展外旋上肢，或伸肩时疼痛更甚。疼痛部位及压痛点，均在肱骨结节间沟处(肩髃穴)，休息后症状缓解。本病好发于中年人，急性期主要表现为三角肌保护性痉挛，局部肿胀疼痛，常将上肢内收旋抱于胸前。检查局部可摸到捻发音，本病也可与肩关节周围炎等肩周病并存。

三、诊断要点

(1)病史：有急、慢性损伤和劳损病史，多数呈慢性发病过程。

(2)疼痛：开始表现为肩部疼痛，以后逐渐加重，最终出现肩前或整个肩部疼痛，受凉或劳累后加重，休息或局部热敷后痛减，肩部乏力。

(3)肿胀：在疾病初期，除局部疼痛外，可伴有轻度肿胀。主要为急、慢性损伤性炎症引起的局部充血和水肿所致。

(4)活动受限：肩关节活动受限，尤以上臂外展向后背伸和用力屈肘时明显，有时向三角肌放射。

(5)压痛：肱骨结节间沟处压痛明显，少数患者可触及条索状物。

(6)肩关节内旋试验及抗阻力试验阳性。

(7)X 线检查：一般无病理体征。退行性变者，可发现骨刺、骨疣等，有助于对本病的诊断。

四、针灸治疗

(一)毫针法

处方：肩髃、肩髎、臂臑、曲泽、合谷。

操作：穴位常规消毒，毫针刺。中等强度刺激，平补平泻，留针 30 分钟(留针期间也可用 TDP 局部照射)，每天 1 次，10 天为 1 个疗程。

(二)穴位注射法

处方：结节间沟处。

操作：用 5 mL 注射器，7 号针头，取 1%普鲁卡因 3～4 mL，加醋酸泼尼松 1 mL，确定结节间沟，进针时针头向远侧倾斜与肩前约成 45°角，针尖斜面向下。针头经皮内、皮下及三角肌后在刺穿腱鞘时有韧性突破感，即达鞘内。如果注射时阻力很大，一般为刺入肌腱内。此时用手固定针头与注射器连接处，边注射边缓慢向外退出针头，当阻力突然消失，即为注射入鞘内。注射完毕拔出针头后，纱布覆盖针口，拇指沿肌腱纵向深部按摩及横向弹拨 10 分钟。若症状改善不明显，间隔 7 天再手法及注射 1 次，3 次为 1 个疗程，避免短时间内多次重复注射，治疗后在日常生活中避免肩关节过度活动。

五、推拿治疗

(一)捏揉点拨舒筋法

操作：让患者坐在治疗凳上，施术者站其伤侧。先用一手握住伤肢腕部提起持定，用另一手着力，反复捏揉肩部及上肢肌肉穴位，在肩井、肩髃、肩贞、肩髎、臂臑、臑会等穴处进行重点捏揉。再用拇指着力，反复点揉抠拨肩髃穴，手法由轻逐渐加大用力。再用一手着力，反复拿揉患侧肩及上肢肌肉、再用摇肩法，反复旋转摇动肩关节，旋转摇动的幅度逐渐加大。最后，用拍打法，反复拍打肩部及上肢四面肌肉 3～5 遍。用以舒筋通络，理气活血而止痛。

(二)按摩舒筋法

(1)擦法：患者取坐位，术者站其后外侧，一手托握住患侧上臂并命名其旋外，一手用掌擦法于肿胀处，以温热且有深透感为佳，随后在局部给予热敷。

(2)揉法：患者取坐位，患肢自然下垂，术者站其患侧，一足踩踏在患者所坐的凳上，用膝部顶托患臂的腋下，并使患臂架托在术者大腿的前侧，此时患臂已处于旋外部位。随后，医师一手用掌揉法施于肩前缘、肩髃、天府、天泽、曲泽、肱二头肌长腱附着处，另一手托握患者臂肘部做肩关节的旋外活动。

(3)拨法：用拇指指腹在压疼点处拨动，使用拨法时，应垂直于肌腱方向拨动，使该腱如同被

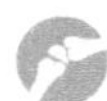

动的琴弦一般。

(4)按法:患者坐位,术者站其前外侧,分别按揉天府、曲池、肩髃、肩髎肱二头肌长头腱的附着处。

(5)搓法:患者取坐位,患肢自然放松下垂,术者站于外侧,用搓法从肩向前臂方向移动,反复3～5次。

(6)抖法:术者双手握住患侧腕关节,做幅度小而频率快的抖法,抖动幅度以传至肩部为佳。

(三)揉按点穴法

(1)患者正坐,术者站于患侧,一脚踏在凳上,使患肢外展位放于术者大腿无端,术者一手固定患肢,另一手在患肩部施轻柔缓和的手法4分钟。

(2)患者承上势,术者用拇指细心地触摸到结节间沟和增粗变硬的长头肌腱,并沿其纤维方向做深沉缓和的顺理筋手法3分钟。

(3)患者承上势,术者一手置于肩前,一手放于肩后,双手掌根同时相对用力,揉按肩部3分钟。

(4)取肩贞、肩髎、天宗、曲池穴位,每穴点按1分钟以酸胀、重、麻得气为度。

(5)绷紧患肩前皮肤后贴消炎止痛膏,用三角巾悬吊制动休息。本法适用于治疗急性期肱二头肌长头腱鞘炎。

(四)搓揉舒筋法

(1)急性期:即有肿胀,疼痛剧烈者,应让患者暴露患侧肩关节。术者一手握住上臂下端并使之外旋,另一手在肿胀处施用擦法,擦法毕,局部给予热敷。

(2)慢性发作或急性期后,患者取坐位,患肢自然下垂,术者站在患侧,用𢶍或掌揉法于肩前缘,另一手握住腕关节,配合肩关节的外展和外旋。然后,术者托住患肢的肘部,并使肩关节处于外展位,另一手用拇指(或示、中)指指腹在压痛点,做按揉法和拨法。接上势,患肢自然放松下垂,术者立其外侧,从肩向前臂方向做患肢的搓法,继上势,术者双手握住患侧的腕关节做上肢抖法,抖动感直至肩部。

(五)拔伸抖拉法

(1)患者坐位,术者站其患侧,拿合谷、阳池、阳谷、阴池、小海各半分钟;以中指指端点按天鼎、缺盆、中府等穴。

(2)术者一手握住患者肘部,使其肩关节外展约40°,前屈90°;另一手拇指按在肱二头肌肌腱部,其余四指放在肩后,拿揉患者肱二头肌腿处3～5分钟。

(3)术者以拇指与食、中指,捏拿肱二头肌腱,并向上提位。

(4)术者一手拇指放于患者患侧之肱骨头后部,四指放其肩顶,另一手握其患侧腕部。先屈曲其肘,然后突然伸直拔伸,向前、后外侧45°方向各拔伸3次,拔伸的同时,拇指向前推送肱骨颈的后侧。

(5)用𢶍法自肩前部至上臂、前臂反复操作2～3分钟。

(6)环转摇动肩关节前、后各3周。

(7)用双掌搓揉患侧肩部至肘,腕关节,然后抖拉上肢结束治疗。本法适宜于治疗多种原因导致的肱二头肌长头肌腱腱鞘炎。

(许崇波)

第九节　桡骨茎突狭窄性腱鞘炎

桡骨茎突狭窄性腱鞘炎是指桡骨茎突部位的腱鞘因运动时受到摩擦而发生炎症病变，引起腱鞘水肿、增厚、硬度增加，所致的肌腱活动障碍的一种疾病。本病好发于常用腕部操作的劳动者，女性发病率高于男性。

一、病因、病理

在腕桡骨下端茎突处有一腱鞘，鞘内有拇长展肌、拇短伸肌一起通过，进入拇指背侧。由于腱沟表浅而狭窄，底面突出不平，沟面又覆盖着伸肌支持带，因此在正常时，两腱只能紧密地通过这一坚韧的鞘内。若腕指经常活动或短期内活动过度，导致拇短伸肌腱及拇长展肌腱在腱鞘隧道中频繁活动，造成积累性劳损，使腱鞘组织纤维轻度撕裂，加上急、慢性寒冷的刺激，使肌腱与腱鞘发生炎性水肿。在水肿的吸收和修复过程中，腱鞘机化，腱壁肥厚，管腔狭窄，肌腱肿胀变粗而发病。

二、临床表现

临床患者腕部桡骨茎突处慢性疼痛及压痛，局部肿胀隆起功能障碍，腕及手指活动时疼痛加剧，并向手、肘、肩部放射。桡骨茎突部可触及硬块，狭窄严重时在桡骨茎突处可触及摩擦感，少数有弹响指，病久大鱼际有轻度萎缩。握拳试验阳性。X 线检查仅个别患者桡骨茎突处有轻度脱钙或钙质沉着现象。

三、诊断要点

(1)有外伤或劳损史。

(2)腕部桡骨茎突处慢性疼痛，进行性加重，可放射至全手、肩部及肘部。

(3)拇指及腕部活动障碍，拇指无力。

(4)桡骨茎突处轻度肿胀，局限性压痛，可触及一豌豆大的软骨样肿块。

(5)握拳试验阳性，检查时令拇指外展或屈曲内收置于掌中心，握拳并使腕部向尺侧倾斜，常引起剧烈疼痛，腕关节尺偏范围显著缩小。

(6)X 线检查一般无异常。

四、针灸治疗

(一)毫针法

处方：阿是穴、阳溪、列缺、合谷。

操作：局部常规消毒。取阿是穴为主穴，以其为中心向四周透刺 2～4 针，顺腱鞘方向倾斜留针30 分钟。阳溪穴直刺 0.3～1 寸，列缺穴针尖向外进针 0.5～1 寸，合谷穴直刺 0.5～1 寸，均以局部产生酸胀感为度，每天或隔天治疗 1 次，10 次为 1 个疗程。

 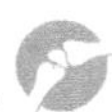

(二)穴位注射法

处方:阿是穴。

操作:局部常规消毒,将复方当归注射液 2 mL 注入痛点,每 5 天 1 次,5 次为 1 个疗程。

(三)皮肤针法

处方:阿是穴。

操作:皮肤常规消毒,用皮肤针局部叩刺,以微出血为度。隔天 1 次,5 次为 1 个疗程。

(四)耳针法

处方:腕区、神门、皮质下。

操作:耳郭严格消毒,用短毫针对准穴位阳性反应点快速刺入,行泻法捻转数秒,留针 30 分钟,每天1 次,10 次为 1 个疗程。

(五)耳压法

处方:腕区、神门,皮质下。

操作:取 5 mm×5 mm 胶布,中心置一王不留行籽贴压双侧耳穴,嘱患者每天自行按压 3～4 次,每次 3 分钟。每 5 天更换 1 次。5 次为 1 个疗程。

(六)艾炷灸法

处方:阿是穴。

操作:取麦粒大小艾炷置于局部压痛点上,直接非化脓施灸,每次连续灸 3～5 壮,以皮肤发生红晕为度。隔天 1 次,5 次为 1 个疗程。

(七)隔姜灸法

处方:阿是穴、列缺、阳溪、阳池、腕骨、合谷。

操作:切取厚约 2 分许的生姜 1 片,在中心处用针穿刺数孔,上置艾炷放在穴位上施灸。每次选2～3 个穴位,连续施灸 5～7 壮,以局部皮肤潮红为度。每天 1 次,5 次为 1 个疗程。

五、推拿治疗

(一)理筋法

操作:患者取坐位,术者一手握住患手,另一手拇示指沿桡侧上下摩动,再用拇指指腹在有疼痛的硬结部位做横向推揉和弹拨,由轻到重,重复 10～20 次。每天 1 次,10 次为 1 个疗程。

(二)弹拨法

操作:患者取坐位,患腕拇指向上,术者双手握腕,双拇指握稳在上,两拇指向相反方向用力,交错拨动数次,操作时可听到“吱吱”声音,重复操作:每天 1 次,10 次为 1 个疗程。

(三)拔伸法

操作:患者取坐位,术者一手挟持患侧拇指近侧端,一手握住患部,相对用力拔伸拇指。握腕之手拇指在拔伸的同时按揉阳溪穴。挟持拇指的手在拔伸时,同时做拇指的外展、内收被动活动。再从第 1 掌骨背侧到前臂用擦法治疗,以透热为度。每天 1 次,10 次为 1 个疗程。

(四)捏揉舒筋法

操作:让患者坐于治疗凳上,施术者先用一手握住患肢手部持定,用另一手着力,反复捏揉前臂桡侧及腕部桡侧肌肉韧带,在外关、偏历、列缺、阳溪等穴处,进行重点捏揉,再用拇指尖着力,在患肢桡骨茎突处,反复进行抠拨和刮动,拨离其粘连增厚之结节,刮其增厚之鞘壁,促使其肌腱活动畅通无阻。再用一手着力,捏住其拇指,反复进行掌屈背伸、内收外展,和反复旋转摇指活动。若属尺骨茎突狭窄性腱鞘炎，用一手握住患肢手部持定，用另一手拇指着力，反复抠拨和刮动尺骨茎突腱鞘之处，再屈伸拔伸牵拉旋摇小指，各反复数次。

（许崇波）

第十节 腱鞘囊肿

腱鞘囊肿是常发生于关节附近的囊性肿物，古称“腕筋结”“腕筋瘤”。其多附着于关节囊上或腱鞘内，或与关节腔、腱鞘相通。囊肿可单独存在或几个连在一起，多见于腕、踝关节背侧面，其他如腕关节掌侧，指、趾背面与掌面及腕关节侧面与腘窝等部位亦可发生。

一、病因、病理

本病多由局部气血凝滞而成。常与劳损或外伤有关，亦有人认为是局部胶样变性所致。囊肿的外膜为纤维组织，内膜白而光滑，内为白色黏液。有时囊肿与腱鞘或关节腔相通，可能是关节或腱鞘内压力增加，造成关节囊或腱鞘膜向外突出所形成的疝状物。

二、临床表现

腱鞘囊肿患者以青壮年多见，女性多于男性。囊肿局部可见一个凸出体表的半球形或梭形肿块，起病缓慢或偶尔发现，很少有疼痛或轻度痛感，表面光滑，大多数柔软并有囊性感，少数质地硬韧。与皮肤无粘连，周围境界清楚，但肿块基底固定，几乎没有活动。发生于腘窝内的，直膝时可如鸡蛋大，屈膝时则在深处不易摸清楚。部分腱鞘囊肿可自消，但时间较长。

三、诊断要点

(1)可能有轻度外伤史。

(2)以15～30岁女性为多见。

(3)囊肿生长缓慢，呈圆形，触压时紧张、坚韧或软骨样硬，越小越坚硬，不与皮肤粘连。囊肿大小可随关节活动而有变化，如腕背部腱鞘囊肿，当腕掌屈时肿块突出，而背伸时则变化不明显。

(4)无自觉症状，关节活动时有微痛或不适。

(5)穿刺可抽出透明胶状黏液。

四、针灸治疗

(一)毫针法

(1)处方一：囊肿点。

操作：用围刺法，在囊肿周围用普通针灸针穿透囊壁，多用对刺4针，中央1针。进针后，连续施以进退捻转数次，直至出现酸麻胀等针感后出针。拔针后在囊肿处加压，将囊肿内黏液挤出。每天1次，10次为1个疗程。

(2)处方二：囊肿中心及四周。

操作：局部消毒，医师持30号毫针沿囊肿边缘等距离进针，针尖要相互接触，针刺斜度不超

过 15°。第 5 针直刺囊肿中央，针尖须深达囊肿基底部，留针 30 分钟，每隔 10 分钟以轻度手法捻针 1 次，有针感即可。每天针刺 1 次。

(二)火针法

处方：囊肿点。

操作：局部常规消毒后，用 26 号毫针在火焰上烧红，对准部位疾进疾出，在囊肿中央直刺 1 针，再自前后左右各向中央斜刺 1 针，深度以刺至囊肿基底部为最佳；然后用消毒干棉球在针孔四周挤压，可见无色或褐色的胶状黏液，液出净后，用消毒干棉球敷盖在囊肿部位上面，加压固定，3 天治疗 1 次。

(三)三棱针法

处方：囊肿最高点。

操作：局部常规消毒，用三棱针从囊肿最高点迅速刺入，刺破肿块后，用力马上加以挤压，囊肿内胶状黏液可随之从刺破的针孔溢出，囊肿即刻见消。随后用消毒后的干棉球放在原囊肿部位，视囊肿大小放1 分、2 分或 5 分硬币于棉球上，胶布加压包扎 3～5 天。

(四)电针法

处方：囊肿点。

操作：囊肿局部皮肤以 75%酒精消毒，在囊肿四周扎 3～4 针，针尖要穿透囊肿壁斜向囊肿基部，其正中部加扎 1 针至基部。接通 G－6805 治疗仪，用断续波，电流量以患者能忍受为度，留针 15 分钟。针后用酒精棉球加压按摩 3 分钟。每天 1 次。

(五)指针法

处方：囊肿局部。

操作：用拇指指腹按压在囊肿上，小囊肿用单拇指，大囊肿用双拇指，其余四指握住患者肢体，由小到大均匀加力揉挤，呈螺旋形疏导。当指下感到囊肿较前变软时，便猛加指力，挤压囊肿，至指下有囊肿破溃感受时，再由大到小地均匀减力，并以囊肿中心为圆心，向四周做划圆状揉按疏导 70 次。

(六)穴位埋线法

处方：囊肿点。

操作：彻底清洁消毒囊肿部位皮肤后，用 1%利多卡因局部麻醉，经皮肤穿入 2 条 00 号丝线至囊肿内，两条丝线互成直角，并在皮肤表面打结。如囊肿较大，穿入缝线后可抽吸出内容物，用消毒敷料覆盖囊肿后，用纱布绷带稍加压包扎，一般性囊肿不必加压。一般 2 周后拆除缝线。

(七)穴位注射法

处方：囊肿局部。

操作：用当归注射液 2 mL，泼尼松 12.5 mg，加 1%普鲁卡因 1 mL，做局部注射。由囊肿中心向四周分别注入药液，或先将囊肿锤破后再注入药液。

五、推拿治疗

(一)按揉挤压法

操作：让患者坐于治疗凳上，或卧于床上。施术者先用一手握住患肢之手固定，用另一手拇指着力，反复推按捏揉囊肿之处及其四周组织，摸清囊肿四周情况，拨离其周围粘连。再将患肢手腕尽量掌屈，以暴露其肿物，用拇指着力，按于囊肿之上，用爆发力猛力挤压囊肿之物，促使囊壁破裂，其胶状内容物流散于下皮下组织中，逐渐吸收。必要时可用双手拇指挤压，挤破之后，应再用力捻揉数次，使其内容物尽量溢出囊皮之外。也可用棉球加压包扎数天，以防复发。

(二)指压消肿法

操作：对囊壁薄者，可做指压法。如囊肿在腕背部，将手腕尽量掌屈，使囊肿更为高突和固定。术者用拇指压住囊肿，并加大压力挤破之。此时囊肿内黏液冲破囊壁而出，散入皮下，囊肿即不明显，再用按摩手法散冲活血，局部用绷带加压包扎 1～2 天。

(许崇波)

第十一节　腕部扭挫伤

腕部有 8 块腕骨，分两行排列，近排腕骨与桡骨远端构成桡腕关节。尺骨远端由三角软骨与腕关节隔开。桡、尺骨远端由掌侧、背侧韧带所附着固定，构成下桡尺关节。腕部的结构较复杂，由于活动频繁，各种运动不慎或用力不当，均可造成腕部的损伤。

一、病因、病理

直接暴力的打击造成腕部扭挫伤；跌仆时手掌或手背着地，或用力过猛，迫使腕部过度背伸、掌屈及旋转活动，引起韧带、筋膜的扭伤或撕裂，从而造成腕部的扭挫伤。

二、临床表现

伤后腕部肿痛，或酸痛无力，功能障碍。若下桡尺关节韧带损伤，可扪及尺骨小头较小隆起，按压尺骨小头有松动感。

三、诊断要点

(1)有明显的外伤史。直接暴力的打击或跌仆滑倒时皆可造成腕部扭挫伤。

(2)轻者腕部疼痛无力，重则肿痛，局部瘀紫，压痛及功能活动受限明显。

(3)桡骨茎突疼痛及压痛多为桡侧副韧带损伤；尺骨茎突疼痛及压痛多为尺侧副韧带损伤；腕背伸疼痛或掌屈疼痛多为掌、背侧副韧带损伤或屈、伸肌腱损伤；前臂旋转疼痛并尺侧疼痛，多为腕部三角纤维软骨板损伤；不同方向有活动痛，也常伴有腕骨间的错缝等。

(4)腕部扭挫伤要与无移位桡骨远端骨折、腕舟状骨骨折相鉴别。无移位桡骨远端骨折肿胀多不明显，压痛局限在桡骨远端；腕舟状骨骨折时，肿胀和压痛点局限在阳溪穴部位。

(5)必要时拍 X 线片，以排除骨折、脱位及骨病变。

四、针灸治疗

(一)毫针法

(1)处方一：阳池、曲池、阿是穴。

操作：穴位局部常规消毒后，用 1 寸毫针刺入，待有酸、麻、胀等得气感后，留针 30 分钟。每天 1 次，6 次为 1 个疗程。

 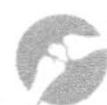

(2)处方二：外关、合谷、阳溪、曲池。

操作：穴位局部常规消毒后，用1寸毫针刺入，得气后留针30分钟。每天或隔天1次。

(二)穴位注射法

处方：压痛点、支沟。

操作：常规消毒后，用地塞米松6 mg和0.5%普鲁卡因2 mL混合，刺入所选穴位，待有酸胀等针感，回抽不见血，即注入药液。隔天1次，10次为1个疗程。

(三)耳针法

处方：腕、肾上腺、神门、皮质下。

操作：常规消毒后，用25号0.5寸毫针，对准上述穴位快速刺入，以不穿透对侧皮肤为度。用强刺激，每穴留针30分钟。每天1次，10次为1个疗程。

(四)皮肤针法

处方：患腕局部。

操作：皮肤常规消毒后，用梅花针在患腕局部做环腕叩刺，使局部皮肤发红并有少量出血点。

(五)灸法

处方：压痛点局部。

操作：取生川乌、生草乌各20 g，丁香、肉桂各10 g，樟脑40 g，共研细末，以米醋调匀，制成直径约1 cm、厚约0.5 cm的药饼，敷于患腕压痛最明显处，上盖纱布并以胶布固定。然后固定熏灸器，将艾条火头对准药饼熏灸40分钟，每天1次。

五、推拿治疗

(一)按摩舒筋法

操作：先点按痛点。然后摇腕，双手分握腕的尺、桡侧，在牵引下缓缓屈伸，左右摇动腕关节数次，以调理筋腱韧带及错缝。最后理筋，以切、捻、揉、分筋等手法理顺各部的韧带和肌腱。

(二)捏揉分拨摇腕法

操作：让患者坐于治疗凳上，施术者先用一手握住伤肢之手持定，用另一手反复捏揉推按患肢前臂及腕关节周围肌肉韧带等软组织及其穴位，对其损伤疼痛之处进行重点的推揉，若有粘连结节，可用指尖进行反复抠拨，使其缓解。再用双手分腕法，即用双手分别握住患肢手之大小鱼际，用双拇指着力，按于患肢腕背中央，反复向两侧分推。然后，顺势再做腕关节的掌屈、背伸、内收、外展和反复摇腕活动，各7～8次。

(许崇波)

第十二节　急性腰扭伤

急性腰肌扭伤为腰部的肌肉、韧带、筋膜等软组织在活动时因用力不当而突然损伤，可伴有椎间小关节的错位及其关节囊嵌顿，致使腰部疼痛并活动受限。本病中医称之为“闪腰岔气”，多发于青壮年体力劳动者，临床上多见于搬运、建筑工人或长期从事弯腰工作、平时缺乏体力锻炼的人。损伤多发生于腰骶，骶髂关节或椎间关节两侧骶棘肌等部位。主要因外部暴力，以致筋脉损伤，气滞血瘀，气机不通而痛。

一、病因、病理

本病多为遭受间接外力所致，如搬运重物用力不当或体位不正而引起腰部筋膜部筋膜肌肉的损伤。急性扭伤多发生于腰骶、骶髂关节、椎间关节或两侧骶棘肌等部位。腰骶关节是脊柱的枢纽，骶髂关节是躯干与下肢的桥梁，体重的压力和外来冲击力多集中在这些部位，故受伤机会较多。当脊柱屈曲时，两旁的伸脊肌（特别是骶棘肌）收缩，以抵抗体重和维持躯干的位置，这时如负重过大，易使肌纤维撕裂；当脊柱完全屈曲时，主要靠韧带（尤其是棘上、棘间、后纵、髂腰等韧带）来维持躯干的位置，这时如负重过大，易造成韧带损伤。轻音可致骶棘肌和腰背筋膜不同程度的自起点撕裂，较重者可致棘上、棘间韧带的撕裂。腰部活动范围过大，椎间小关节受过度牵拉或扭伤，可致骨节错缝或滑膜嵌顿。另外，直接受暴力的冲击、压砸可造成腰部软组织的挫伤。

二、临床表现

本病多有外伤史，受伤时部分患者可感到腰部有“咯咯”响声，伤后立即出现一侧或两侧剧痛。腰痛不能挺直、俯仰屈伸，严重者转侧起坐甚至翻身时均感腰部疼痛异常。疼痛为持续性，活动时加重，休息后也不能缓解，咳嗽、喷嚏、大声说话或腹部用力等均可使疼痛加重。患者站立时腰部僵硬，患者常以两手撑腰，行走时多挺直腰部、步态缓慢，卧位时常以手撑腰才能翻身转动。绝大多数患者有明显的局限压痛点，且由于疼痛可致不同程度的功能受限。本病多无下肢痛，但有可能出现反射性坐骨神经痛。直腿抬高试验可为阳性。

三、诊断要点

（1）多发于青壮年体力劳动者，有明显的外伤史。

（2）有明显的损伤部位，腰肌紧张，腰骶部有压痛、撕裂痛。

（3）患者腰部各方向的活动均受限。

（4）X线摄片检查多无明显异常，或可发现平腰、后突或侧弯变形，或两侧小关节突不对称，腰椎后突和侧弯，椎间隙左右宽窄不等。

四、针灸治疗

（一）毫针法

（1）处方一：水沟。

操作：患者采取仰卧位或坐位，先用三棱针将患者上唇系带之粟粒大小的硬结刺破。穴位局部常规消毒后，再将上唇捏起，用缓慢捻进法或快速捻进法进针，针尖向上斜刺0.2寸，当局部出现麻胀或痛胀感觉时，继续捻针0.2～0.3寸，并嘱患者同时向左右前后活动腰部。留针15～30分钟，行针1～2次，6次为1疗程。

（2）处方二：后溪。

操作：患者坐位，手半握拳。穴位常规消毒后，用1.5～2寸毫针刺入1.5寸左右，针尖向劳宫。留针15分钟，其间行针3次。同时令患者随意缓慢活动腰部，幅度逐渐加大。每天针刺1次。

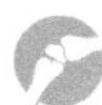

(3)处方三:外关。

操作:患者立位,穴位常规消毒后,用28号2.5寸毫针,垂直快速刺入,行提插、捻转手法,强刺激。得气后留针20分钟,每隔5分钟行针1次。留针期间让患者做俯仰、转侧、踢腿、下蹲等动作。

(4)处方四:上都。

操作:患者取立位,手握空拳,掌心向下。局部常规消毒后,选用28号2寸毫针,针刺上部穴(在第2、3指掌关节间),向掌心方向刺入1～1.5寸,行捻转补泻手法、得气后留针20分钟,让患者做俯仰、转侧、踢腿、下蹲等动作,以患者出汗为度。

(5)处方五:飞扬。

操作:患者坐位,取健侧飞扬常规消毒,用28号2.5寸毫针直刺2寸,中等刺激。边捻针边嘱患者活动腰部,留针20～30分钟,其间行针3次,每次运针1分钟,每天1次。

(6)处方六:龈交。

操作:取龈交穴(上唇系带与齿龈交接处,腰扭伤者多在此处出现一米粒大白色小结),用新洁尔灭消毒,取30号1寸毫针在小结后侧沿口唇方向水平进针,行快速捻转强刺激。留针5～10分钟,其间嘱患者活动腰部,幅度逐渐加大。

(7)处方七:水沟、养老、腰痛点。

操作:穴位常规消毒后快速进针,得气后边行针,边令患者活动腰部,如前后屈伸、左右侧弯等动作,运动幅度由小到大。留针15分钟,其间行针2～3次,用捻转提插泻法针感以患者耐受为度。若针刺疗效欠佳,可在患部加拔火罐10分钟。

(二)刺络拔罐法

处方:阿是穴、委中。

操作:患者俯卧,严格消毒局部皮肤后,医师持三棱针在痛点散刺(豹纹刺),在委中穴点刺出血数滴,然后在痛点行拔罐术(用大号罐),每次留罐10～15分钟,每天1次,5次为1个疗程。散刺须做到浅而快,点刺委中穴出血不宜过多。

(三)手针法

(1)处方一:扭伤1、扭伤2。

操作:取穴(扭伤1在示指与中指掌骨间隙;扭伤2在中指与无名指掌骨间隙)后常规消毒,用30号2.5寸毫针沿掌骨间隙平刺1.5～2.5寸,提插捻转使酸胀感传至腕部,留针20分钟,间隔5分钟捻转1次,并嘱其活动腰部,幅度由小列大。

(2)处方二:第二掌骨侧腰穴。

操作:常规消毒后,沿着压痛最明显处的第2掌骨拇指侧边缘垂直刺入。进针后,轻轻捻转,立即产生局部较强的胀、麻、酸、困感,并向发病部位传导。2～5分钟后患者即感患部轻松舒适,留针15～30分钟(令患者活动腰部)。每天1次,5次为1个疗程。

(四)电针法

(1)处方一:条口透承山。

操作:用5寸毫针,分别取双下肢的条口刺向承山,使针感传至足后跟,接上G-6850型治疗仪,电流强度以患者耐受为度,脉冲率与心率大致相同,并让患者弯腰,做前后左右旋转摇动,治疗20～30分钟。

(2)处方二:夹脊穴。

操作:根据腰部位的不同,取患侧或双侧相应部位的夹脊穴,用28号3寸毫针稍偏向内侧进针2～3寸,局部酸胀感或有麻电感向下肢放散。如治疗棘间韧带扭伤,可向棘间韧带方向进针1～1.5寸,局部酸胀向四周放散。接G-6805型治疗仪通电。主穴接负极,配穴接正极,选断续波,频率为200～250次/分,通电20～30分钟。

(五)头针法

处方:双足运感区,或配上1/5感觉区。

操作:患者取坐位。医师严格消毒穴位后,用26号2～3寸毫针,沿头皮斜刺一定深度后,以每分钟150～200次的频率持续捻转2～3分钟,嘱患者顺势活动,间隔10分钟,再按上法反复运针3次,留针30～40分钟。

(六)耳针法

(1)处方一:神门。

操作:患者取坐位,医师用0.5寸毫针,严格消毒穴位后,在神门附近的痛点进针,行中等强度刺激3～5分钟。如疼痛减轻不明显,留针10分钟,并间歇加强刺激。

(2)处方二:阿是穴。

操作:患者取坐位,医师在两耳的耳郭正中间,与耳轮脚成一水平线处找痛点,如痛点不明显即在对耳轮正中间严格消毒后针刺。采用强刺激,进针后频频捻针,以患者能耐受为度,并嘱患者活动腰部,留针20分钟。

(七)耳压法

处方:腰、骶、腰椎、肾、神门。

操作:将耳部常规消毒后,在上述穴位附近探查敏感点,将王不留行籽贴附在小方块胶布中央,贴敷于耳穴上。嘱患者每天自行按压数次,3～5天复诊后更换穴位或酌情增减。

(八)眼针法

处方:中焦区、下焦区、肾区、膀胱区及球结膜毛细血管形状变化的相应区域。

操作:患者仰卧位,穴位常规消毒后,医师用30号或32号0.5寸长毫针,左手按压眼球保护,右手持针横刺,循眼针分区顺序方向刺入,不施补泻手法,起针时用棉球压按片刻。

(九)鼻针法

处方:腰三点(鼻下缘中央一点,鼻翼上方左右各一点)。

操作:穴位消毒后,用毫针垂直依次刺入鼻合各穴,进针深度以不穿透鼻骨为度,运用中等强度刺激,得气后留针15～30分钟,每5分钟行针1次。留针期间令患者活动腰部。

(十)穴位注射法

(1)处方一:腰阳关、命门、腰眼。

操作:穴位常规消毒后,用注射器在消毒的空盐水瓶内抽取空气,每穴各注入空气2～10 mL,隔天治疗1次。

(2)处方二:气海俞。

操作:用20 mL注射器接7号针头,抽取5%葡萄糖氯化钠15 mL,于患侧气海俞快速进针,针尖向内下,直达肌肉深层,回抽无血即快速注射,患者身觉有电麻感,并向周围和臀部放射。每天1次,7次为1疗程。

(十一)火针法

处方:腰阳关、承山。

操作：穴位严格消毒后，用自控弹簧火针，针体直径1.5 mm，把针体在酒精灯上烧灼待针尖红而发亮时，准确刺入腧穴，疾刺快出，针刺深度2～3 mm。需要时隔天再针1次。

（十二）足针法

处方：22号穴（行间与太冲之间）。

操作：取两足背22号穴附近压痛最明显的部位。常规消毒后，用0.5寸毫针捻入，并轻轻捻转，同时嘱患者活动腰部，每次2～3分钟。

（十三）灸法

处方：肾俞、大肠俞、命门、阿是穴。

操作：将生姜50 g捣如泥，樟脑粉10 g，纱布10 cm×10 cm备用。治疗时先用温水浸湿纱布，拧干拉平，置于所取穴位上，将生姜泥铺于纱布上，厚约1 cm，压平。将樟脑粉分为5份，每份2 g左右。每次取1份均匀地撒在生姜泥上，点燃樟脑燃灸。灸完1次，接着再放1份，直至灸完5次为止。

五、推拿治疗

（一）旋转复位法

操作：先揉搓双侧腰部肌群，使痉挛缓解，减轻复位的阻力，再根据棘突偏移方向作逆向旋转复位。当听到清脆的“咯”的一声轻响即说明已复位，最后做同样的检查核实复位情况并做揉搓手法松解双侧肌群以收功。

（二）三搬三压法

操作：患者取俯卧位。先用搬肩压腰法：术者一手以掌根按压患者第四、五腰椎，另一手将对侧肩部搬起，双手同时交错用力，左右各1次。再用搬腿腰法：术者以一手掌根按压患者第三、四腰椎，另一手托住患者膝关节部，使关节后伸至一定程度，双手同时相对交错用力，恰当时可听到弹响声，左右各做1次。最后用双髋引伸压腰法：术者一手以掌根按压患者第三、四腰椎，另一手与前臂同时将双腿抬起，先左右摇摆数圈，然后上抬双腿，下压腰部，双手交错用力。

（三）揉按拿捏法

操作：让患者俯卧于治疗床上，施术者先用双手掌着力，反复揉按脊柱两侧肌肉，在腰椎扭伤之处及其周围做重点揉按。再用双手拇指着力，反复点揉脊柱两侧肌肉及华佗夹脊穴，并在腰部扭伤之处及其周围进行重点点揉，用以理气活血，舒筋通络，放松肌肉。再用斜扳法和侧扳法，活动腰部各大小关节，再用双手拿揉法，反复拿揉腰椎两侧肌肉，并重点拿揉扭伤之处。再用拇指点揉委中、承山等穴。最后，用拍打法，拍打腰背及下肢后侧肌肉。

（四）理筋止痛法

操作：患者正坐，术者坐其背后，以双手拇指触摸棘突，找到棘上韧带剥离处，嘱患者稍向前弯腰，术者一手拇指按在剥离的棘上韧带上端，向上推按牵引；另一手拇指左右拨动已剥离韧带，找到剥离面，然后顺脊柱纵横方向由上而下顺滑按压使其贴妥。术后避免腰部旋转活动，暂不做身体屈曲运动。

（许崇波）

第十三节 腰肌劳损

腰肌劳损是指腰部积累性的肌肉组织的慢性损伤，是引起慢性腰痛的常见疾病之一。病变主要在腰部深层肌肉纤维及筋膜组织，好发于腰背部、骶髂部及髂嵴部，多见于青壮年。发病原因多因损伤、受寒冷刺激、风湿病、脊椎病或慢性感染而引起。

一、病因、病理

引起腰肌劳损的原因较多，若劳逸不当、气血筋骨活动不调，或长期腰部姿势不良、长期从事腰部持力及弯腰活动，或长期在潮湿、寒冷的环境下生活、工作等，可引起腰背肌筋膜损伤，产生慢性疼痛。部分患者由于急性腰肌劳损缺乏充分的治疗或治疗不及时，使肌肉，筋膜因损伤而出血、渗液，产生纤维性变，导致肌肉、筋膜粘连，造成腰背痛。另外，先天性脊柱畸形、老年性驼背、脊椎骨折畸形愈合力线不正、肌肉韧带牵拉力不协调、脊椎稳定性减弱，或下肢功能性缺陷，如小儿麻痹症、股骨头无菌性坏死、髋关节结核等，走路姿势不平衡，致腰肌劳损，出现腰痛。

二、临床表现

部分患者有腰急性扭伤史，腰背部酸痛或胀痛、隐痛、重坠痛是本病主要症状，时轻时重。经常反复发作，休息后减轻，常感弯腰动作困难，怕做弯腰动作，弯腰稍久疼痛即加速，有时用拳叩击腰部可使疼痛减轻。与天气变化和居住环境有关，每遇阴雨寒冷天气，环境潮湿或受风寒湿侵害侵袭时疼痛加剧。

三、诊断要点

(1)腰部隐隐作痛，时轻时重，反复发作。

(2)慢性腰痛，休息后减轻，劳累后加重，适当活动或变换体位时减轻。

(3)弯腰工作困难，若勉强弯腰则疼痛加剧。

(4)常喜双手捶腰，以减轻疼痛。

(5)可出现臀部及大腿后侧上部胀痛。

(6)检查时脊柱外观多属正常，俯仰活动多无障碍，一侧或两侧骶棘肌处、髂骨嵴后部或骶骨后面腰背肌止点处有压痛。

(7)X线检查可显示腰椎侧弯、平腰，或见第五腰椎骶化、第一骶椎腰化、隐性脊柱裂等先天变异，或见腰椎有骨质增生等。

四、针灸治疗

(一)毫针法

(1)处方一：肾俞、气海俞、大肠俞、志室、命门、腰眼、腰阳关及相应的夹脊穴。

操作：穴位常规消毒后，用1寸毫针向脊椎方向针刺，用中强刺激，留针20分钟；每天1次，

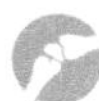

6 次为1 疗程。

(2)处方二:天柱。

操作:患者端坐微垂首,在双侧天柱穴稍做点按后,用 30 号 1 寸毫针迅速进针 0.5～0.8 寸,针尖向椎间孔方向。进针后不做任何提插捻转等手法。边留针边嘱患者站立,活动腰部,范围由小到大。留针20 分钟,每天 1 次,8 次为 1 个疗程。

(3)处方三:手三里与曲池连线之中点。

操作:患者取立位,手半握拳端平,针刺深约 1.5 寸,针感酸、麻、胀、重。针后同时加腰部活动,主要向疼痛方向。留针 20 分钟,注意右侧腰痛取左侧穴位,左侧腰痛取右侧穴位,中间腰痛取左侧穴位。取针后患者腰腹前方,用一手按扶在肩前部,另一手按扶在髂骨后外侧部,双手对称地施以反旋转动,使腰部旋转,直至最大限度。

(二)穴位注射法

处方:阿是穴。

操作:用 10%葡萄糖注射液 10～20 mL 或加维生素 B_1 100 mg,在肌肉痉挛压痛处按一针多向透刺原则,分别向几个方向注入药液,将 50%葡萄糖注射液 5 mL 加妥拉苏林 5 mg 或 5%当归注射液 2～4 mL,注入压痛最明显处。3～4 天 1 次,10 次为 1 个疗程。

(三)刺络拔罐法

处方:肾俞、腰阳关、次髎。

操作:患者俯卧,皮肤严格消毒后,医师持三棱针在痛点散刺(豹纹刺),刺出血数滴,然后在痛点行拔罐术(用大号罐)。每次留罐 10～15 分钟,每天 1 次,5 次为 1 个疗程。

(四)灸法

处方:阿是穴、命门、肾俞。

操作:将当归、白芍、红花、续断、狗脊、公丁香、桑白皮、升麻、川芎、木香各 10 g,没药、乳香各 6 g,全蝎 3 g 共研细末,同时以 75%酒精调制成厚约 3 cm 的药饼,并用细针在药饼上戳数孔,置于命门、肾俞及阿是穴,再放上艾炷点燃隔药施灸,每穴 5～7 壮。每天 1 次,10 次为 1 个疗程。

(五)针挑法

处方:阿是穴。

操作:患者取两腿跨骑坐位,俯伏椅背上,皮肤常规消毒后,用 0.5%～1%普鲁卡因在穴位上注一皮丘。左手持消毒棉签,右手持特制钢针挑开皮肤,挑起皮下丝状纤维样物,拉出剪掉,一般只挑皮下纤维样物,也可深达筋膜层。术毕以 1 片生姜盖上,再贴上跌打风湿膏药。4～7 天 1 次,8 次为 1 个疗程。每次挑 2～4 穴为宜。

(六)耳针法

处方:腰椎区、腰痛点、神门、皮质下、肾上腺。

操作:严格消毒耳郭,快速进针,捻转片刻后留针 15～20 分钟。每天 1 次,无效时可埋针1～7 天。

(七)耳压法

处方:腰、肾、肛、神门。

操作:将王不留行籽按压在腰、肾、肛、神门等穴位上。3 天 1 次,1 个月为 1 个疗程。

五、推拿治疗

(一)舒筋理筋法

操作:患者取俯卧位,先使用点穴、㨰法、揉按等手法,舒筋活络。先从胸椎至骶部两侧,自上而下点按华佗夹脊诸穴及委中穴,再在局部由轻渐重地施以㨰法。最后在疼痛处用掌根进行揉法。揉时配合拨络法,然后以双手相叠沿脊柱及其两侧自上而下施按法。

(二)揉拍止痛法

操作:让患者俯卧于治疗床上,施术者先用双手掌着力,反复揉按脊柱两侧肌肉,边揉边向下移动,直达骶部,反复 3～5 遍。再用双手拇指着力,反复点揉脊柱两侧肌肉及华佗夹脊穴,并重点点揉腰椎两侧肌肉穴位。再用双拳㨰压法,反复㨰压脊柱两侧肌肉及其经络穴位,反复 3～5 遍,并重点㨰压腰椎两侧肌肉穴位。再用双手拿揉法,反复拿揉腰椎两侧肌肉及其穴位,对其疼痛之处进行重点拿揉。再用拇指点揉环跳、承扶、委中、承山等穴。最后,拍打腰背及下肢后侧肌肉。

(三)弹经活络法

操作:患者俯卧,术者立于患者足下,弹左足用右示指,弹右足用左示指放在昆仑穴上,向下用力压,然后向外踝方向滑动,术者感觉指下有一根筋在滚动,患者感觉麻、痛或触电感向足心放散,左右昆仑各弹拨 3 次。

(四)㨰按揉推法

操作:患者俯卧,先沿双侧骶棘肌自上而下施行㨰法,再在腰部终痛处及其周围施行按㨰法或一指推法,配合按压肾俞、大肠俞、阿是穴。根据具体情况,适当配合相应的被动运动。

(许崇波)

第十四节　梨状肌综合征

梨状肌综合征亦称梨状肌损伤或梨状孔狭窄综合征,是指因梨状肌发生损伤、痉挛、变性以致梨状孔狭窄,从而使通过该孔的坐骨神经和其他骶丛神经及臀部血管遭受牵拉、压迫所产生的一种病症。本病以老年人多见。

一、病因、病理

梨状肌为臀中深层的一块小肌肉,起自骶骨前面的外侧面,由坐骨大孔穿出,将坐骨大孔分为梨状肌上孔与下孔,止于股骨大转子。主要协同臀部内外肌群其他肌肉完成大腿外旋动作。由于所处解剖位置重要,往往由于受到风寒侵袭或在某些动作,尤其在下肢外展、外旋再由蹲位变直立时,使下肢负重内收内旋易使梨状肌拉长、过牵而伤,均可引起该肌充血、痉挛、水肿、肥厚等无菌性炎症反应,从而刺激或压迫该部位的坐骨神经,产生以坐骨神经痛为主要症状的症候群,即梨状肌综合征。

二、临床表现

临床表现主要为通过梨状肌上、下孔的神经、血管及梨状肌本身损害的症状,其中最突出的

 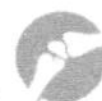

是干性坐骨神经痛。起病可急可缓，病前多有外伤、过度体力劳动或受凉史。病程大多为慢性间歇性经过。通常累及一侧下肢。初期症状多为臀部钝痛、刺痛并伴有紧困、酸胀感，且疼痛常向大腿后侧、小腿后外侧及足背或足外缘放射，走路或其他体力活动时加剧。此外，有时疼痛尚伴有下腹部及会阴部感觉异常。

三、诊断要点

(1)大部分患者有外伤史或慢性劳损史，部分患者有夜间受凉史。

(2)自觉患肢变短，行走跛行。患侧臀部有深在性酸胀，伴有一侧下肢沿大腿后面、小腿后外侧的放射性疼痛，偶有小腿外侧麻木或足趾的麻木及会阴部不适，走路时身体半屈曲，鸭步移行步态。

(3)腰部无畸形，无椎旁压痛点。患侧臀肌可有萎缩、松弛。梨状肌部位有压痛和放射痛，局部可有条索样隆起或弥漫性钝厚，肌肉松弛，沿坐骨神经可有压痛。

(4)直腿抬高试验60°以内疼痛明显，超过后疼痛反而减轻，下肢外展外旋时可引起坐骨神经痛。

(5)梨状肌紧张(内旋髋)试验：患肢向健肢上交叉(内收髋)试验时神经牵拉呈阳性。亦常见跟腱反射改变。

(6)腰椎摄片无异常。

(7)肌电图提示潜伏期延长，震颤电位等神经受损表现。

四、针灸治疗

(一)毫针法

(1)处方一：主穴：环跳、秩边、居髎。配穴：疼痛沿下肢外侧放射者，加阳陵泉、丘墟；疼痛沿下肢后侧放射者，加委中、昆仑；疼痛沿下肢前面放射者，加足三里；腰痛者，加相应背俞穴。

操作：环跳穴直刺，针尖向外生殖器方向，深2～3.5寸，使局部酸胀或麻电感向下肢放散。秩边进针2～3寸，使局部酸胀，亦可再深刺，使之产生麻电感并向下肢放散。居髎针刺手法亦重，使得气感向四周扩散。每天1次，疼痛缓解后隔天1次。

(2)处方二：阿是穴。

操作：用“合谷刺”法，患者侧卧，患侧在上，局部常规消毒，选28号2.5～3.0寸毫针，于患侧梨状肌走行部位压痛最明显处快速直刺至病所，行大幅度捻转提插手法，中强刺激量，使患者局部产生强烈的酸胀感，能出现抽动感放散至会阴部更佳。然后将针退至皮下，分别以45°左右的角度向左右深刺，行同样手法，待患者出现酸胀感至尾骶部和下肢即可出针。

(二)电针法

处方：主穴：梨状肌的体表投影部位。配穴：L_3～S_2夹脊穴、委中、承山、阳陵泉、绝骨、昆仑。

操作：用26号3寸毫针在体表投影最明显的压痛点上快速进针，使之得气，然后在该针左右两旁的梨状肌走行上分别再刺2针，亦使之得气，接上G-6805治疗仪，用连续波通电15～20分钟，隔天1次，10次为1个疗程。

(三)温针法

处方：主穴：患侧梨状肌中心点(或取病变部位的压痛点正中)。

操作：采用28～30号3寸长的毫针，在患侧梨状肌的中心点直刺1针，达到梨状肌部位后，用轻微小频率的提插捻转手法(补法),中强刺激。傍针距正中(左右上下均可,视病情、病位而定)3 cm 处各斜刺1针,针向病所。深度与直刺正中针相同,产生针感后,再在齐刺3针的针柄上进行温针灸3～7壮,每次留针30分钟,每天1次,10次为1个疗程。

(四)刺络拔罐法

处方:阿是穴、委中。

操作:皮肤常规消毒后,针具选用梅花针,操作时右手握针柄的后段,示指压针柄中段,使用手腕之力在压痛点最明显处反复进行叩刺,待皮肤微出血时,再加火罐帮助淤血外排,留罐10～20分钟,起罐后在患部下肢委中穴处用三棱针点刺出血,待黯色血排净。见红赤血时即将消毒棉球按压在针孔上。隔天1次,7次为1个疗程。

(五)穴位注射法

处方:患侧秩边穴。

操作:常规消毒后,用7号麻醉针头,30 mL 注射器抽吸10%葡萄糖注射液10 mL,注射用水10 mL,维生素 B_1 20 mg,将针头直刺入皮肤,穿透皮下组织,再穿透臀大肌筋膜,进入臀大肌,继续深入进梨状肌下缘时,术者有一种似针尖刺入豆腐样感觉,患者有明显酸胀反应,多数患者诉有向下放散感,这时将针头向后稍退少许,回抽无回血时将药液注入,此时局部酸胀十分明显,大部分患者诉有药液向大腿后侧往下流动感,注完后将针头退至皮下迅速拔出。隔天注射1次,5次为1个疗程。

五、推拿治疗

(一)点拨舒筋法

(1)患者俯卧,医师先用拇指指腹在梨状肌部位做与梨状肌走行垂直方向的拨动,拨动3～5次后,再用拇指点按梨状肌约1分钟。

(2)用示、中、环三指指腹从臀及大腿后中线,沿足太阳膀胱经由上向下依次拨动至腓肠肌下缘承山穴处,反复3～5遍。

(3)用拇指点按承扶、殷门、委中、阳陵泉、承山、昆仑等穴位。

(4)用掌揉法从臀部沿大腿后侧向下依次按揉至腓肠肌部,反复2～5遍。

(5)用掌拍法,由上向下拍数遍,最后抚下肢结束手法。隔天1次,不需辅助任何药物。

(二)揉揉按压法

主要用于慢性梨状肌损伤。

(1)患者俯卧位,术者先按摩臀部、腰部痛点,可用㨰法、揉法等,使局部有温暖舒适感。然后以指代针点按阿是穴及痛点周围及下肢诸穴,如大肠俞、秩边、阳陵泉等穴。以局部有沉胀酸痛感为度,亦可用肘压法,按压痛部。

(2)医师可使用拨络法。用双手拇指推拨梨状肌,推拨的方向应与肌纤维行走方向相垂直,以剥离其粘连。

(3)可按照髋关节后侧部筋伤手法施用摇拨、屈按等手法及“伸膝蹬空法”被动活动臀部肌群及除其痉挛。

(4)最后用捋顺法、拍打法做结束手法。

(三)理筋通络法

让患者俯卧于治疗床上,施术者先用掌根着力,反复按揉搓摩臀部及下肢后侧肌肉。再用双

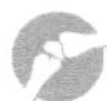

手拇指着力，反复拿揉臀部梨状肌处，对其痉挛或粘连结节进行重点拿揉和拨离，促使其缓解，若其指力达不到，可用肘尖着力，进行反复点揉拨压梨状肌处及臀部和下肢穴位。再用手掌着力，反复按揉臀部及下肢后侧肌肉和穴位，并用掌推法，反复推揉臀部及下肢后侧。最后，用拍子拍打臀部及下肢后侧面。

（许崇波）

第十五节　踝关节扭伤

踝关节扭伤主要是指踝关节内侧副韧带、外侧副韧带和下胫腓韧带的损伤。一般是骑车、上下楼突然跌倒或道路不平时由于踝关节不稳定而使其过度向内和向外翻转所致。临床分为内翻型和外翻型 2 种，以前者多见。本病可发生于任何年龄，以青壮年常见。运动员在进行田径、球类和体操等身体训练时，尤易发生此病。此外，踏空、高坠等均可导致踝关节扭伤。本病属中医学“筋伤”的范畴，是由于经筋损伤，脉络受阻所致。

一、病因、病理

踝关节扭伤的主要病因是前外侧的胫腓前韧带、内侧的三角韧带、内外侧副韧带等的损伤。多发生在行走过程中因道路不平或阻碍物不慎跌倒，或空中落地、站立不稳，下楼或下坡时失脚踏空，体育运动中撞跌摔地时，足部突然受到内翻和外翻的暴力所引起。踝关节的扭伤可引起软组织的急性损伤，当其处于跖屈位时，距腓前韧带与胫骨之纵轴走行一致，而且处于紧张状态，故在跖屈位受到内翻暴力时，首先发生距腓前韧带损伤；当踝关节于 0°位受到内翻暴力时，可单纯发生跟腓韧带损伤，也可以是继发于距腓前韧带损伤之后，由外力继续作用所导致。距腓后韧带在外踝 3 组韧带中较为坚强，损伤极少发生，仅于踝关节极度背屈位而又受到内翻暴力时，才会损伤。外翻断裂时则合并有多踝或腓骨下端骨折，并可同时有下胫腓韧带损伤。

二、临床表现

踝关节扭伤之后踝部立即出现肿胀疼痛，不能走路或可勉强行走。伤后 2～3 天局部即可出现紫淤血斑。内翻扭伤时，多在外踝前下方肿胀，压痛明显。若将足做内翻动作时，则外踝前下方发生剧痛。外翻扭伤时，在内踝前下方肿胀，压痛明显。若将足做外翻动作时，则内踝前下方发生剧痛。轻者韧带受到过度的牵引而引起损伤反应；重者则引起完全或不完全的韧带断裂及关节脱位，若不及时处理或处理不当时，局部渗出液与淤血积聚，造成损伤组织愈合不良或结缔组织过度增生，以上因素均可导致局部的粘连，关节不稳和其他继发性病理变化。

三、诊断要点

(1)有明显的受伤史即踝关节扭伤史。受伤之后有局部肿胀、骤然疼痛和紫淤血斑，且行路时疼痛加剧。

(2)受伤后行走不利，伤足不敢用力着地，踝关节活动时损伤部位疼痛而致关节活动受限，患者跛行甚至完全不能行走。

(3)局部有明显压痛感。

(4)做与受伤姿势相同的内翻或外翻位X线摄片检查，一侧韧带撕裂显示患侧关节间隙增宽；下胫腓韧带断裂，则显示内、外踝间距增宽。

四、针灸治疗

(一)毫针法

(1)处方一：丘墟透照海。

操作：使患足处于稍内翻位，于患足进针处常规消毒，毫针从丘墟刺入，针尖指向照海，缓慢提插进针，以患者有强烈的酸麻胀痛感为度。当在照海处可隐约摸到针尖，但针尖仍处于皮下时，即停止进针。于针柄处置艾条施温针灸法，换灸2次，每天或隔天1次。治疗10次左右即可。

(2)处方二：健侧外关。

操作：以1.5寸毫针，快速刺入皮下，进针至0.5～1寸，患者得气后行平补平泻手法，强度以患者能耐受为度。留针过程中行针2～3次，并让患者自行做旋转踝关节的动作。每天或隔天治疗。

(3)处方三：中渚、阳池。

操作：取患侧中渚穴与阳池穴，于常规消毒后快速进针直达皮下，待患者产生酸胀感后留针20分钟，留针期间辅以自行揉按，活动患部的动作。

(4)处方四：大陵、内庭、侠溪、阿是穴。

操作：取健侧大陵、内庭、侠溪及疼痛局部，以1.5寸毫针快速刺入皮下，至0.5～1寸停针，有酸麻胀重等针感时即行平补平泻法，以患者能耐受为度，留针20～30分钟，行针期间嘱咐患者以踝关节旋转运动相配合。

(5)处方五：第二掌骨桡侧末端"足端踝穴"。

操作：患者取坐位，将与病足同侧的手握空拳，放松肌肉，将虎口朝上，取足踝穴常规消毒后，垂直刺入0.6～0.8寸，并同时活动踝关节。

(6)处方六：神门、阳谷、阿是穴。

操作：仰掌取神门，屈腕取阳谷，均取患处对侧穴位。常规消毒，以1寸毫针快速刺入穴位。针神门时，以神门透大陵，针尖指向大陵；针阳谷时，以阳谷透阳池，针尖向阳池方向斜刺。阿是穴采取平补平泻手法。提插捻针，得气后留针，并令患者做跳跃动作，以增强疗效。

(7)处方七：阳池、阿是穴。

操作：取患者同侧阳池穴及局部阿是穴，常规消毒后快速进针，得气后留针，患者可配合自我按摩，使扭伤局部血液循环改善，淤血消散，则疼痛自除。

(8)处方八：冲阳、足三里、八风穴、阿是穴。

操作：取患侧八风穴，配合冲阳，得气后留针30分钟，阿是穴行平补平泻法。

(9)处方九：同侧腕关节对应点。

操作：常规消毒后，斜刺进针，得气后反复刮针柄，并活动受伤关节。

(二)耳针法

处方：耳穴踝、膝、神门、皮质下、肾上腺。

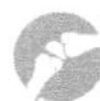

操作：外踝扭伤加健侧腕骨，骨踝扭伤加患侧阳溪透太渊。淤血肿痛者加耳尖穴，筋伤重者配肝，内伤者配脾。严格消毒后，以速刺法垂直刺入皮下 0.2～0.3 寸，以局部产生胀感、耳郭渐有热感为度，同时令患者活动扭伤的踝部、并逐步增大活动幅度。出针后，可由耳尖放血数滴，以增强治疗效果。

五、推拿治疗

(一)摇按捋顺理筋法

操作：踝关节扭伤时，令患者侧卧，使伤膝在上，助手以双手握住患者伤侧小腿下端，固定伤膝。医师双手相对，拇指在上握住足部，做踝关节摇法，然后徐徐使足跖屈内翻，在牵引下将足背屈，外翻，同时双手拇指向下按压，最后以手拇指在韧带损伤处做捋顺法。亦可使患者取端坐位，医师以一手握住患足背部，在踝关节轻度内翻姿势下，进行持续性牵引，同时以另一手拇指和示指顺肌腱走向进行按摩，并喷白酒于伤侧足部。停止按摩后，在继续牵引的情况下，将踝关节内翻，尽力跖屈。施行此理筋手法时，对单纯韧带扭伤或韧带部分撕裂者可进行手法理筋，瘀肿严重者，手法宜轻。

(二)理筋顺筋止痛法

操作：让患者仰卧于治疗床上，施术者用一手握住患者足前部固定，另一手着力，反复捏揉按摩踝部损伤之处及其周围软组织等，用以活血理气顺筋通络，手法宜轻柔而不可用力过猛，以免增加出血和渗出。并向四周散其气血，理筋顺筋。若属外踝损伤，则应反复点揉外踝损伤之处及其周围软组织。若属内踝损伤，则应反复点揉内踝损伤之处及其周围软组织。然后，用一手握住踝上部，另一手握住足前部，双手协同用力，反复做踝关节的跖屈背伸活动，再反复做踝关节的向内旋转摇踝活动和向外旋转摇踝活动，各反复 10 余次。以促使其恢复活动功能。

(三)推揉疏筋法

操作：推拿的原则是以解除肌肉的紧张痉挛，消散瘀血，去除粘连，活动关节为主。首先以拇指行推法和㨰法，对小腿各肌群逐一施行推拿的侧重。在有明显压痛和淤血聚结的地方，用拇指指尖轻推，行指揉及拔络法，以患者有痛感为度。在受伤部位行揉、㨰手法的同时，另一手握住患足前部并摇动关节，通过疏理经筋的方法而使其断离的软组织得以复位。

(许崇波)

第十六节 跟 骨 痛

跟骨痛是跟部周围由急性或慢性损伤引起的一系列疼痛性疾病的总称，以跟部跖侧的疼痛为主，常伴有跟骨骨刺。足内在肌张力失常、跟骨内压增高或局部炎症、跟骨关节部损伤、骨质增生等，均可导致足跟痛。此病多发生于 40～60 岁的中、老年人，妇女及肥胖的男性尤为多见。临床可分为跟后痛、跟下痛、跟痛病 3 类。机体素质机能的下降、长期慢性的劳损及某些持久的站立、行走的刺激，均可导致跟骨周围的痛证。也有并无明显外伤史而逐渐发生的足跟疼痛。

一、病因、病理

本病的发生可由急性损伤或慢性劳损所引起，认为与跟垫的退变有关。急性者如行走时足跟部突然踩着硬物，或下楼时用力过猛、足跟着地等，都可引起损伤。踝部皮肤是人体最厚的皮肤，皮下脂肪致密、发达，且与跟骨之间有滑液囊存在。中、老年人，特别是形盛而体衰者，肝肾不足，筋骨衰弱，尤其容易由于足跟负重过大而出现跟痛。经常长途跋涉，跟下软组织遭受反复挤压性损伤；跖腱膜长期、持续地受到牵拉，在跟骨结节附着处发生慢性损伤等，均可引起跟痛。此外，病程日久，可在跟骨结节部的前缘产生骨质增生，即跟骨刺，单纯的跟骨刺有时较小引起疼痛，当承重走路时，跟骨结节滑囊及跟部脂肪垫因受骨刺的挤压与刺激，而发生滑囊炎及跟骨脂肪垫变性，始引起疼痛。在此过程中，跟垫中胶原纤维水分含量和可塑性纤维组织减少。另外，类风湿、跟骨结核、青少年或儿童因跟骨骨骺炎等，均可产生眼痛症。

二、临床表现

急性损伤者，表现为足跟着力部急性疼痛，不敢走路，尤其畏行凸凹不平的道路。慢性者起病缓慢，可有数月或几年的病史。早晨起床后立时疼痛加重，行走片刻后疼痛减轻，但行走过久或晚间疼痛又加重。多数为一定发病，偶有两侧足跟皆痛者。局部无红肿，在跟骨跖面的跟骨结节处有压痛，如骨刺较大者，可触及骨性隆起。

三、诊断要点

(1)少数患者有扁平足的病史。

(2)急性损伤局部微肿，压痛明显，且走路时因鞋的摩擦而使疼痛加重。

(3)表面皮肤增厚，皮肤微红，足尖着地无力。

(4)慢性损伤局部检查不红不肿，但有压痛或骨性隆起。

(5)X线检查可显示跟骨结节上缘或下缘有刺状骨质增生形成。

四、针灸治疗

(一)毫针法

(1)处方一：昆仑、仆参、太溪、水泉。

操作：常规消毒后取1.5～2.0寸毫针直刺以上各穴，行平补平泻手法，以足跟部有酸、麻、胀、重等针感为度，每次留针20分钟。每天1次，10次为1个疗程。

(2)处方二：三阴交、阿是穴。

操作：对于虚证的患者在三阴交及疼痛局部行平补手法后留针30分钟，再隔姜灸7壮。加刺太溪穴。实证患者则在三阴交及疼痛局部行平泻手法，不留针，加刺太冲穴。同时以陈醋湿热敷足跟部，效果更好。隔天1次，2次为1个疗程。

(3)处方三：太溪、大陵、水泉、阿是穴。

操作：患者取坐位，穴位常规消毒后，以1寸毫针直刺大陵穴，行提插捻转手法，以针下有抵触感为度。以相同手法针刺其他各穴及疼痛局部，每次留针25分钟。

(4)处方四：下关、大陵、三阴交、阿是穴。

操作：患者仰卧或者垂足，先后疼痛范围内上下揉按以寻找敏感点。局部常规消毒后直刺，

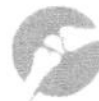

以局部产生麻胀感为度，行平补平泻手法，可同时震动患侧足跟，使针感放射到足跟部为宜。行针至足跟有热感即可。留针 30 分钟，每 10 分钟行针 1 次。每天或隔天治疗 1 次，5 次为 1 个疗程。

（二）穴位注射法

处方：阿是穴。

操作：本法适用于足跟疼痛较重者，以泼尼松混悬液 0.5 mL，加普鲁卡因 3 mL，在严格无菌操作下行痛点封闭，封闭后休息 1～2 天，一般治疗 1 次即可取得较好疗效。

（三）灸法

处方：阿是穴。

操作：在跟部取阿是穴，涂少许活血酒。各置一含少量麝香、雄黄、冰片的小艾炷，用药线点燃，待患者感到有灼热时急用木片压灭，使患者自觉热气内攻。若无此感觉可连用 2～3 次。对于病程长者，少倾便加用悬灸，对跟部及周围进行广泛温和灸 5～10 分钟。嘱患者着软底鞋，勿久行负重，3～7 次症状可消失。

五、推拿治疗

（一）按揉理筋法

操作：做理筋手法时，应遵循治疗力度先轻后重，活动范围由小渐大，活动速度由慢到快的原则，选用具有通经活络、行气活血、补肾壮骨等作用的轻柔手法，以解除其由于局部淤血凝滞、脉络不通、气血不行而导致的疼痛，亦可在痛点及其周围做按摩、推揉手法，以温运气血而减轻疼痛。

（二）捏揉抠拨捏拿法

操作：让患者俯卧于治疗床上，施术者先用一手着力，反复捏揉小腿后侧肌肉，从跟腱经承山至委中穴，反复 3～5 遍。再用拇指着力，反复抠拨弹拨昆仑、太溪等穴，并从跟腱抠拨捏拿至跟骨结节处，反复3～5 遍。治跟后滑囊炎有效。

（三）理筋分筋法

操作：令患者取坐位或卧位，屈膝 90°，医师一手握住患足做背屈固定，使跟腱处于紧张状态，另一手按摩患者小腿至皮肤潮红，然后以理筋、分筋等手法施于小腿前侧、足跟部及痛点 3～5 分钟，取足三里、太溪、昆仑、阳陵泉、绝骨、申脉、解溪等穴，分别以拇指按压，施强刺激 2～3 分钟，重点按压刺激患部压痛点，再以叩诊锤叩跟骨压痛点 3～5 次，轻推、摩揉小腿及跟部，以缓解肌痉挛及足跟部疼痛，最后用力向外旋转膝踝关节，并牵伸小腿，每 2～3 天1 次，5 次为 1 个疗程。

（四）指刮舒筋通络法

操作：让患者俯卧于治疗床上，施术者用拇指尖着力，摸准滑囊疼痛之处，反复进行刮动，如刮动跟后滑囊疼痛处，或刮动跟下滑囊疼痛处，反复刮动其滑囊结节平复消失为度。对治疗跟后滑囊炎和跟骨结节下滑囊炎有效。

（五）捶击疏经止痛法

操作：让患者俯卧于治疗床上，施术者先用一手握住患肢踝关节固定，用另一手握住小捶（铁锤、木槌、或卵圆石均可），对准其足跟疼痛的滑囊结节，反复进行捶击，至其滑囊被击破吸收，则其疼痛消失。对治疗跟骨结节下滑囊炎有效。

（张　军）

第十六章 骨科康复

第一节 概 述

一、骨科康复中的组织学基础

康复治疗在骨科康复中特别注重骨科伤病愈合过程，在了解掌握骨关节肌肉损伤后的病理生理反应及不同组织的愈合过程的基础上，合理制订、调整、推进康复进程及确保康复方案实施，避免不适当或过度治疗手段影响组织愈合。

(一)损伤愈合分期与康复

损伤的愈合过程基本由炎症反应期、成纤维细胞修复期和再塑形期构成。其中修复期以纤维组织形成、肌成纤维细胞活跃、胶原组建为特征。伤后约 5 天胶原开始形成。开始以Ⅲ型胶原为主，新胶原的合成、方向及沉积是随机的，使得形成的瘢痕强度较低。约 21 天后，新胶原的强度仅是其原来的 20%。成纤维细胞修复期又可细分为细胞生成期和加固期。必须强调，虽然愈合过程有三个独立的名称，但愈合过程是连续性的，愈合过程的每个阶段相互重叠，没有绝对的分界点。同时必须强调损伤的程度不同，损伤组织性质不同，损伤后早期处理的情况不同(有无感染等并发症)等也影响组织愈合的过程。手术创伤的愈合过程也与之基本相似。

参考愈合过程的三个阶段，有学者将骨科疾病康复干预基本也分为三期:急性期康复(伤后或术后 1 周)；亚急性期康复(2～8 周)；中后期康复(8～12 周以后)。其中急性期与亚急性期康复属于早期康复，时间大约相当炎症期和修复期。在急性期康复这个阶段，愈合过程的炎症期要试图产生有助于成纤维细胞生长的环境。在这个阶段，四肢损伤康复应遵循“PRICE”原则(保护患肢，局部制动，冰敷，加压包扎和抬高患肢)，此后适时开展康复训练。尽管在临床治疗基础上(包括内固定手术和重建手术)康复期间早期活动被广泛接受，但如果在受伤后(或术后)48 小时内过于激进，炎症反应时间可能被延长。因此，在受伤后 24～48 小时内局部制动是必要的，同时应对身体其他非损伤部位开展必要的早期康复，预防继发性功能障碍。亚急性期康复阶段组织肿胀和疼痛没有进一步加重，在主、被动活动时疼痛有所减轻，是开展康复的重要时期。康复计划应该包括局部逐步恢复相应的活动范围(ROM)训练、恢复或增加肌力训练、重建神经-肌肉控制及全身心肺功能训练等基本康复治疗。此阶段可以开始选择适当的物理因子手段用于控制肿

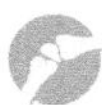

胀和疼痛。中后期康复阶段组织处于成熟-再塑形期，是依据损伤程度及部位，可以持续数月或更长。在愈合的成熟期，最终目的是恢复功能活动和重返社会。这个阶段康复的焦点应该集中逐渐强化原有康复训练，如运动功能、平衡功能，重建神经-肌肉控制，ADL 训练、适应职业性活动。在回归岗位前应进行功能测试以确定能否胜任原有工作强度。

(二)各类组织愈合要素与康复

1.韧带愈合与康复

韧带是一个连接于骨间的坚韧、相对缺乏弹性的带状组织。韧带的基本功能有三方面：稳定关节、控制关节活动范围、通过韧带为游离神经末梢或本体感受器传入本体感觉(或关节位置觉)。关节稳定的主要支持结构为韧带，分为关节囊加厚部分和完全独立的部分。如果作用于关节的应力使关节超过了正常运动范围或者运动平面，就可能损伤韧带。韧带损伤的严重性有不同的分类。最常用的为三级分类，Ⅰ级：韧带纤维可能有少许撕裂，有轻微或无关节不稳。轻微疼痛、肿胀轻、关节僵硬可能明显。Ⅱ级：韧带纤维有部分撕裂和分离，关节中度不稳。中、重度疼痛，肿胀，关节僵硬。Ⅲ级：韧带完全撕裂，关节完全失稳。损伤最初可能有严重疼痛，随后，由于神经纤维完全破坏，无疼痛或疼痛轻。肿胀可能非常明显，因此关节在几小时后变得僵硬。韧带Ⅰ级、Ⅱ级损伤最常见。

韧带受伤后即刻至伤后约 72 小时，损伤的血管出血、炎性细胞移向受伤区。如果损伤的韧带在关节囊外，可见皮下淤血。如果在关节囊内，出血在关节内，直至凝血块形成或压力增大时出血才停止。因此，囊内、外韧带的愈合是不一样的。损伤 6 周左右，成纤维细胞激活、新的毛细管生长、血管增生，形成纤维蛋白凝块。胶原和蛋白多糖基质合成细胞内基质有助于韧带撕裂端桥接、瘢痕增生形成。这种瘢痕起初是软而黏的，但最后变得更有弹性。胶原纤维以随机的形式编织而成。逐渐地成纤维活动减少、血管化减少，瘢痕的胶原密度最大限度地增大。此时韧带连续性已基本重建。在接下来的几个月瘢痕继续成熟，对应逐渐增加的应力，胶原纤维重新排列。成熟完善的排列可能长达 12 个月才能完成。手术修复后的关节外韧带愈合后有较少瘢痕形成，通常较未修复的韧带强壮，虽然这种力量优势随时间推移不一定持续。而未修复的韧带通过纤维瘢痕愈合，明显使韧带延长，从而产生一定程度的关节失稳。关节内韧带撕裂，由于滑液稀释血肿，因此不能形成纤维蛋白凝块，不能自发性愈合。从生物化学和生物力学上来说，自我修复的关节外韧带不会达到完全正常程度。即使在相当长的时间以后，最终抗张强度仅接近正常韧带的 50%～70%。

康复治疗中的某些技术手段可能对韧带愈合产生影响。在保护性支具、综合渐进的康复并在恰当的肌力增强训练基础上可以提供关节动态的肌肉支持。韧带损伤后早期多需要关节制动，以保护韧带、避免进一步损伤。但固定时间超过 2 周，关节会出现僵直，滑膜粘连、纤维组织增生。关节挛缩不仅妨碍了韧带中正常纤维的平行滑动，而且其弹性模量和极限拉伸强度均会下降。这种结构特性的变化，归因于韧带附着部及韧带本身的变化。研究发现，附着深层纤维排列紊乱，骨膜下骨吸收活跃。关节恢复活动后，这些特性变化可发生缓慢逆转，但所需时间较长，附着部逆转需要的时间较韧带本身更长些。几周的固定常需几个月的时间恢复。关节周围，特别是膝关节的韧带损伤、修复或制动后鼓励早期保护下运动。持续被动活动(CPM)是一个有效而安全的选择。在韧带损伤或手术后，要慎重选择渐进抗阻训练，限制活动范围的关节功能支具在康复各阶段能保护韧带愈合。运动、应力及一般身体活动使得愈合的韧带丰厚且强壮。研究显示韧带、韧带-骨复合体的强度与康复期间训练的时限和类型有关。反复压应力比张应力产生更多、更大的蛋白多糖。Tipton 报道，耐力性训练在产生更大直径胶原上比非耐力性训练更有效。避免韧带遭受进一步不必要的应力不仅要注重应用外在的支具，还要避免施加于愈合韧带的不必要的运动。韧带愈合的时间框架有其一定规律，各部位的韧带功能需求不同、损伤的程度不同、手术修复方法不同，损伤后康复所需时间有所不同。术后 2～3 周是早期康复的最重要的阶段，有利于减轻疼痛、防止关节囊的挛缩和瘢痕形成，从而限制关节活动。愈合韧带不能完全恢复以前的生物力学特性，受伤前由韧带提供关节的稳定性不可能通过韧带愈合完全恢复。因此，恢复关节的稳定性必须加强关节周围的其他结构，主要是肌肉肌腱的力量训练，来代偿性增加关节的稳定性。

2.骨折愈合与康复

骨具有较强的修复能力，与其他组织愈合不同，一般情况下骨折处能被新生骨或骨痂替代，恢复骨原有的结构和功能。骨折愈合是一个复杂的过程，受血供、力学环境等多种因素的影响，不同治疗方法和不同部位的骨折愈合过程各有特点。骨损伤修复和最终的骨组织再生是一个涉及骨髓、骨皮质、骨膜及周围软组织的复杂过程。骨折的愈合是一个连续不断的，一方面破坏清除，同时新生修复的过程。新生骨修复的过程是由膜内化骨与软骨化骨共同完成。骨折愈合的过程也是由暂时性紧急连接过程过渡到永久性坚固连接的过程。在非坚强固定或坚强固定的情况下，骨折愈合可分为间接愈合（或称二期愈合）和直接愈合（或称一期愈合）两种。各部位骨折临床愈合时间不尽相同。组织学上显微镜下观察，间隙愈合是直接愈合的主要形式。“稳定”的间隙内发生直接愈合，而在非坚强固定的条件下，骨折间隙内存在“显微失稳”，即骨折端之间有细微的活动存在，由此可以诱导骨的吸收，加宽骨折间隙。这种加宽了的间隙主要通过间接愈合的方式取得骨性连接。临床中所掌握的骨愈合标准：①骨折部无压痛及沿肢体纵轴无叩击痛。②自行抬高患肢无不适感。③用适当力量扭转患肢，骨折处无反常活动。④X 线片显示骨折线模糊，有连续性骨痂通过骨折线。⑤外固定解除后伤肢能满足以下要求：上肢能向前平举 1 kg 重量达 1 分钟；下肢能不扶拐在平地连续步行 3 分钟，并不少于 30 步。⑥连续观察 2 周骨折处不变形。③⑤两项的测定必须慎重，可先练习数天，然后测定，以不损伤骨痂发生再骨折为原则。

康复治疗中的某些技术手段可能对骨折愈合产生影响。骨损伤后的制动与活动是相对概念。宜采取有助于骨折部骨折愈合及非骨折部保持健康和活力的康复治疗手段。对于需要长时间康复的人及老年人、运动员等特殊人群，骨折周围部位及心肺等功能的康复在骨折愈合的各个阶段都应该进行。对于骨折部位来说，固定早期进行骨折肢体纵向的肌肉等长收缩，可以改善血液循环、刺激压电效应，有利于骨折愈合；待骨折部相对稳定后，可以酌情进行屈伸方向的等张练习，但仍应避免剪力及旋转等运动，此期可进行电磁、电刺激、超声波等物理治疗以促进骨折愈合；骨折临床愈合后，逐步加强骨折部的负重、抗阻及等速练习等，以适应功能需要。

在康复过程中分析阻碍骨折愈合的因素时要注意病史和治疗过程中的一些问题：①没有及时将骨折复位、复位时方法不当、特别是手法复位粗暴及多次复位、过度的牵引均可进一步破坏局部血运，从而影响骨折愈合。②固定范围不够、位置不当、过于松动及时间过短，都会在不同的阶段增加骨折端应力的干扰，或者造成骨折端接触不良从而影响骨折的正常愈合。③不合理的功能锻炼或治疗，使骨折端之间产生剪力、成角或扭转应力，电解反应、排斥反应均可影响骨折的顺利愈合。④骨膜的血运受损、骨缺损、感染均会影响骨折愈合。综上所述，合理康复治疗应该是为了利于骨折的正常愈合，如果缺乏对骨折的愈合过程和愈合条件的基础了解，就会采取不当治疗步骤和治疗措施。

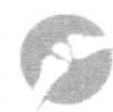

3.关节软骨损伤与康复

关节软骨一方面以关节内滑液为润滑剂，另一方面也受软骨下骨的保护。当受力关节的关节面不均衡受力时，作用力倾向于集中在某些区域。关节病首先是软骨破坏，并且是伴随骨重塑的退变过程，可能有继发炎症，加重关节退变。骨赘生成是骨试图通过增大其表面积从而减少接触应力(压强)。软骨软化是软骨不规则的表面及区域软化的改变。一般先发生在非负重区，随之可能进展到负重区。软骨退变表现为软骨纤维化，释放纤维及基质进关节。周围未负重部位的软骨易纤维化，逐渐波及负重区，软骨的破坏与施加其上的力成正比。这种纤维化的出现，一般是在失用及营养缺乏的退变过程中。应力集中区域超过关节耐受力，可发生骨软骨或软骨下骨折。关节软骨以弹性形变对应力作出反应，它较密质骨更有依从性。关节软骨需要生理应力(如反复的压应力)来维持它强、韧、抗疲劳、可渗透及无摩擦这样一个特性。正常的生理负载、卸载及关节运动的缺乏会对关节软骨的生物化学、力学特性产生不利影响。关节软骨愈合能力较差，当软骨细胞破坏、基质断裂时，愈合过程取决于是单纯软骨还是合并软骨下骨的损伤。单纯软骨损伤不能产生凝血块或细胞炎症反应。伴有软骨下骨的损伤，炎性细胞进入损伤区形成肉芽组织，约 2 周内肉芽组织细胞分化为软骨细胞，约 8 周胶原形成。关节软骨全层损伤愈合明显较表浅损伤好，但所形成瘢痕的质量仍较正常关节软骨低，而愈合后的瘢痕并不随着时间与正常部分融为一体。

康复治疗中的某些技术手段可能对软骨愈合产生影响。适度运动使关节液混匀，也可使关节软骨受压或减压产生抽吸与挤压，吸收滑液中的营养物质，排出代谢产物。关节软骨与血管间要不断进行物质交换以获得营养；可以使软骨的特性适应力学需要。这些是关节运动必要条件。通过运动可以防止因制动(固定或牵引)而产生的软骨变性。由于单纯软骨损伤不能愈合，康复治疗所采取的技术手段要以避免关节损伤恶化为原则。急性期以“PRICE”为原则，促进周围组织炎症反应消退，减小对受损软骨的刺激，一定时期内避免负重，需要早期活动。恢复期仍需避免加重关节磨损的运动及负荷训练，骨骼肌强化锻炼有利避免软骨损伤。

4.运动功能单元的损伤与康复

肌肉、肌腱和骨构成运动功能单元，如果单元内被过度牵伸或用力收缩对抗过大阻力，超过单元内最薄弱部分的伸展性，就会在肌纤维、肌与肌腱连接处、肌腱、肌腱与骨连接处等部位发生损害。研究表明，健康的骨骼肌具有较强的自我修复能力。肌肉损伤后的自我修复与早期新生模式、血管化、周围组织的束缚、细胞外基质的情况和修复细胞的产生有关。肌肉组织极富血运，肌肉愈合反应较骨、韧带、肌腱大。损伤处出血和渗液引发巨噬细胞来清除坏死物，成纤维细胞开始产生环绕结缔组织的胶样基质，最终可导致纤维化、瘢痕化。通常肌肉损伤，愈合后主要形成胶原样瘢痕组织而非肌肉组织再生，所以瘢痕替代部分不具有收缩性能。肌腱断裂是肌肉倾向于向近端腱止点收缩。肌腱损伤或手术修复后愈合经历组织损伤的 3 个明显阶段。肌腱愈合需要分离端致密纤维连接，连接点既要有伸展性又要有弹性。因此，需要大量的胶原以增强抗拉能力。一般认为，肌腱自身没有修复能力，必须通过粘连即“外源性”的方式愈合。胶原合成变得过多会导致纤维化，与周围组织粘连形成，从而扰乱了胶原间滑动。肌腱被滑膜鞘包绕的部位发生肌腱损伤时粘连更为严重难以恢复原有的功能状态。有学者通过系列试验证实肌腱有自愈能力，提出“内源性”的愈合观点，使人们对肌腱的愈合机制有了较全面的认识。还有学者通过实验观察提出粘连并不是肌腱愈合的必要条件，肌腱的粘连可以通过其内源性愈合而避免，即“内源性愈合”学说。哪种方式占主导地位，则取决于肌腱的营养状况和环境条件，肌腱的内源性愈合必须以自身的良好营养状态为基础。修复肌腱的方法也存在逐渐的认识过程，缝合肌腱需考虑术后肌腱的功能恢复。早期认为腱鞘对鞘内腱损伤的愈合有一定阻碍作用，并不主张缝合腱鞘。随着对肌腱营养和愈合方式的深入研究，有学者认为腱鞘是理想的屏障，能阻止外源性愈合产生的粘连，腱鞘不仅对肌腱有机械保护作用，而且分泌的滑液有营养肌腱和协助肌腱滑动的作用，推荐修复或重建腱鞘。预防肌腱粘连的可能机制：①机械作用，在肌腱与周围组织形成阻隔，抑制了外源性愈合；②迅速重建肌腱的有关功能，应力的改变，肌腱的滑动，诱导肌腱本身的腱外膜细胞发生分化，抑制炎性细胞浸润肌腱；③增殖期腱鞘细胞向肌腱方向生长，覆盖腱外膜。早期活动还有助于维持周围肌腱、韧带、骨及软骨的正常生物力学特性，有助于愈合肌腱的血供、胶原纤维重塑，增加胶原纤维数量以增强愈合肌腱的强度。

康复治疗中的某些技术手段可能对运动功能单元损伤的愈合产生影响。肌肉损伤包括挫伤、裂口、撕裂、缺血、骨筋膜间室综合征和失神经支配。这些损伤可导致肌肉的功能显著降低。肌肉的钝性损伤使肌力下降，关节运动受限，最后导致骨化性肌炎：肌肉裂开、手术切口、外伤和失神经支配可导致严重的肌力下降。撕裂伤也可导致肌力下降。这些损伤可能由直接因素导致，但肌肉抗阻收缩时也可导致肌肉组织撕裂。肌肉的急性缺血和筋膜间室综合征可导致广泛的肌坏死。骨筋膜间隔综合征的所有潜在病因最后都导致封闭的肌肉间隔内压力升高，这种情况下如果不能迅速地降低压力，就会引起各种并发症，轻者肌力减退和活动受限，重则失去整个肢体。根据肌肉或肌腱损伤程度及部位不同可选择手术或非手术治疗。非手术及手术后的康复治疗要遵从组织愈合的基本规律。胶原纤维的成熟根据 Wolff 定律沿着抗张力线的方向排列。要重获正常抗张力，肌肉的主动收缩练习是关键。试图很快恢复活动会导致原来损伤的肌肉肌腱单元区域的再损伤，愈合过程重新开始。肌肉损伤的康复在于减轻疼痛、消除肿胀及改善功能。一旦急性炎症得到控制，就应用冰敷、加压包扎、抬高患肢及轻柔的等长肌肉收缩。根据损伤的严重程度，在愈合早期可以进行轻柔的主动 ROM 活动。对于严重的撕裂伤，康复早期明智的选择是避免渐进性运动、按摩、热疗或者训练。粗暴活动可能形成骨化性肌炎。相对轻的肌肉损伤可以自发愈合。康复治疗包括冰敷、加压包扎、抬高患肢及轻柔的主动活动，等长收缩渐进到等张、等速训练，闭链式功能活动。严重的肌肉损伤需要更长时间的休息、冰敷、加压包扎、抬高患肢，以及延迟性但渐进的运动、训练、步行及功能活动。所有直接或间接肌肉损伤，运动、抗阻训练的时机、强度，对每个患者来说必须是个体化的。损伤（包括合并的其他组织的损伤）、修复（再生、瘢痕形成还是手术修复）及患者耐受疼痛的程度明显影响康复方案。运动训练可使肌肉纤维状态和功能受刺激发生变化，使肌肉的收缩力和工作时间增加。过度锻炼，肌肉可因缺血、炎症等产生损伤，在损伤部位产生瘢痕组织，其间混有肌纤维，但很少有再生良好的肌组织。愈合的瘢痕组织阻断远端组织神经支配，导致肌肉的张力和收缩力均下降，因此要观察患部组织反应，逐渐增加强度，避免过度训练。

肌腱修复后有必要制动一段时间避免出现再裂开，但固定时间过长会导致肌腱功能恢复差及一系列不利的影响。早期保护性主、被动活动阻止了腱鞘细胞过多地向肌腱修复部位生长，从而阻断了两者的粘连。有许多因素影响肌腱的力学性质，影响肌腱愈合。年龄、妊娠、制动、糖尿病及类固醇等药物、血液透析能降低肌腱力学性质；而合理的训练对肌腱的结构和力学性质具有正性效应。肌腱炎是肌腱损害的常见的临床病理过程。一般康复治疗注重于疼痛管理及减轻肿胀，主要治疗措施有 RICE、非甾体抗炎药及 PT 治疗。逐渐使用轻柔的离心抗阻牵拉训练。适当改变活动方式来减轻疼痛，完全制动则无必要。许多引起疼痛的活动要禁止或用其他不引起

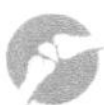

疼痛的活动来替代。例如，髌腱炎（跳跃膝）有必要限制跑、跳活动；二头肌腱炎有必要限制上举过头运动；网球肘，限制用手的工具、打网球及其他频繁的腕屈伸、旋前旋后是有益于恢复的。自体或异体肌腱移植是临床运动单元重建中的重要方式之一，但由于此种方式不能达到原有组织力学性质，故不能恢复到原有的力学水平。需要手术修复及限制活动的肌腱损伤需要慎重使用应力、训练、负重及疼痛与肿胀管理。受伤及修复后的肌腱运动程度必须小，有保护，过度应力会对愈合不利，手术修复或长期制动后如果应力（牵拉及训练）加得太快或太猛可能发生已修复的肌腱再撕脱，发生再损伤。肌肉被固定一段时间，肌肉的大小、结构、生理和代谢特性会发生许多改变。固定的肌肉不能产生正常的收缩，肌肉的收缩力和长时间的工作能力均下降。制动期等长收缩、肌肉电刺激或制动于拉长位置、有限制动均有利于减缓肌力减少。等长收缩及肌肉电刺激联合使用的效果，优于单纯一种治疗。两者联合应用可能延缓失用性萎缩，减少肌力的丧失，尽可能减少有氧代谢酶（琥珀酸脱氢酶）的丢失。有限活动范围的铰链式石膏-支具提供的制动可进行动态的离心、向心肌肉收缩。制动于拉长位置的肌肉增加肌肉的重量、蛋白合成。因此在制动期，在使用铰链式石膏-支具时同时牵伸制动的肌肉、肌肉自主等长收缩、肌肉电刺激可尽可能减少萎缩、增加肌力。肌肉、肌腱、韧带、骨与关节这些组织，以肌肉为例，在失用情况下会萎缩，而在超过平时活动强度时会强大。肌肉的失用和固定对肌纤维产生有害的影响，包括耐力和力量的减退及在微观和宏观上的肌萎缩，比如肌纤维的数量和体积减小。一系列生化反应影响了有氧和无氧的酶的生成。这些有害的影响与肌纤维类型和肌肉固定时的长度有关。

二、骨科康复中的生物力学概要

（一）韧带的生物力学

韧带主要含有胶原组织，不产生主动运动。胶原组织主要由三种类型的纤维组织组成：胶原纤维、弹性纤维和网状纤维。胶原纤维主要为组织提供强度和刚度，弹性纤维在组织受载时提供延展性，而网状纤维提供容积。胶原组织的另一成分是基质，是一种可以减少纤维间摩擦的胶冻状物质。胶原纤维和弹性纤维组成胶原组织的90%左右，胶原纤维是类脆性材料，而弹性纤维是类塑性材料，故负载时这两类纤维的表现完全不同。韧带的主要功能是以间接的方式限制关节在正常范围内的活动，可以看作关节囊在特定高张力部位增强的结构。多数韧带及韧带相关的关节囊的胶原含量高，蛋白多糖含量低，弹性蛋白含量更低，因此能承受较大的拉伸负荷。低负荷状态下，韧带的基质是负荷的主要承担者，此时韧带纤维调整到与应力平行的方向。负荷加大时，只有在胶原束有充分的时间来调整和改变方向后，韧带才能对增大的负荷产生最大的抵抗力。韧带的结构一般应考虑为骨-韧带-骨复合体的一个环节，有学者发现以复合体形式存在的韧带常在骨的附着部断裂。韧带的胶原与基质之间的相互作用，具有与时间相关及过程相关的黏弹性的特点。组织持续承受恒定载荷时，随时间延长组织发生拉伸的现象称为蠕变；组织受到恒定持续拉伸时，随时间延长，组织上的应力会衰减的现象称为应力松弛。韧带的黏弹性在临床有广泛的应用。离体韧带和骨一样，在加载速度增加时，能储存更多的能量，断裂时需要更大的力，并能承受更大的拉长。完整的骨-韧带-骨复合体表现更为复杂的力学性能。韧带的骨性止点是最弱的部分，可以发生骨棘撕脱。

（二）骨生物力学

骨由皮质骨和松质骨组成，这两种骨可看作一种材料，其差别在于强度和刚度不同。皮质骨刚度大，能承受较大应力，但应变较小；对松质骨来说，较小的应力就可产生较大的变形（即应变)。强度和刚度是骨的重要力学性能，在一定的方向给某一结构施加载荷，可测出结构的变形，划出载荷变形曲线，其强度和刚度即可确定。以长骨为例，当其在载荷下发生变形的时候，可得到一条载荷-变形曲线。从生物力学观点看，骨折是由应力和功能分布不均匀所引起。当骨骼系统遭受严重创伤时，骨将会承受很大的应力，当骨的某一区域的应力超过骨材料所能承受的极限强度时，就会发生骨折。某些手术或病理性骨缺损会造成正常骨的几何学改变，明显地影响完整骨的断裂阻力。骨在最经常承受载荷的方向，对不同载荷形式反应不同，三种载荷对人成熟皮质骨的极限应力值顺序为压缩＞拉伸＞剪切。说明人成熟骨在压缩下，强度和刚度最好。弯曲实为拉伸和压缩联合作用，成熟骨在拉伸侧开始骨折而不成熟骨在压缩侧先骨折。扭转应力实为剪应力、拉应力和压应力的联合作用，同样骨先在剪切下破坏，随后沿最大拉应力的平面形成裂纹。

很多因素影响骨的强度和刚度。肌肉收缩可改变骨的应力分布。肌肉收缩产生的压应力可以减少或抵消骨上的拉应力，从而使骨免受拉伸骨折，这可以说是增加了骨的强度。载荷的速度影响骨能量储存的释放，骨折时所储存的能量要释放，低速下能量可通过单个裂纹释放；高速下能量由骨发生粉碎骨折释放并波及广泛的软组织。骨的横截面积及骨组织在中性轴周围的分布均影响骨的强度。骨越长弯曲力矩值越大。很多因素可影响骨的力学性能。临床常见因素：①骨折愈合过程的初期形成骨痂增加骨强度。②骨缺损使骨强度降低。③活动减少或制动，骨承受的应力减小而出现骨膜下骨的吸收因而骨强度和刚度降低。④应力遮挡或坚强内固定使骨应力卸载，出现骨萎缩。⑤反复承受生理范围的高应力可形成骨膜和骨膜下成骨从而增加骨强度。⑥老年性骨退行性变的骨质疏松使强度降低等。⑦疲劳骨折与载荷大小、重复次数和载荷速度有关。骨折治疗的生物力学观点：所有的接骨术都必须符合生物学和力学原则，基本的生物学原则包括保存骨的血液供应、维持骨的生理和力学环境。骨坏死会降低骨组织的强度；骨折固定既要保持复位后骨折端位置，又要为功能活动创造条件，因此有效固定是骨折愈合和进行功能锻炼的基础。理想的固定是既能保持骨折稳定，为功能活动提供条件，同时又较少干扰骨所承受的生理性应力。应力能影响骨折愈合速度和质量。骨折端承受低应力和高应力都不利于骨折的愈合，对骨折愈合来说存在一个最佳应力范围。

(三)关节软骨的生物力学

关节软骨覆盖在关节骨端，主要功能为分散接触应力和减少摩擦。关节软骨具有渗透性，当存在压力差时，液体通过多孔基质在软骨中运动或流向关节表面。正常关节软骨的渗透性很小，负重时水分受压流出，软骨变形。软骨的变形与施加外力的速度密切相关。在快速加载和卸载时，水分来不及流出，这时软骨组织像一种弹性的单相材料，承载时立即变形，卸载时立即恢复。在缓慢加载时，水分被挤出，组织发生变形，卸载时恢复较慢，如有充分时间恢复，软骨组织获得液体又可以恢复原状。正常关节有两种润滑类型：界面润滑和液膜润滑。前者是指滑液中的分子通过化学作用吸附在关节面上形成一个界面层；后者是指由原来的滑液和挤压出来的软骨组织液组成，使关节面间形成压力液膜。在关节运动的周期中，两种润滑机制都发挥作用。当关节承载时关节表面的载荷由非接触处的液膜压力和接触处的界面润滑层共同承担。

磨损是通过机械作用将材料从固体表面磨除。磨损分两种：由两个承载面相互作用引起的界面磨损和关节变形引起的疲劳磨损。前者往往发生在缺乏润滑的关节而使承载面直接接触，如退行性骨关节病；后者往往发生于长期应力下微损伤的积累，可以是短时间内的高载荷或长期的低载荷作用，可发生于润滑好的关节，如创伤性骨关节炎。关节软骨的磨损会破坏组织的正常

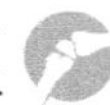

承载功能，破坏关节活动时正常润滑程序。

软骨退变的力学因素有两个：软骨本身的缺陷或异常外力载荷改变了软骨承载能力。前者如年龄增加，软骨成分发生变化，软骨弹性减弱，降低承载能力，即使正常的关节活动和负重也可导致软骨磨损，因此老年人退行性关节病多见。后者如负载过高或过于频繁，不但对软骨产生机械磨损，而且使关节软骨的合成与降解失去平衡，导致软骨结构变化，例如足球运动员和芭蕾舞演员的踝关节易发生退变。

（四）骨骼肌的生物力学

骨骼肌是体内进行杠杆运动的横纹肌。骨骼肌由两部分构成：肌腹和肌腱，它们合在一起称为肌肉腱单元。肌腹由平行弹性肌纤维构成。肌纤维由成千个小的肌原纤维（肌小节）构成，它是肌肉的基本单位。肌原纤维含有肌肉收缩成分，还有一定量的把纤维连在一起的结缔组织。肌丝（肌原纤维细丝）是肌原纤维内小的蛋白收缩成分。有两种肌丝：细的肌动蛋白肌丝和粗的肌球蛋白肌丝。肌球蛋白分子的头部和颈部连成横桥，每间隔一定距离旋转 60°向外伸出。当兴奋冲动由神经传到肌肉时，引发一系列的变化过程，使粗丝的头部和细丝的一定位点相结合，由于横桥的向心摆动，细丝被拉向中线，随即和已结合的位点分离并立即与下一个位点相结合，继续向心摆动，如此反复，使肌节缩短，肌肉收缩。兴奋停止发放时，细丝和粗丝分离，细丝回到原位，肌肉放松。由此可见，肌丝和肌原纤维的规则排列是保证骨骼肌正常收缩与舒张的结构基础。

所有骨骼肌都有 4 个特性：弹性 长度改变的能力；伸展性，缩短然后回到正常长度的能力；兴奋性，对神经系统的刺激反应的能力；收缩性，对神经指令有缩短的能力。静止的肌肉具有弹性，其肌张力的产生来自肌纤维周围的结缔组织及肌膜，肌肉在载荷作用下可以被拉长，撤除载荷后肌肉会恢复初始长度。实际上，载荷量和肌肉的拉伸长度并不成正比。最初肌肉很容易被拉长，以后很小的伸长也需很大的力。在短时间内重复的拉伸肌肉，肌肉的拉伸长度增加比单次拉伸多，肌肉这种特性在体育锻炼中有很大作用。

影响肌力的主要有 4 个因素：①肌肉的横截面，每条肌纤维的横截面称为肌肉的生理横截面，单位生理横截面产生的最大肌力称为绝对肌力。一般认为，绝对肌力值在各种族人群中相对一致，但各家报道差异很大，可能与研究方法不同有关。②肌肉的初长度即肌肉收缩前的长度。当肌肉被牵拉至静息长度的 1.2 倍时，肌力最大。③肌肉的募集，同时投入收缩的运动单位数量越多，肌力越大，这受中枢神经系统功能状态的影响。④为肌纤维走向与肌腱长轴的关系。在一些较大的肌肉中，部分肌纤维与肌腱形成一定的角度成羽状连接。这种羽状连接的肌纤维越多，成角越大，肌肉越粗，产生的力越大，如腓肠肌和其他快肌。而比目鱼肌等慢肌，肌纤维与肌腱的连接很少成角，故具有较强的持续等长收缩力。

肌肉收缩的速度和肌肉的载荷有关。当无外来载荷时，肌肉向心性收缩速度最大，随着载荷增加，收缩速度减慢；当载荷与肌肉产生的力相等时，肌肉不再收缩，呈等长收缩状态。当外载荷继续增加时，肌肉就表现为离心性收缩，外载荷越大，收缩速度越大。

（五）肌腱的生物力学

肌腱主要由胶原纤维和蛋白黏多糖基质构成。胶原纤维聚合在一起形成初束。几组初束连在一起形成六边形的次束。次束被互相缠绕的含有弹性蛋白的疏松结缔组织（为腱内膜）连在一起。整个肌腱被称为腱外膜的一层结缔组织包绕。肌腱的最外层是腱周组织，它是滑膜层里的双层结缔组织鞘。肌腱和韧带在结构上非常类似。通常韧带比肌腱更平整，韧带的胶原纤维由于在稳定关节上起较大作用，需承受更多方向的载荷排列，更多样化，肌腱的胶原纤维排列更整齐。韧带和肌腱同属于致密的胶原组织，主要由胶原纤维组成，其他组成成分包括弹力纤维、网状纤维、蛋白多糖和水等。与肌腱相比，韧带中胶原比例稍低，而其他成分所占百分比较高。

分析肌腱的生物力学特性有助于理解其损伤机制和康复治疗。肌腱主要承受拉伸载荷。当载荷导致损伤时，损伤程度与载荷的大小和加载速度有关。与韧带一样，不能孤立地考虑肌腱，应把它看作肌肉-肌腱-骨复合体的一个环节。肌腱一般与肌肉相连，正常肌腱的拉伸力比肌肉大 2 倍以上，因此临床上肌肉撕裂比肌腱断裂多。活动时，有两个主要因素影响肌腱承受的应力值：与肌腱连接的肌肉收缩量及肌腱的直径与肌肉直径的比值。肌肉收缩时，肌腱上的应力值增加，主要表现为拉应力增高。若肌肉快速被动伸展，肌腱上的拉应力可进一步升高。肌腱横截面积越大，能承受的载荷也越大。大肌肉通常有大横截面积的肌腱，但某些小肌肉也有大横截面积的肌腱。肌腱与韧带一样还具有黏弹性特征，也就是说肌腱的力学性质不但与载荷大小有关，也与作用时间和过程有关。肌腱受时间的影响可用蠕变-应力松弛来表示。组织会随过程发生变化，载荷-拉伸曲线的形状会随着加载和卸载发生变化。当组织在加载和卸载循环过程中，加载曲线和卸载曲线沿不同路径循环，出现滞后现象，表明有能量丢失。

（黄智勇）

第二节 骨科康复评定

骨科疾病康复治疗首先应以康复评定为基础，应区别于骨科的一般查体和辅助检查，其内容涵盖关节活动度、肌力、肌张力、平衡、步态、感觉功能、疼痛、电生理评定等几个部分，针对特定骨科疾病与功能障碍，还应列出具体的评定项目。

一、关节活动度

关节活动度的测量是评定肌肉、骨骼、神经病损患者的基本步骤，是评定关节运动功能损害的范围与程度的指标之一。主要目的是确定是否有关节活动受限及关节活动受限的程度、原因；为选择适宜的康复治疗方法、治疗量（强度）提供客观依据；通过客观比较关节活动范围以评估物理治疗及运动训练的效果。关节活动范围一般以主动关节活动度和被动关节活动度分别记录。这不同于一般骨科常规查体，应采用测量关节活动度的工具，如量角器、电子测量仪（Hoggan）等。向患者解释关节活动度测量的目的与方法以消除紧张和不安情绪；采取适宜的体位充分显露拟测部位，时常需要检查者示范所需要检查关节是如何运动来配合测量。Hoggan 可用于脊柱活动度的测量，以颈椎屈曲的活动度测量为例，应注意的要点是：取坐位，躯干直立，面向前方两目平视前方某一标记点，上肢自然垂于躯干两侧；治疗师需固定患者肩部以维持患者躯体稳定，将 Hoggan 的弧形位置垂直放于患者头顶即最高点，以 T_1 椎体棘突（或以下）为基准点，患者无痛情况下尽可能前屈颈部，再回到起始位；两次在 Hoggan 显示的数值差即为颈椎主动前屈活动度，并以此方法为准测量其他方向的活动度。

二、肌力

康复医学肌力评定的主要目的包括：确定肌力减弱部位与程度，判断肌力减弱是否限制日常生活活动及其他作业活动；软组织损伤的鉴别诊断；协助某些神经肌肉疾病的损伤定位诊断，根据检查结果制订针对性治疗计划，进行康复训练。通常采用徒手肌力检查法，以 Lovett 肌力评级将肌肉力量分为正常、良好、尚可、差、微弱、无收缩 6 个等级，为避免徒手肌力检查的主观因素，也可使用电子测量仪。在康复医学临床研究中也常采用等速肌力测试以对肌肉功能进行精确量化，能够有效地评价肌肉功能，且具有较好的信度、效度。需使用专门设备，依据运动过程中肌力等级变化，相应调节外加阻力，使整个关节运动依预先设定速度进行活动，在运动过程中记录肌肉功能的相关数据。

三、肌张力评定

正常肌张力是人体维持各种姿势及正常运动的基础。肌张力是指静息状态下的肌肉紧张度。随意肌从不可能达到完全松弛的状态，而总是保持着微小的紧张度或“张力”。临床上常通过手法活动评定肌张力。正常肌紧张是肌肉外观应具有特定的形态，肌肉应具有中等硬度和一定的弹性，近端关节可以进行有效地主动肌和拮抗肌的同时收缩使关节固定。将肢体被动地放在空间某一位置上，突然松手时，肢体有保持位置不变的能力。而肌张力降低时肌肉外观平坦，失去原来肌肉特定的外形，外观多似肌萎缩而肌容积测量值无改变。肌张力降低时肌肉松弛柔软，不能保持正常时的弹力，肌腹移动程度增大。痉挛是肌张力增高的一种表现形式，痉挛时肌肉隆起外形较正常状态更为突出，甚至肌腱的形态显现，肌肉硬度增高，肢体被动运动时有抵抗感，目前对痉挛的评定多采用改良的 Ashworth 分级。定量评定肌张力状况或痉挛的程度是 20 世纪末发展起来的新技术，无创、便捷、灵敏、可量化是其特点。其中生物力学技术和电生理技术的参与，包括钟摆试验，屈曲维持试验、力矩测定、H-反射、H 反射/M 波比例、表面肌电图、F 波测量等。

四、步态分析

行走是人体躯干、骨盆、下肢及上肢各关节和肌群的一种周期性规律运动，此时的姿态可反映出人体结构与功能、运动调节、行为或心理活动状态。中枢神经系统和/或骨骼肌肉系统因疾病或损伤而受到损害时，就有可能出现步态的异常。步态分析应用到骨科康复之中是体现康复医学水平的重要方面。步态分析步骤包括通过描述研究对象的步态模式和相关参数，并与正常步态进行比较找出其差异；分析出现差异的原因，研究产生异常步态的机制；确定改善步态的治疗方案，包括步态训练的方法、假肢或矫形器的装配、助行器的选择等替代措施。

（一）正常步态

1.步态周期

行走过程中，从一侧足跟着地到该侧足跟再次着地所经历的时间称为一个步态周期。在一个步态周期中，每侧下肢都要经历一个离地腾空并向前迈步的摆动相（迈步相）和一个与地面接触并负重的站立相（支撑相）。摆动相是指从足尖离地到足跟着地，足部离开支撑面的时间，约占步态周期的 40%；站立相是指从足跟着地到足尖离地，即足部支撑面与地板接触的时间，约占步态周期的 60%。其中，重心从一侧下肢向另一侧下肢转移，双侧下肢同时与地面接触的时间称之为双支撑相，一个正常步态周期中会出现两次双支撑相，各占步态周期的10％。

2.步态分期

常用的步态分期方法有两种：一种是传统划分法，主要是以足能否着地为基础划分，将步态周期分为足跟着地、全足着地、站立中期、足跟离地、足尖离地、加速期、迈步中期、减速期共8个时期。另一种是目前通用的、由美国加州Rancho Los Amigos医学中心提出RLA分期，此方法认为步行时有3个基本任务：承受体重、单腿站立和迈步向前，3个基本任务中又分为8个独立的时期。

3.步态参数

受诸多因素的影响，即使是正常人，由于年龄、性别、身体肥瘦、高矮、行走习惯等不同，个体差异较大，因此正常值难以确定。基本参数如步长：从一侧足跟着地处至另一侧足跟着地处之间的线性距离，以cm为单位，正常人为50～80 cm。跨步长：同一腿足跟着地处至再次足跟着地处之间的线性距离，以cm为单位，正常人跨步长是步长的两倍，为100～160 cm。步宽：两足与行进线之间的宽度。步角：足跟中点至第二趾之间连线与行进线之间的夹角，一般小于15°。步频：在单位时间内行走的步数，一般用平均每分钟行走的步数表示，以步/分钟计，正常人平均自然步频为95～125步/分钟。步速即步行速度，在单位时间内行走的距离，用m/s或m/min计，正常人平均自然步速约为1.2 m/s。在临床上，一般是让测试对象以平常的速度步行10 m的距离，测量所需的时间，来计算其步行速度。在整个步态周期中下肢的关节角度也是在变化的。

(二)临床步态分析

方法有目测分析和运动学定量分析。目测步态分析法是指不借用任何仪器，分析者通过直接注意某一关节或身体的某一节段来达到步态分析目的的方法，多数是通过检查表或简要描述的方式完成，检查者需要记录步态周期中存在的问题及其原因。步态周期内的各个不同阶段，依据不同时期的髋、膝、踝、足等关节的角度，以及参与的肌肉活动等情况，分别从矢状面、额状面、水平面加以分析。实际实施时注意的事项包括：测试的环境以能看到观察对象的全貌为好。如果附加摄影时相机应当放在能看到患者下肢、足及从矢状面和冠状面都能看到头和躯干的地方，即观察者与观察对象成45°角较合适。分别从矢状面(侧面)或冠状面(前、后)观察，注重步态周期的某一部分某节段，切忌跳跃式观察。两侧对比为原则。运动学定量步态分析法包括足印分析法和鞋跟绑缚标记笔法，足印分析法是在特定1100 cm×45 cm的染料标记区域手工测量步态参数如步速、步频、步角、步宽、跨步长和步长。鞋跟绑缚标记笔法是选择16 m长的步道划分为中间6 m、两端各5 m，测量仅在中间6 m，将不同颜色的记号笔绑缚在鞋底，进行步宽、步长、跨步长、步速、步频的手工测绘。特点是费用低廉，只需要一只秒表、2支记号笔，一位测试人员即可完成，场地受限制小。

(三)骨科常见异常步态

1.臀大肌步态

臀大肌无力者，足跟着地时常用力将胸部后仰，使重力线落在髋关节后方以维持髋关节被动伸展，站立中期时绷直膝关节，形成仰胸挺腰凸肚的臀大肌步态。

2.臀中肌步态

臀中肌麻痹多由脊髓灰质炎引起。一侧臀中肌麻痹时，髋关节侧方稳定受到影响，表现为行走中患侧腿于站立相时，躯干向患侧侧弯，以避免健侧骨盆下降过多，从而维持平衡。两侧臀中肌受损时，其步态特殊，步行时上身交替左右摇摆，状如鸭子，故又称鸭步。

3.腰大肌步态

患侧髋明显外旋、屈曲和外展。

4.抬髋步态

使腰方肌收缩，髋上抬，躯干向患侧倾，病侧肩下沉和对侧肩上升，以抬高患侧骨盆使足于迈步时能离开地面。

5.跨越或垂足步态

为免足尖拖地，高高地提起膝。

6.短腿步态

患肢缩短达 2.5 cm 以上者，该侧着地时同侧骨盆下降导致同侧肩倾斜下降，对侧迈步髋膝关节过度屈曲、踝关节过度背屈。如果缩短超过 4 cm，则缩短侧下肢以足尖着地行走，其步态统称短腿步态。

7.剪刀步态

常见于痉挛型脑性瘫痪，由于髋关节内收肌痉挛，行走时迈步相下肢向前内侧迈出，双膝内侧常相互摩擦碰撞，足尖着地，呈剪刀步或交叉步，交叉严重时步行困难。

8.需要了解神经科疾病的常见异常步态

(1)帕金森步态：是一种极为刻板的步态。表现为步行启动困难、行走时下肢交替迈步动作消失、躯干前倾、髋膝关节轻度屈曲、踝关节于迈步相时无跖屈，拖步、步幅缩短。由于帕金森患者常表现为屈曲姿势，致使重心前移。为了保持平衡，患者小步幅向前行走，不能随意骤停或转向，呈现出前冲或慌张步态。

(2)偏瘫步态：指一侧肢体正常，而另一侧肢体因各种疾病造成瘫痪所形成的步态。其典型特征为患侧膝关节因僵硬而于迈步相时活动范围减少、患侧足下垂内翻；为了将瘫痪侧下肢向前迈步，迈步相时患侧代偿性骨盆上提、髋关节外展、外旋，使患侧下肢经外侧划一个半圆弧而将患侧下肢回旋向前迈出，故又称为划圈步态。后根或后索型共济失调步态：迈步不稳，不知深浅，也难站立。小脑性共济失调步态：小脑功能障碍所致平衡功能不良。行走时呈曲线或呈 Z 形前进；两上肢外展以保持身体平衡。因步行摇晃不稳，状如醉汉，故又称酩酊或醉汉步态。

五、平衡功能

平衡功能看似与骨科疾病关系不大，但却是人体保持姿势与体位，完成各项日常生活活动，尤其是各种转移动作、行走及跑、跳等复杂运动的基本保证。当各种原因导致维持姿势的感觉运动器官或中枢神经系统受到损伤时，平衡功能便受到损害。平衡是指在不同的环境和情况下维持身体直立姿势的能力。人体重心(COG)必须垂直地落在支持面上方或范围内。换言之，平衡就是维持 COG 于支持面上方的能力。支持面指人在各种体位下(站立、坐、卧，行走)所依靠的表面，即接触面。站立时的支持面为包括两足底在内的两足间的表面。支持面的面积大小和质地均影响身体平衡。当支持面不稳定或面积小于足底面积、质地柔软或表面不规整等情况使得双足与地面接触面积减少时，身体的稳定性下降。稳定极限(LOS)指正常人站立时身体倾斜的最大角度，是判断平衡功能的重要指标之一。在这个极限范围内，平衡不被破坏，COG 能够安全地移动而不需要借助挪动脚步或外部支持来防止跌倒。LOS 的大小取决于支持面的大小和性质。正常人双足自然分开站在平整而坚实的地面上时，LOS 的周长围成一个椭圆形。前后方向的最大摆动角度约为 12.5°，左右方向为 16°。当重心偏离并超出支持面范围以外，超出稳定的极限时,平衡便被破坏以致跌倒。平衡功能分为静态平衡、动态平衡和反应性平衡。静态平衡是指身体不动时,维持身体于某种姿势的能力,如坐、站立、单腿站立、倒立、站在平衡木上维持不动。动态平衡是指运动过程中调整和控制身体姿势稳定性的能力。动态平衡从另外一个角度反映了人体随意运动控制的水平。坐或站着进行各种作业活动,站起和坐下、行走等动作都需要具备动态平衡能力。反应性平衡,当身体受到外力干扰而使平衡受到威胁时,人体做出保护性调整反应以维持或建立新的平衡,如保护性伸展反应、迈步反应等。常用的平衡测量方法有 Berg 平衡量表和时间限制的站起与行走测验(TUG)。两种方法分别从不同角度评估平衡功能,前者评定坐位和站立位的基本功能活动,而后者评定身体移动过程中维持动态平衡的能力。时间限制的站起与行走测验 TUG 是基本的功能性移动的测量方法。

时间限制的站起和行走测验,测试内容包括被测试者从坐位站起,行走 3 m,转身回来再走到椅子前方,然后坐下。记录全程所用时间,计时单位为秒。测验时被测试者穿平常所穿的鞋子,可以使用日常生活中所用的助行器(如手杖)。正常人 7～10 秒即可完成测验,不能在此时间范围内完成,尤其大于 20 秒完成者提示存在移动障碍。14 秒为预测生活在社区的老年人跌倒风险的临界值。大于 14 秒提示跌倒风险的存在。

六、日常生活活动能力的评定

日常生活活动(ADL)分为基础日常生活活动(BADL)和工具性日常生活活动(IADL)。基础日常生活活动是指人维持最基本的生存、生活需要所必需的每天反复进行的活动,包括自理和功能性移动两类活动。自理活动包括进食、梳妆、洗漱、洗澡、如厕、穿衣等,功能性移动包括翻身、从床上坐起、转移、行走、驱动轮椅、上下楼梯等。工具性日常生活活动是指人维持独立生活所必需的一些活动,包括使用电话、购物、做饭、家事处理、洗衣、服药、理财、使用交通工具、处理突发事件及在社区内的休闲活动等。BADL 评定的对象为住院患者,而 IADL 评定则多用于生活在社区中的伤残者及老人。评定目的包括:确定在日常生活活动方面是否能够独立及独立的程度;拟定合适的治疗目标,确定适当的治疗方案;评价疗效,修正治疗方案或重新制订治疗方案;比较治疗方案的优劣,促进训练成果的交流;增强患者和治疗师的信心并以此判断预后。常用的方法有 Barthel 指数、Katz 指数、修订的 Kenney 自理评定和 PULSES 及功能独立性测量(FIM)等。常用的 IADL 评定有:功能活动问卷(FAQ)、快速残疾评定量表(RDRS)等。自20 世纪 80 年代末在美国开始使用以来,逐渐受到重视和研究,FIM 目前已在全世界广泛应用。FIM 在反映残疾水平或需要帮助的量的方式上比 Barthel 指数更详细、精确、敏感,是分析判断康复疗效的一个有力指标。它不但评价由于运动功能损伤而致的 ADL 能力障碍,而且也评价认知功能障碍对日常生活的影响。在美国,它已被作为衡量医院医疗管理水平与医疗质量的一个客观指标。FIM 是医疗康复中唯一建立了康复医学统一数据库系统(UDSRM)的测量残疾程度的方法。FIM 应用范围广,可用于各种疾病或创伤者的日常生活能力的评定,包括截肢后安装假肢、髋(膝)关节置换术后、骨性关节炎等。

七、疼痛的评定

疼痛是一种与实际或潜在组织损伤有关的不愉快感觉和情感体验,是迄今尚未被完全理解的外周和中枢神经系统相互影响的复杂过程。从生理学角度看,它包括感觉成分和反应成分,是体内、外蒙受某种能引起即时或潜在组织损伤的刺激而产生的一种不愉快感觉,常难以限定、解

释或描述；从心理学角度讲，它又常带有情绪和经验成分，可能会受焦虑、压抑及其他精神因素的高度影响。这种内在的主观经验是预防和警告潜在伤害的基础，但若刺激去除后疼痛仍继续存在时，疼痛则失去了其适应价值而成为导致生理和心理障碍的原因。根据疼痛的性质、部位、程度、持续时间有不同的分类。疼痛评定的目的是准确地判定疼痛特征，寻找疼痛与解剖结构之间的联系；确定疼痛对运动功能和日常生活活动能力的影响；为选用最恰当的治疗方法和药物提供依据；用定量的方法判断疗效，有时治疗后疼痛缓解不完全，通过疼痛定量可以说明治疗后疼痛缓解减轻的程度和变化特点。疼痛部位的评定：一般可以应用疼痛示意图等方法，以量化疼痛区域的大小、评定疼痛部位的改变，同时可以评定疼痛强度和性质。常用方法为45区体表面积评定法等。疼痛强度的评定适用于需要对疼痛的强度及强度变化进行评定的患者。量化评定疼痛强度及其变化的方法较多，包括目测类比量表法（VAS）、口述分级评分法（VRS）、数字评分法（NRS）、恒定疼痛强度的疼痛缓解目测类比评分法（VAP）。痛阈及耐痛阈的评定常用压力测痛法，特别适用于骨骼、肌肉系统疼痛的评定。疼痛特性的评定适用于需要对疼痛特性进行评定的患者、合并存在疼痛心理问题者。常采用多因素疼痛调查问卷评分法。疼痛问卷表是根据疼痛的生理感觉、患者的情感因素和认识成分等多方面因素设计而成的，因此能较准确地评价疼痛的性质与强度。其中，McGill疼痛问卷（MPQ）和简化McGill疼痛问卷较为常用。疼痛发展过程的评定适用于需要连续记录疼痛相关结果范围（如疼痛严重程度、疼痛发作频率、持续疼痛时间、药物用法和日常活动对疼痛的效应等）和了解患者行为与疼痛、疼痛与药物用量之间关系时，尤其多用于癌性疼痛患者镇痛治疗时。可采用以日或小时为时间间隔记录疼痛的日记方法评定，即疼痛日记评分法。

八、感觉功能评定

依据躯体感觉的分类感觉评定方法有浅感觉检查中的触觉、痛觉、温度觉、压觉的评定；深感觉（本体感觉）评定包括关节所处的角度和运动方向的感觉；振动觉、复合感觉、皮肤定位觉、两点分辨觉、实体觉、重量觉、材质识辨觉。

这些感觉评定只有在特定的情况下才进行。而单丝皮肤阈值测验：采用S-W触觉测量计检查皮肤的敏感性称为单丝皮肤阈值测验，是目前国际通用的感觉评价手段。定量感觉测定采用专用仪器对受试者的感觉功能进行定量分析。神经感觉分析仪，又称温度觉分析仪，是一种利用温度和振动的方法将受试者感觉功能量化的检测仪器。

九、临床神经电生理学评定

在临床上除一般的神经电生理学检查外，还特别应用临床肌电图（clinical EMG），又称针极肌电图（needle EMG），是指以同心圆针插入肌肉中收集针电极附近一组肌纤维的动作电位（MU）在插入过程中肌肉处于静息状态时，以及肌肉做不同程度随意收缩时的电活动信号。如果收集到的是单根肌纤维的电位，则称单纤维肌电图。如果要研究整个运动电活动，则可应用巨肌电图，如研究一个肌群的电活动，可应用表面肌电图。表面肌电图（sEMG）又称为动态肌电图（dynamic EMG），是研究肌肉静息和随意收缩及周围神经受刺激时的各种电特性的科学。在骨科康复中，表面肌电图多用于下腰痛、腰椎间盘突出症、骨关节炎、脊髓损伤等疾病的研究。

（张　军）

第三节　骨科康复治疗方法

骨科疾病的功能障碍要根据病变类型、严重程度、病变部位及康复评定结果有针对性地采取个体化康复治疗。所制订的康复方案应该目的明确，重点突出；治疗方案要因人而异，遵循个体化原则；要求患者主动参与治疗并和全身运动相结合；治疗中要密切观察患者病情及不良反应；定期评定功能改善情况，适时调整治疗措施等。

一、关节松动术

关节松动技术是现代康复治疗技术中的基本技能之一，属于被动运动范畴，是在患者关节活动允许范围内完成的一种手法操作技术，针对性强、疗效快、患者痛苦小且易于接受，适用于治疗关节功能障碍，如疼痛、活动受限或僵硬等。操作时常选择关节的生理运动和附属运动作为治疗手段。

（一）生理运动

指关节在生理范围内完成的运动，如屈、伸、内收、外展、旋转等。生理运动可以是患者主动完成或被动完成。

（二）附属运动

指关节在自身及周围组织允许范围内完成的运动，是维持关节正常活动不可缺少的一种运动，一般不能主动完成，需要他人帮助才能完成。如人体不能主动地使脊柱相邻关节发生分离，或者相邻椎体发生前后移位、旋转，但他人可以帮助完成上述活动，这些活动就属于关节的附属运动。

（三）生理运动与附属运动的关系

关节因疼痛、僵硬而活动受限时，其生理运动和附属运动均受到影响。在生理运动恢复后，关节仍有疼痛或僵硬，可能附属运动尚未完全恢复正常。通常，在改善生理运动之前，先改善附属运动；而附属运动的改善，又可以促进生理运动的改善。

1.手法分级

关节松动技术可以对操作者施加的手法进行分级。这种分级具有一定的客观性，不仅可以用于记录治疗结果，比较不同级别手法的疗效，也可以用于临床研究。手法分级范围随着关节可活动范围的大小而变化，当关节活动范围减少时，分级范围相应减小，当治疗后关节活动范围改善时，分级范围也相应增大。手法分级多采用澳大利亚麦特兰德的 4 级分法。Ⅰ级：治疗者在关节活动允许范围内的起始端，小范围、节律性地来回推动关节；Ⅱ级：治疗者在关节活动允许范围内，大范围、节律性地来回推动关节，但不接触关节活动的起始端和终末端；Ⅲ级：治疗者在关节活动允许范围内，大范围、节律性地来回推动关节，每次均接触到关节活动的终末端，并能感受到关节周围软组织的紧张；Ⅳ级：治疗者在关节活动的终末端，小范围，节律性地来回推动关节，每次均接触到关节活动的终末端，并能感觉到关节周围软组织的紧张。其中Ⅰ、Ⅱ级用于治疗因疼痛引起的关节活动受限；Ⅲ级用于治疗关节疼痛并伴有僵硬；Ⅳ级用于治疗关节因周围组织粘连、挛缩而引起的关节活动受限。它的治疗作用有：缓解疼痛；改善关节活动范围；提高本体感

觉。目前认为，关节松动可以提高这些本体感觉信息：关节的静止位置和运动速度及其变化，关节运动的方向，肌肉张力及其变化。治疗时患者应处于一种舒适、放松、无疼痛的体位，尽量暴露所治疗的关节使其放松，以达到关节最大范围的松动。手法操作前，对拟治疗的关节先进行评估，找出存在的问题（疼痛、僵硬）及其程度。根据问题的主次，选择有针对性的手法。当疼痛和僵硬同时存在时，一般先用小级别手法（Ⅰ、Ⅱ级）缓解疼痛后，再用大级别手法（Ⅲ、Ⅳ级）改善活动。治疗中要不断询问患者的感觉，根据患者的反馈来调节手法强度、手法操作的运动方向及手法操作的程度。治疗师的良好手法技巧有助于提高临床疗效。值得注意的是无论是附属运动还是生理运动，手法操作均应达到关节活动受限处。例如，治疗疼痛时，手法应达到痛点，但不超过痛点；治疗僵硬时，手法应超过僵硬点。操作中，手法要平稳，有节奏。不同的松动速度产生的效果不同，小范围、快速度可抑制疼痛；大范围、慢速度可缓解紧张或挛缩。手法操作的强度：不同部位的关节，手法操作的强度不同。一般来说，活动范围大的关节如髋关节、胸腰椎，手法的强度可以大一些，移动的幅度要大于活动范围小的关节，如手腕部关节和颈椎。治疗时每一种手法可以重复 3～4 次，每次治疗的总时间在 15～20 分钟。根据患者对治疗的反应，可以每天或隔 1～2 天治疗 1 次为宜。

2.适应证

主要适用于任何力学因素（非神经性）引起的关节功能障碍，包括关节疼痛、肌肉紧张肌痉挛；可逆性关节活动降低；进行性关节活动受限；功能性关节制动。对进行性关节活动受限和功能性关节制动，关节松动技术的主要作用是维持现有的活动范围，延缓病情的发展，预防因制动引起的其他不良影响。

3.禁忌证

关节活动已经过度、外伤或疾病引起的关节肿胀（渗出增加）、关节的炎症、恶性疾病及未愈合的骨折。

4.注意事项

治疗后一般症状会有不同程度的缓解，如有轻微的疼痛多为正常的治疗反应，通常在 4～6 小时后反应消失。如第 2 天仍未消失或较前加重，提示手法强度太大，应调整强度或暂停治疗 24 小时。如果经过 3～5 次的正规治疗，症状仍无缓解或反而加重，应重新评估，调整治疗方案。关节松动技术不能改变疾病的病理过程，如类风湿关节炎和损伤后的炎症反应。在这些情况下，关节松动的目的是维持活动范围及减少因力学因素引起的活动受限。治疗者必须具备良好的解剖学、关节运动学、神经系统和运动系统疾病病理学等医学基础知识，掌握适应证和基本操作手法，并与其他改善关节活动的技术如肌肉牵拉技术及肌力训练技术结合起来应用才能提高整体疗效。

二、关节活动度训练

正常关节活动度需要关节、关节囊、韧带、肌肉等组织保持良好的弹性，使结缔组织处于一种疏松的网状状态。关节活动度训练需每天多次全关节范围正常活动。一旦关节活动障碍，尤其是关节内外纤维组织挛缩或瘢痕粘连引起的关节活动度障碍，通常需要反复的关节活动度训练来延长短缩的关节周围软组织，恢复软组织的弹性。挛缩粘连的软组织延长是关节活动度恢复和增加的主要因素。所以关节活动度训练应遵循的基本原则可归纳为渐进、反复原则；无痛或微痛安全原则；由远及近有序原则；统筹综合原则。

(一)肩部关节

1.前屈

患者取仰卧位,治疗师在肘部予以辅助完成前屈动作。

2.后伸

患者取侧卧位,治疗师一手托前臂一手扶肩完成后伸动作。

3.外展

患者取仰卧位,治疗侧肘关节屈曲,肩外展 90°后需肩关节外旋和肩胛骨上旋才能完成全范围外展。

4.水平外展和内收

患者取仰卧位,上肢外展 90°,治疗师辅助肘腕部关节帮助完成动作。

5.肩内外旋

患者取仰卧位,肩外展 90°,肘屈曲 90°,完成动作,也可以在肩外展不同度数时完成。

6.肩胛骨活动

患者俯卧或侧卧,治疗师面向患者,一手在肩部,一手放在肩胛骨下角,两手同时活动肩胛骨。

(二)肘、腕关节及手部关节

屈伸动作患者取仰卧位,治疗师帮助完成。前臂旋转动作患者仰卧,治疗师帮助前臂屈曲状态完成动作。腕关节动作患者取仰卧,治疗师一手握前臂,另一手握掌骨,完成掌屈、背伸、桡偏、尺偏及环转运动。手部关节活动患者取仰卧位或坐位,治疗师双手握住患者手部,拇指位于手背,帮助活动。

(三)髋、膝关节

1.屈髋屈膝

患者仰卧位,治疗师一手托腘窝一手托足跟进行活动。

2.后伸

患者侧卧位,治疗师一手固定骨盆,一手进行活动。

3.外展

患者仰卧位,下肢中立,治疗师辅助完成。

4.旋转髋

患者仰卧位,治疗师托起下肢屈膝,完成动作。

膝关节活动常与髋关节共同完成。

(四)踝关节及足趾关节

1.踝背伸

患者仰卧位,踝中立位,治疗师站在足外侧,上方手握住小腿远端,下方手拖住足跟,前臂掌侧抵住足跟向头部牵引。

2.内(外)翻

患者仰卧位,踝中立位,治疗师站在足外侧,上方手握住小腿远端,下方手拖住足跟,前臂掌侧抵住足跟做内外翻动作。

3.跖趾关节

患者仰卧位,踝中立位,治疗师站在足外侧,一手固定跖骨,一手帮助背伸足趾。

三、脊柱手法治疗

脊柱手法治疗是损伤退行性脊柱疾病和脊柱相关疾病治疗常用的康复治疗方法之一，主要通过纠正椎体位移，松解软组织、解除或减轻对组织的刺激、压迫达到治疗疾病的目的。脊柱手法治疗在东西方都很流行，也有多种称谓，如推拿、按摩、整脊、正脊、正骨等，

（一）脊柱手法治疗

手法治疗源于欧洲，以解剖学为基础，也结合生物力学的研究成果，主要为骨科正骨术医师、骨科医师和整脊师所使用。主要有三种手法治疗体系：①整脊疗法；②整骨疗法；③手法物理治疗。脊柱手法治疗是这三种脊柱疗法体系中最为重要的组成部分。

（二）脊柱手法治疗基本原则

针对脊柱的手法治疗有两个基本原则，一是软组织松解，二是关节调整。关节调整包含关节极限内运动和关节极限后调整两个部分。其治疗原则是：先松解软组织，再最大幅度地活动开受累关节，然后再突破关节受限，恢复原有的结构和/或运动功能。

（三）脊柱手法治疗基本检查与操作原则

强调整体观念，即调整、纠正肌肉和结构失衡，恢复整体功能。对某一局部的病变，往往要考虑其他多处的关节紊乱及相互间的影响。除骨科及神经科的物理检查与评定等，发现受累脊柱节段则是诊断的关键。由于结构障碍与功能障碍密切相关，各种疗法都以发现功能受限的脊柱节段作为检查的重点。例如节段性主动运动检查和被动运动检查，运动极限后加强试验检查，“消沉”试验等。

（四）脊柱手法治疗基本手法

手法治疗的目的是在功能紊乱的关节中重建功能，主要通过以下方式完成。

1.放松屈曲皱缩的滑膜皱襞和张力过高的肌肉

在软组织松解术的实施过程中，在局部皮肤涂以按摩乳做按、揉、点、压等多种手法，以达到促进局部血液循环、增加组织弹性的效果。

2.松解关节或关节周围粘连

在关节运动手法中主要是通过各种方式达到各个关节节段（尤其是受累节段）最大限度地开张，以利于下一步手法的实施。

3.关节调整手法

在关节完全极限运动基础上，调整移位（或半脱位）结构，使其达到结构和功能的恢复或部分恢复。

（五）适应证和禁忌证

1.适应证

损伤退行性脊柱疾病和脊柱相关疾病，如半脱位、关节功能障碍、躯体功能障碍、固定、关节交锁和阶段性运动障碍等。

2.禁忌证

（1）相对禁忌证：急性椎间盘突出、骨质疏松、脊柱关节病、服用抗凝药物、出血性疾病、心理疾病、运动过量。

（2）绝对禁忌证：进展性神经疾病、恶性肿瘤、急性脊髓病变、齿突不稳、骨折/脱位愈合期、缺血性坏死、骨感染、阶段性失稳、马尾综合征、腹主动脉瘤、内脏的牵涉痛、长期重复手法症状缓解

持续时间不足 1 天。

四、主动运动

指动作的发生和完成完全是由肌肉主动收缩，不需要借助于任何外界的力量来完成。根据在动作完成的过程中是否对抗阻力，主动运动又分为随意运动和抗阻力运动。训练中应取正确的体位和姿势，将肢体置于抗重力位，防止代偿运动。另外，运动的速度、次数、间歇等要根据患者的实际情况给予适当的指导。

五、等张运动

是指在有阻力的情况下进行的肌肉收缩，收缩过程中肌张力保持不变，但肌长度发生变化，产生关节运动。包括徒手抗阻力运动和抗重物阻力运动。注重阻力负荷在训练时的增加形式。根据训练目的的不同，负荷量的大小也不同。

六、等长收缩

是指肌肉收缩时长度基本不变，不产生关节活动，故也称为静力收缩，是肌力与阻力相等时的一种收缩形式，以等长收缩为肌肉收缩形式的运动即为等长运动。等长训练是增强肌力的最有效的方法。

七、等速运动

是指关节在运动的全过程中，运动的角速度保持恒定，肌肉收缩产生的关节力矩与电脑控制自动产生的反向力矩所平衡。等速训练器在关节运动过程中的各种生物力学数据由电脑实时采集和处理，产生各种指标，包括肌力、肌肉做功量和功率输出，肌肉爆发力和耐力等。

八、协调性训练

协调功能是人体自我调节，完成平滑、准确且有控制的随意运动的一种能力。所完成运动的质量应包括按照一定的方向和节奏，采用适当的力量和速度，达到准确的目标等几个方面。

九、平衡功能训练

平衡是指人体所处的一种稳定状态及不论处在何种位置、运动，或受到外力作用时，能自动地调整并维持姿势的能力，即当人体重心垂线偏离稳定的支持面时，能立即通过主动的或反射性的活动使重心垂线返回到稳定的支持面内，这种能力就称为平衡能力。恢复平衡能力的训练是指为提高患者维持身体平衡能力所采取的各种训练。通过这种训练，能激发姿势反射，加强前庭器官的稳定性，从而改善平衡功能。

十、步行训练

通过步行或模拟步行来恢复步行功能的运动训练方法。步行不仅需要下肢有足够的肌力和关节活动度，而且还需要有良好的平衡和协调。除此之外，由于恢复初期还常需要借助拐杖等助行器，因此整个训练牵涉面相当广泛。步行前训练、起立床训练、肌力增强训练、平行杠内训练、平行杠、助行器步行训练、持双拐步行训练、手杖步行训练都是步行训练中不可缺少的步骤。根

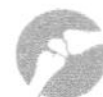

据损伤所致的功能障碍特点加以取舍，也可以选用减重步行训练和计算机一体化步行训练；康复机器人是典型的机电一体化系统，对于提高腿部功能损伤患者的康复质量、帮助患者自行康复训练也有很好的作用。

十一、作业疗法

作业疗法是通过有目的的作业活动，恢复和改善功能障碍，提高日常生活活动能力，预防残疾发生。作业疗法内容广泛，常见的有以下几种：在改善功能的作业活动包括传统作业活动、新型作业活动、工艺性作业活动、心理性作业活动、日常生活活动能力、自助具制作和职业前培训活动。骨科患者重返岗位前，作业治疗师要根据患者的功能情况结合患者工作特点评估其是否具备重返岗位的条件，若患者的功能障碍已经使其无法胜任之前的工作，可帮助患者根据自身条件重新定位自己的工作能力，选择可以胜任的工作。

十二、深层横摩法

深层横摩法是应用在肌肉、肌腱、韧带组织的过劳性损伤后，由手指横向于纤维组织直接作用于损伤部位的治疗方法。它是英国赛瑞克斯通过临床实证经验发展起来的一种对结缔组织损伤的特别按摩治疗。横摩法主要是以临床经验阐述它是什么及其能达到的效果，其可能作用机制包括：缓解疼痛；对结缔组织的修复作用：炎性早期刺激并提高吞噬作用率，结缔组织再生期刺激纤维组织的取向，预防并破坏粘连组织的形成，诱发创伤性充血（在慢性迁延不断的损伤中使用强有力的按摩后产生）。

物理因子治疗：在骨科康复过程中，除了手术、药物及运动康复治疗外，物理因子治疗是一种很重要的辅助治疗手段。应用于临床治疗的物理因子包括电疗法、磁疗法、超声波疗法、光疗法、冷热疗法、冲击波疗法等，其主要应用于各种炎症、软组织损伤、疼痛及瘢痕粘连、功能障碍等多种疾病的治疗。

十三、物理治疗

（一）低频脉冲电疗法

其主要治疗作用是刺激神经肌肉，产生肌肉收缩，增加肌肉力量；目前认为由强刺激引起的遮盖效应、皮层干扰，脉冲电流对周围神经的直接抑制及电流作用于粗纤维，通过闸门控制止痛；通过对血管舒缩神经的刺激和某种频率对交感神经的抑制，引起局部血管扩张，改善治疗部位的血液循环，促进血液和淋巴回流，从而减轻组织间水肿及改善局部循环和代谢。

（二）中频电疗法

中频电流具有对感觉神经刺激小，组织电阻低，对组织无电解作用，作用部位较深，且单次脉冲不能引起神经肌肉的一次兴奋的特点。此外，中频电流还有一定的软化瘢痕、松解粘连的作用。

（三）高频电疗法

根据波长可分为长波、中波、短波、超短波、微波五种。高频电流产热作用明显，不会引起神经肌肉组织兴奋性的改变，治疗时电极可离开皮肤，无电解作用。高频电作用于人体时，主要产生热和非热的效应。温热效应可改善血液循环、镇痛、抗炎、降低肌肉张力、加速组织生长修复，提高免疫力等作用。非热效应包括消散急性炎症—在急性化脓性炎症早期应用无热量治疗可使吞噬细胞的吞噬活动加强、促进炎症局限或逆转；使神经组织、肉芽组织再生加速；使神经系统兴奋性增高。

(四)超声波疗法

超声波是指频率在 2 000 Hz 以上，不能引起正常人听觉反应的机械振动波。将超声波作用于人体以达到治疗目的的方法称为超声波疗法。常用的频率一般为 800～1 000 kHz。低强度脉冲超声波改善局部血液灌注和血管生成，促进软骨发育，提高成骨细胞的分化和增殖，并促使骨髓间充质干细胞诱导分化为成骨细胞，能促进骨缺损的愈合及骨再生过程。此外，超声波还可松解软组织的粘连，以减少疼痛和肌肉痉挛，并提高肌肉的灵活性。

(五)冷疗法

应用制冷物(冰或化学制冷剂)或制冷装置接触体表将冷传输给机体以治疗疾病的方法，称为冷疗法。主要用于急性损伤早期，减少痉挛和水肿，镇痛，应注意防止冻伤。

(六)磁疗法

利用磁场治疗疾病的方法的统称。磁场对机体的主要作用是对体内生物电泳方向、细胞内外离子分布状态、细胞膜的电位和通透性、细胞器和酶的功能等方面产生影响，促进组织器官产生相应的反应。临床常用磁疗来镇痛、解痉、抗炎、促进吸收及损伤修复。

(七)红外线疗法

其主要生物学作用是热作用，具有镇痛抗炎、促进吸收、缓解肌肉痉挛、促进组织再生等。

(八)紫外线疗法

紫外线的主要治疗作用有杀菌、促进维生素 D 的合成、促进局部血液循环、止痛、抗炎、促进伤口愈合等。

(九)激光疗法

治疗原理主要包括热作用、压力作用、光化学作用、电磁场作用等。其中低强度激光器用于抗炎镇痛等。

(十)蜡疗

利用各种热源作为介质，接触体表将热直接传输给机体以治疗疾病的方法之一。

(十一)冲击波疗法

体外冲击波是一种通过物理学机制介质(空气或气体)传导的机械性脉冲压强波，在人体造成物理冲击，刺激生长激素释放，导致微血管新生，达到组织再生及修复的功能。冲击波可促进组织代谢、循环，具有止痛与组织修复功能，对肌腱筋膜病变的慢性疼痛及骨折未愈合有惊人的疗效。冲击波疗法具有剂量依赖性的破坏作用，在最佳的剂量下对细胞增殖有刺激作用，同时激活和加强治愈过程。冲击波还可用于改善痉挛。

(十二)注射治疗技术

是将特定的药物直接注射于腱鞘、压痛点、关节囊、关节腔、肌筋膜、滑囊、病灶周围、神经干等病变局部，通过抗炎、止痛、解痉等作用，在病变局部发挥治疗作用，以消除局部炎性水肿，促进炎症吸收并缓解肌肉痉挛以达到局部疗效的一种治疗方法。近年来，注射治疗与肌肉骨骼系统超声检查结合起来，逐渐形成了一种超声引导下注射治疗技术，进一步提高了注射部位的准确性，降低了局部组织损伤风险，提高临床疗效，越来越被更多的临床医师认可。

十四、中医康复疗法

中医学的整体观念与辨证论治是中医学理论体系中两个基本特点，体现在中医理论与临床

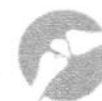

实践的密切结合中，是中医康复疗法约基本原则。中国传统脊柱手法在中国已经有数千年的历史，有别于西方的脊柱手法治疗理念，手法上有摇转、引伸、斜扳、牵扳、旋扳、屈曲、抖拽等，用于调整和解除脊柱关节的运动受限，以及推、拿、按、摩、揉、捏、搓、理筋、弹拨、脊柱旁穴位上的重点手法等用于局部软组织治疗。对于骨科康复来说，尽管损伤部位及程度不同，不论骨折、脱位还是韧带损伤，根据损伤的发展过程，一般均可分为早、中、后三期。中医康复治疗方法还包括中药内治法、中药外治法。针灸疗法和灸法是通过刺激来达到调整人体经络脏腑气血的功能，防治疾病的目的。针灸疗法在骨科康复中，主要用来通经止痛、减轻痉挛；可用于各关节及其附近的急、慢性疼痛，包括各型颈椎病、腰椎间盘突出症等，对截瘫引起的各种并发症也有很好的疗效。推拿按摩疗法是指对于肢体的某一部分通过其在筋肉、关节、骨骼表面运用各种手法，达到对患者进行检查、治疗、康复和保健的目的。推拿疗法是中医康复治疗的特色，应用广泛。可以作为各关节及其周围慢性疾病的主要康复方法，如颈椎病、腰椎间盘突出症、膝关节骨关节炎、肩周炎、网球肘、慢性踝关节扭挫伤等。推拿疗法可以松解粘连、减轻痉挛、减轻疼痛等，是骨科手术后康复可选择的方法之一。导引是通过肢体主观运动的方法来防治某些损伤性疾病，促进肢体功能恢复。这些功能训练要贯彻动静结合的治疗原则，尤其在损伤后康复中具有重要的地位，对骨科手术后康复也有很好的促进作用

（张　军）

第四节　骨折康复

一、康复评定

骨折的康复评定，旨在了解骨折所致损伤及功能障碍的程度，对制订康复治疗方案和检查康复治疗效果有重要意义。

(一)功能障碍

骨折后引起的主要功能障碍有以下几种。

(1)患肢功能丧失。

(2)肌肉、肌腱、韧带和关节囊等软组织损伤，导致瘢痕粘连和关节、肌肉挛缩。

(3)失用性肌肉萎缩、关节僵硬和骨质疏松。

(4)卧床引起的心肺功能水平下降。

(5)关节内骨折可继发创伤性关节炎。

(二)评定项目

(1)关节活动范围(ROM)测定。

(2)肌力评定。

(3)肢体周径和长度的测定。

(4)步态分析。

(5)日常生活活动能力评定。

(6)长期卧床者，特别是老年患者，应注意对心、肺等功能的检查。

二、康复治疗

(一)康复治疗的作用

1.促进肿胀消退

损伤后由于组织出血、体液渗出,加以疼痛反射造成的肌肉痉挛,肌肉的唧筒作用丧失,静脉、淋巴回流障碍,导致局部肿胀。在骨折复位、固定的基础上,早期指导患者进行肌肉等长收缩训练,有助于血液循环,促进肿胀消退。

2.减轻肌肉萎缩

骨折后肢体长时间制动,必然引起肌肉的失用性萎缩和肌力下降。肌肉收缩训练能够改善血液循环和肌肉营养,促进肌肉的生理功能,预防失用性肌萎缩。

3.防止关节挛缩

康复治疗能促进血肿及炎症渗出物的吸收,减轻关节内外组织的粘连。适当的关节运动能牵伸关节囊及韧带,改善关节的血液循环,促进滑液分泌,从而防止失用性关节挛缩。

4.促进骨折愈合

康复治疗可促进局部血液循环,加速新生血管的成长,正确的功能锻炼可保持骨折端的良好接触,产生轴向应力刺激,促进骨折愈合。

(二)康复治疗的原则

1.早期康复

康复治疗在骨折复位、固定后即应开始。长时间制动会造成肌肉萎缩、关节挛缩、骨质疏松等失用性综合征,延迟患者的恢复时间。早期功能训练可以防止或减少并发症、后遗症,加速骨折愈合,缩短疗程,促进功能恢复。关节内骨折,通过早期的保护性的关节运动训练,可以使关节面塑形,减少创伤性关节炎的发生。

2.整体恢复

骨折后的康复治疗不应仅注重于促进骨折的愈合,而是应该着眼于患者整体功能的恢复。如肘关节、前臂或腕部骨折的患者,由于长时间不做肩关节功能训练,在原骨折部位完全治愈后,肩关节反而遗留功能障碍。因此,康复治疗应包括局部的和整体的功能训练。

3.循序渐进

骨折愈合是一个较长的过程,康复治疗应循序渐进,随着骨折愈合、修复的进程,采取重点不同的康复治疗手段。循序渐进的原则使康复治疗更有针对性,从而更加安全、有效。

(三)康复治疗方法

骨折后的康复治疗一般分为两个阶段进行。

1.第一阶段(愈合期)

由骨折的复位、固定等处理后,到骨折临床愈合。一般需要一月至数月的时间,期间肢体需要制动。该阶段康复治疗的任务主要是促进骨折愈合、预防废用综合征。

(1)伤肢未被固定的关节,应做各方向、全关节活动范围的主动运动训练,必要时可给予辅助。上肢应特别注意肩关节外展、外旋,掌指关节屈曲和拇外展的训练;下肢应注意踝关节背屈训练,防止跟腱挛缩。

(2)在骨折复位、固定后,即可开始有节奏、缓慢的肌肉等长训练,以防止失用性肌萎缩,并可使两骨折端保持良好的接触,有利于骨折愈合。

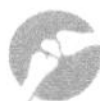

(3)对累及关节面的骨折,为减轻关节功能障碍的程度,在伤后2～3周,尽可能每天短时间取下外固定,对受损关节进行不负重的主动活动训练,并逐渐增加活动范围。对有坚固内固定的术后患者,可早期应用CPM装置,进行关节持续被动活动训练。

(4)指导卧床患者做肢体活动体操,以维持健侧肢体和躯干的正常活动。鼓励患者早期离床活动以改善全身状况,防止并发症的发生。

(5)应用物理治疗,可以起到改善局部血液循环、促进血肿及渗出液的吸收、减少瘢痕粘连、减轻疼痛、促进骨折愈合等作用。常用的方法:①光疗法包括红外线、白炽灯、紫外线治疗等;②直流电钙、磷离子导入法;③超短波疗法;④低频率磁场疗法;⑤超声波疗法等。

2.第二阶段(恢复期)

当骨折达到临床愈合,去除外固定物之后,骨折的康复治疗进入第二阶段。此期要求使用康复治疗的各种手段,促进关节活动和肌力充分恢复,同时加强日常生活活动能力和工作能力方面的训练。

(1)恢复关节活动范围:运动疗法是恢复关节活动范围的基本治疗方法,以主动运动为主,辅以助力运动、被动运动和物理治疗等。①主动运动和助力运动:对受累关节做各方向的运动,尽量牵伸挛缩、粘连的组织,以不引起明显疼痛为度,逐步扩大运动幅度。每一动作应多次重复,每天进行多次训练。刚去除外固定的患者,关节自主活动困难,可先采用助力运动,其后随关节活动改善而减少助力。②被动运动:对有组织挛缩或粘连严重,主动运动和助力运动困难者,可采用被动运动牵拉挛缩关节,但动作应平稳、柔和,不应引起明显疼痛,切忌使用暴力引起新的损伤。③关节功能牵引:对僵硬的关节,可进行关节功能牵引治疗。固定关节近端,在其远端施加适当力量进行牵引。牵引重量以引起患者可耐受的酸痛感觉,又不产生肌肉痉挛为宜。④间歇性固定:当关节挛缩比较严重时,为减少纤维组织的回缩,保持治疗效果,在两次功能锻炼的间歇期间,可采用夹板、石膏托或矫形器固定患肢,随着关节活动范围的增大,夹板、石膏托或矫形器等也应做相应的更换或调整。⑤物理治疗:进行功能训练之前,应用适宜的物理治疗有助于训练的进行,在做关节功能牵引时,同时做热疗,可明显提高牵引疗效。常用的物理治疗有蜡疗、水疗和电疗法等。

(2)恢复肌力:恢复肌力的有效方法是逐步增强肌肉的工作量,引起肌肉的适度疲劳。通过肌力评定,针对不同的肌力水平选择适宜的肌力训练方法:①当肌力不足2级时,可采用按摩、低频脉冲电刺激、被动运动、助力运动等。②当肌力为2～3级时,肌力训练以主动运动为主,辅以助力运动,还可采用摆动运动、水中运动等。③当肌力达到4级时,应进行抗阻运动,争取肌力的最大恢复。一般采用渐进抗阻训练法,肌肉训练的方式可选用等长训练、等张训练或等速训练等。

(3)作业疗法:应用作业治疗增进上肢的功能活动及提高日常生活活动能力,使患者尽早回归家庭和社会。

(四)常见骨折的康复治疗

1.上肢骨折

(1)锁骨骨折:好发于青少年,多为间接暴力引起。如跌倒时手、肘或肩部先着地,暴力沿上肢传导至锁骨,致斜形或横形骨折。直接暴力多导致粉碎性骨折,但较少见。骨折多发生于锁骨中段。由于胸锁乳突肌的牵拉,骨折近端可向上、后移位;由于上肢的重力作用及胸大肌的牵拉,骨折远端向前、下移位。儿童青枝骨折或成人无移位骨折可用三角巾悬吊;有移位的骨折需手法复位、8 字形绷带固定。

固定后即可逐步进行功能训练，开始可做腕、手部各关节的功能活动及肘屈伸、前臂内外旋等主动训练，逐渐增大活动幅度和力量。第二周可进行被动或助力的肩外展、旋转运动。第三周可在仰卧位，头与双肘支撑，做挺胸训练。

去除外固定后，患肢可用颈腕悬吊带挂胸前，先做肩关节前后、内外的摆动训练。一周后，开始做肩关节各方向的主动运动。第二周，增加肩外展和后伸的主动牵伸。第三周可进行肩前屈及内外旋的主动牵伸，逐步恢复肩关节的正常功能。

(2)肱骨外科颈骨折：可发生于任何年龄，但以中、老年人居多，为避免关节囊粘连、关节挛缩和肩关节周围肌肉萎缩，应尽早进行功能锻炼。

对无移位骨折，用三角巾悬吊后，即可开始腕手部功能活动。一周左右，开始做肘屈伸、前臂内外旋主动训练。三周后，以三角巾悬吊保护下，健肢托住患肢前臂做耸肩及肩胛骨内外旋训练。外展型和内收型骨折需经手法复位、小夹板外固定。康复治疗一般于复位固定后 2～3 天开始，内容同无移位骨折，但是，外展型骨折应限制肩外展活动，内收型骨折应限制肩内收活动。

4～6 周去除外固定后，开始做肩关节各个方向的活动，逐渐增加肩带肌的负荷，并注意增强斜方肌、背阔肌和胸大肌等肌肉的力量。

(3)肱骨干骨折：可由直接暴力或间接暴力引起，骨折可呈横形、粉碎形或斜形、螺旋形，中下 1/3 处骨折容易发生桡神经损伤。无论是手法复位外固定；还是切开内固定，术后均应早期进行功能训练。

早期宜抬高患肢，多做握拳、屈伸手指及耸肩活动。2～3 周后，患肢可在三角巾胸前悬吊带支持下做摆动训练，肘屈或伸的等长肌肉收缩训练及前臂内外旋活动。在训练过程中要随时注意检查骨折对位、对线情况，若断端出现分离现象，应及时矫正。

去除外固定后，逐渐增加主动活动的幅度，增加肩、肘关节各个方向的活动，加强恢复肩带肌力的训练。

(4)肱骨髁上骨折：多发生在 10 岁以下儿童，根据暴力的不同和移位的方向，可分为伸直型和屈曲型，其中 90%以上属伸直型。伸直型肱骨髁上骨折的近折端向前下移位可能损伤正中神经和肱动脉。

复位及固定后应严密观察肢体的血液循环及手的感觉、运动功能。抬高患肢，早期进行手指及腕关节的屈伸活动。一周后增加肩部主动训练并逐渐增大运动幅度，对腕、手部肌肉进行抗阻训练。

外固定去除后，开始恢复肘关节屈伸及前臂内、外旋活动范围的主动训练，注意禁止被动强力屈伸肘关节，以避免发生骨化性肌炎。

(5)前臂双骨折：多发生于青少年，可由直接、间接及扭转等暴力引起，因治疗复杂、固定时间长，容易后遗前臂旋转等功能障碍。

无论手法复位外固定或切开内固定，术后均应抬高患肢，严密观察肢体肿胀程度、感觉、运动功能及血液循环情况，警惕骨筋膜室综合征的发生。术后 1 周内主要进行手指及腕关节屈伸活动，在健肢帮助下活动肩关节。从第二周始，患肢可做肩关节主动活动训练及手指抗阻训练。3 周后进行肱二头肌、肱三头肌等长收缩训练，做肩关节各方向运动训练。四周后可做肘关节主动运动训练。

约 8 周后拍片证实骨折愈合，去除外固定，进行前臂内外旋主动训练、助力训练，逐渐恢复前

臂旋转功能。有旋转功能障碍时，可采用前臂内旋与外旋牵引，促进前臂旋转功能的恢复。

（6）桡骨下端骨折：多为间接暴力引起，跌倒时手部着地，暴力向上传导，导致桡骨下端骨折。可分为伸直型骨折或称 Colles 骨折，以及屈曲型骨折或称 Smith 骨折（图 16-1）。二者的康复治疗原则基本相同。

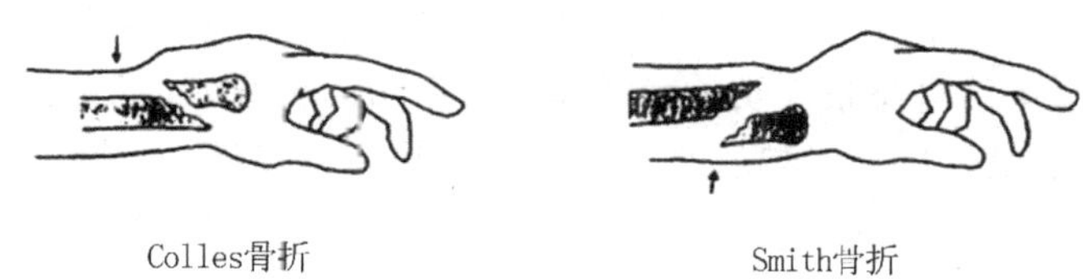

图 16-1 桡骨下端骨折

复位固定后即可进行手部主动活动训练，肩部悬吊位摆动训练。肿胀减轻后，开始做肩、肘关节主动运动。4～6 周后去除外固定，进行腕关节及前臂旋转活动训练。

2.下肢骨折

（1）股骨颈骨折：多发生在老年人，与骨质疏松有关，当遭受轻微扭转暴力时可发生骨折。非手术治疗患者，由于长期卧床，常引发一些全身性并发症，如肺部感染、泌尿系统感染、压疮等，甚至危及患者生命。近些年来，多主张对股骨颈骨折采用手术治疗，特别是人工关节置换术，术后可早期离床活动，为老年股骨颈骨折患者的早期康复创造了条件。

（2）股骨干骨折：临床治疗常采用 Braun 架固定持续牵引，或 Thomas 架平衡持续牵引，必要时需做切开内固定。无论是内固定患者还是牵引治疗患者，均应尽早进行股四头肌肌力训练及膝关节 ROM 训练。牵引治疗患者，牵引后即可行踝与足部主动活动。3～4 周后，可做髌骨被动活动，在牵引架上做膝关节主动伸屈运动。内固定患者，可在膝下垫枕，逐渐加高，以增加膝关节主动伸展活动范围。持续牵引8～10 周后拍片证实有骨愈合，可在维持牵引条件下做髋、膝关节主动活动及股四头肌等长收缩训练，防止肌萎缩、粘连和关节僵硬。当有牢固的骨愈合后，才可取消牵引，于坐位做躯干及髋、膝、踝关节主动运动。体力恢复后，可开始扶双拐练习不负重行走，并逐步过渡到正常行走。

（3）髌骨骨折：髌骨骨折在复位、石膏托固定，疼痛减轻后，即可做髋、踝、足部主动活动。术后3～4 周，可每天定时取下石膏托，由治疗师做髌骨侧向被动活动、主动屈膝和被动伸膝训练。外固定去除后，开始做主动伸膝和抗阻屈膝训练。2 周后可做股四头肌等长收缩抗阻训练和扩大膝关节活动范围的牵引，逐渐训练由扶拐步行至正常步行。

（4）胫腓骨骨折：胫骨中下 1/3 骨折，由于血液供应不充足，很容易发生骨折延迟愈合，甚至不愈合。小腿严重挤压伤，会引起小腿的骨筋膜室综合征。腓骨上端骨折可能伤及腓总神经。对稳定性骨折，在复位、固定术后，抬高患肢，2 天后开始足趾屈伸活动及股四头肌等长收缩活动。1 周后做踝关节屈伸活动，2 周后开始屈膝、屈髋活动。6～8 周后开始扶拐不负重行走。10～12 周后可部分负重行走，逐步恢复正常行走。对不稳定性骨折，应用持续牵引和外固定的患者，在术后 3～5 天开始康复训练。去除牵引后，逐步练习不负重行走、部分负重行走至正常行走。

（张　军）

第五节　运动损伤康复

运动损伤是指运动过程中及之后发生的各种损伤及伤后并发症，损伤发生与运动项目，训练安排，运动环境，运动个体的自身条件及技术动作等有密切的关系。运动损伤高发部位集中在四肢和腰背部，其中肌肉、肌腱、筋膜、腱鞘、韧带和关节囊损伤概率最高，其次是关节软骨、半月板、腕三角软骨盘、肩袖等损伤。损伤高发生在职业运动员及保持有运动习惯的各年龄段个体。

一、康复评定

(一)功能评定

1.感觉功能评定

一般采用视觉模拟评分法(VAS)。

2.运动功能评定

评定的重点包括 ROM、肌肉力量等要素。

3.平衡功能评定

运动损伤，尤其是下肢的运动损伤后，患者的运动链条、动作模式发生改变，身体的平衡机制受到影响并产生代偿，代偿模式又会带来新的损伤。因此，运动损伤后的平衡功能评定非常重要。

4.步态分析

下肢运动损伤的患者，常常有步态异常。特定的异常步态模式，在临床上有着重要的诊疗价值。

5.心理功能评定

长期运动劳损或急性损伤处理不当带来的慢性运动损伤患者，常忍受反复发作的关节疼痛、活动受限、或在重要比赛当中身体受到重创，且影响运动员成绩，职业寿命的患者，常常出现焦虑、抑郁等情绪，甚至发展为抑郁症等心理疾病。

(二)结构评定

运动损伤的患者不仅要通过视诊、触诊和测量检查评定其损伤机制、伤病情况，如关节积液、肌肉痉挛、血肿机化、韧带、肌腱断裂等，同时也需要借助 X 线、CT、MRI、骨密度或者超声检查等不同方法检查病变关节的结构异常的具体情况。

(三)活动评定

主要评定患者的日常生活活动情况。针对运动损伤患者，侧重点常在评估量表中的运动方面。

(四)参与评定

运动损伤带来的身体结构异常、运动功能障碍及心理变化可能会影响其职业、社会交往及休闲娱乐。

二、康复诊断

(一)功能障碍

1.感觉功能障碍

骨骼肌肉损伤表现为疼痛，神经损伤表现为深浅感觉障碍。

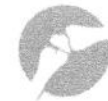

2.运动功能障碍

表现为罹患关节或受伤肢体邻近关节活动受限、肌力下降,关节的稳定度下降。

3.平衡功能障碍

脊柱及下肢运动损伤的表现有平衡协调功能障碍。

4.步态异常

参与行走的原动肌,固定肌,协同肌,拮抗肌等肌肉损伤和参与步态的关节(如髋、膝、踝、下段脊柱等)损伤均可表现出异常的步态。

5.心理功能障碍

主要表现为焦虑情绪。

(二)结构异常

运动损伤的种类不同,其结构异常不同。最常见的结构异常表现为骨折、脱位,肌肉、肌腱、韧带损伤、半月板损伤、关节积液、关节软骨损伤关节内有液体的信号提示,关节软骨(包括半月板等软骨)撕裂受损、关节韧带撕裂甚至断裂、肌肉肌腱撕裂等。

(三)活动受限

(1)基础性日常生活能力受限。

(2)工具性日常生活能力受限。

(四)参与受限

(1)职业受限:运动损伤患者多为青少年运动员,对其运动成绩,职业寿命的影响有着密不可分的联系。

(2)社会交往受限。

(3)休闲娱乐受限。

(4)生存质量下降:运动损伤患者因为疼痛、功能障碍、活动参与受限及心理障碍常常导致其生存质量下降。

三、康复治疗

近期目标:缓解疼痛,控制炎症,扩大关节活动度,增强肌力,增强关节稳定性,增强机体平衡与协调能力,纠正异常步态。

远期目标:在损伤基本治愈的基础上,进行运动康复训练的加强,重新建立运动员患者的运动能力,增加其重返职业、重返社会的能力与信心。

(一)物理治疗

1.物理因子治疗

急性期的物理疗法主要以消炎、消肿、止痛,促进组织再生与愈合为主。主要方法包括冷疗、电疗法、热疗、超声波疗法、光疗法等。针对亚急性、慢性炎症的患者,以促进修复、缓解慢性炎症、促进功能重塑为主。主要方法有超短波、蜡疗、超声波、电磁疗法、水疗等。

2.运动治疗

运动治疗是运动损伤后期康复的关键。在急性期炎症得以控制之后,可以介入运动治疗。运动治疗能够有效地缓解关节疼痛、增强关节稳定性,恢复关节功能,提高患者整体的运动能力,提高生活质量,帮助其重返社会。对于关节活动度受限为主的运动损伤,早期 CPM 的介入及后期关节活动度的训练,关节松动术的治疗均对关节活动度有良好的改善;对于肌肉肌腱损伤恢复的后期及肢体长期制动后的失用性肌萎缩等肌力下降的患者，合理的静力性(或动力性)、闭链(或开链)运动方案制订都可以在关节稳定的基础上有效地增强肌力；在局部损伤肢体或关节进行运动治疗以外，还需注意患者整体平衡和步态的训练。

(二)作业治疗

对运动损伤患者的作业治疗主要包括功能性作业、ADL 作业、使用合适的辅助装置及家庭环境改造。

(三)康复辅具

对于运动损伤的患者而言适当正确地使用辅助装置或适应性工具，无论在损伤康复的初期与后期均有重要的辅助作用。对于下肢的运动损伤早期，正确的使用腋杖、肘杖或轮椅可以增加患者的活动能力，减少受累关节的负重及有效地防止其他肢体失用性肌萎缩。膝、踝损伤的康复可以使用矫形支具，限定关节在安全的范围内适当活动，既不会因活动而引起运动损伤的加重，又使得关节产生活动而非制动，因而促进损伤的恢复。

(四)中医治疗

可以选择针灸、按摩疗法等。

(五)康复护理

正确的康复护理，在运动损伤早期有积极的作用，可以有效地防止运动损伤的加重和并发症的产生。常通过指导患者学会正确的姿势摆放减少并发症(如压疮等)，在消除或减轻重力的体位或者使用合适的辅助具的前提下进行 ADL 及日常工作。

(六)心理治疗

对未发生焦虑抑郁情绪的患者，施以关爱；对已发生的患者要进行心理疏导与心理支持，对已经形成心理疾病的患者要及时请心理卫生中心会诊。

(七)西药治疗

西药内服药主要有非甾体抗炎药、氨基葡萄糖等，可以消炎镇痛、营养关节软骨和促进软组织愈合，可根据情况合理选择。

(张　军)

第六节　脊髓损伤康复

一、概述

脊髓损伤是由于各种原因引起的脊髓结构、功能损害，导致损伤部位以下运动、感觉、自主神经功能障碍或丧失，大小便失禁，生活不能自理，造成患者残疾。发病原因主要是交通事故占45.4%，高处坠落占16.8%，暴力占14.8%，运动损伤占16.3%，刀枪伤占1.62%，其他占1.16%。脊髓损伤的发病率因各国情况不同而有差别。在发达国家，发病率为每年20～60个/百万人171。在我国因无脊髓损伤的登记制度，无法进行发病率的准确统计。北京的调查资料显示，年患病率为6.7/百万人口，明显低于发达国家，但近年来有增加的趋势。从发病年龄上看，脊髓损伤多以青壮年为主，男性发病人数是女性的4倍。

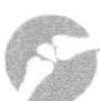

二、康复评定

(一)神经损伤平面的评定

神经平面是指脊髓具有身体双侧正常感觉、运动功能的最低脊髓节段。用右侧感觉节段、左侧感觉节段、左侧运动节段、右侧运动节段来判断神经平面。脊髓损伤后感觉和运动平面可以不一致,左右两侧也可能不同。神经平面的综合判定以运动平面为主要依据。但胸口至腰(T_2～L_1)损伤无法评定运动平面,所以主要依赖感觉平面来确定神经平面。对第 4 颈椎(C_4)损伤可以采用膈肌作为运动平面的主要参考依据。

根据关键肌和关键点的检查,可迅速确定神经平面(表 16-1)。所谓关键肌是指其肌力达到Ⅲ级,而上一节段的另一肌肉的肌力必须达到Ⅳ以上。感觉检查时应以痛觉和轻触觉为准。

表 16-1 脊髓损伤神经平面的确定

损伤平面	关键肌	关键点
C_2		枕骨粗隆
C_3		锁骨上窝
C_4	膈肌	肩锁关节的顶部
C_5	屈肘肌(肱二头肌、旋前圆肌)	肘前窝外侧面
C_6	伸腕肌(桡侧伸腕长肌及短肌)	拇指
C_7	伸肘肌(肱三头肌)	中指
C_8	中指屈指肌(中指末节指屈肌)	小指
T_1	小指外展肌	肘前窝尺侧面
T_2		腋窝
T_3		第 3 肋间
T_4		第 4 肋间
T_5		第 5 肋间
T_6		剑突水平
T_7		第 7 肋间
T_8		第 8 肋间
T_9		第 9 肋间
T_{10}		脐水平
T_{11}		第 10 肋间(T_{10}～T_{12})
T_{12}		腹股沟韧带中点
L_1		T_{12}与 L_2 之间的上 1/3 处
L_2	屈髋肌(髂腰肌)	大腿前中部
L_3	伸膝肌(股四头肌)	股骨内上髁
L_4	踝背伸肌(胫前肌)	内踝
L_5	长身趾肌(趾长伸肌)	足背第 3 跖趾关节
S_1	踝跖屈屈(腓肠肌)	足跟外侧
S_2		梢窝中点
S_3		坐骨结节
$S_{4\sim5}$		肛门周围

(二)感觉功能的评定

脊髓损伤患者的感觉功能可以用感觉指数评分进行评定。方法是分别检查肢体两侧各 28 个关键点的轻触觉和针刺觉,并按 3 个等级分别评定打分。0 分为缺失,1 分为障碍(部分障碍或感觉改变,包括感觉过敏),2 分为正常,NT 为无法检查,满分为 28×2×2×2=224 分,分数越高感觉越接近正常。

(三)运动功能的评定

脊髓损伤后运动功能的评定采用运动指数评分(表 16-2),评定时在左右侧肢体分别进行,肌力 0～V 级分别评 0～5 分,满分 100 分。患者评分越高,表明肌肉力量越强。

表 16-2　脊髓损伤患者运动指数评分

左侧评分	损伤平面	代表肌肉	右侧评分
5	C_5	肱二头肌	5
5	C_6	桡侧伸腕肌	5
5	C_7	肱三头肌	5
5	C_8	食指固有肌	5
5	T_1	对掌拇肌	5
5	L_2	髂腰肌	5
5	L_3	股四头肌	5
5	L_4	胫前肌	5
5	L_5	拇长肌	5
5	S_1	腓肠肌	5

(四)损伤严重程度评定

损伤严重程度指的是脊髓完全或不完全性,评定的方法是通过损伤平面以下包括最低位的骶段是否存在部分保留区来确定。部分保留区指的是在损伤水平以下仍有感觉或运动功能残留的节段,或感觉和运动功能均保留但弱于正常区域。骶部感觉包括肛门黏膜与皮肤交界处和肛门深部的感觉;运动功能检查是用手指肛诊确定肛门外括约肌的自主收缩。部分保留区的判断必须在脊髓休克消失之后才能做出。球海绵体肌反射(捏阴茎龟头或阴蒂引起肛门括约肌收缩)或损伤平面以下肌肉痉挛的出现可以作为脊髓休克消失的指征。

不完全性损伤:部分保留区超过 3 个脊髓节段。

完全性损伤:部分保留区不超过 3 个脊髓节段。损伤程度目前常用修改的 Frankel 标准(表 16-3)进行分类。

表 16-3　脊髓损伤程度分类

损伤分级	感觉运动功能
Ⅰ完全性损害	无感觉、运动功能,亦无骶段残留
Ⅱ不完全性损害	损伤水平以下存在感觉功能,肛门黏膜反射存在
Ⅲ不完全性损害	损伤水平以下存在运动功能,肛诊反射存在,但关键肌的肌力<Ⅲ级
Ⅳ不完全性损害	损伤水平以下存在运动功能,肛诊反射存在,但关键肌的肌力≥Ⅲ级
Ⅴ正常	运动及感觉功能正常

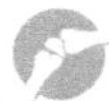

(五)日常生活活动能力(ADL)的评定

评定脊髓损伤患者的 ADL 应根据瘫痪的情况,分别用不同的方法评定。

1.截瘫患者 ADL 的评定

可用改良的 Banhel 指数进行评定,即对患者的大便、小便、修饰、用厕、吃饭、转移、活动、穿衣、上楼梯及洗澡 10 项日常生活能力进行评定,依赖别人为 0 分,需要帮助为 5 分,完全自理为 10 分,满分为100 分。根据评定的总分确定残疾程度。0～20 分为极度缺陷;25～45 分为严重缺陷;50～70 分为重度缺陷;75～90 分为轻度缺陷;100 分为生活自理。

2.四肢瘫患者的 ADL 评定

对于四肢瘫患者,一般用四肢瘫功能指数(QIF)来进行 ADL 评定。其方法是对患者达到日常生活自理必须完成的 10 大项内容(如转移、修饰、沐浴、进食、更衣、轮椅活动、床上活动、膀胱功能、直肠功能、护理知识)的各项具体动作进行评分。

(六)不同损伤水平患者的功能预后评定

脊髓损伤平面和功能预后有密切关系。理想的预后目标的实现还需要适当的临床和康穷治疗。

三、康复治疗

脊髓损伤后,因为在不同的时期存在的主要问题不同,需要达到的目的不同,所采取的康复治疗措施也会不同。

(一)急性不稳定期(卧床期)康复

此期为脊髓损伤后 2～4 周,临床治疗与康复治疗是同时进行的,也是互相配合的。如脊髓损伤患者易发生肺部感染等呼吸系统并发症,而在治疗肺部感染的同时进行呼吸功能谢练是十分有益的。在急性不稳定期,康复训练每天 1～2 次,训练强度不宜过量。早期康复的主要内容包括以下几种。

1.体位和体位变换

脊髓损伤后,为了预防压疮、肢体挛缩及畸形等并发症的发生,应对患者采取正确的体位和体位变换。

(1)正确的体位。

1)上肢体位。①仰卧时:肩外展 90°,肘关节伸展,前臂旋后;②侧卧位:下侧肩关节前屈 90°,肘关节屈 90°,上侧肢体的肩、肘关节伸直位,手及前臂中立;③俯卧时:肩外展 90°,屈肘 90°,前臂旋前。

2)下肢体位。①仰卧时:髋关节伸展并可轻度外展,膝关节伸展,踝背伸(应用垫枕)及足趾伸展;②侧卧时:屈髋 20°,屈膝 60°,踝关节背伸和足趾伸展。

(2)体位变换:变换体位时应遵守以下原则。①定时变换:急性期应每 2 小时按顺序更换一次体位,恢复期可以每 3～4 小时更换一次体位;②轴向翻身:脊柱不稳定或刚刚稳定时,变换体位时必须注意维持脊柱的稳定。要 2～3 人进行轴向翻身,不要将患者在床上拖动,以防止皮肤擦伤。

2.肌力训练

在保持脊柱稳定的原则下,所有能主动运动的肌肉都应当运动,使在急性期不发生肌肉萎缩或肌力下降。

3.关节活动度训练

瘫痪肢体的被动运动，即被动关节活动度训练应在入院后首日进行，每天 2 次，每次 10 分钟以上。每个关节在各轴向活动 20 次，每个肢体从近端到远端关节方向进行。进行 ROM 时应注意：在脊柱仍不稳定时，对影响脊柱稳定的肩、髋关节应限制活动；颈椎不稳定者，肩关节外展不超过 90°；对胸腰椎不稳定者，屈髋不宜超过 90°；由于患者没有感觉，应避免过度过猛的活动，以防关节软组织的过度牵张损伤；$C_{6\sim7}$ 损伤的患者，在腕关节背伸时应保持手指屈曲，在手指伸直时必须同时屈腕。

4.呼吸训练和协助咳嗽

颈髓损伤的患者，由于损伤部位以下的呼吸肌麻痹，明显降低了胸廓的活动能力，导致肺活量降低，痰不能咳出，易发生坠积性肺炎。因此每个患者都应进行呼吸训练。

(1)吸气：T_1 以上损伤时，膈肌是唯一有神经支配的呼吸肌，应协助患者充分利用膈肌吸气，治疗师可用手掌轻压胸骨下面，使患者全部用膈肌进行吸气。

(2)呼气：患者在呼气期间，治疗师将两手放在患者胸壁上施加压力，并在每次呼吸之后变换位置。

(3)辅助咳嗽：腹肌麻痹者，患者不能完成咳嗽动作，治疗师可以用双手在其膈肌下面施加压力，协助患者咳嗽。

5.膀胱功能训练

脊髓损伤后，直接的膀胱功能障碍有尿失禁和尿潴留。损伤后早期主要为尿潴留，一般采用留置导尿管的方式，以后过渡到间歇导尿和自主排尿或反射排尿训练。

(1)留置导尿管：在留置导尿管时，要注意卧位时男性导尿管的方向必须朝向腹部。由于膀胱贮尿量在 300～400 mL 时有利于膀胱自主功能的恢复，因此要记录出入量，以便掌握夹放导尿管的时机。留置导尿期每天摄水量必须达到 2 500～3 000 mL，以预防尿路感染的发生。当患者发生尿路感染时，应拔除导尿管，必要时使用抗生素。

(2)间断清洁导尿：与留置导尿管相比感染率低，操作方便，特别适用于手功能尚存患者。方法是用较细的导尿管，每次排尿时用生理盐水冲洗后即可使用，用后再用生理盐水冲洗，然后放入生理盐水或消毒液中保存。采用此法导尿患者每天的摄入液体量可减至 1 800 mL，尿量保持在 1 400 mL，每次排尿量300～400 mL。

6.预防直立性低血压的适应性训练

为防止直立性低血压，应使患者逐步从卧位转向半卧位或坐位，倾斜的高度逐渐增加，以无头晕等低血压症状为度。除此之外，还可以用弹性绷带捆扎下肢或用腹带以增加回心血量。适应性训练的时间取决于损伤的平面，平面低则适应时间短，平面高则适应时间长。

(二)急性稳定期(轮椅期)康复

急性不稳定期结束后的 4～8 周为急性稳定期。此期患者经过内固定或外固定支架的应用，重建了脊柱的稳定性。危及生命的复合伤得到了处理或控制，脊髓损伤引起的病理生理改变进入相对稳定阶段。脊髓休克多已结束，脊髓损伤水平和程度基本确定，康复成为首要任务。在强化急性不稳定期的有关训练的基础上增加垫上支撑训练、站立和平衡训练、床或平台上转移训练、轮椅训练和 ADL 训练。每天康复训练的时间总量应在 2 小时左右。在训练过程中应注意监护心肺功能改变。在 PT、OT 室训练完成后，患者可在病房护士的指导下自行训练。在从急性不稳定期过渡到急性稳定期，训练时应注意脊柱稳定性的确定和直立性低血压的防治。

(三)恢复期康复

在早期康复治疗的基础上，进一步强化有关训练，如肌力训练、平衡训练等体能性训练。其康复目标通常是患者能够生活自理、在轮椅上独立和步行。根据损伤平面的不同分别采用不同康复方法。

1.C_4 损伤的患者

此类患者四肢肌、呼吸肌及躯干肌完全瘫痪，离开呼吸机不能维持生命，因此生活完全不能自理。应做以下训练。

由于患者头、口仍有功能，因此可以训练他们用口棍或头棍来操纵一些仪器和做其他活动，如写字、翻书页、打字、拨电话号码或触动一些仪器的键来操纵仪器等。

由于呼吸肌大部分受损，故呼吸功能差，应加强呼吸功能的训练。其方法是做深呼吸，大声唱歌和说话。

另外，为预防四肢关节僵硬，每天应进行关节被动活动，每个关节每次活动 10～15 次，每天至少 1 次。为减缓骨质疏松的发生和有利于大、小便排泄，应每天让患者有一定的站立时间，如采用倾斜床站立。

2.C_5 损伤的患者

这类患者的特点是：肩关节能活动，肘关节能主动屈曲，但伸肘和腕、手所有功能均缺乏；呼吸功能差，躯干和下肢全瘫；不能独立翻身和坐起；自己不能穿戴辅助具；生活不能自理，需要大量帮助。对患者的康复训练内容有以下几点。

(1)学会使用矮靠背轮椅，并在平地上自己驱动。

(2)学会使用轮椅。

(3)学会使用固定于轮椅靠背扶手上的套索前倾减压。

(4)学会使用各种支具，如把勺子固定于患者手上，练习自己进食。

(5)残留肌肉肌力训练：训练肱二头肌、三角肌可以用套袖套在前臂或上臂，通过滑车重锤进行训练，或用 Cybex 等速运动训练仪。

(6)倾斜床站立一般从 30°开始，每天 2 次，每次持续半小时以上。每 3 天增加 15°，直至能直立为止。

(7)关节活动训练同 C_4 损伤患考。

3.C_6 损伤的患者

这类患者缺乏伸肘、屈腕能力，手功能丧失，其余上肢功能基本正常；躯干和下肢完全瘫痪；肋间肌受累，呼吸储备下降。但这些患者已经可以完成身体的转移，通过训练有可能学会独立生活所需要的多种技巧。因此这些患考可以部分自理生活，需要中等量的帮助。以下训练适合此类患者。

(1)驱动轮椅的训练。

(2)单侧交替地给臀部减压(用肘钩住轮椅扶手，身体向同侧倾斜，使对侧减压)，每半小时进行 1 次，每次 15 秒钟。

(3)利用床头或床脚的绳梯从床上坐起。

(4)站立、呼吸、关节活动训练同 C_4 损伤的患者。

(5)增强二头肌(屈肘)和桡侧伸腕肌(伸腕)的肌力。

4.C_7 损伤的患者

此类患者上肢功能基本正常，但由于手的内在肌神经支配不完整，抓握、释放和灵巧度有一定障碍，不能捏；下肢完全瘫痪；呼吸功能较差。一般情况下患者在轮椅上基本能完全独立；平地上能独立操作轮椅；在床上能自己翻身、坐起和在床上移动；能自己进食，穿、脱衣服和做个人卫生；能独立进行各种转移。应进行以下训练。

(1)上肢残存肌力增强训练。

(2)坐在轮椅上可用双手撑在扶手上进行减压，30 分钟 1 次，每次 15 秒钟。

(3)用滑板进行转换：在轮椅与床沿或浴盆之间架一滑板，使臀部沿滑板移至床上或浴盆内。

(4)关节活动练习、呼吸功能训练、站立训练同 C_4 损伤患者。

5.C_8～T_2 损伤的患者

此类患者上肢功能完全正常，但不能控制躯干，双下肢完全瘫痪，呼吸功能较差。他们能独立完成床上活动、转移，能驱动标准轮椅，上肢肌力好者可用轮椅上下马路镶边石，可用后轮保持平衡；能独立处理大小便，能独立使用通信工具、写字、更衣；能进行轻家务劳动，日常生活完全自理；可从事坐位工作，可借助长下肢支具在平行棒内站立。对患者应进行下列的训练。

(1)使用哑铃、拉力器等加强上肢肌肉强度和耐力的训练。

(2)坐位注意练习撑起减压动作。

(3)进行各种轮椅技巧练习，以提高患者的适应能力。包括向前驱动、向后驱动，左右转训练，前轮翘起行走及旋转训练，上斜坡训练和跨越障碍训练，上楼梯训练及下楼梯训练，抬起轮椅前轮，用后轮保持平衡的训练和独立越过马路镶边石训练，过狭窄门廊的训练及安全跌倒和重新坐直的训练。

(4)转移训练仍然必要，可以不使用滑板进行练习。其方法是用两上肢支撑于轮椅与床沿或浴盆之间，通过身体旋转，将臀部移向床沿或浴盆沿。

6.T_3～L_2 损伤的患者

这些患者上肢完全正常，肋间肌也正常，呼吸因而改善，耐力增加，但下肢完全麻痹，躯干部分麻痹。患者不仅生活能自理，可以从事轻的家务劳动和坐位的职业，而且能进行治疗性行走。对患者的训练应着重于站立和步行。

(1)在平衡杠内进行站立平衡训练和迈步训练。①站立：应首先在治疗师的辅助下练习包括头、躯干和骨盆稳定在内的平衡。②迈步：$T_{6\sim8}$损伤的患者进行迈至步练习；$T_{9\sim12}$损伤的患者可进行迈至步和迈越步练习。

(2)用双拐和支具训练：在平衡杠中训练完成后，可利用双拐和矫形器在杠外进行同样的练习。

(3)轮椅地面转移的训练：可使患者移到地上或从地上移回轮椅，这个能力可丰富患者的生活。如能使患者在海滩上下水，在地板上与孩子玩耍，这项技术也是一个重要的自救措施。有些患者开始未能预见到这个问题的重要性，但在将来某个时候肯定会发现它是非常有用的。当患者从轮椅上摔下来后，他就能应用此项技术从地面上回到轮椅中。

7.$L_{1\sim2}$损伤的患者

此类患者上肢完全正常，躯干稳定，呼吸功能完全正常，身体耐力好，下肢大部分肌肉瘫痪，能进行 $T_{3\sim12}$损伤患者的一切活动，能在家中用长或短下肢支具行走(距离短，速度慢)，能上下楼梯，日常生活完全自理。在户外长时间活动或为了节省体力和方便能使用轮椅。应进行下列

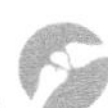

训练。

(1)训练患者用四点步态行走。

(2)练习从轮椅上独自站起。

(3)使用双拐上下楼梯的训练。

(4)使用双拐安全跌倒和重新站起的训练:步行就有摔倒的危险,特别是运动和感觉功能受损的患者更易摔倒。患者在练习用辅助具和支具行走前应先学安全的跌倒,以减少损伤的危险。当用拐杖步行者摔倒时,有两件事可做,以减少损伤的危险。第一,撇开拐杖,以免摔在拐杖上或拐杖产生过大的力量于上肢上。第二,当患者摔倒时,应用手掌着地,上肢收于胸前,用肘和肩缓冲一下,应避免摔倒时上肢僵硬,造成摔伤。

(5)其他训练同 $T_{3\sim12}$ 损伤的患者。

8.L_3 及 L_3 以下损伤的患者

这种患者上肢和躯干完全正常,下肢仍有部分肌肉麻痹,但可以用手杖或不用任何辅助用品,也可以做社区功能步行。

对患者的训练仍以步行训练为主,早期训练方法同前,只是迈步练习使用肘拐即可。步行练习采用双拐迈四点步。为了提高患者的步行能力,还应注意对下肢的残存肌力进行训练,如可用沙袋等各种方法来提高肌力。

(四)其他康复治疗

1.心理治疗

脊髓损伤后,患者由于在外表、体力、能力、日常生活、工作、经济地位、人际关系等方面处于尴尬的境地,患者往往有着巨大的心理反应,如抑郁、悲观失望、丧失生活的信心等,因此,对患者进行心理康复是必不可少的。医护人员在进行肢体训练时,应针对患者心理过程的不同阶段,采取不同的措施,帮助患者解决心理问题。愤怒期时多予患者以谅解;悲痛期耐心规劝并防止其自杀,并为他们提供必需的社会支持;承受期积极帮助患者重塑自我形象,重新认识世界,重新设计未来,帮助患者在社会中找到自己应有的位置。

2.脊髓损伤的文体治疗

文体活动可以提高患者的自信心和自尊心,增加患者运动系统的活动,使他们能以健全人的方式生活。适合于脊髓损伤患者的文体活动很多,如轮椅篮球、网球、保龄球等。

3.脊髓损伤的中医治疗

中医认为,脊髓损伤的主要病机在于督脉损伤,经脉不通,肾阳虚衰,兼有淤血阻滞。在治疗时,可采用针刺、药物、患肢按摩等措施。

(黄智勇)

参 考 文 献

[1] 朱定川.实用临床骨科疾病诊疗学[M].沈阳:沈阳出版社,2020.
[2] 王文革.现代骨科诊疗学[M].济南:山东大学出版社,2021.
[3] 刘洪亮.现代骨科诊疗学[M].长春:吉林科学技术出版社,2020.
[4] 沈尚模.骨科疾病临床诊疗思维[M].昆明:云南科学技术出版社,2020.
[5] 侯斌.骨科基础诊疗精要[M].长春:吉林科学技术出版社,2020.
[6] 夏庆泉.骨科创伤与运动损伤治疗策略[M].郑州:北京名医世纪文化传媒有限公司,2021.
[7] 葛磊.临床骨科疾病诊疗[M].北京:科学技术文献出版社,2020.
[8] 王勇.临床骨科疾病诊疗研究[M].长春:吉林科学技术出版社,2020.
[9] 孟凡龙.现代实用骨科基础及临床诊疗[M].青岛:中国海洋大学出版社,2020.
[10] 刘建宇,李明.骨科疾病诊疗与康复[M].北京:科学出版社,2021.
[11] 张拥涛.现代骨科诊疗技术[M].北京:科学技术文献出版社,2020.
[12] 张宝峰.骨科常见疾病治疗与康复手册[M].北京:中国纺织出版社,2021.
[13] 邹天南.临床骨科诊疗进展[M].天津:天津科学技术出版社,2020.
[14] 周华江.实用骨科诊疗学[M].天津:天津科学技术出版社,2020.
[15] 张伟.创伤骨科进阶教程[M].上海:上海科学技术出版社,2022.
[16] 辛庆书.临床骨科疾病诊治基础与进展[M].昆明:云南科技出版社,2020.
[17] 于学海.现代骨科创伤与疾病[M].长春:吉林科学技术出版社,2020.
[18] 王振兴.骨科临床常见疾病诊断与手术[M].哈尔滨:黑龙江科学技术出版社,2021.
[19] 潘月兴.实用骨科诊疗学[M].哈尔滨:黑龙江科学技术出版社,2020.
[20] 吴修辉,孙绪宝,陈元凯.实用骨科疾病治疗精粹[M].北京:中国纺织出版社,2020.
[21] 李溪.骨科诊疗技术与应用[M].广州:世界图书出版广州有限公司,2020.
[22] 岳建立.临床骨科诊疗与康复[M].上海:上海交通大学出版社,2020.
[23] 张建.新编骨科疾病手术学[M].开封:河南大学出版社,2021.
[24] 褚风龙.骨科疾病手术实践[M].沈阳:沈阳出版社,2020.
[25] 邸禄芹.创伤骨科患者围术期管理[M].北京:科学技术文献出版社,2021.
[26] 孟涛.临床骨科诊疗学[M].天津:天津科学技术出版社,2020.
[27] 杨庆渤.现代骨科基础与临床[M].北京:科学技术文献出版社,2020.

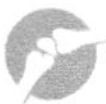

[28] 吕浩.临床骨科疾病诊断技巧与治疗方案[M].北京:科学技术文献出版社,2021.
[29] 张鹏军.骨科疾病诊疗实践[M].北京:科学技术文献出版社,2020.
[30] 陈世益,冯华.现代骨科运动医学[M].上海:复旦大学出版社,2020.
[31] 张钦明.临床骨科诊治实践[M].沈阳:沈阳出版社,2020.
[32] 张继党,张久超,解琛.骨科疾病临床诊疗技术与方案[M].北京:科学技术文献出版社,2021.
[33] 朱文龙.骨科疾病诊治与康复训练[M].北京:中国纺织出版社,2020.
[34] 韩亮.实用骨科常见病的诊治[M].沈阳:沈阳出版社,2020.
[35] 谢文贵,李志敏,李风杰.临床骨科诊断与治疗实践[M].北京/西安:世界图书出版公司,2021.
[36] 涂欣乐,杨长伟.脊柱外科围手术期出血控制措施的研究进展[J].脊柱外科杂志,2022,20(1):52-57.
[37] 王慧莲,展俊平,苗喜云,等.丹酚酸 B 对人类风湿关节炎滑膜成纤维细胞增殖与凋亡的影响及其作用机制[J].解放军医学杂志,2022,47(4):334-339.
[38] 秦志新,孙麟,李季声,等.微创脊柱外科手术治疗成人退行性脊柱侧凸的研究进展[J].山东医药,2022,62(7):105-108.
[39] 李军.Pilon 骨折相关概念或胫骨远端骨折相关概念讨论[J].临床骨科杂志,2022,25(1):150.
[40] 朱求亮,颜茂华,许斌,等.闭合复位技术治疗外展嵌插型股骨颈骨折[J].中国骨伤,2022,35(4):357-360.

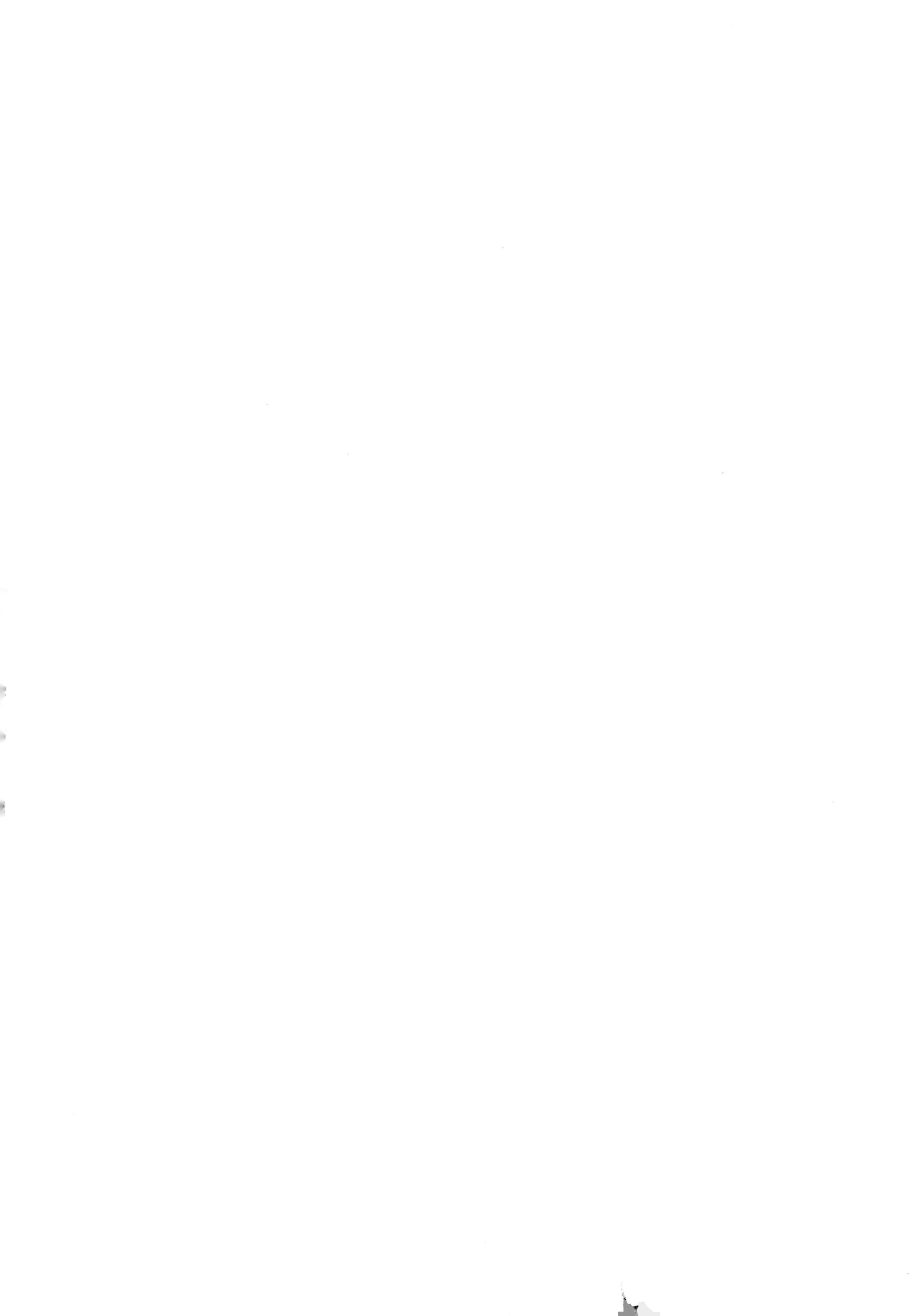